ハートチームのための心臓血管外科手術 周術期管理のすべて

Perioperative Management of Cardiovascular Surgery: Essential Information for the Heart Team

編集 **國原 孝** 公益財団法人 心臓血管研究所付属病院 心臓血管外科部長

MEDICAL VIEW

本書では，厳密な指示・副作用・投薬スケジュール等について記載されていますが，これらは変更される可能性があります。本書で言及されている薬品については，製品に添付されている製造者による情報を十分にご参照ください。

Perioperative Management in Cardiovascular Surgery：Essential Information for the Heart Team
（ISBN978-4-7583-1435-0 C3047）

Editor：Takashi Kunihara

2017. 3. 1　1st ed.

©MEDICAL VIEW, 2017
Printed and Bound in Japan

Medical View Co., Ltd.
2-30 Ichigayahonmuracho, Shinjuku-ku, Tokyo, 162-0845, Japan
E-mail　ed@medicalview.co.jp

CONTENTS

 ② 術後疼痛管理 ………… 小幡由美, 坂本三樹, 井上荘一郎 115
 ③ 腎不全・透析患者の術前・術中・術後管理 …… 津久井宏行 122
 ④ 術後不整脈に対する対策と抗不整脈薬の使用法
             …………… 有田卓人, 大塚崇之 126
 ⑤-1 medicationの最新エビデンス:利尿薬以外 …… 田邉健吾 134
 ⑤-2 medicationの最新エビデンス:利尿薬 ……… 瀬在　明 137

5 術後後期
 ① 心臓リハビリテーション ………… 櫻田弘治, 加藤祐子 142
 ② 心臓手術と認知機能 ………………………… 前川謙悟 154
 ③ 補助換気療法 ………………………………… 田代尚範 162

6 周術期栄養指導 ……………………………………… 松元紀子 168

One Point Advice
 ① 術中経食道心エコー法(TEE) ……………… 清野雄介 176
 ② 感染と抗菌薬の使い方 ……………………… 狩野惠彦 185
 ③ 術後創感染 …………………………………… 藤原　修 190
 ④ 術後DVT予防 ………………… 辻　明宏, 中西宣文 196
 ⑤ ヘパリン起因性血小板減少症 ……………… 宮田茂樹 200
 ⑥ 嚥下 …………………………………………… 稲本陽子 208
 ⑦ 周術期口腔ケア ……………………………… 伊東令華 216
 ⑧ せん妄 ………………………………………… 石井馨子 223
 ⑨ 緩和医療 ……………………………………… 中川俊一 230

II 各論

1 弁膜症

① 大動脈弁狭窄症に対する大動脈弁置換術 ……… 阿部恒平 238
② 大動脈弁狭窄症に対するTAVI ……… 楠原隆義 249
③ 大動脈弁閉鎖不全症に対する大動脈弁形成術 …… 國原 孝 260
④ 僧帽弁狭窄症に対する僧帽弁置換術 ……… 竹谷 剛 272
⑤ 僧帽弁閉鎖不全症に対する僧帽弁形成術 ……… 田端 実 280
⑥ 三尖弁閉鎖不全症に対する三尖弁形成術 ……… 山口裕己 291
⑦ MICSによる弁膜症手術 ……… 岡本一真 306
⑧ 感染性心内膜炎における手術のタイミング
　　　　　　　　　　　　　　　………… 三浦 崇,江石清行 316

One Point Advice

⑩ SAMを防ぐには? ……… 真鍋 晋 334
⑪ PPMを防ぐには? ……… 渡邊 隼,田端 実 340
⑫ 僧帽弁輪石灰化(MAC)への対策 ……… 柴田利彦 346

2 虚血性心疾患

① conventional CABG ……… 関 雅浩 351
② OPCAB(off-pump CABG) ……… 大野貴之 364
③ MICS CABG ……… 菊地慶太 377
④ グラフトの評価と採取 ……… 松山重文 389
⑤ 急性心筋梗塞の合併症に対する手術 …… 木下 武,浅井 徹 398
⑥ 虚血性心筋症に対する手術 ……… 水野友裕,荒井裕国 407

ハートチームのための
心臓血管外科手術 周術期管理のすべて

はじめに

　いうまでもなく医療、とりわけ心臓血管外科の領域は日進月歩の世界です。この分野に携わる者には、常に最新の知識や技術に精通し、周術期のインフォームド・コンセントやリスクマネージメントに反映させる責務があります。本書は2003年に錚々たるメンバーにより執筆され、その内容のほとんどはいまだ引き継がれるべきものばかりですが、それから十年以上の歳月が流れ、技術の進歩や情報提供に対する社会の要請の変化には目を見張るものがあります。ハイテク医療機器や先端技術が次々に導入され、この領域はますます先端化・専門化していく一方、その技術を提供する施設は乱立する現状で、適正かつ安全な医療を提供するために、現在ほどハートチームの真価が問われる時代はないのではないでしょうか。

　そこで今回、本書を全面改訂する運びとなりました。ますます高度化・細分化していく現状に即するよう、カテーテル治療、先天性疾患の項目を割愛し、後天性心疾患と大血管疾患に焦点を絞ることといたしました。そのかわり、実臨床ではたびたび直面するけれども、これまで系統だった概説を得る機会の少なかった項目を随所にちりばめる構成といたしました。また、本書の特徴であるインフォームド・コンセントやリスクマネージメントに関しては前書を引き継いで十分記載するよう心がけました。したがって、執筆者はあえて臨床の最前線に従事している若手を中心にお願いしました。また、医学書だけでは決して得られない内容については、コ・メディカルの方々にも多数お願いしました。もちろん、さらに専門的な知識や経験が必要な分野については、その道のエキスパートにお願いしました。これらの人選にあたっては、首都圏の心臓血管外科医が治療に難渋した症例を持ち寄って議論する「小江戸の会」のメンバーの助言が多いに参考になり、この場をお借りして厚く御礼申し上げます。

　本書は医師だけでなく、臨床の最前線で奮闘するハートチームのすべてのメンバーを対象としています。ハートチームがその真価を発揮するためには、個々のメンバーが同等の知識や価値観を共有していなくてはならないからです。次々と押し寄せる医療改革を乗り切り、真に患者ファーストの医療を具現化するために、本書が各施設のハートチームの座右の書になれば編者にとってこのうえない幸せであります。

2017年2月

公益財団法人 心臓血管研究所付属病院心臓血管外科部長
國原　孝

ハートチームのための
心臓血管外科手術 周術期管理のすべて

目　次

はじめに ────────────────────────── 國原　孝　Ⅲ

Ⅰ　総　論

1　国内における心臓血管外科手術の件数と短期死亡率（日本胸部外科学会および日本血管外科学会の公開資料）
　　　　　　　　　　　　　　　　　　　　　　　　　　　　一原直昭，宮田裕章　2

2　術前
　① 術前評価とその意義 ························ 伊藤丈二　14
　② 術前評価とその対策 ························ 佐々木健一　25
　③ 術前貯血と輸血の準備 ······················ 岩朝静子　44
　④ 再手術における評価と対策 ·················· 佐々木健一　48

3　術中
　① 最新の心臓麻酔：各種モニタリング ····· 安田篤史，澤村成史　54
　② 最新の心臓麻酔：硬膜外麻酔，スパイナルドレナージと
　　　抗凝固，抗血小板療法 ················ 柿沼玲史，澤村成史　62
　③ 緊急手術とCPR，V-A ECMO ········· 三軒豪仁，山本　剛　68
　④ 人工心肺回路 ························ 齊藤　建，吉田雅人　77
　⑤ 心筋保護 ·································· 古梶清和　87

4　術後早期
　①-1　術後管理(ICU) ························ 中西祐介　95
　①-2　術後管理(一般病棟) ···················· 吉野邦彦　106

CONTENTS

One Point Advice

⑬ total arterial revascularizationって本当にいいの？(Pros)
　　　　　　　　　　　　　　　　　　　　　　　　鈴木友彰　423

⑭ total arterial revascularizationって本当にいいの？(Cons)
　　　　　　　　　　　　　　　　　　　　　　　　伊藤敏明　428

⑮ endarterectomy　　　　　　　　　北本昌平，髙梨秀一郎　433

⑯ awake OPCAB　　　　　　　搆井達也，木内竜太，渡邊　剛　437

⑰ proximal anastomosis device　　　　　　　　　平岩伸彦　441

3 大動脈疾患

① 基部大動脈瘤　　　　　　　　　　　　　　　　國原　孝　447

② 上行・弓部大動脈瘤　　　　　　　　　　　　　大坪　諭　458

③ 胸部下行・胸腹部大動脈手術　　　　　志水秀行，飯田泰功　473

④ 腹部大動脈瘤　　　　　　　　　　　　　　　　藤村直樹　485

⑤ 大動脈緊急症　　　　　　　　　　　　　　　　吉武明弘　501

⑥ ステントグラフト治療の周術期管理　　　　　　高井秀明　511

One Point Advice

⑱ 大動脈炎症候群　　　　　　　　　　　　　　　荻野　均　520

⑲ Marfan症候群　　　　　　　　　　　　　　　　縄田　寛　527

⑳ B型解離後リハビリテーション　　　　　　　　新野哲也　533

4 心房細動に対するMaze手術　　　　　　　　　石井庸介　538

5 肥大型心筋症

中隔心室切除術　　　　　　　　　　内藤和寛，髙梨秀一郎　547

CONTENTS

6 拡張型心筋症 ･･････････････････････････ 松居喜郎　553

7 左心補助人工心臓(LVAD)，心臓移植 ････ 井口篤志，新浪博士　562

8 急性肺塞栓症 ･････････････････････ 黄　俊憲，山本　剛　570

9 慢性血栓塞栓性肺高血圧症 ･･････････････ 小泉信達　582

10 心臓腫瘍 ･･･････････････････････････････ 天野　純　590

11 心膜疾患，拡張障害 ･･･････････････････ 西畑庸介　604

12 収縮性心膜炎 ･････････････････････････ 津久井宏行　612

13 成人先天性心疾患 ････････････････････ 平田康隆　618

執筆者一覧

● 編　集　　國原　孝　　心臓血管研究所付属病院心臓血管外科部長

● 執　筆　（掲載順, 敬称略）

國原　孝	心臓血管研究所付属病院心臓血管外科部長	有田卓人	心臓血管研究所付属病院循環器内科
一原直昭	東京大学大学院医学系研究科医療品質評価学講座	大塚崇之	心臓血管研究所付属病院循環器内科不整脈担当部長
宮田裕章	慶應義塾大学医学部医療政策・管理学教室教授	田邉健吾	三井記念病院循環器内科部長
伊藤丈二	聖路加国際病院心血管センター心臓血管外科	瀬在　明	日本大学医学部外科系心臓血管外科学分野講師
佐々木健一	心臓血管研究所付属病院心臓血管外科副医長	櫻田弘治	心臓血管研究所付属病院リハビリテーション室
岩朝静子	北海道循環器病院心臓血管外科	加藤祐子	心臓血管研究所付属病院循環器内科医長
安田篤史	帝京大学医学部麻酔科学講座講師	前川謙悟	熊本中央病院麻酔科医長
澤村成史	帝京大学医学部麻酔科学講座主任教授	田代尚範	昭和大学保健医療学部講師, 昭和大学藤が丘病院リハビリテーション室
柿沼玲史	帝京大学医学部麻酔科学講座講師	松元紀子	聖路加国際病院栄養科
三軒豪仁	日本医科大学付属病院心臓血管集中治療科	清野雄介	東京女子医科大学医学部麻酔科学教室
山本　剛	日本医科大学付属病院心臓血管集中治療科講師	狩野惠彦	厚生連高岡病院総合診療科
		藤原　修	東京女子医科大学形成外科
齊藤　建	心臓血管研究所付属病院ME室	辻　明宏	国立循環器病研究センター肺循環科
吉田雅人	心臓血管研究所付属病院ME室長	中西宣文	南大阪病院循環器内科
古梶清和	馬車道慶友クリニック院長	宮田茂樹	国立循環器病研究センター輸血管理室医長
中西祐介	千葉西総合病院心臓血管外科	稲本陽子	藤田保健衛生大学医療科学部リハビリテーション学科准教授
吉野邦彦	聖路加国際病院心血管センター心臓血管外科	伊東令華	けやき坂医科歯科クリニック院長
小幡由美	聖マリアンナ医科大学麻酔科	石井馨子	東京女子医科大学看護部 (心臓ICU)
坂本三樹	聖マリアンナ医科大学麻酔科准教授	中川俊一	コロンビア大学成人緩和医療科アシスタント・プロフェッサー
井上荘一郎	聖マリアンナ医科大学麻酔科主任教授		
津久井宏行	北海道循環器病院院長	阿部恒平	聖路加国際病院心血管センター心臓血管外科医長

IX

楠原隆義	三井記念病院心臓血管外科		木内竜太	ニューハート・ワタナベ国際病院心臓血管外科副部長
竹谷　剛	三井記念病院心臓血管外科MEセンター部長		渡邊　剛	ニューハート・ワタナベ国際病院総長
田端　実	東京ベイ・浦安市川医療センター心臓血管外科部長		平岩伸彦	東京大学医学部附属病院心臓外科
山口裕己	昭和大学江東豊洲病院循環器センター長		大坪　諭	東京都済生会中央病院心臓血管外科部長
岡本一真	明石医療センター心臓血管低侵襲治療センター長		志水秀行	慶應義塾大学医学部外科学教授
三浦　崇	長崎大学大学院医歯薬学総合研究科循環病態制御外科学講師		飯田泰功	慶應義塾大学医学部外科学心臓血管外科
江石清行	長崎大学大学院医歯薬学総合研究科循環病態制御外科学教授		藤村直樹	東京都済生会中央病院血管外科副医長
真鍋　晋	土浦協同病院心臓血管外科科長		吉武明弘	慶應義塾大学医学部心臓血管外科講師
渡邊　隼	東京ベイ・浦安市川医療センター心臓血管外科		高井秀明	心臓血管研究所付属病院心臓血管外科医長
柴田利彦	大阪市立大学心臓血管外科教授		荻野　均	東京医科大学心臓血管外科主任教授
関　雅浩	心臓血管研究所付属病院心臓血管外科副医長		縄田　寛	東京大学医学部附属病院心臓外科講師
大野貴之	三井記念病院心臓血管外科部長		新野哲也	国立病院機構災害医療センター心臓血管外科医長
菊地慶太	武漢アジア心臓病病院		石井庸介	日本医科大学心臓血管外科准教授
松山重文	帝京大学医学部心臓血管外科講師		内藤和寛	榊原記念病院心臓血管外科医長
木下　武	滋賀医科大学心臓血管外科講師		松居喜郎	北海道大学大学院医学研究科循環器・呼吸器外科学分野教授
浅井　徹	滋賀医科大学心臓血管外科教授			
水野友裕	東京医科歯科大学大学院医歯学総合研究科心臓血管外科准教授		井口篤志	埼玉医科大学国際医療センター心臓血管外科教授
荒井裕国	東京医科歯科大学大学院医歯学総合研究科心臓血管外科教授		新浪博士	埼玉医科大学国際医療センター心臓血管外科教授
鈴木友彰	滋賀医科大学心臓血管外科准教授		黄　俊憲	日本医科大学付属病院心臓血管集中治療科
伊藤敏明	名古屋第一赤十字病院第一心臓血管外科部長		小泉信達	東京医科大学心臓血管外科講師
北本昌平	榊原記念病院心臓血管外科		天野　純	富士見高原病院心臓血管外科部長
高梨秀一郎	榊原記念病院副院長		西畑庸介	聖路加国際病院循環器内科
搖井達也	ニューハート・ワタナベ国際病院心臓血管外科医長		平田康隆	東京大学医学部附属病院心臓外科准教授

I 総論

I 総論

1

国内における心臓血管外科手術の件数と短期死亡率
（日本胸部外科学会および日本血管外科学会の公開資料）

心臓血管外科を含めた医療の実態について、信頼できる情報は貴重である。本項では、国内の心臓血管外科診療に関する比較的信頼性の高いデータとして、日本胸部外科学会[*1]が定期的に公表している学術調査報告[*2]の最新版[1]（2014年版[*3]）、これと同時期に行われた同学会の記者発表に基づくとするウェブ上の記事[2)*4]、および日本血管外科学会[*5]のアニュアルレポート[*6]の最新版[3]（2011年版[*7]）から、成人心臓・大血管手術に関する主要部分を抜粋・要約して紹介する。また末尾に、これらの報告をとおしてみえてくる、医療における情報公開の意義を高めるための視点を紹介する。

Point

1. 胸部外科学会は年次報告書および記者発表で、全国の調査回答施設における術式別の合計件数および平均短期死亡率、これらの年次推移を公表している。同学会は、施設当たり手術件数と短期死亡率の相関についてのグラフなども公開しており、症例数の不足が診療の質に影響を及ぼす潜在的な可能性について注意を喚起している。
2. 血管外科学会はアニュアルレポートとして、NCD[4]データに基づき、当該分野の術式別の合計件数および平均短期死亡率を公表している。
3. 心臓血管外科スタッフにとって、自施設における術式別の件数や短期死亡率を計算し、これらの報告の集計値と比較することが、自施設の診療を理解し、改善していくうえで有効なベンチマーキングになるかもしれない。また、臨床意思決定やインフォームド・コンセントにも有効かもしれない。
4. これらの報告のようなデータ集積に専門性を活かして正確な報告を行うことは、今日の医療者の重要な社会的役割である。
5. これらの報告のような公開情報を読み解くことは、医療現場や市民・患者にとって有意義な情報公開の展望や課題を理解するうえでも有用である。

手術件数の年次推移

図1に、胸部外科年次報告の回答施設における心臓血管外科手術の合計件数の推移を示す[注1]。2014年に心臓血管外科手術を施行したと回答した施設は561施設で、その合計件数は66,453件

[注1] 胸部外科年次報告および血管外科レポートでは、短期死亡（率）として術後30日死亡率（術死）および退院時死亡率（在院死亡）が用いられている。本項では退院時死亡率のみを紹介している。ほとんどの集計値において、術後30日死亡率よりも退院時死亡率のほうが高い。

脚注　*1：以下、胸部外科学会　　*2：以下、胸部外科年次報告　　*3：以下、胸部外科2014年報告
　　　*4：以下、胸部外科2014年記者発表記事　　*5：以下、血管外科学会　　*6：以下、血管外科レポート
　　　*7：以下、血管外科2011年レポート

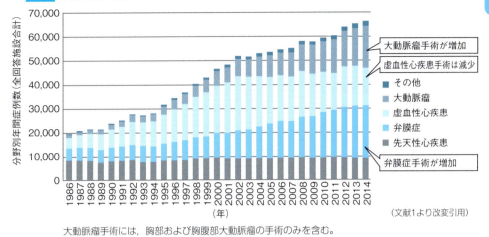

図1 手術件数の推移

大動脈瘤手術には，胸部および胸腹部大動脈瘤の手術のみを含む。

(文献1より改変引用)

だった。この中には，1999年より再開された心臓移植30件が含まれた。過去10年間で，回答施設における先天性心疾患手術の件数は3％減少，虚血性心疾患手術は27％減少した一方，弁膜症手術は74％増加，胸部大動脈瘤手術は115％増加，その他の胸部外科手術は57％増加した。

術式別の手術件数および短期死亡率 [注2]

◆先天性心疾患

2014年，先天性心疾患に対する開心術は6,894件行われた（表1）。この件数は，過去10年間でほとんど変化していない。この領域の院内死亡率は2004年の3.9％から徐々に低下し，2014年には2.3％となっている。

もっとも件数の多い手術は心房中隔欠損症に対するものだった（1,248件）が，この件数は，2004年に比べて64.3％まで減少している。胸部外科年次報告ではその一因として，同疾患に対するカテーテル治療の普及を挙げている。

いくつかの先天性心疾患手術において，過去10年間で院内死亡率が改善した（表2）。

表1 先天性心疾患手術

人工心肺使用の有無	新生児 件数	新生児 院内死亡率(%)	乳児 件数	乳児 院内死亡率(%)	1〜17歳 件数	1〜17歳 院内死亡率(%)	18歳以上 件数	18歳以上 院内死亡率(%)	合計 件数	合計 院内死亡率(%)
人工心肺使用	589	8.8	2,297	2.7	2,954	1.0	1,054	1.0	6,894	2.3
人工心肺不使用	1,051	2.7	973	1.6	285	2.1	66	0.0	2,375	2.1
合計/全体	1,640	4.9	3,270	2.4	3,239	1.1	1,120	1.0	9,269	2.2

(文献1のTable 3(1)より作成)

[注2] 本項の記載および表は，特に断りがなければ「胸部外科2014年報告」[1]からの抜粋，またはその記載から算出したものである。また，手術件数は，特に断りがなければ2014年の年間件数である。

表2 過去10年間で院内死亡率が改善した先天性心疾患手術

診断	院内死亡率（％）2004年	院内死亡率（％）2014年	変化（2004年比）（％）
完全房室中隔欠損	5.4	1.7	－69
Fallot四徴症	2.5	1.1	－56
大血管転位症（心室中隔欠損あり）	9.8	3.9	－60
大血管転位症（心室中隔欠損なし）	7.1	6.6	－7
単心室症	8.5	4.3	－49
左心低形成症候群	27.7	9.8	－65

（文献1の本文より作成）

◆弁膜症

　大動脈弁および僧帽弁の単弁置換術における院内死亡率は2.4％および5.9％だった（表3）。同じく形成術の院内死亡率は3.0％および1.1％（大動脈弁および僧帽弁）だった。再手術の院内死亡率は9.4％と7.8％（大動脈弁および僧帽弁）と高かった。

　弁手術の院内死亡率は，過去十年間で大きく変化していない（2004年3.8％, 2014年3.1％）。報告書ではこの理由として「部分的には，近年の患者の年齢層上昇によるのかもしれない」としている。

　形成術の件数は大動脈弁397件，僧帽弁6,527件，三尖弁5,066件に上る（複合弁手術を含む）。僧帽弁形成術は弁膜症手術全体の29.8％（2004年は23.6％だった），僧帽弁手術の59.6％を占める（2004年は42.8％だった）。

　生体弁による置換術は，大動脈弁で10,220件，僧帽弁で2,765件施行された。大動脈弁の生体弁による置換術は近年増え続けている。

　生体弁の割合は，大動脈弁置換術の77.5％（2004年は36.7％だった），僧帽弁の25.2％（2004年は14.8％だった）と増加している。

　全弁膜症手術の17.3％において冠動脈バイパス術（CABG）❶が同時に行われている（2004年13.3％）。

◆虚血性心疾患

　単独CABG[3]は14,454例施行された（2004年と比較して72.5％に減少）（表4, 5）。

　これらのうち，off-pump CABGは62.3％で試みられ，そのうち98.3％はon-pump CABGに切り替えられることなく完遂された（表6）。CABGをoff-pumpで開始する割合は，2004年以来60％以上で推移している。

　単独CABGの95.4％で少なくとも1本の動脈グラフトが使用されたが，動脈グラフトのみによる手術は21.4％で，残りは静脈グラフトとの組み合わせだった（表7）。

　待機的な初回CABGの院内死亡率は1.3％だった（表8）。これは2003年に1.5％だったもので，過去10年間にほとんど変化がない。緊急初回CABGの院内死亡率は7.9％と，依然として高い。

　心筋梗塞の合併症に対する手術は，1,175症例が報告された（表9）。

表3 弁手術

種類		件数	術式の割合（%）				CABG同時施行割合（%）（再掲）	院内死亡率（%）		再手術（再掲）	
			機械弁置換	生体弁置換	形成術	合計		置換術	形成術	件数割合（%）	院内死亡率（%）
単独	大動脈弁	10,219	18.4	78.6	2.9	100	22.5	2.4	3.0	3.6	9.4
	僧帽弁	4,851	14.1	18.9	67.0	100	14.8	5.9	1.1	7.1	7.8
	三尖弁	253	4.0	26.9	69.2	100	9.9	11.5	4.0	19.0	13.0*
複合弁手術		6,554	−	−	−	−	11.4	4.5		6.8	12.0
合計/全体		21,939	19.6	60.1	54.7	134	17.3	3.1		5.5	10.0

上記のほかに肺動脈弁手術，および，その他の手術があり，合計には含まれている．複合弁手術については，弁ごとに異なる術式が用いられることがある．＊：母数50未満
（文献1のTable 4(1)より作成）

表4 単独CABG手術：罹患冠動脈数別，原疾患・合併症別の件数

		件数	割合（%）
罹患冠動脈数別	一枝	847	5.9
	二枝	2,442	16.9
	三枝	6,851	47.4
	左冠動脈主幹部	4,314	29.8
合計		14,454	100.0
原疾患・合併症別（再掲）	川崎病	29	0.2
	透析	989	6.8

（文献1のTable 4(2)(A)の(a-1), (a-2), (b)より作成）

表5 単独CABG手術：罹患冠動脈数別，初回/再手術別，待機的/緊急別の件数割合

		初回（%）		再手術（%）		合計（%）
		待機的	緊急	待機的	緊急	
罹患冠動脈数別	一枝	80.8	14.2	4.3	0.8	100.0
	二枝	88.5	9.9	1.2	0.3	100.0
	三枝	88.8	10.5	0.6	0.1	100.0
	左冠動脈主幹部	78.9	20.4	0.5	0.2	100.0
全体		85.3	13.6	0.9	0.2	100.0
原疾患・合併症別（再掲）	川崎病	86.0*	28.0*	3.0*	3.0*	100.0
	透析	84.4	13.9	1.4	0.3	100.0

＊：母数50未満
（文献1のTable 4(2)(A)の(a-1), (a-2), (b)より作成）

表6 単独CABG手術：罹患冠動脈数別，on-pump/off-pump別の件数割合

		on-pump 心停止あり (%)	on-pump 心停止なし (%)	off-pump (%)★	合計 (%)
罹患冠動脈数別	一枝	14.0	8.6	77.3	100.0
	二枝	21.1	13.2	65.7	100.0
	三枝	24.7	15.6	59.7	100.0
	左冠動脈主幹部	22.1	16.3	61.6	100.0
全体		22.7	15.0	62.3	100.0
原疾患・合併症別 (再掲)	川崎病	31.0*	13.8*	55.2*	100.0
	透析	20.3	17.9	61.8	100.0

★：on-pumpへの切り替えを含む
*：母数50未満

(文献1のTable 4(2)(A)の(a-1)，(a-2)，(b)より作成)

表7 CABG手術：罹患冠動脈数別，グラフト種類別の手術件数割合

		動脈 グラフト のみ(%)	動脈 グラフト とSVG(%)	SVGのみ (%)	その他 (%)	不明 (%)	合計 (%)
罹患冠動脈数別	一枝	73.9	7.1	15.9	0.0	3.1	100.0
	二枝	28.3	65.2	4.1	0.0	2.4	100.0
	三枝	13.4	83.5	1.2	0.0	1.8	100.0
	左冠動脈主幹部	20.0	76.8	2.5	0.0	0.7	100.0
全体		21.4	74.0	3.0	0.0	1.6	100.0
原疾患・合併症別 (再掲)	川崎病	72.4*	17.2*	3.4*	0.0*	6.9*	100.0
	透析	12.7	77.7	3.3	0.0	6.3	100.0

SVG：saphenous vein graft；伏在静脈グラフト
*：母数50未満

(文献1のTable 4(2)(A)の(a-1)，(a-2)，(b)より作成)

表8 単独CABG手術：罹患冠動脈数と合併症別，初回と再手術別，待機的と緊急別の院内死亡率

		初回(%)		再手術(%)		合計 (%)
		待機的	緊急	待機的	緊急	
罹患冠動脈数別	一枝	1.3	10.8	11.1	57.1**	100.0
	二枝	1.2	7.0	3.3	50.0**	100.0
	三枝	1.4	7.4	4.5	40.0**	100.0
	左冠動脈主幹部	1.3	8.1	4.3	14.3**	100.0
全体		1.3	7.9	6.0	40.7*	100.0
原疾患・合併症別 (再掲)	川崎病	0.0*	12.5**	0.0**	0.0**	100.0
	透析	3.4	9.5	7.1	33.3**	100.0

*：母数50未満
**：母数10未満

(文献1のTable 4(2)(A)の(a-1)，(a-2)，(b)より作成)

表9 心筋梗塞の合併症に対する手術

手術種類		手術件数 慢性	手術件数 急性	手術件数 合計	院内死亡率(%) 慢性	院内死亡率(%) 急性	院内死亡率(%) 合計
梗塞巣切除術または心室瘤切除術		257	38	295	5.1	18.0*	6.8
心室中隔穿孔閉鎖術		51	245	296	10.0	33.5	29.4
心破裂手術		21	199	220	24.0*	39.2	37.7
僧帽弁閉鎖不全	乳頭筋断裂に対する手術	10	46	56	10.0*	26.0*	23.0
	虚血性僧帽弁閉鎖不全に対する手術	251	27	278	6.8	26.0*	8.6
その他		19	11	30	0.0*	27.0*	10.0*
合計/全体		609	566	1,175	6.7	33.4	19.6

「急性」は心筋梗塞の発症から2週間以内に実施されたもの。　　　　　(文献1のTable 4(2)(B)より作成)
＊：母数50未満

◆不整脈

不整脈に対する手術は，3,855例報告された(表10)。

◆大動脈疾患

胸部解離性大動脈瘤に対する手術は，7,733件報告された(表11)。
胸部非解離性大動脈瘤に対する手術は，9,765件報告された(表12)。
2011年，腹部大動脈瘤に対する手術は13,218件報告された(表13)[3]。

表10 不整脈に対する手術

術式	症例数	院内死亡率(%)	同時施行手術(%) 単独	先天性心疾患手術	弁膜症手術	虚血性心疾患手術	その他
Maze手術	3,486	1.6	0.4	3.6	90.7	10.8	6.2
WPW症候群★手術	2	0.0**	0.0**	50.0**	50.0**	0.0**	0.0**
心室性不整脈に対する手術	35	8.6*	5.7*	8.6*	40.0*	37.1*	14.3*
その他	332	1.2	26.8	2.1	58.1	17.2	7.5
合計/全体	3,855	1.6	2.7	3.6	87.4	11.5	6.4

★：Wolff-Parkinson-White症候群　　　　　　　　　　　　　　(文献1のTable 4(3)より作成)
＊：母数50未満
＊＊：母数10未満

表11 胸部解離性大動脈瘤に対する手術

術式	手術件数 急性期	慢性期	合計	再手術(再掲)	院内死亡率(%) 急性期	慢性期	全体	再手術(再掲)
近位置換術★	4,754	826	5,580	217	10.8	6.7	10.2	15.2
遠位置換術★★	70	436	506	55	19.0	7.3	8.9	20.0
非解剖学的バイパス術	15	7	22	0	7.0*	0.0**	5.0*	—
ステントグラフト留置術	510	1,115	1,625	94	8.0	3.0	4.6	4.0
合計/全体	5,349	2,384	7,733	366	10.6	5.1	8.9	13.1

★：近位置換術：大動脈基部，上行大動脈，または弓部を含む。
★★：遠位置換術：大動脈基部，上行大動脈，および弓部を含まない(胸部下行大動脈瘤および胸腹部大動脈瘤)。
＊：母数50未満
＊＊：母数10未満

(文献1のTable 5(1)より作成)

表12 胸部非解離性大動脈瘤に対する手術

術式	手術件数 未破裂	破裂	合計	再手術(再掲)	院内死亡率(%) 未破裂	破裂	全体	再手術(再掲)
近位置換術★	4,787	257	5,044	358	3.4	23.0	4.4	11.2
遠位置換術★★	645	129	774	40	6.2	28.7	9.9	25.0*
非解剖学的バイパス術	25	0	25	3	0.0*	—	0.0*	33.0**
ステントグラフト留置術	3,528	394	3,922	159	2.7	17.5	4.2	15.7
合計/全体	8,985	780	9,765	560	3.3	21.2	4.7	13.6

★：近位置換術：大動脈基部，上行大動脈，または弓部を含む。
★★：遠位置換術：大動脈基部，上行大動脈，および弓部を含まない(胸部下行大動脈瘤および胸腹部大動脈瘤)。
＊：母数50未満
＊＊：母数10未満

(文献1のTable 5(2)より作成)

施設症例数と短期死亡率

図2に，心臓血管外科手術の1施設あたりの年間手術件数の分布を示す[1]。年間59〜99件の施設がもっとも多い(ただし，年間手術件数の分け方が不均一な点に注意を要する)。

医療の帰結(アウトカム)が，各施設における年間症例数や各医師の経験症例数と相関するという，症例数帰結相関(volume-outcome relationship)は各国で，またさまざまな診療分野で指摘されている。胸部外科学会は，施設調査の結果に基づき，施設あたり年間手術件数とリスク調整死亡率の相関の有無についての検討結果を同学会の英文誌上で発表している[5]。この最新の論文(2012年公表)では，経験的ベイズ法が用いられ，施設あたり年間手術件数とリスク調整死亡率の逆相関(件数の少ない施設においてリスク調整死亡率が高

表13 腹部大動脈瘤に対する手術

	件数	院内死亡率（%）
破裂	1,253	22.3
未破裂	11,965	1.5
合計	13,218	3.4

（文献6の Table「1.動脈瘤に対する血行再建【2011】」より作成）

図2 施設当たり年間手術件数の分布

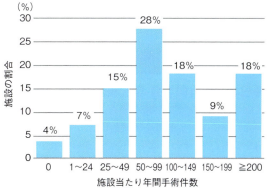

（文献1のTable 2より作成）

図3 症例数と死亡率の関係（例）

a：大動脈瘤解離A型急性期の手術死亡

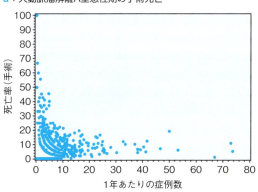

b：A型大動脈解離手術

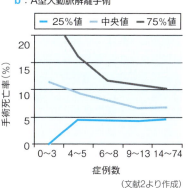

（文献2より作成）

いという現象）はない，または弱いと結論された．

　胸部外科2014年記者発表記事中では，いくつかの術式について，「1年あたりの症例数」と「死亡率（手術）」の散布図が掲載されている（図3）．

　これらにつき詳細な説明はないが，各施設における（おそらく各術式の）年間平均手術件数を横軸に，同術式の手術症例の短期死亡率（おそらく30日または退院時死亡率）を縦軸にとったものと推定される．

　同記事中ではこれらに関し，胸部外科学会理事らの記者発表時の発言として，乳児開心術や単独弁膜症手術においては「症例数の少ない施設の成績が悪いとは言えない」，一方，CABGとA型大動脈解離手術においては「症例数の多い施設のほうがよい成績のように見える」というコメントが紹介されている．ただし，施設ごとの患者集団のリスク分布が異なることから，その点に対処していない今回の報告のようなデータのみから結論を出すべきではなく，リスク調整指標に基づいて症例数帰結相関に関するより詳細な検討を続けることが必要，という同学会の立場を紹介している．

　同学会の問題提起のように，施設当たり年間症例数や医療者（外科医など）当たりの経験症例数は，診療資源の重要な特質（いわゆる構造因子）である．今後，国全体や地方，病院といったさま

ざまなレベルで医療の質を維持・向上していくうえで，症例数などの情報を診療プロセスおよびアウトカムに関する詳細な情報と組み合わせて検討していくことが必要になると考えられる。

学会による公開資料の概要

◆日本胸部外科学会 年次報告書 2014年版

　胸部外科学会では1986年から，会員施設を対象として，術式別の年間手術件数および短期死亡率に関する調査を継続的に行ってきた。2011年，同学会は2000年以降の一部の集計値を公表し[6]，その後は年単位で同様の公表を続けている。

　この最新版となる胸部外科2014年報告[1]の作成にあたっては，2014年4月に調査票が各施設に送付され，2015年末までに返信された回答が集計された。この調査には心臓血管外科手術，一般胸部外科手術，食道外科手術の3領域が含まれた。心臓血管外科手術領域では，578施設に調査票が送付され，そのうち561施設から回答を得た（回答率97.1％）。各質問に対する回答率は，すべて96％以上だった。

　胸部外科2014年報告は2016年9月，同学会発行の英文学術誌に掲載されたほか，関連する情報の一部は，プレスリリースと記者発表を通して，一部の企業などに伝えられた。この資料や記者発表内容は公開されていないが，ある医療コンサルティング会社のウェブサイトに，これらに基づくとされる記事[2]が掲載されている。胸部外科2014年報告には，本項で紹介しているとおり，①回答施設全体で合計した疾患領域別手術件数の年次推移，②施設当たり手術件数の分布，③術式別の件数と短期死亡率，などが要約されている。加えて胸部外科2014年記者発表記事には，疾患領域別の施設当たり症例数と短期死亡率を示す散布図が，同学会理事のコメントとともに掲載されている。

◆日本血管外科学会 アニュアルレポート 2011年版

　日本血管外科学会は2004年より，全国の血管外科施設を対象にアンケート調査を行い，術式ごとの手術件数および一部の短期死亡数を同学会ウェブサイト上で公開してきた。2011年版（現在閲覧可能な最新版）からは，同様の内容をNational Clinical Database（**NCD**）[2][4]データに基づいて集計し，検証のうえ，公表している[6]。

医療における情報公開に必要な視点

　現時点では，国内における医療の実態についての信頼できる情報は限られており，胸部外科年次報告および血管外科レポートは先進的かつ貴重である。この種のデータは，各施設・部門にとって，自施設・部門の診療内容とのその帰結を相対的に理解する一助になるだけでなく，公的医療システムをあずかる医療職者全体にとって，社会的説明責任の一環という大きな意義がある。また，医療関連の制度設計にも活用しうる可能性がある。さらに，臨床家が個々の症例の手術適応を判断するといった臨床的意志決定や，患者の十分な知識と理解に基づく治療方針の選択（インフォームド・コンセント）のうえでも，客観的な根拠となる可能性がある。

医療における情報公開は，その影響に未知の点が多いことからも，データの解釈や活用にノウハウが必要となることからも，一朝一夕には完成しない．段階的にデータ活用と情報公開の経験を蓄積し，組織内外に理解と合意を形成していく必要がある．長期にわたる胸部外科学会および血管外科学会の情報公開の取り組みは，このような点でも社会貢献として高く評価されるべきである．またほかの学会にとっても，その社会的な役割を考えるうえで大きな示唆がある．

一方，医療における情報公開はまだ成熟してはおらず，改善の余地が多く残されており，さまざまな議論が続いている．たとえば，胸部外科学会では心臓分野に関し，下記のとおりリスク調整の重要性もあり，今後はより詳細な臨床情報の集積が行われているNCDを活用して年次報告を行う方針が示されている[7]．

本項では，胸部外科2014年報告を題材とし，医療における情報公開の意義を高め，発展させていくために検討されるべき視点をいくつか紹介する．

◆症例別のリスクの違いへの対処

胸部外科学会理事のコメント[2]にもあるとおり，術後短期死亡を含めた診療アウトカムは多くの因子の影響を受け，その一部は診療の質(診療資源や診療内容)とは異なり医療者に改善しえないものである．このため，診療アウトカムの指標として，イベントの頻度など(退院時死亡率など)の粗値を施設間で比較しても，診療の質について洞察を得ることは難しい．たとえば患者ごとに重症度(患者の疾病因子)が異なり，その分布は施設ごとに異なるため，施設ごとの退院時死亡率のばらつきは，診療の質のばらつきを反映しており対処を要する可能性も，そうではない可能性もある．このため，たとえば診療の質を向上する目的で診療アウトカムの施設間比較を行う場合には，疾病因子の影響を「差し引いて」比較することが望ましい．

患者ごとのリスクの差異に対処する方法として，各患者のリスクに関する情報を十分に収集したうえで，これらを用いて測定値を「補正」する方法がある(死亡に関してしばしば，ロジスティック回帰やベイズ推定による標準化死亡比が用いられる．合併症等に関しても同様である．こうした操作をリスク調整ともよぶ)．胸部外科学会でも今後(2015年分以降)は，NCDデータにこうした手法を適用して，施設ごとの診療の質のばらつきについて検証を試みるとみられる．NCDデータには臨床情報(疾病因子)が豊富に収集されており，リスク調整に有用である．疾病因子のほかに，患者の社会経済因子(年収，職業など)や心理行動因子(うつ傾向の有無や服薬コンプライアンスなど)，医療者因子(累積経験症例数など)，施設因子(レジデントがいるかどうか，多職種連携が機能しているかどうかなど)，地域因子(大都市圏か地方都市か低人口密度地域かなど)も，しばしば診療アウトカムと相関する．

◆症例数の少ない施設における測定値のばらつきへの対処

胸部外科2014年記者発表記事にある「症例数と死亡率の散布図」は，測定データにおける「死亡率」がある程度，各施設の診療の質を反映しているという前提に立っていると考えられる．しかし当然のことながら，実測死亡率は偶然に左右され，その度合いは施設あたり症例数が少ない場合に顕著となる．各施設における死亡率を解釈するうえで，それらの期待値(全国平均など)からの偏位が，単に偶然の産物なのかどうかの判断が重要となる．

既述のリスク調整を使用するかどうかにかかわらず，施設あたり症例数に基づき，この期待値からの偏位が偶然かどうかを判断するための統計学的手法は複数存在する．これら

を適用することで，症例数が少ない施設も含め，偶然によるばらつきと注目すべき偏位を確率的に見分けることができる。この考え方に立ち，施設あたり症例数と死亡率の関係をグラフ化する場合の方法として，しばしば信頼区間の考え方に基づく漏斗図が用いられる。

◆市民や患者への情報発信と，検証可能性の担保

　胸部外科2014年報告は，胸部外科学会の発行する学術誌上で公開された。英文であり，用語も患者や市民向けではないことから，医療系研究者や医療政策関係者向けの資料といった位置付けがうかがわれる。なお胸部外科2014年報告は，同僚審査（ピアレビュー）を原則とする学術誌上で公開されているが，執筆者が発行母体に所属しており，同僚審査論文とは性格が異なる。

　一方，胸部外科2014年記者発表記事は，比較的簡潔な日本語の文章であり，多くの人にとっても読みやすいと思われるが，用語の定義や集計方法に不明確な点があり，曖昧で検証が不可能である。

　胸部外科学会の情報発信は，専門家向けと一般向けの両方を意識していると思われ，これは情報公開の価値を高めるうえできわめて適切と考えられる。しかし一方，専門家集団として情報の客観性や信頼性を維持しつつ，一般の人々にも伝わる情報発信のあり方については，課題が残っているといえる。

◆日本の医療についての情報としての代表性の検証

　多くの読者にとって，胸部外科2014年報告の価値は，日本における心臓血管手術の実態を知る助けになる点と思われる。一方，胸部外科2014年報告書は医療者の自発的な参加によって成り立つ団体が収集した情報に基づいており，日本の医療全体についての情報としては偏り（バイアス）も想定される。たとえば図1には，心臓血管手術の件数が過去30年間以上にわたり増加していることが要約されているが，これは胸部外科学会に加入し，同学会の年次アンケートに回答する施設の増加を反映している。これが日本における同領域の手術の増加を反映しているかどうかは，直接には判断しえない。ほかに，診療領域（疾患や術式）ごとに，情報の網羅性にばらつきがあるかもしれない。

　掲載情報を国内医療の概況を推定する材料として用いるうえでの留意点などを検証し，付記することは，この種の情報公開の価値を大きく高めるかもしれない。

◆データ活用の専門的人材の育成

　例年，胸部外科年次報告は小さな誤りを多く含んでいたことを指摘せざるをえない。2013年版までについては，すでに多数の訂正が胸部外科学会から公表されており，2014年版についても小さな不整合がみられている。それらのほとんどは，概要の理解には影響のないものであるが，胸部外科年次報告の検証を困難にしており，信頼性を損ねるおそれがある。この制作過程が多分に手作業に依存していることを示唆しており，これを大幅に自動化する必要があると推測される。医療データを適切・正確に処理するには，専門的な訓練を経た人材が必要となる。日本の医療業界全体にとって，データ活用のための専門人材の育成・整備も今後の課題と考えられる。

臨床家にとっての意義

　今日の医療者には，狭義の医学的知識や技術を備え，それを担当患者に適用することに加え，現実社会における医療を理解し，その質を体系的に担保・向上していくことが求められている．本項で紹介したようなデータは，医療の質を理解し向上していくうえで有用な一方，その理解と活用には，狭義の医学的知識や技術とは異なる視点や基礎知識を要する．

　今後は最前線の臨床家にも，医療に関する情報を収集・活用し，また発信していくために，従来とは異なる役割や技術が求められると考えられる．

（一原直昭，宮田裕章）

▼略語一覧

1. CABG：coronary artery bypass grafting；冠動脈バイパス術
2. NCD：National Clinical Database

文献

1) Committee for Scientific Affairs, T. J. A. for T. S. et al：Thoracic and cardiovascular surgery in Japan during 2014：Annual report by The Japanese Association for Thoracic Surgery. Gen Thorac Cardiovasc Surg 64：665-697, 2016.
2) グローバルヘルスコンサルティング・ジャパン，メディ・ウォッチ 2016年9月14日 特定術式で症例数と死亡率に相関ありか，評価はリスク調整後に－日本胸部外科学会【15日追記】, 2016. http://www.medwatch.jp/?p=10396.
3) 日本血管外科学会：NCD登録症例に基づく日本の血管外科手術例数集計結果(2011年以降). http://www.jsvs.org/ja/enquete/report2011/index.html.
4) National Clinical Database. http://www.ncd.or.jp/.
5) Sakata R, Kuwano H, Yokomise H：Hospital volume and outcomes of cardiothoracic surgery in Japan：2005-2009 national survey. Gen Thorac Cardiovasc Surg 60：625-638, 2012.
6) 田林晄一：手術成績の公開について, 2011. http://www.jpats.org/modules/bulletin02/index.php?page=article&storyid=37.
7) 益田宗孝：2015年心臓分野学術調査について, 2017. http://www.jpats.org/modules/bulletin02/index.php?page=article&storyid=130.

2 術前①
術前評価とその意義

高齢化が進むにつれ，心臓血管外科領域において，患者の抱える問題は医学的要素のみならず，社会的要素も多く含まれ複雑化している．内科的領域のみならず心臓外血管科領域においても，よりいっそうの全人的医療が求められる時代になった．患者のQOLを落とさず，早期社会復帰を実現することが，患者のニーズであり，われわれのゴールでもある．そのためには，医師による医学的評価のみならず，多職種による多角的な，より専門的な評価が必要となる．まさにハートチームとしての術前評価が必要と考える．本項では一般的な術前検査に加えて，医師以外の職種が実際に行っている術前評価についても述べる．

Point
1. 多職種による多角的な術前評価が重要である．
2. 疾患のみならず社会的背景も十分に評価するべきである．
3. 疾患の病態を評価，理解して，適切な手術方法を選択する．
4. 併存疾患をスクリーニングし，治療適応があれば同時手術も考慮する．
5. 起こりうる合併症を予測し，周術期対策につなげる．

ハートチームによる術前評価

医師以外に，看護師，メディカルソーシャルワーカー，理学療法士，薬剤師，栄養士などが挙げられ，具体的にどのように術前評価に介入しているかを述べる．

◆看護師
医師の診察の後に続いて，術前に看護師と面談を行い，患者の社会背景を含めて，医師の指示の下，術前スクリーニングや術前検査などのプランニングを行っている．
　具体的項目としては，術式の共有，病歴の再聴取，職業（仕事内容，復帰希望時期，今後の見通しなど），現在の家族構成（同居人，キーパーソンの確認，家族がいても疎遠になってないかどうか），日常生活状況（生活習慣の把握，介護しなければいけない同居人の有無など，介護サービス状況，事前に介護申請が必要そうであれば相談・支援センターへ），退院後生活の見通し（直接自宅退院希望なのか，リハビリ病院などを経由したいのか），認知機能評価（1分間スクリーニングテスト），口腔内評価（必要あらば歯科受診へ），排泄状態（便秘の有無，排尿障害の有無），医療費の相談（医療費について心配があれば相談・支

援センターへ），術前内服薬の確認（抗凝固，抗血栓療法の中止時期などの確認），術前から退院までのオリエンテーションなど。

以上のように把握すべき情報は多く，術前に看護師が果たす役割は大きい。術前に調整すべき問題があれば，看護師が主導となり術前から介入を始め，必要な場合は相談・支援センター，他科などへコンサルテーションを行っている。

◆メディカルソーシャルワーカー

患者が手術自体を心配や不安に思うことは当然であるが，それ以上に金銭面や術後の介護環境などの，社会面を心配している患者も少なくない。なかには家族の面倒をみなければならない，お金がかかりそう，などの社会的理由で手術を拒否される方もいる。メディカルソーシャルワーカーは，そのような社会的問題を理由に治療に専念できない患者やご家族の相談にのり，社会的問題の解決のためのサポートを行っている。

医療費の相談

高額療養費制度では，医療機関より請求された医療費の全額を支払ったうえで申請することにより，自己負担限度額を超えた金額が払い戻される。しかし，一時的にせよ多額の費用を立て替えることになるため，経済的に大きな負担となる。

限度額適用認定証（図1）は，医療費の支払い額が，国が定める自己負担限度額（年齢，被保険者の所得区分で異なる，表1）を超えて高額となるとき，窓口での支払を法定の自己負担限度額までに留めることができるもの。

図1 限度額適応認定証のサンプル

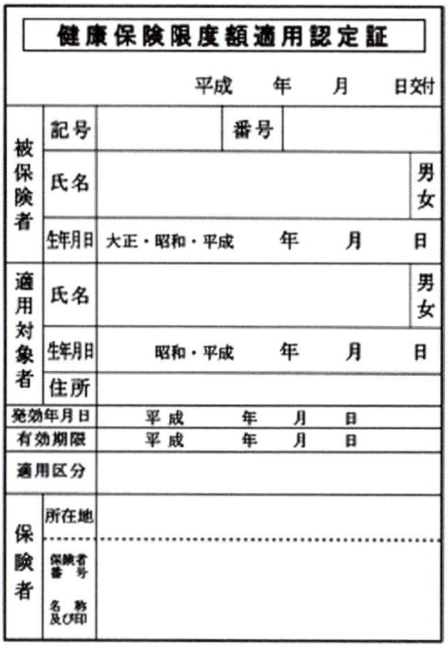
健康保険限度額適用認定証

平成　年　月　日交付

被保険者
記号　番号
氏名　男 女
生年月日　大正・昭和・平成　年　月　日

適用対象者
氏名　男 女
生年月日　昭和・平成　年　月　日
住所

発効年月日　平成　年　月　日
有効期限　平成　年　月　日
適用区分

保険者
所在地
保険者番号
名称及び印

表1 医療費自己負担限度額

70歳未満		
区分	標準報酬月額	自己負担限度額
ア	85万円以上	約25万円
イ	53～83万円未満	約17万円
ウ	28～53万円未満	約8万円
エ	28万円未満	約6万円
オ	住民税非課税	35,400円

70歳以上	
標準報酬月額	自己負担限度額
現役並み所得額（28万円以上）	約8万円
一般	約4.5万円
住民税非課税	約2.5万円
住民税非課税（所得が一定以下）	1.5万円

（厚生労働省 医療費自己負担より一部改変引用）
（http://www.mhlw.go.jp/bunya/shakaihosho/iryouseido01/info02d-37.html）

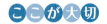

> 限度額認定証の提示により，医療費の支払いが高額になっても，一定額（法定の自己負担限度額まで）に留められ，あらかじめ多くのお金を準備するなどの，経済的負担を軽減することができる。

介護保険の相談

術前の日常生活動作（ADL）❶では，なんとか介護サービスなしで生活できていた場合でも，術後にいったんADLが落ちることが多く，介護サービスがなければ，術後に自宅退院が困難になる場合がある。独り暮らしや支援をしてくれる家族がいない高齢者の場合は，特にそのリスクは高い。介護保険が未申請の場合は新規申請を勧め，すでに介護サービスを受けている場合でも，要介護度の再認定を受けることを勧めている。申請から認定まではおよそ2カ月程度時間を要するために，術前から申請することで，入院中や退院後すぐに導入することができる。

身体障害者手帳の情報提供

弁置換術を受けられる患者は，特に身体障害者等級の1級取得が可能である。術前に障害者手帳の説明や申請のための情報提供を行っている。

◆理学療法士

高齢化が進み，ADLの落ちた患者が手術を受ける機会が増えている。特に経カテーテル的大動脈弁置換術（TAVI）❷が導入され，患者のfrailty（虚弱さ）を評価することが，治療方法を選択するうえで重要になっている（frailtyの詳細はTAVI＜p249＞の項を参照）。理学療法士による術前の身体機能評価では握力，膝伸展，SPPB*❸などを測定し，さらに精神的評価を含むPHQ-9**❹，SF-8™***❺なども同時に評価を行っている。

---

*SPPB：パフォーマンスの評価指標。測定項目はバランステスト，歩行スピード，椅子立ち上がりテストの3つからなる。サルコペニアの診断基準の1つにも入っている[1]。
**PHQ-9：うつ病性障害にかかわる9つの質問項目を抽出して作成された質問票[2]。
***SF-8™：包括的健康関連QOL質問票であるSF-36は，心理社会的側面を含む質問票である。SF-8は，①身体機能，②日常役割機能（身体），③体の痛み，④全体的健康感，⑤活力，⑥社会生活機能，⑦日常役割機能，⑧心の健康，などの健康にかかわる8領域に質問を絞り，回答しやすく改良された質問票である[3]。

◆薬剤師

後発医薬品や新しい抗凝固薬，抗血小板薬が次々と発売されており，以前よりも術前に把握しなければならない薬剤情報は増えている。また，複数の医療機関から処方されている患者も珍しくなく，それらの内服薬を，漏れなく，正確に把握する必要がある。

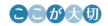

　医師のみですべての内服薬を管理することは効率的ではなく，また医療安全の観点からみても，単独での確認はリスクがある。薬剤師が術前から内服薬を管理することで，ダブルチェックでき，周術期の薬剤管理も適切なものになる。

　また，その情報を看護師も共有することで，より漏れなく確実な管理ができる。薬剤師は具体的には以下のことを行っている。
　①常用薬の情報をまとめる(持参薬の種類，残薬数など)
　②ハイリスク薬を確認(術前に中止する必要がある抗凝固薬，抗血小板薬，免疫抑制薬などあれば，医師と相談し，適切な時期に内服薬を中止，ステロイド内服中であればステロイドカバーが必要かどうか確認)
　③術中使用薬に対して，注意すべき既往歴，アレルギー歴があるか確認(胃潰瘍，喘息，緑内障，前立腺肥大など)

◆栄養士

　成人の心臓血管領域の患者は多くの場合，よくない食生活からの生活習慣病が，その疾患の本体になっている。

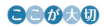

　手術を受けても，よくない食習慣を改めないかぎりは，疾患は再発し，手術効果も短縮してしまう。栄養指導や食事管理は，内服薬管理と同じように予後を左右する重要な役割を担っており，術前から介入することでより効果的である。

　周術期の栄養管理は『周術期栄養指導』(p168)の項を参照していただくとして，ここでは術前の評価について述べる。栄養士は術前の外来にて患者と面談し，栄養状態や食習慣を把握している。それに加えて，当院(聖路加国際病院)では，下記のような取り組みを行っている。

体成分分析
　術前に体成分分析装置(図2)(InBody S10®，InBody Japan社)を用いて，体液貯留状態，筋量を計測し，栄養状態と併せて評価している。細胞内水分量，細胞外水分量，筋肉量(上半身，下半身などを部位別に測定)，基礎代謝量などを測定することができ，これらの測定値と理学療法士による実際の身体能力，筋力評価と併せれば多角的に評価することができる。術後にも測定すると術前後の比較も可能である。

免疫賦活栄養剤
　免疫にかかわる栄養素が強化された栄養剤をimmune enhancing diet(**IED**)[6]という。免疫系を賦活化する栄養素としてはアルギニン，グルタミン，n-3系脂肪酸，核酸などがあり，これらの成分が強化されている。消化器外科領域を中心にIEDの使用により，感染性合併症発生率の低下や，入院日数の短縮をもたらすことが報告されている[4]。

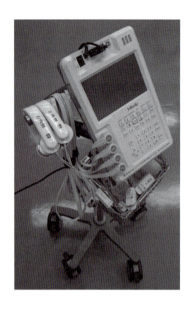

図2 体成分分析装置
（InBody S10®，
InBody Japan社）

　術前から低アルブミン血症を認める低栄養状態の患者においては，症例を選びIEDを術前から導入することもある。

医師による術前評価

　医師による術前評価には一般的に，問診，身体所見，術前内服薬の管理，血液検査，胸部単純X線写真，心電図，呼吸機能検査，心機能評価，CT検査，冠動評価，頭頸部評価などが含まれる。各項目に加えて最後にリスクスコアについても述べる。

◆問診，身体所見
　主訴，現病歴，既往歴，家族歴，アレルギー歴，嗜好など一般的問診，診察については割愛する。ここでは心臓血管外科領域で抑えておくべき所見について述べる
皮膚疾患
　予定切開線に皮膚疾患，感染創の有無を確認する。アトピー性皮膚炎や瘙痒感の強い皮膚疾患をもっている場合は，皮膚の搔把によって，感染性心内膜炎を起こすリスクが高く，注意が必要である。皮膚疾患をもっている場合，感染リスク，創部治癒遅延リスクを考慮して，通常の切開ではなく，小切開アプローチを選択することも考慮する（側方開胸，内視鏡的グラフト採取など）。
下肢静脈瘤
　冠動脈バイパス術のみならず，心臓血管手術においては術中の冠動脈トラブルに対して，大伏在静脈を使用する可能性がある。事前に静脈グラフトが使用できるかどうか，少なくとも明らかな静脈瘤がないかどうかは確認しておくべきである。

四肢末梢動脈の触知

動脈硬化リスクが高い患者,経カテーテル検査などの既往がある患者は,橈骨動脈が閉塞している可能性がある。また末梢動脈疾患を有している患者も多く,下肢の足背,後脛骨動脈の触知は必須である。

◆血液検査,鼻腔培養検査
血液検査

血算,生化学,凝固検査などの検査を行う。血算では貧血の程度,血小板数などをチェックし,手術に必要な輸血の種類,量を判断する。生化学では腎機能,肝機能などを評価するが,その他にも甲状腺機能や血糖値(HbA1C)など,代謝内分泌系の評価も行う。

血糖値については,術前のHbA1Cが7.0%以上だと,術後の腎不全,感染率,脳卒中などが優位に多く,8.6%以上だと,死亡率が4倍に増加すると報告されている[5]。

> **Stop it!**
>
> 体外循環下の心臓手術を受ける患者の21%にACTが延長しにくいことが報告されており[6],アンチトロンビン活性の低下がその要因であるとされている。APTT[7],PT[8]などの凝固検査に加えて,アンチトロンビン活性を確認しておきたい。

黄色ブドウ球菌鼻腔培養検査

心臓血管外科手術は感染ハイリスクであり,特に黄色ブドウ球菌感染は致命的である。術前に鼻腔培養検査を行い,黄色ブドウ球菌の保菌者はムピロシンの鼻腔塗布で除菌を行うことで,手術部位感染を低下させることができる[7]。

◆胸部単純X線写真

うっ血,心胸胸郭比,胸水の有無などを確認する。心臓手術前にCT検査を撮影することが多く,胸部の精査という意味ではCT検査で行われているのが実際である。胸部単純X線写真は主に術前後の比較に用いていることが多い。CT検査が行われていない場合,肺野や縦隔の異常陰影を見落とさないように注意が必要である。胸部単純X線写真で心大血管以外の肺疾患,縦隔疾患などが偶発的に見つかることがあるので,放射線科医の読影と併せて評価することを勧める。

◆12誘導心電図

脈拍数,ブロックの有無,不整脈の有無,QRS波,STの形態などを確認しておく。スクリーニングの意味合いもあるが,術前のコントロールとして検査しておくことで,術後の変化に容易に気付くことができる。

慢性心房細動で不整脈手術を予定している患者では,脈拍数やV$_1$誘導のf波などで治療予後が予想できる。術前から徐脈の場合は術後ペースメーカーのハイリスクであり,V$_1$誘導のf波が0.1mV以下の症例では除細動率は低下する(図3)。

TAVIにおいては,術前からAVブロック,脚ブロックを有する症例は術後の伝導障害,ペースメーカー留置のハイリスクである[8]。

◆肺機能検査

慢性閉塞性肺疾患(**COPD**)[9]，あるいは気管支喘息患者で，臨床的に状態が悪いと判断される場合や，原因不明の呼吸困難がある場合などには，術前に肺機能検査を行う。分離肺換気の手術を行う患者においても検査しておきたい。対標準肺活量(**％VC**)[10]は80％以上が正常で，異常な減少は拘束性障害を意味する。1秒率(**FEV1％**)[11]は75％以上が正常で，70％以下は軽度，60％以下で中等度，50％以下では高度の閉塞性障害を意味する。しかし，FEV1％は努力肺活量(**FVC**)[12]の影響を受け，FVCが減少すれば1秒量が減少してもFEV1％は正常や増加することもあるので，1秒量と併せて総合的に判断する必要がある。

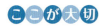

開心術において，混合性換気障害を有する場合，％VCが80％以下の拘束性障害を有する場合で，それぞれ11.8倍，3.6倍に肺炎リスクが高まる[9]。

◆心機能評価：心エコー検査

心臓超音波検査では心機能評価(心臓のサイズ，収縮能，拡張能など)，弁膜症の程度(逆流や狭窄の程度とその機序)などを観察する。弁膜疾患に関しては，術前に経食道超音波検査を行うことで，弁疾患の機序が明確になり，手術戦略が具体的に立てることができる。体外循環非使用(off-pump)冠動脈バイパス術(**OPCAB**)[13]でも，心臓のサイズや弁逆流の有無は重要である。

特に心拡大が高度で僧帽弁逆流が多いと，心臓を脱転した際に，血行動態の破綻や逆流量が増える可能性があり，off-pump手術の際のリスクになる。その他，心エコー評価に関しては疾患別の各論を参照されたい。

図3 心房細動の12誘導心電図(V_1誘導)

上段：約0.3mV，下段：V_1のf-wave消失

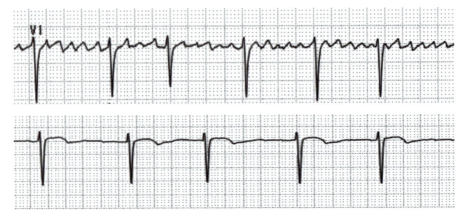

◆一般的心臓手術でのCT検査

　術前のCT検査で得られる情報は多く，下記のように心臓以外の情報を得るためにも重要な検査である．高齢者が増加していることもあり，心疾患以外に術前CT検査でほかの併存疾患や悪性疾患が見つかることは珍しくない．見落としがないよう，自身の読影と放射線科医の読影のダブルチェックを行うことが重要である．

胸部CT検査での代表的な評価項目

骨格系：胸骨の変形，胸郭の形態（漏斗胸，鳩胸など），胸壁の前後径
心臓，大血管：心臓全体のサイズ，各心室腔のサイズ，心臓の回転，血管の径および性状（特に上行大動脈），血管変位
肺：ブラ，気腫肺（図4），気管支炎
併存疾患のスクリーニング：悪性腫瘍

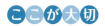

特に重要な上行大動脈の評価

　体外循環を行ううえで送血部位，脱血部位，大動脈遮断部位は重要である．一般的な心臓手術の場合，上行大動脈に送血管を挿入し，上大静脈，下大静脈に脱血管を挿入し体外循環を確立することが多い．心臓を止める際には送血管を入れた部位より，中枢側の上行大動脈に心筋保護用カニューレを挿入する．送血管と心筋保護カニューレの間の上行大動脈を大動脈遮断鉗子で遮断し，心筋保護液を灌流することで完全な心停止を得る．

　このように上行大動脈は，一般的心臓手術において送血，心筋保護，遮断など直接的な操作が多く加わる部位である．

　上行大動脈に粥腫や石灰化（石灰化が高度で全周性に及ぶものは磁器様大動脈，鉛管様大動脈＜porcelain aorta＞と表現される）（図5）がある場合，管の挿入，血管の遮断操作などで，大動脈から塞栓物が剥離して塞栓症のリスクが高くなる．

　術前のCT検査で上行大動脈の性状を評価することで，血管性状のよい部位を選択することができ，体外循環による塞栓リスクを軽減することができる．さらに術中に傍大動脈エコー（epi aorticもしくはdirect aortic echo）を行うことで，より血管の壁性状を詳しく評価でき，塞栓症予防に有用とされている．

図4 高度な気腫肺とブラ

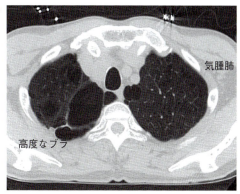

図5 高度な上行大動脈の石灰化：porcelain aorta

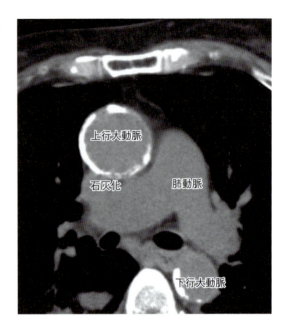

◆冠動脈CT検査および冠動脈造影検査

　冠動脈手術以外の弁膜症や大血管手術においても，冠動脈狭窄を併存している可能性があり，特に高齢者では術前に精査する。腹部大動脈瘤患者の10～25％程度でほかの動脈硬化性疾患（冠動脈硬化症や脳動脈硬化症，末梢動脈疾患の閉塞性動脈硬化症など）を合併する。冠動脈狭窄が高度であれば，周術期冠動脈イベントを起こすリスクが高く，同時手術も検討する必要がある。

◆頭部CT，MRI，MRA，頸動脈エコー

　高齢者や動脈硬化が強い場合，冠動脈と同様に頭頸部血管も狭窄や閉塞を起こしていることがある。脳梗塞，脳出血の有無を評価し，MRAや頸動脈エコー検査で頭頸部血管の狭窄や閉塞を評価する。
　狭窄が強い場合は，術中の低灌流により脳梗塞を起こすリスクがあるし，有症状の場合は，同時手術または先行治療を検討する必要があるかもしれない。術前に脳血管専門医にコンサルテーションし，治療方針を決める。

◆リスクスコア

　種々の術前検査から得られたデータを入力することで，リスクスコアを算出することができる。
　現在，主に普及しているリスクスコアにはEuroSCORE Ⅱ[10]，STS score[11]，JapanSCORE[12]があり，いずれも一般公開されている。これらのリスクスコアはそれぞれリスクモデルの年代，データベースの参加国，件数，対象の手術手技などに大きな違いがある（表2）。90年代のモデルであるLogistic EuroSCOREはすでに公開を終え，現在EuroSCORE Ⅱにup-dateされている。

表2 EuroSCORE, STS score, JapanSCOREの比較

	Logistic EuroSCORE	STS score	EuroSCORE Ⅱ	JapanSCORE
期間	1995	2002～2006	May～July 2010	2000～2005
国	Europe (8 countries)	United States	43 countries worldwide	Japan
手術数	14,799	67,292	22,381	aortic：4,707 CABG：7,133 valve：6,562

Stop it !

リスクスコアは，術前カンファレンスや，術前の患者説明の際に使用されることがあるが，患者説明に使用する際は，あくまでデータベースからの参考値であることを説明するべきである．自施設のデータと照らし合わせて説明することができれば理想的である．

JapanSCORE

日本心臓血管外科手術データベース機構が公開しているリスクスコアで，日本人の手術データを基に出されたリスクモデルを用いている．単独冠動脈バイパス術，弁膜症手術，胸部大動脈手術の3種類の手術手技に分かれている．一般公開されているJapanSCOREでは，30日手術死亡率，30日手術死亡率＋主要合併症率が算出される．National Clinical Database参加施設は，データ登録画面においてJapanSCORE 2が利用できる．JapanSCORE 2では，手術死亡率に加えて各主要合併症についてもリスクが算出される．

算出される主要合併症

- reoperation for bleeding（再手術を要した出血性合併症）
- stroke（術後新たに発生した中枢神経障害が72時間以上持続したもの）
- dialysis required（newly）（術後新たに血液透析もしくは腹膜透析を要したもの）
- deep sternum infection（感染が縦隔組織＜筋層，胸骨，縦隔＞に及んだもの）
- prolonged ventilation＞24hrs（人工呼吸器管理時間が24時間を超える）
- gastro-intestinal complication（術後に発生した消化管合併症の有無）
- ICU stay over 7days（集中治療室滞在日数が7日以上）

（伊藤丈二）

▼略語一覧

1. ADL：activities of daily living；日常生活動作
2. TAVI：transcatheter aortic valve implantation；経カテーテル的大動脈弁置換術
3. SPPB：short physical performance battery
4. PHQ-9：patient health questionnaire-9
5. SF-8™：short form-8™
6. IED：immune enhancing diet
7. APTT：activated partial thromboplastin time；活性化部分トロンボプラスチン時間
8. PT：prothrombin time；プロトロンビン時間
9. COPD：chronic obstructive pulmonary disease；慢性閉塞性肺疾患
10. %VC：vital capacity；対標準肺活量
11. FEV1%：forced expiratory volume；1秒率（努力呼気肺活量）
12. FVC：forced volume capacity；努力肺活量
13. OPCAB：off-pump coronary artery bypass；体外循環非使用冠動脈バイパス術

文献

1) Guralnik JM, et al：A short physical performance battery assessing lower extremity function；association with self-reported disability and prediction of mortality and nursing home admission. J Gerontol 49：85-94, 1994.
2) Kroenke K, et al：The PHQ-9：Validity of a brief depression severity measure. J Gen Intern Med 16：606-613, 2001.
3) 福原俊一, ほか：健康関連QOL尺度・SF-8とSF-36. 医学のあゆみ 213：133-136, 2005.
4) Cerantola Y, et al：Immunonutrition in gastrointestinal surgery. Br J Surg 98：37-48, 2011.
5) Tennyson C, et al：Is there a role for HbA1c in predicting mortality and morbidity outcomes after coronary artery bypass graft surgery? Interact Cardiovasc Thorac Surg 17：1000-1008, 2013.
6) Runucci M, et al：Different patterns of heparin resistance：therapeutic implications. Perfusion 17：194-204, 2002.
7) Trish MP, et al：Intranasal mupirocin to prevent postoperative *Staphylococcus aureus* infections. N Engl J Med 346：1871-1877, 2002.
8) Siontis GC, et al：Predictors of permanent pacemaker implantation in patients with severe aortic stenosis undergoing TAVR：a meta-analysis. J Am Coll Cardiol 64：129-140, 2014.
9) 川田 稔, ほか：心臓外科手術による開胸手術後患者の肺炎の要因について. 総合リハ 41：471-474, 2013.
10) EuroSCORE Ⅱ：http://www.euroscore.org/calc.html
11) STS score：http://riskcalc.sts.org/stswebriskcalc/
12) JapanSCORE：https://jcvsd.org/JapanSCORE/

I 総論

2 術前②
術前評価とその対策

術後に想定外の合併症を起こす場合，非常に重篤に至ることがある．術前の検査や術後の病態把握を正確に行うことで防げる合併症も存在する．
本項では，脳，肺，肝，腎，腸管，四肢虚血，皮膚疾患，胸骨切開，血栓症，胸部疾患，中枢神経，術後抜管基準，気管切開，術後ドレーンについて，その評価と対策を紹介する．

胸部大動脈プラークへの対応

> **Point**
> - 動脈プラークを評価し，Grade 4以上の動脈壁は触らない．
> - 経大動脈壁エコー評価を習熟しよう．

脳梗塞の30～50％は，胸部大動脈から生じる脳血栓塞栓症とされており，胸部大動脈操作には慎重を要する．特に胸部大動脈瘤壁在血栓塞栓は，macroembolismであり，touch操作を最小限にすることが推奨される．一方で梗塞まで至らないmicroembolismの場合は，代表例として小さい塞栓源である空気塞栓や脳血管内から起こる塞栓症（脳微小塞栓）であり，脳症やneurocognitive dysfunctionを引き起こす．脳障害を起こす要因は，multifactorialな因子が関与しており，さまざまな点に留意する必要がある．

大動脈粥腫の程度と脳合併症発生率には一定の関係があり，大動脈操作（カニュレーション，大動脈遮断，**CABG**❶の中枢側吻合）は注意を要する．大動脈粥腫への操作は，粥腫を飛散させるだけでなく，ヘパリン中和後に新たな血栓形成を促すことがあると報告されている．術中に全身へ塞栓症を起こすタイミングは，遮断と遮断解除，side clamp操作で塞栓リスクが高くなる．術野から行う経大動脈壁エコー（**EAS**）❷は，脳梗塞を予防するための重要な情報を含む．

上行大動脈のプラークはその程度によりクラス分類される．評価分類には，Glasらが報告した分類が代表的でありアメリカエコー学会でも推奨している[1]（表1）．Grade 4以上で動脈操作を行うためには，場所を変えるなどして動脈操作は慎重になるべきだとしている．**OPCAB**❸においてEASを実施して脳梗塞減少につながったとする報告もある[2]．

上行大動脈，弓部大動脈にプラークが存在する程度が，脳塞栓症に関与するとの報告もある[3〜5]．

表1 プラークの評価分類

Grade 1	正常/軽度内膜肥厚
Grade 2	内膜肥厚あるが，アテローマが突出していない状態
Grade 3	アテローマが突出(5mm以内)
Grade 4	アテローマが突出(5mm以上)
Grade 5	モバイルな構造物あり

また，大動脈壁に粥腫を認める症例は，脳血管を含む中小血管に動脈硬化を合併することが多いとされているため，術中の低血圧による脳低灌流は避けなければならない[6]。

脳低灌流への対応

Point
- 脳灌流圧(CPP)[4]とSvO$_2$[5]をモニターし，rSO$_2$[6]>50%以上を維持しよう。
- SVO$_2$が低下する原因と対策について知っておこう。

脳障害のリスク症例では，CPPのコントロール，近赤外線を使用した組織酸素飽和度で評価を行い，術中の操作によるそれらの変化を理解する必要がある。

CPPは以下の公式で成立する。

　　　CPP＝MAP[7]－ICP[8](ICPは，CVP[9]や頸静脈圧で代用可)

動脈血の平均血圧が50〜70mmHgあれば，脳灌流自動制御(cerebral blood flow autoregulation)は維持される。人工心肺(CPB)[10]の平均圧が50〜60mmHg群(L)と80〜100mmHg群(H)での比較研究では，H群で有意に脳合併症が減少し，脳梗塞リスクが高い症例では，CPB灌流圧を適切に維持すべきと結論している[7]。CPB中の平均動脈圧を10mmHg以上下げると，両側分水嶺での脳梗塞リスクを4倍上昇させるという報告もある。OPCABでは，CABGより脳梗塞発生が少ないが，回旋枝や右冠動脈領域の視野展開での心臓脱転は，全身血圧低下や頸静脈圧上昇の状態になり脳灌流低下を起こす[8]。

通常，順行性脳分離体外循環を実施している場合，直腸温度26℃ 600mL/分で送血した場合，CPPは30〜50mmHg，rSO$_2$>50%以上得られる。BSA[11]1.7m^{2}以上の場合には，送血灌流量10mL/分/kgを目標に600mL/分以上に上昇させ，CPPは30〜50mmHg，rSO$_2$>50%以上となるようにする。rSO$_2$が基準値より75%以上に保てれば，脳合併症発生頻度や認知機能障害を呈することは少ない[9]。CABGを対象とした報告では，rSO$_2$>50%以上に保つことが術後認知機能低下発生率を有意に抑えることが報告されている[10]。

CPB脱血不良が持続する場合には，CPPを低下させる原因となりうる(たとえば，SVC[12]脱血カニューラが無名静脈を超えて留置され，左頸静脈還流が低下する場合には，左rSO$_2$が低下する。無名静脈を牽引したり，離断することも同様に左rSO$_2$が低下する原因となる)。

rSO$_2$を下げる要因は，平均灌流圧低下，Hgb低下(<7〜8mg/dL)，PaCO$_2$低下(<

表2 組織酸素飽和度低下時，治療アルゴリズム

1. 吸入酸素濃度を100%にする
2. 首や頭の位置や脱血カニューラの先端位置によって頸部静脈還流が阻害されていないかを確認
3. $PaCO_2<40mmHg$なら$PaCO_2$ 40mmHg以上とする
4. 平均動脈圧<50なら，60mmHg以上へ平均動脈圧を上昇させる
5. ヘマトクリット<20%なら，RBC輸血を考慮する
6. 1〜5で組織酸素飽和度の改善が得られなければ，麻酔深度を大きくして脳内酸素を減少させる

(文献9より引用)

35mmHg)，低酸素血症，心機能低下，脳内代謝上昇（発熱，痙攣），脳浮腫であり，術中rSO_2が50%を下回る際や，左右差が20%以上生じる場合や，rSO_2が20%低下する際には，常に原因を究明して対策を講じなければならない[8]（表2）。

脳梗塞後貧血への対応

Point
- 高度貧血は脳梗塞リスクを上昇させる。

貧血では，脳組織への酸素供給量低下による脳障害と脳血流増加に伴う脳塞栓症のリスクが起こる。CPB中のHct22%以下は，脳梗塞やその他の合併症リスクであると報告されている[11]。Karkoutiら[12]は，CPB中にHctが1%減少すると脳梗塞が10%上昇することを報告している。ただ濃厚赤血球輸血が脳梗塞を予防するかどうか明らかにする報告はみられない。

脳梗塞後高血糖への対応

Point
- 周術期血糖コントロールが脳障害軽減につながる。

高血糖（>140mg/dL）は，細胞性アシドーシス，酸化ストレス，blood-brain barrier permeabilityの亢進，脳浮腫を引き起こし脳障害に関与していると考えられている。しかし，実臨床による研究では，血糖コントロールを厳格にした場合に脳合併症による予後を改善するデータは少なく，厳格な血糖コントロールが神経学的な予後に影響するかは明らかではない。血糖コントロールを行うことが感染症予防につながることは報告されている。

Mgと周術期認知機能

> **Point**
> - Mgには，脳保護効果がある。

　Mgは，脳保護効果があるといわれる。Mg^{2+}はNMDA[13]受容体の活性を抑制し，神経毒性を減弱させる。心臓手術後にMg製剤を投与して短期記憶や脳機能の維持がある[13]。しかし，まだ臨床的に使用されるべきMgの投与量や投与期間は明らかではない。Mgは，心房細動の発生も予防する効果があり，予後を改善する治療につながる可能性がある。

術中体温管理

> **Point**
> - 低体温で手術を行う場合には，復温する温度についても留意しよう。
> - CPB回路と体温との温度差は，冷却では7℃，加温では5℃が基本。

　低体温は，脳障害を軽減させ，実験による検証においても2〜5℃の低下で脳保護効果，脳梗塞サイズを縮小させる効果がある。また術中復温についても脳組織への影響がある。復温を34℃までした場合（A群）と，37℃までした場合（B群）で，B群に認知障害の割合が多い。適切な低体温と復温が重要である[8]。術中，体温は34℃台で止血障害など合併症がなければ，あえて体温を高くしてからICUに戻る必要はない。

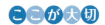

　自施設（心臓血管研究所付属病院）では，35℃でCPB weaningとしている。

　送血温度，脱血温度，膀胱温度の各温度差を小さくすることは血液内気泡発生を抑え，術後の痙攣予防につながる。血液組織温度較差を5℃以内では，血液内に気泡を生じることは少ない。冷却中の気泡発生は起こりにくいとされるため7℃以内であれば許容され，加温中は，5℃以内に留める[14]。自施設では，血液組織温度格差は5℃以上のときもあるが，回路中に気泡を認めたことはない。

頸動脈狭窄の対応

> **Point**
> - 頸動脈狭窄を有するとき,術中のCPP低下(絶対的,相対的)やWillis動脈輪がないことが脳虚血リスクを増やす。
> - 平均動脈圧を65mmHg以上に保とう。
> - 脳内混合血酸素飽和度をモニターしよう。

開心術後の中枢神経合併症に,頭蓋内出血,塞栓性梗塞,血行力学的梗塞がある。特に体外循環使用時の脳灌流は,非生理的でありときに脳虚血を発生させる。頸動脈狭窄を有する場合,体外循環使用に伴う脳虚血発生の可能性を十分に評価し手術に臨まなければいけない。CABGよりOPCAB,開心術のAVR[14]よりTAVI[15]のほうが非生理的脳灌流を回避できる点に着目すべきである。脳虚血の危険因子として,術中のCPP低下(絶対的,相対的),不明瞭な側副血行路(Willis動脈輪がない)ことが挙げられる。頸動脈狭窄症例でも体外循環使用時の末梢動脈圧が50mmHg以上あれば脳虚血は起きないという報告や,術中平均血圧から10mmHg以上に血圧低下させると脳虚血リスクになる報告がある。急性期の脳梗塞治療でintactなWillis動脈輪を有し,かつMAP 65mmHg以上維持できた場合に予後がよい[15,16]。

両側頸動脈狭窄を合併したCABGにおいては,CPB使用時にはrSO$_2$が10%以上低下するため,MAPを60〜70mmHgに維持しrSO$_2$を回復させると,脳合併症予防に有用とする報告がある[17]。

肝機能障害例

◆肝機能不全時の対応

> **Point**
> - 術後肝不全に至るケースでは,感染症,敗血症,出血傾向,DIC[18],創傷治癒遅延,腎障害について留意しよう。
> - 術中,術後と全身血管抵抗値が低下,平均血圧値の低下を呈するため,適切な体液管理,腎機能・呼吸機能モニター,凝固系因子の是正,酸塩基平衡の是正に努めよう。

高ビリルビン血症

開心術後にビリルビンが上昇する場合があり,タイプとして2つある。手術直後は,間接ビリルビン有意で上昇することで総高ビリルビン血症となる。ピーク値となるのが,術1日目40%,術2日目50%,3日目10%とされる。7日目前後で総ビリルビン血症のピークを迎える症例は,死亡率が高くなる。7日目にピークを迎えるときは,うっ血性肝不全,右心系を含む心不全により肝臓の小葉中心性壊死を起こしたことが考えられる。術前から右房圧が高い,総ビリルビン値が高いことは,術後に高ビリルビン血症になるリスクとなる

ため注意する．またCOPD[17]症例では，肺高血圧に伴う右房圧が高い場合があり，術後の肝不全に留意する．

CPB中の全身の血流は20％程度通常より低下しているが，肝血流は，20〜40％の血流低下がある．肝血流低下は，低灌流に伴う肝不全を引き起こす．CPBに伴う肝不全のタイプにはType Ⅰ，Type Ⅱがある．Type Ⅰは，centrilolular and sinusoidal cell necrosisであり，低血圧とショック肝を引き起こす．Type Ⅱは，CPB induced vasculitisであり，手，足指の先端の低灌流を起こす．そして低灌流により脳症，急性腎不全，肝不全を引き起こす病態で，まれである．CPB使用後に黄疸を認めるときの死亡率は，5〜15％まで上昇する[18〜20]．

◆溶血性貧血の対応

> **Point**
> ■ 溶血性貧血では，程度に応じて手術加療が必要になる．

人工弁置換後の弁周囲逆流が高度である場合に，同部からの溶血を認めることがある．治療には，鉄の補充，輸血，エリスロポエチン（erythropoietin），サルポグレラート（アンプラーグ®）がある．サルポグレラートは，赤血球壁変容作用があり，これは不飽和脂肪酸であるエイコサペンタエン酸（eicosapentaenoic acid）にも同様な薬理作用が報告されている．保存的加療による治療は，弁周囲逆流がmildにみられる場合である．moderate〜severeの際には，個々の症例において手術リスクを踏まえて決定されるべきである．

通常の溶血では，肝細胞から作られるハプトグロブリン（半減期3.5日）が遊離ヘモグロビン（遊離Hgb）と結合することで遊離Hgb濃度上昇を抑制する．しかし，高度になると，遊離Hgbが大量に血中に出現し，腎障害（急性尿細管壊死）を引き起こし，急性腎不全の原因となる．

対処療法には，血漿分画製剤のハプトグロブリンを投与する．成人症例は，4,000単位投与する．術後の一過性の溶血性変化であれば，Hb尿は消失するが，人工弁に伴う高度溶血性貧血であればハプトグロブリンは一時的な効果を期待するのみで原因解決になっていないため推奨されない．

◆CPB関連腎機能低下の対応

> **Point**
> ■ CPBに関して急性腎機能障害を起こす因子を理解しよう．
> ■ 酸素供給量（DO_2）[18]は，262mL/分/m^2以上に保とう．

急性腎障害（AKI）[19]に関連する因子は，EuroScoreに関連する因子のほかにCPB時間がある．CPBに関連した腎機能障害の因子として，CPB時間の長さ，低灌流圧，低灌流量，高度血液希釈，DO_2低下がある．

DO_2の最低値は，ICU滞在期間と術後入院期間の延長と関連がある．DO_2の最低は，262mL/分/m^2を下回ると腎機能悪化と関連があるとの報告がある．DO_2の公式からCPBのポンプ流量とHgb値について留意する必要がある．また$\dot{V}CO_2>60$mL（min×m^2），$DO_2/\dot{V}CO_2$比＜5.0がポンプ中の乳酸値が増加することに関連すると報告している．

表3 DO₂の公式

$DO_2(mL/分/m^2) = CO \times (sO_2 \times ceHb \times 1.39) + (PaO_2 \times 0.03)$
$= CO \times (1.39 \times Hb[g/L] \times SaO_2[\%/100]) + (PaO_2 \times 0.003)$
$= CO \times (1.39 \times Hb[mg/dL] \times SaO_2[\%]) + (PaO_2 \times 0.003)$
$\dot{V}CO_2 = eCO_2(mmHg) \times Ve(L/分) \times 1,000/760 \times BSA(m^2)$
DO_2: total blood oxygen content, sO_2: oxygen saturation, ceHb: effective Hb concentration, CO: cardiac output = $10 \times$ pump flow $(L/m分/m^2)$, $\dot{V}CO_2$: carbon dioxide production

(文献21, 22より引用)

AKI予防に対しては，過度な希釈血液で灌流させないこと，Hgb値の適正化にある。その指標として，DO₂が262mL/分/m²以上あることがAKI予防につながる（表3）。

術前呼吸器系合併症を合併する疾患に対する対応

◆COPDへの対応

Point
- 重度のCOPDは，手術死亡，呼吸器合併症，重大な合併症リスクを上昇させる。
- 術前の呼吸トレーニングは，術後合併症を減少させることができる。

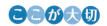

COPDの重症度が高いものほど，予後に影響を与える！

severe COPDを有するCABG待機手術の手術死亡は，2.3倍上昇する。一方でmoderate COPDは，手術死亡率は上昇しない[23]。1秒量（**FEV1.0**）[20]が正常下限値を下回る際は，CABGの合併症率を上昇させる。さらに上記条件時の合併症率は，CABGよりOPCABで少ないと報告がある[24]。

胸部血管手術と有症候性COPDの関連について，全弓部大動脈人工血管置換手術ではCOPDが全死亡を2.6倍，院内死亡を10倍，呼吸器合併症を3.6倍，重大合併症を2.9倍上昇させるリスクがある。また気管切開の発生率は，moderate COPDでは17%，severe COPDでは15.8%であった。48時間以上の気管内挿管は，moderate COPDでは20.8%，severe COPDでは5.3%と報告している[25]。

COPDを有する場合の術前準備としては，禁煙，規則正しい生活が挙げられるが，専門的な呼吸筋トレーニング（**IMT**）[21]も有用な方法である。具体的には15～30分のトレーニングを5～7回/週を手術2週間前から行う。IMTを実施した群では，術後の無気肺や肺炎，入院日数を減らした報告がある[26]。

抜管や抜管後の呼吸器合併症への対応

Point

- 抜管はSBT[22]を実施して抜管後呼吸不全を回避しよう。
- 胸郭切開方法で，術後合併症に差が出ることを覚えておこう。
- 気管切開は，外科的な方法と経皮的な方法の両方に慣れておこう。

　術後抜管後に呼吸不全を起こす可能性のある症例では，抜管評価に自発呼吸トライアル（SBT）を実施する。CPAP[23]法 5cmH_2O，あるいはPSV[23]法 5〜7cmH_2Oとする。SBTに約1時間耐えられるようであれば，抜管を考慮する。呼吸筋疲労に伴う頻呼吸はSBTの初期に起こる（30分以内）ので開始後数分間は注意深く観察し中止の判断をする。無駄にSBTを続けることは呼吸筋に負担をかける。1日1回SBTを実施するに留め，抜管できるかを判断する（表4）。詳細な内容は，学会合同プロトコルを参照していただきたい。

　SBTを実施する条件として，覚醒状態が良好であることが必須である。長期人工呼吸管理で抜管日から鎮静薬を中止しても数日覚醒遅延が起こることもあるため，SBT実施有無にかかわらず1日1回鎮静薬を中止して覚醒を確認するとよい。

Stop it !

　覚醒不安定下でSBTクリア後の抜管は，注意を要する。自力の痰喀出ができず呼吸不全による再挿管も経験する。また上肢の筋力低下がある症例では，挿管中からリハビリ介入に努めることが抜管後合併症の減少につながる。
　SBTがクリアできないときは，原因を検討し原因改善に向けた治療を行う[27]。

表4 SBTに耐えられる/成功を示す客観的データ

- ガス交換が適切にできる
  SpO_2≧94%，PaO_2≧70mmHg，pH≧7.32，$PaCO_2$の上昇が10mmHg以下，血行動態の安定，HR＜120〜140回/分，心拍数が20%以上変化しない，収縮期血圧が180〜200mmHg以下で90mmHg以上，血圧が20%以上変化しない，昇圧薬の必要がない
- 安定した呼吸パターン
  RR30〜35回/分，呼吸回数が50%以上変化しない，RSBI[28]：60〜105（＝f/Vt ratio），呼吸数（回/分）/1回換気量（L）
- 主観的評価
  ・精神状態の変化：傾眠，昏睡，興奮，不安感が出現しない
  ・不快感，またはその増悪がない
  ・著明な発汗が起こらない
  ・増加した呼吸仕事量の徴候：呼吸補助筋の使用，奇異性呼吸とならない

弓部大動脈人工血管置換術をclamshell incisionをした場合と，胸骨正中切開で施行した場合では合併症率に違いが出る。弓部置換手術での人工呼吸サポートを要した日数は，clamshell incisionで9.3日，胸骨正中切開で3.3日であった。気管切開は，clamshell incisionで15％，胸骨正中切開で3.7％との報告がある。clamshell incisionを行う場合には，術後呼吸器合併症に留意する必要がある[28]。

　気管切開を施行する場合に，外科的気管切開術，Seldinger法で行う経皮的気管切開術（PDT）[29]がある。詳細は専門文献を参照とするが，PDTでは，小切開，感染症発生軽減，低侵襲がメリットである。しかしいずれの処置も合併症として，出血，皮下気腫，縦隔気腫，カニューレの誤挿入，肉芽形成，気管狭窄があり，いずれも重篤な状態に発展する場合がある。手技に関して習熟しておく必要があり，PDTの際は特に気管支鏡補助下でガイドワイヤーが気管壁天井から挿入されていることを確認する必要があるため，日ごろから気管支鏡操作に慣れている必要がある[29]。

慢性放射線皮膚炎への対応

Point
- 切開予定部の皮膚は確認しておこう。
- 慢性皮膚障害がある場合には，術前に形成外科医と相談しておこう。

　胸部の放射線治療後では，皮膚炎を起こして瘢痕拘縮や潰瘍に至っている症例もある。潰瘍化している場合には心臓手術の際には形成外科医と十分に協議しなければいけない。場合によって胸骨正中切開が困難になることがあり，ほかのアプローチ法を選択する必要がある。潰瘍があれば，まずは潰瘍の治療を優先しなければ，心臓手術後の感染合併症を引き起こすことがある。

◆対策
　皮膚の状態を確認する。通常放射線治療部位（乳癌外科治療後）は，皮膚の菲薄化が部分的に認められる。皮膚があまりに薄いときは，創傷治癒合併症も生じることも考慮して切開方法を検討すべきである。放射線治療部位によっては，心膜炎を起こし組織が癒着していることもある。

　また放射線治療により内胸動脈の剝離ができないことがある。剝離しても使用できない可能性がある。術前に内胸動脈血管造影での血流評価は重要な情報となる。放射線照射部位は必ず確認しておく必要がある[30]。

非閉塞性腸管虚血症（NOMI）[27]への対応

> **Point**
> - 原因不明なアシドーシスは，全身管理を行いつつ原因を明らかにしよう。
> - CTやエコーでNOMIを確定診断できない。
> - NOMIを疑う所見があれば，SMA[28]造影を行おう。
> - NOMIなら，腸管評価方法を考えよう。腹腔鏡または開腹。

　腹部合併症は，CPBを使用する手術で0.4〜2.9%に認め，そのうちNOMIは10〜67%と報告されている。NOMIの死亡率は，40〜94%と高い致死率を呈する。

　NOMIの診断は,実際の腸管を観察することである。NOMIの臨床所見は非特異的であり，血清乳酸値，アミラーゼ，CK，CRP，白血球増加がないこともありうる。疑わしいときは，腹腔鏡で腸管の性状を観察し，虚血所見があれば腸管切除を行う必要もあり開腹による観察も考慮する。

　エコーのカラードプラによる内臓血管血流評価は診断補助になる場合がある。CTでも腸管壁肥厚や腸管壁内血腫，液体貯留で拡張した腸管，門脈内ガス，動静脈の血栓塞栓症などが列挙されるがいずれも非特異的である[31]。αアドレナリン（ノルエピネフリン）や高用量のドーパミンがCPB後のNOMIを引き起こす可能性がある[32]。

　IABP[29]を使用した場合にNOMIになる機序として，IABPの不適切な位置による腸管虚血である。そのほかにもIABPバルーンが腸管低灌流状態を助長するとされる。腸管虚血を発症した約23%に腸管切除が必要であった[33]。NOMIになった場合の死亡率が，非外科的加療になる場合は95%，外科的加療を施行した場合には，57%の死亡率である[34]。

　NOMIの診断がつかない場合は，SMA造影での評価も有用である。腹膜刺激症状がない場合でも説明のつかない非特異的なサイン（乏尿，代謝性アシドーシス，乳酸値上昇，高アニオンギャップ，低酸素血症，低血圧）がある場合には血管造影も考慮する。NOMIの内科的治療としては，SMA造影カテーテルからパパベリン30〜60mg/時投与する。volume負荷，抗菌薬投与，抗凝固療法についても十分検討する。

　NOMIで腸管虚血が疑わしい場合には，開腹または腹腔鏡で腸管性状を確認することになる。腸管に虚血を認めている場合には，適切な腸管切除が必要である。

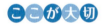

　腸管切除した場合，24時間後にセカンドルックは必要である。

コンパートメント症候群への対応

> **Point**
> - コンパートメント症候群の診断のために，内圧測定方法を覚えよう。
> - 筋膜切開には慎重さと大胆さが必要である。
> - V.A.C.®ATSシステムの管理を覚えよう。

 術後に下肢虚血に至り，再灌流ができた場合にも，下肢，特に下腿に急性コンパートメント症候群を起こすことがある。コンパートメント症候群は，筋肉や神経に不可逆的変化を起こすため，原因除去してもなおコンパートメントであれば，減張切開を実施する必要がある。コンパートメント症候群で受傷から平均13時間で減張切開を行った群は後遺症を残さなかったという報告から，12時間がゴールデンタイムとされている。

 症状では，疼痛，知覚鈍麻が最初に出現し，蒼白，脈拍喪失，麻痺に関しては病状が進行した状態を反映している。脈拍喪失などは，ドプラで足背動脈の音を聴取できるが，明らかに小さいがはたして脈拍喪失としてよいか判断に迷うことがある。特に術後の患者で意識がない状態では，下腿の腫脹と脈拍喪失，足部蒼白が重要なサインとなる。

 診断には，血中CK，尿中ミオグロビン測定，CT，MRI，エコーとされるが，侵襲的なコンパートメント内圧測定が診断には必須である。コンパートメント内圧測定では，needle manometerという方法がある。Stryker Intracompartmental Pressure Monitor System®という製品も存在する。当施設では，A-lineの先端に18〜22Gの針を付けたものを準備し，0点だけ合わせた状態で，両下腿の各筋群に指し記録をしている。正常圧は，成人で5〜10mmHg，小児で13〜17mmHg，異常圧は30mmHg以上としている。また参考にしたいのは，ΔP（拡張期血圧-筋区画内圧）が30mmHg以内である場合に筋膜切開を行ったが，ΔPが30mmHg以上で後遺症を残さなかった（コンパートメント圧が30mmHg以上でも）という報告もあるとreviewされている[35]。

 下腿コンパートメントは4区画あり，好発部である前区画（前脛骨動脈静脈，深腓骨神経，前脛骨筋，長趾伸筋，長母趾伸筋），外側区画（浅腓骨神経，長腓骨筋，短腓骨筋），後表在区画（ヒラメ筋，腓腹筋，足底筋），後深在区画（後脛骨動脈静脈，腓骨動脈静脈，後脛骨筋，長趾屈筋，長母趾屈筋）がある。実際にはコンパートメント内圧が高い筋区画に筋膜減張切開を行う。筋膜切開方法は専門書を参考に確認していただきたい。筋膜切開すると通常は，腫脹した筋肉が膨隆してガーゼ保護すると組織滲出液が多く感染リスクが多い。そこでV.A.C.®ATSシステム治療（KCI社）を利用して切開部を持続吸引することが有用である。治癒期間の短縮，植皮を要しない傾向が認められたとの報告がある。当施設での経験でも滲出液の管理における消毒回数が減少し有益であった[36]。

胸骨合併症への対応

◆ワイヤー閉鎖方法

> **Point**
> - 胸骨の正中で切るための準備を知っておこう（表5）。
> - 胸骨が正中で切れなかったときの対処法を覚えておこう。
> - ワイヤー閉鎖方法の種類について理解しておこう。
> - ワイヤーの閉鎖方法で感染や疼痛を減らすことができる。

　胸骨切開時の合併症は、気管損傷、心臓損傷、肺損傷、無名静脈損傷、頸動脈損傷がある。気管損傷では、気管修復に加え手術を延期することも検討しなければいけない。

　胸骨感染を起こすリスクや胸骨の骨融合不全を起こすリスクは、NYHA®Ⅲ/Ⅳ、COPD、骨粗鬆症、肥満、胸骨の非正中切開がある。2つ以上のリスク保持症例では、胸骨固定がより安定した胸骨閉鎖方法を検討する（表6）。Robicsek法がより感染と胸骨骨融合不全発生を減少させたと報告もある[37]。

表5 胸骨を正中で切開するための方法

1. 術前CTで胸骨の特徴を確認する。剣状突起先端は、正中に位置しているか？CTで剣状突起中央部分の延長線が胸骨の真ん中とずれがないかを確認する。
2. 胸骨自体に弯曲がないか？消毒前に患者の胸郭が、水平かつ体幹軸がまっすぐであること（体位の重要性）。
3. 胸骨切痕中央点は、胸骨柄に付着している胸鎖乳突筋腱の左右の分かれ目である。
4. 胸骨切痕と剣状突起の間をマークしてスターナムソウで切開する。
5. 指で胸骨辺縁（縦）を確認することはときに困難であり、信頼した情報となりにくい。特に肥満患者や胸筋が発達した患者ではよりわかりにくい。
6. スターナムソウの操作は力を抜いて行う。肺を虚脱させておくことで、開胸を予防する。

表6 胸骨閉鎖の種類

- Trans sternal peristernal wiring (single, parasternal wires)：6本以下で胸骨閉鎖することが多いが、7本以上胸骨にかけることで胸骨感染が減少したと報告もある[39]。この方法の最大の欠点は、ワイヤーによって胸骨が横切し、骨固定性が不安定になるおそれがあることである。
- 8の字 (figure of eight)：斜めと横方向に締め上げることで、緩みにくい。
- Robicsek法 (modified Robicsek, sternal weave closure)：胸骨が正中で切れなかった場合や、胸骨が横切した場合、胸骨融合不全を起こす可能性が高いため、Robicsek法が選択される。
- 胸骨プレート：胸骨安定性と骨融合が早い、疼痛が少ないことが利点。スクリューが必ず胸骨前後の皮質骨をとらえるように適切なスクリュー長を選択する必要がある[40]。

（文献38より引用）

◆胸骨切開部骨化を促す補助的製品

ハイドロキシアパタイト（HA）を含む製品で，生体内分解吸収性接合材で肋骨・胸骨の形状に適合するように設計された製品がある。ピンタイプとメッシュタイプがある。いずれも胸骨骨化を促すのに有用である[41,42]。

痛風発作の対応

Point
- 術後の原因不明の炎症反応上昇時は，今回の創部以外で全身を診察しよう。
- 関節液貯留時は，穿刺して診断治療しよう。

痛風，偽痛風発作は，心臓手術後に認められることがある。病態・診断・治療薬に関しては，成書を参照されたいが，**NSAIDs**[31]による疼痛コントロール，ならびに関節内の液体貯留があれば関節腔内穿刺を実施する。また全身のステロイド投与も行うこともある。

病態は，ピロリン酸カルシウム（**CPPD**）[32]結晶が関節内に析出して炎症を起こしている。X線写真では，関節に石灰化を認めたり，関節液内にCPPD結晶を認めることで診断する。

心臓手術後に痛風発作や偽痛風発作が起こる病態については，術後の飢餓状態で尿酸値の急激な低下を生じ，関節内での結晶脱落が起こり，関節内での炎症が惹起されるとする説がある。手術後に尿酸値が急激に正常値化する際に関節痛を生じた場合には，痛風や偽痛風を疑い診断治療を進める。

Stop it！

痛風や偽痛風では術後の炎症反応上昇が起こり，感染と区別がつかないことがあるので，関節痛所見を放置してはいけない。また通常，痛風発作時は，尿酸値を下げる薬は投与しない[43]。

ヘパリン起因性血小板減少症（HIT）[33]への対応

Point
- HIT抗体は，約1カ月程度で消失する。
- HIT患者の手術で，術中アルガトロバン®によるACT[34]コントロールは困難になることが多いため，可能であればHIT陰性化を待って手術を行う。

HITを発症した症例では，HIT抗体が陰性になることを確認するまでヘパリンは再投与しない。HIT抗体（抗PF4/ヘパリン抗体）が陰性した後に，ヘパリン再投与によるヘパリン抗体の再発は少ないと報告される。

血小板数が少ない場合でも，出血傾向がなければ血小板投与は避けるべきと血液製剤の使用指針（2012年3月）に記載されている。しかし実際に血小板投与した事例で新たな血栓症を起こさなかった報告は散見される。

HITと診断された場合の治療は，選択的抗トロンビン薬（アルガトロバン®）を選択し，使用開始は，0.7μg/kg/分（γ）から開始。肝機能障害例では，0.2γから開始することが推奨されている。**APTT**[35]を1.5～2.0倍になるように調整し，血小板数が回復するまで継続する。

血小板数が回復した段階で，ワルファリンの併用を開始する。HIT発症から約1カ月間は抗凝固療法を実施する。

CPBを使用する注意点は，可能なかぎりHIT抗体が陰性化してから手術を実施して，その際にはヘパリンを術中のみ使用することは術中血栓症を引き起こさないとされる[44]。アルガトロバン®によるCPB経験はまれであり，術中ACTコントロールが困難になるので，術中のCPB側での血栓症と術野での出血傾向に注意する。アルガトロバン®をCPBで使用する際の投与量は，初回投与が0.1～0.3mg/kgで5～10γ持続投与を基本とするが，目標ACTを得られないこともあり，追加でアルガトロバン®を使用する場合もある。アルガトロバン®投与量が過剰になる場合にはメシル酸ナファモスタット（フサン®）を併用することも有用とされる。メシル酸ナファモスタットを100mg/時で開始し，ACT400秒以上でCPB開始が目安になる。ACTが400秒超えた時点でアルガトロバン®持続注を中止しなければいけないが，それでもACTが術中800秒を超えた症例も報告されている[45]。その理由は，アルガトロバン®の半減期は40～50分とされているが，ACTが元の値まで回復するのに7～26時間を要すると報告されている。

クリオグロブリン血管炎への対応

Point

- クリオグロブリン血管炎では，術前に血清クリオグロブリン濃度を0にしなければいけない。
- 血漿交換療法でFFP[36]使用を減らすことができる二重濾過血漿交換療法がある。
- HCV[37]患者には，クリオグロブリン陰性を確認する。

クリオグロブリン血管炎は，免疫複合体が関与する小血管炎である。まれな疾患であり10万人に1人の頻度，HCVとの関連がある。クリオグロブリンとは，37℃以下で白濁・白色沈降物を生じ，37℃以上では溶解するという性質をもった免疫グロブリン，またそれを含む免疫複合体を指す。

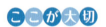

CPBを使用する際にクリオグロブリンが血漿中に沈殿物として出現し，多臓器への血栓塞栓症を引き起こし致命的なことになる。

クリオグロブリン血管炎患者に対する心臓手術では，手術前に血清中のクリオグロブリン濃度を血漿交換によってかぎりなく少なくしておく必要がある。またステロイド（プレドニン®）を術前半年前から使用したとする報告もある[46]。

術前に血漿交換を行い，血液中のクリオグロブリンを減少させ，体外循環を用いたCABGを合併症なく施行した報告がある[47]。術前に2回の血漿交換とステロイドを使用し，術前に陽性であったクリオグロブリンが陰性であることを確認し手術を施行している。心筋保護液は31℃で20分ごとに施行し，体温最低温度は32℃としている。術中，術後に血漿交換で必要なFFPを1/3程度減少させたり，置換液にFFPではなくアルブミン製剤で代用することができる二重濾過血漿交換療法（**DFPP**）[39]を術前・術後に行うこともある。

クリオグロブリン血症による症状は，紫斑（98％），関節痛（98％），末梢神経障害（80％），Raynaud現象（48％），腎障害（30％），皮膚潰瘍（22％）などがある。HCVの25〜30％に関連があるため[48]，クリオグロブリン血管炎の診断がないものは，術前にクリオグロブリン検査を施行し，陰性であることを確認することも検討する。

Parkinson病の周術期管理

Point

- 抗Parkinson病薬内服の代替静注薬レボドパ（ドパストン®）は周術期に準備しよう。
- 悪性高熱症候群（MH）[39]になった際の対応を知っておこう。

抗Parkinson病薬の突然の中止は，悪性症候群を発症させることがあるため，手術当日には必ず術前抗Parkinson病薬を内服し，術中はドパストン®を投与する。術後は経管チューブから内服を再開させるが，消化管合併症を伴い腸管吸収が悪いと判断されるときは点滴治療を継続させる。MHは，高熱，錐体外路症状，自律神経症状，意識障害など症状は多彩であり，横紋筋融解，急性腎不全，DICに進展すると致死的になる。レボドパ内服100mgに対してドパストン®注射液50mgで対応し，効果不十分の際には，100mgに増量することが推奨されている。3時間静注を1日3回（L-ドーパは，血中で速やかに脱炭酸されるのである程度の継続投与が必要とされる）。MHの場合にはさらにブロモクリプチン投与（15〜22.5mg/日/分3）やダントロレンナトリウム投与（1〜2mg/kg/6時毎，経口なら100〜200mg/日）を行う。

モノアミン酸化酵素B（**MAOB**）[41]阻害薬は，ドパミンやセロトニンの分解酵素であるMAOBを阻害することで脳内ドパミン濃度を40〜50％上昇させるとされる。レボドパ平均作用時間の延長やoff症状の改善，off時間短縮効果が期待できる薬剤である。術後使用することもある。日本ではセレギリンが使用でき，1日5mg/1回（添付文書維持量7.5mg）で開始し，連続投与4日目で血小板MAOB酵素活性を完全に阻害。セレギリンの**SSRI**（選択的セロトニン再取り込み阻害薬）[41]，**SNRI**（セロトニン・ノルアドレナリン再取り込み阻害薬）[42]との併用は禁忌。ジスキネジア（不随意運動）は増悪することあり，併用は避ける。いずれも個々の症例で専門家と相談して対応すべきである[49,50]。

ドレーン出血対策

> **Point**
> - 心タンポナーデは，術直後と術後1週間目以降に認めることが多い。
> - 遅発性心タンポナーデは，可能なかぎりCTで評価しよう。
> - ドレーン抜去基準と遅発性心タンポナーデは関与しない。

　開心術後に，心嚢液を認める症例は60％に上り，心嚢液貯留による循環動態破綻をきたすと重篤な合併症となる[51]。

　Gercekogluらの報告では，ドレーン排液が漿液性になった段階で，すぐに抜去する群と術2日目以降に50mL/5時間以下であれば抜去する群の間で，心タンポナーデ発症頻度と心嚢液量に差がなかった。しかし，ドレーン排液Hct/血清Hctが心嚢液量と関与しており，ドレーン排液Hct/血清Hctが0.3以下で，心嚢液貯留は認めない，もしくは，軽度に留まることを報告している[52]。

　遅発性心タンポナーデの際には，CTで評価を行うべきである。エコーでは過少評価につながることもある。またエコーを行う技量にも依存する。遅発性心タンポナーデが発生する時期に関しては，1週間を超えてから認めることが多い。Floerchingerらの報告では，術後平均20日前後で発生したと報告している。そのため，ドレーン抜去タイミングと遅発性心タンポナーデは関与しないと報告している[53]。彼らのドレーン抜去基準は，術翌日に心嚢液が貯留しておらず，ドレーン排液が400mL/日以下である。日本ではこの基準は一般的ではないと思われるが，自施設では150～200mL/日以下で漿液性であれば抜去している。

　術翌日にリハビリテーションを開始して，胸腔ドレーンから突然血性排液が100mL以上出ることがあり，①胸腔内のたまり，②出血源の存在を評価するために，TTEやドレーン排液のHgb/Hctを確認し，血清Hgbの30％以上であれば，慎重なフォローが必要となる。

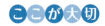

　出血が持続性であれば，再開胸のためにCTなどで評価が必要となる。CT撮影が循環動態的に許容できなければ，直ちに再開胸手術を行うべきかの判断を外科医が行わなければいけない。

　再開胸は，循環動態が許容できのであればICUではなく，手術室で行うことが肝要である。医療スタッフが日ごろ慣れた場所で，いつもと同じ手技を行うことが，安全に結びつく。

（佐々木健一）

略語一覧

1. CABG：coronary artery bypass grafting；冠動脈バイパス術
2. EAS：epiaortic scanning；経大動脈壁エコー
3. OPCAB：off-pump coronary artery bypass；体外循環非使用冠動脈バイパス術
4. CPP：cerebral perfusion pressure；脳灌流圧
5. SvO$_2$：mixed venous oxygen saturation：局所混合静脈血酸素飽和度
6. rSO$_2$：regional saturation of oxygen；組織酸素飽和度
7. MAP：mean arterial pressure；平均動脈圧
8. ICP：intracranial pressure；頭蓋内圧
9. CVP：central venous pressure；中心静脈圧
10. CPB：cardiopulmonary bypass；人工心肺
11. BSA：body surface area；体表面積
12. SVC：superior vena cava；上大静脈
13. NMDA：N-methyl-D-aspartate
14. AVR：aortic valve replacement；大動脈弁置換術
15. TAVI：transcatheter aortic valve implantation；経カテーテル的大動脈弁留置術
16. DIC：disseminated intravascular coagulation；播種性血管内凝固症候群
17. COPD：chronic obstructive pulmonary disease；慢性閉塞性肺疾患
18. DO$_2$：oxygen delivery；酸素供給量
19. AKI：acute kidney injury；急性腎障害
20. FEV1.0：forced expiratory volume 1.0；1秒量
21. IMT：inspiratory muscle training；呼吸筋トレーニング
22. SBT：spontaneous breathing trial；自発呼吸トライアル
23. CPAP：continuous positive airway pressure；持続的気道陽圧法
24. PSV：pressure support ventilation；圧支持換気
25. RSBI：rapid shallow breathing index
26. PDT：percutaneous dilational tracheostomy；経皮的気管切開術
27. NOMI：non-occlusive mesenteric ischemia；非閉塞性腸管虚血症
28. SAM：systolic anterior motion；収縮期前方運動
29. IABP：intra aortic balloon pumping；大動脈内バルーンパンピング
30. NYHA：New York Heart Association；ニューヨーク心臓協会
31. NSAIDs：non-steroidal anti-inflammatory drugs；非ステロイド性抗炎症薬
32. CPPD：calcium pyrophosphate dihydrate；ピロリン酸カルシウム
33. HIT：heparin-induced thrombocytopenia；ヘパリン起因性血小板減少症

- ㉞ ACT：activated coagulation time；活性凝固時間
- ㉟ APTT：activated partial thromboplastin time；活性化部分トロンボプラスチン時間
- ㊱ FFP：fresh frozen plasma；新鮮凍結血漿
- ㊲ HCV：hepatitis C virus；C型肝炎ウイルス
- ㊳ DFPP：double filtration plasmapheresis；二重濾過血漿交換療法
- ㊴ MH：malignant hyperthermia；悪性高熱症候群
- ㊵ MAOB：monoamine oxidase B；モノアミン酸化酵素B
- ㊶ SSRI：selective serotonin reuptake inhibitor；選択的セロトニン再取り込み阻害薬
- ㊷ SNRI：serotonin & norepinephrine reuptake inhibitors；セロトニン・ノルアドレナリン再取り込み阻害薬

文献

1) Glas KE, et al：Council for Intraoperative Echocardiography of the American Society of Echocardiography；Society of Cardiovascular Anesthesiologists. Guidelines for the performance of a comprehensive intraoperative epiaortic ultrasonographic examination：recommendations of the American Society of Echocardiography and the Society of Cardiovascular Anesthesiologists；endorsed by the Society of Thoracic Surgeons. J Am Soc Echocardiogr 20：1227-1235, 2007.

2) Joo HC, et al：Intraoperative epiaortic scanning for preventing early stroke after off-pump coronary artery bypass. Br J Anaesth 111：374-381, 2013.

3) Mackensen GB, et al：Cerebral embolization during cardiac surgery：impact of aortic atheroma burden. Br J Anaesth 91：656-666, 2003.

4) Wareing TH, et al：Management of the severely atherosclerotic ascending aorta during cardiac operations. A strategy for detection and treatment. J Thorac Cardiovasc Surg 103：453-462, 1992.

5) Wareing TH, et al：Strategy for the reduction of stroke incidence in cardiac surgical patients. Ann Thorac Surg 55：1400-1407, 1993.

6) Fox JA, et al：Intraoperative echocardiography. in "Cardiac Surgery in the Adult (2nd ed)(Cohn LH, et al, eds), McGraw Hill, New York, 2003, p283-314.

7) Gold JP, et al：Improvement of outcomes after coronary artery bypass：a randomized trial comparing intraoperative high versus low mean arterial pressure. J Thorac Cardiovasc Surg 110：1302, 1995.

8) Bonser RS, et al, eds：Brain Protection in Cardiac Surgery. Springer, 2011.

9) Casati A, et al：Continuous monitoring of cerebral oxygen saturation in elderly patients undergoing major abdominal surgery minimizes brain exposure to potential hypoxia. Anesth Analg 101：740-747, 2005.

10) Slater JP, et al：Cerebral oxygen desaturation predicts cognitive decline and longer hospital stay after cardiac surgery. Ann Thorac Surg 87：36-44；discussion 44-45, 2009.

11) Habib RH, et al：Adverse effects of low hematocrit during cardiopulmonary bypass in the adult：Should current practice be changed. J Thorac Cardiovasc Surg 125：1438, 2003.

12) Karkouti K, et al：Low hematocrit during cardiopulmonary bypass is associated with increased risk of perioperative stroke in cardiac surgery. Ann Thorac Surg 80：1381, 2005.

13) Bhudia SK, et al：Magnesium as a neuroprotectant in cardiac surgery：a randomized clinical trial. J Thorac Cardiovasc Surg 131：853-861, 2006.

14) 門崎 衛：局所組織酸素飽和度の臨床応用. 日臨麻会誌 35：482-486, 2015.

15) Johnsson P, et al：Cardiopulmonary perfusion and cerebral blood flow in bilateral carotid artery disease. Ann Thorac Surg 51：579-584, 1991.

16) 各務 宏, ほか：頸動脈狭窄症例における体外循環使用下開心術とCAS施行の検討. J Neuroendovascular Therapy 8：75-82, 2014.

17) Akturk D, et al：Cerebral oxygenation monitoring in patients with bilateral carotid stenosis undergoing urgent cardiac surgery：Observational case series. Ann Card Anaesth 19：59-62, 2016.

18) Mathie RT：Hepatic blood flow during cardio pulmonary bypass. Crit Care Med 21：72-76, 1993.

19) Sabzi F, et al：Liver function tests following open cardiac surgery. J Cardiovasc Thorac Res 7：49-54, 2015.

20) Sanderson RG, et al：Jaundice following open-heart surgery. Ann Surg 165：217-224, 1967.

21) Magruder JT, et al：Nadir oxygen delivery on bypass and hypotension increase acute kidney injury risk after cardiac operations. Ann Thorac Surg 100：1697-1703, 2015.

22) Pickering JW, et al：Acute kidney injury and prognosis after cardiopulmonary bypass：a meta-analysis of cohort studies. Am J Kidney Dis 65：283-293, 2015.

23) Saleh HZ, et al：Impact of chronic obstructive pulmonary disease severity on surgical outcome in patients undergoing non-emergent coronary artery bypass grafting. Eur J Cardiothorac Surg 42：108-113, 2012.

24) Lizak MK, et al：Additional spirometry criteria predict

25) Miyahara S, et al：Influences of chronic obstructive pulmonary disease on outcomes of total arch replacement. Ann Thorac Surg 99：72-78, 2015.
26) Katsura M, et al：Preoperative inspiratory muscle training for postoperative pulmonary complications in adults undergoing cardiac and major abdominal surgery. Cochrane Database Syst Rev 5：CD010356, 2015.
27) 日本集中治療医学会, ほか編：人工呼吸器離脱に関する3学会合同プロトコル. 日本集中治療医学会 2015.
28) Kulik A, et al：Outcomes after total aortic arch replacement with right axillary artery cannulation and a presewn multibranched graft. Ann Thorac Surg 92：889-897, 2011.
29) 松島久雄：気管切開. 日臨麻会誌 34：622-626, 2014.
30) 大野宜孝, ほか：放射線皮膚障害の形成外科治療. 杏林医会誌, 8：179-185, 1977.
31) Eris C, et al：Acute mesenteric ischemia after cardiac surgery：an analysis of 52 patients. ScientificWorldJournal 2013：631534.
32) O'Dwyer C, et al：Regional perfusion abnormalities with phenylephrine during normothermic bypass. Ann Thorac Surg 63：728-735, 1997.
33) Rastan AJ, et al：Visceral arterial compromise during intra-aortic balloon counterpulsation therapy. Circulation 122(Suppl 11)：S92-S99, 2010.
34) Schoots IG, et al：Systematic review of survival after acute mesenteric ischaemia according to disease aetiology. Br J Surge 91：17-27, 2004.
35) von Keudell AG, et al：Diagnosis and treatment of acute extremity compartment syndrome. Lancet 386：1299-1310, 2015.
36) 鈴木文子, ほか：下腿コンパートメント症候群に対する筋膜切開創への局所陰圧閉鎖療法の適用経験. 創傷 4：113-118, 2013.
37) Sharma R, et al：A modified parasternal wire technique for prevention and treatment of sternal dehiscence. Ann Thorac Surg 77：210-213, 2004.
38) Schimmer C, et al：Sternal closure techniques and postoperative sternal wound complications in elderly patients. Eur J Cardiothorac Surg 34：132-138, 2008.
39) Friberg O, et al：Influence of more than six sternal fixation wires on the incidence of deep sternalwound infection. Thorac Cardiov Surg 54：468―473, 2006.
40) Raman J, et al：Sternal closure with rigid plate fixation versus wire closure：a randomized controlled multicenter trial. Ann Thorac Surg 94：1854-1861, 2012.
41) Tsunekawa T, et al：A bioresorbable osteosynthesis device can induce an earlier sternal fusion after median sternotomy. Interact Cardiovasc Thorac Surg 15：377-381, 2012.
42) Hamaji M, et al：A rigid and bioabsorbable material for anterior chest wall reconstruction in a canine model. Interact Cardiovasc Thorac Surg 20：322-328, 2015.
43) Terkeltaub R：Gout & Other Crystal Arthropathies. Expert Consult, Saunders, 2011.
44) 宮田茂樹, ほか：ヘパリン起因性血小板減少症(HIT)の治療. 血栓止血誌 19：195-198, 2008.
45) 加藤寛城, ほか：ヘパリン起因性血小板減少症を合併した僧帽弁人工弁周囲逆流に対する再手術の1例. 日心外会誌 40：112-114, 2011.
46) Yatsu Y, et al：Perioperative management of a patient with cryoglobulinemia for open heart surgery. Masui 47：53-56, 1998.
47) Fakih HA, et al：Coronary artery bypass grafting in a patient with active idiopathic cryoglobulinemia：revisiting the issue. J Community Hosp Intern Med Perspect 6：30351, 2016.
48) Campion EW, et al：Therapy for hepatitis C virus-related cryoglobulinemic vasculitis. N Engl J Med 369：1035-1045, 2013.
49) 「パーキンソン病治療ガイドライン」作成委員会, 編：パーキンソン病治療ガイドライン2011. 日本神経学会, 2011.
50) 中村 賢：パーキンソン病合併開心術症例で悪性症候群をコントロールしえた1例. 日心外会誌 36：81-84, 2007.
51) Pepi M, et al：Pericardial effusion after cardiac surgery：incidence, site, size, and haemodynamic consequences. Br Heart J 72：327-331, 1994.
52) Gercekoglu H, et al：Effect of timing of chest tube removal on development of pericardial effusion following cardiac surgery. J Card Surg 18：217-224, 2003.
53) Floerchinger B, et al：Delayed cardiac tamponade after open heart surgery-is supplemental CT imaging reasonable? J Cardiothorac Surg 8：158, 2013.

2 術前③
術前貯血と輸血の準備

心臓手術において，術前に準備する血液は，従来より貯血式自己血と同種血がある。前者は，手術に備えて術前から計画的に貯血する自分の血液で，一方同種血は，他人の献血から成り立つ血液である。術中自己血回収装置については，目的から少しそれるため，ここでは割愛する。待機的手術でかつ全身状態が安定していれば，貯血式自己血を活用することが望ましい。

Point

1. 手術時にあらかじめ準備できる血液は，術前自己血貯血もしくは，同種血の2種類である。
2. 同種血は，他人の献血からなる血液であり，免疫学的・感染性副作用のリスクがある。
3. 術前自己血貯血は，数回の外来通院が必要であり，保管期限からも貯血量に限度はあるが，最も安全性の高い自分の血液である。
4. 輸血使用量は，術式・体外循環法・設定温度により左右される。

自己血貯血の準備

自己血貯血適応基準[1]から，感染症・不安定狭心症・中等度以上の大動脈弁狭窄症・NYHA❶ Ⅳ度を除く，ヘモグロビン値（Hb＞11.0g/dL）を満たした例を対象とする。

年齢制限はなく，高齢者は合併症に，若年者・低体重・初回貯血者は血管迷走神経反射（VVR）❷に注意する。

目標貯血量は，原則として最大血液準備量（MSBOS）❸，もしくは外科手術血液準備式（SBOE）❹[2]に従う。血液バッグの保管可能期限が5週間であることから，目標貯血量は1,000mL前後とし，1回採血量8mL/kg（最大400mL/回）を3〜4回貯血する。

貯血前1週間から経口鉄剤100〜210mg/日を開始し，Hb＜11.0g/dLで貯血不可と判断し，貯血時Hb＜13.0g/dLであれば，エリスロポエチン（EPO）❺ 24,000IU皮下注射を使用する。

自己血貯血の実際

穿刺者は十分手洗いし，消毒用エタノールや70％イソプロパノールを使用して拭き取る。消毒は原則10％ポビドンヨードもしくはヨードアレルギーに対しては0.5％クロルヘキシジ

ングルコン酸(グルコン酸クロルヘキシジン)を用い，乾燥したことを確認して穿刺する。

処置前から心拍・酸素飽和度モニターを装備し，貯血中の異変に対応する。

貯血完了時は，チューブをシールしてから切離し，貯血と等量以上の輸液投与，もしくは経口で水分補給を行う。

抜針後は圧迫止血を行い，抗凝固薬・抗血小板薬を内服している患者は，特に十分止血確認する。

Stop it !

経過中にVVRを認めた場合は，即座に貯血を中止し，下肢挙上し，必要であれば輸液を行う。

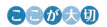

貯血終了後は，患者氏名・ID・生年月日などを記載したシールを貼付し，保管は輸血部の自己血専用保冷庫で行い，取り違えのないように配慮する。

血液製剤の使用基準

周術期における輸血(自己血・赤血球製剤)の投与開始基準は，心機能・全身状態にもよるが，ヘマトクリット(Hct)❸30％以下，人工心肺中は温度次第で，Hct 20～26％以下とするが，術者とあらかじめ相談する。

血小板と新鮮凍結血漿製剤は，原則人工心肺離脱後のヘパリン中和後，血行動態に影響を及ぼすほどの大量出血時，血小板3万以下や血中フィブリノゲン値150mg/dL未満を投与開始基準とし，多くは麻酔科医に判断を委ねることになる。

人工心肺使用においては，低体温になるほど出血傾向や，血小板凝集能の低下を認め，周術期の凝固システムに悪影響を及ぼすことなどから，必要輸血量が増加する傾向にある。

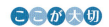

適切な輸血の使用には，人工心肺の至適体温/Hctの設定が重要であると考えられる[3]。

自己血の利点

いうまでもなく自分自身の血液であり，もっとも安全である。自己血準備のために数回外来通院を必要としなければならないが，自己血のみで周術期を乗り越えることができれば，後述するが，同種血のような，他人の血液であるための副作用を回避できる。

また、貯血中に適応があれば、EPO製剤を投与することで、貧血の改善のみならず、血小板の上昇がみられる。それにより、周術期の止血効果なども期待でき、同時に同種血使用の削減効果もあると考えられる[4]。

同種血の問題点

同種血は、緊急手術にも対応できるなど、使用しやすい環境が整備されているものの、他人の献血から成り立っていることによる問題点は存在する。

大きな合併症としては、急性期の輸血アレルギー反応で、定義は同種血投与後6時間以内に発症した皮膚粘膜や、気管狭窄症状・血圧低下であり、対処としては抗ヒスタミン薬・昇圧薬とステロイドを投与する。特に血小板や赤血球製剤投与後に起こりやすく、発生率は1～30％とされる[5]。

さらに重篤なものとして、輸血後急性肺障害(TRALI)[7]や移植片対宿主病(GVHD)[8]が知られている[5,6]。両者とも発生率は低いが、輸血関連死亡の主な原因となっている。特に後者は、製剤中の供血者由来リンパ球が原因であり、輸血後1週間ほど経過してから発熱や紅斑が出現し、徐々に臓器障害・骨髄機能低下が進行し、1カ月以内の致死率は90％以上と高値である。

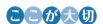

予防が唯一の救命法であり、血漿を除く、すべての血液製剤に対して照射をしてから使用することで、回避しうる。

その他の問題点としては、慢性期の感染症である。

日本で輸血による感染が確認されているウイルスとしては、HBV[9]、HCV[10]、HIV[11]、HTLV-1[12]、B19[13]、HAV[14]、HEV[15]、CMV[16]などが挙げられる[7]。

原因は血液ドナーが感染初期のウインドウ期に献血したり、無症候性で感染に気付かずに献血した場合などが考えられる。

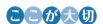

早期発見のためには、同種血輸血後3カ月をめどにウイルス検査を行うことが望ましい[8]。

血液製剤が、売血ではなく、献血由来となってからは、さまざまなウイルス検査法の改定で、輸血後ウイルス性肝炎の発生は年々低くなっており、2004年の時点で0.001％であるが、ゼロではない[9]。

今後の展望

開心術における輸血は，必要な医薬品である．同種血を含めた輸血製剤は，献血から成り立つ，かぎりある資源である．そのため，医療従事者として，適切な使用が求められており，外科側の手技・人工心肺の温度設定・麻酔科との連携が重要となる．

選択肢として，同種血と自己血とが存在するが，待機的手術でかつ術前状態が安定していれば，自己血を準備することが望ましい．

（岩朝静子）

▼略語一覧

1. NYHA：New York Heart Association；ニューヨーク心臓協会
2. VVR：vasovagal reaction；血管迷走神経反射
3. MSBOS：maximum surgical blood order schedule；最大血液準備量
4. SBOE：surgical blood order equation；外科手術血液準備式
5. EPO：erythropoietin；エリスロポエチン
6. Hct：hematocrit；ヘマトクリット
7. TRALI：transfusion related acute lung injury；輸血後急性肺障害
8. GVHD：graft versus host disease；移植片対宿主病
9. HBV：hepatitis B virus；B型肝炎ウイルス
10. HCV：hepatitis C virus；C型肝炎ウイルス
11. HIV：human immunodeficiency virus；ヒト免疫不全ウイルス
12. HTLV-1：human T-lymphotropic virus type 1；ヒトTリンパ球向性ウイルス1型
13. B19：human parbovirus B19；ヒトパルボウイルスB19
14. HAV：hepatitis A virus；A型肝炎ウイルス
15. HEV：hepatitis E virus；E型肝炎ウイルス
16. CMV：cytomegalovirus；サイトメガロウイルス

文献

1) 日本自己血輸血学会貯血式自己血輸血実施指針（2014）：http://www.jsat.jp/jsat_web/down_load/pdf/cyoketsushikijikoketsu_shishin2014.pdf
2) 輸血療法の実施に関する指針（改訂版）：http://www.mhlw.go.jp/new-info/kobetu/iyaku/kenketsugo/5tekisei3a.html
3) 依田真702，ほか：OPCABにおける術前自己血貯血量．胸部外科 57：367-369, 2004.
4) 田崎哲典，ほか：自己血貯血における骨髄造血能の指標としての血小板に関するパラメーターの推移．自己血輸血 13：191-195, 2000.
5) Kiefel V：Reactions induced by platelet transfusions. Transfus Med Hemother 35：354-358, 2008.
6) Bouchard D, et al：Preoperative autologous blood donation reduces the need for allogeneic blood products：a prospective randomized study. Can J Surg 51：422-427, 2008.
7) 厚生労働省ホームページ：http://www.jrc.or.jp/mr/relate/info/pdf/iyakuhin_yuketu080925-04.pdf#search='輸血後感染症'
8) 日本赤十字社ホームページ：http://www.jrc.or.jp/mr/relate/info/pdf/iyakuhin_yuketu080925-04.pdf#search='輸血後感染症'
9) 輸血後肝炎の防止に関する特定研究班：血液事業のあゆみ，日本赤十字社ホームページ：http://www.mhlw.go.jp/shingi/2008/10/dl/s1027-16h_0002.pdf#search='輸血後肝炎の防止に関する特定研究班'

I 総論

2 術前④
再手術における評価と対策

再手術における最大の懸念は，再胸骨切開時の臓器損傷である．これらを回避するために初回手術以上に術前評価，人工心肺の準備，手術計画の立案がリスク軽減に重要な役割を果たす．次いで心臓周囲癒着剥離に伴う臓器損傷や出血の軽減，良好な視野展開の確保，心筋保護液灌流の工夫などが手術成功の鍵を握る．すなわちリスクが高いがゆえに綿密な術前計画が必須であり，家族へのインフォームド・コンセントの重要性も増す．本項では，術中に起こりうるリスクを予測するための術前「準備」と胸骨正中切開時の留意点を中心に紹介する．

Point

1. 前回の手術記録は以下の情報(①送脱血部位，②心筋保護使用方法とその状況，③心臓・大動脈切開部での脆弱性や石灰化，④人工心肺離脱状況，⑤心膜閉鎖有無，⑥胸骨閉鎖方法)を取得する．
2. 造影CTでは，胸骨後板と①無名静脈，②上行大動脈，③右室の距離を評価する．
3. 術中TTE[1]を，術中大動脈解離の早期診断に役立てる．
4. 再胸骨正中切開は，突然の出血に備えて送血できる部を，切開前に確保する．循環停止が必要なら，低体温にして胸骨正中切開を施行する．
5. 剥離しやすい横隔膜面と肺動脈前面で，正しい剥離層を同定する．

術前に必要な情報

◆手術記事

どのような手術をしたのかは，手術名だけでは不十分であるため，前回の手術記録は重要な情報源として，必ず入手する努力をすべきである．手術記録から得られる有用な情報の例を列挙する．①送脱血部位，②心筋保護使用時の心停止がスムーズであったか，③心臓・大動脈切開部が通常どおりで可能だったか(例：大動脈壁の脆弱性，石灰化)，④人工心肺離脱はuneventfulであったか，⑤心膜閉鎖の有無，その範囲，である．

上記の情報は，再手術を安全に行うために有用なものである．手術記事がない場合でも，当時の執刀医とコンタクトを取り，当時の手術状況について情報を得るのも一法である．

前回の手術内容ごとに注意点を列挙する．

CABG[2]

　グラフト開存を術前にCAG[3]または冠動脈CTで必ず評価する。また冠動脈CTで胸部全体を撮影し，グラフト走行部位を確認する。特に内胸動脈は胸骨直下やPA前面を走行することがあり，剥離時の損傷を回避するために把握しておく必要がある。また損傷することも想定して，使用できるグラフトを開胸前に準備することもときには必要である。

　再々CABG例では，グラフトの使用制限があることを念頭に置く。回旋枝領域に吻合している症例では，心尖部側で心嚢内癒着を起こしていることがあり注意が必要である。術中心筋保護液灌流だけでもさまざまな選択肢があり，①*in situ* graftをクランプして順行性・逆行性心筋保護液，②グラフトクランプをせず（グラフト閉塞時），順行性心筋保護液灌流，③グラフトクランプせず（グラフト開存時），低体温と全身高K血症（K＝6 to 7 mEq/L）で心停止，④グラフトをLAD[4]に新たに吻合して，同部から心筋保護液灌流，⑤グラフトも冠動脈も完全閉塞し，側副血行路も十分でない場合は逆行性心筋保護液灌流が必須など，状況に応じた心筋保護灌流の選択が必要である。また，経年劣化した静脈グラフトの取り扱いにおいては，末梢塞栓を起こさないよう細心の注意を払う必要がある。

胸部大動脈人工血管置換手術

　人工血管剥離時に，経年劣化により損傷が高度になることがある。人工血管に送血管をカニュレーションする際に，人工血管性状によっては，送血管挿入に難渋することがあったり，送血部の脇から軽微な出血を持続性に認めることもある。人工血管側枝からの送血もときには検討されるが，グラフト側枝内の血栓の有無に配慮しなければならない。鎖骨下動脈や両側大腿動脈の使用歴や，今回の使用可否についても評価しておく。

弁置換手術

　再弁置換術の場合には，前回の人工弁の種類，縫合糸数やプレジェットの有無の情報が重要である。プレジェットはnon-everting mattress suturesでは弁下に，everting mattress sutureでは弁周囲に存在する。特に僧帽弁では，交連部弁下にプレジェットがある場合には見失うこともある。しかし前回手術から数年以上経過している場合，すべてのプレジェットを回収できなくても，それが脱落して塞栓症を起こすことはきわめてまれであるため，目的のサイズの人工弁を植え込めればそれでよしとする。

成人先天性心疾患

　先天性心疾患は成人と異なり，その解剖学的複雑性より，再手術において想定外のことが起こることが多い。外科医も想定外の事象を想定して十分準備すべきだが，本人，家族にも十分なインフォームド・コンセントを行うことが信頼関係構築の意味で重要となる。

　成人先天性心疾患では，血管径が全体的に細い症例も散見される（例：上行大動脈20mm，大腿動脈5mm，腹腔分枝の狭小化など）。血管が細いとspasmを起こした際の臓器虚血のリスクが高くなるので，術後脱水を避け血管拡張薬を積極的に考慮する。

【例1】心内膜床欠損症術後の再弁置換術後（MVP[5]）に，左室流出路（LVOT[6]）におけるgooseneckが強くなり，LVOT狭窄を生じた。人工心肺離脱（pump off）後にLOS[7]に至った。MVPからMVR[8]へ，最終的にAVR[9]と，morrowが必要であった例。

◆造影CT

可能な限り造影CTを施行して，癒着の程度を正確に評価するようにする．主に胸骨と癒着しているのは無名静脈（図1参照），上行大動脈（図3参照），右室（図2参照）である．無名静脈を損傷した場合には，癒着は胸骨下だけではないため十分なexposureができず，通常出血コントロールは困難である．静脈圧を下げるため頭位を上昇させ，圧迫やバルーンで当座の止血を試み，速やかに大腿動静脈より人工心肺を開始すべきである．上行大動脈損傷，右室損傷（図4参照）の場合も速やかな人工心肺確立が要求される．したがって，再正中切開する際にあらかじめ人工心肺を確立して，これらを虚脱しておけば損傷のリスクが下がるし，万が一の損傷時にもサッカー回路を用いて血液を回収すれば循環は維持しやすい．また，大腿動静脈から人工心肺を確立しなくてはならない事態に備え，downstream aortaの性状，iliac systemの径や狭窄の有無も評価しておく必要がある．

◆術中TEE

現在TEE[10]は，心臓手術において常に推奨されているが，以下のごとく禁忌もあり，事前に麻酔科と十分協議する必要がある．
① 絶対的禁忌：食道狭窄，気管食道瘻，食道手術の既往，外傷
② 相対的禁忌：バレット食道，裂孔ヘルニア，巨大下行動脈瘤，片側声帯麻痺
③ 専門医により意見が相違する疾患：食道静脈瘤，放射線治療，Zenker憩室，嚥下障害
術中TEEで評価できる疾患は多岐にわたる．再手術症例のなかでの早期診断に役立った例を示す．

> 【例2】84歳のre-MVR症例．再胸骨切開時に右室損傷を起こして血圧低下ショック．直ちにPCPS[11]を大腿動静脈から確立．その際にTEEで下行大動脈に解離を認め，PCPSによるDebakey IIIbr型逆行性解離と診断した．TEEがなければ早期診断は不可能であった．本症例は上行大動脈人工血管置換術を循環停止下で施行した．

◆心臓カテーテル検査

再手術症例での冠動脈評価は，狭窄冠動脈を血行再建すべきかを判断するのみならず，心筋保護液灌流法の選択にも役立つ．再手術症例では，手術侵襲の観点から完全血行再建を選択しない場合も出てくる．PCI[12]の先行や，外科治療後のPCIなどのハイブリッド治療を選択することもある．最低1年未満のCAG情報は必須である．CAGの代用として冠動脈CTは有用である．

評価を基に術式アプローチ選択

◆手術室での準備

① 体表面除細動パッドの装着：剥離中にVT[13]，VF[14]になった場合に即時に対応できるようにする．最近は経カテーテル治療，ハイブリッド治療のためにX線不透過性のものも使用可能である．
② 剥離中の電気メス出力を半分程度に低減：不整脈防止目的．

◆再手術における胸骨正中切開

再胸骨正中切開法は，再手術時に選択されることが多く，また術中の視野展開も慣れているため有用な方法の1つである。①胸骨と癒着する構造物の認識，②大動脈損傷時には，人工心肺確立していたとしても，循環維持が困難になることがある。その場合を想定して，循環停止もできるように低体温にして胸骨を再切開する場合もある。

再手術症例の問題点は，①剥離部出血，②不十分な心筋保護液灌流による術中心筋梗塞，③心内エアー抜きが不十分による脳合併症が挙げられる。剥離面の出血は，丁寧な剥離である程度出血量を制御できる。不整脈などの理由で電気メスを有効に使用できない場合はハーモニックスカルペルの使用も考慮する。

順行性心筋保護灌流でも完全に心停止しない場合には，癒着による心筋保護灌流が不十分であることを想定し，剥離が十分かを再検討し，逆行性心筋保護液灌流も考慮する。エアー抜きを容易にするために術中心嚢内を二酸化炭素ガスで充満しておくのはもちろんだが，遮断解除前に麻酔科側より肺を加圧してもらい，肺静脈内が十分脱気したのをTEEで確認する。左室を十分manipulationするためにも心尖部までの剥離が重要である。

【具体的な手順例】
皮膚切開

前回と同じ創を切開。瘢痕(ケロイド)している部分を残さず舟形に切開すると，閉創の際に正常創縁で縫合できる。

胸骨切開

・胸骨ワイヤーがある場合は，抜去せず離断。
・oscillating saw(扇型の刃，振動鋸)にて，胸骨切開。胸骨下臓器を損傷しない工夫としては，
　①ワイヤーを挙上しながら胸骨切開
　②胸骨切開は，少しずつ切開長を延長していく
　③頭位上昇と血管拡張薬で血圧と中心静脈圧を下げる
　④胸骨切痕と剣状突起部分は可視範囲内で鈍的剥離をする。胸骨切痕部には無名静脈や蛇行した腕頭動脈の存在があり，剣状突起部には右室があるため，盲目的な操作は可能な限り避ける(図1)。特に胸骨下部および肋軟骨が漏斗状に陥没した症例では胸骨下にスペースがないことが多い(図2)
　⑤胸骨後面骨膜だけになったら，剪刀で胸骨下スペースを確保して骨膜を切断するのも安全な方法である。

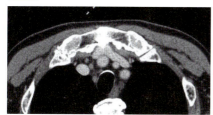

図1 無名静脈と胸骨が近い症例

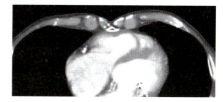

図2 右心室と胸骨が近い症例

剣状突起部分で陥凹している。

図3 上行大動脈と胸骨が接近　　**図4** 右室と胸骨が接近

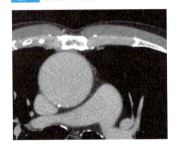
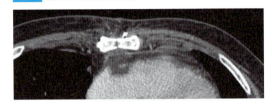

- sawで，胸骨切断し，ワイヤーを切断した瞬間に，それ以上深い部へsawを進めない。または胸骨骨膜後面を切断した感覚(sawがあたっている部分が硬い部分なら胸骨，柔らかい部分なら胸骨を超えていると判断)がある場合には，同部の胸骨は切除できていると判断する。操作の感覚が慣れてきたらワイヤーを最初から抜去する方法も可能である。
- 胸骨下の癒着が高度である場合(図3)に，一番高度癒着している部に肋間小切開(前方開胸)を追加し，胸骨下の剥離を行い，胸骨正中切開を安全に切開する準備をする。この際には，片肺換気が必要となる。

> 【例3】：剣状突起下に右心室が接している症例(図2, 4)。oscillating sawで切開した瞬間に右室損傷し出血。

胸骨下組織癒着剥離
- 胸骨切開後は，片側ずつ二双鉤で胸骨挙上。胸骨下組織を止血，剥離し開胸器をかけられるようにする。この際に胸膜を開けておくことは，開胸下で電気ショックをする際に役に立つ。癒着した心臓ではDC[15]パットを左室周囲の心嚢内にあてがうことは困難なことがある。

心膜剥離手順(基本的に剥離しやすいところから開始)
- 剥離しやすい横隔膜面と肺動脈前面から，剥離して正しい剥離層を同定。順序よく心房側，右室前面，SVC[15]側，大動脈前面を剥離する。左室前面，後面の癒着は，脱転操作が必要なため循環不安定になりやすく，心停止下で癒着剥離を行う場合が多い。剥離困難である場合には，剥離しやすい部分から基本的に剥離を進める。
- 癒着剥離操作で出血する例としては，
  ①右室と心膜との境界→右心室筋層内を剥離。右室前面は脂肪にも覆われており，正しい層を出せないことあり。
  ②大動脈壁外膜と心膜との境界→外膜より深い層を剥離してしまうことあり。大動脈壁が脆弱になり大動脈損傷を合併することあり。とりわけハーモニックスカルペルの使用でこのような事態に陥ることがある。
  ③心尖と心膜の境界→心尖側で心筋に近い層で剥離することあり。出血が広範囲となることがある。左縦隔胸膜を切開して大開胸とすれば，心尖側を後方に落とし込むことが可能となる。僧帽弁の視野出しでは，心尖部が落ち込んでいる必要があるがこの方法で代用も可。

④右心房と心膜が癒着高度→無理な心膜剥離を避け，右胸腔から脱血管挿入する選択肢も可．

◆再手術における非正中開胸

再正中切開を選択するには，リスクが高い場合は，非正中開胸法がリスク軽減につながることがある．すなわち，①3回目以上の再手術例，②グラフトも含む胸骨下臓器を損傷するおそれがある，③皮膚の状態が正常ではない（放射線治療後，大網充填後，乳癌術後）場合などである．

非正中開胸には，右傍胸骨切開，左右開胸がある．右開胸では，大動脈弁，僧帽弁，三尖弁の手術が可能である．左開胸では，大血管，回旋枝（前下行枝，右冠動脈領域）へのバイパスが可能である．食道癌術後で胸骨前後での再建例がこの方法に適している．

（佐々木健一）

▼略語一覧

1. TTE：transthoracic echocardiography；経胸壁心エコー法
2. CABG：coronary artery bypass grafting；冠動脈バイパス術
3. CAG；coronary angiography；冠動脈造影検査
4. LAD：anterior descending artery；前下行枝
5. MVP：mitral valve repair；僧帽弁形成術
6. LVOT：left ventricular outflow tract；左室流出路
7. LOS：low cardiac output syndrome；低心拍出量症候群
8. MVR：mitral valve replacement；僧帽弁置換術
9. AVR：aortic valve replacement；大動脈弁置換術
10. TEE：transesophageal echocardiography；経食道心エコー法
11. PCPS：postcardiotomy cardiogenic shock；開心術後心原性ショック
12. PCI：percutaneous coronary intervention；経皮的冠動脈インターベンション
13. VT：ventricular tachycardia；心室頻拍
14. VF：ventricular fibrillation；心室細動
15. DC：direct current；直流
16. SVC：superior vena cava；上大静脈

文献

1) 川副浩平, ほか編：心臓手術 周術期管理の実際. メジカルビュー社, 2003.
2) 種本和雄：第66回日本胸部外科学会定期学術集会 Postgraduate course 弁膜症. 2013.

I 総論

3 術中①
最新の心臓麻酔
各種モニタリング

近年の心臓手術中の麻酔管理におけるモニタリングの発展には目覚ましいものがあり，特に血行動態モニタリングと中枢神経・脳循環モニタリングの発展によって，患者の病態把握・治療介入の判断の一助としての方法の幅が広がってきているといえる。しかしながら，患者の予後改善効果について確固たるエビデンスのあるものはなく，それぞれのモニタリングの特徴，利点，欠点を理解し，個々の患者・症例において十分に適応・非適応を考えなければならない。

Point
1. 肺動脈カテーテルの臨床的有用性については疑問視されている。
2. 中心静脈圧，中心静脈血酸素飽和度はさまざまな因子によって規定される。
3. 連続的動脈圧心拍出量モニターにはまだ技術的問題がある。
4. 脳波モニターの目的は術中覚醒の予防，麻酔深度の調整，脳灌流の指標などである。
5. 脳内酸素飽和度は局所の酸素需給バランスの影響を受ける。

血行動態モニタリング

◆肺動脈カテーテル
測定項目
- 肺動脈圧
- 肺動脈楔入圧
- 混合血酸素飽和度
- 心拍出量

肺動脈カテーテルの臨床的有用性については疑問視されており，また患者選択や管理について標準化されていないこともあり，心臓手術における肺動脈カテーテルの使用割合の施設間による差は著しい（ほぼ使用0からほぼ全症例使用まで）[1]。また肺動脈カテーテル使用に関連した合併症も多く報告されており（表1[2]），使用には十分注意が必要である。

表1 肺動脈カテーテル関連合併症

合併症	報告されている頻度（%）
中心静脈アクセス	
動脈穿刺	0.1〜13
術後神経障害	0.3〜1.1
気胸	0.3〜4.5
空気塞栓	0.5
カテーテル挿入	
不整脈（軽度）	4.7〜68.9
不整脈（重度：心室性頻脈や心室細動）	0.3〜62.7
三尖弁逆流の軽度増加	17
右脚ブロック	0.1〜4.3
完全心ブロック（左脚ブロックのある患者において）	0〜8.5
カテーテル留置	
肺動脈穿破	0.03〜1.5
カテーテル先端培養陽性	1.4〜34.8
カテーテル関連敗血症	0.7〜11.4
血栓性静脈炎	6.5
静脈血栓	0.5〜66.7
壁在血栓	28〜61
弁/心内膜疣贅や心内膜炎	2.2〜100
死亡（肺動脈カテーテルによる）	0.02〜1.5
心臓内でのカテーテル結び	いくつか症例報告あり

（文献2より引用）

◆中心静脈カテーテル

測定項目

・中心静脈圧
・中心静脈血酸素飽和度

中心静脈圧（**CVP**）❶波形と心電図の関係を図1に示す。

CVPを規定する因子は複数（右房収縮，右室収縮能，三尖弁機能，静脈還流，右室拡張能など）あり，いろいろな病態でCVPが上昇しうる。

中心静脈血酸素飽和度（**ScvO$_2$**）❷の低下は酸素需給バランスの崩れを示唆するが，最近の研究結果では，心臓術後のScvO$_2$が正常範囲内であっても乳酸値が高値（≧4mmol/L）の患者においては重篤な合併症の発生率が高くICUや病院滞在日数が長かったことが示されている[3]。また別の研究結果では，心臓術後のScvO$_2$高値（≧80%）の患者において術後死亡率が高かったことが示されている[4]。以上よりScvO$_2$値の解釈には注意が必要である。

◆連続的動脈圧心拍出量モニター

測定項目

・動脈圧
・心拍出量
・1回拍出量
・1回拍出量変動

図1 CVP波形と心電図の関係

a波：心室拡張末期の右房収縮に
よって作られる陽性の波
c波：心室収縮期開始時の三尖弁
閉鎖によって作られる陽性の波
x谷：心室収縮期の三尖弁輪の心
尖部方向への移動によって作られ
る陰性の波
v波：心室収縮期の右房への血液
の流入によってできる陽性の波
y谷：心室拡張期開始時の三尖弁
開放によって作られる陰性の波

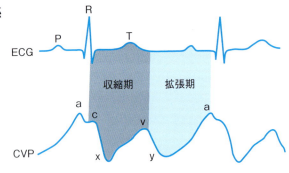

（文献10より改変引用）

図2 動脈圧波形解析による心拍出量推定方法

a：FloTracシステム

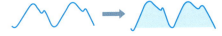

b：PiCCOシステム

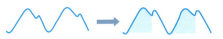

c：LiDCOシステム

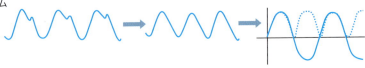

FloTrac：データ点の標準偏差を計算して脈圧を評価（カリブレーションを必要としない）
PiCCO：動脈圧波形の収縮期部分の面積を計算（カリブレーション必要）
LiDCO：動脈圧波形を標準化容量波形に変換（カリブレーション必要）

（文献2より引用）

　肺動脈カテーテルの臨床的有用性について疑問視されるなか，（相対的に）非侵襲的な心拍出量測定方法が考案され臨床使用されている。動脈圧波形解析による心拍出量推定方法を図2[2)]に示す。

Stop it !

FloTracなど連続的動脈圧心拍出量モニターの問題点
- 血行動態不安定な患者，重度の不整脈，重度の大動脈弁逆流，大動脈波形の乱れの場合には精度が落ちる。
- 体血管抵抗低値，高用量の血管収縮剤使用，肝移植，心臓手術においては不正確である。

心拍出量モニターの技術的問題のみならず，そもそも，心拍出量値を基にした血行動態管理が患者予後を改善することは証明されておらず，使用にあたっては注意が必要である。

中枢神経・脳循環モニタリング

◆脳波モニター
脳波モニターの目的
・術中覚醒の予防
・麻酔深度の調整，早期覚醒，麻酔薬使用量の削減
・脳灌流の指標

脳波モニターの方法
生脳波データと加工脳波データ（BIS）❸の関係を図3[5]に示す。

脳波モニターに関する議論
心臓手術における術中覚醒の発生率は0.2〜2%とほかの手術と比べ10倍のリスクがある。心臓手術，特に人工心肺中は血圧や心拍数から麻酔深度を推定することは難しく，術中覚醒を予防するための脳波モニターの有用性が示唆されているが，吸入麻酔薬の呼気濃度モニターと比較しての優位性は示されていない。

図3 生脳波データと加工脳波データ（BIS）

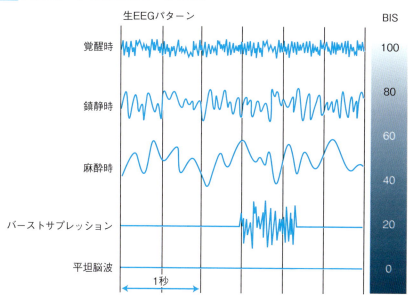

（文献5より引用）

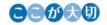

一般手術におけるBISガイド下麻酔による覚醒，リカバリー退室については数分早くなることが示されているが，ファストトラック心臓麻酔においての早期抜管，早期ICU退室についてBISガイド下麻酔の有用性は証明されていない。麻酔薬使用量の削減についても大規模無作為化対照試験ではBISの有用性は示されていない。

麻酔深度が一定の下での突然の脳波の変化やBIS値の低下は脳虚血を示唆するかもしれないが，感度は高くない。両側前頭葉脳波モニターにより片側性の脳虚血検出感度を上げるかもしれないが，脳虚血がなくても左右差が起こりうることから特異度は高くない。

Stop it !

脳波モニターの問題点
・麻酔深度や脳灌流の変化と関係なく，脳波やBIS値の変動や不正確な値を示すことがある(例：神経疾患，筋活動，麻酔薬複数使用，電気メスの影響，低体温)。
・前頭葉以外の脳や脳のネットワークの評価はできない。
・突然の変化に対する反応遅延。

◆脳内酸素飽和度モニター(cerebral oximetry)
脳内酸素飽和度モニターの方法
・近赤外分光法(NIRS)[4]により，酸素化ヘモグロビンと脱酸素化ヘモグロビンの赤外線吸収の差を利用して局所の酸素飽和度を測定。
・前頭部にプローブを貼り，75％が静脈，25％が動脈と推定して前頭葉大脳皮質の酸素飽和度(rSO_2)[5]を表示。

rSO_2は局所の酸素需給バランスの影響を受ける(図4)。
脳内酸素飽和度モニターの利点と欠点を表2[6]に示す。
現時点で脳内酸素飽和度モニターについて有用性が示唆されているもの[7,8]は，
①術中の脳虚血・低酸素イベントの診断
②人工心肺のカニューレ位置異常の発見
③術中脳内酸素飽和度低値と術後脳神経合併症との関連

治療介入のための閾値の設定ならびに脳内酸素飽和度低値の改善を図るためのプロトコルが提案されているが，脳内酸素飽和度低値の改善を図ることが，術後の脳梗塞や認知機能障害を予防，もしくは低減することができるかどうかは現時点ではわかっていない。

図4 rSO₂と局所の酸素需給バランス

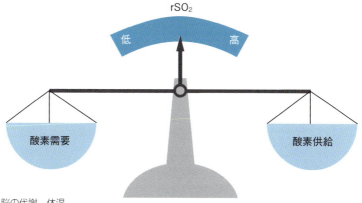

酸素需要：脳の代謝，体温
酸素供給（全身）：動脈血ヘモグロビン酸素飽和度，ヘモグロビン量，心拍出量（人工心肺中はポンプ流量）
酸素供給（局所）：局所血流（動脈流入，静脈流出，オートレギュレーション，血圧，血管病変），酸素解離（体温，pH，PCO_2，2-3DGP）

表2 脳内酸素飽和度モニター（cerebral oximetry）の利点と欠点

利点	欠点
非侵襲的	脳全体はモニターできない
持続的	電気メスによる干渉
リアルタイム	多くの要因の影響を受ける
安全	原因の鑑別はできない
利便	壊死脳組織上では正常値を示すこともある

（文献6より引用）

循環停止症例時の脳保護戦略

　大血管手術後の神経学的合併症の頻度は比較的高く，原因は人工心肺の使用，循環の停止，大血管の操作など複数の要因が関与しており，病態生理としても脳虚血，脳血栓塞栓，再灌流障害，炎症など多様である。循環停止症例の脳保護戦略として，低体温，選択的脳灌流，脳灌流モニタリング，薬物的脳保護などが挙げられるが，もっとも有効な手段は低体温である。

◆体温管理

　体温と脳の酸素消費の関係を図5[6]に示す。
　体温と安全な循環停止の時間を図6[6]に示す。
　体温低下に伴い，脳の酸素消費が減り，安全な循環停止の時間が延長する。順行性もしくは逆行性に選択的脳灌流を追加することで，安全な循環停止の時間を延長させることができる。しかしながら，低体温ならびに選択的脳灌流による合併症の問題もあり，大血管手術における最適な体温ならびに選択的脳灌流法については，現在も議論が重ねられている。

図5 体温と脳の酸素代謝率（CMRO₂）[6]

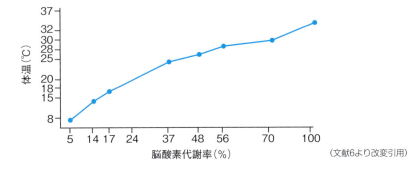

(文献6より改変引用)

図6 体温と安全な循環停止（CA）[7]の時間

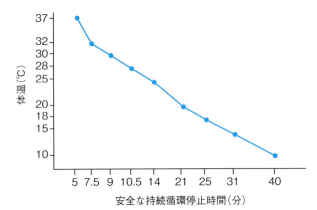

(文献6より改変引用)

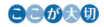

　体温測定についても，脳波上で電気的活動静止が得られる体温について，測定部位による差，個人間の差が大きいといわれており，最適部位については結論が出ていない。

◆低体温時の酸塩基平衡管理

・Alpha-stat：37℃でのpCO₂測定。
・pH-stat：37℃で測定されたpCO₂を患者体温で補正。

　pH-stat管理では，低体温下での補正されたpCO₂を40mmHgに保つために人工肺スイープガスに二酸化炭素を負荷する。2010年のAlpha-stat管理とpH-stat管理を比較したシステマティックレビューでは，小児患者ではpH-stat管理，成人患者ではAlpha-stat管理のほうがよいと結論付けている[9]。

◆薬物的脳保護

チオペンタール，リドカイン，マグネシウム，マンニトール，ステロイドなど多くの薬物について脳保護効果の有無の研究がなされてきたが，臨床的に低体温循環停止症例において有効性が証明されたものはない。ただし，複数の薬物の組み合わせが，特に体温低下や選択的脳灌流が不十分な場合に，相乗効果を有する可能性を否定はできない。

（安田篤史，澤村成史）

▼略語一覧

1. CVP：central venous pressure；中心静脈圧
2. $ScvO_2$：central venous saturation of oxygen；中心静脈血酸素飽和度
3. BIS：bispectral index
4. NIRS：near-infrared spectroscopy；近赤外分光法
5. rSO_2：regional saturation of oxygen；局所酸素飽和度
6. $CMRO_2$：cerebral metabolic rate of oxygen；脳酸素代謝率
7. CA：circulatory arrest；循環停止

文献

1) Chiang Y, et al：Questionable benefit of the pulmonary artery catheter after cardiac surgery in high-risk patients. J Cardiothorac Vasc Anesth 29：76-81, 2015.
2) Sangkum L, et al：Minimally invasive or noninvasive cardiac output measurement：an update. J Anesth 30：461–480, 2016.
3) Laine GA, et al：Isolated high lactate or low central venous oxygen saturation after cardiac surgery and association with outcome. J Cardiothorac Vasc Anesth 27：1271-1276, 2013.
4) Balzer F, et al：High central venous saturation after cardiac surgery is associated with increased organ failure and long-term mortality：an observational cross-sectional study. Critical Care 19：168, 2015.
5) Kertai MD, et al：Brain monitoring with electroencephalography and the electroencephalogram-derived bispectral index during cardiac surgery. Anesth Analg 114：533–546, 2012.
6) Svyatets M, et al：Perioperative management of deep hypothermic circuraltory arrest. J Cardiothorac Vasc Anesth 24：644-655, 2010.
7) Zheng F, et al：Cerebral near-infrared spectroscopy (NIRS) monitoring and neurologic outcomes in adult cardiac surgery patients and neurologic outcomes：A systematic review. Anesth Analg 116：663-676, 2013.
8) Yu Y, et al：Monitoring cerebral ischemia using cerebral oximetry：pros and cons. J Biomed Res 30：1-4, 2016.
9) Abdul Aziz KA, et al：Is pH-stat or alpha-stat the best technique to follow in patients undergoing deep hypothermic circulatory arrest? Interact Cardiovasc Thorac Surg 10：271–282, 2010.
10) Kaplan JA, et al, ed：Kaplan's Cardiac Anesthesia：The Echo Era, 6th Ed. Elsevier, USA, 2012.

3 術中②

最新の心臓麻酔
硬膜外麻酔, スパイナルドレナージと抗凝固, 抗血小板療法

脊柱管は頭蓋骨と同様に骨で囲まれた閉鎖腔であり, 外傷性損傷, 出血, 膿瘍などで内圧が容易に上昇し, 脊髄虚血から不可逆的な神経障害に発展しうる. 脊髄内に血腫を形成する脊髄血腫は緊急かつ重大な合併症であり, 神経所見がみられてから8〜12時間以内に外科的対応を行わなければ神経学的予後は大きく損なわれる. 循環器系手術の適応となる患者の脊髄血腫除去手術は大きな周術期リスクを伴い, さらに元来必要な外科治療に多大な悪影響を与える. こうした事態を避けるために, 術前の脊椎領域の穿刺手技の利点, 欠点および管理について, 治療チーム全体で認識しなくてはならない.

Point
1. 脊椎領域の穿刺手技により脊髄血腫が発症すると予後は大きく損なわれる.
2. 脊椎領域の穿刺手技の出血リスク分類では, 硬膜外カテーテル, スパイナルドレナージカテーテルの挿入は高度の手技リスクに相当する.
3. 抗血栓薬服用患者では脊椎領域の穿刺手技による脊髄血腫のリスクはさらに高い.
4. 脊髄血腫のリスクを最小化するために, 各薬剤の特性に合わせた休薬および再開が必要.
5. 抗血栓薬の投与タイミングに合わせたカテーテルの留置および抜去を行う.

Stop it!

挿入だけでなく, カテーテル抜去も要注意

硬膜外カテーテル抜去後の脊髄血腫発症について報告は多く, 留置と同様の注意を払う必要がある. 循環器手術後の抗血小板薬や抗凝固薬の投与を検討する際には, カテーテルの抜去時期についても考慮する必要がある.

硬膜外腔の解剖学的特性

- 硬膜外腔径は, 上部胸椎7.5mm, 第11-12胸椎4.1mm, 腰椎領域4〜7mm程度である.
- 硬膜外腔では長く薄い血管壁の静脈叢が形成されており, 第6, 7頸髄, 上部胸椎, 腰椎全体に静脈叢が分布している. 大きさや部位, 吻合の仕方は異なる.
- 静脈叢は穿刺針やカテーテルで物理的に損傷されやすく, 加齢とともに脆弱性は進行する.

- 脊柱管狭窄などの解剖学的変化，呼吸などに伴う胸腔内圧上昇，また妊娠・腹水などに伴う腹圧上昇により静脈叢の怒張が生じる。
- 第2－第3腰椎間での硬膜外穿刺の28％に血管損傷が発生しているという報告がある[1]。

これらの背景から，脊椎領域手技の出血リスク分類では硬膜外カテーテル，スパイナルドレナージカテーテルの挿入は，高度の手技リスクに相当すると考えられる[2]。

各抗血栓薬と脊椎領域の手技に関する取り扱い

循環器疾患外科手術が適応となる患者層では血管病変を伴うことが多く，抗血栓薬による治療を受けている例が多い。これらの患者に対する周術期鎮痛目的の硬膜外麻酔や，大動脈手術時の脊髄保護目的のスパイナルドレナージなどは，抗血栓薬の休薬に伴うリスクと各手技の利点を考慮し適応を検討する必要がある。抗血栓療法を行っている患者へ脊椎領域の穿刺を予定する場合は，抗血栓薬の投与タイミングに合わせたカテーテルの留置および抜去に注意を要する。

抗血栓薬は抗血小板薬と抗凝固薬の大区分下にさまざまな種類がある。主に用いられる抗血小板薬および抗凝固薬について，作用機序と特性，および脊椎領域の手技に関連する取り扱いについて以下に示す（表1）。

表1 抗血小板薬と抗凝固薬の休薬期間と再開時期

抗血小板薬	NSAIDs	PDE阻害薬	P2Y12阻害薬			GPⅡb/Ⅲa阻害薬		
	アスピリン	シロスタゾール	クロピドグレル	プラスグレル	チカグレロル	アブシキシマブ	エプチフィバチド	アグラスタット
休薬期間	6日	2日間	7日	7～10日	5日間	48～120時間	8～24時間	8～24時間
再開時期	24時間	24時間	12～24時間	12～24時間	12～24時間	8～12時間	8～12時間	8～12時間

抗凝固薬（非経口投与）	未分画ヘパリン	低分子ヘパリン	フォンダパリヌクス
休薬期間	静脈投与：4時間 皮下投与：8～10時間	予防投与：12時間 治療投与：24時間	4日
再開時期	2時間	12～24時間	24時間

抗凝固薬（経口投与）	ワルファリン	リバーロキサバン	ダビガトロバン	アピキサバン
休薬期間	5日間 INR正常化を確認	3日間	4～5日 （腎機能低下症例：6日）	3～5日
再開時期	24時間後	24時間後	24時間後	24時間後

◆抗血小板薬

多くの抗血小板薬は血小板に直接作用し，暴露された血小板は不可逆性の機能抑制を生じる。止血機能の回復には，新たに産生された血小板数が止血に有意なレベルに入れ替わるまで待つ必要がある。血小板の平均寿命は7～10日であり，1日に約10%の血小板が入れ替わっている。血小板産生能は年齢，体格，糖尿病などの基礎疾患などにより変化する。

非ステロイド抗炎症薬（NSAIDs）[1]：アスピリン

アスピリンを代表とした，NSAIDsによる抗血小板作用はシクロオキシゲナーゼ（COX）[2]阻害→プロスタグランジンH2産生抑制→トロンボキサンA2産生抑制の機序で生じる。血小板の全寿命にわたり，血小板活性，凝集機能および血栓形成が抑制される。アスピリンは消化管で速やかに吸収され，30分程度で血中濃度がピークとなり，1時間後には有意な血小板機能抑制を生じる。

アスピリンの投薬目的が心血管イベントの一次予防の場合，その効果は不明確であり，脊椎領域の外科的手技を行う前の休薬によるイベントリスクは上昇しにくい。一方，アスピリンは心血管イベントや脳卒中の既往患者に対して再発リスクを30%程度減少させるため，休薬による不利益が指摘されている[3]。血小板機能の回復には6日以上の休薬を要するが，再発予防目的で投薬中のアスピリンの中断については検討する必要がある。

ホスホジエステラーゼ（PDE）[3]阻害薬

血小板には2型，3型，5型ホスホジエステラーゼ（PDE2，PDE3，PDE4）アイソエンザイムがある。PDE阻害薬は抑制的セカンドメッセンジャーであるサイクリックアデノシン一リン酸（cAMP）[4]とサイクリックグアノシン一リン酸（cGMP）[5]レベルに影響を与える。PDE3阻害によりcAMP，PDE5阻害でcGMPが増加し，血小板凝集抑制が生じる。ほかの抗血小板薬と異なり，作用した血小板の全寿命にわたる不活化作用は見られない。

- ジピリダモール（商品名：ペルサンチン®）：PDE3阻害およびPDE5阻害作用により血小板凝集抑制，アデノシンの取り込み阻害作用から血管拡張作用を生じる。トロンボキサン合成阻害，およびトロンボキサン受容体遮断作用，さらにフィブリン形成や蓄積も抑制する。半減期10時間。アスピリンを併用すると13.6時間へ延長する。血小板への作用は濃度に依存して可逆性であり，50時間後には血小板凝集能の改善が示される。
- シロスタゾール（商品名：プレタール®）：PDE3受容体を選択的に阻害する。内服約2時間後に血漿濃度はピークに達し，血小板凝集抑制作用は約6時間後に最大となる。排泄は肝代謝，腎排泄であり半減期は10時間である。単独で用いた場合は出血時間の延長はみられない。ジピリダモールと同様に血小板への作用は濃度に依存して可逆性であり，およそ50時間後（5半減期）で血小板凝集能は改善する。

チエノピリジン系抗血小板薬（P2Y12阻害薬）

血管損傷時に放出されるトロンボキサンA2などが，血小板表面に存在する糖蛋白のP2Y12アデノシン二リン酸（ADP）[6]受容体へ作用し，血小板内cAMP濃度が低下して細胞内カルシウム濃度が上昇することで血小板機能は活性化される。チエノピリジン系薬剤はP2Y12受容体への結合を阻害することで抗血小板作用を生じる。

- クロピドグレル（商品名：プラビックス®）：2つの代謝過程を経て活性化される。最大効果発揮まで24時間かかるが，初期量増加により，4～6時間まで短縮される。クロピドグレルにより血小板機能は60%程度抑制され，中止後7日間で正常化する。

- プラスグレル(商品名：エフィエント®)：より少ない代謝過程で活性型になるためクロピドグレルに比べ効果発現が早く，最大血中濃度まで30分，最大効果発現まで1時間であり，半減期は3.7時間である。血小板機能抑制作用は90％で，クロピドグレルの60％に比べ高い。血小板抑制7日間でも血小板機能は回復しないため，クロピドグレルより長期の7〜10日間の休薬が推奨されている。
- チカグレロル(国内認可申請中)：P2Y12受容体へ直接作用するため，抗血小板作用の発現は内服後2〜4時間とクロピドグレルの24時間と比べ速やかであり，血小板機能抑制作用も90％と高い。血小板機能の回復が速やかであり，中止後5日で回復する。

◆抗凝固薬(非経口抗凝固薬)
ヘパリン
- 未分画ヘパリン：血中のアンチトロンビンに結合し，活性第X凝固因子(FXa)，および活性第Ⅱ凝固因子(FⅡa)(トロンビン)を強く阻害し，抗凝固作用を生じる。静脈内投与後，直ちに作用は発現する。皮下注射では1時間程度要する。半減期は90〜120分である。効果は活性凝固時間で測定し，初期値の1.5〜2.5倍が治療域となる。ヘパリン100単位当たり1mgのプロタミンにより拮抗される。

  5日以上の投与を行っている場合は，ヘパリン依存性血小板減少症(HIT)の可能性を考え，血小板数を測定する。

  未分画ヘパリンに関する脊髄血腫リスクの上昇因子として，①投与1時間内の穿刺，②アスピリン併用，③頻回の穿刺(組織損傷度が高い)，が挙げられる[4]。

  脊椎周囲の手技を行う際には，4時間以上の中止が勧められている[2]。再投与は，脊柱管内カテーテル留置，あるいは抜去後1時間以上経てから行う。

  留置後にカテーテル内の出血所見がみられた場合，①ヘパリンを用いる手術では中止を考慮する，②ヘパリンの再開は処置後24時間の観察時間を設け，神経所見や画像的に脊髄内血腫がないことを確認する。

- 低分子ヘパリン(商品名：フラグミン®，クレキサン®)：未分画ヘパリンに比べ抗FXa/FⅡa因子の活性比が高くFXaを中心に作用する。トロンビンへの影響が少ないため，緩やかな抗凝固作用をもつ。非特異的な血漿中蛋白との結合は少ないため血中濃度が安定しやすく，また生物学的利用率も高いため，安定した臨床効果が得られる。ヘパリン不応例のような問題は少なく，未分画ヘパリンでみられるHITも生じにくい[5]。

  静脈投与で半減期2〜4時間，皮下投与では3〜6時間である。

  脊柱管内カテーテルの留置，または抜去前について，予防量の投与の場合は施行12〜24時間前，治療量が投与されている場合は24時間の投与中断が推奨されている。投与再開は12〜24時間の間隔を空ける。プロタミンによりある程度の拮抗作用がみられる。

フォンダパリヌクス(商品名：アリクストラ®)
選択的に活性型第X因子を阻害する合成抗凝固薬である。生物学的利用能が100％であり，静脈投与1.7時間で最高血中濃度に達する。半減期は17〜21時間。腎不全，高齢者では減量が必要であり，拮抗薬が存在しない。脊椎領域の手技を行う場合，97％が排泄される5半減期の休薬が推奨されており，4日程度要する。投与後は急速に作用発現がみられるため，脊髄領域カテーテル抜去後の再開は24時間以降が推奨されている。

◆抗凝固薬(経口抗凝固薬)

ビタミンK拮抗薬

- ワルファリン：ビタミンKを拮抗し，ビタミンK依存性凝固因子である第Ⅱ，Ⅶ，Ⅸ，Ⅹ因子の産生抑制により作用を発現する。これらの凝固因子は正常時の40％以上維持されれば止血機能は保たれる[6]。肝臓の代謝阻害による作用機序のため効果発現に時間を要し，完全な効果発現までには最も半減期が長い凝固第Ⅱ因子の有意な減少がみられる4日間程度を要する。脊椎領域の手技を行う場合，5日前に休薬し施行前にプロトロンビン時間−国際標準比(**PT-INR**)[8]の正常化を確認する[7]。この間血栓形成リスクが高い患者ではヘパリンによる抗凝固療法を考慮する。ワルファリン投与開始後の脊椎領域カテーテル抜去は，PT-INRが正常で投与再開後24時間以内ならば可能と考えられる。

直接経口抗凝固薬(DOAC)[9]

活性第Ⅱ因子，および活性第Ⅹ因子の直接阻害による抗凝固薬がワルファリンに代わりつつある。この薬物の薬期間について，2015年に発表されたガイドライン上では，脊椎領域の手技に対しては，5半減期の休薬期間を基本とした提言がされている[2]。NOACsの拮抗についてはリコンビナント第Ⅶ因子(ノボセブン®)やプロトロンビン複合体製剤(**PCC**)[10]が提言されている。また海外ではダビガトランに対し拮抗薬としてIdarucizumabが2015年に認可され，ほかのNOACsに対してもAndexanet alfa，Ciraparantagなどの拮抗薬の第3相試験が終了しており，臨床使用が普及していくと思われる。

- 活性第Ⅱ因子阻害薬[ダビガトランエテキシラート(商品名：プラザキサ®)]：活性第Ⅱ因子のトロンビンを直接阻害する。アンチトロンビンに依存せず作用を示す。内服後，腸吸収されエステラーゼにより活性化される。3時間で最高血中濃度に達し，半減期は17時間である。80％が腎排泄であり，腎機能低下患者では半減期が延長するため，より長期の休薬期間を要する。

  活性化部分トロンボプラスチン時間(**aPTT**)[11]が効果の有無の評価に有用であり，正常範囲ならば臨床効果の消失を示す。また血中濃度が250ng/mL以上ではaPTTはプラトーになる[8]。トロンビン時間(**TT**)[12]が最も感度の高い検査であり，正常化はほぼ完全な消失を意味する。プロトロンビン時間(**PT**)[13]は最も感度が低い[9]。透析による除去が高い[10]。

- 活性第Ⅹ因子阻害薬[リバーロキサバン(商品名：イグザレルト®)]：活性第Ⅹ因子へ直接作用し速やかに作用が発現する。内服後2.5〜4時間で最高血中濃度になり，3時間後には68％の活性第Ⅹ因子が抑制される。半減期は7〜13時間。2/3は肝代謝，1/3は腎排泄である。加齢，BMI低値，腎機能低下では出血リスクが上昇する。この薬と脊柱管への処置に関するリスクについて明言された研究はない。

  PTと直線的相関性がみられる。PTと活性第Ⅹ因子活性測定がこの薬物の効果測定に適する。PT-INRは有用でない[10]。蛋白結合率が95％と高いため，透析による除去は適さない。

- 活性第Ⅹ因子阻害薬[アピキサバン(商品名：エリキュース®)]：急速に吸収され，1〜3時間で最高血中濃度に達する。半減期は15時間である。排泄は腎25％，便中75％である。効果測定については活性第Ⅹ因子活性測定が最も適していると考えられる。出血時にはノボセブン®やPCCによる拮抗が提言されている。蛋白結合率が87％と高く，透析による除去は適さない[10]。

- 活性第Ⅹ因子阻害薬[エドキサバン(商品名：リクシアナ®)]：50％が消化管から吸収され，63％が肝代謝，35％が腎排泄である。血中濃度ピークは1〜3時間，半減期は9〜11時間。

出血時にはノボセブン®やPCCによる拮抗が提言されている[10]。蛋白結合率が55％であり，透析による除去効果は弱い。

脊椎領域の手技に関連したデータがなく，休薬期間，再開時期に関する提言はされていないが，ほかのDOACと同等に扱えば，5半減期にあたる55時間程度の休薬期間を要するかもしれない。

（柿沼玲史，澤村成史）

▼略語一覧

- ❶ NSAIDs：non-steroidal anti-inflammatory drugs；非ステロイド抗炎症薬
- ❷ COX：cyclooxygenase；シクロオキシゲナーゼ
- ❸ PDE：phosphodiesterase；ホスホジエステラーゼ
- ❹ cAMP：cyclic adenosine monophosphate；サイクリックアデノシン一リン酸
- ❺ cGMP：cyclic guanosine monophosphate；サイクリックグアノシン一リン酸
- ❻ ADP：adenosine diphosphheparin-induced thrombocytopeniaate；アデノシン二リン酸
- ❼ HIT：heparin-induced thrombocytopenia；ヘパリン依存性血小板減少症
- ❽ PT-INR：prothrombin time-international normalized ratio；プロトロンビン時間-国際標準比
- ❾ DOAC：direct oral anticoagulant；直接経口抗凝固薬
- ❿ PCC：prothrombin complex concentrate；プロトロンビン複合体製剤
- ⓫ aPTT：activated partial thromboplastin time；活性化部分トロンボプラスチン時間
- ⓬ TT：thrombin time；トロンビン時間
- ⓭ PT：prothrombin time；プロトロンビン時間

文献

1) Igarashi T, et al：The lumbar extradural structure changes with increasing age. Br J Anaesth 78：149-172, 1997.
2) Narouze S, et al：Interventional spine and pain procedures in patients on antiplatelet and anticoagulant medications：guidelines from the American Society of Regional Anesthesia and Pain Medicine, the European Society of Regional Anaesthesia and Pain Therapy, the American Academy of Pain Medicine, the International Neuromodulation Society, the North American Neuromodulation Society, and the World Institute of Pain. Reg Anesth Pain Med 40：182-212, 2015.
3) Antithrombotic Trialists' (ATT) Collaboration, Baigent C, et al：Aspirin in the primary and secondary prevention of vascular disease：collaborative meta-analysis of individual participant data from randomised trials. Lancet 373：1849-1860, 2009.
4) Stafford-Smith M：Impaired haemostasis and regional anaesthesia. Can J Anaesth 43：R129-141, 1996.
5) Junqueira DR, et al：Unfractionated heparin versus low molecular weight heparin for avoiding heparin-induced thrombocytopenia in postoperative patients.Cochrane Database Syst Rev 9：CD007557, 2012.
6) Xi M, et al：The relative importance of the factors Ⅱ, Ⅶ, Ⅸ and Ⅹ for the prothrombinase activity in plasma of orally anticoagulated patients. Thromb Haemost 62：788-791, 1989.
7) Horlocker TT, et al：Regional anesthesia in the patient receiving antithrombotic or thrombolytic therapy：American Society of Regional Anesthesia and Pain Medicine Evidence-Based Guidelines(Third Edition). Reg Anesth Pain Med 35：64-101, 2010.
8) Lindahl TL, et al：Effects of the oral, direct thrombin inhibitor dabigatran on five common coagulation assays. Thromb Haemost 105：371-378, 2011.
9) Weitz JI, et al：Periprocedural management and approach to bleeding in patients taking dabigatran. Circulation 126：2428-2432, 2012.
10) Enriquez A, et al：Anticoagulation reversal in the era of the non-vitaminKoral anticoagulants. Europace 18：955-964, 2016.

I 総論

3 術中③
緊急手術とCPR，V-A ECMO

緊急心血管手術が適応となる疾患の多くは，血行動態が不安定，あるいは不安定化する可能性が高い。血行動態が不安定な場合，カテコラミン投与や大動脈内バルーンパンピング（**IABP**）❶による循環補助を考慮する。これらでも，血行動態が安定しない場合や破綻した場合には，体外式膜型人工肺（V-A **ECMO**❷）を開始する。

ECMOの国際的レジストリーであるExtracorporeal Life Support Organization（**ELSO**）❸の報告によると[1]，循環不全や心原性ショックに対するV-A ECMOの導入症例数は年々増加してきている。また，標準的な心肺蘇生（**CPR**）❹に反応しない心停止例に対し，V-A ECMOを導入して蘇生する体外CPR（**ECPR**）❺も増加傾向にある。わが国における**SAVE-J**❻研究では，ECPRが標準的なCPRと比較して神経学的予後を改善する結果が報告され[2]，2015年に発表されたCPRの国際コンセンサス（CoSTR 2015）では，ECPRが年齢など一定の条件において考慮すると記載されている[3]。これらの背景から，術前にV-A ECMOが導入される症例は今後増加していく可能性が高い。本項では，心血管手術前と術中，術後におけるV-A ECMO導入，管理，離脱に関して述べる。また，心血管手術後の心停止例へのCPRは，一般的なCPRと対応が異なるため併せて概説する。

Point

1. 循環不全，心原性ショックや心停止に対するV-A ECMO（cardiac ECMO）の導入例は経年的に増加している。
2. 心血管手術の周術期において，薬物治療やIABPを行っても循環動態が悪化する場合は，循環不全が進行する前にV-A ECMOを導入する。
3. V-A ECMO管理において，合併症を未然に防ぐこと，合併症が出現した場合でも迅速に対応できることが重要である。
4. V-A ECMO導入から離脱の管理において，血行動態パラメータ，尿量，乳酸値とともに，心エコーによる評価が重要である。
5. 心血管手術後の心停止に対するCPRでは，胸骨圧迫の開始タイミングや開胸による心臓マッサージへの変更など一般的なCPR法と異なる。

心臓手術周術期におけるV-A ECMOの適応と管理

◆術前のV-A ECMO導入

　緊急心血管手術前にVA-ECMOが必要となる疾患として，重症の虚血性心疾患，心筋梗塞後の機械的合併症(自由壁破裂，心室中隔穿孔，乳頭筋断裂による急性僧帽弁逆流症)などがある。十分な輸液，カテコラミン[4]，IABPで循環動態の維持が困難な場合にV-A ECMOの導入を検討する。

重症虚血性心疾患

　心原性ショック(**CS**)[7]を呈する虚血性心疾患の多くは左冠動脈主幹部(**LMT**)[8]や重症3枝病変であり，Acharyaらの報告[5]によると緊急冠動脈バイパス術(**CABG**)[9]を要したCS症例の51%がLMT病変，78%が3枝病変を有していた。CSを呈した場合，早期の血行再建が重要であるために経皮的冠動脈インターベンション(**PCI**)[10]が選択されることが多い。

　一方，このような病態においてCABGとPCIの成績は同等であった[6]との報告もあるため，患者の背景や状態，病変部位や形態によってはCABGを選択する。CSではIABPによる循環補助が第一選択となるが，それでも循環動態が不安定な場合，わが国ではV-A ECMOが選択される。米国の報告ではCSを合併した心筋梗塞5,496例のうち，術前において82%でIABPが挿入され，2.3%で体外補助循環装置が導入されている[5]。多臓器不全が進行する前に，循環不全からより早期に離脱するべきであるが，V-A ECMO導入に関して明確な基準はなく，担当医の判断に委ねられているのが現状である。近々に，海外ではすでに有用性が報告されている，経皮的循環補助用血液ポンプカテーテル(Impella®)が，わが国にも導入される予定であり期待される。

急性心筋梗塞に伴う機械的合併症(自由壁破裂，心室中隔穿孔，乳頭筋断裂)

　急性心筋梗塞に伴う機械的合併症，つまり心室中隔穿孔，乳頭筋断裂，自由壁破裂は重大な合併症であり，緊急手術の適応となる。PCIによる再灌流治療が確立された現在，その頻度は減少傾向にあるが，機械的合併症による死亡率はいまだに高く，術前に血行動態が破綻する症例も少なくない。自由壁破裂や乳頭筋断裂に対して，緊急手術前にV-A ECMOを導入した報告はあるが，導入基準はなく，状態に応じた判断が要求される。

　心室中隔穿孔に対しても，外科手術を施行しなかった場合の死亡率は90%以上とされ，基本的に早期の手術が推奨されている[7]。

　手術のタイミングに関して，壊死心筋の脆弱性が問題になるため，患者の血行動態や全身状態が許せば緊急手術は避けるべきとの意見もあり，いまだに議論が残るところである。緊急，準緊急手術を問わず，循環不全が予後を規定するため，循環不全の徴候を見逃さないことが重要である。

　近年は，V-A ECMOを術前から開始し，循環不全をコントロールしたうえで，全身状態の安定，壊死心筋の器質化を待った後に手術を行った報告も散見される[8]。

◆術中，術後におけるV-A ECMO導入

　開心術後心原性ショック(**PCCS**)[11]は成人心血管手術後の0.2～6%に認める[9]。PCCSは，手術室における人工心肺からの離脱困難例と，術後早期の低心拍出症候群の両者を含め，「開心術後に最大用量の薬物治療を行っても循環が保てない状態」と定義されている。

PCCSは予後不良であり，特に高用量のカテコラミンで人工心肺から離脱した症例がPCCSに陥った場合の死亡率は80％にも及ぶ。

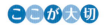

　　　高用量のカテコラミン投与でも循環動態が改善しない例は，循環補助装置の適応となるが，循環不全に陥る前の早期導入が予後改善につながるため，至適タイミングでの導入が重要である。

　わが国の現状では第一にV-A ECMOが選択されるが，PCCSに対するV-A ECMOのカニュレーションには中枢カニュレーションと末梢カニュレーションがある。
　中枢カニュレーションは，右房，左房両者から脱血し，上行大動脈より送血する方法である。この方法は術中の人工心肺離脱困難症例において，選択しやすく，末梢カニュレーションより生理的である。また，両心室の前負荷を軽減することが可能であり，高いECMO流量を少ない回転数で得ることができ，中・長期的に左室補助装置（**LVAD**）⑫への切り替えが容易である。
　一方，本法の問題としては，感染や出血のリスクと抜去時に再開胸を要することである。
　末梢カニュレーションは簡便であり，術後，集中治療室で急変した場合にも選択しやすい。また，抜去時の再開胸も不要であり，出血リスクも低い。一方で右室負荷は軽減するものの，左室負荷は軽減せず，大腿動脈送血が左室への後負荷となり，心筋酸素需要量が増大し心筋虚血を助長する可能性がある。左室の後負荷軽減のため，カテコラミン投与やIABPを併用する場合が多い。左室の前負荷軽減のために経中隔アプローチにより左房に脱血管を留置する方法も報告されている10）。

◆V-A ECMOの管理と離脱
　一般的な大腿動静脈カニュレーションによるV-A ECMOの管理と離脱に関して述べる。
循環（ECMO設定）
　CSでV-A ECMOを導入した場合，全身循環をECMOに依存することが多いため3L/分/m² 11）程度の血流量が推奨されている。ポンプ血流量の主な規定因子は脱血量であり，脱血流量はカニューレ半径の4乗に反比例するため，なるべく太く，短い脱血カニューレを右房近傍に留置することが重要である。しかし，緊急で導入する場合は広径のカニューレを挿入できないことが多い。十分な脱血量が確保できるように，右房圧の目標は5〜10mmHgとやや高めとする。ECMOの流量は，混合静脈血酸素飽和度（**SvO₂**）⑬＞70％を目標に設定するが，SvO₂の測定が困難な場合は，尿量や乳酸値などから調節する。酸素量はV-A ECMOの場合，Sat＞95％を目安に調整を行う。

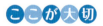

　　　ECMO導入直後はショックの極期であり，サードスペースへの容量喪失や出血のため，細胞外液や赤血球濃厚液，新鮮凍結結晶の投与が必要となることが多く，脱血不良の際に認めるchugging（脱血管がブルブルと震える）に注意する。

ECMOの血流量が低下した場合は，脱血不良，送血不良両者の原因を考える。

ELSOは，脱血回路，人工肺前，人工肺後の圧測定が可能なシステムを推奨しており，血流量低下の原因を同定する場合，この圧測定が可能な際は参考にすべきである。また，カニューレの位置確認や，心タンポナーデや気胸といった合併症も鑑別に入れる。

呼吸（人工呼吸器設定）

人工呼吸器設定は，基本的に"resting the lung"，すなわち肺になるべく低侵襲な設定とする。具体的には呼吸回数を少なくし，吸気時間を延長し，低プラトー圧（<25cmH$_2$O），酸素濃度を下げる（FiO$_2$>30%）ことが推奨されており，呼気終末期圧（**PEEP**）[b]は，無気肺を起こさない程度（5〜15mmHg）に設定する。一方で自己の心肺機能によっては低酸素脳症をきたす可能性がある[12]。

ECMO回路で十分に酸素化された血液は，左室より駆出された血液と混ざり合うが，その混合部位を"mixing point"とよぶ。重度の心収縮能低下例であればmixing pointは上行大動脈近位側，あるいは大動脈基部となり，大動脈弓部レベルはECMOで十分に酸素化された血流で維持される。心機能の改善とともにmixing pointが遠位弓部に移動した場合に，重度の肺水腫や肺炎などが併存すると，酸素化が不良の血液が冠動脈や腕頭動脈に流入し，心筋虚血や低酸素脳症を惹起する可能性がある（図1）。

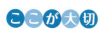

必ず右手の酸素飽和度を常にモニタリングすることが重要である。右手の酸素化が悪い場合は，ECMOの酸素設定ではなく呼吸器設定を調節する。

図1 V-A ECMO下の循環動態パターン

a：心機能低下時

b：心機能回復時＋自己肺の酸素化が不良である場合

c：心機能回復＋自己肺の酸素化が良好な場合

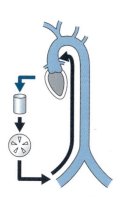
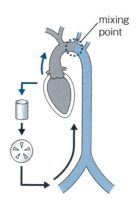
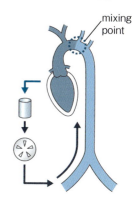

■：ECMOで酸素化された血液　■：自己肺で良好に酸素化された血液
■：酸素濃度の低い血液

凝固

ECMO管理中の抗凝固療法に関して，ELSOガイドライン[13]では，ACT値で180〜220秒を目標とすることが推奨されている．しかし，ECPR後や心血管術後では出血性合併症のリスクも考慮して至適ACT値を決定する．抗凝固薬は，一般的に未分画ヘパリンの持続静注を行うが，ナファモスタットメシル酸塩による抗凝固療法や，出血リスクの懸念から抗凝固療法なしにECMO管理を行った症例も報告されている．一方で，血栓症イベントのリスクを増やした報告もあり，患者の状態に合わせた対応が必要である．

下肢虚血

大腿動静脈アプローチのECMOでは，下肢の虚血イベントが予後の規定因子となるため[14]，十分な注意が必要である．下肢虚血は送血管を留置した末梢側に生じるものであり，対処としては末梢側に送血シースを挿入する．送血シースの未挿入が下肢虚血イベントの独立した予測因子とされ，患者の重症度，閉塞性動脈硬化症の有無，送血管の径などよりも強い要因であったと報告されている[14]．

当施設(日本医科大学付属病院CCU)においても，浅大腿動脈に4Frシースを順行性に留置し，ECMOの送血カニューレの側枝ラインとシースを連結することで，順行性の血流を維持している．浅大腿動脈の遠位閉塞などのためこの方法が不可能な場合は，足背動脈の穿刺，後脛骨動脈の外科的カニュレーション，人工血管を大腿動脈に吻合し，送血カニューレを挿入する方法を選択する．

溶血

回路内に血栓やフィブリン塊が存在する場合，脱血管の吸引圧が高くなった場合や，回路抵抗が上昇した場合に溶血がみられる．脱血不良による溶血を防ぐためにも太い脱血管の選択は有効である．また，回路内の血栓，カニューレの屈曲，送血管の先あたり，ポンプの異常などによっても溶血が生じるため，回路の異常部位の同定は重要であり，前述した脱血管，人工肺前，人工肺後の圧評価が可能な際は参考にする．溶血にはハプトグロビン製剤の投与とともに，原因の解決を図る．

離脱

ECMOの離脱に関して，明確な基準は定まっておらず，ガイドラインにも示されていない．心原性ショックの原因疾患が改善し，心機能の回復が得られていることが大前提である．開心術後の気絶心筋では一般的に72〜96時間の循環補助で回復傾向となる[9]．一般的に24時間以上安定した脈圧が得られ，心収縮能の回復，自己肺の十分な酸素化が確認された後に，ECMOから離脱を図る．

離脱の検討が可能な条件を表1[15]に示した．心エコーによるECMO離脱予測因子として，ECMO流量を低下させたときの左室収縮能(**LVEF**)[15]が35〜40％，左室流出路速度時間積分値(**VTI**)[16]が10cm以上，側壁側僧帽弁輪収縮期運動速度が6cm以上，が報告されている[16]．

離脱試験では，ECMO流量を0.5Lごとに1L/分程度まで下げるが，血栓症予防のためにACTを180〜200秒に保つ．流量を1L/分で40〜60分継続して，血行動態が安定し，離脱基準(表2)を満たせば離脱可能と判断する．ECMOの送血，脱血管の抜去のためにヘパリンを中断するが，血栓症を予防するためいったん十分なECMO流量に戻す．

一方，心収縮能の改善を認めない，肺動脈楔入圧の上昇が疑われる，あるいは末梢循環不全が出現(血中乳酸値の上昇，SvO_2低下)した場合，離脱困難と判断する．表3に離脱困難であったときに確認すべきポイントを示した．離脱困難な際は，患者の状態，背景に応

表1 ECMOの離脱の検討が可能な条件

- 平均血圧＞70mmHg
- inotropic score＜10のカテコラミン
- SpO_2＞95％
- $ScvO_2$＞70％
- 適正な自己肺の酸素化能を認め，胸部X線写真で肺うっ血の改善を認める
- 心エコーにてLVEF＞25〜30％

＊inotropic score＝ドーパミン量（γ）＋ドブタミン量（γ）＋10×ミルリノン量（γ）＋100×ノルアドレナリン量（γ）＋100×アドレナリン量（γ）

表2 ECMO離脱基準

- LVEF＞20〜25％
- 三尖弁輪部収縮期移動距離（TAPSE）[21]＞16mm
- 心係数（CI）[22]＞2.2L/分
- 肺動脈楔入圧（PAWP）[23]＜18mmHg
- CVP＜15mmHg

表3 ECMO離脱が困難であったときに確認すべきポイント

- 右心不全なのか左心不全なのか
- 収縮不全か拡張不全か
- 壁運動異常の有無，領域
- 重症虚血性僧帽弁逆流の出現の有無
- 流出路圧較差の出現の有無
- 心タンポナーデの有無
- 肺高血圧の有無
- 脱水の有無

じて，LVADへの切り替えや，中枢カニュレーションへの変更を検討する。

心血管手術後心停止に対するCPR

心血管手術後の心停止では，胸骨圧迫の開始タイミングや開胸による心臓マッサージなど，一般的なCPR法と異なる。術後心停止の原因としては，心タンポナーデ，出血，グラフト機能不全などが多く，加えて電解質異常，肺塞栓症，緊張性気胸なども鑑別に入れる。心停止波形の内訳は心室細動（VF）[17]，心室頻拍（VT）[18]が約70％，心静止（asystole）が約17％，無脈性電気活動（PEA）[19]が約13％とされ，心停止のタイミングは術後24時間以内が最も多い[17]。心タンポナーデはドレーン抜去後の発症も少なくない。

心臓血管外科手術後の蘇生方法に関して，胸骨圧迫による心臓吻合部の損傷のリスクやアドレナリン投与における出血の助長が懸念されるため，通常のCPRとアプローチが異なり，ガイドラインにおいても通常のCPRと区別されている。具体的には，①胸骨圧迫を即座には行わない，②心室性不整脈ではまず電気的除細動を行う，③徐脈性不整脈ではまずペーシングを行う，④ルーチンにアドレナリン投与は行わない，⑤蘇生の見込みが乏しい場合は早期に再開胸を行う，という点である。

心血管手術後の心停止に対するCPRは，欧州心臓胸部外科学会（EACTS）[20]ガイドライン（図2）[18]，ERC心肺蘇生ガイドライン2010[19]が参考になる。なお，2015年のCoSTRでは取り上げられていない。

◆初期対応

心臓血管外科手術直後は，胸骨圧迫による外傷の危険性が通常より高いため，ガイドラインでも胸骨圧迫に関して慎重な姿勢がとられている。EACTSガイドラインでは，無脈性VT/VFなら除細動，徐脈性不整脈であればペーシングをまず施行し，1分以内は胸骨圧迫を行わない。それでも心拍再開が得られない場合に，適切なスタッフと設備を有するICUであれば，緊急再開胸による開胸心臓マッサージを推奨している。緊急再開胸が困難な場合には胸骨圧迫を躊躇すべきでないとも述べられており，施設方針や状況に応じた対応が必要である。

◆人工呼吸器，IABP設定

EACTSガイドラインでは，人工呼吸器設定をまずPEEP 0mmHg, FiO_2 100%として，その後100%酸素によるバッグバルブマスク換気を行い，胸部の聴診や視診により，気胸や血胸を除外する。緊張性気胸が疑われた場合は第2肋間鎖骨中線にカニューレを挿入し脱気することが推奨されている。

IABPが留置されている場合は，処置や胸骨圧迫などのアーチファクトの影響をなくすために，圧トリガーに変更する。自己圧がまったくない場合や初期対応において，胸骨圧迫を行っていない間は，100回/分のインターナル設定で駆動させることが推奨されている。

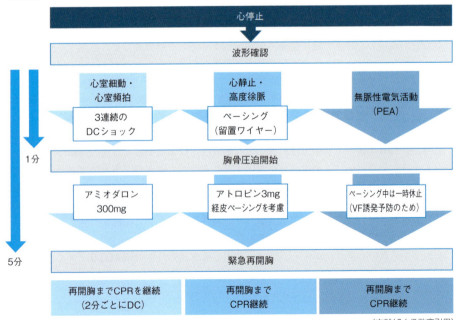

図2 欧州心臓胸部外科学会（EACTS）ガイドラインによるCPRの流れ

（文献18より改変引用）

◆薬物投与[18,19]

　CPR中の薬物投与においても標準的CPRと異なる点がある．血管拡張薬や鎮静薬などの薬物が血圧低下や心停止の原因となりうるため，まずすべての投与薬剤を中断する．

　アドレナリンは，心臓血管術後の心停止に対し有効性を示すデータに乏しく，逆に出血イベントを増加させる報告もあるため，ルーチンの投与は推奨されていない．使用する場合でも100～300μgの少量投与を考慮する．

　アトロピンの有効性を示すデータはないが，比較的安全な薬であるという理由から，心静止や高度徐脈に対し中心静脈からの3mg投与が推奨されている[18]．アミオダロンに関して，標準的なCPRにおける除細動抵抗性VT/VFへの有効性から，3回の除細動が無効な場合に中心静脈ルートからの300mgボーラス投与が推奨されている．

◆ECMO

　心血管術後の心停止例に対するECMOはエビデンスに乏しく，いくつかの症例集積研究における有効例が報告されているのみである．ただし小児においては比較的多数の後向きの観察研究において有効性が示されている．過去の20研究において，ECMO導入までの時間と神経学的および生命予後が関連しているため，スタンバイされていれば躊躇なくECMOを導入することが重要である．しかし，心タンポナーデや緊張性気胸，出血が原因の場合にはECMOの効果が十分でない（flowが取れない）ため，原因の同定，緊急再開胸を含めた速やかな処置の準備も併せて行う必要がある．

（三軒豪仁，山本　剛）

▼略語一覧

① IABP：intra aortic balloon pumping；大動脈内バルーンパンピング
② ECMO：extracorporeal membrane oxygenation；体外式膜型人工肺
③ ELSO：Extracorporeal Life Support Organization
④ CPR：cardiopulmonary resuscitation；心肺蘇生
⑤ ECPR：extracorporeal cardiopulmonary resuscitation；体外心肺蘇生
⑥ SAVE-J：Study of Advanced life support for Ventricular fibrillation with Extracorporeal circulation in Japan
⑦ CS：cardiogenic shock；心原性ショック
⑧ LMT：left main trunk；左冠動脈主幹部
⑨ CABG：coronary artery bypass grafting；冠動脈バイパス術
⑩ PCI：percutaneous coronary intervention；経皮的冠動脈インターベンション
⑪ PCCS：postcardiotomy cardiogenic shock；開心術後心原性ショック
⑫ LVAD：left ventricular assist device；左室補助装置
⑬ SvO$_2$：mixed venous oxygen saturation；混合静脈血酸素飽和度
⑭ PEEP：positive end-expiratory pressure；呼気終末期圧

⑮ LVEF：left ventricular ejection fraction；左室駆出率
⑯ VTI：velocity time integral；速度時間積分値
⑰ VF：ventricular fibrillation；心室細動
⑱ VT：ventricular tachycardia；心室頻拍
⑲ PEA：pulseless electrical activity；無脈性電気活動
⑳ EACTS：European Association for Cardio-Thoracic Surgery；欧州心臓胸部外科学会
㉑ TAPSE：tricuspid annular plane systolic excursion；三尖弁輪収縮期移動距離
㉒ CI：cardiac index；心係数
㉓ PAWP：pulmonary artery wedge pressure；肺動脈楔入圧

文献

1) Paden ML, et al：Extracorporeal Life Support Organization Registry Report 2012. ASAIO J 59：202-210, 2013.
2) Sakamoto T, et al：Extracorporeal cardiopulmonary resuscitation versus conventional cardiopulmonary resuscitation in adults with out-of-hospital cardiac arrest：a prospective observational study. Resuscitation 85：762-768, 2014.
3) Soar J, et al：Part 4：Advanced life support：2015 International Consensus on Cardiopulmonary Resuscitation and Emergency Cardiovascular Care Science with Treatment Recommendations. Resuscitation 95：e71-120, 2015.
4) Combes A, et al：Outcomes and long-term quality-of-life of patients supported by extracorporeal membrane oxygenation for refractory cardiogenic shock. Crit Care Med 36：1404-1411, 2008.
5) Acharya D, et al：Clinical characteristics and outcomes of patients with myocardial infarction and cardiogenic shock undergoing coronary artery bypass surgery：Data from the Society of Thoracic Surgeons National Database. Ann Thorac Surg 101：558-566, 2016.
6) White HD, et al：Comparison of percutaneous coronary intervention and coronary artery bypass grafting after acute myocardial infarction complicated by cardiogenic shock：results from the Should we Emergently Revascularize Occluded Coronaries for Cardiogenic Shock (SHOCK) trial. Circulation 112：1992-2001, 2005.
7) Faber C, et al：Implantable left ventricular assist device for patients with postinfarction ventricular septal defect. J Thorac Cardiovasc Surg 124：400-401, 2002.
8) McLaughlin A, et al：Veno-arterial ECMO in the setting of post-infarct ventricular septal defect：A bridge to surgical repair. Heart Lung Circ 25：1063-1066, 2016.
9) Sangalli F, et al："ECMO-Extracorporeal Life Support in Adults", Springer, 2014.
10) Madershahian N, et al：Biventricular decompression by trans-septal positioning of venous ECMO cannula through patent foramen ovale. J Cardiovasc Surg (Torino) 52：900, 2011.
11) ELSO Guidelines General_v1.3. http://www.elsonet.org/index.php?option=com_phocadownload&view=category&download=17:elso-guidelines-generalv11&id=4:guidelines&Itemid=627
12) Choi JH, et al：Application of veno-arterial-venous extracorporeal membrane oxygenation in differential hypoxia. Multidiscip Respir Med 9：55, 2014.
13) ELSO Anticoagulation Guidelines 2014.
14) Tanaka D, et al：The impact of vascular complications on survival of patients on venoarterial extracorporeal membrane oxygenation. Ann Thorac Surg 101：1729-1734, 2016.
15) Erglis A, et al：Technical aspects of the culotte technique. Euro Intervention 11 (Suppl V)：V99-101, 2015.
16) Aissaoui N, et al：Predictors of successful extracorporeal membrane oxygenation (ECMO) weaning after assistance for refractory cardiogenic shock. Intensive Care Med 37：1738-1745, 2011.
17) Ngaage DL, et al：Survival of cardiorespiratory arrest after coronary artery bypass grafting or aortic valve surgery. Ann Thorac Surg 88：64-68, 2009.
18) Dunning J, et al：Guideline for resuscitation in cardiac arrest after cardiac surgery. Eur J Cardiothorac Surg 36：3-28, 2009.
19) Soar J, et al：European Resuscitation Council Guidelines for Resuscitation 2010 Section 8. Cardiac arrest in special circumstances：Electrolyte abnormalities, poisoning, drowning, accidental hypothermia, hyperthermia, asthma, anaphylaxis, cardiac surgery, trauma, pregnancy, electrocution. Resuscitation 81：1400-1433, 2010.
20) Alsoufi B, et al：Results of rapid-response extracorporeal cardiopulmonary resuscitation in children with refractory cardiac arrest following cardiac surgery. Eur J Cardiothorac Surg 45：268-275, 2014.

… I 総論

3 術中④
人工心肺回路

人工心肺回路は施設ごとのオリジナル回路を使うことが一般的であるが，基本的な構成はおおむね同じである．市販されている部材はそれぞれ数種類あり，メーカーの違いは多少あるものの構造は大きく変わらない．

人工心肺を用いた心臓手術では外科医，麻酔科医，看護師，体外循環技士と職種を超えたチームワークが要求され，互いの仕事や役割を理解することがより安全で円滑な手術につながる．今回，人工心肺回路の構成を簡潔に記したので解説する．

Point
1. 人工心肺の流れを理解する
2. 回路構成と部材の役割
3. ローラーポンプと遠心ポンプの原理
4. 人工心肺に必要な安全装置

人工心肺回路の基本構成

　心内修復を必要とする心臓手術や大血管手術を行う際，心臓および肺の機能を一時的に停止させ良好な視野を確保する必要がある．この間，生体の心肺機能を代行するものが人工心肺装置である（図1）．

　全身から右房に戻ってくる血液を脱血カニューレで体外へ導き出し，貯血槽（静脈リザーバー）へ貯める．血液ポンプで拍出された血液は，熱交換器内蔵の人工肺で酸素加と温度調整をされ，動脈フィルターを介し，送血カニューレから全身へと送られ，循環が維持される．これが人工心肺の基本的な流れである．

　また，吸引回路やベント回路，除水回路，心筋保護液回路なども人工心肺システムに必要である．

図1 基本的な人工心肺模式図

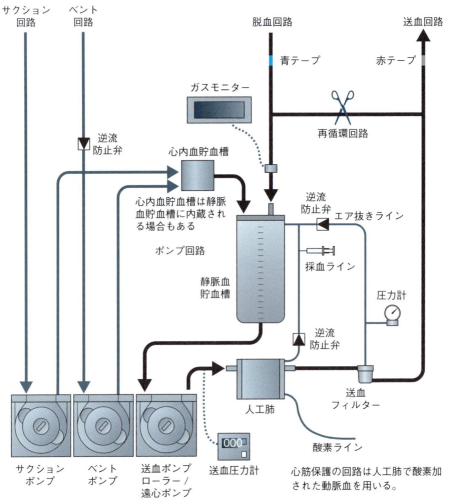

(文献1より改変引用)

回路構成

人工心肺は，血液ポンプ，人工肺，貯血槽（リザーバー），熱交換器，動脈フィルター，血液回路，カニューレ，安全装置などから構成される。

◆血液ポンプ

心臓のポンプ機能を代行するものが血液ポンプである。動脈ポンプやメインポンプとよばれることもある。

人工心肺で使用される血液ポンプは，ローラーポンプと遠心ポンプの2種類に大別される。以前はローラーポンプが主流であったが，最近は遠心ポンプも普及してきている。

ローラーポンプ（図2，3）

ローラーが弾性力のあるチューブを連続的にしごくことにより，チューブ内の血液を一方向に送血するポンプである。ポンプヘッド内のチューブは常にローラーにより圧閉されている。チューブの復元力によって流入側には吸引力が発生するので吸引回路やベント回路にも使用される。

構造は半円形あるいは馬蹄形をしており，内側に2つのローラーをもつものが多い。

吐出量はポンプチューブの容積により規定され，回転数に比例した流量が得られ測定が簡便である。また，チューブとローラー部との圧閉度（オクルージョン）を調整する必要があり，不適切だと血液損傷の原因になりうる。

ポンプチューブは塩化ビニル製で，用途に合わせたサイズを選択する。成人用の送血回路では内径10mm（3/8inch），脱血回路は内径10mmあるいは12mm（1/2inch），吸引・ベント回路は内径6mm（1/4inch）が使用されることが一般的である。

図2 ローラーポンプの原理（イメージ）

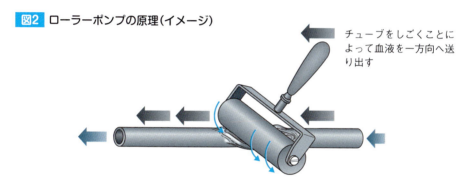

（文献2より改変引用）

図3 ローラーポンプ

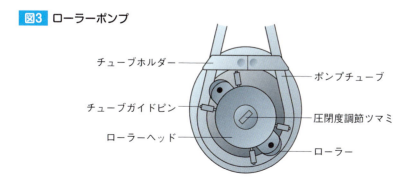

（文献3より改変引用）

チューブはローラーによって一部分が常に閉塞された状態になるため，動作中に流出側の回路が閉塞していると圧力が著しく上昇し，回路接続部の抜けや破裂のおそれがある。そのため，多くの人工心肺装置の送血ポンプには高圧アラームを設定し，ローラーポンプと連動させることができる機能が備わっている。これにより送血圧が過度な高圧になると，ローラーポンプの回転を停止または減速させ危険を回避することができる。

遠心ポンプ（図4，5）

駆動装置と磁気により間接的に結合されたポンプヘッド内部の回転体が高速回転し，その遠心力によって血液を駆出するポンプである。

回転体に羽根をもつ羽根車型（インペラー型），溝がある流路型，円錐状のコーンをもち血液の粘性によって回転を伝える粘性摩擦型（コーン型）がある。

ローラーポンプのように圧閉されている部分がないので，負荷変動（血圧）により流量が変化するという特徴がある。場合によっては逆流するおそれがある。そのため操作中は血圧に応じて回転数も変化させ，適正な流量を維持させなければならない。特に，人工心肺開始時や離脱時のように心拍動があり低回転で操作する場合には注意が必要である。

遠心ポンプの流量は回転数と比例しないため，正確な流量を知るには流量計が必要である。

また，弁機構をもたないためオクルージョン調整は不要であり，圧力が上昇しても接続部の抜けや回路の破裂といった危険性が少ないこと，大量の空気が入るとポンプ作用が低下するため，空気を送る危険性はローラーポンプに比べ少ないこと，などの利点がある。

◆人工肺

人工肺は，体外に導き出された静脈血に酸素を与え（酸素加），二酸化炭素を排出する機能をもち生体肺の代行を担う。酸素加機構から気泡型，フィルム型，膜型の3種類に大別されるが，現在使用されている人工肺のほぼすべてが膜型人工肺である。以下膜型人工肺について述べる。

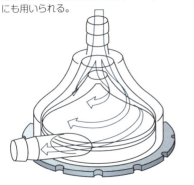

図4 粘性摩擦型の遠心ポンプ

遠心ポンプは経皮的心肺補助（PCPS，ECMO）にも用いられる。

（文献4より改変引用）

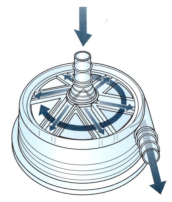

図5 直線流路型の遠心ポンプ

（文献5より改変引用）

図6 ガス交換膜の種類と特徴

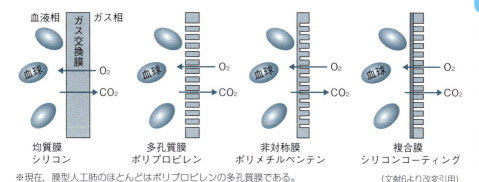

※現在，膜型人工肺のほとんどはポリプロピレンの多孔質膜である。

(文献6より改変引用)

　膜型人工肺は，膜を介してガス交換が行われる点で生体肺に近い構造である。膜は直径0.1mmほどの中空糸状になっており，それらが数千本束ねられている。中空糸の外側を血液が，内側をガスが流れ酸素加を行っている（外部灌流型）。膜面積は主に1～3m^{2}の製品が多く，各社さまざまな人工肺が販売されている。

　ガス交換膜（図6）を分類すると，均質膜，多孔質膜，複合膜，非対称膜に分けられる。

均質膜

　実用化されているのはシリコン膜である。孔をもたず，ガスは膜に溶解し拡散されて，膜の反対側へ移動し血液相に放出される。優れたガス透過性と生体適合性を有するが機械的強度が低く，薄くすると脆弱になることが欠点である。

多孔質膜

　膜に0.03～0.07μmの多数の微細孔をもち，これを介してガス交換が行われるため高いガス交換性を有する。材質はポリプロピレンが多く用いられる。また製造コストが低いため現在は人工肺としてもっとも多く使用されている。

　数時間では問題ないが，長期間使用する場合には膜の疎水性が失われ微細孔から血漿の漏出を起こすことがある（wet lung）。この場合，ガス交換能は著しく低下するため人工肺の交換を考慮しなければならない。また，膜（血液側）に陰圧がかかると，ガスが交換膜を直接通り抜け気泡が発生するため注意が必要である。

複合膜，非対称膜

　複合膜はシリコン膜と多孔質膜の欠点を補い，双方の長所を生かすために考案された透過膜である。多孔質膜の微細孔にシリコンを充填したもの，多孔質膜の片面に均質膜を張ったものなどがある。

　非対称膜は同一素材を用いて緻密層と多孔質層からなるものがある。材質はポリメチルペンテンを用いたものが使用されている。

◆貯血槽(リザーバー)

貯血槽には静脈貯血槽と心腔内貯血槽がある。最近の製品は,静脈貯血槽に心腔内貯血槽が内蔵されており,下部に人工肺が取り付けられた一体型膜型人工肺(図7)が多く使用されている。

静脈貯血槽(静脈リザーバー)

生体より脱血された血液を貯め,循環血液量の調整や気泡除去を行う。静脈貯血槽にはソフト(シート)型と,ハードシェル型がある。

ソフト型は袋状になっており外気と接触しない(大気解放になっていない)ので,閉鎖式体外循環回路を用いる場合に使用される。

ハードシェル型は硬い強靱な外郭をもち,基本的に内部が大気解放になっている。通常の体外循環回路にはこちらを用いる。貯血槽を密閉し陰圧をかけることができるので,陰圧吸引補助脱血を行うことも可能である。この際,槽内が陽圧にならないように安全策として陽圧防止弁を取り付ける必要がある。

心腔内貯血槽(カーディオトミーリザーバー)

術野から吸引された血液中の凝集塊や組織片,空気などを除去する目的に使用する。フィルターが内蔵されており,約20〜40μmのメッシュが使用されている。最近の製品のほとんどは静脈リザーバーに内蔵されている。

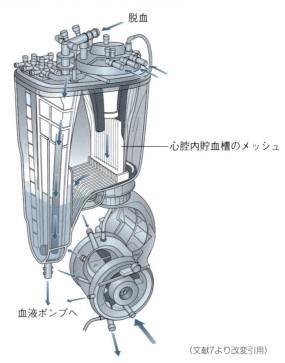

図7 一体型膜型人工肺(貯血槽,熱交換器内蔵型)

(文献7より改変引用)

◆熱交換器

人工心肺中の体温維持や冷却加温などの温度管理を行う装置。温度管理は術式や施設によって異なる。

大血管手術では循環停止や脳分離，逆行性脳灌流といった特殊な方法を用いることがあるが，この場合生体の酸素消費量を抑制し臓器保護を行う目的で低体温を併用する。

熱交換器はステンレス製で，冷温水槽から冷却水あるいは温水が送水ポンプで送り込まれる。

最近の熱交換器は人工肺に内蔵されたものがほとんどである。

◆動脈フィルター（図8）

送血される血液（動脈血）中の微小な気泡および血液凝集塊などを除去する。送血フィルターともよばれる。フィルターのサイズは20～40µmで送血回路に設置する。最近は人工肺に内蔵された製品が販売されている。

◆血液回路

脱血回路，送血回路，吸引回路，ベント回路，血液濃縮（除水）回路，心筋保護液回路などがある。素材はポリ塩化ビニル製が一般的である。用途によってチューブサイズや長さが異なり，施設ごとのオリジナル回路を使用する。施設によっては希釈率を考慮しS，M，Lなど容量の異なる回路を作成し，患者の体格に合わせた回路を選択することもある。

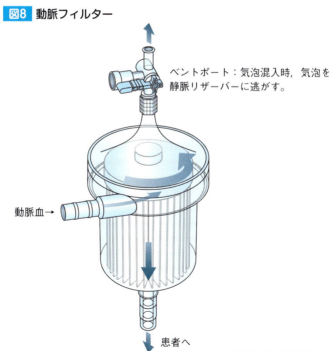

図8 動脈フィルター

ベントポート：気泡混入時，気泡を静脈リザーバーに逃がす。

動脈血→

患者へ

（文献8より改変引用）

最近はあらかじめメーカー工場で静脈リザーバー，遠心ポンプ，人工肺などが組み立てられたプレコネクト回路が多く使用されてきている。これにより人工心肺回路の作成準備時間は大幅に短縮できるため緊急時などは有用である。

脱血回路

生体から脱血された血液を静脈血貯血槽に導くための回路。成人症例では主に10mmまたは12mmのサイズが用いられる。脱血回路には，静脈血酸素飽和度（**SvO$_2$**）[1]を測定するセンサーが組み込まれていることが多い。人工心肺操作中の循環血液量の調整は，オクルーダー（閉鎖栓）や鉗子で脱血回路のチューブを開閉させて行う。

送血回路

酸素加と温度調整された血液を生体に送り出すための回路。成人症例では主に10mmチューブが用いられることが一般的である。遠心ポンプを使用する場合は，送血回路に流量計が取り付けられる。送血圧を測定するための枝も設けられている。

また，脱血回路と送血回路の間には再循環回路（シャント回路）が設けられている。普段は鉗子を噛んで使用することはないが，逆行性脳灌流（**RCP**）[2]を行う際はこの再循環回路を利用する。

吸引回路

サクションやサッカー回路などともよばれる。チューブ先端に吸引管が付けられており，術野での出血を吸引し無血野を確保する。主に6mmチューブが使用され，ローラーポンプで操作するのが一般的である。

ベント回路

心臓の過伸展，心臓内の気泡除去，部分体外循環時における左室前負荷の軽減などを目的に左心系に使用する。挿入部位は右上肺静脈，大動脈基部，左室心尖部，肺動脈がある。

ベントの方式はポンプベントと落差ベントがある。ポンプベントはローラーポンプを用いるため吸引量の調整や気泡除去が比較的容易である。落差ベントはポンプを用いないため流量の調整ができないが，過度の陰圧になる危険がない。落差ベントは主に大動脈基部（ルートベント）に用いられる。

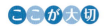

ベント回路は左心系に接続されているため，逆流により空気を送ることは許されない。そのため逆流防止弁を回路に組み込む必要がある。

血液濃縮回路(除水回路)

体外循環には血液希釈を併用するが,あまり高度になりすぎると酸素運搬能の低下や,それに伴う代謝性アシドーシス,血液膠質浸透圧の低下,毛細血管透過性亢進,全身浮腫などさまざまな副作用が出現する。

血液希釈と循環血液量のコントロールを行うため,血液濃縮器によって除水を行う。また,電解質バランスの補正を行う場合には,静脈リザーバーに大量の生理食塩水や血液濾過用補充液(サブラッド®など)を投与しつつ,大量除水をすることもある。

心筋保護液回路

心内修復を行う手術では心臓を止め,静止した状態を保つ必要がある。この際用いるのが心筋保護液回路である。

心筋保護液には電解質液のみを注入する晶質性心筋保護液と,晶質液と酸素加血を混合して用いる血液併用心筋保護液がある。

心筋保護の詳細については次章を参照されたい。

◆カニューレ

カニューレは人工心肺と生体との接点となる。

体外へ血液を導き出す脱血(静脈)カニューレ,酸素加された動脈血を送る送血(動脈)カニューレ,ベントカニューレ,吸引(サッカーカニューレ),心筋保護液注入カニューレ,脳送血カニューレなどがある。それぞれのカニューレには数種類のサイズがラインナップされている。

脱血カニューレや送血カニューレは,挿入部位により形状やサイズが異なる。また流量に合わせた適切なサイズを選ぶことが重要である。

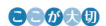

人工心肺が開始されてからのカニューレ変更は困難なため,事前に適切なサイズのカニューレを選択する。

◆各種安全装置

人工心肺の操作を安全に遂行するためには,各種の安全装置を設置する必要がある。これらの設置は日本体外循環技術医学会でも勧告されている。人工心肺装置の機種ごとに若干の違いはあるが,安全装置としての主な機能はおおむね同じである。

レベルセンサー

貯血槽が空になり空気を送り込む事故を未然に防ぐため,貯血槽に設置し血液面の低下を感知しアラームを鳴らす。また,送血ポンプの制御ができるセンサーである。

回路内圧計(圧力計)

送血圧の異常な上昇を検知しアラームを鳴らす。血液ポンプと連動し,異常高値の場合は回転数を制御する。送血回路のほかに,心筋保護液回路,脳送血回路にも設置する。

陰圧吸引補助脱血を行う場合は,脱血回路内もしくは貯血槽内の圧力も測定することが望まれる。

気泡検出器

気泡を感知するセンサーである。送血回路に設置する。圧力計と同じく心筋保護液回路，脳送血回路にも設置することが望ましい。

バッテリー

人工心肺中は停電時であっても操作を止めることはできない。そのため装置には必ずバッテリーを内蔵している。また，何かトラブルが起きポンプが停止した場合に備えて，手動で送血ポンプを回すことができるようにハンドクランクが装備されている。万が一のときに備え，日ごろからトラブルシューティングを行うことが望ましい。

（齊藤　建，吉田雅人）

▼略語一覧

① SvO₂：venous oxygen saturation；静脈血酸素飽和度
② RCP：retrograde cerebral perfusion；逆行性脳灌流

文献

1) 日本体外循環技術医学会編：教育セミナーテキスト，第23号，p1.
2) 渥美和彦：医工学治療機器マニュアル(2)-作用原理・操作・点検・保守-補助循環. 金原出版, 1992, p116.
3) 四津良平, ほか：人工心肺(CE技術シリーズ). 南江堂, 2015, p20.
4) 渥美和彦：医工学治療機器マニュアル(2)-作用原理・操作・点検・保守-補助循環. 金原出版, 1992, p118.
5) 黒澤博身, ほか編：麻酔科医に必要な人工心肺の知識. 真興交易医書出版部, 2003, p39.
6) 四津良平, ほか：人工心肺(CE技術シリーズ). 南江堂, 2015, p25.
7) 黒澤博身, ほか編：麻酔科医に必要な人工心肺の知識. 真興交易医書出版部, 2003, p41.
8) 上田裕一編：最新人工心肺(第四版)－理論と実際－. 名古屋大学出版会, 2011, p42.

3 術中⑤
心筋保護

安全に開心術を施行するために，心停止下の心筋細胞環境の破綻を防ぐ心筋保護法につき，その生理的機序と具体的方法につき概説する。

Point

1. 大動脈遮断時の虚血状態の心筋細胞内ではNaとCaイオンの蓄積が起こり，このような心筋細胞内の環境変化は，ミトコンドリアの機能不全の誘因となり，結果として心機能不全につながる。
2. 心筋虚血時の細胞内環境の変化を最小限に留め，再灌流時に機能的に破綻を起こさないようにするのが心筋保護の役割である。
3. 心筋保護においてもっとも大切なのは，心筋保護液を均一に心筋に灌流させることにより，ATPを最小限の消費に留めて迅速な心停止を得ることである。
4. 細胞外液型晶液性心筋保護液に血液を添加することで，心筋への酸素供給の増大や緩衝能力の向上，フリーラジカルによる組織障害の軽減などさまざまな心筋保護効果の向上が期待できる。
5. 手術の効果を最大限に得るためには，症例ごとの重症度や術式に応じた心筋保護法の選択が肝要である。

心筋保護の役割

大動脈遮断時の心停止下では，それでなくても酸素需要の多い臓器である心臓の筋肉への酸素供給がなくなるので，心筋の酸素需要がゼロにならない以上，そのままでは時間の経過とともに心筋が障害されていくであろうことは容易に想像がつく。この場合の心筋障害は，酸素供給がなくなることによる心筋虚血に伴う障害であるが，虚血時間が長くなると心筋細胞内環境が変化をきたし，大動脈遮断が解除され冠動脈へ再灌流が始まり，心筋への酸素供給が再開されると，さらに心筋が障害される再灌流障害のリスクが増す。

心筋への酸素供給が低下すると，TCA[1]回路を介したATP[2]生成が行われなくなるので，細胞内ATPは枯渇する。このため，細胞膜上のATPを介した能動的イオンポンプは停止する。細胞内はアシドーシスに傾き，水素イオンが増える。細胞内環境維持のためNa$^+$/H$^+$ exchangerによりH$^+$が細胞内から汲み出され，代わりにNaイオンが増える。この増えたNaイオンを排出すべくNa$^+$/Ca^{2+} exchangerの逆回転が起こり，細胞内Caイオンが増える。結果として虚血心筋細胞内にはNaとCaイオンの蓄積が起こる（図1）。

図1 虚血心筋細胞内電解質変化

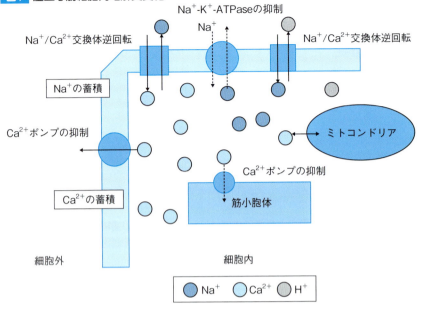

　このような心筋細胞内環境の変化は，ミトコンドリアの機能停止，脂質代謝の停止，蛋白合成分解の障害を引き起こし，この結果，心筋拘縮が惹起される。この後細胞融解が進行し，細胞内溶質が細胞外に漏出して心筋細胞は完全に破壊され壊死状態となる。

　一時的な心筋虚血の後に再灌流すると，虚血時よりも形態的に広範囲に重篤な心筋障害を生じる場合がある。軽症なものはmyocardial stunning（心筋気絶状態）を引き起こすが，重症になると心室細動から心筋拘縮を起こし，いわゆる"stone heart"といわれる状態となる。

　長時間の心筋虚血後の再灌流時においては，前述のごとく細胞内のCaイオンの蓄積が激増しており，かかる状況下での再灌流はcalcium paradox[1]による心筋障害が容易に惹起されうる。

　calcium paradoxとは，心筋の収縮にはCaが必要であるにもかかわらず，Caを含まない液で心筋を灌流後にCaを含む液で再灌流すると，ミトコンドリアにCaが大量に取り込まれ心筋細胞の急激な膨化，破綻を起こし心筋拘縮を惹起するものをいう。

　このような細胞内Caの過負荷にフリーラジカル産生，蛋白分解酵素の活性化，さらに血管平滑筋と冠血管内皮細胞障害に伴う冠血流の減少（no reflow現象）が相まって再灌流障害が生じると考えられている。

　要するに，心筋細胞は虚血やその後の再灌流によりATP減少，Ca過負荷，フリーラジカル過剰産生などが主要因となって，可逆，不可逆的な障害を受ける。この障害を防ぐため，心筋虚血時の細胞内環境の変化を最小限に留め，再灌流時に機能的に破綻をきたさないようにするのが，心筋保護の役割である。

心筋保護を効果的に行うための要件

心筋保護法は前述のごとく虚血心筋障害をいかに防ぐかに帰結するが，Buckbergらは1987年に心筋保護を効果的に行うために表1に示した6つの要件を提唱している[2~4]。このうち表1の①，②は心筋の酸素消費を抑えることを目的とした処置である。

図2に100grの心筋組織が1分間に必要とする酸素の量を，心臓の状態別に示した[5]。この図から心臓の拍動を止めることによって，90％の酸素需要の節約が可能であるが，20℃の心筋を10℃まで冷却しても，さらに5％程度の節約にしかならないことがわかる。よって表1の①，②の2つの条件のうちでも特に重要なのは①の迅速な心停止である。

心停止に際しては，なるべく早くATPを浪費せずに心停止し，ATP需要を急速に低下させ，虚血下の心筋収縮拡張によるATPの枯渇を避ける必要がある。カリウム，マグネシウム，プロカイン，低カルシウム溶液のいずれかを冠動脈に迅速に注入し，図3に示した

表1　心筋保護を効果的に行うための6つの要件

① 迅速な心停止：心停止までに消費されるATPを最小限にする
② 低温維持：心筋内ATPの分解を可及的に遅らせる
③ ATP産生のための基質の供給：好気性代謝維持のための酸素供給
④ 適切なpHを保つ
⑤ 細胞膜の安定化
⑥ 心筋浮腫の回避

（文献2~4より改変引用）

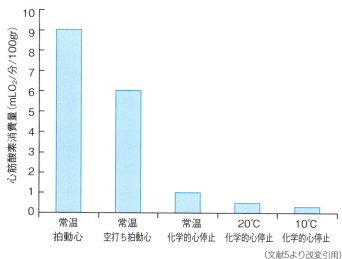

図2　心臓の状態，温度と心筋酸素消費量

（文献5より改変引用）

ような心筋細胞の脱分極のいずれかのphaseをブロックすることで，脱分極を起こさないようにすれば心停止が得られるが，高カリウムの心筋保護液を注入して心停止とするのが一般的である．

　高濃度カリウムの注入によって，膜電位を徐々に上昇させ，細胞膜上のNaチャンネルを連続的に開放，不活性化させるとともに，再分極を抑制することにより心停止が起こる．心停止を得るために必要なカリウム濃度は15〜30mEq程度で，30mEq以上の濃度は必要ない．また維持目的であればカリウム濃度は8〜10mEq/Lまで減らすことができる．現在汎用されている晶液性心筋保護液は，細胞内外の電解質イオン組成を基本に，速やかな心停止を得るためにカリウム濃度を調整したものである．イオン組成により細胞内液組成タイプと細胞外液性組成タイプに大別される（表2）．それぞれの特徴を表3に示す．

　通常の心臓手術時の心筋温では，Na-Ca交換機構が細胞外へのCaの汲み出しを担っているので，細胞内液組成タイプの心筋保護液は細胞外Naが少なくなり，前述したように心筋虚血時に細胞内に蓄積されるCaの排出が滞り，さらに細胞内にCa貯留する懸念があり，これは再灌流時に不利となる．また血液添加によりNa組成が変わり細胞外液組成に近くなるため細胞内液組成タイプの心筋保護液は，血液添加心筋保護液（blood cardioplegia）としては不向きである．

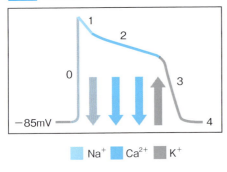

図3 心筋細胞の脱分極

- 細胞外高K
  膜電位が−50mvになる
  →INaのNaチャネル（電位依存性）を抑制
  pacemaker cellのphase 4からの脱分極を抑制
- 細胞外低Na
  INaが生じない（静止電位を保つ）
- 細胞外低Ca
  細胞内Caの減少により筋小胞体からのCa放出が起きない
- 細胞外高Mg
  Mg-Ca拮抗作用による筋収縮の抑制（活動電位の短縮，刺激伝導性の減少も）
  付加理由：虚血による細胞内MgとKの損失防止

表2 晶液性心筋保護液組成の比較

	細胞内液型 （Bretschneider液）	細胞外液型 （St.Thomas 2液）
Na(mM)	12.0	110
K(mM)	10	16
Ca(mM)	0	1.2
Mg(mM)	2	16

表3 細胞内液型と細胞外液型

細胞内液型	細胞外液型
Naは少量, Caはほぼ0 機序：高Kと細胞内Na枯渇	Naは正常, 低Ca, 高Mg 機序：高K（と高Mg）
【利点】 ・心筋の浮腫を抑える ・エネルギー消費をより減少させる ・添加剤，浸透圧調整に余地 ・心筋の興奮を抑える（保護），Na-Kポンプの負荷を取る ・虚血が誘発するCa流入を制限	【利点】 ・組織と容易に平衡状態 ・追加投与時に膜間のイオンバランスがほとんど変わらない ・機序などの理論的根拠が明確
【欠点】 ・再灌流時にCa paradoxが起きる可能性 ・細胞内にCa貯留の懸念 ・血液添加には不向き	【欠点】 ・非冠動脈性側副血流に洗い流されやすい ・細胞内液型よりも多量を要する

血液添加心筋保護液

表1の心筋保護を効果的に行う要件の③〜⑥は，心筋保護液の組成を考えることで対処可能な問題である。

心筋保護液には，電解質のほかに細胞障害を抑止するために種々の保護物質が付加されているが，もっとも効果的な添加物は血液である。血液を添加することでヘモグロビンによる酸素運搬能が利用できるとともに緩衝能力，微小循環の維持，フリーラジカルによる組織障害の軽減，膠質浸透圧維持などの効果が加わり，優れた心筋保護効果が得られる[6]。一方で，低温化でのヘモグロビンによる酸素供給能低下を懸念する向きもあった。

常温において，ヘモグロビンはもっとも有効な酸素運搬システムであるが，低温下では酸素–ヘモグロビン解離曲線が左方に偏移し，末梢組織での酸素供与効率は低下する。すなわち，末梢組織の温度が20℃であればヘモグロビンは，酸素含量の50％（つまり1/2）の酸素しか遊離させず，これが10℃まで低下すると，組織における酸素の遊離は37〜38％（約1/3）まで低下する。一方で酸素加した晶液心筋保護液では，いかなる温度でもほぼすべての酸素を遊離させる。これらの事実を考慮すると，血液心筋保護液は低温下では必ずしも有効な酸素運搬能はなく，十分に酸素加を行った晶液心筋保護液と同等でしかないのではないかという疑問が存在する。

Buckbergらはこの疑問に対し，大動脈遮断中は4℃の血液であっても，酸素の取り込みは基礎的な酸素需要の10倍を超えており，明らかに十分な酸素が供与されているとして反証している。実際常用される心筋温下では，血液添加心筋保護液によりヘモグロビン結合酸素が心筋に取り込まれていることは確かであり，軽い心筋のアシドーシスが生じたために，酸素ヘモグロビン解離曲線が右に偏移していることも関与していると考えられるが，低体温によるヘモグロビンの酸素解離の低下が問題となることはないと考える。

しかしながら，10℃以下の血液添加心筋保護液では，晶液性心筋保護液との比較で術後心筋梗塞や心房細動などの合併症や死亡率に有意差を認めなかった[7,8]，という報告も多く，血液添加心筋保護液の温度による比較でも，低温の場合のほうが術後心筋梗塞の発生率が有意に高い[9,10]ので，あまりに低温（10℃以下）の血液添加心筋保護液使用は避けたほうがよいと考える。

Guruら[11]は，これまでの多施設臨床試験の結果を検討し，低心拍出量症候群の発生および術後のCK-MB❸の上昇が有意に少ないことから，血液添加心筋保護液の優位性を報告している。

またJacobら[12]は50症例以上の多施設臨床試験を検討し，血液添加心筋保護液が過半数の臨床試験で臨床的，あるいは酵素活性の点から優位だったとし，一方，晶液性心筋保護液の優位性を認めた臨床試験はなかったと報告している。

実際わが国では，晶液性心筋保護液単独で心筋保護を行っている施設は少なくなってきているのが現状である。

逆行性心筋保護法（retrograde cardioplegia）

心筋保護においては，どのような心筋保護液を使用するかも重要であるが，いかに均一に心筋保護液を心筋に灌流させ，心筋温度を一定に保つかも，同様に心筋保護効果を左右する問題である。

一般的には心筋保護液は，大動脈基部に挿入したルートカニューレや，大動脈切開後冠動脈口より専用のカニューレを用いて注入される順行性心筋保護法にて灌流される。しかしながら，大動脈弁閉鎖不全や冠動脈狭窄がある場合は，必要な心筋保護液量が冠動脈に灌流されなかったり，健常な冠動脈領域にのみ灌流されて，心筋保護液が均等にいきわたらないなどの不具合が生じる。

このような不具合を解消できるのが逆行性心筋保護法である。これは，冠静脈洞に専用のカニューレを挿入して，逆行性に心筋保護液を注入する方法であり，特に順行性に注入が困難な左主幹部病変や，狭窄の強い冠動脈疾患，狭小弁輪の大動脈疾患，上行大動脈瘤などで有効である。ただし右室の静脈系が冠静脈洞近位部に戻ってくるため，右室の保護が困難なことや，venovenous shuntの存在，Thebesian静脈による心室内への流出により，心筋への心筋保護液の灌流不均衡が起こる可能性がある，などの欠点もある。

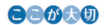

いずれにしても，心筋血流の解剖をよく理解したうえで心筋保護計画を考えることが肝要である。

図4に心筋血流のシェーマ[13]を示すが，冠動脈の血流の一部は，arterio-sinusoidal channels，およびThebesian静脈によって心室腔内へシャントされる。毛細血管床を通過しないと，心筋細胞へ心筋保護液は到達せず，逆行性に心筋保護液を流した場合，その45％が毛細血管床手前のThebesian静脈を介して，心室へシャントされるとの報告もある[13]。

図4 心筋血流のシェーマ

逆行性冠灌流では解剖学的理由で注入量の2割程度しか冠動脈口に到達しない。

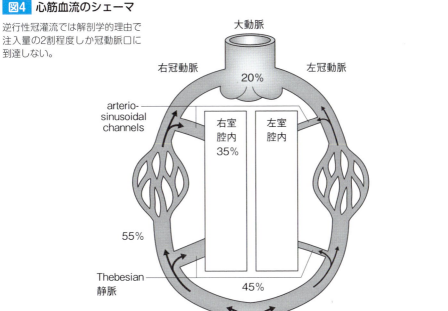

(文献13より改変引用)

したがって，至適灌流量の設定は困難であり，逆行性心筋保護法単独での心筋保護よりも，順行性心筋保護法との併用で，より安全な心筋保護効果が得られると考える[14]。

心筋保護に際し考慮すべき諸問題

さて，心停止後心筋保護維持のためには，間欠的に，あるいは症例によっては連続的に心筋保護液の追加投与を行う必要がある。心筋は冠動脈からの血流のみで灌流されているわけではなく，心外膜を介した複数の側副血行が存在する。その発達の程度には個人差があるにせよ，初回投与された心筋保護液を流し去るには十分な血流が存在する。またこの側副血行によって心筋温が上昇する。

以上の理由により，心臓が動き出さなくても一定間隔で心筋保護液を追加することで，安定した心停止下の細胞環境を維持する必要がある。低温下では心臓の電気的活動は弱まるので，2回目以降の心筋保護液の組成ではK濃度を下げることが可能で，また心筋保護液の注入量も減らすことができる。

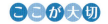

症例ごとに疾患の重症度や術式に応じて，順行性，逆行性心筋保護法の組み合わせ方や投与間隔，心筋保護液の組成や温度を検討することが肝要である。

（古梶清和）

▼略語一覧

① TCA：tricarboxylic acid；トリカルボン酸
② ATP：adenosine triphosphate；アデノシン三リン酸
③ CK-MB：creatine kinase-MB；心筋型クレアチンキナーゼ

文献

1) Jynge P, et al：Myocardial protection during ischemic arrest. A possible hazard with caicium-free cardioplegic infusates. J Thorac Cardiovasc Surg 73：846-855, 1977.
2) Buckberg GD, et al：Advantages of blood cardioplegic solutions. Ann Chir Gynaecol 76：30-38, 1987.
3) Buckberg GD：Strategies and logic of cardioplegic delivery to prevent, avoid, and reverse ischemic and reperfusion damage. J Thorac Cardiovasc Surg 93：127-139, 1987.
4) Buckberg GD：Recent progress in myocardial protection during cardiac operations. Cardiovasc Clin 17：291-319, 1987.
5) 阿部稔雄：心筋保護法の問題点とその対策. 総合臨床 43：2717, 1991.
6) Follette DM, et al：Advantages of blood cardioplegia over continuous coronary perfusion of intermittent ischemia：Experimental and clinical study. J Thorac Cardiovasc Surg 76：604-619,1978.
7) Øvrum E, et al：Cold blood cardioplegia versus cold crystalloid cardioplegia：a prospective randomized study of 1440 patients undergoing coronary artery bypass grafting. J Thorac Cardiovasc Surg 128：860-865, 2004.
8) Hendrikx M, et al：Release of cardiac troponin I in antegrade crystalloid versus cold blood cardioplegia. J Thorac Cardiovasc Surg 118：452-459, 1999.
9) Mallidi HR, et al：The short-term and long-term effects of warm or tepid cardioplegia. J Thorac Cardiovasc Surg 125：711-720, 2003.
10) Fremes SE, et al：Late results of the Warm Heart Trial：the influence of nonfatal cardiac events on late survival. Circulation 102(19 Suppl 3)：III339-345, 2000.
11) Guru V, et al：Is blood superior to crystalloid cardioplegia? A meta-analysis of randomized clinical trials. Circulation 114(1 Suppl)：I331-338, 2006.
12) Jacob S, et al：Is blood cardioplegia superior to crystalloid cardioplegia? Interact Cardiovasc Thorac Surg 7：491-498, 2008.
13) Ardehali A, et al：Ventricular effluent of retrograde cardioplegia in human hearts has traversed capillary beds. Ann Thorac Surg 60：78-82；discussion 82-83, 1995.
14) Drinkwater DC, et al：A new simplified method of optimizing cardioplegic delivery without right heart isolation. Antegrade/retrograde blood cardioplegia. J Thorac Cardiovasc Surg 100：56-64, 1990.

4 術後早期①-1
術後管理(ICU)

心臓血管術後ICUでの管理の最終目標は，患者状態を安定させ，一般床へ移動できる状態にすることである．心臓血管外科の術後はsurgical siteやドレーンの管理，全身管理のみならず社会的，倫理的な配慮も必要である．近年では90歳代の超高齢者，長期透析症例，担癌状態，外傷による大動脈損傷などのハイリスク症例から，診断技術の発達により早期手術の適応となった若年の低リスク症例まで，患者背景も非常に多様である．また最近では，経皮経カテーテル大動脈弁留置術，低侵襲心臓手術(**MICS**)❶も普及しつつあるため，症例ごとの多様性の増加とともに，術後管理の適切なパラメータも多様性を増し，術後管理はますます複雑化しつつある．本項では心臓血管外科術直後の一般的な注意点，pitfallについて紹介する．

Point

1. ICUでの術後管理は，一般床への移動可能となるレベルまで全身状態を安定化させることが最終目的である．
2. 心臓血管外科術後患者の背景は非常に多彩であり，ICUでの管理の標準化は非常に困難である．
3. しかしながらICU管理での一般的なパラメータの基準は存在するため，その熟知は不可欠である．
4. 施設によって直接の管理を行うスタッフ，職種はさまざまである．また1人のスタッフが1人の患者をICU退室まで連続して管理することは困難であり，スタッフ間の情報伝達が非常に重要となる．

循環管理

　循環管理の目的は各種臓器の酸素需給，代謝のバランスを維持でき，各臓器が適切に機能できるよう維持することである．循環動態はICU入室直後からICU退室時までの間に心機能と体液分布の変化によりダイナミックに変化する．
　そのため適切な輸液，一時的にはカテコラミンを中心とした連続的な管理が必要である．手術室から患者が退室しICUへ入室する際には，ICUのスタッフは手術に参加したスタッフの申し送りを基にして，循環動態の指標の目安を決定する必要がある．

◆輸液管理について

　心臓，大血管の術後循環管理において中心となるのは輸液管理である．輸液管理とは循環血漿量の調節であり，前負荷の調節である．患者にとって適切な循環血漿量の範囲を逸脱し過少になった場合には低拍出状態となり，過剰となった場合にはうっ血性の心不全，肺うっ血となる．よって前負荷を患者が許容できうる範囲に調節するイメージをもって，目の前の患者の循環血漿量が許容範囲内のdry sideであるかwet sideであるかを，循環の指標から判断し調節を行うことが重要となってくる．また輸液への反応性をみる輸液負荷試験という方法もあるが，過剰輸液のリスクもあり，実際に行うには十分な注意を要する．

◆循環の指標について

血圧，心拍数について

　心臓，大血管の術後の至適血圧は症例ごとにさまざまである．心室中隔穿孔術後，僧帽弁術後，大動脈切開後，組織の脆弱な患者は一般的に低めの血圧がよいとされており，術前高血圧の患者，腎機能低下症例などにおいては高めの血圧が望ましいとされている．また血圧自体は体血管抵抗（SVR）[2]により変動するため，術後の時間経過によって容易に変動する．しかしながら術直後の低血圧は前負荷不足を示唆する重要な指標となりうる．

　また平均血圧は脊髄灌流維持の指標となることが知られており，下行大動脈置換，胸部大動脈ステントグラフトなどにおいては重要な指標となる．

　術直後の心拍数は手術侵襲，患者の意識レベル，術式，薬剤などにより多彩な修飾を受けるため，単独では前負荷の指標となりにくい．しかしながら心拍出量に対して大きな影響をもつパラメータであり，人工心肺使用後は徐脈になることがあり，適切な心拍数をペーシングで維持する必要があることが多い．適切な心拍数は個々の症例によって異なるものの，拡張障害を有する症例においては過剰な頻脈はかえって有害なこともあるので注意が必要である．

組織酸素化の指標

　混合静脈血酸素飽和度，中心静脈血酸素飽和度：組織の酸素化の指標としては非常に鋭敏で有用な指標である．これらが低下した場合には，前負荷不足であることが多いが，肺うっ血でも低下するため注意が必要である．

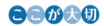

> 透析患者では透析用のシャントにより値が上昇するため，循環不全を示す鋭敏な指標とならないことが多く，注意が必要である．

　乳酸値：組織の酸素代謝の指標として非常に有用であるが，末梢送血を行った場合や術後は，末梢血管の拡張とともに一過性の高値を示すことが多く，対処を必要とする有意な異常であるかどうかを総合的に判断する必要がある．

代表的な各種パラメータ

　心拍出量（CO）[3]，心係数（CI）[4]：肺動脈カテーテル，動脈圧波形から計測される．これらの値は心臓大血管術後には，心停止や手術侵襲による心機能の低下により一過性に低値を示すことが多い．しかしながら，前述の酸素化の指標の評価が問題なければ，輸液の追加やカテコラミンの使用はしなくてもよいことが多い．よってCI，COの是正のための輸液，

カテコラミンの使用は十分に吟味する必要がある。

中心静脈圧(CVP)❺, 肺動脈楔入圧(PAWP)❻：CVPは右室，PAWPは左室の前負荷を示す指標として知られている．しかし，患者それぞれの心室の拡張能に個人差があるため，このパラメータのみで心室への前負荷の過不足を一概に判断することはできない．しかしながら重要な判断材料の1つであり，特に僧帽弁術後などでは術前の値との比較によって術後循環動態を把握するための手がかりとなりうる．

尿量
腎性，腎後性の腎不全がなければ，腎血流量を反映する指標となり，十分な心拍出量が得られているかのよい指標となる．ただし人工心肺直後，全身性の炎症，利尿薬，refillingなどによって，尿量が大きく変化するため，その他の指標と併せて循環動態の評価を行うべきである．

◆画像検査および身体所見
超音波検査
術直後には人工心肺の影響，内因性，外因性のカテコラミンなどの心機能への修飾因子が多く，また経胸壁心エコー法では胸骨下，心嚢ドレーンなどによりpoor studyとなることもあるため，正確な循環血漿量の評価は困難なことがある．しかしながら，心機能の評価においては有力な判断材料となるため，血行動態が不安定な場合には常に念頭に置くべき検査であり，場合によっては経食道心エコー法も考慮すべきである．

胸部単純X線写真
肺野の所見，心胸郭比の経時的な変化をみることができるため，循環動態の指標となりうるが，撮影の条件により大きな影響を受けることが多いため，ほかの指標と総合的に判断する必要がある．しかし術後胸水貯留，気胸，縦隔出血など，あらゆる術後合併症の指標ともなりうるため，術直後は器具，ガーゼ遺残，挿入物の位置のチェックの目的も兼ねて撮影することが望ましい．

術後心電図
術後心電図の評価は必須である．開心術では常に冠動脈損傷のリスクがある．術式別の代表的なものでは冠動脈バイパスではグラフトのねじれ，攣縮(特に橈骨動脈グラフト)，大動脈弁置換術，基部置換または形成術では冠動脈のねじれ，入口部の閉塞，僧帽弁手術では人工弁，弁形成リング縫着時の回旋枝損傷などが代表的である．よってICU入室時には，ルーチンで12誘導心電図を記録することは必須であり，循環動態に異変が生じた場合，心エコー図と併せて評価することにより，診断の大きな手がかりとなりうる．

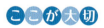

> 開心術後の心電図は，経時的に急性心膜炎様の変化(ST segment elevation, PR depressionなど)を起こすことが知られており注意が必要である．

身体所見
末梢冷感などの循環不全を示唆する身体所見は，術後には修飾因子が多いため，必ずしも鋭敏な指標とはいえないが，その他の指標と併せて判断する際には，重要な所見の1つとなることがある．また聴診は術後気胸，肺うっ血の指標となりうることがある．

術後縦隔出血

術後縦隔出血の頻度は心臓，大血管手術後の1～3％で起こるとされている。縦隔出血がある場合には，血液循環量の減少，出血による凝固障害の増悪を招くだけでなく，縦隔内に貯留し凝血塊となり，それが十分にドレナージされなければ心タンポナーデとなり，拡張障害，静脈の還流障害を惹起し循環不全を招くため，合併症発生率，死亡率の上昇につながることが知られている。

◆縦隔出血を起こしやすいタイミング

出血を起こしやすいタイミングとしては，①気管内サクション，覚醒に伴うバッキング，②血圧上昇時，③不穏に伴う体動時，④心外膜ペーシングリードの抜去時，⑤抗凝固薬の投与開始時，などがあり，これらのタイミングでは，出血に対する注意が必要であり，ドレーンからの排液の量，性状をチェックしておく必要がある。しかしながら，心外膜ペーシングリードの抜去時には，ドレーンが抜去されていることもあるため一層の注意が必要となる。

また弁置換，弁形成術後に未分画ヘパリンを持続で使用する際には採血を行い，活性化部分トロンボプラスチン時間（APTT）❼をモニターしつつ投与量を決定する必要がある。

◆縦隔出血の危険因子

2011年にVuylstekeらにより「Papworth Bleeding Risk Score」が報告された。それによるとリスク因子としての評価項目として挙げられているのは，①準緊急，緊急手術，②冠動脈バイパスまたは単弁置換以外の心臓大血管手術，③大動脈弁疾患，④BMI低値，⑤75歳以上，などである。また，その他の文献による術後縦隔出血のリスク因子としては，表1のものが知られている。

> **ここが大切**
>
> 経皮的冠動脈インターベンション（PCI）❽から冠動脈バイパス術（CABG）❾へ緊急でコンバートする場合には，抗血小板薬がPCI前にloadingされているため，薬剤の半減期をしっかりと把握し，出血のリスクを評価し，手術に臨む必要がある。

表1 術後縦隔出血のリスク因子

術前因子	男性，糖尿病，左室機能不全，フィブリノゲン低値，トロンビン産生能低下，低血小板数，血小板機能低下，左室機能不全
術中因子	術者，3枝以上のCABG，左内胸動脈の使用，手術時間，大動脈遮断時間，人工心肺時間，術中低体温
術後因子	フィブリノゲン低値，代謝性アシドーシス

◆縦隔出血の診断
ドレーン
　縦隔出血の診断は，ドレーン排液の性状，量が大きな診断の手がかりとなる．ICU入室直後には，胸骨表面や骨髄からの静脈性出血が，胸骨下ドレーンから認められる場合があるが，多くの場合，凝固能の補正，血小板の輸血で改善を認める．また体位変換，ベッド移動などのときに短時間で排液がドレナージされることがある．手術時の洗浄水や，時間経過により貯留した排液が，体位変換により移動し排出されたためで，多くの場合は問題とはならないことが多い．しかし前述のように体位変換，バッキングをきっかけとして縦隔出血を起こすことがあるため，ドレーンを注意深く観察することが重要である．また縦隔出血を疑った際には，ドレーンの排液の性状，量を注意深く観察する必要がある．バイタル異常の出現に伴うドレーン排液の急激な増加は出血を疑うべきであるが，急激に減少した場合には，ドレーンの閉塞をまず疑うべきである．ドレーン排液が少ない場合でも縦隔，心嚢内のドレナージが効いておらず，循環不全の原因となることがある．また内胸動脈採取時，正中切開での全弓部置換の遠位側吻合時などには小開胸となり，縦隔から出血が胸腔内に流入し，血胸を惹起することがあるため，胸部単純X線写真や心エコー図を併用して心嚢内，縦隔内だけでなく胸腔にも液体貯留がないことを確認すべきである．

　ドレーンが閉塞するおそれのあるときにはストリッピング，ミルキング，タッピングなどの手技があるが，ストリッピングを行った場合，それにより-400H₂Ocmの陰圧がかかるとの報告もあり，ドレーン周囲の組織障害を惹起するおそれがあるため，同様の手技はドレーン閉塞のおそれがある場合のみに慎重に行うべきである．

　再開胸の基準となるドレーン排液量は，複数の報告があるものの，おおよその範囲は術後最初の1時間で400～500mL/時，最初の2時間で300～400mL/時，最初の3時間で200～300mL/時が継続する場合という報告があるが，体格のよる個人差もあり，ドレーンでドレナージできていない心タンポナーデがある場合などは，再開胸を躊躇すべきではないため，各施設で再開胸の基準を設定し，適切な判断の助けとすべきである．

循環動態への影響
　縦隔出血により循環血漿量の減少と，心タンポナーデが惹起されるため，再開胸，心嚢ドレナージの判断にはその評価は必須である．心タンポナーデとなった際には低血圧，頻脈，尿量低下，CVP上昇，cardiac output（CO）の減少，末梢冷感などが出現する．また心タンポナーデは術後数日が経過し，一般床へ移動した後にも出現することがある．その場合には血圧低下，尿量低下，食思不振，倦怠感などがみられることがあり，同様の所見がみられた際には，術後時間が経過していたとしても鑑別に挙げる必要がある．

◆画像検査
　縦隔出血に有用な代表的検査として心エコー図，胸部単純X線写真，CTがある．それぞれの特徴は以下のとおりである．

心エコー図
　経胸壁心エコー法は非侵襲的，ベッドサイドで簡便かつ迅速に行うことができる検査であり心尖部，前壁周囲を中心とした範囲に液体貯留がある場合には非常に有効な評価の手段となりうる．しかし，後壁に貯留した液体の評価は困難なことが多く，その他の所見と併せて評価することが必要である．またドレーン，創部のドレッシングによりプローブが

適切な位置にあてられず描出が不十分となることがある。また液体貯留がある場合，それが漿液性なのか，血性なのかを診断する一助にもなりうる。経胸壁心エコー法で描出が不十分な場合には，経食道心エコー法を考慮することもある。

胸部単純X線写真

　胸部単純X線写真もベッドサイドで行うことができる検査である。エコーに比べて液体貯留の局在診断には劣るものの，経時的変化を客観的に記録することができるため，出血の疑いがある場合には撮影を行い，術直後に撮影したものとの心胸郭比，肺野の胸水貯留を比較する。

胸部単純CT

　液体貯留について詳細な評価が可能であるが，血行動態が不安定な場合には移動，撮影にリスクを伴うことが多く，施行には判断を要する。しかし術後数時間〜数日経過した血行動態が比較的安定している場合には，有用な診断の材料となる。

◆治療

血小板製剤（PC）

　明確な投与基準はないものの，人工心肺使用時の周術期管理では厚生労働省の「血液製剤の使用指針」に基づくと，血小板数が3万/μL以下に減少している場合には投与の適応となる。しかしながら長時間の人工心肺使用症例，慢性腎不全，肝不全，心室破裂や大動脈破裂による出血や大動脈解離などによる術前ショック，術前に複数の抗血小板薬が投与されている症例においては，5〜10万/μLを目標に血小板の投与を行う。

凝固系の是正

　出血傾向を伴う凝固系の異常データを認めた場合，新鮮凍結血漿（**FFP**）[10]，プロタミンの投与を考慮する。APTTの延長を認めた場合には，まずヘパリンの残存や脂肪組織からの再放出が原因であることが多く，まずはプロタミンを投与する。それでもAPTTの遷延が改善しない場合には，FFPの投与を考慮する。

Stop it !

　プロタミン自体には抗凝固作用があるため過投与にならないよう注意する必要がある。

　PTが延長している場合にはFFPの投与を行う。また出血傾向がある場合に赤血球輸血，血小板輸血を行ったときは，希釈性の凝固障害を起こすことがあり，適宜凝固系の評価を行う必要がある。また凝固系の活性化にはCaイオンが必要であるため低カルシウムの適宜補正を行う。

赤血球製剤（PRBC）[11]

　出血傾向がある場合には，出血のために赤血球輸血が必要となることがあるだけでなく，FFP，PCの投与により希釈性の貧血をきたすことがある。PRBCには凝固因子，血小板は含まれていないため，必要最低限に留め，出血への対応を優先させる必要がある。

体温管理

開心術後は低体温となることが多いが，低体温は血小板機能障害，凝固障害の原因となるため，送風式加温ブランケット，人工呼吸器の加湿，加温器，輸液のラインの加温器を用いて復温に努める。

血圧管理

大動脈切開症例，大血管術後では特に高血圧が出血の原因となることが多いため，個々の症例に併せて許容しうる範囲で静注の降圧薬を用いて血圧をやや低めに維持する。

止血薬

トラネキサム酸：全身投与による止血効果が報告されている薬剤であるが，過量投与になると痙攣を惹起することが知られている。また頻度は低いものの心房細動，腎障害，塞栓症の原因となることも知られている。

カルバゾクロム：単独での使用においては止血に寄与するとの報告は乏しいが，トラネキサム酸との併用で止血に有効であるという報告は散見される。

アプロチニン：投与により止血効果による利益と塞栓症，腎不全，死亡率の上昇などの不利益があることが知られており，使用について議論のある薬剤である。

遺伝子組み換え活性型第Ⅶ因子製剤（ノボセブン®）：近年血友病以外への適用外使用が認められるようになってきており，術後出血に対し著効したとの報告があるものの，血栓塞栓症などの合併症が有意でないものの多く認められたとの報告もあるため，適応を慎重に考慮する必要がある。

呼気終末陽圧呼吸（PEEP）[12]

PEEPを高めに設定し，胸腔内圧を高めに維持することにより，出血量は減少するとされているが，直接的な効果がないとする報告もあり，確立したエビデンスはない。しかし，PEEPにより静脈還流が減少するため，循環動態に悪影響が及ばないように留意する必要がある。

中枢神経障害

心臓大血管手術時の中枢神経合併症は術中の人工心肺，脳灌流保護戦略，術式の工夫などにより発症を予防する努力がなされている。中枢神経系の合併症は大きく分けて脳卒中，認知機能障害，脊髄障害などがある。いずれの合併症も一度発生すれば，患者の転帰を悪化させ，日常生活動作（**ADL**）[13]の低下をきたすため，その対策は必須である。

◆脳卒中

脳卒中のほとんどは脳梗塞であり脳内出血はまれである。術式別の頻度ではCABG，単弁手術で約1～4％，CABG＋弁の合併手術，大血管手術で7～8％で脳卒中が発症するとされている。

発生機序

術中脳梗塞の主な原因としては，手術操作に伴う空気，血栓などによる塞栓症が原因である。術後脳梗塞の場合には主な原因として，心房細動による心原性塞栓と低灌流がある。術直後には全身炎症性反応や止血のために抗凝固薬を使用できないことなどによる過凝固状態のため，心原性脳梗塞が起こると考えられる。また低灌流状態が持続する場合には脳動脈の分水嶺が脳梗塞の好発部位となる。

診断

脳卒中の発症時期については，全身状態の不安定さ，術直後の挿入物，付属物の多さから画像診断を迅速に行うことができないこともあり，正確な評価には困難を伴うことが多い。文献によると約半数が術中，残りが術後に発症すると推測される。手術後意識障害の遷延や片麻痺，痙攣などが出現した際にはCTが選択されることが多い。

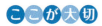

画像診断はあくまで臨床症状の裏付けの意味もあるが，脳ヘルニアをもたらすような広範囲脳梗塞の場合には，外減圧が必要となるため，撮影のタイミングを逸しないことも重要なポイントである。

予防と治療

術後脳梗塞の予防でも，心原性塞栓症予防のためには，手術部位の出血リスクとの兼ね合いを考慮し，抗凝固療法を行う。また低灌流予防の観点からは術前に高血圧，頭蓋内や頸動脈の狭窄病変の有無，年齢などの脳梗塞のリスク因子のある患者にはエビデンスはないものの，高めの血圧が好ましいと考えられる。

脳梗塞が発症した場合の薬物としては，『日本脳卒中治療ガイドライン』では発症48時間以内のアスピリン（バイアスピリン®）使用（グレードA），エダラボン（グレードB）の使用が推奨されている。全身管理としては循環の安定化，酸素化の維持，高血糖，高体温の予防によりペナンブラの灌流維持に努める。組織プラスミノゲン活性化因子（t-PA）[14]は，出血リスクのため禁忌とされている。今後は近年発達しつつある血管内治療も選択肢の1つとなる可能性がある。

◆認知機能障害

術後認知機能障害は手術によって発症する認知機能の障害である。発症頻度は退院時30〜60%，数カ月後には20〜40%とバラつきはあるものの，時間経過とともに改善を認めるものと考えられている。

◆脊髄障害

脊髄障害は胸部下行，胸腹部大動脈の手術時に発症する対麻痺が代表的である。対麻痺の原因としては，前脊髄動脈の低灌流が原因であり，その主要な供血源であるAdamkiewicz動脈を始めとする数本の肋間動脈からの灌流不全が原因とされ，再建を行うことが必要とされてきた。しかしながら最近ではcollateral network concept（CNC）[15]という脊髄灌流に関する新たな知見があり，肋間動脈，腰動脈に加え鎖骨下動脈，内腸骨動脈も重要な役割を担っているとされる。

対麻痺への対応

対麻痺のモニタリングは運動誘発電位（MEP）[16]や，患者が覚醒している場合には身体所見によって診断がつけられる。

周術期対麻痺への対応としては，①循環管理（十分な平均血圧，貧血の是正，心拍出量の維持），②spinal drainageの施行，③ナロキソンの使用（麻薬誘発性対麻痺の予防），などが挙げられる。

呼吸管理

心臓血管外科術後には胸郭に侵襲を加えること，循環動態に大きな変化が起こりうること，術後出血のリスクがあることなどから，抜管はICUで鎮静下に一定期間経過をみた後に行われることが多い。

◆術後呼吸器の初期設定

1回換気量(TV)：8〜10mL/kg
呼吸回数(RR)：8〜12回/分
吸気中酸素濃度(FiO_2)：100%
呼気終末陽圧呼吸(PEEP)：5cm H_2O
呼気吸気比(IE比)：1.2〜1.3

と，まずはサポートが十分な状態とする。ICU入室直後は動脈圧ラインがほとんどの場合挿入されているため，頻回(15〜30分おき)に血液ガス分析を行い，結果をみながら呼吸器設定の変更を行っていく。

◆ウィーニングに向けて

ウィーニング開始基準

まずは出血傾向がないこと，循環動態が安定していること，復温していることを確認し，鎮静を漸減していく。それに伴い，自発呼吸の状態を評価しながら，呼吸器によるサポートを下げていく。

ウィーニングの中止

ウィーニングに際し，鎮静を漸減した際には，覚醒による内因性カテコラミン，サイトカインの放出やシバリングなどにより，末梢血管抵抗の増加を惹起し，血圧上昇，酸素消費の増大を惹起しさまざまな変化を引き起こす。表2のような事象が認められた場合には，いったんウィーニングを中断し，出現した事象に対する対応を優先すべきである。

また不穏時には，鎮静の漸減が必要となる。患者の覚醒状態を客観的に評価するためRichmond Agitation Sedation Scale(RASS)(表3)を用いる。

fast track管理について

fast track管理とは，早期離床，ICU滞在時間，入院期間の短縮を目標とし，術後早期に抜管を行うことである。

表2 ウィーニング中断に至る事象

・高度の不穏による体動
・制御不能な血圧の上昇
・介入を必要とする血圧の低下
・明らかな不整脈の増悪
・呼吸回数の異常な増加
・CO_2の明らかな貯留やアシデミアの進行(50mmHg以上またはpH＜7.30)

表3 Richmond Agitation Sedation(RASS)Scale

+4	好戦的な	明らかに好戦的な，暴力的な，スタッフに対する差し迫った危険	―
+3	非常に興奮した	チューブ類またはカテーテル類を自己抜去；攻撃的な行動	―
+2	興奮した	頻繁な非意図的な運動，人工呼吸器ファイティング	―
+1	落ち着きのない	不安で絶えずそわそわしている，しかし動きは攻撃的でも活発でもない	―
0	意識清明な落ち着いている	―	―
−1	傾眠状態	完全に清明ではないが，呼びかけに10秒以上の開眼およびアイ・コンタクトで応答する	―
−2	軽い鎮静状態	呼びかけに10秒未満のアイ・コンタクトで応答	呼びかけ刺激
−3	中等度鎮静	状態呼びかけに動き，または開眼で応答するがアイ・コンタクトなし	呼びかけ刺激
−4	深い鎮静状態	呼びかけに無反応，しかし，身体刺激で動きまたは開眼	呼びかけ刺激
−5	昏睡	呼びかけにも身体刺激にも無反応	身体刺激

　早期抜管の利点としては，①人工呼吸に伴う呼吸関連のさまざまな合併症を回避できること，②対麻痺，痙攣などの脳障害発生を早期に発見できること，③人工呼吸のストレスに伴う循環動態への血圧上昇，不整脈，酸素消費増大などの悪影響が回避されることが期待される．

　問題点としては，①シバリング，疼痛への対応により一層の注意が必要なことがあり，その制御に難渋すると血圧上昇，不整脈，酸素消費の上昇を惹起しひいては心筋の虚血を誘発しうること，②鎮痛に麻薬性鎮痛薬が必要な場合には，呼吸抑制をきたす可能性があるため細心の注意が必要であること，③術後開胸止血術への対応が問題となること，などがある．

　そのためfast track管理を行う場合には，まず術前の患者評価（年齢，BMI，心機能，腎不全や肝不全の有無，脳血管障害の有無），術中麻酔の影響（麻酔法，麻酔時間，輸液・輸血量），手術の内容（術式，手術時間，体外循環時間，大動脈遮断時間，出血量）などを適切に評価したうえで行うことが必要であり，スタッフへのfast trackについての教育，早期抜管に適切な麻酔法の導入など多くの部門にまたがった協力体制が必要となる．

〈中西祐介〉

▼略語一覧

1. MICS：minimally invasive cardiac surgery；低侵襲心臓手術
2. SVR：systemic vascular resistance；体血管抵抗
3. CO：cardiac output；心拍出量
4. CI：cardiac index；心係数
5. CVP：central venous pressure；中心静脈圧
6. PAWP：pulmonary artery wedge pressure；肺動脈楔入圧
7. APTT：activated partial thromboplastin time；活性化部分トロンボプラスチン時間
8. PCI：percutaneous coronary intervention；経皮的冠動脈インターベンション
9. CABG：coronary artery bypass grafting；冠動脈バイパス術
10. FFP：fresh frozen plasma；新鮮凍結血漿
11. PRBC：packed red blood cell；赤血球製剤
12. PEEP：positive end-expiratory pressure；呼気終末陽圧(呼吸)
13. ADL：activities of daily living；日常生活動作
14. t-PA：tissue plasminogen activator；組織プラスミノゲン活性化因子
15. CNC：collateral network concept
16. MEP：motor-evoked potential；運動誘発電位

I 総論

4 術後早期①-2
術後管理(一般病棟)

　無事，術後急性期を乗り切った患者は集中治療室を退室し，一般病棟へとやってくる。集中治療室を退室したとはいえ，心臓手術後の患者はいくつかの合併症を起こしうる。このような合併症を予防し，またなんらかの合併症が発生した場合には，速やかに対処し，退院へと導かなければならない。患者がどのような状態で一般病棟へやってくるか，それは病院によって，あるいはそのときの病棟・集中治療室の混雑度によっても大きく違うであろう。

　多くの場合は，動脈ラインは抜去され，循環サポートはあっても，少量のカテコラミン程度ではないだろうか。集中治療室と比較し，各種薬剤の細かな調整は必要ない一方で，モニタリングの種類が減り，かぎられた情報で患者の状態を判断する必要が出てくる。一般病棟における，システムごとの評価と管理について述べる。

Point
1. モニタリング機器の少ないなかで患者の変化を早期に認識する。
2. 心臓手術後特有の合併症である，心タンポナーデ，縦隔炎を見逃さない。
3. 不要な挿入物は早期抜去を。
4. 必要症例ではβ遮断薬，ACE阻害薬あるいはARB，スタチン投与による二次予防を確実に行う。

挿入物の管理・抜去

　一般病棟での各種挿入物の管理および抜去について述べる。共通することとしては，感染予防の観点から不要な挿入物は速やかに抜去することである。

◆ドレーン

　心臓手術後は縦隔(心嚢内や胸骨裏)，および胸腔にドレーンが挿入されることが多い。現在は閉鎖式・陰圧ドレーンが主流である。陰圧が適切に効いているか，挿入部の清潔が維持されているかを観察する。ドレーンの被覆材が血液や滲出液で汚染されている場合には，清潔操作で被覆材の交換を行う。

　ドレーン抜去時期については明確な根拠はないが，排液量や排液性状による。縦隔では100mL/日あるいは2mL/kg/日以下，胸腔では200mL/日，あるいは4mL/kg/日以下を基準

に，排液性状により前後することが多い。しかし，術後24時間以内，あるいは48時間以内に抜去する検討も複数報告されており，いずれも心嚢液貯留や胸水貯留の発生頻度は有意差がなく，また多くで疼痛や呼吸抑制が少ないとされる[1]。

胸腔ドレーン抜去時には，抜去部から空気を引き込むことを防ぐため，患者には呼吸を止めてもらう。吸気位・呼気位はどちらでもかまわない。抜去後はスキンステープラーやナイロンで縫合する場合や，滲出液が少なければフィルム材で被覆するだけでもよい。大切なのは外気の吸入を防ぐことである。

◆末梢静脈カテーテル・中心静脈カテーテル

末梢静脈カテーテル・中心静脈カテーテルを含むすべての血管内留置カテーテルは，血流感染の原因となるため，不要なものは速やかに抜去する。

末梢静脈カテーテルで6日以上輸液投与を行う場合は，末梢挿入型中心静脈カテーテル(PICC)❶の使用を考慮する。また，カテコラミンや完全静脈栄養投与には中心静脈カテーテルが用いられるが，これも1週間以上の長期投与が予想される場合にはPICCの使用を考慮する。

アミオダロン(アンカロン®)やニカルジピン(ペルジピン®)は心臓術後患者で使用される頻度の高い薬剤であるが，これらは静脈炎リスクが高い(アミオダロン10〜50％，ニカルジピン約30％)[2,3]。緊急時はやむをえないが，可能なかぎり末梢静脈からの投与は避ける。

◆ペースメーカーリード

多くの心臓手術後に一時的ペースメーカーリードが留置されるが，管理上気を付けるべき点について述べる。

ペースメーカーリードの機能低下

一時的ペースメーカーは，経時的にその機能が低下することが知られている。感度は術後2〜3日目以降低下し，刺激閾値は術後4日目以降に上昇する。術後5日目には，右房リードの60％以上，左房リードの80％以上にペーシング不全が出現すると報告されている[4]。ペースメーカー依存の患者でペーシング不全がみられた場合，刺激する出力を上げる，刺激する電極の組み合わせを変えることなどを試みる。それでも改善がみられなければ，早めに経静脈リード(一時的または恒久的)を留置するのが安全である。

抜去時期について

術後何日目に抜去するのがよいか，確たる根拠はない。必要のなくなったペースメーカーリードは，術後1週間・10日以上経過後，あるいは退院前日に抜去するのがよいとの報告がある一方，ワルファリンが効き始める前に抜去したほうがよいとの報告もある[4]。前者はリード留置周囲の組織が線維化することにより出血リスクが減るという考え方で，後者は抗凝固薬がリード抜去後出血のリスクになる，との考え方が基礎にあると思われる。リード抜去時期を比較した研究はなく，施設により異なるのが現状である。

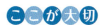

ワルファリン投与中の場合は，PT-INR❷ 2.0以上のときは抜去を控える。

抜去時の注意

　抜去時に起こる合併症として，心筋の裂傷やCABG❸のグラフト損傷による心タンポナーデ，心室頻拍などが報告されている．発生率は1％未満であるが，発生すると致死的となりうるため注意を要する．抜去時に過度な力をかけず，抵抗がある場合には牽引した状態で皮膚近くでリードを切断することが推奨されている．その一方で，遺残したペーシングリードによる右室穿孔や大動脈内への迷入，横隔膜ヘルニアなども報告されており，リードの遺残があることを記録しておくほうがよい[5]．

Stop it !

MRIについて

　ペースメーカー依存の患者はMRIを受けることはできない．一方，ペースメーカーを使用していないがリードが留置されている患者は，結論が出ていない．磁場のなかでリードが20℃程度まで発熱したり，振動や電流をもつことにより不整脈を誘発する可能性が指摘されており，MRIは施行できないとする施設が多いようである[6]．ただし，抜去できずに体内に残された患者のMRIは安全に施行できるとの報告もある[7]．

◆創部管理

　CDC❹ガイドラインでは，一次閉鎖された創は術後24～48時間の閉鎖ドレッシングが推奨されている[8]．48時間以降の管理についての推奨はないが，ドレッシング除去後は毎日の観察が重要である．表層で発生した創部感染は早期に発見し，創開放や局所陰圧閉鎖療法（NPWT）❺などによる，局所コントロールに努めることが重要である．

縦隔炎

　開心術後の縦隔炎は，発生率1～2％と頻度は高くないが，致死率は20～50％と重篤な合併症である[9]．その多くは術後7～14日目に発生する．これはつまり，一般病棟に移動してから発症することが多いということを意味する．典型的な症状としては，排膿（70～90％），胸骨動揺，発赤・熱感，圧痛などがある．菌血症を伴うものは約半数である一方，occult sepsisの原因となっている場合もある．疑った場合にはCT検査を行うが，胸骨正中切開後の縦隔炎は画像診断に悩む場合も少なくない[10]．身体所見，画像所見，血液検査所見などから総合的に判断して，抗菌薬加療を始めるのが現状である．

◆循環管理

　集中治療室を退室した患者の多くは，術直後は一時的に低下した心機能が改善し，血行動態は安定している．しかし，術後急性期に多量に投与された輸液により，ほとんどの患者が体液過剰となっている．術式や患者の状態にもよるが，多くの患者で術前比＋3～6kg程度となっており，一般床における循環管理の主体は体液管理といっても過言ではない．

体液管理

　術直後は循環血漿量維持のため大量の輸液を要するが，術後1～2日目ごろには輸液投与は最小限，あるいは必要なくなり，術後2～3日目ごろより余剰な体液が排出され始める（refilling）。その時期は個人差が大きいが，必要に応じて利尿薬を使用しながら体液管理を行う。

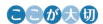

> 体液管理は，患者の至適血管内容量の範囲を超えないように行うべきである。そのためには適切なゴール設定とゴールを達成するための期間をイメージすることが大切である。

　除水速度が速すぎる場合，腎機能低下や臓器虚血をきたすリスクが高くなる。反対に除水が追いつかない場合，うっ血性心不全となる可能性がある。
　ゴール設定の第1は，術前体重を目標とすることである。しかし弁膜症による心不全など，術前に体液過剰の状態であった場合には，術前比−2～5kg程度まで除水が進むこともまれではない。
　術後1～2日目よりフロセミド（ラシックス®）20～40mg/日，スピロノラクトン（アルダクトン®A）25～50mg/日の内服を開始し，refillingを迎えたら，1日1,000～2,000mL程度の除水を目指す。しかしこれはあくまで目標であり，過剰な（至適範囲を超えた）除水を防ぐため，利尿薬の追加投与などによる無理な除水は避ける。
　利尿薬の追加投与を考慮するのは，以下の場合である。
　①腸管浮腫により内服の利尿薬が有効でない
　②明らかな血管内容量過多，溢水である
　③腎不全により利尿薬への反応が乏しい
　腎機能が低下しており，通常量の内服フロセミドへの反応が乏しい場合には，Cr値を10倍した用量（例：Cr 3mg/dLであれば30mg）の静注を行う。内服ではさらにその倍量を目安とする。
　最近では，心臓手術後早期のトルバプタン（サムスカ®）の有用性が報告されており，今後その投与機会が増えることが予想される。

心不全

　心臓手術後の心不全には，以下のような状況が考えうる。
　①手術で原疾患が是正されていない：バイパス閉塞，弁逆流の遺残
　②新たな異常が発生した：弁形成後の弁狭窄，心タンポナーデ（p110参照）
　③低心機能
　④拡張不全：別項に譲る
　①および②は，状況によっては再手術を考慮しなければならない。循環が安定しない場合は，速やかに集中治療室へ再入室し，原因検索に努める。バイパス血管の評価は冠動脈造影検査（CAG）[6]，弁機能評価には経胸壁心エコー法（TTE）[7]や，経食道心エコー法（TEE）[8]を用いる。特に開心術後はTTEでの描出が難しい場合が少なくなく，そのような場合にはTEEが有用である。③の低心機能による心不全は，より長期の入院加療が必要になる可能

性が高い．利尿薬のみでは体液管理が困難である場合や，低心拍出量症候群(**LOS**)[9]を伴う場合には，ドブタミンやミルリノンなどの強心薬持続静注を用いる．強心薬を使用し，循環の安定化，症状のコントロールがついた時点で，最少量よりβ遮断薬を開始する．

血圧管理

原疾患や術式により目標とする血圧は異なる．一般的に，僧帽弁は収縮期血圧の，大動脈弁は拡張期血圧の影響を受ける．したがって，僧帽弁位の手術ではより厳格な血圧管理が求められる．手術後は収縮期血圧120mmHg以下程度と低めに管理することが多い．その他の疾患においては，収縮期血圧100〜140mmHg程度で管理を行う．降圧薬でよく用いられる薬剤は，①β遮断薬，②アンジオテンシン変換酵素阻害薬(**ACE**[10]阻害薬)，アンジオテンシン変換酵素受容体拮抗薬(**ARB**)[11]，③カルシウムチャネル遮断薬，④α受容体拮抗薬などがある．①，②は虚血性心疾患・慢性心不全患者における予後改善効果から第一選択となる[11]．急性腎障害の状態では，ACE阻害薬やARBの使用は控える．

不整脈

心臓手術後の不整脈は多くの患者が遭遇する．そのため，いくつかの頻度の高い不整脈に対する対応は習熟しておく必要があり，別項で述べる．

◆心タンポナーデ

心臓手術後の回復期には，心嚢液貯留は多くの患者にみられる．約30％の患者で比較的大量の心嚢液貯留がみられ，特に抗凝固療法中の患者に多くみられるが，術後10日目を最大として自然に減少するとされる．しかしそのような回復期に心タンポナーデを発症することもまれながらあることを忘れてはいけない．術後数日〜数カ月経過してから発生する心タンポナーデを"遅発性心タンポナーデ"とよぶ．遅発性心タンポナーデを発症した患者の30日死亡率は3％と報告され，早期診断・早期治療が重要である．典型的な症状・徴候を示す[12]．

治療は心嚢穿刺，剣状突起下開創ドレナージ，再開胸ドレナージがある．血腫や後壁側の心嚢液貯留は心嚢穿刺困難なことが多く，外科的ドレナージである剣状突起下開創ドレナージや再開胸ドレナージを考慮する．

身体所見

進行する活気・活力の低下，食欲低下，呼吸困難，努力呼吸，起座呼吸，肝腫大，腹水貯留，末梢浮腫，頸静脈圧上昇，奇脈などが挙げられる．

血液検査

肝酵素上昇，腎機能低下がうかがえる．

◆呼吸管理

心臓手術後の呼吸障害は頻度が高く，術後肺機能低下，あるいは術後肺合併症とよばれる．両者は厳密に区別されるもので，前者は手術や麻酔による生理的変化に伴い発生する不可避のものである．後者の原因としては，胸水貯留，無気肺，気胸，横隔神経麻痺，肺水腫などがある(表1)．術後呼吸障害のリスクファクターを表2に示す[13]．

術後呼吸障害の原因となる病態のなかで，心臓術後に特に頻度の高い，あるいは特有の合併症について，その管理を述べる．

胸水貯留

胸水貯留は，心臓術後の呼吸器合併症のなかで最も頻度が高いといっても過言ではない．

表1 術後肺合併症

合併症	頻度(%)
胸水貯留	27～95
無気肺	16.6～88
横隔神経麻痺	30～75
長期人工呼吸管理	6～58
肺炎	4.2～20
肺塞栓症	0.04～3.2
ARDS[12]	0.4～2.0
誤嚥	1.9
気胸	1.4

表2 術後呼吸障害のリスクファクター

術前因子	COPD[13]，高齢者，糖尿病，喫煙歴，心不全，緊急手術，再手術，ADL低下
術中因子	神経損傷，肺虚脱，人工心肺使用，人工心肺時間の延長，内胸動脈剥離，低体温

その多くは自然に吸収され，特別な処置を必要としない。しかし，胸水が原因で呼吸苦などの自覚症状や，酸素化不良が生じた場合には，胸腔穿刺を行う。

- 胸腔穿刺の実際：胸腔穿刺は，合併症頻度が低く安全な処置であるが，ときどき出血や気胸などの重篤な合併症を起こしうる。肋間動脈損傷を避けるため，肋骨上縁を穿刺することが推奨されているが，肋骨上縁を走行する動脈もあり，完全に動脈損傷を避けることはできない。

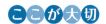

胸腔穿刺において，肋間の中央を胸壁と垂直に穿刺する。

また，エコーガイド下で穿刺を行うと気胸の発生頻度を減らせるとの報告がある。

合併症をなくすことは不可能であり，穿刺後は合併症の早期発見に努めることが重要である。穿刺後に胸部単純X線写真で気胸のないことを確認する。抜去時は，数時間後にバイタルサインや症状をチェックする。

無気肺

開胸術後は，疼痛による深呼吸の阻害や臥位により，無気肺は多くの患者にみられる。それにより酸素投与が必要となることもあり，入院期間の延長を招く場合もある。一般病棟へ移動してからは，できるだけ座位・立位をとることで，背側面の無気肺を予防することや，深呼吸を促すなど，理学療法が中心となる。トリフロー®やコーチ2®などの呼吸訓練用デバイスも有効である。

横隔神経麻痺

心臓手術後の横隔神経麻痺は，報告により差はあるものの，遭遇する頻度が高い合併症である。内胸動脈剥離や冷却下の手術(特にアイススラッシュの使用)で発生頻度が高い。多くは片側性であり，臨床的に問題とならないことが多い。

一方，両側性に発症した場合，人工呼吸器からの離脱が困難となる。挿管期間の延長，入院期間の延長，再挿管，身体活動の制限は，早期の横隔膜縫縮術の適応となる[14]。

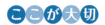

> 慢性閉塞性肺疾患の患者における横隔神経麻痺は，重症な呼吸不全となるリスクがあり，早期の外科治療を検討する。

◆中枢神経系
せん妄
　心臓手術，特に大動脈手術後のせん妄は，非心臓手術と比較し頻度が高いことが知られている。手術侵襲や周術期脳灌流の変化に加え，集中治療室への入室が関与していると考えられる。多くの患者は一般床へ移動して数日から1週間程度で改善傾向となる。ときに重症のせん妄が続く場合もある。
　一般床でのせん妄管理の特徴は，患者を常に監視下に置くことができないことである。そのため，抑制やミトンの使用が必要なことが多い。

Stop it !

> 抑制やミトンはせん妄を増悪させる可能性もあり，重要なことは不必要な挿入物を可及的速やかに抜去することである。

　薬剤治療については別項へ譲る。症状改善後は治療薬を漫然と継続することなく，数日〜1週間程度経過をみながら漸減する。

術後認知機能障害
　せん妄のほかに周術期に発生する脳機能障害として近年注目されているのが，術後認知機能障害（POCD）[14]である。術後に発生する認知機能低下が比較的長期に継続するが，その多くは可逆性である。心臓手術において特に発生頻度が高く，術後数週間以内の発生は30〜80％，3〜6カ月後の発生率は10〜60％とも報告される。原因は人工心肺の使用や全身麻酔の影響が考えられているが，はっきりとした原因は解明されていない。高齢，教育レベルの低いこと，うつ状態などがリスク因子である。POCDは長期予後を悪化させたり入院期間を延長させることが知られている[15]。術後1週間時点でPOCDを発症している群では社会復帰率が低下し，なんらかの社会保障を受ける確率が増加したとの報告もあり，注意を要する。確立された治療法はないが，早期の診断，リハビリテーション，社会調整を拡充することなどが必要となる。

◆腎臓
　心臓手術後の急性腎障害は，術後急性期に発症することがほとんどである。一般病棟でみる急性腎障害は，回復期か，あるいは慢性腎不全への移行期である。回復期には，逸水

や脱水を起こさないような体液管理を行う．1日ごとの体重推移とin-out balanceを評価し，過度の除水を防ぐ．ある一定の腎機能障害が遷延する場合，慢性腎不全の管理を行う必要がある．具体的には，薬剤およびその投与量の見直し，摂取する蛋白量の制限，ACE阻害薬やARBの開始などがある．

◆消化管

心臓術後亜急性期の消化管管理として重要なことは，便通のコントロールと消化管出血の予防である．便秘が入院期間を延長させるとの報告もあり，排便回数の把握と適切な緩下薬投与が重要である．腎機能正常あるいは軽度低下例では酸化マグネシウムおよび腸蠕動促進薬を用いる．腎機能高度低下例や透析患者では，酸化マグネシウムは使用しない．腸蠕動促進薬のほか，新しい緩下薬として近年注目を集めている，ルビプロストンも安全と考えられる．

CABG後などでバイアスピリン®内服患者では特に，NSAIDs[15]潰瘍の予防としてプロトンポンプ阻害薬(PPI)[16]の内服を忘れてはならない．心臓手術後の患者のほとんどが抗血栓療法を受けており，消化管出血のリスクが高い．原因不明の貧血がみられた場合には便潜血検査を行い，陽性であれば上部消化管内視鏡を行う．

（吉野邦彦）

▼略語一覧

[1] PICC；peripherally inserted central catheter；末梢挿入型中心静脈カテーテル
[2] PT-INR；prothrombin time-international normalized ratio；プロトロンビン時間-国際標準比
[3] CABG；coronary artery bypass grafting；冠動脈バイパス術
[4] CDC；Centers for Disease Control and Prevention；（米国）疾病予防管理センター
[5] NPWT；negative pressure wound therapy；局所陰圧閉鎖療法
[6] CAG；coronary angiography；冠動脈造影検査
[7] TTE；transthoracic echocardiography；経胸壁心エコー法
[8] TEE；transesophageal echocardiography；経食道心エコー法
[9] LOS；low cardiac output syndrome；低心拍出量症候群
[10] ACE；angiotensin-converting enzyme；アンジオテンシン変換酵素
[11] ARB；angiotensin receptor blocker；アンジオテンシン変換酵素受容体拮抗薬
[12] ARDS；acute respiratory distress syndrome；急性呼吸促迫症候群
[13] COPD；chronic obstructive pulmonary disease；慢性閉塞性肺疾患
[14] POCD；postoperative cognitive dysfunction；術後認知機能障害
[15] NSAIDs；non-steroidal anti-inflammatory drugs；非ステロイド性抗炎症薬
[16] PPI；proton pump inhibitor；プロトンポンプ阻害薬

文献

1) Moss E, et al：A randomized trial of early versus delayed mediastinal drain removal after cardiac surgery using silastic and conventional tubes. Interact Cardiovasc Thorac Surg 17：110-115, 2013.
2) Norton E, et al：Phlebitis in amiodarone administration：incidence, contributing factors, and clinical implications. Am J Crit Care 22：498-505, 2013
3) Kawada K, et al：Risk Factors of Nicardipine-Related Phlebitis in Acute Stroke Patients. J Stroke and Cerebrovasc Dis 25：2513-2518, 2016.
4) Reade MC：Temporary epicardial pacing after cardiac surgery：a practical review. Anaesthesia 62：264-271, 2007.
5) Shaikhrezai K, et al：Is it safe to cut pacing wires flush with the skin instead of removing them?. Interact Cardiovasc Thorac Surg 15：1047-1051, 2012.
6) Luechinger R, et al：*In vivo* heating of pacemaker leads during magnetic resonance imaging. Eur Heart J 26：376-383, 2005.
7) Hartnell GG, et al：Safety of MR imaging in patients who have retained metallic materials after cardiac surgery. AJR Am J Roentgenol 168：1157-1159, 1997.
8) O'grady NP, et al：Guidelines for the prevention of intravascular catheter-related infections. Clin Infect Dis 52：e162-193, 2011.
9) Bor DH, et al：Mediastinitis after cardiovascular surgery. Rev Infect Dis 5：885, 1983.
10) Bitkover CY, et al：Computed tomography of the sternum and mediastinum after median sternotomy. The Ann Thorac Surg 68：858-863, 1999.
11) 木之下正彦, ほか：心筋梗塞二次予防に関するガイドライン. Jpn Circ J 64：1081-1127, 2000.
12) Carmona P, et al：Management of cardiac tamponade after cardiac surgery. Journal of cardiothoracic and vascular anesthesia 26.2(2012)：302-311.
13) Wynne R, et al：Postoperative pulmonary dysfunction in adults after cardiac surgery with cardiopulmonary bypass：clinical significance and implications for practice. Am J Crit Care 13：384-393, 2004.
14) Aguirre VJ, et al：Phrenic nerve injury during cardiac surgery：mechanisms, management and prevention. Heart Lung Circ 22：895-902, 2013.
15) 合谷木徹：術後認知機能障害の現状. 日本臨床麻酔学会誌 34：25-31, 2014.
16) Rudolph JL, et al：Measurement of post-operative cognitive dysfunction after cardiac surgery：a systematic review. Acta Anaesthesiol Scand 54：663-677, 2010.

Ⅰ 総論

4 術後早期②
術後疼痛管理

術後の痛みは交感神経系を緊張させ，不整脈や心筋虚血のリスクを高める。交感神経の緊張により，頻脈，後負荷増大，過度な心収縮による心筋酸素消費量の増加と，血栓形成や血管攣縮による心筋酸素消費量の減少が生じる。心筋酸素需給バランスの破綻が，不整脈や心筋虚血を招く。術後鎮痛は痛みをとる目的だけではなく，生体への悪影響を制御する重要な役割を担う。本項では，術後鎮痛の種類，鎮痛法，薬剤の特徴・使用方法について述べる。

Point

1. 1つの薬物に偏ることなく，複数の方法，薬物を副作用が出ない範囲で組み合わせるマルチモーダル鎮痛によって，術後痛コントロールをする。
2. 急性痛を治療しないと，慢性痛に移行する可能性がある。

手術後の痛みの成因と鎮痛の必要性

手術による組織損傷は侵害受容器への刺激となり，長時間に及ぶと炎症反応は遷延し，末梢神経や中枢神経の感受性が亢進する。心臓手術後の患者は，体性痛と内臓痛という異なる侵害受容性痛と神経障害性痛の混在した侵害情報を認知する。痛みは不快な感覚であるだけでなく，人工呼吸管理期間や入院期間の延長，死亡率増加の要因になる。したがって，術後痛，バイタルサイン，呼吸機能への影響[1]を抑え，患者が早期に回復できるようにすることが重要である。

また，急性痛が十分に治療されない結果，創部痛が慢性痛に移行する可能性がある。詳細な機序は不明であるが，術後に2〜10%の頻度で，手術創の治癒が終了した後も，痛みが持続する遷延性術後痛患者が発生している[2]。

術後鎮痛の目標

現実的な目標は，安静時に「弱」以下。100mmのvisual analogue scale(**VAS**)[1]で30以下，体動時に「中等度」，VASで50mm以下である。体動と関連付けると，「痛みのために深呼吸ができない，咳がまったくできない」ことがないようにすることが目標となる。さらに，鎮痛薬による副作用を最小限度にすることも重要な目標である。

術後痛治療の基本的な考え方

　現代の術後鎮痛法では，複数の方法や薬物を，副作用が出ない範囲で組み合わせるマルチモーダル鎮痛を用いるのが基本である。1種類の鎮痛薬，鎮痛法のみで，術後痛を抑えることは難しく，投与量が多くなると副作用が生じやすくなる。鎮痛薬による有害事象の原因である急速な血中濃度の上昇を避けるためにも，経口摂取が可能となったら，経口鎮痛薬に置き換えていくことが望ましい。

鎮痛薬の種類

　手術直後の痛みには表1～3の鎮痛薬を用いる。
　非オピオイド性鎮痛薬である非ステロイド性抗炎症薬（NSAIDs）[2]やアセトアミノフェンは，経静脈内および経口で使用可能であり，痛みが強い状態では定期的に投与し，消退し始めたら必要時に投与するとよい。アセトアミノフェンは安全域が広く副作用が少ないので反復投与に適している。NSAIDsは創部周囲の炎症反応を抑えるので，術後早期の創部の炎症に基づく痛みに有効である。非オピオイド単独には，手術直後の痛みを十分に抑えるほどの鎮痛力はないが，オピオイドの必要量を減らすことができるので，積極的に併用することが望ましい。非オピオイドには解熱作用があるが，術後48時間の発熱で身体所見のないものの，ほとんどは，手術侵襲による炎症反応に起因するもので，感染とは無関係である[3]ため，使用は問題ないと思われる。

表1　非オピオイド性鎮痛薬の種類，効果，副作用と投与時の注意点

	期待される効果	副作用	薬剤を選択・投与するときのポイント
非ステロイド性抗炎症薬（フルルビプロフェン・アキセチル，ロキソプロフェン，セレコキシブ，ジクロフェナクなど）	創部周囲の炎症反応を抑えて鎮痛効果を発揮	・腎機能障害， ・消化性潰瘍， ・血小板凝集抑制作用， ・喘息誘発作用	静脈内投与できるのはフルルビプロフェンアキセチルのみ。経口投与は種類が多い。COX-2選択性の高いものは消化性潰瘍や血小板凝集抑制作用が少ないので，定期的に一定期間内服するにはよい。しかし，腎機能低下のリスクは低減しないことと，血栓性合併症の頻度が高いことには注意が必要である。作用発現までが短いという点で，ロキソプロフェンはレスキューに適しているといえる
アセトアミノフェン	詳細な機序は不明。中枢神経系に作用。抗炎症作用はない	過量投与による肝障害	注射製剤と錠剤，坐剤がある。同量の静脈内投与と経口投与で最高血中濃度に差はない。静脈内投与の適応は，経口投与できないときのみ。坐剤は投与後の血中濃度の個人差が大きく，ほかの投与経路より優れる点はない。1日3g程度では肝逸脱酵素はほとんど上昇しない

オピオイド投与によって血中濃度が上昇し，鎮痛効果が得られ，血中濃度低下に伴って鎮痛効果は消失する．投与量や血中濃度に比例して鎮痛効果が得られるのではなく，閾値となる投与量，血中濃度を超えた時点で鎮痛効果が出現する．その閾値は個人差が大きいため，患者の痛みの程度に合わせて投与量を調節する必要がある．オピオイドの副作用は，術後の早期回復を妨げることがあるので，ほかの鎮痛薬を併用し必要量を減らすことが望ましい．

局所麻酔薬を神経組織近傍に投与すると，痛みの伝導が遮断され，鎮痛効果が得られる．局所麻酔薬による鎮痛の特徴は，体動時の鎮痛効果が高いことである．

◆オピオイドの静脈内投与（表2）

投与法には，①静脈内持続投与，②経静脈的自己調節鎮痛（IV-PCA）[3]がある．

①は血中濃度を一定に維持する目的で行う．作用持続時間が短いフェンタニルが適している．持続投与を開始するだけでは，その投与量に固有な血中濃度に到達するまで10時間以上要するので，開始前にボーラス投与を行うなどして，血中濃度が上昇した状態から開始したほうがよい．持続投与だけでは過少または過量投与となりやすく，痛みの変化や個人差への対応が難しい．

表2　オピオイドの作用機序，副作用と各種オピオイドの特徴

作用機序		全身投与では血中濃度が上昇し，脳，脳幹，脊髄，一時知覚神経末終末に分布するオピオイド受容体（主にα受容体）に作用
副作用		悪心・嘔吐，眠気，腸管運動機能低下，呼吸抑制
各オピオイドの特徴	モルヒネ	作用発現までの時間が長く，半減期が長い．腎排泄性の代謝産物の薬理活性が高い．持続投与を併用すると呼吸抑制の危険増加する．そこで，始めから持続投与は併用しないで，ボーラス投与を繰り返す場合に初めて考慮する．腎機能低下患者では蓄積し，副作用の可能性が高まる．ヒスタミン遊離作用があるため，喘息患者には禁忌
	フェンタニル	脂溶性が高いため脳内組織への移行は速く作用発現が早い．半減期が短いので持続投与を用いることがほとんどである．この場合，痛みの程度やレスキュー量をみながら持続投与量を漸減することが望ましい．理由は，副作用が出現しやすいことと，1週間程度，初期投与量を持続投与して突然中止すると，離脱反応が高頻度で出現するからである．モルヒネと比較して嘔気と眠気が少ないといわれるが，ないわけではない
	ブプレノルフィン	α受容体部分作動薬，κ受容体拮抗薬として作用し，鎮痛効果を示す．麻薬指定を受けていない．α受容体への親和性が高いため，作用持続時間が長いことと，α受容体のほとんどがモルヒネやフェンタニルに占拠されている状態では，これらの作用を減弱させる可能性がある．認知機能やOddiの括約筋への影響が少ないこと，免疫抑制作用がないこと，透析患者や腎機能低下患者にも使用できること，離脱症状が起こりにくいことが特徴である
	トラマドール	α受容体への作用のほかに，セロトニン，ノルアドレナリン作動性ニューロンへの作用をもつ．α受容体への作用には有効限界がある．麻薬に指定されていない．代謝産物にも薬理活性があること，高用量では精神神経症状や痙攣誘発作用があることに注意．痙攣の既往や頭蓋内圧亢進患者には使用しない

②は痛みを感じている患者が，医師が設定した専用の機器を自身で操作して鎮痛薬を自己投与する自己調節鎮痛法（**PCA**）❹を静脈内投与に用いたものである。痛みの程度の個人差や経時的変化に対応できること，少量のオピオイドを短い間隔で繰り返し投与することで，血中濃度の変動を最小限にして，過剰投与による副作用が生じにくいこと，鎮痛薬の要求から投薬までの時間が最短となることが利点である。

なお，血中オピオイド濃度は，肝機能や腎機能の影響を受けることに注意が必要である。

Stop it！

ラット脊髄虚血モデルにおいて，モルヒネ投与によって対麻痺を生じた報告がある[4]。虚血性脊髄障害の危険性のある大動脈手術において，オピオイド受容体拮抗薬であるナロキソン投与による脊髄保護の報告が複数ある。対麻痺には脊髄のオピオイド受容体が関与していることが示唆されるため，胸腹部瘤，胸部瘤手術におけるオピオイド投与は，慎重にすべきである。

◆局所麻酔薬の投与方法（表3）

硬膜外ブロック（硬膜外鎮痛），傍脊椎ブロック，肋間神経ブロック，創部浸潤麻酔がある。心臓手術患者は，抗血小板薬や抗凝固薬を術前から使用している場合が多く，術中ヘパリン化を要し，術後も止血・凝固機能が低下すること多いので，硬膜外麻酔後の脊髄硬膜外血腫の危険は高く，傍脊椎ブロックも止血が難しい深部のため出血性合併症の危険がある。

肋間神経ブロックは，従来の肋間アプローチのほかに，傍胸骨に投与する方法もある。創部近傍に局所麻酔薬を投与する浸潤麻酔も有効である。多くの箇所に細かく注射することがポイントである。単回投与では数時間〜半日程度で鎮痛効果が消失するため，持続投与用のカテーテルを神経近傍や創部に留置し，局所麻酔薬を持続投与する方法がある。

肋間開胸術後，創部に沿って2カ月以上持続，もしくは繰り返す疼痛を開胸術後疼痛症候群（**PTPS**）❺が発生することがある。PTPSの発症率は11〜80％といわれている[5]。術後鎮痛によって，術後早期のADL改善だけでなくPTPSの発症頻度を減少させる可能性がある。

末梢神経ブロック

痛覚伝導路を遮断することで体性痛に鎮痛効果を発揮する。

腹横筋膜面ブロック：腹部大動脈瘤人工血管置換術
腹直筋鞘ブロック：腹部大動脈瘤人工血管置換術
肋間神経ブロック：**MICS**❻，側開胸心嚢ドレナージ，**TA-TAVI**❼

Stop it！

2013年に公表された血液凝固異常を有する患者や，抗凝固療法が必要な患者での区域麻酔ガイドラインでは，傍脊椎ブロックは，硬膜外麻酔や脊髄クモ膜下麻酔に準ずるリスクであると示されている。

表3 局所麻酔薬の作用機序と副作用，処置ごとの有害反応

作用機序と特徴		神経組織のNaチャネルに作用して痛覚の伝導を遮断。安静時だけでなく体動時の鎮痛効果が高い
副作用と起こりうる合併症		すべてに共通するもの：局所麻酔薬中毒，運動神経遮断，神経毒性，神経損傷，神経障害（可逆的・非可逆的），出血，感染 手技によるもの：血圧低下，排尿機能低下（以上，硬膜外鎮痛），気胸（傍脊椎ブロック，肋間神経ブロック）
伝達麻酔の種類ごとの薬液量の目安と注意点	硬膜外鎮痛	0.1～0.2%ロピバカインまたはレボブピバカイン。持続投与量4～6mL/時間 自己調節鎮痛を組み合わせる場合，1回投与量2～3mL，ロックアウト時間15～30分 フェンタニル（2～4μg/mL），モルヒネ（12.5～25μg/mL）を混合してもよい ヘパリン投与や術後凝固機能が低下する症例が多いことから，慎重に適応を考慮する
	傍脊椎ブロック	単回投与量は0.2～0.25%ロピバカインまたはレボブピバカインを10～20mL。カテーテルを留置して持続投与を行ってもよい。出血性合併症への配慮は硬膜外鎮痛と同様に考え，慎重に適応を考慮する
	肋間神経ブロック	単回投与量は0.2～0.25%ロピバカインまたはレボブピバカインを1肋間当たり1～2mL。肋間開胸する心臓手術では，持続投与用カテーテルを創部から肋間神経近傍に留置して，上記の局所麻酔薬を2mL/時間程度の投与速度で持続投与する方法もある
	浸潤麻酔	0.2～0.25%ロピバカインまたはレボブピバカイン30～40mLを創縁部に浸潤麻酔する。できるだけ細かく投与したほうがよい。持続投与用カテーテルを創部に留置して，上記の局所麻酔薬を4～6mL/時間程度の投与速度で持続投与する方法もある

◆鎮痛作用のあるその他の薬剤

$α_2$作動性鎮静薬（デクスメデトミジン）

青斑核に分布する中枢性$α_2$アドレナリン受容体を介して，大脳皮質などの上位中枢の興奮・覚醒レベル上昇を抑制することで，鎮静薬として用いられる。この作用のほかに，脊髄侵害受容ニューロンの$α_2$A受容体に作用して鎮痛効果を発揮する。手術直後のオピオイドの減量には有効である。

副作用には一過性の血圧上昇，低血圧，心拍数低下がある。鎮静作用のため，長期の鎮痛には適さない。

プレガバリン

神経障害性痛の治療薬である。術後，創部やドレーン刺入部周囲に2カ月以上持続，もしくは繰り返す痛みや痛覚過敏，アロディニアといった慢性術後痛の症状がある場合，投与を考慮する。1回25～50mg，1日1回，就眠前の経口投与から開始し，3～5日程度の間隔で漸増するとよい。

副作用は眠気，ふらつきが多く，ほかには霧視や体重増加がある。

具体的な使用例（表4）

　手術室で麻酔から覚醒させて抜管する，もしくは術後2〜4時間以内に抜管する，胸骨正中切開による成人心臓手術症例（体重50kg以上）に用いる例を，表4と以下に述べる。

　麻酔中のオピオイドには，レミフェンタニル持続投与と，術直後の鎮痛も考慮してフェンタニルの間欠的投与を用いる。手術終了直前にアセトアミノフェンを点滴静注し，閉創時に術者が創部皮下に浸潤麻酔を行う。麻酔からの覚醒の前後で必要に応じてフェンタニルを追加投与し，フェンタニルの持続投与とIV-PCAを開始する。

　麻酔覚醒時に痛みが強く，IV-PCAのボーラス投与だけでは軽快しない場合，ボーラス投与量とは別に，それよりも多いフェンタニルのボーラス投与でタイトレーションを行う。

　その後はアセトアミノフェンの定期投与でフェンタニルの必要量を減らすようにし，フェンタニルの持続静脈内投与とIV-PCAを行う。

　これで鎮痛効果が不十分な場合，NSAIDs投与やオピオイドのタイトレーションを考慮する。

表4　術後鎮痛の1例

手術室で麻酔から覚醒させて抜管する，もしくは術後2〜4時間後に抜管する成人の胸骨正中切開による心臓手術患者（体重50kg以上）の例。

イベント		鎮痛薬投与方法
手術終了前		レミフェンタニルを0.05〜0.25μg/kg/分＋フェンタニル間欠的投与（計：10μg/kg） アセトアミノフェン1g，点滴静注 0.25％前後のロピバカイン（レボブピバカインでもよい）40〜60mLを創部両側に浸潤麻酔
麻酔覚醒直後	痛みが強い場合	①オピオイドのタイトレーション フェンタニルの場合：1回投与量25μgを痛みが軽減し始めるか，眠気，悪心が出現するまで5分間隔でボーラス投与。1回投与量が50μgの場合，投与間隔は10分程度としたほうがよい モルヒネの場合：1回投与量3mgを痛みが軽減し始めるか，眠気，悪心が出現するまで5分間隔でボーラス投与 ②フルルビプロフェン50mg，点滴静注
麻酔覚醒後	痛みが弱い場合	IV-PCA フェンタニルの場合：持続投与量20〜40μg/時間。ボーラス投与量15〜25μg，ロックアウト時間10〜15分。 モルヒネの場合：開始時の設定は，持続投与量なし。ボーラス投与量1mg。ロックアウト時間6〜10分。ボーラス投与回数が多い場合，0.5〜1mg/時の持続投与の併用を考慮する（ボーラス投与回数が減れば減量する） アセトアミノフェン1g，点滴静注。6〜8時間間隔
	痛みが強い場合	「麻酔覚醒直後 痛みが強い場合」と同様。フルルビプロフェン50mg，点滴静注をまず行い，30分経過しても軽減しない場合にオピオイドのタイトレーションを行う，という段階的対処のほうがよい

今後の展望

　心臓手術の術後鎮痛においても，早期回復を目指して，できるだけ少ないオピオイドで鎮痛効果が得られるように，マルチモーダル鎮痛を行うことが重要である。

（小幡由美，坂本三樹，井上荘一郎）

▼略語一覧

1. VAS：visual analogue scale；視覚アナログ尺度
2. NSAIDs：non-steroidal anti-inflammatory drugs；非ステロイド性抗炎症薬
3. IV-PCA：intravenous patient-controlled analgesia；経静脈的自己調節鎮痛
4. PCA：patient-controlled analgesia；自己調節鎮痛法
5. PTPS：post thoracotomy pain syndrome；開胸術後疼痛症候群
6. MICS：minimally invasive cardiac surgery；低侵襲心臓手術
7. TA-TAVI：trans apex-transcatheter aortic valve implantation；経心尖-経カテーテル的大動脈弁留置術

文献

1) Bonica JJ：Postoperative pain. in"The management of Pain (2nd ed)" (Bonica JJ, ed), Lea & Fibiger, Philadelphia, 1990, p461-480.
2) 川真田樹人：手術痛と手術後痛．『痛みのScience & Practice 1. 手術後鎮痛のすべて（第1版）』（川真田樹人，編），文光堂，東京，2013, p2-7.
3) Pile JC：Evaluating postoperative fever：a focused approach. Cleve Clin J Med 73(Suppl 1)：S62-66, 2006.
4) Rogers ML, et al：Surgical aspects of chronic post-thoracotomy pain. Eur J Cardiothorac Surg 18：711-716, 2000.
5) Kofke WA, et al：Opioid neu-rotoxicity：fentanyl-induced exacerbation of cerebralischemia in rats. Brain Res 818：326-334, 1999.

4 術後早期③
腎不全・透析患者の術前・術中・術後管理

透析患者の手術死亡率は，冠動脈バイパス術（CABG）❶が8〜10％[1,2]，弁手術が約20％[3]といまだに不良である。わが国のCABGにおいては，非透析患者の手術死亡率が1.4％であるのに対して，透析患者は4.8％と大きなギャップが存在する[1]。透析患者の手術死亡の原因は，イレウス，消化管出血，膵炎，敗血症など非心臓由来が大半を占めるため[1]，これら合併症の予防，治療が手術成績向上の鍵である。心臓自体の周術期管理に関しては，透析患者と非透析患者の間に相違がないため，本項では，非心臓（血液浄化法，ドレーン管理法，腹部臓器保護法）に焦点を絞って，透析患者の周術期管理法を紹介する[4]。

Point

1. 透析患者は，非心臓由来の合併症（イレウス，消化管出血，膵炎，敗血症など）が周術期死亡の原因となることが多く，これらの予防，治療を行うことが重要である。
2. 術後の血液浄化療法は，「緩徐に」，「長時間かけて」行い，臓器虚血を防止する。術後1日目，出血が収まったことを確認後，持続的血液濾過（CHDF）❷を導入するが，基本的には除水は行わない。
3. 維持透析（HD）❸は，術後5〜7日目を目安に開始する。体液貯留に伴い術前体重＋2〜5kg程度の体重増加が認められるが，急激な除水を行うと，臓器虚血を引き起こすため，1〜2週間かけて，目標ドライウエイト（DW）❹に到達するようにする。
4. 術前DWのみを基準として，術後目標DWを決定するのではなく，胸部X線写真，浮腫，胸腔ドレーン量，食事量，排便の有無を参考にしたうえで，目標DWを設定する。
5. 術中に両側胸腔ドレーンを留置することで，術後胸水貯留を予防し，呼吸不全や無気肺に伴う肺炎を防止する。胸水除去を目的とする透析による除水は，臓器虚血を引き起こす原因となりうる。
6. 術後イレウスを防止するために，術前に高リン血症治療薬を中止，抗便秘薬を開始し，便秘を改善しておく。
7. 術後の積極的除水は，膵炎，胆嚢炎，非閉塞性腸管虚血の原因となりうることに留意する。

血液浄化療法

術前，血液透析は，通常の維持透析を術前日もしくは2日前に施行する。

術中，体外循環使用症例においては，体外循環回路に血液濾過回路を組み込み，カリウム値4.0mEq/L以下，ヘマトクリット値30％以上となるように調整する。

術後，水分バランス，カリウム値，クレアチニン値，酸塩基平衡などにかかわらず，術翌日に止血状態が良好であることを確認後，CHDFを開始する。CHDFは，血液流量80～120mL/分，透析液流量500mL/時間，濾過流量500mL/時間，補充液流量300～500mL/時間（サブラッド-BSG®：扶桑薬品工業），浄化膜はPS（エクセルフローAEF10®：旭化成，ヘモフィールSHG-10®：東レ）を基本条件とする。CHDF施行期間中は，積極的な除水を行わない方針とする。CHDFは，インターロイキン-8（IL-8）[5]や細胞接着分子の除去に有効であり，術後心機能の改善，出血量減少，輸血量の減少といった有用性が指摘されている[5]。

強心剤からの離脱を目安に，CHDFからHDへ移行する（週3回，1回当たり4～5時間）。通常は，術後5～7日目に開始されることが多い。開心術後は，体液貯留に伴い術前体重+2～5kg程度までの体重増加が認められるが，余剰水分の回収を焦り，急激な除水を行うと，臓器虚血を引き起こすため，緩徐に行うことが重要である。HD施行時の目標DWは，術前DWのみを基準とするのではなく，胸部X線写真，浮腫，胸腔ドレーン量，食事量，排便の有無を参考にして，腎臓チームと協議のうえ，決定する。

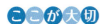

術翌日にCHDFを確実に開始するためには，術中の確実な止血が重要である。CHDF開始により血圧低下を危惧する声もあるが，除水をしないかぎりは，炎症性サイトカインの除去効果によって，逆に血行動態が安定し，強心剤からの離脱が容易となることが多い。

Stop it !

術後の水分貯留を恐れて，慌てて除水をしないこと。的確な手術が施行されていれば，心臓は術前よりも余裕ある状態なので，心不全を過度に恐れすぎないようにする。それでも，心不全が懸念される場合には，強心剤，大動脈バルーンポンプなどを活用し，除水による心不全治療を第一選択としないようにする。

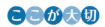

術後のDW設定は，術前DWをあまりあてにしないこと。胸部X線写真，浮腫，胸腔ドレーン量，食事量，排便などを参考に総合的に判断すべきである。その際，胸部X線写真のみに頼るのも危険である。開心術後は，心膜が開放になっていることに加え，術直後は仰臥位でのX線撮影であるため，術前よりも心胸郭比が大きくなることが多い。術前のX線写真を指標に除水量を決定すると，除水しすぎになる可能性が高まる。

ドレーン管理法

透析患者では、術数日後に胸水が貯留し、呼吸不全や無気肺に伴う肺炎に至ることがある。HDによる積極的除水による胸水除去を試みると、血行動態の不安定化と臓器虚血をきたし、重篤な合併症につながる可能性がある。

術中に、心嚢ドレーン、胸骨下ドレーンに加えて、胸腔内の癒着が認められないかぎり、胸腔ドレーンを両側に留置し、胸水除去を行うようにする。通常、術後1週間程度、留置することになるが、ドレーン感染を認めることはまれである。

胸腔ドレーンはドレナージの役割のみならず、日々のドレーン量を観察することにより、体内水分量の多寡を理解するうえで、体重測定よりも信頼できる指標となりうる。胸腔ドレーンからの胸水流出が継続する間は、体内水分量が余剰であると判断し、HD時の目標DWを低めに設定する。ドレーン量が減少した場合、余剰水分の回収が完了したと判断して、DWをそれ以上下げないようにする。

ドレーン抜去基準は、1日排液量1〜2mL/kg以下とする。胸腔ドレーン非留置症例に胸水貯留が認められた場合や、胸腔ドレーン抜去後に再度、胸水貯留が認められた場合には、HDによる除水によって胸水の軽減を図るのではなく、ピッグテールカテーテル(Cook Inc., Bloomington, USA)を挿入し、胸水ドレナージを行い、肺炎や無気肺を予防する。

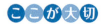

通常、感染を懸念して、ドレーンは早めの抜去が推奨されるが、透析患者においては、胸水が流出するかぎり、慌てて抜去しないことが重要である。多くの症例で、1週間程度留置することになるが、感染することはまれである。抜去が早すぎると、胸水が貯留し、再挿入が必要になる。

腹部臓器保護

高リン血症治療薬のリン吸着薬は、腸管内で膨張するため、便秘、イレウス、腸閉塞、腸管穿孔などの合併症の原因となりうる[6]。手術1週間前にリン吸着薬を中止する。また、低残渣食と各種抗便秘薬を導入することにより、排便を促進し、術前に宿便を軽減する。これにより、腹部膨満感が改善し、術後、経口摂取、排便が早くなり、術後イレウスの発生の低下に寄与する。術後の積極的除水は、膵炎、胆囊炎、非閉塞性腸管虚血の原因となりうる。特に非閉塞性腸管虚血は、透析患者に多く見られ、腸間膜動脈の器質的狭窄が存在しないにもかかわらず、透析中の低血圧が引き金となって発症し、死亡率は45〜70%に至るとされ、きわめて重篤な合併症といえる[7]。非閉塞性腸管虚血を予防するという観点からも、HDに移行する前にCHDFで、「緩徐に」、「長時間かけて」血液浄化療法を行うこと、HD移行後は緩徐に至適DWに到達することが重要である。

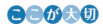
ここが大切

透析患者の多くは，リン吸着薬の内服により，慢性的に便秘状態であることが多い．術前に腹部単純X線写真(図1)や腹部CT(図2)を撮影すると，腸管内の宿便の多さに驚くだろう．術前にこの問題を解決することで，術後の排便，経口摂取が容易となり，感染症予防の観点からも得られること大である．

図1 腹部単純X線立位正面像

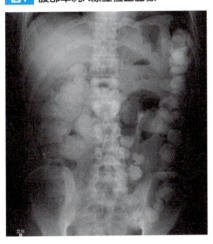

図2 腹部CT横断像

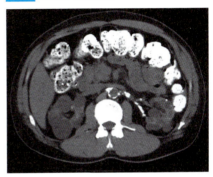

(津久井宏行)

▼略語一覧

① CABG：coronary artery bypass grafting；冠動脈バイパス術
② CHDF：continuous hemodiafiltration；持続的血液濾過
③ HD：hemodialysis；維持透析
④ DW：dry weight；ドライウエイト
⑤ IL-8：interleukin-8；インターロイキン-8

文献

1) Yamauchi T, et al：Coronary artery bypass grafting in hemodialysis-dependent patients：analysis of Japan Adult Cardiovascular Surgery Database. Circ J 76：1115-1120, 2012.
2) Takami Y, et al：Predictors for early and late outcomes after coronary artery bypass grafting in hemodialysis patients. Ann Thorac Surg 94：1940-1945, 2012.
3) Thourani VH, et al：Impact of preoperative renal dysfunction on long-term survival for patients undergoing aortic valve replacement. Ann Thorac Surg 91：1798-1807, 2011.
4) 津久井宏行, ほか：透析患者における開心術の成績向上を目指した包括的治療戦略. 日本急性血液浄化学会雑誌, 2016, 印刷中.
5) Zakkar M, et al：Modified ultrafiltration in adult patients undergoing cardiac surgery. Interact Cardiovasc Thorac Surg 20：415-421, 2015.
6) Tonelli M, et al：Oral phosphate binders in patients with kidney failure. N Engl J Med 362：1312-1324, 2010.
7) Yukaya T, et al：Clinical outcomes and prognostic factors 259 after surgery for 260 non-occlusive mesenteric ischemia：a multicenter study. J Gastrointest Surg 18：1642-1647, 2014.

4 術後早期④
術後不整脈に対する対策と抗不整脈薬の使用法

術後不整脈は開心術後最も多い合併症であり，その多くは一過性である．なかでも代表的な術後心房細動(POAF)[1]は30～50％と高率にみられる．また頻度は少ないが，致死性心室不整脈や血行動態の破綻をきたすような不整脈に対しては早急な対応が必要である．本項では術後に発生する不整脈とその治療法，さらに電気的除細動やペースメーカー植え込みの適応に関して紹介する．

Point

1. 周術期の不整脈は心合併症のなかで最も多く，そのなかでもPOAFの頻度が高い．
2. 非手術症例における不整脈に対する対処法と原則は変わらないが，恒久的ペースメーカーの留置時期，植込み型除細動器(ICD)[2]の適応，POAFに対する抗凝固療法など，エビデンスに乏しい領域も数多く残されている．
3. 頻脈性不整脈に対してはβ遮断薬(ランジオロール含め)，アミオダロンを効率よく使用する．
4. POAFに対しての治療方針として，レートコントロールとリズムコントロールでは非手術症例と同様，有意差が認められなかった．

　開心術周術期には手術侵襲だけではなく，多くの要因が加わることで，術前に不整脈の診断がなされていない症例でも不整脈や伝導障害を生じることがある．周術期不整脈の発生は，入院期間の長期化のみならず慢性化や致死性不整脈への移行，さらにその合併症として脳梗塞などの原因となり，生命予後に影響を及ぼす可能性がある．開心術後の不整脈に対する原則は非手術症例あるいは術前に認めていた不整脈治療と同様であるが，術後のペーシングリードの存在や心臓背景で異なる点がある．
　たとえば，臨床的に開心術後では心外膜ペーシングリードを留置することが多く，心房心電図を用いて通常の心電図では判断が難しい不整脈の診断が容易であり，徐脈による循環不全時にはペーシングを使用できる．また，期外収縮や心房細動の予防目的に心房のオーバードライブペーシングを行うこともできる．一方で，開心術では手術侵襲自体による心機能低下がみられることもあり，術前に正常心機能であったとしても使用薬物には細心の注意が必要である．
　以下に各不整脈に関して原因とその対応，POAFに関しては予防も含めて述べる．

洞徐脈，洞機能不全

　特に上大静脈～右房の損傷，僧帽弁の経中隔アプローチ[1]を行った際に，手術による洞結節，洞房結節動脈の損傷や浮腫が発生し，伝導系の可逆的・不可逆的障害を引き起こすことがある．また，β遮断薬などの抗不整脈薬の影響，電解質異常，右冠動脈の狭窄も一因となりうる．

　まずは周術期に使用している徐脈をきたすような薬物の中止を行う．心外膜ペーシングが使用可能な場合は心房ペーシングを行い，血行動態の改善を図る．ペーシングリードがない場合は，アトロピンやカテコラミンの使用，経静脈ペーシングを考慮するが，高度の洞機能不全や徐脈頻脈症候群がある場合には，恒久的ペースメーカーの植え込みが必要になることもある．

伝導障害，ブロック

　手術侵襲による伝導系への障害，浮腫，虚血などによるものが多い．特に弁膜症術後の徐脈には高度房室ブロックを伴うものが多いとされ，外科内科ともに解剖学的知識が必須である．大動脈弁置換術(AVR)❸における右・無冠尖の間を通る伝導路の障害，僧帽弁手術での経中隔アプローチ[1]における洞房結節動脈損傷，三尖弁手術の前・中隔尖の間の伝導経路損傷が代表的である．また心室中隔欠損の手術，肥大型心筋症の心筋切除術などの手技を行う際にも伝導路への配慮が必要であり，ほかにもon-pump CABG❹症例の25％に一過性房室伝導障害を認めるとされる[2]．もちろん周術期の抗不整脈薬の影響，電解質異常なども原因となる．近年，施行可能となった経カテーテル大動脈弁植込み術(TAVI)❺でも10～20％前後の頻度で伝導障害が起こる[3]．

　房室ブロックによる徐脈に対する治療も，周術期に頻繁に用いられるβ遮断薬やCa拮抗薬，ジゴキシンなどの房室伝導を抑制する薬物を中止し，房室あるいは心室ペーシングを行うことが基本である．ペーシングリードが使用不能，あるいは長期にわたり必要となった場合は，経静脈ペーシング，恒久的ペースメーカーの早期導入を考慮する．

恒久的ペースメーカーの植え込み

　術後の一過性障害ではなくペースメーカー依存となるのは，洞不全症候群(SSS)❻(30～40％)よりも房室ブロック(65～100％)で多く[4]，この結果からも房室ブロックは要注意である．ペースメーカー留置後に伝導系が回復する症例もあるため，留置時期に関しては十分に議論が必要だが，術直後から高度の房室伝導障害を認める場合は，1週間前後で恒久的ペースメーカーの留置を検討することが多い．

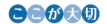

ここが大切

手術の際のペーシングリードは閾値の上昇やリード自体が抜けることもしばしばあり,確実なペーシングを図るために恒久的ペースメーカーを常に視野に入れる。

術後心室性不整脈とICD

術後の心室頻拍(**VT**)[7](3発以上連続する心室性期外収縮(**PVC**)[8]や心室細動(**VF**)[9]のなかでも,特に持続性VTや多形性VTは急激な循環破綻をきたし,予後不良にもつながる。これらは開心術後の約1〜3%に生じ,致死率も高い不整脈なので,迅速で的確な治療を行う必要がある。特に術前に低左心機能,心筋梗塞の既往がある症例では,高率に致死性心室性不整脈を発症するために注意が必要である[5]。

VFや血行動態が不安定なVTには電気的除細動を行うが,薬物治療の第一選択としてはアミオダロンが用いられ,心機能に対する影響が少ないために低左心機能患者にも使用可能である。

ICDの植え込みに関しては,開心術後の患者を対象とした研究は少ない。左室機能良好な症例では術後無症候性の非持続性心室頻拍(**NSVT**)[10]は予後良好でありICDの植え込みを要しないが,低左心機能でCABGを行った症例を,術中ICDの植え込み群と非植え込み群とに割り付けた前向き無作為化試験(**RCT**)[11](『Coronary Artery Bypass Graft Patch trial: CABG-Patch』)[6]では,術後死亡率に有意差を認められなかった(図1)。開心術後の患者を対象としたさらなる研究が待たれる。

図1 開心術後のICDの死亡率改善効果(CABG Patch trial)

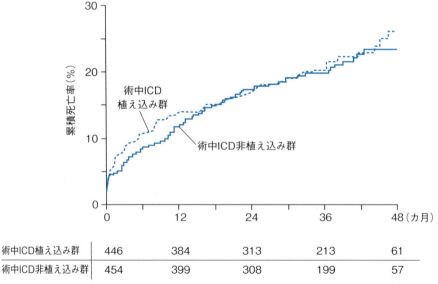

(文献6より引用)

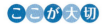

術後管理にカテコラミンが使用される場合も多く，術直後の心室性不整脈は薬剤による修飾も考慮に入れる必要がある。低左心機能患者で，カテコラミン投与終了後も持続して心室性不整脈を認める場合は，非手術症例同様にICDの適応はあるものと考えられる。

POAF

POAFは心臓手術時にもっとも多い合併症であり，その発生率は報告により差はあるものの30〜50％とされ，その90％が術後120時間以内に発症している[7]。POAFは90〜98％が4〜6週間以内に洞調律化するとされる[8]が，術後回復を遅らせ，ときには血行動態の破綻をきたし緊急対応を要する。また脳梗塞への懸念が生じ，塞栓症予防のための抗凝固療法が術後出血などの合併症に結び付くことがあり悩ましい合併症である。現在までに多くの臨床研究がなされており，各学会よりガイドラインが発表されている。

◆予防

現在までにさまざまな薬剤，介入の周術期心房細動の予防効果が検討されている。Burgessらは予防的介入による術後心房細動の抑制効果に関してメタ解析を行い，β遮断薬，ソタロール，アミオダロン，マグネシウム，ペーシングの心房細動抑制効果を報告している（図2）[9]。

アミオダロン

アミオダロンは数多くのRCTにより予防効果が裏付けされている。ただし治療域に達するのに負荷投与が必要であり，内服薬を用いた研究では術前1週間から内服を開始するデザインが多く，実臨床では現実的でない。静注薬は高用量では徐脈と低血圧が増加することに注意が必要であるが，メタ解析[10]において，術中〜術後投与が術前投与と同様にPOAFを予防できると報告されており，術前投与を要しないという点で注目が必要であろう。

Stop it !

アミオダロンは上記のようにエビデンスに恵まれているが，薬価が高く，ワルファリンのコントロールを難しくし，呼吸器や甲状腺に対する副作用もあるため，予防目的にルーチンで使用するようなことは避けるべきだろう。臨床的には低左心機能患者や抗凝固療法を要さない症例に適すると思われる。また，β遮断薬などの代替薬がある場合には，術後長期間にわたり内服を継続することも副作用の観点から好ましくない。

β遮断薬

非常に多くのRCTが発表されており，各ガイドラインにおいてもエビデンスレベルは高い。術後から投与するβ遮断薬はPOAFの発症率を下げないとする報告[11]もあり，投与時期に関しては術前からの内服が推奨されている。

図2 各介入によるPOAF抑制効果

	投与群 治療	コントロール		OR and 95%CI	P値*
β遮断薬					
(β遮断薬の休薬もしくは継続投与)					
β遮断薬の休薬	131/1243	390/1357		0.30(0.22-0.40)	
β遮断薬の継続	183/581	234/582		0.69(0.54-0.87)	
定期の休薬	51/339	88/350		0.53(0.36-0.79)	
合計	365/2163	712/2289		0.36(0.28-0.47)	<0.001
ソタロール					
ソタロール vs プラセボ	134/687	286/695		0.34(0.26-0.45)	
ソタロール vs β遮断薬	80/583	169/657		0.42(0.26-0.65)	
合計	214/1270	455/1352		0.37(0.29-0.48)	0.09
アミオダロン					
アミオダロン vs プラセボ	331/1670	539/1625		0.48(0.40-0.57)	0.31
マグネシウム					
マグネシウム：継続 β遮断薬	93/356	106/351		0.83(0.60-1.16)	
マグネシウム：術後はなし β遮断薬	77/341	95/333		0.67(0.39-1.14)	
マグネシウム：術前はなし β遮断薬	4/193	41/155		0.05(0.02-0.16)	
マグネシウム vs プラセボ	106/598	160/569		0.57(0.41-0.80)	
β遮断薬定期で使用しない	282/1488	402/1408		0.57(0.42-0.77)	<0.001
合計					
オーバードライブペーシング	69/367	135/387		0.44(0.31-0.62)	
両心房ペーシング	100/364	119/359		0.74(0.48-1.12)	
右房	58/192	81/216		0.70(0.46-1.07)	
左房	227/923	335/962		0.60(0.47-0.77)	0.13
合計					
ジゴキシン**	34/240	47/267		0.97(0.62-1.49)	0.001
ジゴキシン vs プラセボ					
Ca拮抗薬***					
ジヒドロピリジン vs プラセボ	19/145	9/146		2.69(0.57-12.64)	
非ジヒドロピリジン vs プラセボ	111/719	166/746		0.62(0.41-0.93)	
合計	130/864	175/892		0.73(0.48-1.12)	0.004

0.0 0.25 0.5 0.75 1.0 1.25 1.5 1.75
favours treatment　　favours control

*：P値はそれぞれの治療法の全試験の値を示している
**：Kowey, et al[13]
***：Wijeysundara, et al[14]

(文献9より引用)

また，術前内服群では術後も継続することが重要である．近年頻用される短時間作用型$β_1$遮断薬であるランジオロールにもPOAF抑制効果が示されている[12]．

ペーシング

オーバードライブペーシングが異所性の自動能を抑制し，心房細動を誘発するlong-short PP間隔をなくすことでPOAFを抑制すると考えられている．Burgessらのメタ解析[9]では，有意にPOAFを減少させる（OR 0.60＜95% CI 0.47～0.77＞）と結論付けているが，右房，左房，両心房のペーシング部位による区別を行っていない．右房や左房の単独ペー

シングでは有意差がない報告が多く，CCS 2010[13]ではアミオダロンやβ遮断薬の禁忌症例に対して両心房ペーシングを推奨している．

◆治療戦略：レートコントロールvsリズムコントロール

　レートコントロールがリズムコントロールに対して非劣勢であることを示したAFFIRM試験，RACE試験，J-RHYTHM試験といった各研究においてPOAFの患者は除かれているため，非手術症例と同様に扱えるかは議論が残るところである．AATS 2014[8]では心房細動そのものよりも病因に対する治療（カテコラミンの減量中止，水分ボリュームと電解質の適正化など）を強く推奨しており，近年ではレートコントロールを主なゴール，リズムコントロールを二次的なゴールとすることが多い．現実的にはβ遮断薬，アミオダロン，Ca拮抗薬を使用することが多く，ジギタリスやその他の抗不整脈薬は推奨されない．

　つい最近，開心術後患者のPOAFに対象に絞って，レートコントロールvsリズムコントロールのRCT（『Rate Control versus Rhythm Control for Atrial Fibrillation after Cardiac Surgery』）が発表された[14]．術後新規に発症したPOAFに対してレートコントロール群にはβ遮断薬とCa拮抗薬，リズムコントロール群にはアミオダロンと電気的除細動が治療の選択肢とされたが，両群間で術後60日における入院日数や合併症，持続性AFの発生率に有意差を認めなかった（表1）．

表1 POAFに対するレートコントロールvsリズムコントロール

入院期間および再入院，その他，有害事象やAFの持続も両群間で有意差を認めず．

変数	レートコントロール（N=262）	リズムコントロール（N=261）	P値
中央値（IQR）			
入院			
60日間ランダム化入院日数	5.1（3.0～7.4）	5.0（3.2～7.5）	0.76
冠動脈バイパス術後	4.8（3.0～7.7）	5.1（3.1～6.8）	0.96
弁置換もしくは交換後	5.0（2.6～7.1）	4.4（3.1～7.0）	0.76
冠動脈バイパス術＋弁置換もしくは交換後	5.3（4.2～8.4）	7.1（4.4～9.7）	0.11
ランダム化後入院日数	4.3（2.9～6.6）	4.3（3.0～7.0）	0.88
ランダム化後心疾患治療が適応されるまでの日数	4.0（2.0～6.0）	4.0（3.0～6.0）	0.99
心疾患治療以外の日数	2.2（0.6～5.0）	2.1（1.0～4.7）	0.82
イベント数（rate/100 patient-mo）			
再入院			
合計	79（18.5）	80（18.5）	0.99
緊急入院	28（6.5）	24（5.6）	0.55
24時間以内の入院	5（1.2）	4（0.9）	0.73
再入院	46（10.8）	52（12.0）	0.58
循環器症例	29（6.8）	35（8.1）	0.48
心房細動治療	11（2.6）	17（3.9）	0.27
その他	18（4.2）	18（4.2）	0.97
非循環器症例	50（11.7）	45（10.4）	0.57

入院期間および再入院，その他，有害事象やAFの持続も両群間で有意差を認めず．

（文献14より引用）

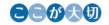

本論文[14]の結果を基に，POAFに対してもレートコントロールを許容する傾向が強まるものと考えられる。

◆抗凝固療法

POAFに伴う塞栓症予防のための抗凝固療法は，特に術後急性期には出血のリスクがあり，治療対象と開始時期の判断が重要となる。リスク評価はAATS 2014[8]ではCHADS$_2$-VAScスコアを用いており，2点以上の症例に対しては発症後48時間以内でも出血とバランスを考えて抗凝固療法を開始することが推奨されている。48時間以上継続した症例では，非開心術後症例と同様にワルファリンを使用し目標INR 2.0～3.0として抗凝固療法を開始するが，あくまでも脳梗塞リスク低下と出血リスクを天秤にかけることが明記されている。

抗凝固療法の方針に関してはCHADS$_2$やCHADS$_2$-VAScもPOAFに適応できるかどうかは疑問が残るところであり，今後さらなる研究が期待される。

また近年は，抗凝固療法には直接経口抗凝固薬（**DOACs**）[12]も普及しており，今後の使用経験の蓄積が必要であるものの，術後管理に用いられる可能性がある。

抗凝固の継続期間に関してもデータは少ない。STS 2011[15]では一過性に出現したPOAFは洞調律に復帰後も4週間の継続が推奨されているが，現実には各施設により症例ごとの梗塞・出血リスクを基に個別に対応しているのが現状であろう。

Stop it！

術後人工弁使用患者に対しては，RE-ALIGN trial[16]においてダビガトラン群がワルファリン群と比較して有意に脳梗塞，心筋梗塞，出血イベントが多かったことから禁忌と考えられている。ほかのDOACsに関しても大規模試験はなく，基本的には使用してはならない。

今後の展望

術後という特殊な環境下での各不整脈に対する対策を挙げてきたが，原則は非手術症例と変わらない。特にPOAFに関しては非常に多くの研究がなされているが，開心術を要する患者は疾患の重症度，基礎心疾患もさまざまで臨床試験では検証できないシチュエーションも多々あると思われる。本項で取り上げた部分をベースに，それぞれの患者においてbestまではいかないもののfavorableなテーラーメード治療が必要である。

（有田卓人，大塚崇之）

▼略語一覧

1. POAF：postoperative atrial fibrillation；術後心房細動
2. ICD：implantable cardioverter defibrillator；植込み型除細動器
3. AVR：aortic valve replacement；大動脈弁置換術
4. CABG：coronary artery bypass grafting；冠状動脈バイパス術
5. TAVI：transcatheter aortic valve implantation；経カテーテル大動脈弁植込み術
6. SSS：sick sinus syndrome；洞不全症候群
7. VT：ventricular tachycardia；心室頻拍
8. PVC：premature ventricular contraction；心室性期外収縮
9. VF：ventricular fibrillation；心室細動
10. NSVT：nonsustained ventricular tachycardia；非持続性心室頻拍
11. RCT：prospective randomized controlled trial；前向き無作為化試験
12. DOACs：direct oral anticoagulants；直接経口抗凝固薬

文献

1) Misawa Y, et al：Conduction disturbances after superior septal approach for mitral valve repair. Ann Thorac Surg 68：1262-1264；discussion 4-5, 1999.
2) Mustonen P, et al：Conduction defects after coronary artery bypass grafting – a disappearing problem? Ann Chir Gynaecol 89：33-39, 2000.
3) Nazif TM, et al：Predictors and clinical outcomes of permanent pacemaker implantation after transcatheter aortic valve replacement：the PARTNER(Placement of AoRtic TraNscathetER Valves)trial and registry. JACC Cardiovasc Interv 8：60-69, 2015.
4) ESC, EHRA, Brignole M, et al：2013 ESC guidelines on cardiac pacing and cardiac resynchronization therapy：the task force on cardiac pacing and resynchronization therapy of the European Society of Cardiology (ESC). Developed in collaboration with the European Heart Rhythm Association (EHRA). Europace 15：1070-1118, 2013.
5) Steinberg JS, et al：New-onset sustained ventricular tachycardia after cardiac surgery. Circulation 99：903-908, 1999.
6) Bigger JT, Jr：Prophylactic use of implanted cardiac defibrillators in patients at high risk for ventricular arrhythmias after coronary-artery bypass graft surgery. Coronary Artery Bypass Graft(CABG) Patch Trial Investigators. N Engl J Med 337：1569-1575, 1997.
7) Auer J, et al：Antiarrhythmic therapy on prevention of postoperative atrial fibrillation in patients after heart surgery. Curr Med Chem Cardiovasc Hematol Agents 2：29-34, 2004.
8) Frendl G, et al：2014 AATS guidelines for the prevention and management of perioperative atrial fibrillation and flutter for thoracic surgical procedures. J Thorac Cardiovasc Surg 148：e153-193, 2014.
9) Burgess DC, et al：Interventions for prevention of post-operative atrial fibrillation and its complications after cardiac surgery：a meta-analysis. Eur Heart J 27：2846-2857, 2006.
10) Buckley MS, et al：Amiodarone prophylaxis for atrial fibrillation after cardiac surgery：meta-analysis of dose response and timing of initiation. Pharmacotherapy 27：360-368, 2007.
11) Connolly SJ, et al：Double-blind, placebo-controlled, randomized trial of prophylactic metoprolol for reduction of hospital length of stay after heart surgery：the beta-Blocker Length of Stay(BLOS)study. Am Heart J 145：226-232, 2003.
12) Sezai A, et al：Landiolol hydrochloride for prevention of atrial fibrillation after coronary artery bypass grafting：new evidence from the PASCAL trial. J Thorac Cardiovasc Surg 141：1478-1487, 2011.
13) Mitchell LB, Committee CCSAFG：Canadian Cardiovascular Society atrial fibrillation guidelines 2010：prevention and treatment of atrial fibrillation following cardiac surgery. Can J Cardiol 27：91-97, 2011.
14) Gillinov AM, et al：Rate Control versus Rhythm Control for Atrial Fibrillation after Cardiac Surgery. N Engl J Med 374：1911-1921, 2016.
15) Fernando HC, et al：The Society of Thoracic Surgeons practice guideline on the prophylaxis and management of atrial fibrillation associated with general thoracic surgery：executive summary. Ann Thorac Surg 92：1144-1152, 2011.
16) Eikelboom JW, et al：Dabigatran versus warfarin in patients with mechanical heart valves. N Engl J Med 369：1206-1214, 2013.

I 総論

4 術後早期⑤-1
medicationの最新エビデンス
利尿薬以外

周術期には，カテコラミンのサージやサイトカインの分泌が生じており，さらに出血や点滴負荷などの血行動態的なストレスが関与して，心血管系のイベントが生じやすいと考えられている。周術期のエビデンスの多くは，非心臓手術であるが，一方で，血管系の手術は含まれていることが多い。これは，血管系手術(vascular surgery)は，2014年のESC❶ガイドライン[1]でもhigh risk surgeryとして分類されており，想定される周術期心血管イベントは5％以上とされる。本項では，まずこのvascular surgeryを含む非心臓手術についてのmedicationのエビデンスの流れを概説する。

Point

1. 血管系手術(vascular surgery)は周術期心血管イベントの発生が高い。
2. 周術期のβ遮断薬の臨床試験には，positiveのものとnegativeのものがあり，細かく理解することが重要である。虚血性心臓病患者では，β遮断薬の投与を検討すべきである。
3. 周術期にβ遮断薬を投与する場合には，少なくとも手術の2日以上前から投与を開始し，目標心拍数を60〜70とし，血圧を100以下にしないことが重要である。
4. 血管系手術(vascular surgery)前のスタチン投与は，ESCガイドラインでclass Ⅱaである。
5. β遮断薬もスタチンもすでに内服している患者は手術の際に中止しないことが重要で，class Ⅰである。

β遮断薬に関する騒動と流れ

DECREASE❷Ⅰ試験[2]はvascular surgeryを控えたハイリスクの112例を，ビソプロロール群と標準治療群にランダマイズした試験であった。primary endpointは，心臓死＋非致死性心筋梗塞(手術後30日)で，結果は，primary endpointが標準治療群で34％であったのに対し，ビソプロロール群では3.4％とビソプロロールが有意に周術期の心血管イベントを抑制している。

一方でDECREASE Ⅰ試験以降に発表されたPOISE❸試験[3]では，メトプロロール群においてかえって脳血管障害が増え，結果的に死亡率が増加してしまうという衝撃的な結果であった。

さらに，RCRI❹ indexが低い，すなわち低リスクな患者までにβ遮断薬を投与すると，かえって有害であるとする報告もでてきた[4]。RCRI indexとは，虚血性心疾患の既往，心

134

不全の既往，脳卒中の既往，インスリンを要する糖尿病，腎機能障害（血清クレアチニン2mg/dL以上，あるいはクレアチニンクリアランス60mL/分以下）の項目を足し算し，項目数が多いほど，周術期のリスクが高いとされるindexである．

2008年に"Lancet"に掲載されたメタ解析[5]では，周術期のβ遮断薬投与は，35％心筋梗塞を減少させるが，脳卒中を2倍に増加させるとしている．

最近，実はDECREASE試験シリーズの一部のデータに信憑性がないことが判明し，周術期のβ遮断薬のエビデンスが混沌としている．このDECREASE試験を除いたメタ解析の結果も最近発表され[6]，周術期のβ遮断薬の投与は心筋梗塞を27％減少させるが，脳卒中を1.73倍に増やし，死亡率も27％増やすという衝撃的なものであった．

しかしながら，やはり最近発表された大規模研究の結果では，やはりRCRIリスクが重要で2以上の高リスクではβ遮断薬の予後改善効果が示唆されている[7]．

このように周術期のβ遮断薬投与の是非に関しては，相反する研究結果が報告されているのが現状である．投与のプロトコルやβ遮断薬の種類，患者背景のリスク，対象となる手術などの違いなどがあり，解釈が難しいのが現状である．実際，プロトコルをみてみると，POISEの場合はメトプロロールが2〜4時間前から投与されており，用量調整が不十分で，低血圧・徐脈といったβ遮断薬の負の側面が目立った可能性があり，DECREASE試験を除いたメタ解析では，このPOISEの結果が大きく影響を与えている．

2014年のESCガイドライン[1]では，known **IHD**[5]に対するβ遮断薬の投与は，Class Ⅱbとなっている．また投与方法が重要で，手術の少なくとも2日以上前から投与を開始して，目標心拍数は60〜70，血圧は100mmHg以下にはしないこととなっている．

このガイドラインでは，β遮断薬の種類まで言及されており，これまでのデータから，アテノロールまたは，ビソプロロールが望ましいとされているが，アテノロールは周術期の脳卒中が多かったというデータもあり，個人的には，脂溶性でβ₁選択性の高いビソプロロールが望ましいのではないかと考えてる．

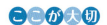

β遮断薬は，心臓手術の周術期に心房細動を抑えるデータがビソプロロール[8]やランジオロール[9]にあることを考えると，禁忌でなければ心臓血管手術の際には投与量や投与方法に注意しつつ，積極的に投与を考えてよいのではないかと考えている．

一方，すでにβ遮断薬を内服している患者の場合，周術期も中止することなく，継続することがClass Ⅰである．これに関しては，ぶれることなくガイドラインでは一貫している．

スタチン

DECREASE Ⅲ試験[10]は，vascular surgeryを控えた高リスク患者において，ビソプロロールによるベース治療に加え，フルバスタチンを投与することで，周術期心血管イベントの抑制されることが証明された．

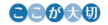

DECREASE Ⅲ試験もDECREASEシリーズであるが,ほかにもスタチンの効果を示唆する臨床データがあること,周術期に際して懸念すべきスタチンの副作用は少ないことなどを鑑みると,筆者は周術期のスタチン投与は積極的に考えてもよいと考えている。

2014年のESCガイドライン[1]では,vascular surgery前のスタチン投与はClass Ⅱaである。また,スタチンもすでに内服している患者は周術期も継続することが重要で,Class Ⅰであることはゆるぎない点である。

(田邉健吾)

▼略語一覧

① ESC:European Society of Cardiology
② DECREASE:Dutch Echocardiographic Cardiac Risk Evaluation Applying Stress Echocardiography Study Group
③ POISE:perioperative ischemic evaluation
④ RCRI:revised cardiac risk index
⑤ IHD:ischemic heart disease:虚血性心疾患

文献

1) Kristensen SD, et al:New ESC/ESA Guidelines on non-cardiac surgery:cardiovascular assessment and management. Eur Heart J 35:2344-2345, 2014.
2) Poldermans D, et al:The effect of bisoprolol on perioperative mortality and myocardial infarction in high-risk patients undergoing vascular surgery. Dutch Echocardiographic Cardiac Risk Evaluation Applying Stress Echocardiography Study Group. N Engl J Med 341:1789-1794, 1999.
3) Devereaux PJ, et al:Effects of extended-release metoprolol succinate in patients undergoing non-cardiac surgery (POISE trial):a randomised controlled trial. Lancet 371:1839-1847, 2008.
4) Lindenauer PK, et al:Perioperative beta-blocker therapy and mortality after major noncardiac surgery. N Engl J Med 353:349-361, 2005.
5) Bangalore S, et al:Perioperative beta blockers in patients having non-cardiac surgery:a meta-analysis. Lancet 372:1962-1976, 2008.
6) Bouri S, et al:Meta-analysis of secure randomised controlled trials of beta-blockade to prevent perioperative death in non-cardiac surgery. Heart 100:456-464, 2014.
7) London MJ, et al:Association of perioperative beta-blockade with mortality and cardiovascular morbidity following major noncardiac surgery. JAMA 309:1704-1713, 2013.
8) Marazzi G, et al:Comparison of effectiveness of carvedilol versus bisoprolol for prevention of postdischarge atrial fibrillation after coronary artery bypass grafting in patients with heart failure. Am J Cardiol 107:215-219, 2011.
9) Sezai A, et al:Landiolol hydrochloride for prevention of atrial fibrillation after coronary artery bypass grafting:new evidence from the PASCAL trial. J Thorac Cardiovasc Surg 141:1478-1487, 2011.
10) Schouten O, et al:Fluvastatin and perioperative events in patients undergoing vascular surgery. N Engl J Med 361:980-989, 2009.

4 術後早期⑤-2
medicationの最新エビデンス
利尿薬

心臓手術の周術期管理において利尿薬は必要不可欠な薬物である。現在，利尿薬には，炭酸脱水素酵素阻害薬，ループ利尿薬，サイアザイド利尿薬，カリウム保持性利尿薬が一般的に使用されている。またわが国では，カルペリチドとトルバプタンが心臓手術の周術期管理において一般的になりつつあり，本項では，各種利尿薬について論説する。

Point

1. 従来，心臓手術の周術期管理においては，カテコラミン，ループ利尿薬が主であった。
2. カテコラミンの中等量以上の使用は，末梢血管抵抗を増加させ，頻脈による心筋酸素消費増加，生体内ホルモンの亢進などをきたし，過度な使用は予後を不良にするといわれている。ループ利尿薬によるレニン・アンジオテンシン・アルドステロン系（RAAS）❶の亢進，腎機能悪化も報告されている。
3. 当施設（日本大学医学部外科系心臓血管外科学分野）では，以前からカルペリチドを術中から低用量で使用する方法を行い，術後早期の心機能，腎機能の悪化を予防するだけでなく，遠隔期の成績を改善することも報告してきた。
4. 当施設ではトルバプタンを心臓手術で初めて使用し，ループ利尿薬やカルペリチドでも十分な利尿が得られない症例に有効であると考えている。
5. 周術期の薬剤投与は術後早期だけでなく，遠隔期まで考慮して行うべきと考えられる。

心臓手術に不可欠な薬物「利尿薬」

心臓手術は人工心肺による無拍動流，低体温，希釈により生体内ホルモンの亢進，third spaceへの水分貯留，炎症反応の亢進，内皮細胞障害などを引き起こす。そのなかで，RAAS，交感神経などの神経体液性因子が亢進する病態は心臓や腎臓に悪影響を及ぼす。その観点から各種利尿薬，RAAS阻害薬，ナトリウム利尿ペプチド，バソプレシンV_2受容体阻害薬の使用は，心臓手術で悪化した神経体液性因子を正常化させるために有効な薬剤であると考えている。

利尿薬の種類とその作用機序

利尿薬にはさまざまな種類があり，それぞれ作用機序および作用も異なる(表1)。

ループ利尿薬は古くから使用されている利尿薬で，その利尿効果は高い。しかしながら，高用量の使用はRAASを亢進させ，腎機能悪化を招く[1]。ループ利尿薬のなかでトラセミドは弱いながら抗アルドステロン作用があるともいわれ，アゾセミドはフロセミドに比べ，神経体液性因子の活性化が少ないともいわれている。

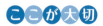

ループ利尿薬のみに利尿効果を期待するのではなく，作用部位が異なる各種利尿薬を併用することが重要である。

表1 各種利尿薬

利尿薬	一般名（商品名）	作用部位	作用機序	副作用
炭酸脱水素酵素阻害薬	アセタゾラミド（ダイアモックス®）	近位尿細管	HCO_3^-再吸収阻害	低カリウム血症，代謝性アシドーシス
ループ利尿薬	フロセミド（ラシックス®）アゾセミド（ダイアート®）トラセミド（ルプラック®）	ヘンレループ上行脚	Na-K-Cl共輸送体阻害	低カリウム血症，低カルシウム血症，低マグネシウム血症，高尿酸血症，代謝性アシドーシス
サイアザイド利尿薬	トリクロルメチアジド（フルイトラン®）	遠位尿細管	Na-Cl共輸送体阻害	低カリウム血症，高カルシウム血症，高尿酸血症，代謝性アシドーシス
カリウム保持性利尿薬	スピロノラクトン（アルダクトン®）カンレノ酸カリウム（ソルダクトン®）エプレレノン（セララ®）	遠位尿細管，皮質集合管	ミネラルコルチコイド受容体阻害，アルドステロン	高カリウム血症，女性化乳房，多毛症
ナトリウム利尿ペプチド	カルペリチド（ハンプ®）ネシリチド	糸球体，尿細管，髄質集合管など	グアニル酸シクラーゼ活性（cyclic GMPを活性）	血圧低下
バソプレシンV_2受容体拮抗薬	トルバプタン（サムスカ®）	髄質集合管	バソプレシンを抑制	高ナトリウム血症，口渇

そのなかで，重症心不全に対する抗アルドステロン薬であるスピロノラクトン投与はプラセボに対して30％死亡リスクを低下させるというRALES[2]試験の結果が発表され[2]，その後，急性心筋梗塞後の左室機能不全患者に対するエプレレノンが生命予後を改善するというEPHESUS[3]試験の結果も報告された[3]。

サイアザイド利尿薬は遠位尿細管に作用し，ループ利尿薬に比べ利尿効果は低い。当施設ではループ利尿薬を用いても十分な利尿ができない場合，使用する例もあり，ループ利尿薬を増量するより，サイアザイド利尿薬を追加することで利尿効果が高い症例も経験する。

抗アルドステロン薬への期待

抗アルドステロン薬はRALES試験，EPHESUS試験の結果から心不全の予後を改善することが明らかにされた。心臓手術は，RAASが亢進している病態を考えると，抗アルドステロン薬の投与は理にかなった治療法である。当施設での急性冠症候群（ACS）[4]を対象とした臨床研究で，抗アルドステロン薬を投与しないことが，遠隔期の心イベントの危険因子であった[4,5]。

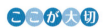

周術期の左室リモデリングや遠隔期の線維化の予防効果などに関与するアルドステロンを，いかにコントロールするかが重要であると考えている。

日本独自のカルペリチドによる周術期管理法

カルペリチドはANP[5]製剤として日本でしか使用できない薬剤である。カルペリチドは，①血管拡張作用と強力な利尿作用，②神経体液性因子抑制作用，③Na利尿作用，④心筋酸素需要減少作用，⑤冠動脈拡張作用などがある。人工心肺の欠点とカルペリチドの利点が相反することに注目し，筆者らは人工心肺を使用する心臓手術時に，人工心肺開始時からのカルペリチド低用量持続投与法を国際的に初めて提唱し，臨床研究を行ってきた。その結果から，RAASを抑制し，尿量の増加，フロセミド使用減量を認め，人工心肺の欠点を補う効果を示した[6]。低心機能症例を対象とした研究では，遠隔期の心関連死亡回避，心事故回避を示し，カルペリチドは急性期だけでなく，遠隔期にもその有効性は示された[7]。その他，カルペリチドによる急性腎不全（AKI）[6]回避，透析導入回避，主要心脳血管イベント発生回避を証明した[8～10]。

さらに近年，カルペリチドによる術後心房細動予防効果も明らかにした[11]。以前は術後に心不全やAKIになってからカルペリチドを投与することが多かったが，人工心肺による神経体液性因子が亢進する前にカルペリチドを使用することで，術後の心不全，AKIを予防する効果と人工心肺の欠点を補う効果，左室リモデリング抑制効果，抗不整脈効果，虚血再灌流障害抑制効果，心筋保護効果などさまざまな利点が得られると考えている。

新しい「水利尿薬」トルバプタン

　バソプレシンV_2受容体拮抗薬であるトルバプタンは，腎髄質の集合管に作用し，浸透圧勾配による血管内への水の再吸収をすることで，利尿効果を発揮する水利尿薬である。
　トルバプタンは血清ナトリウム濃度を上昇させる。したがって血漿浸透圧を上昇させる効果により，末梢循環において間質と血管の間に浸透圧勾配が生じることで，間質から血管内への水分のシフトが生じることになる。この効果は既存の利尿薬にはなかった作用であり，今後新たな利尿薬として期待されている。
　バソプレシンは腎臓の水排泄を強力に調整するホルモンで，心臓手術後は亢進するといわれている[12]。
　心臓手術後の心不全の多くはRAAS亢進が関与しており，カルペリチドの使用は理にかなっている。しかし，カルペリチド，フロセミドなどで十分な効果がみられない症例を経験し，世界に先駆けトルバプタンを心臓手術の周術期に使用し，トルバプタンとの併用投与が効果的であることを報告した[13]。
　Nishiらは，弁膜症手術例に術後早期にトルバプタンを使用する臨床研究(STAR[7]試験)で，術後の腎機能，術前体重への回復日数など体液管理において有効であったと報告している[14]。

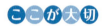

　心臓手術周術期治療として，RAASを抑制するカルペリチドとバソプレシンを抑制するトルバプタンとの併用療法(ハンサム治療)は，心臓手術後の病態を考慮すると理にかなった日本独自の治療と考えており，今後いかなる効果を示すかが期待される。

（瀬在　明）

▼略語一覧

① RAAS：Renin-Angiotensin-Aldosterone system；レニン・アンジオテンシン・アルドステロン系
② RALES：randomized aldactone evaluation study
③ EPHESUS：eplerenone post-acute myocardial infarction heart failure efficacy and survival study
④ ACS：acute coronary syndrome；急性冠症候群
⑤ ANP：atrial natriuretic peptide；心房性ナトリウム利尿ペプチド
⑥ AKI：acute kidney injury；急性腎不全
⑦ STAR：study of tolvaptan for fluid retention after valve surgery

1) Eshaghian S, et al: Relation of loop diuretic dose to mortality in advanced heart failure. Am J Cardiol 97: 1759-1764, 2006.
2) Pitt B, et al: The effect of spironolactone on morbidity and mortality in patients with severe heart failure. Randomized Aldactone Evaluation Study Investigators. N Engl J Med 341: 709-717, 1999.
3) Pitt B, et al: Eplerenone, a selective aldosterone blocker, in patients with left ventricular dysfunction after myocardial infarction. N Engl J Med 348: 1309-1321, 2003.
4) Sezai A, et al: Long-term results (three-year) of emergency coronary artery bypass grafting for patients with unstable angina pectoris. Am J Cardiol 106: 511-516, 2010.
5) Sezai A, et al: Results of emergency coronary artery bypass grafting for acute myocardial infarction: importance of intraoperative and postoperative cardiac medical therapy. Ann Thorac Cardiovasc Surg 18: 338-346, 2012.
6) Sezai A, et al: Low-dose continuous infusion of human atrial natriuretic peptide during and after cardiac surgery. Ann Thorac Surg 69: 732-738, 2000.
7) Sezai A, et al: Continuous low-dose infusion of human atrial natriuretic peptide in patients with left ventricular dysfunction undergoing coronary artery bypass grafting: the NU-HIT (Nihon University working group study of low-dose Human ANP Infusion Therapy during cardiac surgery) for left ventricular dysfunction. J Am Coll Cardiol 55: 1844-1851, 2010.
8) Sezai A, et al: Influence of continuous infusion of low-dose human arterial natriuretic peptide on renal function during cardiac surgery: a randomized controlled study. J Am Coll Cardiol 54: 1058-1064, 2009.
9) Sezai A, et al: Results of low-dose human atrial natriuretic peptide infusion in nondialysis patients with chronic kidney disease undergoing coronary artery bypass grafting. J Am Coll Cardiol 58: 897-901, 2011.
10) Sezai A, et al: Results of low-dose carperitide infusion in high-risk patients undergoing coronary artery bypass grafting. Ann Thorac Surg 96: 119-126, 2013.
11) Sezai A, et al: Carperitide and atrial fibrillation after coronary bypass grafting: the Nihon University working group study of low-dose HANP infusion therapy during cardiac surgery trial for postoperative atrial fibrillation. Circ Arrhythm Electrophysiol 8: 546-553, 2015.
12) Wu W, et al: Vasopressin release during cardiac operation. J Thorac Cardiovasc Surg 79: 83-90, 1980.
13) Sezai A, et al: New treatment with Tolvaptan for heart failure after cardiac surgery. Heart Surg Forum 17: E198-200, 2014.
14) Nishi H, et al: Effects of tolvaptan in the early postoperative stage after heart valve surgery: results of the STAR (Study of Tolvaptan for fluid retention AfteR valve surgery) trial. Surg Today 45: 1542-1551, 2015.

I 総論

5 術後後期①
心臓リハビリテーション

心臓血管外科術後リハビリテーションにおける早期リハビリテーションは，臨床上定着している。このため，術後順調に回復する症例は，より早期に回復するようになった。今回，一般的なリハビリテーションプロトコルを紹介するが，重要なことは，心臓血管外科手術症例と一律にとらえるのは危険で，疾患特異性と術式に配慮しながらリハビリテーションを進めることである。

Point

1. 早期心血管外科手術後のリハビリテーションは積極的に行われるようになった。
2. 術後順調に回復する症例はより早く回復するようになったが，一方で，歩行困難や歩行獲得が遅れる患者が一定数いる。
3. 心臓血管外科術後リハビリテーションプロトコルは，術前・後の心肺運動負荷検査を含む評価とともに，急性期・回復期・維持期とシームレスに行う。
4. 疾患特異性と術式別に考慮した対応が必要である。

心臓血管外科術後リハビリテーションの現状

早期離床の有効性は，1993年にCottonが報告した心臓血管外科手術の術後早期回復プログラムとしてfast track recovery program[1]の報告から始まった。その後，北欧でもenhanced recovery after surgery(**ERAS**)❶という取り組みが積極的に行われるようになり，近年，心臓血管外科術後早期より，リハビリテーションが積極的に行われるようになってきた。

わが国の心臓血管外科術後リハビリテーション

日本の8施設における心臓血管外科術後の歩行獲得日数をヒストグラムで示した(**図1**)[2]。
報告によると待機手術例(1,164例)における手術後の歩行獲得状況は，術後4日以内では539例(46.3％)，5〜8日では364例(31.3％)，8日以上を要したのは183例(15.7％)，歩行困難であったのは78例(6.7％)であった。
一方，緊急手術例(250例)における手術後の歩行獲得状況は，術後4日以内では52例(20.8％)，5〜8日では85例(34.0％)，8日以上を要したのは(28.4％)，歩行困難であったの

図1 緊急手術群と待機手術群における心臓血管外科術後の歩行獲得日数

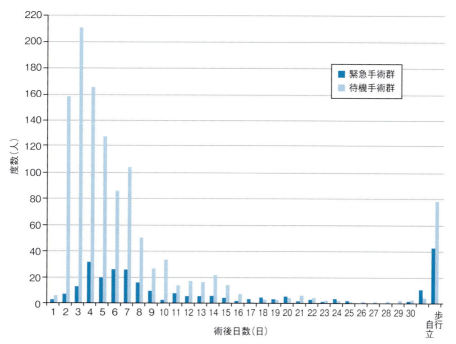

(文献2より改変引用)

は42例(16.8%)で，待機手術例に比べ緊急手術例のリハビリテーションは遅延する傾向にあった。待機手術症例の77.6%は術後8日以内に歩行獲得(平均4.3日)できており，現状では手術後リハビリテーション進行目安として5日以内である。

さらに，リハビリテーションの進行が遅れる患者や，術後歩行獲得困難となる理由として，術前からの低体力や術後遷延する心不全が多く，その他(不整脈，中枢神経障害，腎不全，呼吸不全)がみられたと報告されている。

心臓血管外科手術に臨む患者は，予後の改善や延命のための緊急手術以外，多くは症状改善や活動性を高める目的であるにもかかわらず，術後に歩行困難となってしまうのは，リハビリテーションを担当するものとして大変遺憾である。

したがって，リハビリテーションは術後からの介入ではなく，術前の情報収集，オリエンテーションに留まらず，可能なかぎり術前より積極的に運動療法を行うことが，術後リハビリテーション進行を左右する肝となる。

心臓血管外科術後リハビリテーションプロトコル

図2は心臓血管外科術後リハビリテーションプロトコルである。このプロトコルからわかるように，リハビリテーションは術前から術後急性期，回復期，維持期へと絶え間ない医療を提供している。リハビリテーションを担当するハートチームの一員として，リハビリテーションプロトコルが順調に進められるように，効果的なリハビリテーションを行う責務がある。

◆術前リハビリテーション

術前オリエンテーション

術前に心臓血管外科術後リハビリテーションのオリエンテーションを行うことは，リハビリテーションに理解と協力を得られるだけでなく，患者に心構えができることによって安心感が生まれる。特に注意して説明している内容は，早期離床の有効性について，排痰方法の指導，創部保護方法の指導である。

排痰方法は，呼吸サイクルを用いるactive cycle breathing technique（ACBT）[2]が効果的である。ACBTの手順は，①〜④のとおりである。

①呼吸コントロール：リラックスして3〜4回呼吸
②深吸気運動：吸気を強調して3〜4回の深呼吸
③呼吸コントロール
④ハッフィング（huffing）：排痰法の1つで，声帯を閉じずに「ハッ，ハッ」と呼気を強く短く切って行う。これにより，通常の咳嗽よりも気道閉塞が生じにくくなり，楽に排痰できるようになる。

ここが大切

術後順調な経過であれば翌日より離床を行うが，患者にとって術後翌日に起き上がって，歩行練習することは不安である。術前より早期離床の有効性について説明することで，リハビリテーションに協力を得られる。

図2 心臓血管外科術後リハビリテーションプロトコル

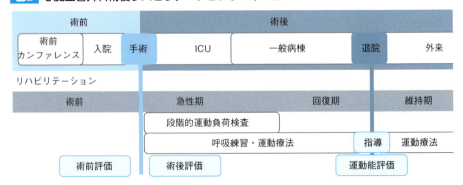

実際の排痰では，上肢で創部を保護しながら強制呼気のタイミングに合わせて，胸郭の圧迫介助を行うと効果的である．
　創部痛は，一般的に，胸骨正中切開より左側肋間開胸の切開方法のほうが痛みの訴えが強い．鎮痛薬は積極的に使用されるが，十分に痛みをコントロールするのは困難で，特に動作時の痛みの出現は離床の妨げになる場合があり，一工夫が必要であり，その方法を指導する．術前に指導することで，術後早期に対応することが可能となるため，予定されている手術切開部を確認し指導する．

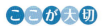

　主に創部痛は離開方向に力が働く場合，たとえば深吸気，咳嗽，起き上がり動作時で出現する．したがって，上肢で創部をはさみ込んで創部が引っぱられないように固定することを指導する．

術前評価
　リハビリテーションにおける評価は，患者の現状と術後に想定されるリスクを把握し，さらに，術前の評価は術後の状態と比較することにも用いられる．主な評価は，認知，運動機能，運動能を行う．得られた情報は，ハートチーム全体で共有する．

術前リハビリテーション介入
　術前カンファレンスによって，患者情報や治療方針とリハビリテーション評価より，術前リハビリテーション介入が必要である患者と判断した場合，排痰練習や運動療法などを行う．しかし，手術日までの短い日数のなかで，運動療法の効果を求めるとすれば，筋出力の改善や動作の効率を改善させることにかぎられ，本来の筋力増強や体力改善には至らない．前述のように，心臓血管外科術後患者のリハビリテーション進行が遅れる患者の30％弱は，術前低体力者つまりfrailtyで，術前からのリハビリテーション介入が必須である．このため，患者によっては入院前より外来リハビリテーションを行って手術に臨むこともある．外来リハビリテーションに通院できなくとも，運動指導を行うことで，在宅での運動療法が奏効する場合もある．

◆術後リハビリテーション（急性期）

術後評価
　術前評価と比較して，認知，運動機能，運動能の変化を評価する．特に，痛み，呼吸不全，嚥下障害，脳障害，脊髄障害，末梢神経障害の有無を判断する．
　①痛み：痛みがいつ，どこに出現するのか評価する．痛みは離床の大きな妨げとなるため，できるだけコントロールする必要がある．特に体動時に痛みが増強，出現する場合は鎮痛薬の追加はもちろん，術前指導した体動時の保護の方法を復習し，介助しながら進める．さらに，胸帯を用いると痛みが軽減するが，胸部を締め付けることになったり，操作がやや複雑であったりするため，ベネフィットより患者に合った方法を選ぶ．
　②呼吸不全：術後早期は，後述するような術後の一時的な心機能低下や，手術侵襲による全身性炎症反応により，肺うっ血や胸水貯留による圧迫性無気肺による影響で，酸素化不良となっている．この場合は，肺うっ血を軽減させる目的でヘッドアップして

対応する。さらに，痰の貯留などによる無気肺を伴っている場合は，呼吸リハビリテーションの介入が必要で，機械的陽圧換気，体位ドレナージや呼吸介助を行って治療する。
③嚥下障害：術後に嗄声を伴うことがある。嗄声が出現すると，声門閉鎖不全によって嚥下障害を合併しやすい。原因として，脳障害，手術操作によるもの，挿管チューブによる声門損傷によるものが考えられる。言語聴覚士がいれば早期より介入してもらう。経口摂取できるように頸部の屈曲や回旋による代償やとろみ剤を使用した飲水にする。嚥下障害が重度であれば経管栄養を開始しつつ，患者の全身状態の回復を待って，嚥下ビデオ内視鏡や嚥下造影検査によって，詳細に評価し，治療する必要がある。
④脳障害：心臓血管外科周術期の脳障害の多くは脳梗塞である。意識障害の遷延や痙攣発作を伴うことが多く，術後の運動機能の評価は早期発見，治療につながるため重要である。

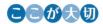

> 冠動脈バイパス術（CABG）❸では，人工心肺装置使用の有無であるon-pumpに比べてoff-pumpのほうが周術期における脳合併症が少ないといわれていたが，RCT❹によって否定されている[3]。このため，off-pump CABGであっても周術期の脳障害の合併症を軽視してはいけない。

⑤脊髄障害：特に胸腹部大血管の手術操作で出現する。Th8-L1に存在するAdamkiewicz動脈の損傷が原因とされている。現在では，術前よりCTやMRIによって，このAdamkiewicz動脈を分岐する肋間動脈，腰動脈を同定することができるようになってきたが，完全に対麻痺を回避することはできないのが現状である。

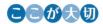

> 大動脈弓部周辺を操作する手術の場合，左反回神経への損傷や刺激などによって声門閉鎖不全となり，麻痺を合併することがある。直接的な損傷がなければ，反回神経周囲の炎症や浮腫の改善とともに軽快する。術前の嗄声の有無についての情報も重要である。

⑥末梢神経障害：周術期の麻酔による安静によって，主に橈骨神経，腓骨神経が圧迫されて麻痺が出現する。末梢神経であるため，予後は良好である。

心臓血管外科術後リハビリテーションプログラム

日本循環器学会のガイドライン（表1）[4]を基に，自身の施設に合った心臓血管外科術後リハビリテーションプログラムを作成している。この時期の目標は，術後回復時期に合わせた適切な運動療法を勧め，起居動作の自立，歩行によってADLを再獲得することである。各施設の環境に合わせて，患者の活動範囲をプログラムの主軸は段階的に運動強度が増加することであるが，その実施方法は患者の状態がよければ，負荷強度は階段状に1ステージずつ進めるのではなく，1回の介入で複数のステージアップができるフレキシブルな対応が可能である。リハビリテーション介入の頻度は，2回/日の少量頻回介入が推奨されている。

表1 心臓血管外科術後リハビリテーションプログラム

ステージ	実施日	運動内容	病棟リハビリテーション	排泄	その他
0	/	手足の自他動運動・受動座位・呼吸練習	手足の自動運動，呼吸練習	ベッド上	嚥下障害の確認
I	/	端座位	端座位10分×___回	ベッド上	
II	/	立位・足踏み（体重測定）	立位・足踏み×___回	ポータブル	
III	/	室内歩行	室内歩行×___回	室内トイレ可	室内フリー
IV 1	/	病棟内歩行（100m）	100m歩行×___回	病棟内トイレ可	棟内フリー
IV 2	/	病棟内歩行（200～500m）	200～500m歩行×___回	院内トイレ可	院内フリー 運動負荷試験
V	/	階段昇降（1階分）	運動療法室へ		有酸素運動を中心とした運動療法

　心血管外科術後リハビリテーションの運動負荷検査を行い，過負荷にならないよう段階的に運動療法を進めるためには，病態の回復状態やそれに対する治療内容を読み取ることが必要不可欠である．それは，呼吸管理の状態や酸素投与量によっても患者の病態を読み取ることができる．

　術後早期は，術後の一時的な心機能低下による肺胞毛細血管静水圧の上昇，術中の輸液投与，出血に対するボリュームを補う目的で大量の輸液が行われプラスバランスとなる．手術による炎症性ストレスによる毛細血管の透過性亢進などによって，サードスペースへ体液が移動し，急性呼吸促迫症候群（ARDS）[5]の状態となり，適切な循環を保ちながら呼吸管理を行う必要がある．

　この時期の呼吸状態は肺うっ血を中心に胸水貯留による圧迫性無気肺など，呼吸練習による効果を期待することはできない．人工呼吸器による呼気終末陽圧（PEEP）[6]を高めに設定する陽圧換気によって，肺保護を行う時期である．その後，ARDSが改善傾向となれば，サードスペースに貯留した体液が血管内に戻り，ゆっくりと肺うっ血の改善，酸素化の改善へと変化する．呼吸状態のみではなく，補助循環装置や投薬内容，尿量，フィジカルアセスメントを含め，病態を総合的に評価し運動療法を進める．

疾患・手術別の心臓血管外科術後リハビリテーションのポイント

　心臓血管外科術後リハビリテーションの進行は，基礎疾患や術式によって異なる．疾患と術式特異性に注意してリスク管理を行いながら進める必要がある．

　①CABG：完全血行再建の手術であったか，運動負荷による虚血所見がないことを確認しながら進める．

　②僧帽弁置換・弁形成術：僧帽弁閉鎖不全症は術前では左室にとっては出口が大動脈側と左房の2方向あったため後負荷が軽減している状態で，見かけ上の心機能は良好である．しかし，手術で逆流がなくなると後負荷増大となり，術前より低下した本来の

左心機能となることは，術後リハビリテーションを行う際に重要なポイントである。弁形成術は形成した弁組織の裂開予防のため血圧制限が重要となる。施設によって異なるが，術後3〜6カ月は収縮期血圧を安静時120mmHg以下，運動時でも140mmHg以下に薬剤や運動のコントロールが必要である。

③**大動脈弁置換・形成術**：大動脈弁狭窄症は，左心室は後負荷増大し心筋肥大となり1回拍出量は低下する。術後，心筋肥大は弁置換術後即座に改善することはなく，1回拍出量の低下は継続するため，心拍数をある程度担保した状態であることはもちろん，急激な強度の高い運動負荷をかけないように注意する必要がある。大動脈弁閉鎖不全症に対する大動脈弁形成術後のリハビリテーションは，僧帽弁形成術と同様の血圧制限が重要である。また，大動脈弁の手術は刺激伝導系近傍を操作するため房室ブロックとなることがあり，心電図モニターの監視を怠らないように注意する。

④**上行弓部人工血管置換術**：大動脈遮断や送血用カニューレを弓部分枝に挿入するため，脳梗塞発症のリスクが比較的高い。また，左反回神経付近の手術操作がある場合には，声帯の閉鎖不全による嚥下障害から誤嚥性肺炎にならないように栄養摂取方法を検討する。

⑤**胸腹部人工血管置換術**：胸腹部の手術侵襲は左側開胸が多く，術中の片肺換気による無気肺，再灌流・再膨張による急性肺障害のリスクが高い。呼吸リハビリテーションによって効果的な呼吸法，咳嗽方法を行う。

⑥**腹部人工血管置換術**：腹部の手術は，胸部の手術より術後肺活量低下が大きい。腹帯で保護しながら，咳嗽時の痛みの軽減と介助法を指導する。

◆術後リハビリテーション（回復期）

患者の自宅環境に合わせたADL，応用動作を獲得し早期退院へ導くことが目的である。また，入院中の活動量を上げるためにアクティビティを高めるために，入院生活のコーディネートをすることも必要となる。歩行獲得後は1〜2回/日の介入とし，1回の運動時間を徐々に延長して30分以上行う。

心臓血管外科手術後のリハビリテーションは，早期歩行自立獲得と早期退院がリハビリテーションの最終目的ではない。再発予防や再入院することがないように，患者本人のみならず，家族を含めて教育をしていくなどの質の高いリハビリテーションを提供することのほうが重要である。二次予防のために，運動療法という治療を継続することが重要である。

具体的な運動療法（表2）には，有酸素運動，レジスタンストレーニング，インターバルトレーニングがある。効果的に安全な運動療法を実施するために，運動前後にはウォーミングアップとクールダウンを行う。

ウォーミングアップは，骨格筋の血行改善や組織の温度が上昇することによって，組織での効率的な酸素利用を促し，運動に対する循環機能への負担を軽減させる効果がある。低心機能や糖尿病を併存している患者では長めに行う。

クールダウンは，運動を即座に終了することによって，骨格筋のポンプ作用がなくなり，急激な静脈還流の減少による血圧低下を引き起こさないための安全を目的として行う。

心臓血管外科術後の患者は，術後5週間後よりレジスタンストレーニング（図3）を開始できる[5]。例外として，患者によっては基本動作や歩行を獲得することを目的に，術後早期より低強度のレジスタンストレーニングを開始する場合もあるが，病態が不安定な時期であるため，モニタリングを行いながら細やかなリスク管理の下で行う必要がある。特に注

表2 運動療法

a. 有酸素運動
　・種類：エルゴメータ，トレッドミル，歩行，サイクリングなど
　・頻度：できるだけ毎日（3回/週以上）
　・強度：AT，主観的運動強度（楽〜ややきつい）
　・時間：20〜60分/回
b. レジスタンストレーニング
　・種類：8種類程度の上・下肢の筋力増強運動
　・頻度：2〜3回/週（トレーニング実施から2日程度空ける）
　・強度：上肢は1 RM（1回反復できる最大負荷量）の30〜40％，下肢は50〜80％
　・時間：1セット10〜15回，2〜3セット
　＊開始時の負荷量は10回の運動を楽に行える程度とし徐々に負荷を上げる。
c. インターバルトレーニング
　・種類：エルゴメータ，トレッドミル
　・頻度：できるだけ毎日（3回/週以上）
　・強度：高強度期と低強度期2段階の運動負荷
　・時間：運動時間の比率は高強度期：低強度期＝1：1〜2，5〜10サイクル程度
　＊インターバルトレーニングの強度は，高強度期をpeak $\dot{V}O_2$の80〜90％，低強度期を40％程度とする。

図3 レジスタンストレーニングの実際

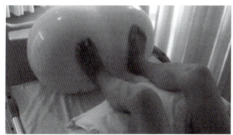
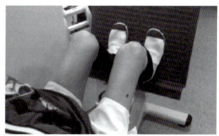

意しなければならないのは，Valsalva効果による血圧上昇を避けるように，運動中の呼吸指導を行う。

近年，心臓血管外科手術の対象として，超高齢者や虚弱（frailty），重症低心機能患者，運動器疾患を複合している患者に配慮した運動の種類，強度の設定が必要となっている。

インターバルトレーニングは，有酸素運動よりも，運動耐容能，心筋収縮力増強（**LVEF**[7]，1回拍出量），左室拡張能の改善，血管内皮機能の改善（NO放出，血管拡張反応），左室リモデリング改善（**LVDd**[8]/Ds），糖輸送担体増加，炎症減少（IL-6），QOLの改善に優れているとの報告がある[6,7]。安全に行うポイントは，高強度期の心拍応答の影響が，低強度期に十分回復していることを確認する。

◆術後リハビリテーション(維持期)

　外来通院で行う監視型運動療法は卒業となり，心臓血管外科術後リハビリテーションは終了するが，虚血性心疾患や動脈硬化，心不全など，基礎疾患に対する心臓リハビリテーションは維持期として継続される。

　この時期の運動療法は，急性期〜回復期に指導された運動療法を，自己管理によりスポーツ施設や自宅などで行う。心臓リハビリテーションは決して受け身の治療であってはならない。患者の治療としての運動に対するやる気をいかに引き出すかが最終的なゴールとなる。これによって，予防や予後の改善につながることが，心臓リハビリテーションの役割である。

心肺運動負荷試験(CPX，CPET)[9]とは(図4)

　呼気ガス分析を通常の運動負荷テストに併用することで，直接最大酸素摂取量(運動耐容能)を測定できる。それだけでなく，心不全の重症度や虚血の有無の評価，心臓リハビリテーションにおける適切な運動処方の設定，労作時息切れの原因精査などが可能である。

◆心臓外科手術症例でのCPETの利用

　術前の評価としては，自覚症状や運動耐容能低下が心臓由来か，呼吸器由来か，あるいは単なる運動不足/負荷試験時の努力不足であるのか，などをみることができる。ただし，CPET単独ではなく，エコーや呼吸機能検査(場合によっては動脈血液ガス)などを総合して評価する。術後はリハビリテーション強度の決定や，心不全の程度の把握に利用できる。

　代表的な指標としては，二酸化炭素排出量に対する分時換気量比($\dot{V}E/\dot{V}CO_2$)[10]slope，嫌気性代謝閾値(AT)[11]，呼気終末二酸化炭素濃度/分圧(ETCO_2)[12]，最高酸素摂取量(peak $\dot{V}O_2$)[13]などがある。

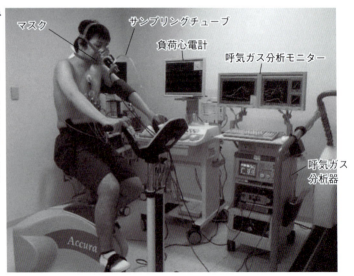

図4 CPETの仕組み

マスク内に吐き出された呼気はサンプリングチューブを通してガス分析器に送り込まれる。送り込まれた呼気ガスは，フローメーターにより換気量や呼吸回数が，呼気中の酸素濃度，二酸化炭素濃度が各センサーで測定され，コンピュータによって酸素摂取量，二酸化炭素排泄量，換気量が測定される。

$\dot{V}E/\dot{V}CO_2$ slope：運動中のCO_2の増加に対する分時換気量の増加割合を示す。換気効率の指標。運動筋より排出され体内にたまったCO_2を吐き出すのにどれだけの換気が必要であるか，という意味をもつ。正常は35未満。

AT：運動時は主に血中のグルコースを筋肉内に取り込み燃焼することでエネルギー（ATP）[14]を得て筋収縮を起こす。運動強度が連続的に増していく状況下では，そのうち酸素の供給以上に運動筋のエネルギー需要が増す段階がやってくる。その際，無酸素でもATPを作り出せる解糖系（嫌気性代謝）が動員される。この段階の酸素摂取量をATという。AT以下の運動であれば体内に解糖の産物である乳酸が蓄積しないため，血液のアシドーシスをきたすことなく，心疾患患者にとっては安全に長い時間できる運動ということになる。

$ETCO_2$：1呼気中に含まれる炭酸ガス濃度あるいは分圧（$pETCO_2$）のことを指す。過呼吸下および，心拍出量が低下している状態や呼吸器疾患では低下する。正常値5〜6％（分圧では35〜45mmHg）。

症例提示

患者（図5）は，僧帽弁閉鎖不全症（MR）[15]に対する2度目の僧帽弁置換術，Maze手術後の60歳代，男性。

術前，術後の心エコーでEF40％と軽度収縮能低下を認めた。人工弁機能は正常。

安静時の$\dot{V}E/\dot{V}CO_2$（二酸化炭素排出量に対する分時換気量の比），$\dot{V}E/\dot{V}O_2$（酸素摂取量に対する分時換気量の比）が65前後（正常35前後）と明らかに高値である。これも換気効率

図5 術後2週間目のCPET

調律は接合部調律，安静時HR50→最大運動時HR 80（PAC），peak $\dot{V}O_2$ 9.3mL/kg/分（基準値の39％），AT 7.5mL/kg/分（基準値の46％），$\dot{V}E/\dot{V}CO_2$ slope 41.0（正常35未満）。
＊基準値：年齢と体格から推定できる。呼気ガス分析器により採用する基準値が若干異なるが，同年代健常人との比較の目安となる。

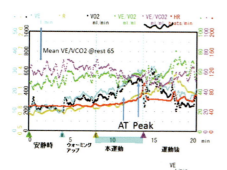
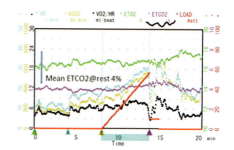
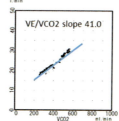

を表し，過換気や死腔が多くなるような状況（心不全による肺うっ血，心拍出量低下，呼吸器疾患）があるときにみられる所見である．心臓術後の場合，胸骨正中切開後の疼痛による胸郭拡張制限から1回換気量が低下し，浅い呼吸をきたすことに起因することが多い．術後の胸水の存在も肺の拘束性障害をきたすため換気効率を低下させる．本例では$\dot{V}E/\dot{V}CO_2$ slopeも41.0と高値であったことより，運動中も換気効率の低下があることがわかる．この時期の胸部X線で胸水はなかったが軽度肺うっ血像を伴っていたことより，開胸術後の拘束性障害だけでなく心不全も換気効率の低下に寄与していたと考えられる．

また本症例では，運動中のETCO$_2$の上昇が悪く，運動中の心拍出量の増加不足を示唆する．本症例は術後房室接合部調律となり運動負荷中の心拍応答の悪いchronotropic incompetenceも一因と考えられた．

心臓リハビリテーションにおける負荷量の設定について，今後の洞機能回復の可能性も考慮し，AT時の心拍数ではなくAT 1分前のペダル負荷量を基に処方した．

図6は同症例術後5カ月のCPETを示す．洞調律，安静時HR 74/分→最大運動時HR 107/分，EF 40％．人工弁機能正常．胸部X線検査で肺うっ血なし．

安静時の$\dot{V}E/\dot{V}CO_2$ slope，$\dot{V}E/\dot{V}O_2$は術後に比べ低下している．peak $\dot{V}O_2$は9.3mL/kg/分→15.7mL/kg/分に上昇し，ATも7.5mL/kg/分→12.6mL/kg/分と増加，$\dot{V}E/\dot{V}CO_2$ slopeは41→26.5と正常化した．数値は図に示していないが，運動中の1回換気量の増加も認めており，それに伴う換気効率の改善と考えられる．

運動中のETCO$_2$濃度の増加反応も認めており，心拍応答の改善に伴う心拍出量の増加反応と推測される．心不全状態がないことも換気効率やETCO$_2$の動態の改善に関与していると考えられた．

図6　図5症例の術後5カ月のCPET

peak $\dot{V}O_2$ 15.7mL/kg/分（基準値の65％），AT 12.6mL/kg/分（基準値の77％），$\dot{V}E/\dot{V}CO_2$ slope 26.5（正常35未満）．

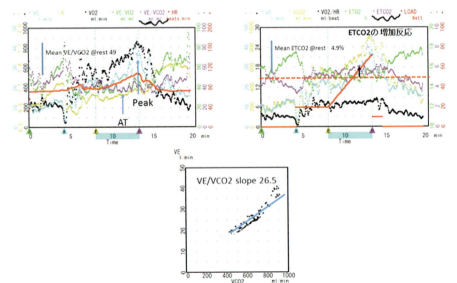

今後の展望

以上のように，CPETは病状にあった適切なリハビリテーションの強度（AT値），心不全の程度，虚血の評価，運動耐容能低下の理由や息切れの原因なども知ることができる。ほかのモダリティでは描くことのできない心不全状態を視覚的，客観的に把握することが可能である。興味のある読者は成書をご参照いただきたい。

（櫻田弘治，加藤祐子）

▼略語一覧

① ERAS：enhanced recovery after surgery
② ACBT：active cycle breathing technique
③ CABG：coronary artery bypass grafting；冠動脈バイパス術
④ RCT：randomized controlled trial；ランダム化比較試験
⑤ ARDS：acute respiratory distress syndrome；急性呼吸促迫症候群
⑥ PEEP：positive end-expiratory pressure；呼気終末陽圧
⑦ LVEF：left ventricular ejection fraction；左室駆出率
⑧ LVDd：left ventricular end-diastolic diameter（dimension）；左室拡張末期径
⑨ CPX，CPET：cardiopulmonary exercise testing；心肺運動負荷試験
⑩ $\dot{V}E/\dot{V}CO_2$：ventilatory equivalent for carbon dioxide；二酸化炭素排出量に対する分時換気量比
⑪ AT：anaerobic threshold；嫌気性代謝閾値
⑫ $ETCO_2$：end-tidal carbon dioxide tension；呼気終末二酸化炭素分圧
⑬ peak $\dot{V}O_2$：peak oxygen uptake；最高酸素摂取量
⑭ ATP：adenosine triphosphate；アデノシン三リン酸
⑮ MR：mitral valve regurgitation；僧帽弁閉鎖不全症

文献

1) Cotton P：Fast-track improves CABG outcomes. JAMA 270：2023, 1993.
2) 高橋哲也，ほか：心臓血管外科手術後リハビリテーション進行目安の検討. 心臓リハビリテーション 17：103-109, 2012.
3) Hueb W, et al：Five-year follow-up of a randomized comparison between off-pump and on-pump stable multivessel coronary artery bypass grafting. The MASS III Trial. Circulation 122（11 Suppl）：S48-52, 2010.
4) 心血管疾患におけるリハビリテーションに関するガイドライン（2012年改訂版）. Http://www.j-circ.or.jp/guideline/pdf/JCS2012_nohara_h.pdf
5) Williams MA, et al：Resistance exercise in individuais with and without cardiovascular disease：2007 update：a scientific statement from the American Heart Association Council on Clinical Cardiology and Council on Nutrition, Physical Activity, and Metabolism. Circulation 116：572-584, 2007.
6) Fu TC, et al：Aerobic interval training improves oxygen uptake efficiency by enhancing cerebral and muscular hemodynamics in patients with heart failure. Int J Cardiol 167：41-50, 2013.
7) Wang JS, et al：Effect of aerobic interval training on erythrocyte rheological and hemodynamic functions in heart failure patients with anemia. Int J Cardiol 168：1243-1250, 2013.

5 術後後期②
心臓手術と認知機能

近年,心臓手術は,手術手技の進化や人工心肺・周術期管理の進歩により飛躍的に手術成績を向上させてきた。その一方で,手術人口の高齢化に伴い,手術や麻酔を受けた患者が,明らかな脳の器質的障害を伴わず記憶や注意の低下を認める,術後認知機能障害(POCD)❶とよばれる病態が明らかになってきた。POCDを発症すると,退院後の日常生活に支障をきたし生活の質を低下させることから,POCDは脳障害の指標としても注目されてきた。しかし,POCDはこれまでも多くの研究が行われてきたが,その機序が何か,予防が可能かということになると,いまだ発展途上の領域であり,POCDはその診断においても定まった基準がなく,臨床的意義についてもさまざまな議論が存在する。このような現状を踏まえながら,本項では,これまでの心臓手術におけるPOCD研究について概観し,その位置付けについて述べる。

Point

1. POCDの診断には神経心理学検査が必要だが,用いる検査法やその定義により発生率が左右されるなどの問題が存在する。
2. POCDは心臓手術に特有の病態ではなく,心臓・非心臓手術のいずれの手術においても生じうる。
3. 心臓手術のPOCDの発生率は25％だが,多くは可逆的で数カ月～1年後には回復する。
4. 手術・麻酔が及ぼす長期的な認知機能への影響は,患者個々の自然経過による認知機能の低下や認知症発症などの関与のほうが大きく,さらに現時点では手術・麻酔が認知症を惹起する明確な証拠はない。
5. POCDの発生機序は明らかでなく,治療法についても確立したものはない。見当識の維持やモビライゼーションが認知機能の早期回復に役立つ。

POCDとは？

POCDは,手術や麻酔を受けた患者の記憶や注意,遂行機能,言語などの神経認知領域が,術前と比べ障害された状態だが,患者本人に自覚はなく,"物覚えが悪くなった","何となく様子がおかしい"といったことで,周りの家族が気付く場合が多い。POCDは退院後の日常生活に支障をきたし,生活の質を低下させるが,現在のところはアメリカ精神医学会の『精神疾患の診断統計マニュアル 第5版(DSM❷-5)』や,WHOの『国際疾病分類 第10改訂

版(ICD[3]-10)』で分類される病態ではない。DSM-5では神経認知障害(**NCDs**)[4]において，6つの主要な神経認知領域，複合的注意(complex attention)，遂行機能(executive function)，学習と記憶(learning and memory)，言語(language)，知覚-運動(perceptal-motor)，社会的認知(social cognition)を挙げている。

最近の脳機能画像による研究から，これらの神経認知領域は1対1で対応する脳局所の神経基盤をもつものではなく，広範な脳散在性(distributed)の神経基盤が損傷された結果，生じることが明らかになってきている。

POCDの評価法とその問題点

POCDを評価するためには，手術前後の認知機能の変化をとらえる必要がある。患者本人は認知機能の低下に対する自覚はないため，手術前後に神経心理学検査を用いて評価する。神経心理学検査には全般的な認知機能スクリーニング検査と各神経認知領域に対応した検査があり(表1)，通常はこれらを組み合わせて用いる。

表1 神経心理学検査

1. 全般的認知機能スクリーニング検査	・Mini-Mental State Examination ・改訂長谷川式簡易知能スケール
2. 注意，集中に関する検査	・Digit Symbol Substitution Test(1～9までの番号に対応した図形を無作為に並んだ番号の下に記入する) ・Trail-Making Test A(数字を順に結ぶ) ・Trail-Making Test B(数字とアルファベットを交互に順に結ぶ)
3. 記憶，学習に関する検査	・Rey Auditory Verbal Learning Test(15単語の獲得学習を5回行った後，干渉後に再度再生させる) ・Digid span(数字を復唱させる，順唱，逆唱)
4. 遂行機能，前頭葉機能に関する検査	・かなひろいテスト(文章を読みながら「あ・い・う・え・お」に丸を付ける) ・Stroop Color Word Interference(色と無関係な単漢字が用いられるが色を呼称する。たとえば「赤」という漢字が青色で書かれていれば青と色を呼称) ・Wisconsin Card Sorting Test(色や形，数の異なるカードを分類カテゴリーに従ってカードを置く)
5. 言語に関する検査	・Wechsler Adult Intelligence Scale-Revised Vocabulary(8組の単語の対を聞かせた後，一方の単語のみを指示し，対になった語を答えさせる)
6. 視覚空間機能に関する検査	・Block Design(赤，白，赤白面をもつ積木4～6個を手本と同じ模様になるように組み合わせる)
7. 視覚運動機能に関する検査	・Grooved Peg Board Test(とがったペグを無作為に掘られた針穴に刺す)

1994年に心臓外科医，神経内科医，麻酔科医のコンセンサスとして"Rey Auditory Verbal Learning Test"，"Trail-Making Test A, B"，"Grooved Peg Board Test"が推奨される検査法として挙げられ，運動機能を含んだ構成が望ましいと提言されている[1]。

　ただし，国際的に統一されたPOCDの診断基準がないことから，POCDの発生率は年齢，手術のタイプ，調査の時期(短期または長期)，用いる検査法の種類，POCDの定義により左右される。さらに術後に同じ検査法を用いることで生じる学習効果(practice effect)や，用いる検査法によっては天井効果(ceiling effect)や床効果(floor effect)など，統計学的な問題も含んでおり，これらは研究報告を比較するうえで重要となる。

心臓手術とPOCD

　心臓手術におけるPOCDは，欧米では"Pump Head"，または"Bypass Brain"などとよばれ，人工心肺を用いるその特殊性から，早くから注目されてきた。

　POCDは，脳梗塞，せん妄を含む脳症，POCDに分類される周術期脳障害の一部であり(図1)。またPOCDは術後数週間〜3カ月程度で評価する短期のPOCDと年単位の長期のPOCDに分けられる。

◆短期のPOCD

　術直後の認知機能の評価は，麻酔薬の残存や疼痛，不穏，せん妄の発生などにより，神経心理学検査の施行が困難な場合があるため，おおよそ3，4週間〜3カ月後に施行されることが多い。

　心臓手術における短期のPOCD発生率は25%と報告されている。その発生機序に，術中の塞栓，脳低灌流，炎症反応など人工心肺の使用が関与すると想定され，POCDは心臓手術に特有な病態と認識されてきた。しかし1994〜1996年と1998〜2000年の2回にわたるPOCDの大規模国際研究(**ISPOCD**)[5]から，非心臓手術患者においても術後3カ月で10〜15%にPOCDが生じ，心臓・非心臓手術のいずれの手術でも発生することが示された。

　また，2009年にSelnesらは，外科的(on-pump **CABG**[6]とoff-pump CABG)，もしくは内科的治療を行った冠動脈疾患患者の認知機能の追跡調査を行った結果，いずれの治療法においても認知機能の経時的変化に差がなく，さらに治療1年後にはベースラインよりむしろ改善したと報告した(図2)[2]。

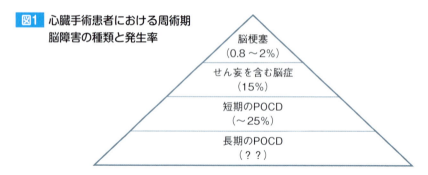

図1 心臓手術患者における周術期脳障害の種類と発生率

脳梗塞 (0.8〜2%)
せん妄を含む脳症 (15%)
短期のPOCD (〜25%)
長期のPOCD (??)

図2 外科的(on-pump CABGとoff-pump CABG)，もしくは内科的治療を行った冠動脈疾患患者および健常者における認知機能の経時的変化

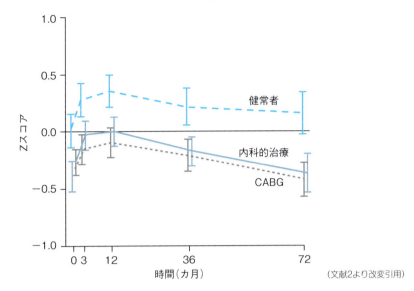

(文献2より改変引用)

2011年のon-pump CABG 281例と股関節手術162例で，POCDの発生率を比較した研究では，術後1週間でCABG 43％，股関節手術 17％とCABGでPOCDの発生率は高いものの，3カ月後ではCABG 16％，股関節手術 16％と心臓・非心臓手術による発生率に違いを認めなかった[3]。

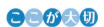

短期のPOCDは心臓手術だけでなく，非心臓手術のいずれにおいても生じうる。また心臓手術では，手術による全身状態の改善により，術前に比べ認知機能が回復する可能性も示唆される。

◆長期のPOCD

2001年にNewmanらは，on-pump CABGを受けた261人の患者で，認知機能を術前から退院後5年まで追跡した。POCDの発生率において退院時は53％，6週後 36％，6カ月後 24％と減少するが，5年後には42％へとさらに増加し，またPOCDを発症した患者では，健康状態は悪く，就労が困難である割合が高いことが示された。このことから心臓手術患者，特に人工心肺の使用により認知機能の低下が加速されるのではないかと考えられてきた。

2007年にvan Dijkらは，人工心肺のPOCDへの関与を検討するために，冠動脈疾患患者をon-pump CABGとoff-pump CABGに分けたランダム化比較試験を行った。5年後のPOCDの発生率は人工心肺の有無で差を認めず，人工心肺の認知機能への長期的な影響は

ないと述べた[5]．しかし，この報告おいて5年後のPOCDはいずれも50％の患者に発生しており，人工心肺以外の認知機能低下に及ぼす因子について関心がもたれた．

前述した，2009年の外科的(on-pump CABGとoff-pump CABG)，もしくは内科的治療を行った冠動脈疾患患者の6年間の認知機能の追跡調査において[2]（図2），冠動脈疾患患者は冠動脈疾患をもたない健常者と比べ，ベースラインの認知機能に低下を認めるものの，治療法による認知機能の長期的な変化に差はなかった．

また2016年，Dokkedalらは，デンマークの双子8,503組を対象に，全身麻酔および心臓手術を含む手術が認知機能に及ぼす影響を2年間追跡し検討を行った[6]．この研究において一方のみが手術を受けた双子で比較すると，手術を受けたことによる認知機能の低下は認めなかった．

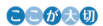

長期のPOCDは，手術や麻酔の関与は少なく，患者個々の自然経過による認知機能の低下が影響する．

◆術前認知機能

冠動脈疾患をもつ高齢患者は健常者と比べ，認知機能が低下していると指摘されているが，多くの臨床研究ではこのような患者は除外項目などに該当し，その情報が不足しているのが現状である．

冠動脈疾患患者の認知機能が低下している要因の1つに脳虚血性病変の合併が挙げられる．平均年齢70歳のCABG患者421例に対し術前に頭部MRIを施行すると，50％の患者に脳梗塞を認め，そのほとんどは無症候性であることが報告されている（表2）[7]．頭部MRIで判明する脳梗塞の頻度は，同年齢の健常者ではおおよそ15％であり，この潜在する脳血管病変は認知機能の低下を引き起こす．

ほかには神経変性疾患の合併で，わが国で認知症の原因疾患の割合において神経変性疾患であるAlzheimer病(AD)❼が半数を占めるようになり，手術患者においてADやAD移行の前駆段階である軽度認知障害(MCI)❽を合併した患者が増加していると予測される．認知機能を長期的に追跡していく場合，これらの脳血管病変やMCI，ADが存在すると加速度的に認知機能が低下する可能性がある．

表2 CABG患者における潜在する脳血管病変とPOCD

	全体 (n＝421)	小梗塞 (n＝126；30％)	多発脳梗塞 (n＝83；20％)
年齢（歳）	70.0±5.4	70.3±5.2	70.9±5.9
頸動脈狭窄（＞75％）	28 (7％)	8 (6％)	12 (15％)
頭蓋内血管閉塞	14 (3％)	3 (2％)	9 (11％)
上行大動脈内膜肥厚（≧3mm）	73 (17％)	23 (18％)	19 (23％)
POCD	49 (12％)	17 (13％)	17 (20％)

（文献7より改変引用）

◆POCDとせん妄の違い

　POCDとせん妄の病態は異なるが（表3），せん妄の発症は認知機能の低下を引き起こすことが知られている。Saczynskiらは，心臓手術患者において，術後6カ月で術前の認知機能のレベルまで戻らない割合は，せん妄を発症した患者で有意に多く，また，せん妄持続期間が長いほど認知機能が低下すると報告している[8]。これはせん妄の予防あるいは早期の終息がPOCD発症を抑制する可能性を示唆している。

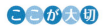

　　術前認知機能低下は，POCDだけでなくせん妄の発症の危険因子でもあるため，
　　認知症患者の手術適応を勘案する際には，これらの発症を念頭に置くべきである。

◆周術期認知機能の経時的変化

　現在想定されている周術期における認知機能の経時的な変化を図3に示す[9]。術直後は疼痛や不穏，せん妄により認知機能は一時的に低下する。

表3 POCDとせん妄の違い

CAM：Confusion Assessment Method，ICDSC；Intensive Care Delirium Screening Checklist

	POCD	せん妄
発症時期	数週間〜数カ月	数時間〜数日
発症	緩徐	急激
持続時間	数週間〜数カ月	数日〜数週間
注意障害	あり	あり
意識障害	なし	あり
可逆性	あり（ただし長期間要す）	あり
分類	なし	ICD-10
診断	診断基準なし	DSM-5，CAM，ICDSC

図3 周術期認知機能の経時的変化

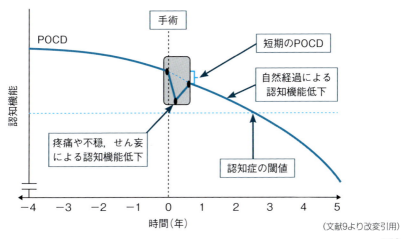

（文献9より改変引用）

認知機能の回復の遅れや術後の自然経過による認知機能低下が生じた場合には術前認知機能との差から，短期のPOCDとして臨床的に検出される可能性がある．短期のPOCDは多くの場合，数カ月〜1年で回復するが，長期的には自然経過による認知機能低下や認知症発症など患者個々の因子の影響を受ける．

ただし，現時点では手術・麻酔が認知症を惹起する明確な証拠はない．

POCDの予防と治療

POCDの発症機序は明らかではないが，近年，基礎研究では手術侵襲における末梢の過剰な炎症反応が破綻した血液脳関門を通過し，中枢神経系に炎症を惹起する神経炎症がその機序として注目されている．しかし，臨床において炎症反応をコントロールすることは容易ではなく，また，いったん低下した認知機能を回復させる治療法で確立したものはないことから，その予防に重点を置かざるえない．術後の日常生活活動が高い患者で認知機能の回復が早いと報告されていることから[10]，見当識の維持やモビライゼーションが重要と考えられる（表4）．

表4 POCDの予防
- 見当識の維持
- 家族の面会，頻回の説明
- 低侵襲手術の選択，手術時間の短縮
- 十分な鎮痛
- 早期モビライゼーション，早期退院

（前川謙悟）

▼略語一覧

1. POCD：postoperative cognitive dysfunction；術後認知機能障害
2. DSM：Diagnostic and Statistical Manual of Mental Disorders；精神障害の診断・統計マニュアル
3. ICD：International Classification of Diseases；国際疾病分類
4. NCDs：neurocognitive disorders；神経認知障害
5. ISPOCD：International Studies of Postoperative Cognitive Dysfunction：POCDの大規模国際研究
6. CABG：coronary artery bypass grafting：冠動脈バイパス術
7. AD：Alzheimer's disease；Alzheimer病
8. MCI：mild cognitive impairment；軽度認知障害

1) Murkin JM, et al：Statement of consensus on assessment of neurobehavioral outcomes after cardiac surgery. Ann Thorac Surg 59：1289-1295, 1995.
2) Selnes OA, et al：Do management strategies for coronary artery disease influence 6-year cognitive outcomes? Ann Thorac Surg 88：445-454, 2009.
3) Evered L, et al：Postoperative cognitive dysfunction is independent of type of surgery and anesthetic. Anesth Analg 112：1179-1185, 2011.
4) Newman MF, et al：Neurological Outcome Research Group and the Cardiothoracic Anesthesiology Research Endeavors Investigators：Longitudinal assessment of neurocognitive function after coronary-artery bypass surgery. N Engl J Med 344：395-402, 2001.
5) van Dijk D, et al：Octopus Study Group：Cognitive and cardiac outcomes 5 years after off-pump vs on-pump coronary artery bypass graft surgery. JAMA 297：701-708, 2007.
6) Dokkedal U, et al：Cognitive functioning after surgery in middle-aged and elderly danish twins. Anesthesiology 124：312-321, 2016.
7) Goto T, et al：Magnetic resonance imaging findings and postoperative neurologic dysfunction in elderly patients undergoing coronary artery bypass grafting. Ann Thorac Surg 72：137-142, 2001.
8) Saczynski JS, et al：Cognitive trajectories after postoperative delirium. N Engl J Med 367：30-39, 2012.
9) Avidan MS, et al：The fallacy of persistent postoperative cognitive decline. Anesthesiology 124：255-258, 2016.
10) Fontes MT, et al：Predictors of cognitive recovery after cardiac surgery. Anesth Analg 116：435-442, 2013.

5 術後後期③
補助換気療法

心臓血管外科手術後の呼吸器合併症の発症率は高く、これらは在院日数を長期化させ、術後死亡率を高める要因となる。術後の補助換気療法として用いられている非侵襲的陽圧換気（**NPPV**）❶は、術後呼吸不全の予防および治療に有効な場合が多い。本項では、心臓血管外科手術後に用いる補助換気療法の効果や種類について紹介する。

Point

1. 心臓血管外科手術後の呼吸器合併症予防および治療戦略として、補助換気療法の有効性が数多く報告されているが、現段階でははっきりとした結論は確定していない。
2. 心臓血管外科手術後の補助換気療法は、酸素化改善や血管外肺水分量の抑制、呼吸器合併症予防、在院日数短縮などの予防的介入効果と無気肺の早期改善や術後リハビリテーションの促進など治療的介入効果がある。
3. 補助換気療法として用いられるNPPVは、持続的気道陽圧（**CPAP**）❷と二相式気道陽圧（bilevel PAP）❸に大別される。
4. 努力性呼吸、頻呼吸、呼吸性アシドーシス、低酸素血症が改善しない場合は、NPPV導入の目安となる。
5. NPPV導入時は十分に説明を行い、低い圧から開始するなど、同調性を高める介入がアドヒアランスの向上につながる。

心臓血管外科手術後呼吸器合併症の要因

　心臓血管外科手術後の呼吸器合併症には、胸水、無気肺、長期人工呼吸器管理、肺炎、肺水腫、横隔膜機能不全、急性呼吸促迫症候群（**ARDS**）❹などがある[1]。
　術後呼吸器合併症の危険因子には、年齢や既往歴、活動量など術前要因、使用バイパスグラフト本数や神経損傷など術中要因、疼痛や体液バランス、活動量低下などの術後要因に分けられる[1]（**表1**）。
　心臓血管外科手術直後は呼吸機能の著明な低下をきたし、術前の状態まで回復するには約1カ月を要する[2]。また、人工呼吸器離脱直後は、血管外肺水分量の増加を認めることが報告されており[3]、re-filling時期の影響もあり、術後1～2日目は低酸素血症や呼吸仕事量増加をきたしやすくなる。これらの手術に伴う生体機能の変化は、呼吸器合併症を誘発させる。

表1 心臓手術後呼吸器合併症の要因

術前	術中	術後
・年齢 　60歳以上 ・生活習慣 　肥満 　喫煙 　活動量低下 ・既往歴 　慢性心不全 　慢性閉塞性肺疾患 ・手術 　緊急手術 　過去に心臓手術歴あり	・心臓，血管 　内胸動脈切開 　胸骨切開 　バイパス本数 　人工心肺の使用，時間 ・呼吸 　呼吸抑制 　肺虚脱 ・神経 　神経損傷 ・体温 　局所冷却 　低い深部体温	・呼吸 　麻酔に関連した呼吸抑制 　横隔神経損傷 　浅速呼吸 　肺コンプライアンス低下 　換気血流比不均衡 　咳嗽力低下 　胸水，無気肺，肺水腫 　誤嚥 ・疼痛 ・体液バランス ・活動量低下，不良姿勢 ・管理物 　胸腔ドレーン，胃管チューブ

(文献1より改変引用)

　呼吸器合併症により急性呼吸不全を呈すると，低酸素血症または高二酸化炭素血症を示し，呼吸困難感や浅速呼吸を認め，呼吸仕事量増加をきたす。治療には期間を要するため，在院日数は延長し，医療費は増大する。胸腹部大動脈瘤手術において，術後48時間以内に抜管された症例のうち，21%は急性呼吸不全を呈しており，在院日数は約3倍延長することが報告されている[4]。

補助換気療法の効果

　術後呼吸器合併症の予防および治療戦略として，補助換気療法の有効性が数多く報告されている。現段階では呼吸器合併症に関連する大規模研究が少ないため，エビデンスは十分とはいえず，今後，安全で効果的なプロトコルが必要とされている[5,6]。
　予防的介入効果として，酸素化改善や血管外肺水分量の抑制による呼吸仕事量軽減，呼吸器合併症の予防，在院日数の短縮効果がある[7〜11]。心負荷に関連する血管外肺水分量は，心臓手術後に増加するとされ[12]，呼吸仕事量の増加に影響している。
　Gustらは，75名の冠動脈バイパス術(**CABG**)症例に対して，人工呼吸器離脱時の血管外肺水分量を測定し，人工呼吸器離脱後のCPAPおよびbilevel PAPは，標準的な呼吸理学療法と比較し，血管外肺水分量の増加を抑制できると報告した[7]。
　また，Matteらは，心臓手術後の呼吸管理に標準的な呼吸理学療法と補助換気療法を比較し，bilevel PAPの使用により，呼吸理学療法単独に比べ酸素化改善や呼吸数減少効果を報告し[8]，Zarbockらが行った468名の大規模な無作為化比較対照試験では，術翌日に6時間以上の鼻持続気道陽圧(**nCPAP**)を行い，有意な呼吸器合併症の軽減とICU再入室の軽減効果を認めたと報告している[9]。
　大血管手術においても予防的介入効果が報告されている。胸腹部大動脈瘤手術症例に対して，人工呼吸器離脱後に12〜24時間 nCPAPを行った症例は，間欠的に行った標準治療

群と比較し，酸素化の改善を認め，呼吸器合併症の減少や在院日数の短縮効果が報告され[10]，Stanford A型大動脈解離手術症例に対しても，人工呼吸器離脱後にヘルメット型CPAPおよびマスク型bilevel PAPを使用することで，酸素化の改善や乳酸値の減少を認めたことが報告されている[11]。

治療的介入効果として，無気肺の早期改善効果や術後リハビリテーションの促進効果が示されている。Pasquinaらは，心臓手術後の無気肺の治療に対しCPAPとbilevel PAPを比較しており，胸部X線写真上の無気肺改善はbilevel PAPの使用がより早期に改善を認めている[13]。また，近年では術後のリハビリテーションと補助換気療法を併用する試みが行われており，Pantoniらは，CABG術後の初回歩行時にCPAPを併用した歩行練習を実施し，歩行時間の延長や歩行時の呼吸困難感の軽減効果を報告している[14]。

筆者らもCABG症例に対し，術後5日間，適応補助換気(**ASV**)[7]を併用下でリハビリテーションを試み，酸素療法期間や歩行獲得期間の短縮，術後心房細動の抑制，在院日数の短縮効果を認めた[15]。

一方で，心臓手術後に標準的な呼吸理学療法に加えてCPAPを使用しても，間欠的な気道陽圧を用いた呼吸理学療法と比較して，呼吸器合併症の発症には差がないこと[16]やCABG症例に標準的な呼吸理学療法に加えてbilevel PAPを使用してもICU在室日数や在院日数は変わらないという報告[17]もあり，心臓血管外科手術後に呼吸理学療法に加えて，予防的な補助換気療法を併用することに関しては，対象者の選択，装着方法や時間などを考慮して使用を検討する必要がある。

補助換気療法の種類

補助換気療法の種類に関して，図1に示す。日本呼吸器学会では，非侵襲的陽圧換気の略語をNPPVとしたが，欧米では非侵襲的換気(**NIV**)[8]が使用される傾向にある。CPAPは，自発呼吸時に吸気，呼気の両方とも一定の気道陽圧をかける換気モードであり，機能的残気量を増やし，酸素化を改善させる効果や胸腔内圧を上昇させ，前負荷と後負荷を軽減させる効果がある。bilevel PAPは，CPAPに加えて，吸気にプレッシャーサポートを加え，二相式の気道陽圧を行う換気モードである。呼気気道陽圧を**EPAP**[9]，吸気気道陽圧を**IPAP**[10]とよび，IPAPとEPAPの差がプレッシャーサポートに相当する。吸気の補助により血中二酸化炭素分圧低下や呼吸仕事量を改善させる効果がある。

ASVはbilevel PAPの1方式であり，設定した最大吸気気道陽圧(**IPAP max**)[11]から最小吸気気道陽圧(**IPAP min**)[12]の範囲で自動的に自発呼吸の減衰を検出し，1呼吸ごとに吸気の立ち上がり速度の調整や適切なプレッシャーサポートを供給する新しい換気モードである。主に心不全治療に用いられており，高い同調性から治療忍容性が高まり，心負荷軽減効果や交感神経活性の抑制効果などが報告されている[18,19]。

従来のbilevel PAPは，主に換気効率を高め，血中二酸化炭素分圧を低下させるのに対し，ASVは，快適性を高め，患者の1呼吸ごとの呼吸パターンに同調し，呼吸を安定化させる役割をもつ(図2)。

図1 補助換気療法の種類

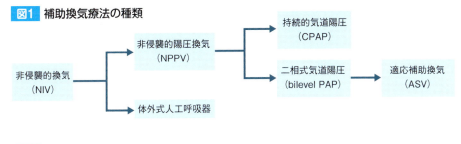

図2 NPPVの換気モード

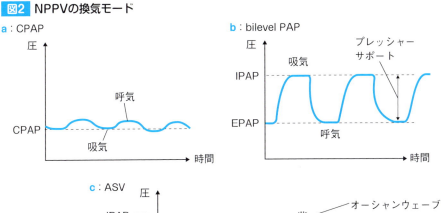

a：CPAP
b：bilevel PAP
c：ASV

補助換気療法の適応

　心臓血管外科手術後におけるNPPVの適応基準を表2に示す。日本呼吸器学会のNPPVガイドライン[20]では、周術期において、努力呼吸、頻呼吸、呼吸性アシドーシス、低酸素血症が改善しない場合はNPPV導入の目安とされている。

Stop it !

　吸入気酸素濃度（FiO_2）が設定できる機種は、急性期使用の一部の機種にかぎられており、慢性期や在宅用の機種では低流量酸素システムとなるため、50％以上のFiO_2に設定することが難しい。著明な低酸素血症を伴う症例には、FiO_2が設定できる機種を選択する必要がある。

図2 周術期におけるNPPVの適応基準

選択基準
① 呼吸補助筋の使用, 奇異性呼吸を伴う呼吸困難
② 呼吸性アシドーシス
③ 呼吸数＞25回/分
④ 低酸素血症

除外基準
① 呼吸停止
② 不安定な循環動態
③ 患者の協力が得られない
④ 気道確保に問題がある
⑤ マスク装着ができない顔面損傷
⑥ 喀痰が多い

（文献20より改変引用）

補助換気療法の実際

　補助換気療法導入の成功には，患者の協力がもっとも重要である。これから何をしようとしているのかしっかり説明を行い，慣れるまでは低い圧から開始することでアドヒアランス（患者が積極的に治療にかかわり，その決定に沿った治療を受けること）の向上を図る。CPAPであれば4cmH$_2$O，bilevel PAPであれば，IPAP 8cmH$_2$O，EPAP 4cmH$_2$O程度で開始し，必要に応じて徐々にサポート圧を高めていく。適切な設定であれば，呼吸数は低下し，呼吸仕事量の改善を認める。IPAPが20cmH$_2$Oを超えるような圧が必要になる場合や改善効果がみられない場合は，気管挿管下での人工呼吸に切り替えることを考慮する。

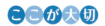

> 補助換気療法は，患者参加型医療とされる。そのため，多職種でアドヒアランスを高める介入が必要である。特に補助換気療法導入時は強い不快感を与えないように，いきなりマスクをストラップで固定するのではなく，患者に同調するまでは手でおさえるようにする。装着後も，医療従事者はマスクフィッティングやリーク量，圧設定や使用時間などのデータを分析し，高い同調性を目指す。また，適宜患者に説明をすることで治療への取り組みを共有し，継続率の向上を目指すことが大切である。

（田代尚範）

略語一覧

1. NPPV：noninvasive positive pressure ventilation；非侵襲的陽圧換気
2. CPAP：continuous positive airway pressure；持続的気道陽圧
3. bilevel PAP：bilevel positive airway pressure；二相式気道陽圧
4. ARDS：acute respiratory distress syndrome；急性呼吸促迫症候群
5. CABG：coronary artery bypass grafting；冠動脈バイパス術
6. nCPAP：nasal continuous positive airway pressure；鼻持続気道陽圧
7. ASV：adaptive servo ventilation；適応補助換気
8. NIV：noninvasive ventilation；非侵襲的換気
9. EPAP：expiratory positive airway pressure；呼気気道陽圧
10. IPAP：inspiratory positive airway pressure；吸気気道陽圧
11. IPAP max：maximum inspiratory positive airway pressure；最大吸気気道陽圧
12. IPAP min：minimum inspiratory positive airway pressure；最小吸気気道陽圧

文献

1) Wynne R, et al：Postoperative pulmonary dysfunction in adults after cardiac surgery with cardiopulmonary bypass：clinical significance and implications for practice. Am J Crit Care 13：384-393, 2004.
2) Moreno AM, et al：Longitudinal evaluation the pulmonary function of the pre and postoperative periods in the coronary artery bypass graft surgery of patients treated with a physiotherapy protocol. J Cardiothorac Surg 6：62-68, 2011.
3) Schmidt H, et al：Changes in intrathoracic fluid volumes during weaning from mechanical ventilation in patients after coronary artery bypass grafting. J Crit Care 12：22-27, 1997.
4) Money SR, et al：Risk of respiratory failure after repair of thoracoabdominal aortic aneurysms. Am J Surg 168：152-155, 1994.
5) Cabrini L, et al：Non-invasive ventilation in cardiac surgery：a concise review. Heart Lung Vessel 5：137-141, 2013.
6) Landoni G, et al：Noninvasive ventilation after cardiac and thoracic surgery in adult patients：a review. J Cardiothorac Vasc Anesth 26：917-922, 2012.
7) Gust R, et al：Effects of continuous(CPAP)and bi-level positive airway pressure(BiPAP)on extravascular lung water after extubation of the trachea in patients following coronary artery bypass grafting. Intensive Care Med 22：1345-1350, 1996.
8) Matte P, et al：Effects of conventional physiotherapy, continuous positive airway pressure and non-invasive ventilatory support with bilevel positive airway pressure after coronary artery bypass grafting. Acta Anaesthesiol Scand 44：75-81, 2000.
9) Zarbock A, et al：Prophylactic nasal continuous positive airway pressure following cardiac surgery protects from postoperative pulmonary complications：a prospective, randomized, controlled trial in 500 patients. Chest 135：1252-1259, 2009.
10) Kindgen-Milles D, et al：Nasal-continuous positive airway pressure reduces pulmonary morbidity and length of hospital stay following thoracoabdominal aortic surgery. Chest 128：821-828, 2005.
11) Yang Y, et al：Effects of noninvasive positive-pressure ventilation with different interfaces in patients with hypoxemia after surgery for stanford type A aortic dissection. Med Sci Monit 21：2294-2304, 2015.
12) Schmidt H, et al：Changes in intrathoracic fluid volumes during weaning from mechanical ventilation in patients after coronary artery bypass grafting. J Crit Care 12：22-27, 1997.
13) Pasquina P, et al：Continuous positive airway pressure versus noninvasive pressure support ventilation to treat atelectasis after cardiac surgery. Anesth Analg 99：1001-1008, 2004.
14) Pantoni CB, et al：Continuous positive airway pressure during exercise improves walking time in patients undergoing inpatient cardiac rehabilitation after coronary artery bypass graft surgery：A randomized controlled trial. J Cardiopulm Rehabil Prev 36：20-27, 2016.
15) Tashiro N, et al：Efficacy of cardiopulmonary rehabilitation with adaptive servo-ventilation in patients undergoing off-pump coronary artery bypass grafting. Circ J 79：1290-1298, 2015.
16) Ingwersen UM, et al：Three different mask physiotherapy regimens for prevention of post-operative pulmonary complications after heart and pulmonary surgery. Intensive Care Med 19：294-298, 1993.
17) Al Jaaly E, et al：Effect of adding postoperative noninvasive ventilation to usual care to prevent pulmonary complications in patients undergoing coronary artery bypass grafting：a randomized controlled trial. J Thorac Cardiovasc Surg 146：912-918, 2013.
18) Haruki N, et al：Comparison of acute and chronic impact of adaptive servo-ventilation on left chamber geometry and function in patients with chronic heart failure. Eur J Heart Fail 13：1140-1146, 2011.
19) Harada D, et al：Short term effect of adaptive servo-ventilation on muscle sympathetic nerve activity in patients with heart failure. Auton Neurosci 26：95-102, 2011.
20) 日本呼吸器学会, NPPVガイドライン作成委員会編：NPPV(非侵襲的陽圧換気療法)ガイドライン, 改訂第2版, 南江堂, 東京, 2015.

6 周術期栄養指導

周術期の栄養指導は大きく2つに分けられる。1つは術前より栄養管理の重要性について教育し，可能なかぎり食事を摂取させ，術後の創傷治癒遅延や長期入院を防ぐ。もう1つは，再入院を防ぐために，自宅での自己管理能力を高める教育である。生命に直結する心臓手術術後は，患者自身が今までの食生活の振り返りを行いやすく，行動変容が強化できる環境にある。しかし食事療法において，食塩や水分，蛋白質などの栄養素を1つでも制限することで，エネルギー不足を合併することは意外と知られていない。

Point

1. 周術期の栄養指導の目的は，患者に対し病態の変化に沿った栄養調整を行うと同時に「食べること」で治療参加させる。
2. 術前より低栄養状態の患者に対しては，栄養剤を利用して栄養強化を行う。
3. 術後の経腸栄養管理では水分を優先し，投与水分内で栄養バランスをとる。
4. 術後の食欲不振者にはエネルギー摂取の重要性を教育し，ハーフ食（食事量を半減し栄養剤で不足を補助）を提供する。
5. 急激な塩分・水分制限食は，脱水や栄養障害をきたしやすい。症例によっては一時的に制限を解除するなど柔軟な対応をする。

食塩制限の目的

全細胞外液量は体内ナトリウム量に規定される。食塩の過剰摂取は飲水量を増加させ，体液貯留を招き，心負荷を増大させる。一般食で主食を米飯200g/回とし，水分を控えた献立2,000kcal/日の場合，総水分量は約1,000ml/日相当である。1gの食塩（濃口醤油小さじ1杯5ml＝6g）は200～300mlの体液量を増加させる[1]。食塩制限は1日＜6g/日，高血圧では＜5g/日，重症高血圧心不全では＜3g/日に制限する[1]。しかし，わが国の国民健康・栄養調査によると，食塩摂取量平均値はいまだに10.0g/日でギャップが大きい[2]。

周術期栄養療法

心臓血管外科の対象となる患者は動脈硬化が進み，糖尿病や脂質代謝異常症の合併が多い。術前の心機能障害に加えて，人工心肺使用による高侵襲が術後の多臓器障害につなが

り，周術期管理に影響を与える．高齢化による腎機能低下も影響が大きい．栄養療法はエネルギー必要量の亢進や，蛋白異化亢進などの代謝変化を制御することはできないが，適切な栄養管理を行うことで悪影響を最小限に留めることは可能である．

術前栄養評価と栄養指導

当院（聖路加国際病院）では管理栄養士が術前に生体電気インピーダンス法（**BIA法**）[1]（「術前評価とその意義」p14参照）を用い身体組成測定を実施し，栄養評価を行う．低栄養患者に対しては栄養剤の飲用を推奨し，手術までに栄養状態を改善するよう栄養指導を行う．これは患者に対し，栄養管理のイニシアチブは患者自身がとることの教育も兼ねている．重症度により免疫強化経腸栄養剤を推奨する．

Stop it !

免疫栄養（immunonutrition），免疫強化経腸栄養剤（immuno-enhancing diet）は術前に飲用して術後感染症の減少や，人工呼吸器の装着期間の短縮などの効果を狙う．BIA法を用いて骨格筋量，体脂肪量の低下を認め，総リンパ球数の低下を認めた患者を対象に飲用を推奨している（表1，2，図1）．

表1 【症例1】の患者概要

患者	50歳代，男性． 胸部下行大動脈人工血管感染のため全置換術を予定． 低栄養を認め，術前67日間～術後55日まで栄養強化を実施． 175cm，58.1kg（BMI 19.0kg/m^2），入院時74.5kg，体重減少率－13％ /6カ月
血管治療歴	2004年：B型急性大動脈解離（偽腔開存型，合併症＜－＞）発症 2005年：瘤径拡大→近位下行大動脈人工血管置換術施行 2010年：残存解離性大動脈瘤が腹部で破裂，胸腹部55mm→腹部人工血管置換＋腹部分枝debranching→TEVAR[2]施行 23病日；十二指腸切除＋腹部分枝debranching graft置換術施行 59病日（2カ月）；CT guided embolization（NBCA[3]）
栄養計画	目標栄養量：2,500kcal/日（37kcal/IBW[4]kg） 　　　　　　蛋白質93g/日（1.4g/IBWkg） 摂取栄養量：1,600kcal（24kcal/kg） 　　　　　　蛋白質60g（0.9g/kg），食欲不振あり，発熱あり 栄養計画：2,200kcal（33kcal/IBWkg） 　　　　　蛋白質90g（1.3g/kg），栄養剤400～600kcalを併用
手術	時間19時間，輸血82単位，FFP 70単位，血小板65単位

（筆者作成）

図1 【症例1】の手術経過と栄養管理

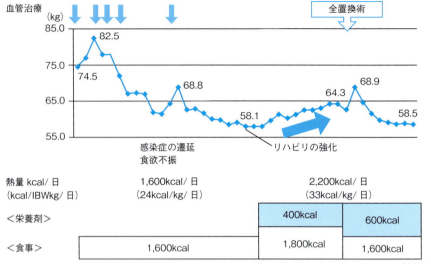

(筆者作成)

表2 【症例1】の検査所見経過

術後侵襲による蛋白質需要は高度の筋肉量減少をもたらした。
術後短期間では筋肉量の回復には至らなかったが、体脂肪は若干増加した。

	術前 (介入前)	術直前 (投与67日後)	退院時 (術後55日)
体重 (kg)	61.3	64.3	58.5
筋肉量 (kg)	47.8		43.8
体脂肪量 (kg)	10.3		11.7
BMI (kg/m^2)	20.0	20.4	19.1
Alb (g/dl)	3.7	4.0	3.5
pre-alb (mg/dl)	23.1		29.1
BUN (mg/dl)	27.9	24.2	27.0
Cre (mg/dl)	0.98	0.86	0.9
TLC (mm^3)	910	998	735
CRP (mg/dl)	2.44	3.84	1.4
Hb (g/dl)	8.7	9.3	11.9

(筆者作成)

術後の栄養管理(経腸栄養)

　3日間以上経口摂取が不可能な場合は、中心静脈栄養または経腸栄養を開始する。腸粘膜の萎縮防止、腸内細菌叢の正常化、腹腔内免疫機能保持のために経腸栄養が第一選択である。しかし、術後早期は循環動態が不安定で腸管浮腫やカテコラミン投与により腸管蠕動運動が低下し、人工呼吸管理されている。このような患者では、胃内容物の逆流も多く、胃内残量が多ければ(当院では胃残200ml以上)、経腸栄養は中止し、中心静脈栄養を選択する。手術後は厳格な水分管理が必要であり、経腸栄養剤は水分を制限した1.5〜2.0kcal/ml

の製品を選択する。10〜20ml/時の速度で開始し、腹部症状や嘔吐の有無を確認しながら増量する（図2）。

　腹部大動脈瘤手術では開腹手術となる場合が多く、消化管手術に準じて栄養管理を行う。大動脈遮断と遮断解除に伴う臓器虚血と、再灌流障害の合併症をきたしやすく、術後多臓器不全の発症に関与するため、経腸栄養剤は病態変化（腎不全など）に合わせて栄養量を変更する。食上げに難渋するケースが多い。

術後の食欲不振と栄養指導（経口栄養）

　食欲不振によるエネルギー摂取不足は、その後の心臓リハビリテーションに支障をきたす。管理栄養士が聞き取りを行い、個別に給食内容を調整する。胸痛や呼吸苦、反回神経麻痺が出現した場合は、食事形態をペースト状やゼリー状へ変更する。言語聴覚士との連携が欠かせない。

図2 ICCU[5]心不全経腸栄養管理フローチャート

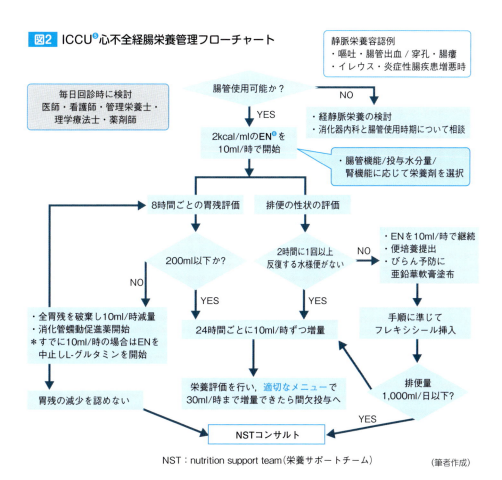

NST：nutrition support team（栄養サポートチーム）　　　（筆者作成）

①食欲不振者にとって通常の配膳量は心理的負担が大きい。ハーフ食で対応する。
②特に高齢者や糖尿病患者は味覚神経が鈍化し，塩分制限食では主食が摂取できない。一時的に食塩制限を解除する。麺食や味付け粥や梅干しが奏効する場合も多い。
③食欲は視覚的な情報でも左右されやすい。ペーストや刻みの形態が食欲不振の原因となるため，アイスクリームや温泉卵，ゴマ豆腐など滑らかな料理へ変更する。

栄養指導の面から，食事変更の際には必ず①〜④について説明を行う。
①現在の全身状態と栄養状態について。
②一時的な食塩制限の緩和で食事量が増加する可能性について。
③一時的な食塩制限緩和に伴う体液過剰は，全身管理のなかで対応可能であること。
④「経口摂取は患者の治療への直接参加である」ので，協力を求める。そして，摂食量が増えてくればそれを労う。やがて食欲が戻り次第，元の食塩制限食に変更する。
治療食は五感を使う栄養指導媒体であり，家庭での食事との違いに気付き，味付けと量を体験する。退院までに今後の家庭での調理の工夫について管理栄養士と相談する。

退院後の栄養指導の目的

外科療法後，治療効果が得られず再入院を繰り返し，やがては終末期を迎える。再入院の要因には，感染症や虚血性心疾患などの「医学的要因」よりも，患者側の要因である「食塩・水分制限の不徹底」が全体の3割を占めることから[3]，医療における栄養指導は重要である（図3）。栄養指導では，日単位で2kg以上の体重増加を認めた場合は体液貯留を第一に疑う。

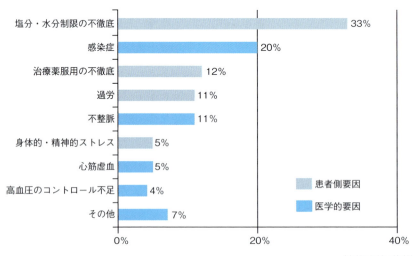

図3 心不全増悪による再入院の原因

（文献3を基に筆者作成）

Stop it !

水利尿薬としてトルバプタン(サムスカ®錠)が使用される場合,高ナトリウム血症を発症しやすいため過度な飲水制限は行わない。

食塩制限の実際

◆環境を調整する

治療の場が自宅になり,塩分調整は「薄味にする」という味覚だけで行うのは不十分である。家庭環境も含めた指導が効果的で,
①負荷食塩を可能なかぎり減らす。食卓塩,醤油,ソース,味噌などを使わない。
②食塩が含有されている加工食品を避ける。日常よく使う食品に含有されている食塩量を把握する。
③食品のラベルなどの食品成分の表示の見方を教え,ナトリウム表示から食塩相当量を換算させる。
などである。

◆減塩実施の苦痛の軽減

食塩制限に慣れるまでに行う工夫は,①新鮮で品質のよい食品を選ぶ,②香辛料,酸味,香味野菜を利用する,③揚げ物や焼き目の風味を利用する,④食塩を1品に集中して用いる,⑤煮物などはサイズを小さくして煮含める,⑥よく噛んで味わって食べる,などの工夫を行う。

◆食事記録の重要性

患者が食塩摂取量を予測判断できるまでには時間を要する。調味料の計量や食事記録は基本だが,これを省略すれば栄養指導は具体性に欠き,不十分に終わる。食事記録は,食塩の摂取量のみならずエネルギーや蛋白質の摂取状況も把握でき,どのような食品をどのくらい,どのような料理にして食べているかを記録させる。栄養量の把握のみならず,記録をとおして患者の食事療法行動修正における「気付き」を育てるために必要である。

◆食塩摂取量評価

栄養指導において,摂取栄養量の把握には24時間蓄尿を用いるのが最も正確だが,腎臓病診療に比べて心臓病診療では一般的でない。しかし,心機能低下と腎機能低下は相互に関係し心腎症候群(cardio-renal syndrome)を呈することから,24時間蓄尿から得られる栄養情報やクレアチニンクリアランス,尿蛋白量は重要である。栄養指導では正確な食塩摂取量を基に,食事記録と照合して「ずれ」を知り,その実態を明らかにすることで,患者の食事療法の精度が向上できる。

近年,夜間早朝尿を用いた塩分摂取簡易測定で大まかな傾向を知ることができるが,食事記録を裏付けるほどの精度ではないが動機付けには有効との報告[4]であった。また,汁物の塩分濃度を推定する測定器具もあるが,これも塩分濃度の傾向を知るに留まる。

◆栄養評価

　心臓血管術後は多くの患者が骨格筋減少に陥る(表1, 2, 図1)。外来では定期的にBIA法で骨格筋量を測定し，体重変化のみでは把握できない低栄養を早期に発見し，ハートチームの医師・看護師・理学療法士との連携を取る。

食品中のビタミンK含有量

　ビタミンK(VK)[7]は肝臓で凝固因子産生に関与し，ワルファリンの作用と拮抗する。VK含有食品の不適切摂取や中断はワルファリンの作用に影響し，**PT-INR**[8]を変動させる。VKは骨代謝の必須微量栄養素だが，腸内細菌で合成されるため，抗菌薬使用例を除き欠乏症はまれである。食品中に広く含まれ，わが国の70歳以上の平均摂取量(成人)は男性が271μg/日，女性は251μg/日である[2](当院常食の摂取量は約280μg/日)。ワルファリン内服時のVK摂取量は約80μg/日が理想で，250μg/日を超えるとPT-INRが0.5〜0.7程度低下する[5]。納豆，モロヘイヤ，青汁(乾燥粉末も含む)，クロレラのVK含有量は600μg/100g以上である[2]。特に納豆菌は腸内でVK(メナキノン-7)を多量に産生するので，ワルファリン処方患者には「納豆禁止」を指導する。健康人に対する栄養指導では緑黄色野菜は目標量を100g/日にするが，ワルファリン内服時にはモロヘイヤ，ほうれん草などは50g/日以下が望ましい。健康志向や，癌の代替療法でジューサーやミキサーによるすり潰し料理(スムージー，青汁)が流行しているが，大量摂取につながるので必ず指導する(表3)。

Stop it!

　納豆100g(2パック)摂取後，2〜4時間後のメナキノン-7血中濃度は51.9倍，48時間後でも9倍を維持するので絶対禁止する[6]。

医療における患者教育

　栄養指導は，慢性疾患患者が必ずもたなければならない治療の基本姿勢を教育する。食事療法や服薬を良好に管理し再入院を回避することは，医療費や介護費の大幅な削減につながる「生産活動」であり，患者の社会的貢献に値する尊い行為であることを理解させる。

(松元紀子)

表3 VKを多く含む食品 (VK 100μg/100g以上含有)

食品名	常用量 目安量	目安量の重量 (g)	目安量当たりの VK含有量 (μg)	VK含有量 (μg/100g)
<禁止食品>				
クロレラ				3,600
青汁(市販)				(粉末)410〜3,300
				(粒状)640〜3,100
モロヘイヤ	1人前	80	510	640
挽きわり納豆	1パック	50	470	930
あしたば	1人前	80	400	500
糸引き納豆	1パック	50	300	600
<1/2人前を目安に1日1回程度に制限する食品>				
つるむらさき	1/2人前	40	140	350
豆苗(中国野菜)	1/2人前	40	130	320
ほうれん草	1/2人前	40	110	270
春菊	1/2人前	40	100	250
菜の花	1/2人前	40	100	250
かぶの葉	1/2人前	25	85	340
小松菜	1/2人前	40	85	210
岩のり 素干し	1/2枚	5	85	1,700
ブロッコリー	1/2人前	35	55	160
芽キャベツ	1/2人前	25	38	150
昆布佃煮	1/2人前	10	31	310

(文献7を基に筆者作成)

▼略語一覧

1. BIA：bioelectrical impedance analysis；生体電気インピーダンス法
2. TEVAR：thoracic endovascular aortic repair
3. NBCA：N-butyl-2-cyanoacrylate
4. IBW：ideal body weight；標準体重
5. ICCU：intensive coronary care unit；冠疾患集中治療室
6. EN：enteral nutrition；経腸栄養
7. VK：vitamin K；ビタミンK
8. PT-INR：prothrombin time-international normalized ratio；プロトロンビン時間-国際標準比

文献

1) 日本循環器学会, ほか：急性心不全治療ガイドライン(2011年改訂版). Http://www.j-circ.or.jp/guideline/pdf/jcs2010_matsuzaki_h.pdf （2016年7月閲覧）
2) 厚生労働省ホームページ：平成26年「国民健康・栄養調査結果」の結果. http://www.mhlw.go.jp/stf/houdou/0000106405.html
3) Tsuchihashi M, et al：Clinical characteristics and prognosis of hospitalized patients with congestive heart failure a study in Fukuoka,Japan. Circ J 64：953-959, 2000.
4) 沼田優子, ほか：高血圧患者における塩分摂取量簡易測定器 (減塩モニタ)を使用した栄養指導についての検討－塩分摂取量簡易測定器を使用した栄養指導－. 日本病態栄養学会誌 19：299-305, 2016.
5) 藤野知美：フォーラム；WarfarinとビタミンKの相互作用に関する文献的研究. 臨床薬理 41：43-52, 2010.
6) 須美洋行：納豆菌発酵, および納豆摂取時の被験者血液中のビタミンK(メナキノン-7)濃度. 日本家政学会 40：309-312, 1999.
7) 文部科学省ホームページ：日本食品データベース標準成分表 2015年版(七訂). http://fooddb.mext.go.jp/mail.html

I 総論

One Point Advice 1

術中経食道心エコー法(TEE)

術中経食道心エコー法(TEE)は心臓外科手術に必要不可欠な診断・モニタリング機器である。術前診断の確認，術前に診断されていなかった病変や，新たに出現した病変の発見，それらの病変による麻酔計画や手術計画の変更，体外循環のカニューレや各種カテーテルの位置の確認，手術の結果の評価などにTEEは有用である[1]。

TEEで心機能や弁疾患の重症度を把握することで，循環作動薬の使用や輸液管理といった術中の循環管理を円滑に行うことができる。また，術中に予期しない循環不全をきたした場合にも，TEEで原因検索を行い病態に合った治療を行うことで，患者の予後に貢献できる。

Point

1. TEEは，現場にいる者が現場で検査し，診断し，治療するというpoint of care 心エコーとしての役割を果たす。
2. TEEは無侵襲ではない。プローブを愛護的に挿入・操作する。
3. 術前診断の確認，術前に診断されていなかった病変や新たに出現した病変の発見，体外循環のカニューレや各種カテーテルの位置の確認，手術の結果の評価をTEEで行う。
4. TEEで心機能，弁疾患の評価を行って患者の心臓の特性を把握し，最適な循環管理を行う。

TEEの基本的な操作

◆プローブ挿入のコツ

　麻酔導入・気管挿管後にプローブを挿入する。プローブの前後屈・側屈のロックを解除した状態で下顎を挙上し，ラリンジアルマスクなどの声門上器具と同様に，硬口蓋に沿わせて患者の正中に合わせてゆっくりと愛護的に挿入する。介助者に下顎挙上してもらってもよい。抵抗がある場合には，決して無理にプローブを進めてはいけない。

　うまく入らないときには，何度も繰り返さず喉頭鏡を使用して直視下に挿入する。始めから喉頭鏡を使ってもよい。何よりも，合併症を起こさないように挿入することが重要である。プローブ操作で気管チューブの事故抜管が起こらないように，気管チューブとプローブの位置関係や干渉には十分に留意する。

◆プローブの操作とTEEの基本断面

プローブの基本操作は，①プローブの深さの調節（進める・引く），②シャフトの回転（左回転・右回転），③プローブ先端部の前後屈曲（前屈・後屈），④プローブ先端部の左右屈曲（左側屈，右側屈）の4つである（図1）[2]。

プローブ操作に加えて⑤走査面を回転させることで，多くの画像を取得することができる。アメリカ心エコー学会（ASE）[2]とアメリカ心臓血管麻酔学会（SCA）[3]のガイドラインで，術中TEEに必要とされる28断面が示されている（図2）[2]。基本的な評価には28断面のすべてを使う必要はなく，基本の11断面の描出ができればよい（図2-1～11）[3]。

◆TEEは決して無侵襲ではない

全身麻酔中のTEEによる合併症の頻度は1～3%という報告が多い[4]。TEEの合併症として，食道穿孔・損傷，不整脈・血行動態の変化，気道狭窄，左房内血栓遊離，大動脈解離・破裂，菌血症，咽頭痛，嚥下困難，反回神経麻痺が報告されている[4]。TEEで損傷する可能性がある部位は，TEEのプローブが通過する口腔や口腔咽頭，喉頭，食道，胃であり，それぞれの部位で裂傷や穿孔・出血をきたす危険がある。

図1 TEEプローブの基本操作

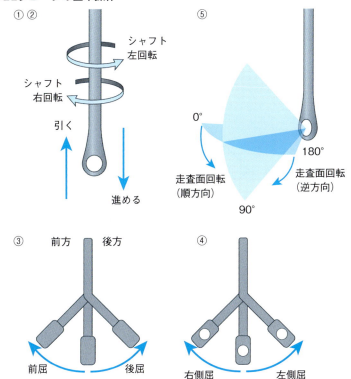

（文献2より改変引用）

図2 TEEの基本断面

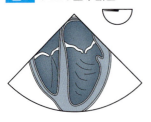

1. 中部食道四腔断面

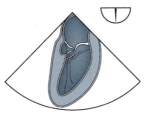

2. 中部食道二腔断面

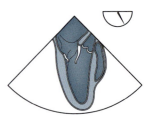

3. 中部食道長軸断面

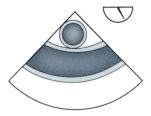

4. 中部食道上行大動脈長軸断面

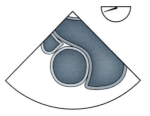

5. 中部食道上行大動脈短軸断面

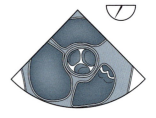

6. 中部食道大動脈弁短軸断面

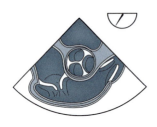

7. 中部食道右室流入流出路断面

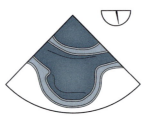

8. 中部食道上下大静脈断面

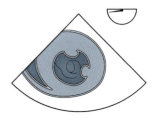

9. 経胃中部短軸断面

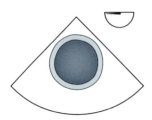

10. 下行大動脈短軸断面

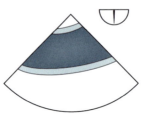

11. 下行大動脈 長軸断面

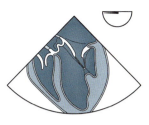
12. 中部食道五腔断面

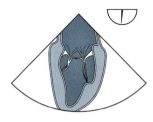
13. 中部食道僧帽弁交連断面

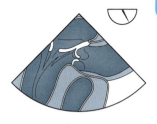
14. 中部食道大動脈弁長軸断面

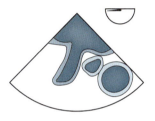
15. 中部食道右肺静脈断面

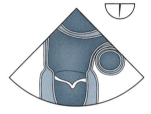
16. 中部食道修正上下大静脈三尖弁断面

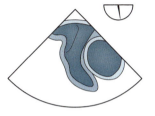
17. 中部食道左右肺静脈断面

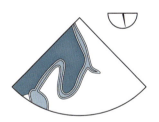
18. 中部食道左心耳断面

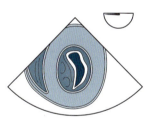
19. 経胃基部短軸断面

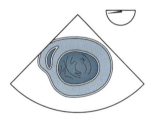
20. 経胃心尖部短軸断面

図2 TEEの基本断面（つづき）

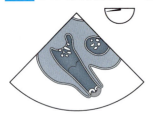
21. 経胃右室基部断面

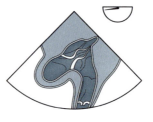
22. 経胃右室流入流出路断面

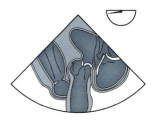
23. 深部経胃五腔断面

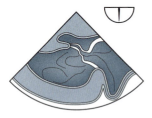
24. 経胃二腔断面

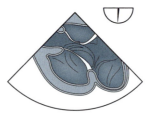
25. 経胃右室流入路断面

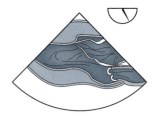
26. 経胃長軸断面

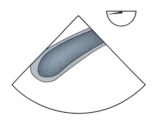
27. 上部食道大動脈弓部長軸断面

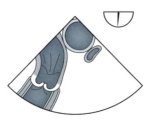
28. 上部食道大動脈弓部短軸断面

（文献2より改変引用）

全身麻酔下でのTEEの使用は，①プローブを挿入している時間が長い，②患者からのフィードバックがない，③体外循環中に食道などの組織灌流が低下する，④心臓手術では抗凝固薬の影響で小さな損傷でも大出血につながりやすい，といった特徴がある。観察のためにプローブを動かす際には，前後屈や側屈のロックを解除し，プローブの抵抗を感じながら操作する。無理な前屈操作は食道や胃の出血や組織傷害をきたすので注意する。

術中TEEの要点

◆左室機能評価

左室機能の評価ポイントは，大きさ，壁運動，拡張能の3つである。左室の大きさや壁運動の評価には経胃中部短軸断面(図2-9)，中部食道四腔断面(図2-1)，中部食道二腔断面(図2-2)，中部食道長軸断面(図2-3)を用いる。左室の収縮能の評価には左室内径短縮率や左室駆出率が頻用されるが，計測の時間がない場合には視覚的評価でも十分役に立つ。

局所壁運動異常の評価は，心内膜内方運動と収縮期壁厚増加を観察し，正常ないし過収縮(hyperkinetic)，低収縮(hypokinetic)，無収縮(akinetic)，奇異性運動(dyskinetic)と分類されている[5]。心内膜内方運動は心臓全体の回転や移動，壁のtetheringの影響を受けるために，壁運動異常の範囲を過大評価・過小評価してしまう可能性がある。心内膜内方運動に加えて収縮期壁厚増加を併せて評価する。また，評価の際には冠動脈の支配領域を念頭におく(図3)。

左室拡張能は僧帽弁流入血流の拡張早期波(E波)と拡張早期波と心房収縮波の比(E/A)，組織ドプラ法による僧帽弁輪運動速度の拡張早期波(e')，E波とe'の比(E/e')，そして左房容積で評価される[6]。

◆右室機能評価

右室機能の評価ポイントは大きさ，壁運動，心室中隔の動き，右室圧や右房圧である。右室の大きさの評価は中部食道四腔断面(図2-1)で拡張末期の左室と右室の大きさ(心室の径や面積)を比較し，右室が左室より大きければ右室拡大があると判断する。右室の壁運動の評価は，1つの断面だけでなく複数の断面で評価したほうがよい。中部食道四腔断面(図2-1)や中部食道右室流入流出路断面(図2-7)における自由壁の動き，三尖弁輪の心尖部方向への移動(三尖弁輪収縮期移動距離：**TAPSE**)[4]，右室の面積変化率(**FAC**)[5]などで評価する[5]。心室中隔の形態は，急性期では右室と左室の圧較差(transseptal gradient)で規定されるので，心周期のそれぞれの相で心室中隔の形態や動きをみれば，右室と左室の圧の関係，右室圧負荷や容量負荷を診断することができる。

◆弁機能評価

僧帽弁

僧帽弁の評価は中部食道僧帽弁交連断面(図2-13)，中部食道長軸断面(図2-3)を基本に，プローブのシャフトの左右の回転や走査面の回転を併用して弁全体をスキャンする。僧帽弁逆流症では逆流の機序，病変の部位，逆流の重症度，弁下組織の状況を評価する。僧帽弁狭窄症では弁尖の性状と可動性，弁口面積や圧較差を評価する。

図3 冠動脈の支配領域

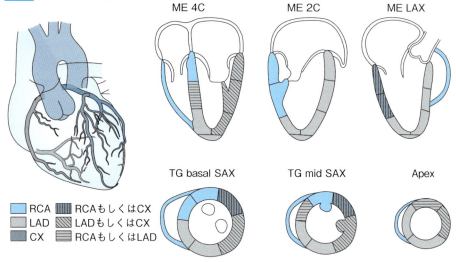

ME 4C：中部食道四腔断面，ME 2C：中部食道二腔断面，ME LAX：中部食道長軸断面，TG basal SAX：経胃基部短軸断面，TG mid SAX：経胃中部短軸断面
RCA：右冠動脈，LAD：左前下行枝，CX：左回旋枝

(文献9より改変引用)

大動脈弁

大動脈弁の評価は中部食道大動脈弁短軸断面(図2-6)，中部食道大動脈弁長軸断面(図2-14)を用いる。大動脈弁狭窄症では大動脈弁の性状と大動脈弁狭窄の重症度の評価を行い，大動脈弁輪径，Valsalva洞径，sino-tubular junction径，上行大動脈径などを計測しておく。大動脈弁逆流症では弁尖の性状，逆流の機序，逆流の重症度を評価する。

三尖弁

三尖弁の評価は中部食道四腔断面(図2-1)，中部食道右室流入流出路断面(図2-7)，中部食道修正上下大静脈三尖弁断面(図2-16)を用いる。三尖弁逆流は逆流の重症度，弁輪拡大の程度を評価する。三尖弁逆流は1つの断面ではとらえられないこともあるので，複数の断面で評価したほうがよい。

◆遺残空気

心臓大血管手術では，心腔内や血管内に空気が遺残しやすい。遺残空気が大動脈に駆出されて冠動脈や脳血管に入り込み空気塞栓症を起こすと，予期しない心機能低下，脳梗塞や術後の痙攣といった中枢神経合併症をきたすことがある。

空気は超音波を反射するために高輝度に描出される。TEEで描出される空気には気泡型と貯留型の2つの形態があり，血流にのってパラパラと移動する，気泡型と貯留型の形態を行き来する，といった特徴がある(図4)[7]。

図4 心腔内の遺残空気

a：気泡型

b：貯留型

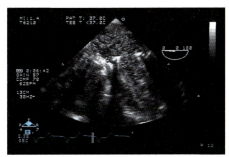
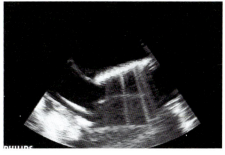

図5 遺残空気が貯留する部位

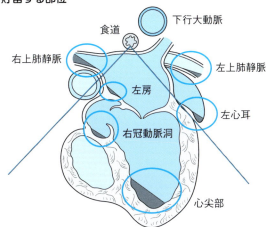

(文献7より改変引用)

　空気の貯留部位は，右上肺静脈，左房，左室心尖部，もっとも高い場所にある右冠動脈洞，心尖部である（図5）[7]。左上肺静脈や左心耳，右室流出路や肺動脈にも貯留することがあるのでTEEで確認する。貯留型の空気による音響陰影の幅が1cm以上ある場合，0.5mL以上の空気が存在すると報告されており，合併症の予防のために貯留型の空気を除去する必要がある[8]。

　空気の除去はTEEで遺残空気の部位を同定し，貯留している部位に合わせた方法で空気を除去する。肺の加圧，体をゆする，体位変換，ベントや切開部からの除去，穿刺による吸引除去といった方法を組み合わせて，TEEでガイドしながら遺残空気を除去していく。

◆リスクマネージメント

　心臓手術には多くの落とし穴がある。中心静脈カテーテルや肺動脈カテーテル，送血管や脱血管，順行性・逆行性冠灌流カテーテル，各種ベントなど，さまざまなカテーテルや

カニューレが挿入され，そのすべてが致命的なトラブルの原因となりうる．TEEを使用することでカテーテルやガイドワイヤー，各種カニューレの位置確認が可能であり，カテーテルやカニューレの留置のガイドをすることもできる．人工心肺が開始された後も心筋保護液投与やベント不良による左室拡大，遺残空気や胸腔内の液体貯留を確認する．TEEのリスクマネージメントツールとしての役割はきわめて大きい．視覚的に示すことで，心臓外科医や体外循環技士を始めとする手術チームでのリスクが共有されやすくなり，迅速で適切な対処が可能になる．

(清野雄介)

▼略語一覧

① TEE：transesophageal echocardiography；経食道心エコー法
② ASE：American Society of Echocardiography；アメリカ心エコー学会
③ SCA；Society of Cardiovascular Anesthesiologists；アメリカ心臓血管麻酔学会
④ TAPSE：tricuspid annular plane systolic excursion；三尖弁輪収縮期移動距離
⑤ FAC：fractional area change；面積変化率

文献

1) American Society of Anesthesiologists and Society of Cardiovascular Anesthesiologists Task Force on Transesophageal Echocardiography：Practice guidelines for perioperative transesophageal echocardiography. An updated report by the American Society of Anesthesiologists and the Society of Cardiovascular Anesthesiologists Task Force on Transesophageal Echocardiography. Anesthesiology 112：1084-1096, 2010.
2) Hahn RT, et al：Guidelines for performing a comprehensive transesophageal echocardiographic examination：recommendations from the American Society of Echocardiography and the Society of Cardiovascular Anesthesiologists. J Am Soc Echocardiogr 26：921-964, 2013.
3) Reeves ST, et al：Basic perioperative transesophageal echocardiography examination：a consensus statement of the american society of echocardiography and the society of cardiovascular anesthesiologists. J Am Soc Echocardiogr 26：443-456, 2013.
4) Hilberath JN, et al：Safety of transesophageal echocardiography. J Am Soc Echocardiogr 23：1115-1127；quiz 1220-1111, 2010.
5) Lang RM, et al：Recommendations for cardiac chamber quantification by echocardiography in adults：an update from the American Society of Echocardiography and the European association of cardiovascular imaging. J Am Soc Echocardiogr 28：1-39.e14, 2015.
6) Nagueh SF, et al：Recommendations for the evaluation of left ventricular diastolic function by echocardiography：An update from the American Society of Echocardiography and the European Association of Cardiovascular Imaging. J Am Soc Echocardiogr 29：277-314, 2016.
7) 渡橋和政：心内遺残空気,『経食道心エコー法マニュアル（改訂第3版）』, 南江堂, 東京, 2005.
8) Orihashi K, et al：Quantitative echocardiographic analysis of retained intracardiac air in pooled form：an experimental study. J Am Soc Echocardiogr 9：567-572, 1996.
9) Lang RM, et al：Recommendations for chamber quantification：a report from the American Society of Echocardiography's Guidelines and Standards Committee and the Chamber Quantification Writing Group, developed in conjunction with the European Association of Echocardiography, a branch of the European Society of Cardiology. J Am Soc Echocardiogr 18：1440-1463, 2005.

I　総論

One Point Advice ❷

感染と抗菌薬の使い方

心臓血管外科の手術において，手術部位感染症は比較的頻度は低いものの，いったん発症するとなかには縦隔炎などの重篤な感染症を起こす場合もある．抗菌薬の予防投与により術後感染の発症率が減少することがわかっており，周術期の抗菌薬投与法は患者の予後を改善するうえで，重要な要素の1つであると考えられる．本項では周術期においての抗菌薬の使い方，術後感染を疑う際の対処について紹介する．

Point

1. 心臓血管外科の手術で推奨される使用抗菌薬にはセファゾリン，代替薬にはクリンダマイシン，バンコマイシンがある．
2. 予防抗菌薬投与は手術開始前の適切な時間に開始する．
3. 手術が長時間に及ぶ場合，出血量が多い場合は追加投与を行う．
4. 術後抗菌薬予防投与期間は48時間までとする．
5. 術後感染が疑われる症例では血液培養2セットを含む各種培養検査を提出し，その後に抗菌薬を変更・開始する．

手術部位感染症予防の考え方

手術部位感染の原因として，手術中の創部汚染が大きな因子として考えられている．どのように術野を消毒しても，毛包などの皮下に潜む菌は皮膚の消毒のみでは除去できず，術中の汚染に関与する可能性がある[1]．またほかにも，術中の直接的な創部の汚染や，手術部位から離れた感染巣からの血行性感染なども考えられる．このような術中における創部汚染時に創部の細菌量を，宿主免疫機能で制御できるレベルまで少なくするために抗菌薬の予防投与が行われる[2]．

抗菌薬の選択

心臓血管外科における手術において，細菌に汚染された部位（例：腸管内など）に接することはまれであり，多くの場合は皮膚常在菌である黄色ブドウ球菌，連鎖球菌などのグラ

ム陽性球菌をカバーすることが重要になる。このため，抗菌薬の選択に関しては第一世代セファロスポリンに分類されるセファゾリンが第一選択薬となる(表1)。βラクタム薬に対するアレルギーを有する患者に対しては代替薬としてクリンダマイシンやバンコマイシンの使用を考慮する。

メチシリン耐性黄色ブドウ球菌(**MRSA**)❶を保有していることがわかっている患者には，バンコマイシンを使用することが勧められている[2,3]。しかし，手術患者全員に対しルーチンとしてバンコマイシンを使用することは勧められていない[3]。

MRSA保菌患者

MRSA保有のリスクとして，最近の入院歴，最近の抗菌薬投与，血液透析施行中，術前の長期の病院滞在などが挙げられる。このような患者の場合は，術前に鼻腔などのMRSA保菌のスクリーニングを考慮する[3]，もしくは術前投与抗菌薬としてバンコマイシンの使用を考慮する[1]。

術前の除菌

鼻腔に黄色ブドウ球菌が存在することがわかっている場合，術前にムピロシンによる除菌を行うと手術部位感染が減少するという報告もされている。このため米国のガイドラインでは心臓血管系の手術患者においては，術前の黄色ブドウ球菌の除菌を勧めている[3]。

しかしその一方で，その除菌方法に関しては，標準的な治療方法は確立していない。日本のガイドラインでは，2％ムピロシンを鼻腔に塗布1日2回×5日間という多くの研究で用いられた除菌法が記載されている[2]。

抗菌薬の初期投与

手術部位感染を予防するためには，創部の汚染が起こる前に手術部位に抗菌薬が十分量到達していることが必要である。このため，手術開始時までには抗菌薬が予想される細菌の最小発育阻止濃度(**MIC**)❷を超える血中濃度，組織濃度に到達している必要がある。このため投与に約30分要するセファゾリンを使用する場合は，手術開始60分前以内の投与開始をガイドラインでは推奨している。

一方，バンコマイシンに関しては，その投与に約60分以上と長めの時間が必要となる。このため同薬剤を使用する場合は手術開始120分前以内の投与開始を推奨している[2,3]。

抗菌薬の術中追加投与

手術部位感染の予防には，術前に抗菌薬の血中濃度・組織濃度を十分に上げることも重要だが，術中にその濃度を維持することも同様に重要である。

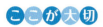

> ここで大切になるのは抗菌薬追加投与のタイミングである。手術が長時間に及ぶ場合，もしくは術中に大量の出血があった場合には，抗菌薬の血中濃度・組織濃度を維持するためにも抗菌薬追加投与が推奨される。

一般に抗菌薬の前回投与から使用抗菌薬の半減期の2倍の時間が経過したら，追加投与が勧められる（表1）。出血に関しては明確な規定はないものの，「短時間」に1,500mL以上の大量出血が認められた場合に追加投与が勧められる。

腎機能低下症例では腎機能に応じて再投与の間隔を延長する[2]（表2）。

表1　推奨される抗菌薬の使用量，投与間隔

抗菌薬	1回投与量	半減期（時間）	再投与の間隔（時間）
セファゾリン	2g*（体重≧120kgでは3g）	1.2〜2.2	4
クリンダマイシン	900mg**	2〜4	6
バンコマイシン	15mg/kg（実測体重，最大2gまで）	4〜8	8***

＊：米国のガイドラインでは2g。日本のガイドラインでは1g，体重≧80kgで2gと記載。
＊＊：クリンダマイシンの1回投与量は米国ガイドラインより。日本のガイドラインには投与量記載なし。
＊＊＊：日本のガイドラインでは8時間と記載。米国のガイドラインでは不詳となっており，非常に長時間にわたる手術の場合は再投与考慮とのみ記載。

（文献2，3より引用）

表2　腎機能障害と術中再投与のタイミング

抗菌薬	半減期（時間）	再投与の間隔 eGFR-IND（mL/分）＊ ≧50	20〜50	<20
セファゾリン	1.2〜2.2	3〜4	8	16
クリンダマイシン	2〜4	6	6	6
バンコマイシン	4〜8	8	16	適応外

＊：eGFR-IND（mL/分）＝推定糸球体濾過率（eGFR）❸（mL/分/1.73m^2）×患者体表面積（BSA）❹/1.73m^2
eGFR（mL/分/1.73m^2）は患者のBSAが国際的成人標準（1.73m^2）と仮定したnormalized BSA eGFRであり，標準体表面積を個々の患者の体表面積に変換したのがindividualized BSA eGFR（eGFR-IND）である。

（文献2より引用）

術後抗菌薬の投与に関して

　前述した手術部位感染予防の観点からいうと，術後の抗菌薬投与は必要ない。実際，心臓血管外科手術以外の手術では，術後の抗菌薬投与は推奨されない。しかし，心臓血管外科手術の分野においては，至適な抗菌薬投与期間は定まっていないのが現状である。現段階では明確なデータが不足しているものの，24～48時間までの予防抗菌薬投与は一般的に受容されている。

Stop it！

48時間を超える抗菌薬投与は勧められていない。

　また，さまざまなドレーンや血管内デバイスがすべて抜去されるまで予防的抗菌薬投与を継続することには，利点はないと報告されている[4]。

術後感染を疑ったら

　術後創部に感染が起きる場合，創部での細菌の増殖が必要である。このため術後1～2日といった短期間で創部に感染の問題を生じることはまれである[5]。しかし，症例によっては術前から挿入されていたカテーテル関連の血流感染，膀胱留置尿道カテーテル挿入に伴う尿路感染などの感染性疾患の可能性が考えられるため注意は必要である。

　近年プロカルシトニンやプレセプシンといった敗血症診断マーカーが注目されている。しかし，これらの検査一つで敗血症や細菌感染の診断がついたり，除外されたりするわけではない。丁寧な問診，身体所見，微生物学的アセスメントを踏まえたうえで，総合的にこれらの結果は解釈される必要がある。

　術後感染が疑われる場合，感染症が存在するか否かの判断にとどまらず，創部も含めどの部位になんという微生物の感染症が存在するのか突き止めようとする姿勢がとても重要になるのである。

　創部感染以外にもカテーテル・ライン関連の感染症，偽膜性腸炎や誤嚥性肺炎などの感染性疾患，また薬剤熱や深部静脈血栓症などの非感染性疾患の可能性も考慮する必要がある。

　血液培養最低2セット，および，感染が疑われる部位からの適切な培養検体を採取したうえで，院内感染の原因菌による感染も考慮し，広域な抗菌薬を開始する。

ここが大切

重要なのは2,3日後に培養の検査結果を確認し，結果に応じて抗菌薬のdeescalation（狭域化）や，中止の必要性がないか見直すことである。合併した感染症によっては，骨髄炎など長期にわたる抗菌薬治療が必要になることもある。このため，感染の起炎菌が判明しているかどうかという点は，非常に重要なのである。

今後の展望

術後感染の予防には適切な抗菌薬の選択，開始，追加投与のタイミングが重要になる。

一般に術前から術中の抗菌薬投与で十分とされるが，心臓血管外科手術においては48時間までの抗菌薬投与が許容されるというのが現状である。術後感染の合併を疑う場合は，適切な培養を抗菌薬開始前に採取したうえで，抗菌薬を開始・変更することが望ましい。

（狩野惠彦）

コラム

腹部大動脈瘤に対しEVAR(endovascular repair of abdominal aortic aneurysm)を行った患者における術後発熱の原因の1つに，postimplantation syndromeが挙げられる。術後10日程の期間に認められる原因不明の非感染性の発熱，白血球増多，CRP上昇といった病態であり，抗菌薬投与は必要とならない。

▼略語一覧

1. MRSA：methicillin-resistant *Staphylococcus* aureus；メチシリン耐性黄色ブドウ球菌
2. MIC；minimum inhibitory concentration：最小発育阻止濃度
3. eGFR：estimated glomerular filtration rate；推定糸球体濾過率
4. BSA：body surface area；体表面積

文献

1) 藤田崇宏：皮膚・軟部組織感染症.『レジデントのための感染症診療マニュアル（第3版）』（青木 眞 編）. 医学書院, 東京, 2015, p789-850.
2) 術後感染予防抗菌薬適正使用のための実践ガイドライン作成委員会編：術後感染予防抗菌薬適正使用のための実践ガイドライン. 日本化学療法学会, ほか, 2016.
3) Bratzler DW, et al：Clinical practice guidelines for antimicrobial prophylaxis in surgery. Am J Health-Syst Pharm 70：195-283, 2013.
4) Sandoe JA, et al：Effect of extended perioperative antibiotic prophylaxis on intravascular catheter colonization and infection in cardiothoracic surgery patients. J Antimicrob Chemother 52：877-879, 2003.
5) Stevens DL, et al：Practice Guidelines for the Diagnosis and Management of Skin and Soft Tissue Infections：2014 Update by the Infections Diseases Society of America. Clin Infect Dis 59：e10-52, 2014.

I 総論

One Point Advice ❸

術後創感染

　開心術後に発生する縦隔炎や胸骨骨髄炎は，重篤な深部感染症であり，約1〜5％に合併する[1,2]。特に人工物が縦隔内に存在する場合，治療に難渋することが多く，その死亡率は20〜40％に及ぶため[3]，これまでにさまざまな治療法が試みられてきた。近年，形成外科領域において急速に発展した陰圧閉鎖療法（NPWT）❶がその治療法の主体となりつつあり，心臓血管外科領域でも広く普及しつつある。感染の制御から外科的治療まで含め，形成外科的視点から創感染対策について紹介する。

Point

1. 感染を疑ったら早期に感染創を解放し，炎症を制御する。
2. デブリードマンを確実に行うことは創傷治癒を促進し，次のステップへと進むためには必須である。
3. NPWT，およびその応用法などをうまく使用することは，wound bed preparation（WBP）❷の達成のために有用である。
4. 外科的治療は，死腔や異物を被覆するために筋弁，大網弁を選択するのが一般的であるが，その適応に関しては十分吟味する必要がある。

縦隔炎・胸骨骨髄炎の治療

　術後創感染に対しては，排膿，洗浄，デブリードマンを必要に応じて行い，異物があればこれを抜去するのが基本である。ただし，心臓血管外科領域における開心術後の縦隔炎，胸骨骨髄炎などにおいては重要臓器が近く，呼吸性の動揺があり，除去できない異物の存在など，他部位とは異なる特殊性もあり，治療に難渋するケースも少なくない。

◆感染コントロール

　創部，および創周囲の発赤，腫脹，胸骨の動揺，発熱など創感染を疑ったときには，必要であれば画像診断も加え，切開排膿を行うべきであるが，その際にポケットが存在すれば可能な限り解放することが重要である。小さい瘻孔から洗浄を繰り返しても，内部の状況が不明なばかりか，炎症が長引けば浅層であった手術部位感染（SSI）❸も深層へ波及していく。排膿後も必ずCTまたはMRI検査を行っておく。創部培養と抗菌薬投与も行っておく。

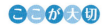

創部を解放すると体液の漏出が持続し低蛋白，貧血になりやすい．アルブミン，総蛋白などの値に注意する．創部培養検査は必須だが，陰性とならなくても臨床症状や血液検査から感染の制御の達成を判断する．

◆デブリードマン（図1）

可能であれば全身麻酔下に行うのがよいが，全身状態に負担があれば局所麻酔でもやむをえない．まず胸骨固定のワイヤー，縫合糸，骨蝋など除去が可能な異物は除去する．さらに胸骨のviabilityを確認し，骨髄炎を惹起している可能性があれば，積極的に出血点がみられるまでデブリードマンを行う．バイパス術などで内胸動脈が欠損していれば胸骨，肋骨の壊死が進行するケースもあるので注意が必要である．軟部壊死組織は可及的に切除するが，縦隔洞内深部でのデブリードマンは慎重を要する．基本的には一次的な創閉鎖は行わず，開放創として術後創洗浄を行う[4]．

◆WBP

感染の制御が可能となれば，やがて創傷治癒過程は肉芽増殖期を迎え，血管新生と線維芽細胞遊走により肉芽組織の増生が期待できる．実際の創処置としては洗浄，銀含有軟膏（ゲーベン®）やハイドロファーバー（アクアセルAg®）などを経てヨードホルムガーゼ，ポビドンヨード（ユーパスタ®）などの保存的治療を行うのが一般的だが，縦隔内は滲出液が貯留しやすく，管理が煩雑なため，最近はNPWTを適用する場合が多い．WBPを経て初めて外科的治療が可能となる．

図1 可及的デブリードマン

a：デブリードマン後

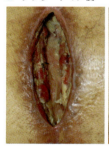
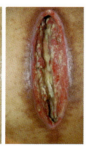

b：2週間後よりNPWT開始

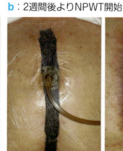
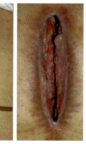

c：6週間後

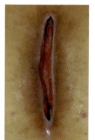

陰圧閉鎖療法（NPWT）

　NPWTは特に1990年代に欧米で普及してきた創傷治療法であり，わが国でも2010年の診療報酬改定にて保険収載されてから急速に普及した．現在（2016年9月），薬事承認されたV.A.C.®治療システム（KCI社），Renasys®治療システム（Smith & Nephew社）など（図2）が保険算定可能な入院用局所陰圧療法システムである．局所陰圧閉鎖処置開始日より3週間，特に必要と認められる場合については4週間を限度として算定できる．

　NPWTの機序としては，創面に陰圧をかけることで細胞・組織に対する物理的刺激による，創収縮の促進と創傷血流の増加が挙げられ，①重力に逆らった滲出液の持続的な排出と浮腫の軽減，②肉芽形成の促進から二期的な創閉鎖が可能，③創処置回数の減少，④全身状態不良患者へも適応可能，などの利点がある．

　縦隔洞炎，胸骨骨髄炎の治療においては，創内へ貯留した滲出液は，創傷治癒を阻害する炎症生サイトカインなどが多く含まれているため，積極的な除去は創傷治癒過程を良好に導き，また患者にとっても滲出液が衣服へ漏れたりせずに快適である．また，陰圧下に固着したフォーム材により胸骨の動揺を抑え，換気効率を改善させる効果もある．

Stop it !

　以下のような場合にNPWTの使用は控える，もしくは十分に注意して行う．

1）壊死組織残存，感染例
　創部を密閉環境にするため，腐骨や壊死組織が残存していると，感染が増悪する可能性がある．

2）発熱，炎症症状
　治療開始してから発熱，炎症症状がみられる場合．

3）縦隔内潰瘍底への心臓の露出または近接した状態
　胸骨下の縦隔洞は重要臓器と連続するため，持続的に陰圧をかけることで損傷することもある[5,6]．その場合は非固着性の被覆材により保護したうえで行うなどの工夫が必要である．

図2　NPWT

a：V.A.C.®治療システム（KCI社）

b：Renasys®治療システム（Smith & Nephew社）

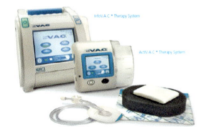
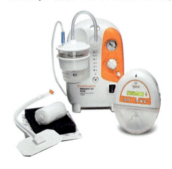

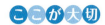

NPWTは，包帯交換の回数を減らすことが目的ではない。連日の観察が必要であり，フォームの交換に躊躇しないことが大切である。

◆創内持続陰圧洗浄療法（IW-CONPIT）[4]

　人工血管や抜去できない異物が創内に存在する場合，感染制御のために行われる方法で，閉鎖洗浄療法にさらに陰圧をかけたものである。洗浄チューブをフォーム内に設置し，2,000〜7,000mL/日の生理食塩水を注入し，もう1つのチューブは持続吸引器を用いて最大50mmHgの陰圧で24時間継続して吸引する[7]。2〜3週間の治療で感染の鎮静化と肉芽の改善が得られれば，外科的治療に移行する。

◆陰圧補助下創縁牽引法（Shoelace法，skin stretching deviceなど）（図3）

　体幹部皮膚の緊張が強い場合は，NPWTを行っても創の収縮がなかなか得られず，治療に難渋する場合があるが，縫合糸，血管テープ，輪ゴムなどを用いて創部を引き寄せつつ，陰圧療法を併用することで，収縮を図ることが可能である。特に小児や全身麻酔困難例などで有効である[8,9]。

◆外科的治療

　デブリードマンが効果的に行われ，十分なWBPが行われた時点で，手術療法による創閉鎖を行う。一度感染した組織やbacteria colonizationが疑われるような創部，摘除不能な異物の存在などの状況下では，血流のよい組織で被覆するのが基本的な考えであり，大網弁や筋皮弁（大胸筋，腹直筋，広背筋）が基本術式となる（表1，図4，5）[10]。

図3　陰圧補助下創縁牽引法

a：デブリードマン後　b：NPWT開始　c：2週間後　d：3週間後

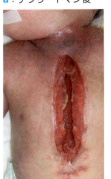
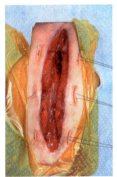
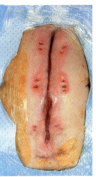
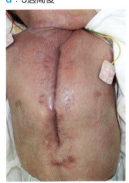

表1 手術療法

	皮弁	血管	利点	欠点
有茎	大網弁	胃大網動脈	複雑な部位へ自由に配置可能	開腹手術 植皮が必要
	大胸筋皮弁	内胸動脈 胸肩峰動脈	近接組織であり同術野で行える	胸骨尾側には不適
	腹直筋皮弁	内胸動脈〜 深上腹壁動脈	術野の視野がよい 長い筋皮弁の確保が可能	内胸動脈の欠損，損傷例では不可 胸骨頭側では血管付加を要する場合がある
	広背筋皮弁	胸背動脈	大きい筋体の確保が可能	体位変換が必要
遊離	前外側大腿皮弁 ＋筋膜 大腿筋膜張筋皮弁	外側大腿回旋動脈	同時に皮弁挙上が可能 手術時間の短縮	血管吻合を要する 吻合部血栓

図4 皮弁採取部位

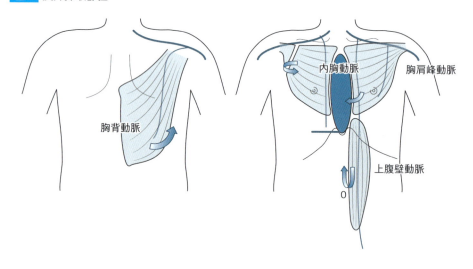

図5 腹直筋皮弁

a：術中；皮弁挙上

b：術後3カ月

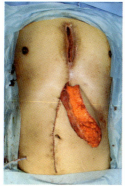
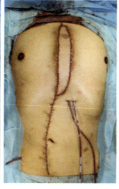
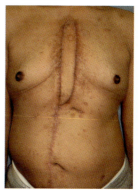

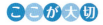

術前評価としてCT，MRIなどで縦隔洞に生じた死腔の範囲を把握しておく。
　胸骨頭側部の胸鎖関節部付近の欠損の大きさ，内胸動静脈の有無，放射線照射の有無なども術式選択のための大きなファクターとなるため，腐骨の有無なども確認しておく。

（藤原　修）

▼略語一覧

1. NPWT：negative pressure wound therapy；陰圧閉鎖療法
2. WBP：wound bed preparation
3. SSI：surgical site infection；手術部位感染
4. IW-CONPIT：intra wound-continuous negative pressure and irrigation treatment；創内持続陰圧洗浄療法

文献

1) Steingrimsson S, et al：Negative-pressure wound therapy for deep sternal wound infections reduces the rate of surgical interventions for early re-infections. Interact Cardiovasc Thorac Surg 15：406-410, 2012.
2) Kubota H, et al：Deep sternal wound infection after cardiac surgery. J Cardiothorac Surg 8：132, 2013.
3) Marggraf G, et al：Mediastinitis after cardiac surgery-epidemiology and current treatment. Eur J Surg Suppl 584：12-16, 1999.
4) Levi N, et al：Primary closure of deep sternal wound infection following open heart surgery：A safe operation? J Cardiovasc Surg 41：241-245, 2000.
5) 大浦紀彦：開心術後胸骨骨髄炎・縦隔洞炎に対する局所陰圧閉鎖療法によるWBPについて．形成外科 54：1353-1359, 2011.
6) Abu-Omar Y, et al：Right ventricular rupture during use of high pressure suction drainage in the management of post sternotomy mediastinitis. Ann Thorac Surg 76：974, 2003.
7) Kiyokawa K, et al：New continuous negative-pressure and irrigation treatment for infected wounds and intractable ulcers. Plast Reconstr Surg 120：1257-1265, 2007.
8) Murakami M, et al：Sholace technique plus vacuum-assisted closure in leg fasciotomy. ANZ J Surg 84：795, 2014.
9) Moran SG, et al：Vacuum-assisted complex wound closure with elastic vessel loop augmentation：a novel technique. J Wound Care 12：212-213, 2003.
10) Arnold PG, et al：Chest-wall reconstruction：An account of 500 consecutive patients. Plast Reconstr Surg 98：804-810, 1996.

I 総論

One Point Advice ④

術後DVT予防

心臓血管外科手術による術後DVTは，心機能低下例も多くいったん肺血栓塞栓症（PTE）❶を発症すると致命的になる場合もある。また，人工心肺使用などで未分画ヘパリンを使用する場合が多く，ヘパリン起因性血小板減少症を発症する場合もあり注意が必要である。一方で整形外科手術などに比べ発症頻度は少ないといわれ，積極的な抗凝固療法が必要かどうかのエビデンスが乏しいのが現状である。現在の心臓血管外科手術後深部静脈血栓症（DVT）❷の予防に関して述べる。

Point

1. 整形外科手術や腹部外科手術に比べ頻度は少ないものの，発症すると重篤となる可能性も高く，決して軽視できない。
2. 現在のところ心臓血管手術後のDVT予防に関して，明確なエビデンスは乏しいが，リスク評価の元症例に応じて予防を行う必要がある。

心臓血管外科手術後の静脈血栓塞栓症（VTE）❸

DVTとは，下肢の深部静脈内に血栓が生じる疾患である。DVT症例の一部で下肢静脈内の血栓が遊離し肺動脈内に詰まることによりPTEを合併する。いったんPTEを合併すると致死的になる場合もあり，DVTは軽視できない疾患である。そのためPTEを発症したなら，残存のDVTの検索，もしくはDVTを発症したならPTE合併の検索が必要である。DVTおよびPTEは非常に関連があるため，2疾患を含めてVTEと総称される。

以前より周術期のVTEの発症が問題になり，2004年わが国において予防ガイドラインが作成され[1]，かつ予防管理料の算定が可能になった。それ以降，周術期VTEの発症は減少傾向であるものの，依然発症例を認め看過できない疾患である。

わが国で報告された手術区分別にみた周術期PTE発症頻度を表1[2]に示す。

整形外科，腹部外科関連が多いものの，心臓や大血管手術も決して少ないわけではない。心臓手例および血管手術を受ける患者は，悪性疾患合併は少ないものの，高齢の患者も多く，もともと心不全を合併したりして，DVTのリスクを有している場合も多い。また侵襲的手術も多いため，術後早期離床が困難な場合も多い。一方で術前，術中および術後と未分画ヘパリンなどの抗凝固療法や，アスピリンなどの抗血小板療法が施行される場合も多く，DVT，PTEの発症を減らしている可能性もある。

196

DVTができる機序としては，①血流の停滞，②血管内皮障害，③血液凝固能の亢進のVirchowの三徴がある．それぞれの因子が重なることでDVT発症頻度が増す．心臓血管外科手術においても同様で周術期の安静，炎症の波及，手術の侵襲などでなどによりDVTを発生する場合がある．

図1に当センターで経験したDVTの症例を提示する．

症例は70歳代，男性で，腹部大動脈瘤切迫破裂により緊急手術（Yステントグラフト）．術後弾力性ストッキング着用および早期歩行を行っていたが，第10病日Dダイマー再上昇，左下肢腫脹あり（図1a），造影CTで大動脈瘤（図1b）を認め，圧迫部位の左総腸骨静脈を先進部とし左膝窩静脈まで連続するDVTを認めた（図1cの→）．

表1 手術区分別にみた周術期PTE発症頻度

総手術数：麻酔科管理手術症例数，発症率：1万症例に対する周術期PTE発症頻度

手術区分	周術期PTE症例数	手術総数	発症率
胸壁・腹壁・会陰	72	459,373	1.57
頭頸部・咽喉頭	24	434,598	0.55
心臓・大血管	30	96,986	3.09
帝王切開	39	102,072	3.82
開頭	52	855,758	4.87
開胸	53	17,699	5.15
開腹	455	855,758	5.32
開胸＋開腹	10	17,699	5.65
脊椎	67	106,266	6.30
股関節・四肢	394	526,924	7.48

（文献2より改変引用）

図1 DVT症例

70歳代，男性．

a：左下肢DVTの患者写真

b：大動脈瘤の造影CT所見

著明な拡大を認める．

c：DVTの造影CT所見

左総腸骨静脈の著明な拡張と造影不良部でありDVTを示唆する所見である（→）．

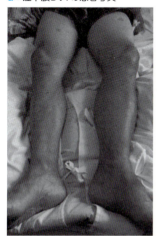

左下肢の腫脹および発赤を認める．

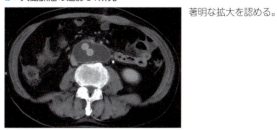

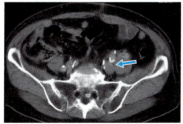

本症例においては，大動脈瘤自体の圧迫や炎症の波及が関与した可能性が示唆される。

血管外科の手術においては，解剖学的な血流うっ滞の関与も考慮しないといけない場合もある。また心臓手術においては，人工心肺の使用に伴い未分画ヘパリンを使用されることが多い。まれではあるがヘパリン起因性血小板減少症を併発し，DVTおよびPTEを起こす場合もあり，注意が必要である。

心臓血管手術時のDVT予防（ACCP[4] 2012ガイドラインを含む）

現在のところ，わが国において心臓血管外科に特定した予防ガイドラインは存在しない。心臓手術において，DVT予防のエビデンスは限られているが，ACCP 2012ガイドラインに関して記載する[3]。

◆ACCP 2012ガイドライン
①術後合併症のない心臓外科手術後の患者における予防は，薬物的予防より理学的予防（特に適した間欠的空気圧迫法）を提案する（Grade 2C）。
②なんらかの出血でない外科的合併症のため長期入院となった心臓手術後の患者に対する予防は，理学的予防に加えて薬物的予防の追加を提案する（Grade 2C）。

現行の欧米のガイドラインにおいてもDVTの予防方針は，いずれも弱い推奨に留まっている。さらに最近，冠動脈バイパス術（CABG）[5] 後のDVT予防の薬物療法に関するrandomized control trialの結果が報告された[4]。このtrialにおいてCABGの閉創後12時間，もしくは手術翌日の朝から理学的予防（弾力性ストッキングもしくは/かつ間欠的空気圧迫法）併用下フォンダパリヌクス1日1回2.5mg皮下注（n＝41）と，生食1日1回皮下注（n＝37）が9日間投与された。プライマリーエンドポイントとして術後11日までのVTE発症もしくは出血事象が比較された。VTE発症は両群とも1例ずつであり，大出血事象は認めなかった。フォンダパリヌクス投与群において，41例中4例の小出血事象を認めた。以上よりこのstudyでは，フォンダパリヌクス群とプラセボ群の両群間においてDVTの発症の減少には至らなかった。

表2に一般的な付加的因子を示す[5]。心臓血管外科手術における明確な周術期予防プロトコルは存在しないが，付加的因子，疾患背景，手術術式，および術後経過に応じて個々の症例で，出血のリスクも加味してDVT予防を行う必要がある。また経過中VTE発症を疑う所見があれば，直ちに検査を行い，発症の有無を確認し，治療を行わなければいけない。

表2 VTEの付加的危険因子の強度

危険因子の強度	危険因子
弱い	肥満，エストロゲン治療，下肢静脈瘤
中等度	高齢，長期臥床，うっ血性心不全，呼吸不全，悪性疾患，中心静脈カテーテル留置，癌化学療法，重症感染症
高度	静脈血栓塞栓症の既往，血栓性素因*，下肢麻痺，ギプスによる下肢固定

＊血栓性素因：アンチトロンビン欠乏症，プロテインC欠乏症，プロテインS欠乏症，抗リン脂質抗体症候群

(文献5より改変引用)

今後の展望

　心臓血管手術でのDVT予防について概要した。心臓血管領域におけるDVT予防はエビデンスに乏しく，現在のところ個々の症例に併せて慎重に対応する必要がある。今後DVT予防のエビデンス構築を望む。

（辻　明宏，中西宣文）

▼略語一覧

1. PTE：pulmonary thromboembolism；肺血栓塞栓症
2. DVT：deep vein thrombosis；深部静脈血栓症
3. VTE：venous thromboembolism；静脈血栓塞栓症
4. ACCP：American College of Chest Physicians；米国胸部専門医学会
5. CABG：coronary artery bypass grafting；冠動脈バイパス術

文献

1) 日本循環器学会，ほか編：肺血栓塞栓症および深部静脈血栓症の診断・治療・予防に関するガイドライン. Circ J 68 (Supple Ⅳ)：1079-1152, 2004.
2) 黒岩政之：日本麻酔科学会周術期血栓塞栓症調査結果からの知見・教訓. 麻酔 56：760-768, 2007.
3) Gold MK, et al：Prevention of VTE in nonorthopedic surgical patients：Antithrombotic Therapy and Prevention of Thrombosis, 9th ed：American College of Chest Physicians Evidence-Based Clinical Practice Guidelines. Chest 141：e227S-277S, 2012.
4) Kolluri R, et al：A randomized study of the safety and efficacy of fondaparinux versus placebo in the prevention of venous thromboembolism after coronary artery bypass graft surgery. Am Heart J 171：1-6, 2016.
5) 安藤太三，ほか：肺血栓塞栓症および深部静脈血栓症の診断，治療，予防に関するガイドライン，2009改訂版.

One Point Advice ❺

ヘパリン起因性血小板減少症

心臓血管外科手術(人工心肺管理)において,ヘパリンは必須の抗凝固薬である。一方,ヘパリン投与により惹起される免疫応答は,血小板活性化能をもつ抗血小板第4因子(PF4)/ヘパリン抗体(HIT抗体)の産生を促し,患者の約半数が血栓塞栓症を合併するヘパリン起因性血小板減少症(HIT)❶発症につながる。心臓血管外科手術では,人工心肺管理や輸血などによる血液希釈,感染,ほかの薬剤など,血小板減少の原因が多く存在し,臨床的HIT診断は困難をきわめる。HITの過小診断は,予期せぬ血栓塞栓症を招く。一方,過剰診断は,過剰治療による血栓症発症(ヘパリン中止による)や出血(抗トロンビン薬投与による)のリスクとなるとともに,HIT発症(既往)患者で人工心肺管理が必要となった場合の,抗凝固療法の選択の誤り(ヘパリンを使用できないという誤解)につながり,患者予後を損なう。近年,HIT抗体の免疫応答の特異性が明らかになりつつあり,本項では,最新のエビデンスを踏まえた,心臓血管外科領域のHIT診断,治療について概説する。

Point

1. HIT抗体産生に関する免疫応答の特異性を理解することが正しい診断治療につながる。
2. HITの診断には,HIT抗体の検出が重要であるが,保険収載されている免疫測定法は,偽陽性が多く過剰診断につながる。
3. 洗浄血小板を用いた機能的測定法により,血小板活性化能をもつHIT抗体の検出がHIT診断に重要である。
4. 臨床的にHITを強く疑った時点で,直ちにHITの治療(すべてのヘパリンの中止,抗トロンビン薬投与)を開始する。
5. 治療開始後,機能的測定法を実施できる施設にコンサルテーションを依頼する。

HITの病態と,HIT抗体産生に関する免疫応答の特異性

HITでは,適切な治療を行わなければ,発症患者の約50%が血栓塞栓症を合併し[1],死亡率は5〜10%程度に及ぶ[2]。心臓血管外科手術では,人工心肺管理や輸血などによる血液希釈,感染,ほかの薬剤など,血小板減少の原因が多く存在し,臨床的HIT診断は困難をきわめる。よって,HITの病因を理解し,特異的な臨床経過,病態を把握することが,適切な診断に重要となる。

◆HITの病因

　ヘパリン投与を受ける患者では，血小板が活性化されやすい状態にあることが多く，活性化血小板から放出された陽性荷電に富んだ血小板第4因子(**PF4**)❷が，強い陰性荷電に富むヘパリンと血小板表面で多重合体を形成する[3]。PF4に構造変化が起こり[4]，新たな抗原性(neoantigen)を提示し，抗PF4/ヘパリン抗体の産生を招く[5]（図1）。抗PF4/ヘパリンIgG抗体の一部が強い血小板活性化能をもち(HIT抗体)[6]，血小板FcγRⅡaを架橋し活性化を引き起こす[6,7]。活性化血小板からprocoagulant活性の高いmicroparticleが放出され，凝固カスケードが活性化される。さらに，HIT抗体は，単球[8]や血管内皮細胞の活性化[9]により，組織因子を介した凝固因子の活性化を引き起こし[8,10,11]，最終的にトロンビンの過剰産生が生じ，血管内血小板凝集による血小板減少[5]とともに，血栓塞栓症を誘発する（図1）。

◆HIT抗体に関する免疫応答の特異性

　抗PF4/ヘパリン抗体は，ヘパリン投与を行わなくても，ほかのポリアニオン(polyanion)，たとえば，細菌表面，核酸(DNA，RNA)によっても誘導される[12〜14]。

　細菌感染を受けた場合，PF4が，陰性荷電に富む細菌表面に結合して，PF4に依存したHIT抗体に類似した抗体の産生を促し，誘導された抗体が細菌表面に結合したPF4を認識することで，細菌貪食を強めるという原始的な防御システムがあることが示唆された[13]。HIT患者におけるPF4/ヘパリン複合体に対する抗体の産生は，この防御システムの誤誘導(misdirection)によると考えられ，ヘパリン投与を受け，血小板表面に結合したヘパリンにPF4が集積し，それを細菌表面に集積したPF4と誤認することで二次免疫応答としてHIT抗体を誘導し，HITを発症するものと推定される[13]。また，DNAやRNAなどの核酸もポリアニオンとしてPF4に結合し，ヘパリンと同様PF4に構造変化をきたしHIT抗体を誘導しうる[14]。外傷患者において，組織破壊，壊死などにより一過性に血中にDNAやRNAが検出されるため，細菌感染や外傷などによる組織破壊などを繰り返し受けることで，ヘパリン投与の既往がない場合でも，多くの人がすでにHITに対する予備免疫(preimmunization)を獲得している可能性が指摘されている[14,15]。

　HITの免疫応答の特異性には，marginal zone B cellによるT-cell independent innate immune responseが強く関与している可能性があり[16]，これら最近の知見により，HITの免疫学的特異性が以下のように理解できる。

①ほぼすべての患者は，ヘパリン投与の既往がなくても，細菌感染(歯周病など)，組織損傷などを通じて，抗PF4/ヘパリン抗体を産生するB cellをすでに保持している。よって，ヘパリン初回投与患者であっても二次応答として起こることとなり，IgG抗体が，早期から(4〜10日目に)産生される。よって，IgGのみが病因となるにもかかわらず，HITは，ヘパリン投与開始後5〜14日に好発する。

②HIT抗体の免疫応答において，強いanamnestic responseを欠くため，HIT IgG抗体はヘパリン再投与後においても必ず4日目以降に産生され，その後は比較的短時間(平均約3カ月)で消失し，HIT抗体が陰性化した後は，ヘパリン再投与が可能となる。再投与後は，必ずしもHIT抗体の再上昇は起こらない[17]。

表1 4T'sスコアリングシステムによるHIT臨床診断

1. thrombocytopenia（急性血小板減少症）：該当1つ選ぶ
   2点：○50%を超える血小板減少かつ最低値2万/μL以上かつ過去3日以内に手術歴なし
   1点：○50%を超える血小板減少があるが，3日以内の手術歴あり
      ○2点および0点のクライテリアに合致しない血小板減少（例：30～50%の血小板減少，最低値1万～1.9万/μL）
   0点：○30%未満の血小板減少，最低値が1万/μLを切る血小板減少

2. timing of platelet count fall or thrombosis（血小板減少，血栓症の発症時期：ヘパリン投与開始日を0日とする）：該当1つ選ぶ
   2点：○ヘパリン開始後5～10日目の血小板減少
      ○過去5～30日以内にヘパリンの投与歴があって今回のヘパリン開始1日以内の血小板減少
   1点：○ヘパリン開始後5～10日目の不明確な発症（たとえば血小板測定がされていないための不明確さ）
      ○過去31～100日以内にヘパリンの投与歴があり，今回のヘパリン開始1日以内の血小板減少
      ○ヘパリン開始後10日目以降の血小板減少
   0点：○過去100日以内にヘパリン投与歴がなく，今回のヘパリン投与による4日以内の血小板減少

3. thrombosis or other clinical sequelae（血栓症や皮膚障害，副腎出血などの続発症）：該当1つ選ぶ
   2点：○新たな血栓症の発症（動脈性もしくは静脈性）
      ○注射部の皮膚壊死
      ○未分画ヘパリンや低分子ヘパリン静注もしくは皮下注時のアナフィラキシー様反応
      ○副腎出血
   1点：○抗凝固療法を受けている最中の静脈血栓症の再発
      ○血栓症疑いで画像診断待ちの状況
      ○ヘパリン注射部位の発赤
   0点：○血栓症疑いなし

4. other cause for thorombocytopenia（血小板減少症のほかの原因）：該当1つ選ぶ
   2点：○明らかな血小板減少の原因がほかに存在しない
   1点：以下の原因によりHIT以外の疑わしい血小板減少の原因がある可能性があること
      ○起因菌の証明されていない敗血症
      ○人工呼吸開始に関連した血小板減少症
      ○その他の原因
   0点：以下の原因により血小板減少が大変疑わしいこと
      ○72時間以内の手術
      ○細菌や真菌が起因菌として証明された状態
      ○20日以内の化学療法もしくは放射線治療
      ○HITでない原因によるDIC
      ○輸血後紫斑病
      ○血栓性血小板減少性紫斑病
      ○血小板2万/μL以下で，薬剤起因性血小板減少症を起こしうる薬剤を投与していること
      ○低分子ヘパリン注射部の壊死性でない病変（遅延型過敏症と思われる）
      ○その他の原因

pretest probability score：HITである確率
4項目の合計が
   6～8点：高い，4～5点：中間，0～3点：低い

（詳細は文献19を参照）

図1 ヘパリン起因性血小板減少の発症機序

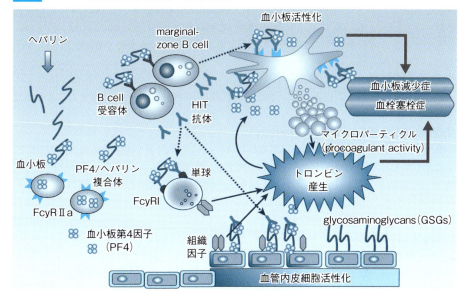

> **ここが大切**
>
> 機能的測定法でHIT抗体が陰性化した後は，免疫測定法が弱陽性であっても，一時的なヘパリン再投与（人工心肺管理など）は，許容される．

　これら免疫応答の特異性を考慮し，米国における最新のHIT治療のガイドラインでは，「HIT既往患者において，（後述する）機能的測定法が陰性であれば（血小板活性化能をもつ抗PF4/ヘパリン抗体，すなわちHIT抗体が消失していることを意味する），（現在一般的に行われている，保険収載されている）免疫測定法で弱陽性であっても，たとえば人工心肺使用手術中などの短期間のヘパリン再投与は許容される」と記載されている[2]．よって，HIT患者への適切な治療には，機能的測定法による適切な診断が必須となる．

HITの診断

◆臨床的診断

　臨床的診断として，一般的に，血小板数が，ヘパリン投与中または投与後に，ヘパリン投与前値の50％以下に低下し，薬剤やDIC，多臓器不全，重症感染症，抗リン脂質抗体症候群，血栓性血小板減少性紫斑病，cancer-associated thrombosisなどの，血小板数の低下をきたすほかの原因が存在しないことで診断される．術後症例の場合，術後14日目までに，術後血小板数の回復ピークから50％以上減少した場合，強くHITが疑われる[18]．現在，スコアリングを用いた臨床診断が普及しており，もっとも多用され，上記HITの臨床経過の特異性を反映できていると考えられる4T'sスコアリングシステム[19]について表1に示す．

ただし，低スコア(0〜3)の場合には，HITをほぼ否定してよい(high negative predictive value)という使用方法が妥当で，中スコア以上の症例では，後述する血清学的診断(抗PF4/heparin抗体や"HIT抗体"の測定)と組み合わせてclinicopathologic syndromeとしてとらえ，診断を行うことがHITの過剰診断を防ぐうえでも重要である[20]。

◆血清学的診断

HITを正しく診断するためには，それぞれの測定法の特性を正しく把握することが重要である[21]（図2）。

免疫測定法(antigen immunoassay)

血清学的診断には，患者血漿中にある抗PF4/ヘパリン抗体量を測定する免疫測定法が広く普及しており，PF4/ヘパリン(もしくはスルホン化ポリビニル)複合体を標的とした酵素結合免疫測定法(**ELISA**)[3]，ラテックス凝集法，化学発光免疫測定法(後二法は，2012年にわが国において，保険収載された)などが存在する。しかしながら免疫測定法で陽性であってもHITを発症する患者はその一部である[22]。この一因として，臨床的に意義がないとされるIgM，IgAをIgGとともに測定してしまうことが挙げられる[23]。また，抗PF4/ヘパリンIgGであっても，その一部のみが，血小板を活性化させる能力を有することによる[24,25]。

よって，免疫測定法は，特異度が低く，偽陽性が多いので，容易に過剰診断につながり，その判定には注意が必要である[26,27]。特に，心臓血管外科手術術後患者では，約半数の患者で，免疫測定法による抗PF4/ヘパリン抗体が陽性となるため[22]，その判定には十分な留意が必要となる。

図2 **免疫測定法(antigen immunoassay)と機能的測定法(functional assay)によって検出されるHIT抗体の関係**

ヘパリン投与を受けると，ある一定の頻度(数%〜50%)で，免疫測定法によって検出される抗PF4/ヘパリン抗体が産生される。そのなかで，IgGのみが，機能的測定法で検出される血小板活性化能をもち(特に抗体価が高いものが，その可能性が高い)，HIT発症につながる。保険収載されている免疫測定法は，感度は高いものの，特異度が低く，免疫測定法に依存した診断は，過剰診断につながることに留意が必要である。

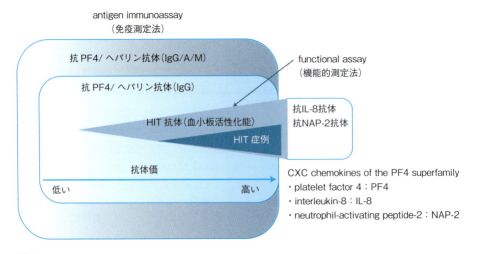

機能的測定法(functional assay)

　抗PF4/ヘパリン抗体が生理的意味をもつかどうか，すなわち血小板を強く活性化させる能力をもつかどうかを測定する機能的測定法として，洗浄血小板を用いたセロトニンリリースアッセイなどが存在する。これらの方法による"HIT抗体"の検出は，高いクオリティーコントロール(QC)のもとに実施できる施設で実施された場合には特異度が高いため，臨床的にHITが強く疑われ，かつ，これら機能的測定法が陽性(特に強陽性)であればHIT診断につながる[22]。

　しかしながら，現在，高いQCのもとに機能的測定法を実施可能な施設は非常にかぎられている。筆者らは，HIT抗体に感受性の高いドナーを選択し洗浄血小板を作成，患者血清に含まれる残存トロンビンや補体を不活化した後に，さまざまなヘパリン濃度下で混合，患者血清に含有されるHIT抗体により産生される血小板由来microparticleを，フローサイトメトリーで定量化する方法で機能的測定を実施している[28,29]。

　筆者らの機能的測定法によって検出されるHIT抗体の血小板活性化能の強さは，HIT患者における血栓塞栓症発症のリスク因子であるとともに，治療予後も予測できる可能性があることを明らかにした[29]。

HITの治療

　HITでは，特に，発症直後の数日において血栓塞栓症の発症割合が高いことが指摘され(1日当たり6%程度)[1,30]，早期診断，速やかな治療開始が，患者予後改善に重要である。免疫応答(HIT抗体の産生)を抑制するために，ヘパリン投与を直ちに中止する。治療薬としてのヘパリンだけではなく，圧ラインの確保などのためのヘパリン生食や，ヘパリンコーティングカテーテル，ヘパリンコーティング回路についても中止する必要がある[2]。また，できるだけ早急に選択的抗トロンビン薬であるアルガトロバンやレピルジン，ビバリルジン，Xa阻害薬であるダナパロイドナトリウムやフォンダパリヌクスによる抗凝固療法を，少なくとも血小板数が回復するまで継続することが推奨されている[2](注：わが国において，HITに対して保険適応があるのは，現時点でアルガトロバンのみ)。

ここが大切

　HITを臨床的に的確に診断し，強く疑われた時点で，HIT抗体の測定結果を待つことなく，直ちに治療を開始する。

　筆者らは，強い血小板活性化能をもつHIT抗体を保持している患者では，HITが疑われた時点で遅滞なく抗凝固療法を始めることで，それ以降の血栓塞栓症の発症を抑制できる可能性があることを示した[29]。HITを疑った時点で，抗体の測定結果を待たずに，臨床的に正しくHITらしさを把握し，治療を開始することの重要性が再認識された。

HITに関するコンサルテーション(HIT抗体測定依頼)

　筆者らは，HIT診断に感度，特に特異度に優れる洗浄血小板を用いた機能的測定法を確立し[28,29]，HIT抗体の測定ならびにHITの診断，治療の全国規模のコンサルテーション依頼への対応を行っている。また，HIT疑い症例のデータベース化を行うために，国立循環器病研究センター倫理委員会などの承認のもと，全国登録調査(HITレジストリー)を実施しており[28,29]，今後，わが国の現状に即したHIT診断基準，治療指針策定を目指している。
　HIT疑い症例に遭遇された場合，筆者までご連絡いただければ幸いである。

謝辞：本研究の一部は，厚生労働科学研究費補助金，難治性疾患克服研究事業，循環器病研究開発費ならびに武田財団助成金の支援を受けて行った。

（宮田茂樹）

▼略語一覧

① HIT：heparin-induced thrombocytopenia；ヘパリン起因性血小板減少症
② PF4：platelet factor 4；血小板第4因子
③ ELISA：enzyme-linked immunosorbent assay；酵素結合免疫測定法

文献

1) Warkentin TE, et al：A 14-year study of heparin-induced thrombocytopenia. Am J Med 101：502-507, 1996.
2) Linkins LA, et al：Treatment and prevention of heparin-induced thrombocytopenia：Antithrombotic Therapy and Prevention of Thrombosis, 9th ed：American College of Chest Physicians Evidence-Based Clinical Practice Guidelines. Chest 141(2 Suppl)：e495S-530S, 2012.
3) Greinacher A, et al：Heparin-associated thrombocytopenia：isolation of the antibody and characterization of a multimolecular PF4-heparin complex as the major antigen. Thromb Haemost 71：247-251, 1994.
4) Greinacher A, et al：Heparin-induced thrombocytopenia：a stoichiometry-based model to explain the differing immunogenicities of unfractionated heparin, low-molecular-weight heparin, and fondaparinux in different clinical settings. Thromb Res 122：211-220, 2008.
5) Greinacher A：Clinical practice. Heparin-Induced Thrombocytopenia. N Engl J Med 373：252-261, 2015.
6) Warkentin TE, et al：Studies of the immune response in heparin-induced thrombocytopenia. Blood 113：4963-4969, 2009.
7) Reilly MP, et al：Heparin-induced thrombocytopenia/thrombosis in a transgenic mouse model requires human platelet factor 4 and platelet activation through FcgammaRIIA. Blood 98：2442-2447, 2001.
8) Rauova L, et al：Monocyte-bound PF4 in the pathogenesis of heparin-induced thrombocytopenia. Blood 116：5021-5031, 2010.
9) Visentin GP, et al：Antibodies from patients with heparin-induced thrombocytopenia/thrombosis are specific for platelet factor 4 complexed with heparin or bound to endothelial cells. J Clin Invest 93：81-88, 1994.
10) Cines DB, et al：Immune endothelial-cell injury in heparin-associated thrombocytopenia. N Engl J Med 316：581-589, 1987.
11) Arepally GM, et al：Antibodies from patients with heparin-induced thrombocytopenia stimulate monocytic cells to express tissue factor and secrete interleukin-8. Blood 98：1252-1254, 2001.
12) Greinacher A：Me or not me? The danger of spontaneity. Blood 123：3536-3538, 2014.
13) Krauel K, et al：Platelet factor 4 binds to bacteria-inducing antibodies cross-reacting with the major antigen in heparin-induced thrombocytopenia. Blood 117：1370-1378, 2011.
14) Jaax ME, et al：Complex formation with nucleic acids and aptamers alters the antigenic properties of platelet factor 4. Blood 122：272-281, 2013.
15) Zheng Y, et al：B-cell tolerance regulates production of antibodies causing heparin-induced thrombocytopenia. Blood 123：931-934, 2014.
16) Bito S, et al：Mechanical prophylaxis is a heparin-independent risk for anti-platelet factor 4/heparin antibody formation after orthopedic surgery. Blood 127：1036-1043, 2016.
17) Warkentin TE, et al：Serological investigation of patients with a previous history of heparin-induced thrombocytopenia who are reexposed to heparin. Blood 123：2485-2493, 2014.

18) Pouplard C, et al：Changes in platelet count after cardiac surgery can effectively predict the development of pathogenic heparin-dependent antibodies. Br J Haematol 128：837-841, 2005.
19) Lo GK, et al：Evaluation of pretest clinical score(4T's)for the diagnosis of heparin-induced thrombocytopenia in two clinical settings. J Thromb Haemost 4：759-765, 2006.
20) Pouplard C, et al：Prospective evaluation of the "4Ts" score and particle gel immunoassay specific to heparin/PF4 for the diagnosis of heparin-induced thrombocytopenia. J Thromb Haemost 5：1373-1379, 2007.
21) Warkentin TE, et al：Immunoassays are not created equal. J Thromb Haemost 7：1256-1259, 2009.
22) Warkentin TE, et al：Impact of the patient population on the risk for heparin-induced thrombocytopenia. Blood 96：1703-1708, 2000.
23) Greinacher A, et al：Heparin-induced thrombocytopenia：a prospective study on the incidence, platelet-activating capacity and clinical significance of antiplatelet factor 4/heparin antibodies of the IgG, IgM, and IgA classes. J Thromb Haemost 5：1666-1673, 2007.
24) Warkentin TE, et al：Quantitative interpretation of optical density measurements using PF4-dependent enzyme-immunoassays. J Thromb Haemost 6：1304-1312, 2008.
25) Greinacher A, et al：Heparin-induced thrombocytopenia：towards standardization of platelet factor 4/heparin antigen tests. J Thromb Haemost 8：2025-2031, 2010.
26) Demma LJ, et al：A diagnosis of heparin-induced thrombocytopenia with combined clinical and laboratory methods in cardiothoracic surgical intensive care unit patients. Anesth Analg 113：697-702, 2011.
27) Nagler M, et al：Diagnostic value of immunoassays for heparin-induced thrombocytopenia：a systematic review and meta-analysis. Blood 127：546-557, 2016.
28) Maeda T, et al：Impact of heparin-induced thrombocytopenia on acute coronary artery thrombosis in patients undergoing PCI. Thromb Haemost 112：624-626, 2014.
29) Maeda T, et al：Identifying patients at high risk of heparin-induced thrombocytopenia-associated thrombosis with a platelet activation assay using flow cytometry. Thromb Haemost 117：127-138, 2017.
30) Lubenow N, et al：Lepirudin in patients with heparin-induced thrombocytopenia - results of the third prospective study(HAT-3)and a combined analysis of HAT-1, HAT-2, and HAT-3. J Thromb Haemost 3：2428-2436, 2005.

I 総論

One Point Advice ⑥

嚥下

心臓血管外科手術後は，挿管や気管切開，年齢などさまざまな要因で嚥下障害を生じやすい。しかし早期のスクリーニングや評価によって適切な対応をとることで良好な帰結につながることが多い。本項では，嚥下障害の頻度や要因，および嚥下障害に対する評価，対応について概説する。

Point

1. 心臓血管外科手術後の急性期は嚥下障害が起こりやすい。
2. 特に，高齢（65歳以上），術後48時間以上にわたる長期挿管は嚥下障害のリスクを高める。
3. 心臓血管外科手術後の嚥下障害の帰結は良好であることが多い。術後，早期のスクリーニングで嚥下障害の有無を判定し，適切な対応をとることで，嚥下障害があっても良好な帰結につながる。
4. スクリーニングテストの結果，嚥下障害が疑われたら，嚥下内視鏡検査や嚥下造影検査など画像評価でリスク管理とともに治療的介入を見つけ出すことが重要である。
5. 食形態の調整，姿勢調整および嚥下訓練が，嚥下障害改善に有効である。

心臓血管外科手術による嚥下障害

◆頻度と要因

心臓血管外科手術による嚥下障害の頻度は，評価時期や評価手段によって3〜67.5％という報告まで多岐にわたるが，術後急性期は高頻度に起こるとされる[1〜8]（表1）。この要因として，高齢，挿管時間の長期化，術中の経食道心エコー法（TEE）❶使用がリスクファクターとして一致して報告されている。10歳上がるごとに嚥下障害の割合は倍になるという報告もあり，高齢になればなるほど嚥下障害の比率が上がる。加齢により嚥下機能は低下し，自立した生活を送っていても70歳代で16％，80歳以上では33％に嚥下障害がみられる[9,10]。

近年，手術の低侵襲化や周術期管理の進歩などで，80歳を超える高齢者でも手術を受ける患者が増えてきている。高齢患者の場合，術前から嚥下障害があることもまれではないことを認識する必要がある。

また本来，呼吸確保のために不可欠な措置である挿管や気管切開も，長期化すると嚥下障害を引き起こすことが指摘されている。これは，人工的な呼吸調整が，呼吸サイクルの

表1 心臓血管術後の嚥下障害率と要因

著者	年	手術	対象数	嚥下障害率	嚥下障害有無の評価手段	嚥下障害の要因
Hogue, et al	1995	CPBを要する心臓手術	894	4%	シネ撮影	年齢，気管内挿管時間，経食道心エコー法
Ferraris, et al	2001	心臓手術	1,042	3%	VF	高齢，既往に糖尿病，高脂血症，腎不全，術後に神経合併症，術前にうっ血性心不全，非冠動脈バイパス術
Barker, et al	2009	CPBを要する心臓手術	6,009名中，48時間挿管が続いた254名	51.2%	ST評価と食形態の調整	挿管時間，周術期脳卒中，周術期敗血症
Keeling, et al	2010	開胸術	321	スクリーニング：22.7%（術後1日）VF：13.7%	スクリーニングとVF	誤嚥の危険因子：年齢（67歳以上），咽頭への早期流入，喉頭蓋谷残留
Kagaya, et al	2011	心臓血管手術	651	11%	10～20mLの水飲みテスト	記載なし
玉田，ほか	2013	開心術	105	19%	初期評価（詳細は記載なし）抜管後96時間以内に評価 ST評価（詳細は記載なし）	挿管時間，胸部大動脈手術，脳血管疾患既往
Skoretz, et al	2014	冠動脈バイパス術・心臓弁手術（移植例は除外）	909	12時間以内：1% 12～24時間：8.2% 24～48時間：16.7% 48時間～：67.5%		挿管時間48時間以上，年齢，周術期敗血症
西潟，ほか	2014	胸部大動脈人工血管移植術	29	34%（術後5.5日）	むせや咽頭/喉頭貯留音などの徴候	記載なし
Grimm, et al	2015	心臓手術	1,314	8.8% 4点未満：3% 9点以上：21.6%	VF	RODICSスコア：男性，低BMI，慢性肺疾患，脳血管疾患，循環補助装置埋め込み，低体温循環停止，術後呼吸器管理24時間以上
Bowles, et al	2015	緊急性のないCPB	65歳以上176名	術前：8.5% 術後：21.6%	90mLの水飲みテスト	術後：年齢，経食道心エコー法の使用 ＊術前嚥下障害があった症例は全例術後も嚥下障害あり
Gee, et al	2015	CPBを要する心臓手術	50	スクリーニング：30% VE：20%	スクリーニングとVE	高齢，バイパス時間，術時間，cross-clamp時間，BMI

タイミングや持続時間の調整を困難にして，高度な協調を必要とする嚥下と呼吸の調整を難しくすることによる[11,12]。

術後挿管時間48時間以上では67.5％に嚥下障害を認め，挿管期間が長くなればなるほど嚥下障害の頻度は上がるとされる[8]。また急性期の気切患者の多くが，誤嚥を伴った嚥下障害を引き起こし[11,13]，この誤嚥の多くが不顕性誤嚥であるとされるため，十分なリスク管理が必要である[14]。さらに，最近ではルーチンとなっているTEEの術中使用も嚥下障害のリスクファクターとなりうるとされている[6〜8]。この原因は明らかになっていないが，術中の操作により周辺の神経を傷つける，それによる反回神経麻痺，TEEにより手術時間の延長が原因といわれている[7]。

◆帰結

一般に心臓血管術後の摂食嚥下障害の帰結は良好で，病前の食事形態まで改善するケースが多いといわれている[1〜5,7,15〜19]（表2）。声帯麻痺があっても常食まで経口摂取に至る例も少なくなく，術後声帯麻痺が継続した群と改善した群で，常食の経口摂取に至る割合は違いがなかったと報告されている[16]。

嚥下障害があっても評価にて，適切な食形態と体位調整を推奨することで，声帯麻痺が継続しても嚥下障害は改善しうる[16]。しかし，急性期では嚥下障害の頻度が高く，また嚥下障害が長期化する例も存在するため，迅速な評価とそれに基づいた適切な対応が重要で帰結を左右すると考えられる。事実，嚥下障害があると在院日数も延長することから，早期の嚥下障害の発見と対応が推奨される[1,3,4,7,17,18]。

嚥下障害の評価と対応

◆スクリーニング

嚥下障害は，二次的に誤嚥性肺炎・窒息・低栄養・脱水などの合併症を引き起こす。それにより，リハビリテーションの開始を遅らせ廃用を強め，合併症の再燃や疾患の再発など悪循環に陥ることもある。そのため嚥下障害が疑わしい場合は，経口摂取を開始する前に嚥下障害の有無をスクリーニングして，適切な介入をすることは最重要である。特に高齢の症例，また挿管時間が長期化した症例には推奨される。

わが国でよく用いられているスクリーニング検査には，質問紙法，反復唾液嚥下テスト，改訂水飲みテスト，フードテスト，嚥下前後X線撮影，咳テストなどが挙げられる。現状ではどれ1つをとっても完全なスクリーニングテストはないため，複数のテストを組み合わせて精度を上げる試みがとられている。このなかで侵襲がないか，きわめて小さく，心臓血管術後に有効で使いやすいテスト2つを挙げる。

反復唾液嚥下テスト（RSST）[20]（図1）

空嚥下を促し，30秒間で何回嚥下できるかを測定する。3回/30秒未満であれば嚥下障害が疑われる。示指と中指で舌骨と甲状軟骨を触知して嚥下を確認することで喉頭挙上を触診し，程度を大まかに評価できる。覚醒が低い症例や指示に従えない症例には実施できないが，安全で簡易であり術後早期から実施可能である。誤嚥の有無を判別する感度は0.98，特異度は0.66である。

図1 反復唾液嚥下テスト(RSST)

方法：第2指で舌骨を，第3指で甲状軟骨を触知した状態で空嚥下を指示。30秒間に何回できるかを観察。
判定：3回/30秒未満が陽性(嚥下障害の疑いあり)
ポイント：甲状軟骨が指を十分に乗り越えた場合のみ1回と数える。

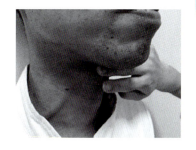

図2 改訂水飲みテスト(MWST)

方法：冷水3mLを口腔底に注ぎ，嚥下を指示する。嚥下後，発声させ湿性嗄声の有無を確認。反復嚥下を2回行わせる。評価基準が4点以上なら最大2回繰り返す。3試行のうち，最低点を評点とする。
判定基準：
1. 嚥下なし and むせる and/or 呼吸切迫
2. 嚥下あり and むせなし and 呼吸切迫(silent aspirationの疑い)
3. 嚥下あり and むせる and/or 湿性嗄声
4. 嚥下あり and むせなし and 呼吸変化なし and 湿性嗄声なし
5. 4に加え，30秒以内に2回の追加嚥下(空嚥下)が可能

＊判定不能：嚥下なし and むせなし and 呼吸変化なし and 湿性嗄声なし

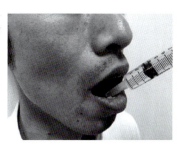

改訂水飲みテスト(MWST)[21](図2)

　冷水3mLをシリンジで口腔前庭に注ぎ，嚥下を促し，そのときのむせや湿性嗄声の有無や呼吸状態の変化を観察し，5段階で評価する。異常所見を認めない場合は反復嚥下を2回行うよう指示する。評点が4点以上の場合，さらに最大2施行繰り返し行い，そのなかでもっとも悪い点を評点とする(表2)。カットオフ値を3点とすると，誤嚥検出の感度は0.70，特異度は0.80である。水飲みテストは世界的に採用されているスクリーニングであり，負荷量は3mL以外にも，30mL，50mL，3oz(90mL)などが推奨されている[22,23]。負荷量が増えれば嚥下障害検出の感度は上がるが，同時に誤嚥のリスクも高まることに留意する必要があるが，段階的に5mL，10mL，30mLのコップ飲みと負荷量を上げていくことも有効である。ただし，いずれも不顕性誤嚥の検出は困難である。

◆画像評価

　スクリーニングテストでは異常の有無がわかっても，対処法などに関する情報は乏しいことが多い。そのため，スクリーニングテストの結果，嚥下障害を疑う症例に対しては可能なかぎり，嚥下造影検査または嚥下内視鏡検査による画像評価が推奨される。画像評価では，嚥下動態を可視化することで，リスク管理とともに治療的介入を見つけ出すことができる。嚥下障害の重大所見である誤嚥と咽頭残留の有無だけでなく，誤嚥や咽頭残留を引き起こさない食形態を見つけ出し，さらに誤嚥や咽頭残留を引き起こすメカニズムを考えながら，誤嚥や咽頭残留を軽減できる方法を探し出すことが重要である。

表2 心臓血管術後の嚥下障害の特徴と帰結

著者	年	手術	嚥下障害者数	嚥下障害	経口摂取	在院日数	術後合併症
Hogue, et al	1995	CPBを要する心臓手術	34	誤嚥90% このうち不顕性誤嚥22%		嚥下障害あり 33.4日 嚥下障害なし 12.3日	肺炎 嚥下障害あり 41% 嚥下障害なし 8%
Ferraris, et al	2001	心臓手術	27	誤嚥17例	常食まで到達 15例	嚥下障害なし 16.1日 嚥下障害あり 5.7日	死亡1 肺炎10(32%)
須田, ほか	2005	循環器疾患者	16	嚥下反射遅延14例	常食まで到達 16例 (100%)		死亡1
Barker, et al	2009	CPBを要する心臓手術	130	咽頭期障害82.3%	挿管後の絶食期間 嚥下障害あり 118.4時間 嚥下障害なし 32.5時間	嚥下障害あり 29.0日 嚥下障害なし 19.3日	
中村, ほか	2010	心疾患者	25	MWST 3a 15例、3b 4例	経口のみ24 (level 7～10) level 10 (嚥下に関する問題なし)	43.5日	
Keeling, et al	2010	開胸術	44	PAS®>2 79.5% 不顕性誤嚥：13.6%			
Kagaya, et al	2011	心臓血管手術	嚥下障害患者69名中声帯麻痺例31名	DSS® 3水分誤嚥(2食物誤) 嚥～6軽度問題)	常食まで到達 声帯麻痺改善群19名中16名(84%) 声帯麻痺持続群12名中7名(58%) 全体の8名でリクライニング坐位や頭部回旋の姿勢調整が有効		肺炎なし
玉田, ほか	2013	開心術	20		常食まで到達 50% 退院時も嚥下障害あり 35%	ICU入院期間 嚥下障害あり 5日 嚥下障害なし 2日	
西潟, ほか	2014	胸部大動脈人工血管移植術	10	むせ/貯留音 17% 嗄声 24%	経口摂取可能 9例(90%) 経管栄養(胃瘻)1例	嚥下障害あり 46.7日 嚥下障害なし 39.0日	
Gee, et al	2015	心肺バイパス術心カテ	50			嚥下障害あり 8日 嚥下障害なし 14日	
Grimm, et al	2015	心臓手術	115	誤嚥79(68.7%) 喉頭侵入17(14.8%)	食形態の調整必要 75名(64.3%) このうち61名が絶食でNG対応 退院前にPEG 36(31.3%)		

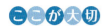

心臓血管術後の嚥下障害の帰結は良好であり，常食に至ることが多いといわれているが，術後すぐに常食を摂取することは困難である。そのため評価に基づいた段階的な食物形態の調整や姿勢調整を用いることで，合併症などのリスクを低くし，早期でスムーズな移行を期待できる。

　画像評価のゴールドスタンダードは，嚥下造影検査と嚥下内視鏡検査である。両者とも治療指向的評価に有用であるが，目的に応じて使い分ける必要がある。術後でICUにいる段階では，場所の制約があるため，嚥下内視鏡による評価が有効である。また術後嗄声を生じた症例は声帯麻痺の可能性が高いので，内視鏡による評価が望ましい。一方で詳細に誤嚥を評価したい場合や食道の蠕動運動を評価したい場合は嚥下造影検査が有効である。

◆対応法
最適な食形態を提供する
　食塊の物性と量の違いによって誤嚥のしやすさは異なり，とろみを付ける増粘剤を少量負荷する（とろみ水），一口量を少量に調整する試みで誤嚥や咽頭残留が軽減できることが多い。評価では異なる物性や量を複数試して，安全に摂取可能な食物形態と液体のとろみの濃度と一口量を決定していく。基本的にはとろみが負荷されたもの，まとまりやすいもののほうが簡単であり，とろみ水→固形物→液体→混合物（固形物と液体の二相性食物）の順に難易度が上がる。全量経口摂取が困難な場合は，経管栄養で栄養水分摂取を確保しながら，経口摂取を練習することが重要である。

最適な姿勢を推奨する
　体位調整することで，重力や空間操作を利用して食塊の通過速度や経路を変化させ，誤嚥や咽頭残留を軽減できることがある。重力を利用したものにリクライニング坐位，また空間を操作として頭部回旋，頭部屈曲・頚部屈曲がある（表3）。リクライニング坐位で嚥下することで，誤嚥の軽減を図ったり，声帯麻痺の場合，麻痺側に頭部を回旋させて嚥下をすることで，誤嚥を防ぐことができることもある。安全な姿勢で嚥下を練習し，改善とともに姿勢調整をはずしていくことが有効である。

◆訓練
　食形態や姿勢の調整に加え，嚥下関連諸器官の運動や感覚に対する訓練も有効である。口唇・舌の可動域・筋力・協調性を上げる練習，喉頭挙上筋群・咽頭収縮筋群の筋力を上げる練習などである。また長期挿管や気管切開患者は，呼吸と嚥下の協調が不良になっていることで不顕性誤嚥が多いため，喉頭の運動感覚を上げていく必要がある。呼吸理学療法を併せて行っていくことが有効である。

表3 姿勢調整の方法と効果

体位		方法	効果
リクライニング	30°, 45°, 60°	・床面に対する体幹の角度をリクライニングさせる ・30°, 45°, 60°に調整する	気道が上側，食道が下側になり，食塊が咽頭後壁を滑るようにつたって流れ，下側にある食道に入りやすくなることで，誤嚥をしにくい位置関係になる。
頭部回旋		頭頸部を左右いずれかに回旋させる	回旋側の咽頭腔が狭くなり，反対側の咽頭が広がり，広くなった咽頭側に食塊が移送しやすくなる。食塊を機能のよい側に誘導することで，誤嚥や咽頭残留を軽減させる。
頭部屈曲 頸部屈曲		・頸椎C1-C2の屈曲 ・頸椎C3-C7の屈曲	・舌根と喉頭蓋が押されて咽頭後壁に近寄ることで，喉頭蓋谷の残留を軽減させる。 ・喉頭蓋谷を広げ，食塊を喉頭蓋谷に経由させることで，嚥下反射前の誤嚥を軽減させる。

注意：リクライニングと頭部回旋を組み合わせる場合，本来は回旋側の反対側に食塊を誘導したいのに，リクライニングによる重力で食塊が回旋側に誘導され，嚥下のリスクを高めてしまう。これを避けるために，回旋の反対側が下になるように半側臥位にする必要がある。たとえば，リクライニングと左回旋が必要な場合は右半側臥位にする（図3）。

図3 右半側臥位

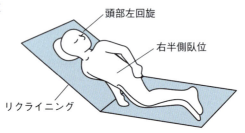

頭部左回旋
右半側臥位
リクライニング

ここが大切

心臓血管術後の嚥下障害に対するアプローチは，外科医，麻酔科医，言語聴覚士，理学療法士，看護師，栄養士など多職種の連携が必須である。それぞれの職種が役割を明瞭化し，定期的に機能的連絡やコミュニケーションを取り合い，チームとしてかかわることで，よりスムーズな改善および良好な帰結につながる。

（稲本陽子）

▼略語一覧

1. TEE：transesophageal echocardiography；経食道心エコー法
2. CPB：cardiopulmonary bypass；心肺バイパス法
3. VF：videofluoroscopy；嚥下造影検査
4. VE：videoendoscopy；嚥下内視鏡検査
5. RSST：repetitive saliva swallowing test；反復唾液嚥下テスト
6. MWST：modified water swallowing test；改訂水飲みテスト
7. PAS：penetration aspiration scale
8. DSS：dysphagia severity scale；臨床的重症度分類

文献

1) Ferraris VA, et al：Oropharyngeal dysphagia after cardiac operations. Ann Thorac Surg 71：1792-1795；discussion 6, 2001.
2) Grimm JC, et al：A novel risk score to predict dysphagia after cardiac surgery procedures. Ann Thorac Surg 100：568-574, 2015.
3) Gee E, et al：A targeted swallow screen for the detection of postoperative dysphagia. Am Surge 81：979-982, 2015.
4) Barker J, et al：Incidence and impact of dysphagia in patients receiving prolonged endotracheal intubation after cardiac surgery. Can J Surg 52：119-124, 2009.
5) Keeling WB, et al：Increased age is an independent risk factor for radiographic aspiration and laryngeal penetration after thoracotomy for pulmonary resection. J Thorac Cardiovasc Surg 140：573-577, 2010.
6) Bowles BJ, et al：Is dysphagia after cardiac pperations a "Preexisting Condition"? Ann Thorac Surg 101：1450-1453, 2016.
7) Hogue CW, Jr, et al：Swallowing dysfunction after cardiac operations. Associated adverse outcomes and risk factors including intraoperative transesophageal echocardiography. J Thorac Cardiovasc Surg 110：517-522, 1995.
8) Skoretz SA, et al：Dysphagia and associated risk factors following extubation in cardiovascular surgical patients. Dysphagia 29：647-654, 2014.
9) Clavé P, et al：Pathophysiology, relevance and natural history of oropharyngeal dysphagia among older people. Nestle Nutr Inst Workshop Ser 72：57-66, 2012.
10) Rofes L, et al：Diagnosis and management of oropharyngeal dysphagia and its nutritional and respiratory complications in the elderly. Gastroenterol Res Pract pii：818979, p13, 2011.
11) Elpern EH, et al：Pulmonary aspiration in mechanically ventilated patients with tracheostomies. Chest 105：563-566, 1994.
12) Martin BJ, et al：Coordination between respiration and swallowing：respiratory phase relationships and temporal integration. J Appl Physiol 76：714-723, 1994.
13) DeVita MA, et al：Swallowing disorders in patients with prolonged orotracheal intubation or tracheostomy tubes. Crit Care Med 18：1328-1330, 1990.
14) Leder SB：Incidence and type of aspiration in acute care patients requiring mechanical ventilation via a new tracheotomy. Chest 122：1721-1726, 2002.
15) 須田江里子, ほか：循環器疾患者における人工呼吸器離脱後の摂食嚥下障害の特徴について. 心臓リハビリテーション 10：108-112, 2005.
16) Kagaya H, et al：Dysphagia associated with unilateral vocal cord immobility after cardiovascular surgery. Am J Phys Med Rehabil 90：901-907, 2011.
17) 玉田雅美, ほか：なぜ開心術後に嚥下障害は起こりやすいのか？嚥下障害の要因分析とその改善度の検討. 心臓リハビリテーション 18：79-82, 2013.
18) 西潟美砂, ほか：当院における胸部大動脈術後の心臓リハビリテーション実施症例の特徴 嚥下障害に着目して. 理学療法福井 18：47-50, 2014.
19) 中村さつき, ほか：当院における心疾患術後の摂食嚥下障害の転帰. 国立大学法人リハビリテーション コ・メディカル学術大会誌 31：10-13, 2010.
20) 小口 和, ほか：機能的嚥下障害スクリーニングテスト「反復唾液嚥下テスト」(the Repetitive Saliva Swallowing Test：RSST)の検討(2) 妥当性の検討. リハビリテーション医学 37：383-388, 2000.
21) 才藤栄一：平成11年度厚生科学研究費補助金(長寿科学総合研究事業)「摂食・嚥下障害の治療・対応に関する統合的研究」総括研究報告書. 摂食・嚥下障害の治療・対応に関する統合的研究. 平成11年度厚生科学研究費補助金研究報告書, 1999.
22) Kidd D, et al：Aspiration in acute stroke：a clinical study with videofluoroscopy. Q J Med 86：825-829, 1993.
23) DePippo KL, et al：Validation of the 3-oz water swallow test for aspiration following stroke. Arch Neurol 49：1259-1261, 1992.

Ⅰ 総論

One Point Advice ❼

周術期口腔ケア

周術期における口腔機能管理の一環として，人工弁置換術前に口腔内チェックを行うこと自体は一般化してきたものの，ほかの心臓血管手術においてはあまり重視されていない．多くの大学病院や，歯科または口腔外科を併設する拠点病院では，術前の口腔機能管理に取り組んでいるが，それ以外の病院では積極的な歯科の介入はいまだ少ない．その原因の1つとして，医師を含めた医療従事者の周術期口腔機能管理についての理解が乏しいことが挙げられる．そこで本項では，平成28年度の診療報酬改定で点数の増点が行われた周術期口腔機能管理の意義や目的と，それに含まれる口腔ケアの実際について紹介する．

Point

1. 周術期中の口腔環境を整えると，周術期の合併症が減少するとされている．
2. 周術期口腔機能管理の目標は，感染源の除去や手術に伴う処置の合併症予防である．
3. 心臓血管系の周術期口腔機能管理は，感染性心内膜炎のリスクや抗凝固薬の使用など，病態や治療を考え行う必要がある．
4. 心臓血管系の手術を行う患者は，術後も口腔内管理の継続が必要であることから，患者教育が大切である．
5. 心臓外科や循環器内科と歯科との連携の環境を整えておく．

周術期口腔機能管理の目的と対象疾患

周術期口腔機能管理とは，周術期において主治医と連携して歯科医師が行う口腔内の診断，計画立案，治療，口腔内の管理のことであり，術前から術後までの口腔の状況により引き起こされる合併症や挿管時の歯牙脱臼や歯牙破折などのトラブルの予防を目的としている．具体的には，①口腔内の総細菌数減少（患者教育・スケーリング・口腔ケアなど），②感染源を除去（感染所見のある歯の抜歯や治療など），③周術期の安全確保（動揺歯の固定，不良補綴物の除去など）である．これらの介入は，歯科医師が行う応急処置を含めた「歯科治療」と，歯科医師，歯科衛生士で行う「口腔ケア」に大きく分かれる．

平成28年度 診療報酬改定で，周術期口腔機能管理の推進に示されている周術期口腔機能管理を必要とする手術は，1）全身麻酔下で実施される，頭頸部領域，呼吸器領域，消化器領域などの悪性腫瘍の手術，臓器移植手術または心臓血管外科手術など，2）骨髄移植の手術，とされている．

これ以外でも，人工呼吸器装着患者や胃瘻造設者などにおいても口腔管理は非常に重要である。

周術期における口腔環境が原因となる術後合併症として重要視されているのが人工呼吸器関連肺炎（VAP）❶であり，気管内挿管が長引くほど発生頻度は上昇し，人工呼吸管理開始48時間以降での発症率は9～24%に認められるとされている[1]。特に挿管チューブを経由する唾液や口腔内分泌物による感染は予想外に多く，DNA解析によればVAPの原因菌の多くが口腔由来細菌と同一であるという報告もある[2]。

また，残存歯数によらず口腔ケアを行うことで術後肺炎の発症率を減少できることから[3]，無歯顎者であっても周術期口腔機能管理を行う必要がある。

周術期口腔機能管理の流れ

◆周術期口腔機能管理前（図1）

内科または外科主治医は，患者の歯科通院歴を確認する。定期的に歯科受診をしている場合は，歯科主治医に周術期に影響を及ぼす可能性のある感染源の有無を確認してもらい，必要があれば感染源除去の治療を依頼する。

定期的な歯科受診がない場合は，術前歯科検診による評価，診断を行う。歯科の治療内容によっては，ある程度の時間が必要な場合もあるので，手術適応がほぼ決まったら手術日が決定する前に歯科治療の介入を予定し，現在の口腔内の評価および歯科治療の計画を立案する。その後最終的な手術日の決定を行うことが望ましい。

なお，歯科に周術期における口腔機能管理を依頼する場合は，担当医より原疾患名，予定手術名，服薬状況，禁忌薬，安静時心電図，血圧，その他歯科治療中の注意事項などに関して診療情報提供を行う。各種診療情報の提供時にはそれぞれに診療報酬算定が可能である。また手術前には歯科医療連携加算，手術後には主病名に対する手術に加算がある。

図1 手術を考えている患者が来院したら

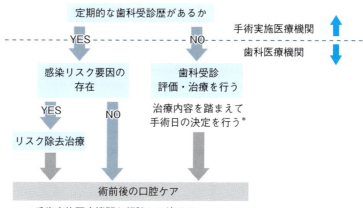

＊：手術実施医療機関と相談して決める

◆歯科での対応（表1）

入院前

歯科医師による口腔内診査→必要な歯科治療→スケーリング（歯石除去）・専門家による機械的歯面清掃（PMTC）❷→術前後の口腔ケア→退院後，歯科かかりつけ医への口腔管理継続依頼，となる。

口腔内の細菌数を減らすのが周術期の目的の1つであることから，患者自身のセルフメンテナンスが大変重要となる。そこで入院前の外来処置時にはスケーリングを行うとともに周術期の口腔管理の重要性を説明し，プラークコントロールの徹底（ブラッシングや補助用品の使用など）を患者へ指導する。

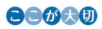

心臓血管領域における周術期口腔機能管理

心臓血管領域における周術期口腔機能管理はほかの領域の周術期とは少し異なる。

心臓手術を予定している患者は歯科関連合併症が生命にかかわる可能性もあるため，リスクとなりうる歯は手術前に処置するべきである。実際，心疾患手術後（たとえば人工血管置換術，人工弁置換術）には，抗凝固療法や抗血小板薬投与が行われることが多いが，手術前に観血的処置を行えば，比較的安全に手術を行うことができる。

冠動脈疾患においては，冠動脈狭窄病変や狭窄部の血管内壁プラークや動脈瘤部位，アテローム性動脈硬化病変部位から歯周病原菌が検出されており[4]，口腔ケアは虚血性心疾患に対する原因治療ともなりうる可能性がある。したがって虚血性心疾患に対する血行再建術後（ステント留置や冠動脈バイパス術など）や先天性心疾患や心臓弁膜症などの感染性心内膜炎（IE）❸のリスクが高い心疾患[5]の手術前には，積極的に口腔内の感染源を除去する必要がある。また急性心筋梗塞発症後1カ月以内は再梗塞の可能性が高く，歯科治療は応急処置に留めておくことが望ましいため[6]，心臓血管手術の計画段階で早めの歯科受診を推奨する。

歯科治療内容としては術後のリスクを考え，通常の歯科治療では保存するような状態の歯でも抜歯することもある。心臓手術前の抜歯基準はまだ確立されていないが，Yamagataらの論文[7]を参考にしている施設が多いようである。ここには炎症所見が認められる歯はもとより，自覚症状がない重度の歯周病罹患歯，根尖病巣を認める歯でも一部抜歯適応とされている。

表1 周術期口腔機能管理の流れ

診査・診断	・口腔内診査 ・X線検査 ・歯周組織検査
術前に必要な治療	・歯科衛生士による患者指導，スケーリング，PMTC ・う蝕治療，感染根管治療 ・抜歯処置
術前・後の口腔ケア	・術前日の口腔清掃 ・術翌日，挿管中の口腔清掃

入院中

　手術前日，手術翌日の口腔ケアは合併症予防の観点から重要である。手術前日は患者も通常の歯科治療台で口腔ケアを受けることができるが，手術翌日は経口（経鼻）挿管されていることが多く，挿管中は唾液分泌量が減少することから，時間経過とともに口腔内細菌が繁殖する。抜管の有無にかかわらず，自分で口腔清掃ができるようになるまで，術翌日から歯科医師または歯科衛生士の介入が必要になる。

　口腔ケアの手順については表2，図2，3に示す。ポイントは歯面上のプラークの除去はもちろん，舌苔の除去も行い，清掃時に出た遊離プラークをしっかり除去することである。口腔ケア用のウエットティッシュでぬぐい取り，可能であれば生理食塩水などを用いて洗浄する。挿管中は口腔内が乾燥しやすいため，唾液腺のマッサージに加え，必要に応じてスプレータイプの保湿剤を用いる（図4）。

退院後

　周術期の口腔機能管理中の治療は時間の制限があり応急処置だけを行い，抜歯後の補綴処置が行えないことも多い。またIEを引き起こす可能性のある患者では，生涯にわたり口腔環境を良好にしておく必要があることから，かかりつけ歯科医院などに治療の継続ならびに定期的な診察を依頼する。

表2 挿管中の口腔ケアの手順

挿管チューブの固定をはずす	・挿管チューブや固定テープ，バイトブロックなどが使用されていると視野も悪く通常の口腔ケアは困難である ・そこでまず固定テープをはずし視野を確保する。挿管チューブがはずれないようにするためにも，施術者は2人一組となり行う
口腔内の残渣物の除去	・口腔内はもちろん口腔外も乾燥しやすいため，処置前に口唇にワセリンなどの軟膏を塗布する ・口腔内を観察し，硬化した残渣物・大きな汚れがあれば取り除く
歯面・舌のプラークを除去	・歯ブラシ・歯間ブラシで歯面のプラークを除去，舌ブラシで舌苔を除去する（図2, 3） ・少量の歯磨剤を使用すると汚れが飛び散らない ・清掃時に出た遊離プラークを口腔ケア用ウエットティッシュ，スポンジブラシなどでぬぐい取る（図4） ・可能であれば生理食塩水で洗浄する。この際咽頭にいかないようしっかり吸引を行う
唾液腺マッサージ	・挿管中口腔乾燥が生じるため唾液腺のマッサージをジェルを用い行う
口腔内の清掃と保湿	・クロルヘキシジンを口腔内に塗布 ・保湿剤を用い口腔乾燥を予防する
挿管チューブの固定	・挿管チューブを固定し，看護師に確認してもらう

図2 挿管中の口腔ケア①

歯ブラシ・舌ブラシなどを使用。

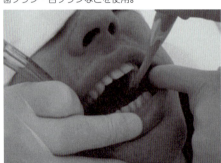
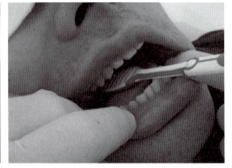

図3 挿管中の口腔ケア②

除去した遊離プラークをしっかりぬぐい取る。

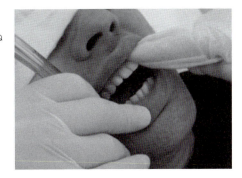

図4 使用する口腔ケアグッズ

上段(左から)：歯磨剤・洗口剤・フッ素コート歯磨きジェル・口腔ケアジェル
下段(左から)：口腔ケアウェットシート・舌クリーナー・口腔ケアスポンジ・歯ブラシ・タフトブラシ・デンタルフロス・歯間ブラシ

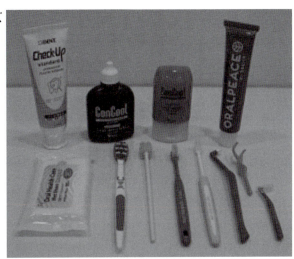

歯科治療に使用される主な局所麻酔薬

①エピネフリン(カテコラミン)含有2%リドカイン(アミノ型局麻薬)(商品名：歯科用キシロカイン®カートリッジ，キシレステシン™A注射液，オーラ®注カートリッジ)：もっとも汎用されている歯科用局麻薬。通常のう蝕治療では1.0〜1.8mLを使用することが多い。

②フェリプレシン(バゾプレッシン類似合成ポリペプチド)含有プロピトカイン(アミノ型局麻薬)(商品名：シタネスト®)：血圧上昇や催不整脈作用が少ないがキシロカインと比較すると麻酔効果が弱い。

③血管収縮薬無添加メピバカイン(アミノ型局麻薬)(商品名：スキャンドネスト®カートリッジ3%)：出血が多く麻酔効果が弱いが，血圧上昇や催不整脈作用が弱い。血管収縮薬が入っていない。

　歯科治療においては，治療時間の短縮あるいは鎮痛効果の増強が明らかな場合にかぎって，最小限の血管収縮薬を使用してもよいとしている[7]。

今後の展望

　もともと歯科医療は外科医が行っていたことからも想像できるように観血処置が多く，一過性の菌血症は必発である。したがって，ほとんどの歯科治療においてIEの予防を念頭に置く必要がある。IEや敗血症を引き起こす可能性のある心疾患患者や免疫異常患者では，生涯にわたって良好な口腔内環境を維持していくことが重要で，定期的な歯科受診を勧めていただきたい。

（伊東令華）

▼略語一覧

① VAP：ventilator associated pneumonia；人工呼吸器関連肺炎
② PMTC：professional mechanical tooth cleaning；専門家による機械的歯面清掃
③ IE：infective endocarditis；感染性心内膜炎

文献

1) Papazian L, et al：Effect of ventilator-associated pneumonia on mortality and morbidity. Am J Respir Crit Care Med 154：91-97, 1996.
2) Garrouste-Orgean M, et al：Oropharyngeal or gastric colonization and nosocomial pneumonia in adult intensive care unit patients. A prospective study based on genomic DNA analysis. Am J Respir Crit Care Med 156：1647-1655, 1997.
3) Yoshida M, et al：Oral care reduces pneumonia of elderly patients in nursing homes, irrespective of dentate or edentate status. Nihon Ronen Igakkai Zasshi 38：481-483, 2001.
4) 栗原伸久，ほか：動脈疾患における新しい危険因子－歯周病菌と動脈病変の関連性について－. 脈管学 44：781-786, 2004.
5) 日本循環器学会，日本胸部外科学会，日本小児循環器学会，日本心臓病学会編：感染性心内膜炎の予防と治療に関するガイドライン(2008年改訂版). 2008.
6) 大渡凡人：高齢者歯科臨床ナビゲーション. 医歯薬出版, 東京, 2003, p114.
7) Yamagata K, et al：A prospective study to evaluate a new dental management protocol before hematopoietic stem cell transplantation. Bone Marrow Transplantation 38：237-242, 2006.
8) 梅田正博：周術期口腔機能管理の基本がわかる本. クインテッセンス出版, 2013.

I 総論

One Point Advice 8

せん妄

せん妄が心臓術後の合併症として認識されたのは40年以上前といわれる。以降，手術自体の有効性や患者アウトカムは進歩し，ICUにおけるせん妄の臨床研究が世界的に注目を集めているにもかかわらず，わが国においてせん妄は合併症として発症し続けている。特にICUにおけるせん妄は患者予後と医療者側に多大な影響を及ぼすため，医療チームとして戦略的管理が求められる。本項では原因・評価/スクリーニング・術後せん妄の管理方法について紹介する。

Point

1. せん妄は急性脳機能障害であり臓器障害の1つ，全身炎症反応症候群の一部分症である。
2. 循環器領域には低活動型せん妄の発症率が高く，低活動型は予後不良である。
3. せん妄の罹患は死亡の独立因子であり，患者の生命予後に直結する。
4. 術前駆出率（EF）❶とNYHA❷分類は認知機能不全の悪化と相関性がある。
5. 医原性因子は促進因子であるため除去が可能であり，医師の薬剤選択が患者予後を左右する。

せん妄とは

◆せん妄は急性の脳機能障害である

せん妄は「意識狭窄・意識変容」の所見を示し，妄想・錯覚・幻覚・見当識障害・精神運動興奮の症状を示すこともある急性の脳機能障害である。表1に米国精神医学会（APA）❸の『精神障害の診断・統計マニュアル 第5版』（DSM❹-V，2013）の「せん妄診断基準」を示す。

◆認知機能不全へ移行することもあるため患者の術後QOLへ影響する

術後せん妄は，人工呼吸器期間延長，ICU在室期間延長，医療費増大，再入院率上昇，医療スタッフの精神的ストレスなどの影響を及ぼす。また，身体予後悪化の独立危険因子であり，術後認知機能不全（POCD）❺との関連がある[2]とともに（p154参照），統計学的にも死亡の独立因子である[3]。ICU入室中の高齢者におけるせん妄期間は1年死亡率と相関している[4]ことにも注意したい。ICUせん妄の日数ごとに死亡率は10％上昇する[4]。長期化する症例は15％になり，回復率は，発現後2週間目以降は10％に低下し，認知症への移行例もある。

223

表1 DSM-Ⅴ 2013によるせん妄の診断基準

A	認識のレベルと注意（指向・集中・維持・転導）の障害
B	障害は数時間～数日間のうちの短時間で発症し、通常の注意や意識からの変化があり、1日を通して重症度が変動する傾向がある
C	認知機能における追加的な障害がある（記憶欠損・失見当識・言語障害・知覚障害・視空間能力・学習と記憶・遂行能力の障害など）
D	基準AとCにおける障害はもう1つの先行・確定・進行中の神経認知障害によってはよりよく説明できない。また、昏睡のような覚醒度の重度な低下といった経過で発症したものではない
E	病歴・身体所見・臨床検査所見から、その障害が一般身体疾患、物質中毒または離脱、もしくは毒性物質への暴露といった直接的な生理学的結果もしくは多重の病因による引き起こされたという証拠がある

（文献1より改変引用）

発症頻度は、開胸術後で50～67%、冠動脈バイパス術（CABG）[6]後で25～32%、CAM-ICU[7]を用いた調査では、CABG後51%の患者に発現している[5]。また、on-CABG群とoff-CABG群、弁形成・置換術（valve）群で発生率を比較したところ、off-CABG群が2.3%ともっとも低く、valve群が11.2%ともっとも高いとした研究もある[6]。しかし、術式の違いは術後せん妄の危険因子とならないという意見もある[7]。

◆全身炎症反応症候群の一部としてとらえる

せん妄は背景疾患の悪化を示唆する警鐘現象ともいえる。CRPやサイトカインとせん妄の関連性が示唆されており、感染や術後など、全身性の炎症を伴う身体負荷時には免疫系が賦活され、末梢サイトカインが産生される。そこに、血液脳関門の破綻、脳内の炎症性サイトカインの上昇と炎症を経て、各神経伝達物質の生成やバランスに異常をきたす[8]。全身炎症反応症候群の中枢神経系への一部分症ととらえ、せん妄症状の悪化は全身状態の悪化ととらえて治療にかかわることが重要である。

せん妄の原因（表2）

原因は多岐にわたり、複数の要因が重なり発現する。人工呼吸器使用は危険因子の1つである。CABG後のもっとも重要な危険因子は周術期の低心拍出量であり[9]、off-pump法によるリスク低下はないとされる。さらに、術前心不全患者ではせん妄を含む認知機能障害が観察され、その重症度はNYHA分類の重症度と相関関係にある。認知機能不全の重症度は左室の収縮不全に関連し、かつ、認知機能不全の重症度はNYHA分類の心不全分類の重症度に関連する[10]。

表2 集中治療室・心臓血管外科手術において考えられるせん妄因子

直接因子 (引き起こす因子)	心不全，呼吸不全，薬剤，鎮静薬/睡眠薬，カテーテル，BUN/Cr比上昇，感染症（高CRP値），代謝性アシドーシス，手術侵襲，人工心肺，術後低心拍出量，緊急入院，環境変化，代謝性疾患（DM, 腎疾患Cr：＞2.0mg/dL，肝疾患Bil：＞2.0mg/dL），中枢神経系疾患
準備因子 (起こりやすい背景)	≧60歳，NYHA分類，APACHEスコア，術前認知機能障害，せん妄の既往，機能障害，視覚障害，聴覚障害，TIA・脳器質性疾患，低アルブミン血症，血漿抗コリン活性，高BUN値，脱水，GDS[8]高値，MMSE[9]低値
誘発因子 (発生を強める因子)	ICUによる環境変化，身体拘束，疼痛，低心拍出量，IABP[10]，心理的ストレス，感覚遮断または感覚過剰，安静臥床，睡眠妨害要因（騒音・照明）

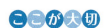

誘発因子は医原性因子であり，ほとんどの場合改善の見込みがあるため，誘発因子に対しては積極的に介入を行う。

せん妄管理

◆assessment and monitoring

初期対応が患者の予後を左右するということを念頭に，まずは原因の特定と除去が重要となる。スクリーニングを使用し，出現にかかわった因子を特定する。可逆的な因子に対しては積極的に介入を行う。推奨されるものは，CAM-ICUとthe Intensive Care Delirium Screening Checklist（ICDSC）[11]である。循環器領域においては低活動型のせん妄が多く（表3），CVICU[12]入院中のせん妄患者のうち91％は低活動型を発症していたという報告もある[11)]。低活動性せん妄は判断が難しく予後不良とされているため，スケールを用いた日々のモニタリングが早期発見につながる。CAM-ICUは挿管・非挿管患者双方において有効だが，患者の協力を必要とするため挿管中の評価は難しい場合がある。ICDSCは外科系，特にICU患者においてせん妄診断の標準基準である。

◆prevention & implementation

予防改善策の1つとしてearly mobilizationがある。特にICU患者では，1日1回の鎮静中断と早期運動療法がせん妄期間を短縮し，発現率が減少する[12)]。患者を術前の生活へ近づけ，基本的欲求を満たし，残存機能維持のためにも早期離床は重要である。早期離床のためのポイントを以下に示す。

light sedation≒analgesia-based sedation protocols

鎮静の前にまず鎮痛を重視する。鎮静薬使用の少ない患者のほうが，人工呼吸器期間が短く，ICU在室日数も短いなどといった利点がある。鎮静薬による睡眠は本来の睡眠パターンとは異なる機序のため，鎮静薬で眠らせてもせん妄は改善しない。

monitoring depth of sedation

　術後は覚醒度の変化が容易に循環動態へ影響を及ぼすため，継続的な鎮静レベルの評価が求められる。評価スケールはRichmond Agitation-Sedation Scale（**RASS**）[13]とSedation-Agitation Scale（**SAS**）[14]の信頼性が高い。鎮静度の目安は，術後，血行動態が安定した段階でRASS：－1～0程度を目標とする。ルーチンの鎮静評価は患者アウトカムを改善するため，鎮静評価を日常化し，客観的数値で患者の状態変化を観察していく。これは治療の統一性，継続性，質の補償を維持するうえで重要である。

pain management & control

　術後患者において安静中の痛みは軽視されている傾向にある。安静時痛とせん妄の進行には相関があり，せん妄予防と認知機能低下予防のために疼痛管理は重要である。

　特に心臓術後は，鎮痛管理に乏しい。開胸術では肋間神経を切開するため，術直後の痛みは非常に強く，深呼吸や咳嗽の妨げとなり，呼吸器合併症を誘発する。適切に管理しない場合，急性痛が遷延性術後痛（**PPOP**）[15]へ移行する可能性や心的外傷後ストレス障害（**PTSD**）[16]となる場合もある。術後のPPOP発症頻度は，60％になる[13]。

　心臓術後痛の特徴として，その部位の多様さがある。そのため，包括的な疼痛管理が求められ，一助となるのが鎮痛スケールである。挿管患者にはbehavioral pain scale（**BPS**）[17]，もしくは，critical-care pain observation tool（**CPOT**）[18]が妥当性の高いスケールである。

◆choice of medicine

ベンゾジアゼピン薬を避ける

　ベンゾジアゼピン系鎮静薬は，CVICU患者において発現率を上げる独立因子であるため，代替薬を用いてこれらの薬の使用を控える。患者が日々の正しい記憶や認知機能を維持しておくことはせん妄予防となるため，刺激により容易に覚醒し，患者・医療者間のインタラクティブなコミュニケーションを可能にするデクスメデトミジンには利点があるといえる。

表3　せん妄のサブタイプ

種類	症状
過活動型せん妄 （hyperactive type）	24時間以内に下記2項目以上の症状が認められる 　徘徊/不穏/興奮/幻覚/幻触/不眠/活動性の制御喪失など 　例）点滴抜去，起き上がり，大声を出す，ときに抑制が必要
低活動型せん妄 （hypoactive type）	24時間以内に下記2項目以上の症状が認められる 　活動量の低下/状況認識の低下/会話量の低下/無気力/無関心/会話速度の低下/覚醒の低下などの混乱・鎮静が中核症状 　※低活動だが，意識障害や内的不穏は持続していることに注意する 　　うつ病と誤認しやすいので注意 　例）一点凝視/傾眠/緩慢な動作
混合型せん妄 （mixed type）	上記の2つの症状が1日のなかで混在する

（文献10より改変引用）

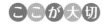

ベンゾジアゼピン系薬剤による離脱せん妄

心疾患患者ではβ遮断薬などが併用されていることが多いため，自律神経症状がマスクされ，見逃されやすい．これら薬剤の離脱症状は，自律神経系症状を伴うため，心筋酸素消費量の増加をきたし，心虚血，ポンプ不全，心リズム不全が生じ，致死的になりうる．そのため，できるかぎり使用を控えることが望ましいが，投与の必要がある場合は，離脱の重症度を決めるのは暴露期間の長さと暴露用量の多さであることを念頭に，早期に代替薬に変更する．

医師の薬剤選択がせん妄患者の予後に影響する

循環器領域で使用される薬剤のなかにもせん妄を誘発するものがある（表4，5）．これらの薬剤はせん妄を惹起するため，可能なかぎり使用を控えるか，代替薬を使用することが望ましい．また，抗コリン作用はせん妄を引き起こす原因でもあるため，この作用を有する薬剤も使用を控えることが望ましい．

表4 心臓術後にしばしば使用されるため，せん妄の原因となる薬剤

薬効分類	薬品名：商品名
ベンゾジアゼピン系睡眠薬・抗不安薬	Bz系睡眠薬：ドルミカム®，レンドルミン®，ハルシオン®，リスミー®，ベンザリン®，ユーロジン®，エバミール® ベンゾジアゼピン系抗不安薬：デパス®，リーゼ®，リボトリール®，ソラナックス®，セルシン®，メイラックス®，ロヒプノール®，サイレース®，ワイパックス®，ベンザリン® ＊臨床的に問題になるのは投与中止による離脱症状
非ベンゾジアゼピン系睡眠薬	マイスリー®，アモバン®
抗コリン薬	ブスコパン®，チアトン®，トランコロン® ＊循環器系薬剤のなかには抗コリン作用を有しているものがあるため注意 硫酸アトロピン®
オピオイド	フェンタニル，MSコンチン®，オキシコンチン®，トラマール®，コデインリン酸塩，ソセゴン®，レペタン®，モルヒネ製剤
鎮痛麻酔薬	フェノバール®，プロポフォール，ラボナ®
抗不整脈薬	アミオダロン，リドカイン，シベノール®，リスモダン® すべての抗不整脈薬で用量依存性に中毒などで生じる．リドカインでは血中濃度5μg/mL以上で生じやすい（有効血中濃度1.2〜5μg/mL）
強心配糖体	ジギタリス製剤：ジゴシン®，ハーフジゴキシンKY®
降圧薬／利尿薬／狭心症治療薬	β遮断薬：（特にプロプラノロール），Ca拮抗薬：（ベラパミル），α₂受容体刺激薬：（メチルドパ®），利尿薬：スピロノラクトン，ラシックス®
ステロイド	プレドニン®，デカドロン®，リンデロン®，ソル・メドロール®
H₂受容体遮断薬	ガスター®，ザンタック®，タガメット®，プロテカジン®
抗菌薬	アミノグリコシド系，セフェム系，バンコマイシン，テトラサイクリン系など
抗ヒスタミン薬	ヒドロキシジン：アタラックスP® クロルフェニラミン：ポララミン®
抗うつ薬	特に三環系抗うつ薬：トリプタノール®，トフラニール®，アナフラニール®など

（抗コリン作用をもつ薬剤：水色）

表5 適切な薬物療法：薬剤の使い分け；内服？ or 注射？

a：注射判断時：即効性を求める/絶飲食/嚥下困難/極度の興奮/(RASS：+3〜+4)/投薬拒否など

薬剤	特徴
ハロペリドール（セレネース®）	鎮静効果は強いが呼吸抑制は少ない/メジャートランキライザー 循環器患者には重篤不整脈・QTc延長に注意 悪性症候群/錐体外路症状（EPS）※セレネース（5mg）1Aはリスパダール（0.5mg）5〜10包分に相当する/麻痺性イレウスに注意
フルニトラゼパム（サイレース®）	BZ系はせん妄の悪化につながるため使用しないことが望ましいが、呼吸抑制に注意/どうしても使用する場合（例：せん妄患者にCTが必要な場合など）は呼吸のモニタリングと呼吸管理が可能な環境で使用する/拮抗薬はフルマゼニル
デクスメデトミジン（プレセデックス®）	$α_2$アドレナリン受容体作動薬/鎮静・鎮痛作用/呼吸抑制が少ない/投与中も意思の疎通可能/循環血液量減少患者には徐脈・血圧低下

b：内服可能時：興奮している（RASS：+3〜+4）

薬剤	特徴
リスペリドン（リスパダール®）	腎機能障害患者には使用注意 人工心肺を用いた心臓術後患者でせん妄の発現率低下 鎮静度は弱い/錐体外路症状少ない/半減期が長い
アリピプラゾール（エビリファイ®）	ドパミンのバランスを整える/鎮静度は弱い/EPS少ない/半減期が長い/認知機能の改善が大きい
クエチアピン（セロクエル®）	糖尿病患者には禁忌/半減期短い せん妄症状を早く改善し自宅退院患者数増加の報告あり
オランザピン（ジプレキサ®）	糖尿病患者には禁忌/鎮静度強い/錐体外路症状（EPS）がある/半減期が長い MARTA®系の非定型抗精神病薬

c：内服可能時：不穏・ソワソワの状態（RASS：+1〜+2）

薬剤	特徴
ミアンセリン（テトラミド®）	セロトニン受容体拮抗作用を有する抗うつ薬/鎮静効果弱い ハイリスク患者の不眠に対して用いるとよい
抑肝散顆粒（ツムラ抑肝散®）	神経の高ぶりを抑え、筋肉の緊張を緩めて、心と体の状態をよくする/イライラ感や不眠などの精神神経症状、手足のふるえなどに適応/即効性あり（人によるが1〜2分程度）

（文献14より改変引用）

◆team strategic management

　術後せん妄は、原因が複数存在し特定が困難である。患者側要因への予防的介入は困難だが、医原性因子は医療者側の要因であるため予防的介入は可能である。患者ごとの目標に向かい、チームで治療を継続することが予防と改善のために重要である。ガイドラインや、施設ごとのプロトコルなどを使用し、客観的尺度で評価することもケアの過程を標準化できるため有効である。

　施設ごとに最適な方法を見つけ、interdisciplinaryな介入を実施することが患者アウトカムの改善につながっていく。

（石井馨子）

▼略語一覧

① EF：ejection fraction；駆出率
② NYHA：New York Heart Association；ニューヨーク心臓協会
③ APA：American Psychiatric Association；米国精神医学会
④ DSM：Diagnostic and Statistical Manual of Mental Disorders；精神障害の診断・統計マニュアル
⑤ POCD：postoperative delirium and cognitive dysfunction；術後認知機能不全
⑥ CABG：coronary artery bypass grafting；冠動脈バイパス術
⑦ CAM-ICU：confusion assessment method for the intensive care unit
⑧ GDS：geriatric depression scale
⑨ MMSE：mini-mental state examination
⑩ IABP：intra aortic balloon pumping；大動脈内バルーンパンピング
⑪ ICDSC：intensive care delirium screening checklist
⑫ CVICU：cardiovascular intensive care unit；心臓血管集中治療室
⑬ RASS：Richmond Agitation-Sedation Scale
⑭ SAS：Sedation-Agitation Scale
⑮ PPOP：persistent[or intractable]postoperative pain；遷延性術後痛
⑯ PTSD：post-traumatic stress disorder；心的外傷後ストレス障害
⑰ BPS：behavioral pain scale
⑱ CPOT：critical-care pain observation tool
⑲ MARTA：multiacting receptor targeted antipsychotics

文献

1) American Psychiatric Association：Diagnostic and Statistical Manual of Mental Disorders, Fifth Edition. American Psychiatric Association, Washington DC, 2013.
2) Lundstrom M, et al：A multifactorial intervention program reduces the duration of delirium, length of hospitalization, and mortality in delirious patients. J Am Geriatr Soc 53：622-628, 2005.
3) Ely EW, et al：Delirium as a predictor of mortality in mechanically ventilated patients in the intensive care unit. JAMA 291：1753-1762, 2004.
4) Pisani MA, et al：Days of delirium are associated with 1-year mortality in an older intensive care unit population. Am J Respir Crit Care Med 180：1092-1097, 2009.
5) Mu DL, et al：High serum cortisol level is associated with increased risk of delirium after coronary artery bypass graft surgery：a prospective cohort study. Crit Care 14：R238, 2010.
6) Bucerius J, et al：Predictors of delirium after cardiac surgery delirium：effect of beating heart(off-pump) surgery. J Thorac Cardiovasc Surg 127：57-64, 2004.
7) Vasunilashorn SM, et al：Cytokines and postoperative delirium in older patients undergoing major elective surgery. J Gerontolog A Bio Sci Med Sci 70：1289-1295, 2015.
8) Shapiro PA, et al：Psychiatric aspects of heart and lung disease in critical care. Crit Care Clin 24：921-947, 2008.
9) Heckman GA, et al：Heart failure and cognitive impairment：Challenges and opportunities, Clin Interv Aging 2：209-218, 2007.
10) Meagher D, et al：A new data-based motor subtype schema for delirium. J Neuropsychiatry Clin Neurosci 20：185-193, 2008.
11) McPherson JA, et al：Delirium in the cardiovascular intensive care unit：Exploring modifiable risk factors. Crit Care Med 41：405-413, 2013.
12) Schweickert WD, et al：Early physical and occupational therapy in mechanically ventilated, critically ill patients：a randomised controlled trial. Lancet 373：1874-1882, 2009.
13) Wildgaard K, et al：Chronic post-thoracotomy pain：a critical review of pathogenic mechanisms and strategies for prevention. Eur J Cardiothorac Surg 36：170-180, 2009.
14) 寺田整司：高齢者せん妄の薬物療法. 日本老年医学会雑誌 51：428-432, 2014.

I　総論

One Point Advice ❾

緩和医療

緩和医療というと，従来，終末期医療と混同され，根治治療が奏効しなくなった後に初めて提供される医療ととらえられてきたが，実際には手術のアウトカムにかかわらず，根治治療と並行して提供されなくてはならない。特にわが国では保険診療における緩和医療の対象が悪性疾患とエイズに限定されていることもあり，心臓血管外科に携わる医療者にはなじみが薄い領域と考えられる。本項では緩和医療の概念から実際の循環器外科領域における適用について解説する。

Point

1. ベーシックな緩和医療のスキルは，専門科にかかわらずすべての医師が身に付けるべきである。
2. 特に高齢者ではchronic critical illnessの概念を理解する必要がある。
3. 心臓血管外科手術という人生の一大事の前には，手術適応の可否や合併症のリスクのみならず，患者の価値観や人生観を踏まえた治療ゴールの設定を行い，それが患者，家族，医療者の三者間で共有されていることが重要である。
4. 術後合併症や予後などの悪い知らせを伝える際は，患者や家族の感情に留意したコミュニケーションスキルが必要とされる。
5. 患者の状態が重篤になり死期が近い場合，それぞれの医療行為のbenefit/burdenのバランスを慎重に考える必要がある。

緩和医療

　WHOの2002年の定義によると緩和ケアは，「生命を脅かす疾患による問題に直面している患者とその家族に対して，痛みやその他の身体的，心理的，社会的，スピリチュアルな問題を早期に発見し，的確な評価と処置を行うことによって，苦痛の予防と緩和を行うことでQOLを改善するアプローチ」である。実際の臨床では，①症状のコントロール，②患者-医師間のコミュニケーション，③患者，家族への心理的サポート，がメインに行われる。
　このような包括的なアプローチは医師のみでは不可能で，看護師，理学療法士，栄養士，ソーシャルワーカー，などを含めた多職種のチームで取り組む必要がある。
　従来，緩和医療は図1aのように，さまざまな根治的治療が奏効しなくなって初めて導入するものととらえられてきた。特に心臓血管外科と緩和医療は互いに相容れないものと考える読者も多いだろう。しかし手術という根治治療を提供する際にも，痛みや吐き気などの症

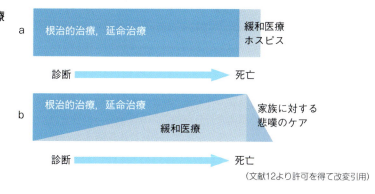

図1 緩和医療

(文献12より許可を得て改変引用)

状に気を配り, 特にハイリスクの症例や経過が思わしくない症例では, 早期から円滑なコミュニケーションを行うことは同様に重要であり, したがって図1bのようなモデルが理想的である. また, こういった基本的な緩和医療のすべてを, 専門的なトレーニングを積んだ緩和医療専門医に任せるのは, その絶対数が足りないことを考えると現実的には非常に難しい. したがって専門科を問わずすべての医療者が必須のスキルとして意識する必要がある.

Chronic Critical Illness

人工呼吸管理を要する患者の5～10%が, 基礎疾患や術後合併症などの影響で, 急性期を乗り越えたにもかかわらずICUレベルのケアを長期間必要とする病態(chronic critical illness)に陥る[1]. 臨床症候的には人工呼吸器への依存, 神経障害, 筋障害, 内分泌機能異常, 認知機能低下, 低栄養, 褥瘡などを特徴とする. ただ単に生命予後が厳しい(1年生存率が32～52%)のみではなく, 入院中の人工呼吸からの離脱が30～53%, 6カ月後になんらかの認知機能障害が68%[2], 1年後に自宅で機能的に自立して生活できているのは10%[3]と, 仮に生存してもQOLが著しく損なわれることが, 近年欧米からのデータで指摘されている. それに伴う家族の心理的負担, 医療経済における影響も甚大である.

これらのデータ自体はそのまま日本にはあてはまらないかもしれないが, chronic critical illnessは, 生き永らえさせることはできるが, 元の状態に回復させることができない, という人工呼吸などの集中治療の進歩により生じた新たなジレンマといえるであろう.

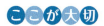

問題はこのchronic critical illnessの深刻さが患者, 家族に十分に伝えられていないことである.

患者や家族にとっては, 退院後の長期のQOLや予後に関する情報は, 人工呼吸や気管切開の適応や合併症といった短期的な事項と同じくらい重要と考えられているにもかかわらず, 前者は後者と違って十分に患者に説明されていない[4]. つまり患者, 家族は長期的なアウトカムに関する情報を十分に与えられぬまま現在の治療に関する決断を迫られていることになる.

術前のコミュニケーション

　前述した事項を踏まえて，心臓血管外科手術という人生の一大事の前には2つの議論が必要であると筆者は考える。1つ目は「手術をするか否か」，2つ目は「術後のQOL」である。

　通常は基礎疾患，手術侵襲，合併症のリスクなどを基に「手術をするか否か」のみに議論が集中しがちである。心臓血管外科手術という医療行為の性質上，手術をしない，という選択肢を取るのが困難で，リスクを承知で手術に踏み切るというケースも多々あろう。

　特にハイリスク症例では議論がそれだけでは不十分で，chronic critical illnessを念頭に置き，「術後のQOL」に関する議論を行っておく必要がある。Cooperらは単純に以下の4点を術前に質問することを提唱している[5]。

①この手術で何を期待しているか？
②手術に関してもっとも気がかりなことは何か？
③術後に合併症などで状況が悪くなったときに，「死んだほうがまし」というような状態はあるか？
④どのくらい（の期間，程度）頑張る覚悟があるか？

　図2のように手術というのは将来のよりよい状態を得るために，現在を犠牲にする行為といえる。医療は100％ではない。どんなゴッドハンドをもってしてもできないことはある。不幸にしてその目標を達成できない状況に直面する場合に備えて，許容できる最低レベルのQOLというものが存在するのか，存在するのであればそれがどの辺りにあるのかを話しておく必要がある。図2のカーブはそれぞれの人生観，価値観によって違う形を描くであろう。先の4つの質問はこのカーブを描くのに必要な情報を引き出すのに重要な役割を果たす。

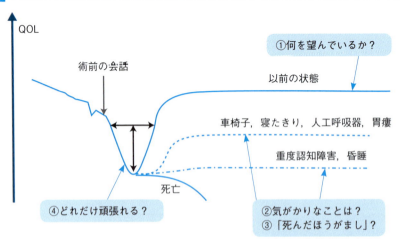

図2　手術という犠牲を払うことで何を目標とするのか，どこまでなら許容できるのか

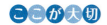

実際に「最悪の場面」に遭遇した場合，患者自身が自分の意思を表示できないことが多いために，患者の人生観，価値観は医師－患者間のみならず，家族を含めて共有されていることが肝要である。

悪い知らせの伝え方

　患者の期待と現実との間に乖離があればどんな情報でも「悪い」知らせになりうることを考えると，医療者として患者，家族と接するかぎり，悪い知らせを避けることはできない。しかし，実際には医師側の罪悪感，悪い話を避ける風潮，系統的なトレーニングの欠如などのさまざまな理由で，こういった医師－患者間のコミュニケーションが円滑に行われない場合も多々あろう。数々の報告で率直なコミュニケーションは患者の治療法選択に影響を及ぼし，家族の不安や心配を軽減することが示されており[6〜8]，医療者として基本的なコミュニケーションスキルを心得ておく必要がある。代表的なものに"SPIKES"❶プロトコルがある。

◆SPIKESプロトコル[9]

　Setting（準備）：何を話すのか，患者が何を質問するか，会話がどの方向に行く可能性があるか，などをできるだけ細かく想定する。プライバシーを確保し，座って目線を同じ高さにする。

　Perception（患者の理解を把握）：まず患者の理解を尋ね，どの程度の理解度があり，どこまで知っているかを把握する

　Invitation（招待）：患者がどの程度の情報を望むのか，事前に確認が必要である。また「あまりよい知らせではないのですが……」などのwarning shotを使うことで相手を準備させる。

　Knowledge（情報の伝達）：明確に，ゆっくりと，シンプルに伝える。perceptionで収集した情報を基に，自分の話し方を調節する。どんなに複雑な状況でもシンプルに2〜3分にまとめて説明できるように準備する必要がある。医療者側が全体の50％以上話している場合は，たいていの場合話しすぎである。医療に素人である患者に噛み砕いて病状を理解させられるかどうかは医師の力量である。

Stop it！

　病状を伝える際に，相手を失望させまいと，状況を過小に伝えたり，非現実的な希望を与えたりするのは，かえって患者のためにならないことが多い。

　Emotion（感情）：悪い知らせを伝えるとき，患者の強い感情との対峙を避けることはできない。人間の脳は感情的になっている間は，ほかの情報を受け付けず，それ以上の議論が続けられないため，意識的に対応する必要がある。これは悪い知らせを伝える際のもっとも難しい課題であるが"NURSE"❷ステートメントを使うことが1つの助けになる（表1）。

表1 感情に対応する"NURSE"ステートメント

	意味	例文
Name	感情に名前を付ける	「かなり驚かれたのではないかと思います」 「ショックですよね……」
Understand	相手の感情に理解を示す	「どれだけ辛いか，想像することしかできないのですが……」
Respect	相手に対する敬意を表す	「本当に頑張って治療を続けてきましたからね……」 「家族の方も大変でしたよね……」
Support	サポートする意思を伝える	「どのような状況になっても，最善の治療が受けられるようにお手伝いします」
Explore	相手の感情を探る	「一番気がかりなことは何ですか?」 「今何を考えていますか?」

(文献13より改変引用)

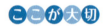

相手が感情的になっているときには，理論的な説明を試みても奏効しない。まず感情に対応する必要がある。

　Summary(大要)：会話の最後には内容をまとめて，フォローアップの計画を伝える。
　こういったコミュニケーションは，資質やセンスに左右されるものではなく，手術と同様，意識的に予習と復習を入念に繰り返すことで習得可能なスキルである[10]。

治療法の選択

　chronic critical illnessに陥り機能的な回復が望めない場合，もしくは病態が重篤になり死期が近い場合，survivalとQOL(もしくはcomfort)を同時に達成するのが難しくなる。そのため，どちらをどのくらい優先または犠牲にするのか，という治療ゴールを設定する必要がある。
　前述したように手術の前に十分な議論が行われていれば，この段階での会話の困難さは軽減されるであろう。
　術後，特にICUで行われる医療行為は通常はcomfortをある程度犠牲にしてsurvivalを優先している。comfortを優先させる場合は，それぞれの医療行為のbenefitとburdenのバランスを慎重に考える必要がある。たとえば静注の抗菌薬は，感染を治療してそれによる苦痛を取り除く，あるいは何かを治療しているということによって家族の不安を軽減する，というbenefitが期待されるかもしれない。しかし死期が近くなってくると，静脈確保が難しく何度も静脈穿刺が必要になったり，もしくは尿量が落ちてきて逆にthird spacingによ

り浮腫，胸腹水，気道分泌を増加させるといったburdenがより問題になり，その継続が薦められない状況も出てくる。

　このbenefitとburdenのバランスは，患者の病状によって刻一刻と変化するため，状況を頻回にモニターし，家族と密に連絡を取りながら，治療法を評価しなければならない。日本では一度始めた延命治療は簡単に中止できないため，特に慎重に適応を吟味する必要があろう。死期が近い患者の症状コントロールの詳細に関してはほかの文献を参考にしていただきたい[11]。

Stop it !

個々の治療法についてyes/noの回答を求めるのは，その治療が何を意味するか想像しづらい患者側に，決断の責任(負担)を押し付けることになる場合がある。

　治療ゴールの設定には，患者の価値観が重要で，医療者側は"従"の立場を取るが，ゴールを設定した後に，それを達成するのに，どの医療行為がなぜ必要なのか，というガイダンスを与えるのには，医療者側の知識や経験が必要とされ，医療者側が"主"とならなければいけない。ここにプロとしての矜持が求められると筆者は考える。

(中川俊一)

▼略語一覧

① SPIKES：setting(準備)，perception(患者の理解を把握)，invitation(招待)，knowledge(情報の伝達)，emotion(感情)，summary(大要)

② NURSE：name, understand, respect, support, explore

文献

1) Nelson JE, et al：Chronic critical illness. Am J Respir Crit Care Med 182：446-454, 2010.
2) Nelson JE, et al：Brain dysfunction：another burden for the chronically critically ill. Arch Intern Med 166：1993-1999, 2006.
3) Carson SS：Definitions and epidemiology of the chronically critically ill. Respir Care 57：848-856；discussion 56-58, 2012.
4) Nelson JE, et al：Communication about chronic critical illness. Arch Intern Med 167：2509-2515, 2007.
5) Cooper Z, et al：Conversations about treatment preferences before high-risk surgery：a pilot study in the preoperative testing center. J Palliat Med 17：701-707, 2014.
6) Lilly CM, et al：An intensive communication intervention for the critically ill. Am J Med 109：469-475, 2000.
7) Campbell ML, et al：Impact of a proactive approach to improve end-of-life care in a medical ICU. Chest 123：266-271, 2003.
8) Lautrette A, et al：A communication strategy and brochure for relatives of patients dying in the ICU. N Engl J Med 356：469-478, 2007.
9) Baile WF, et al：SPIKES-A six-step protocol for delivering bad news：application to the patient with cancer. Oncologist 5：302-311, 2000.
10) Nakagawa S：Communication - The most challenging procedure. JAMA Intern Med 175：1268-1269, 2015.
11) Blinderman CD, et al：Comfort care for patients dying in the hospital. New Engl J Med 373：2549-2561, 2015.
12) Lynn J, et al：Living well at the end of life. adapting health care to serious chronic illness in old age. Rand；2003. http://www.rand.org/pubs/white_papers/WP137.html
13) Back A, Arnold R, Tulsky JA：Talking about serious news. Mastering Communications with Seriously Ill Patients. Cambridge University Press, New York, NY, 2009, p27.

II

各 論

II 各論

1 弁膜症①

大動脈弁狭窄症に対する大動脈弁置換術

大動脈弁狭窄症(**AS**)[1]は大動脈弁置換術のもっとも多い原因疾患である。大動脈弁置換術は冠動脈バイパス術に次いで多い心臓外科手術で，人工心肺を使用するなかではもっとも多く，基本的な手技である。しかしながら手術死亡率は2〜3%と冠動脈バイパス術や僧帽弁形成術と比較してやや高い。本項では基本的な病態，手術手技，術後管理を理解するとともに，ピットフォールに陥らないよう注意点について紹介する。

Point

1. 大動脈弁置換術は心臓血管外科における基本的な手技の1つであるとともにピットフォールの多い手技でもある。
2. ASの成因には，弁尖形成異常，リウマチ熱，退行変性があり，成因により発症時期や併存疾患が異なる。
3. 低INR[2]でコントロールできる機械弁，開口部の大きい外巻き生体弁など人工弁が進化している。
4. 術後管理の際には，水分管理，リズム管理など求心性肥大した心筋に対して適切な対処が必要である。

病態と手術適応

ASの主な成因には，二尖弁などの先天異常に伴うもの，リウマチ熱による炎症性変化，退行変性による三尖弁の変性がある。前二者は比較的若年で治療適応となることが多く，反対に後者は70歳代以降の高齢者に多いのが特徴である。いずれも慢性的な進行で後負荷増大に伴い求心性肥大を認める。

大動脈弁重症度の評価は心エコー・ドプラ検査により行う。日本循環器学会では連続波ドプラ法による最高血流速度4.0m/秒以上，簡易Bernoulli式による収縮期平均圧較差40mmHg以上もしくは弁口面積1.0cm^{2}未満(弁口面積係数0.6cm^2/m^{2}未満)を高度ASとしている(表1)[1]。

ASに対する手術適応は，①症状を伴う高度AS，②ほかの心臓大血管手術施行時における高度AS，③無症状であるが，左室駆出率(**LVEF**)[3]50%未満の高度ASがクラスⅠ推奨，ほかの心大血管手術時における中等度ASがクラスⅡa推奨となっている(表2)。

しかしながら実臨床としては，症状に乏しくても高度ASであれば治療対象になっている

表1 ASの重症度

	軽度	中等度	高度
連続派ドプラ法による最高血流速度（m/秒）	<3.0	3.0〜4.0	≧4.0
簡易Bernoulli式による収縮期平均圧較差（mmHg）	<25	25〜40	≧40
弁口面積（cm^2）	>1.5	1.0〜1.5	≧1.0
弁口面積係数（cm^2/m^2）	−	−	<0.6

（日本循環器学会ガイドライン2012.より抜粋）

表2 ASに対する大動脈弁置換術の推奨

クラスⅠ
1. 症状を伴う高度AS
2. CABGを行う患者で高度ASを伴うもの
3. 大血管または弁膜症で手術を行う患者で高度ASを伴うもの
4. 高度ASで左室機能がEFで50％以下の症例

クラスⅡa
1. CABG，上行大動脈や弁膜症の手術を行う患者で中等度ASを伴うもの

クラスⅡb
1. 高度ASで無症状であるが，運動負荷に対し症状出現や血圧低下をきたす症例
2. 高度ASで無症状，年齢・石灰化・冠動脈病変の進行が予測される場合，手術が症状の発現を遅らせると判断される場合
3. 軽度なASをもったCABG症例に対しては，弁の石灰化が中等度から重度で進行が速い場合
4. 無症状でかつ弁口面積<0.6cm^2，平均大動脈−左室圧格差>60mmHg，大動脈弁通過血流速度>5.0m/秒

クラスⅢ
1. 上記のクラスⅡaおよびⅡbに上げられている項目も認めない無症状のASにおいて，突然死の予防目的のAVR

（日本循環器学会ガイドライン2012より抜粋）

ことが多い。また心エコーで得られる各種データは左室機能が低下してくると不正確となる。左室機能低下に伴う圧格差低下では，本当に弁が狭窄して圧較差が低下している場合（true low flow-low gradient AS）と，左室機能低下により弁開口が小さくなっている場合（pseudo AS）がある。

また左室収縮能が正常でも求心性肥大が進行した結果，左室内腔が狭小化することによる1回拍出量低下から圧較差が低くなるparadoxical ASという病態もあり，高度ASを診断すること自体が複雑なケースも多い。プラニメトリ法で弁口面積係数0.6cm^2/m^{2}未満にもかかわらず，平均圧格差40mmHg未満の病態を理解するための模式図を図1に示す。

2013年に経カテーテル的大動脈弁留置術（TAVI）[4]が手術困難なASに対して治療適応となった。高齢者でfrailtyの高い患者ではTAVIが行われるようになっているが，大動脈弁置換術との境界に関しては次項目に譲る。

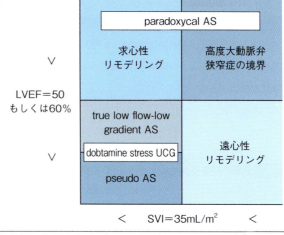

図1 プラニメトリ法で弁口面積係数0.6cm²/m²未満にもかかわらず平均圧較差40mmHg未満の模式図

◆機械弁か生体弁か？

　現行の機械弁は耐久性に優れており，構造破壊による機能不全は報告がない。よって若年者を中心に使用されるが，ワルファリンを用いることによる，それぞれ年間1％程度の塞栓合併症と出血合併症が問題となる。一方の生体弁は，このワルファリンを長期的に使用する必要がない点が優れているが，石灰化による狭窄症状の再燃や，弁破壊に伴う逆流症の出現などの問題が残る。

　機械弁の問題を解決すべく，高度表面加工が施されたOn-X弁®による大動脈弁置換術後に抗血小板薬のみで経過観察を行うPROACT試験[2]が行われており，この結果により機械弁適応拡大が生じる可能性がある。一方の生体弁では，わが国では現時点で承認されていないものの，海外では一般的になりつつあるTAVIを劣化した生体弁に内挿するvalve-in-valveがあり，今後承認を見込んで比較的若い年齢にも生体弁を使用する動きも一部でみられている。valve-in-valveを考慮する場合は人工弁の弁内径（**ID**）[5]を知っておく必要がある（図2）[3]。IDが小さい弁ではvalve-in-valve後も圧較差が残存する可能性が高いためである。

　現在ガイドラインは米国，ヨーロッパおよびわが国に存在する。**ESC/EACTS**[6]ガイドライン[4]では，60～65歳はいずれも選択可能で，65歳以上は生体弁が推奨されている。**AHA**[7]ガイドラインでは60～70歳はいずれも選択可能で，70歳以上は生体弁が推奨される[5]。わが国では65歳以上を生体弁推奨としている[1]。

◆人工弁の種類と特徴

　人工弁開発は日進月歩の世界である。現在使用されている生体弁（図3）および機械弁の特徴は表3，4のとおりである。近年生体弁はより有効弁口面積（**EOA**）[8]の大きい外巻き弁やステントレス弁が発売され，さらに長期耐久性向上を目的とした抗石灰化処理が進んでいる。

　一方の機械弁ではEOAに関してはすでに期待された値がほぼ得られており，表面加工や弁葉が弁輪に固定されるピボット部分の構造改良による抗血栓性の向上が図られている。

図2 生体弁の種類による内径の違い

商品名	サイズ(mm)	弁輪径	true ID
PERIMOUNT／マグナEASE TFX（エドワーズライフサイエンス社製）	19	18	17
	21	20	19
	23	22	21
Mosaic（メドトロニック社製）	19	17.5	15.5
	21	18.5	16.5
	23	20.5	18.5
Epic™ Supra（セント・ジュード・メディカル社製）	19	19	16.5
	21	21	18.5
	23	23	20.5
Trifecta™（セント・ジュード・メディカル社製）	19	17	16
	21	19	18
	23	21	20.5
Mitroflow（日本ライフライン社製）	19	15.4	15.5
	21	17.3	17
	23	19	19

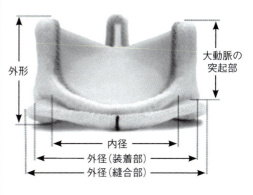

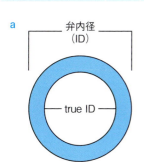
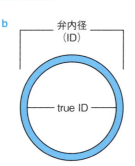
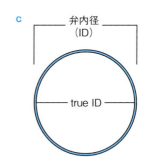

（文献3より改変引用）

図3 生体弁の種類

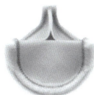
内巻き生体弁
ウシ心膜弁

外巻き生体弁
ウシ心膜弁

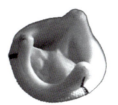
内巻き生体弁
ブタ弁

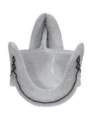
ステントレス
ウシ心膜弁

表3 生体弁の種類と特徴

商品名	分類	主な材料	留置位置	表示サイズ/外径差	EOA (cm²) 19mm	21mm	23mm	25mm	27mm	特徴
CEP (エドワーズライフサイエンス社製)	ステント内巻き弁	ウシ心膜	intra/supra	7〜8mm	1.24	1.45	1.63	—	—	現存の生体弁でもっとも歴史がある。良好な長期成績。
CEP マグナEASE TFX (エドワーズライフサイエンス社製)	ステント内巻き弁	ウシ心膜	supra	5mm	1.35	1.75	2.19	2.35	—	CEPのsupra annular版。CEPと構造はほぼ同一だが、カフがステント下にあるため外径が小さくなっている。
Epic™ Supra (セント・ジュード・メディカル社製)	ステント内巻き弁	ブタ大動脈弁	supra	6〜7mm	1.44	1.57	1.69	1.93	1.81	ブタ弁のなかではEOAが比較的大きい。ステントポストが低い。よい弁尖のみを組み合わせて使用している。
Mosaic Ultra® (メドトロニック社製)	ステント内巻き弁	ブタ大動脈弁	intra/supra	5mm	1.2	1.3	1.5	1.8	2	植え込み時にステントを内倒することにより操作性が高い。ステントポストが低い。
Trifecta™ Valve (セント・ジュード・メディカル社製)	ステント外巻き弁	ウシ心膜	supra	5〜6mm	1.58	1.77	1.94	2.14	2.3	ステント生体弁の同一ラベルサイズで最大のEOAを誇る。
Crown PRT (Mitroflow) (日本ライフライン社製)	ステント外巻き弁	ウシ心膜	intra/supra	2〜4mm	1.4	1.4	1.8	1.8	—	外径がもっとも小さいステント生体弁。
Freedom solo (日本ライフライン社製)	ステントレス弁	ウシ心膜	intra	2mm	1.38	1.62	1.71	1.92	2.16	ステント生体弁よりさらにEOAが大きい。

CEP：Carpenter-Edwards PERIMOUNT™

表4 機械弁の種類と特徴

商品名	特徴
Masters Series (セント・ジュード・ メディカル社製)	現存の機械弁でもっとも歴史のある弁。構造的弁破壊の報告なし。
Masters HP Series (セント・ジュード・ メディカル社製)	Masterシリーズよりも弁輪に対する開口面積が向上。HPはhigh performanceの略。
Regent™ (セント・ジュード・ メディカル社製)	現存の人工弁で弁輪に対する開口面積がATS AP360と並んでもっとも広い。19mmでBSA2.0m^{2}までPPMを生じない。
ATS Standard (センチュリー メディカル社製)	ヒンジ部分にopen pivotを採用することにより血栓形成を抑制する構造となっている。またこの結果、音圧が低くなり、開閉音が静かである。
ATS AP360 (センチュリーメ ディカル社製)	オリフィスにカーボン芯をなくしたため、弁輪に対する開口面積が向上。同じ開口面積を得るのに−3mmの弁輪径である。このためstandadの19mmがAP360の16mmに対応することになり、偶数表記となった。Regent弁と並んで開口面積がもっとも広い。
ON-X® (ON-X LTI社製)	可動性のよいピボットに加え、高純度のパイロライティックカーボンを用いているため、優れた抗血栓性が期待されている。現在低リスク患者における抗血小板薬のみによるPROACT試験が進行中である。
BICARBON 3G (日本ライフライン社製)	弁葉が彎曲しており、開口時に中央と両サイドの3ヵ所の面積が均等になるため、優れた血行動態が維持される。slimlineはregentと同等のperformanceをもっている。
CARBOMEDICS (日本ライフライン社製)	SJMに次ぐ長い歴史をもつ機械弁。カフ形状の異なるスプラアニュラーやオプティフォームがある。

術前検査と手術プランニング

◆心電図

　脚ブロックを生じている場合は、術後に完全房室ブロックに移行し、ペースメーカーが必要になることがある。一般的に大動脈弁置換術では右脚ブロックを生じやすく、術前左脚ブロック症例では特に注意を要する。

◆心エコー

　まず、左室機能を評価する必要がある。心筋が高度に肥厚している場合や、左室機能低下している際には術後の不整脈発生に注意を要する。
　弁輪径などの大動脈弁周囲構造の計測は通常左室長軸像で行われるが、大動脈弁輪は楕円形であり、この像では短軸径を測定しているため、過小評価される。より正確な評価のためには心臓CT若しくは経食道心エコー法が望ましい。ST junctionが狭い症例やValsalva洞の発育不良の症例では、弁置換時に視野が狭く、また作業スペースがかぎられることを念頭に置く。

◆胸部CT

　人工心肺を使用する手術に共通することであるが、カニュレーションや大動脈遮断部位など操作を行う部位の石灰化の有無に関して確認しておく。

大動脈弁二尖弁の場合は，腕頭動脈分岐部までの上行大動脈拡大を有している症例もあり，計測が必要である．45mm以上の場合は，大動脈弁置換術の際に上行大動脈置換術も必要となる．

◆冠動脈造影・心臓CT

冠動脈造影検査では，有意冠動脈狭窄の有無を評価することは重要であるが，左冠動脈主幹部(**LMT**)[9]の長さや左右冠動脈のバランスに関しても評価することが求められる．LMTが短い症例では選択的冠灌流による心筋保護の際に左前下行枝もしくは左回旋枝に選択的に注入するリスクがある．右冠動脈が低形成の症例では，選択的冠灌流の際に右冠動脈への注入を減らすなどの配慮も手術を安全に行うためには必要である．

近年はCT画像の進歩とともに，冠動脈の評価もCTで行えるようになった．冠動脈入口部と大動脈弁との三次元的な位置関係をみるには最適である．左冠動脈は上下方向の位置偏位が多いのに対して，右冠動脈では左右方向の偏位が多い．大動脈－左室移行部に近い左冠動脈や交連部に近い右冠動脈は弁置換により入口部狭窄・閉塞をきたすリスクが高い．また大動脈弁輪径などのサイズ計測はほかのモダリティよりもっとも優れている．

リスクマネージメント，インフォームド・コンセント

2013年の胸部外科学会の年次報告で**AVR**[10]単弁手術の30日死亡は2.2%，院内死亡は2.9%であった．ただし約1/4の症例に**CABG**[11]を併施しており，純粋な単独AVRはさらに低いことが予想される．ちなみに胸部外科学会(米国)(**STS**)[12]での2007～2012年のCABG併施AVRの平均死亡率は4.1%[6]，2005～2010年の単独AVRの平均死亡率は3.1%[7]と1%程度の開きがある．個別患者のリスク算出にはJapan Score(http://www.jacvsd.umin.jp/japanscore.html)を用いるのがもっとも信頼性が高い．

現在のリスクスコアで対応できないリスク項目として，上行大動脈の石灰化，食道癌手術など非心臓胸部手術の既往，frailtyなどが挙げられる．インフォームド・コンセントで死亡率を伝える際に，Japan Scoreなどで算出された値に，これらのリスクが上乗せされるなどの説明も一案である．

これは前項目の繰り返しになるが，完全左脚ブロックを呈している症例や，膜様部付近に石灰化を有する症例では，術後に完全房室ブロックを生じるリスクがあることも説明する必要がある．

手術の概要と術中管理

◆人工心肺セットアップ～心停止

人工心肺を用いる術式でもっとも多く，シンプルな術式である．通常上行大動脈送血，右房1本脱血で人工心肺を確立する．心筋保護は大動脈弁逆流(**AR**)[13]の少ない症例では初回大動脈基部からの順行性心筋保護で心停止を得る．ARが中等度以上の症例では，逆行性や大動脈を切開して冠動脈口に直接注入する選択的冠灌流を併用する．

> **Stop it！**
>
> 選択的冠灌流の際にはカニューレを優しく冠動脈入口部に押し付ける．入口部付近の石灰化などで注入時に脇漏れが生じる場合は，①石灰を取り除く，②カニューラをフィットするタイプに変更する，③逆行性冠灌流などほかの心筋保護手段を用いるなどの工夫が必要である．無理に挿入すると冠動脈解離を生じる可能性がある．

◆大動脈切開～弁切除

　上行大動脈切開時には右冠動脈入口部を確認し，1cm程度頭側で横切開する．内腔を確認しながら左右方向に切開を延長する．

> **Stop it！**
>
> 大動脈切開線が冠動脈入口部に近いと，大動脈閉鎖時に冠動脈入口部狭窄を生じる可能性がある．

　弁尖の形状と冠動脈入口部との位置関係を確認する．
　弁尖を切除し，弁輪の石灰を除去する．大動脈側にある石灰は攝子で除去可能なことが多い．

> **Stop it！**
>
> 弁尖切除，脱灰の際，石灰などの破片が左室内に落ち込まないようにあらかじめ小さめのガーゼを左室内に挿入しておく．弁尖切除後の心腔内洗浄も有効である．

◆人工弁の選択

　使用するサイズの弁が人工臓器患者不適合（**PPM**）[14]を起こさないか，各弁のEOAを念頭に置いて選択する必要がある（表3）．また縫合法によって挿入可能なサイズが異なることがあるため，同時に検討する．

◆人工弁縫着法

弁尖反転縫合法（intra-annular法）（図4a）

　大動脈弁輪をプレジェットもしくはスパゲティ補強を付けた両端針で大動脈側から左室側に刺入し，これを人工弁カフに通し，人工弁を固定する方法．大動脈弁切除断端が補強部材にはさまれる形で大動脈側に反転するためこの名前が付いている．左室流出路に切除断端が突出しないため，弁下での狭窄や機械弁との干渉などの懸念がないが，弁尖組織を反転させるため，この分人工弁のサイズを小さくする必要がある．

大動脈弁上縫合法（supra-annular法）（図4b）

　弁輪反転縫合法と同様の両端針を使用するが，違いは左室流出路側から大動脈側に運針する点である．大動脈弁輪上に乗る形になるため，反転法と比較して大きなサイズの人工弁が使用できるが，弁下部に組織が突出すること，また弁の上に乗るため，冠動脈入口部と干渉することが懸念される．

図4 人工弁縫着法

	everting mattress法	non everting mattress法	simple interrupt法	continuous suture法
縫着時間	△	△	○	×
挿入サイズ	×	△	○	○
弁周囲逆流回避	○	○	×	△
冠動脈との干渉	○	×	△	△

a：弁尖反転縫合法

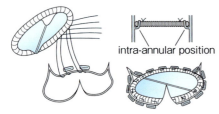

b：大動脈弁上縫合法

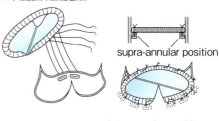

c：単結紮縫合法

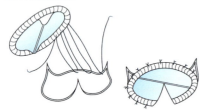

d：連続縫合法

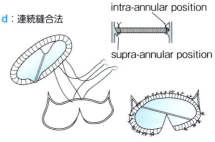

単結紮縫合法（simple interrupted法）（図4c）

弁輪を大動脈側もしくは左室流出路側から運針し，人工弁のカフに通す方法である．片端針で行え，縫着部位によってsupraもしくはintraに固定することができ，mattress法による各縫合糸での弁輪縫縮効果が生じないため，最大サイズの人工弁が使用できるが，単結紮で固定するため，上述の二通りのmattress法と比べて，同じ固定力を得るために2倍の縫合が必要になるため，縫着に時間を要する．また縫合のばらつきによる弁輪周囲逆流の可能性もほかの方法と比較して高いため，注意を要する．

連続縫合法（continuous suture法）（図4d）

各弁尖に対して1本の縫合糸を弁輪→人工弁カフ→弁輪という具合に連続でかけていく方法である．単結紮法と同様に最大サイズの人工弁が挿入でき，かつ縫着時間が短い点が魅力的であるが，組織のカッティングによる弁輪周囲逆流の危険性がeverting mattress法と比較して高いことが報告されており，注意を要する．弁輪周囲組織を十分に取ることが重要である．

◆縫着の確認，大動脈閉鎖

縫着が終了した時点で縫合糸の緩みや弁輪に隙間がないか確認する．大動脈を閉鎖する際は冠動脈入口部と人工弁の関係，特に生体弁ではステント部が冠動脈入口部にかぶって

いないか確認する。外巻き弁ではステント部が大動脈壁に干渉しないことを確認する。干渉しそうな場合は，人工血管などによる大動脈拡大を行う必要がある。

◆人工心肺からの離脱

心筋保護不全の場合，大動脈遮断解除後に心室細動が継続することがあるが，通常は問題なく離脱が可能である。リドカインを使用しても除細動が困難な場合，ベラパミルを0.25〜1mg程度人工心肺から注入すると，除細動が可能となることがある。心収縮性が改善しない場合は，冠動脈入口部のゆがみや人工弁による干渉を疑い，経食道心エコー法などで確認する。ST上昇や低下などの心電図変化を起こさないことがあるため，疑われる場合は再遮断を行い確認するか，静脈を用いた冠動脈バイパス術を追加するなど，対処する必要がある。

術後管理

一般的な術後管理は別項を参照のこと。ここでは，大動脈弁置換術後特に注意する点について述べる。

◆水分管理

AS症例では少なからず左室肥大を伴い，多くは求心性肥大により内腔が狭小化している。左室はコンプライアンスが低下しているため，肺動脈楔入圧を確認し，やや高めに維持するために適切な水分管理が必要となる。

◆リズム管理

内腔狭小化により1回拍出量は制限されているため，徐脈を伴う低心拍出量症候群の状態ではペーシングが有効である。心房キックもコンプライアンスが低下している左室には重要なため，できれば心房ペーシングを行う。左室肥大症例では心筋の線維化も進行している場合が多く，手術後に心室性不整脈を伴うことがある。左室心筋肥大退縮と不整脈予防目的でβ遮断薬は早期から使用することが望ましい。

発作性心房細動が発生すると心房キックが消失し，特に頻脈になると左室が十分に拡張できなくなるため，血行動態が著明に悪化する。この際は迷わず電気的除細動により洞調律復帰を目指すのが得策だが，短期間で再発することも多い。Ⅰ群抗不整脈薬の使用は心室性不整脈を惹起する可能性があるため，アミオダロンなどのⅢ群抗不整脈薬使用が推奨される。

◆抗凝固療法

機械弁の場合，現時点では永続的なワルファリンによる抗凝固療法が必須であるが，生体弁においても一定期間の抗血栓療法が必要である。ガイドラインにより異なるが，わが国のガイドラインでは術後3カ月間のワルファリンを推奨している[1]。ワルファリンによる抗凝固療法の場合，PT-INR[15]を2.0〜3.0にコントロールすることが推奨されているが，On-X弁ではPROACT試験の結果を受けて，PT-INR 1.5〜2.0でのコントロールが可能となっている[2]。

患者教育

　機械弁置換術後に共通することだが，抗凝固療法が必要な期間はビタミンKを多く含む食品の制限が必須である．また体調や食事摂取量の変化によってもPT-INR値は変動するため，定期的な血液検査に加えて体調不良時には受診を勧めることが重要である．鼻出血や外傷に伴う出血の止血に時間がかかるなどで，自己判断で調整をしないよう教育することも必要である．

　また，人工弁置換術後は感染性心内膜炎の発生率が上昇するため，歯科治療などの観血的処置の前に予防的抗菌薬の内服を徹底させることが重要である．

（阿部恒平）

▼略語一覧

① AS：aortic valve stenosis；大動脈弁狭窄症
② INR：international normalized ratio；国際標準化
③ LVEF：left ventricular ejection fraction；左室駆出率
④ TAVI：transcatheter aortic valve implantation；経カテーテル的大動脈弁留置術
⑤ ID：internal diameter；弁内径
⑥ ESC/EACTS：European Society of Cardiology/European Association for Cardio-Thoracic Surgery；欧州心臓病学会／欧州心臓胸部外科学会
⑦ AHA：American Heart Association；米国心臓協会
⑧ EOA：effective orifice area；有効弁口面積
⑨ LMT：left main trunk；左冠動脈主幹部
⑩ AVR：aortic valve replacement；大動脈弁置換術
⑪ CABG：coronary artery bypass grafting；冠動脈バイパス術
⑫ STS：Society of Thoracic Surgeons；胸部外科学会（米国）
⑬ AR：aortic regurgitation；大動脈弁逆流
⑭ PPM：patient prosthesis mismatch；人工臓器患者不適合
⑮ PT-INR：prothrombin time-international normalized ratio；プロトロンビン時間-国際標準比

文献

1) 大北 裕，ほか：弁膜疾患の非薬物治療に関するガイドライン，2012年改訂版．日本循環器学会，ほか，2012．
2) Puskas J, et al：Reduced anticoagulation after mechanical aortic valve replacement：interim results from the prospective randomized On-X valve anticoagulation clinical trial randomized Food and Drug Administration investigational device exemption trial. J Thorac Cardiovasc Surg 147：1202-1210, 2014.
3) Dvir D, et al：Transcatheter aortic valve-in-valve implantation for patients with degenerative surgical bioprosthetic valves. Curr Probl Cardiol 39：7-27, 2014.
4) Vahanian A, et al：Guidelines on the management of valvular heart disease(version 2012). Eur Herat J 33：2451-2496, 2012.
5) Nishimura RA, et al：2014 AHA/ACC Guidelines for the Management of Patients with valvular heart disease：executive summary：a report of the American College of Cardiology/American Heart Association Task Force on Practice Guidelines. Circulation 129：2440-2492, 2014.
6) Shahian DM, et al：The STS AVR + CABG composite score：A report of the STS quality measurement task force. Ann Thorac Surg 97：1604-1609, 2014.
7) Shahian DM, et al：The Society of Thoracic Surgeons isolated aortic valve replacement(AVR)composite score：A report of the STS quality measurement task force. Ann Thorac Surg 94：2166-2171, 2012.

Ⅱ 各論

1 弁膜症②
大動脈弁狭窄症に対するTAVI

大動脈弁狭窄症に対する標準的治療法は外科的大動脈弁置換術であり，経カテーテル大動脈弁置換術（TAVI）❶が導入された現在もこれは変わらない。しかし，従来では手術不可能とされていた症例やハイリスク症例においてTAVIは非常に有効な選択肢であり，これまで良好な成績を上げている。今後デバイスの進歩も期待でき，適応拡大が予想される。本項ではTAVIの適応，術式，術後の注意点について紹介する。

Point
1. 大動脈弁狭窄症に対する標準的治療法は，現在でも外科的大動脈弁置換術である。
2. 現時点でのTAVIの適応は，ハイリスク症例または外科的手術不能症例にかぎっている。
3. 実際の適応に関してはハートチームでの評価が必須である。
4. 術式は経大腿アプローチと経心尖部アプローチが主な方法である。
5. 出血，心原性ショック，脳卒中，完全房室ブロック，血管合併症，弁周囲逆流，弁輪破裂，心室穿孔，留置後の弁位置移動，冠動脈閉塞が主な合併症である。

病態と手術適応

大動脈弁狭窄症は加齢変性によるものが多くを占め，高齢化するわが国において今後も増加する疾患である。発症からしばらくは求心性肥大による代償のために心機能は保たれ無症状で経過するが，症状が現れてからの予後は不良であり，有症状の大動脈弁狭窄症患者は3年以内に75％が死亡するとされ，有症状の重症大動脈弁狭窄症は原則手術適応である[1]。

標準的治療である外科的大動脈弁置換術は洗練された手技であり，わが国における周術期死亡率は約2％と非常に良好である[2]。しかし，実際には高齢やハイリスクという理由で，治療適応の重症大動脈弁狭窄症患者の3～4割は内科的治療しかされていないという現状があった[3]。TAVI導入により，このような症例に介入するチャンスが生まれた。

◆PARTNER試験（図1）
現在のガイドラインの基になる試験であり，ハイリスク群におけるTAVIと外科的大動脈弁置換術を比較したコホートA（図1a）と，手術不能群におけるTAVIと内科的治療のみを比較したコホートB（図1b）からなる大規模研究である。

図1 PARTNER試験

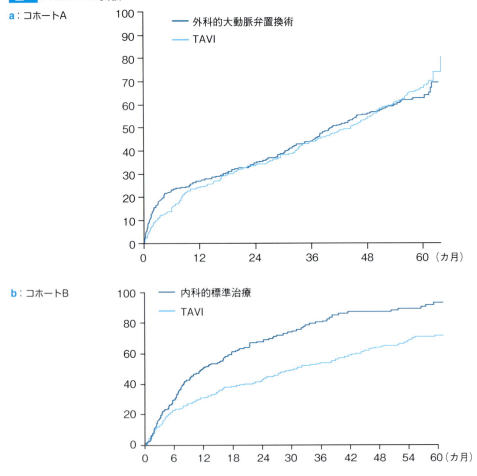

a：コホートA
b：コホートB

結果は，コホートAにおいてTAVIは外科的大動脈弁置換術に対して非劣性を示し，コホートBにおいてTAVIが内科的治療に比べて優位性を示した[4,5]。

◆欧米のガイドライン

AHA/ACC[2]ガイドライン上での大動脈弁狭窄症におけるClass Ⅰの手術適応は，症候性の重症大動脈弁狭窄症すべてと，無症候性の重症大動脈弁狭窄症中の左室収縮機能低下例である。重度の大動脈弁狭窄は，流入速度＞4m/秒，平均圧較差＞40mmHg，または大動脈弁口面積＜1.0cm^{2}と定義されている[6]。

TAVIの治療適応に関する記載は以下のとおりである。外科的大動脈弁置換不能例においては，併存疾患を考慮して，1年以上の生存が期待できる状態であればTAVIが推奨される。ハイリスク症例においては，TAVIは外科的大動脈弁置換術とともに治療の選択肢と

なり，ハートチームで検討する対象となる。中等度リスク以下では外科的大動脈弁置換術が推奨される。

◆リスク評価

手術リスク評価においては，STS❸スコア，logistic Euroスコアといったリスクスコアに加え，石灰化大動脈，胸部放射線治療の既往，ステロイドや免疫抑制薬の内服，悪性腫瘍などリスクスコアに入らない項目も重要となる。さらにTAVI導入から注目されるようになったリスク項目としてfrailty（虚弱）がある。歩行能力などの身体的機能から認知症などの精神的機能を含めた虚弱性を示す概念である。frailtyの評価は実際に患者を目にすることが非常に重要である。

◆ハートチーム

実際の治療適応についてはリスク評価を行ったうえで，最終的に各施設のハートチームによって決定される。TAVIを行う施設にとってハートチームの設立は必須であり，心臓血管外科医，循環器内科医，イメージング専門医，麻酔科医を始めとして関連する部門のコメディカルを加えて構成される。ハイリスク大動脈弁狭窄症患者はすべてハートチームによるカンファレンスによって，適応と治療方針が検討されるべきである。

Stop it！

外科的大動脈弁置換術の成績は高齢者においても良好であり，高齢という理由だけでTAVIを選択してはいけない[7]。ただし高齢患者には併存疾患が多く，ハイリスクになることは事実であり，TAVIを検討するかどうかの目安として年齢を考慮している施設は多い。

手術プランニングと術前イメージング検査

手術プランニングはハートチームカンファレンスで行うが，主に決定するべき事項はアプローチ方法，人工弁の選択，弁のサイズである。このプランニングのためには術前イメージング評価が不可欠である。主に心エコー，マルチスライスCTでサイジングを行うが，心臓MRIも非侵襲的イメージング法としてCTとほぼ同等の情報を得ることができるため有用である。また冠動脈カテーテル検査も虚血性心疾患の併存の有無を評価するために重要である。

◆心エコー

心エコーでは一般的な心機能評価に加え，外科的大動脈弁置換術と同様に大動脈弁狭窄症の重症度評価を行う。より正確な評価のため，経胸壁心エコー法だけでなく，経食道心エコー法も可能なかぎり行ったほうがよい。重症度評価のほかには大動脈弁輪径の計測もCTと併せてエコーで行っておく。

> **Stop it！**
>
> 大動脈弁輪径はエコーにおいて過小評価する傾向があることは，弁サイズを決定する際に頭に入れておく必要がある。その他，心室中隔の左室流出路への張り出しが強いS字状中隔の場合は弁移動のリスクが上がるため，留置位置に注意する必要がある。

◆マルチスライスCT

　マルチスライスCTによる大動脈弁複合体と，アクセスルートのサイジングはTAVIにおいてきわめて重要である。大動脈弁輪径はbasal ringのレベルで測定するが，このレベルでは楕円形をしているため面積，外周長，長径・短径を測定する。弁輪径だけでなくValsalva洞径，ST junctionの径と高さ，冠動脈口の高さ，弁尖の石灰化の量・分布を含めた大動脈弁複合体として全体を評価し，弁サイズの決定とリスク評価を行う必要がある。また大動脈－腸骨動脈の蛇行，石灰化，動脈径からアプローチを選択する。

> **Stop it！**
>
> マルチスライスCTによるサイジングはばらつきが出ることも多く，複数の人間が行うことが望ましい。

TAVI人工弁

　わが国においては2013年に初めてTAVI人工弁が保険償還され，これがバルーン拡張型であるサピエンXT®（エドワーズライフサイエンス社）である。その後2016年に自己拡張型のCoreValve®（メドトロニック社）が保険償還され，さらにサピエンXT®の次世代型となるサピエン3®が新たに保険償還された。

図2　サピエンXT®

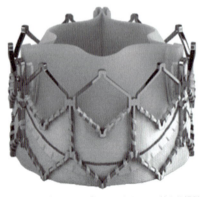

（エドワーズライフサイエンス社より提供）

◆サピエンXT®（図2）

　バルーン拡張型のステント生体弁であり，経大腿アプローチ用と経心尖部アプローチ用のデリバリーシステムがある。

◆サピエン3®（図3）

　サピエンXT®の次世代モデルであり，ロープロファイル化と弁周囲逆流を減らすためのシーリングスカートの追加，留置位置調整機能の追加などが改良点である。

図3 サピエン3®

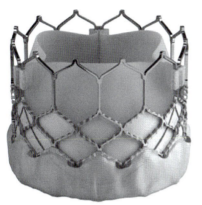

(エドワーズライフサイエンス社より提供)

図4 CoreValve®

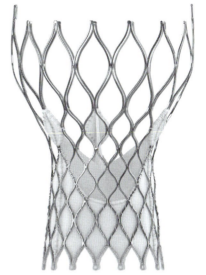

(日本メドトロニック社より提供)

◆CoreValve®(図4)

　形状記憶のナイチノール製フレームを用いた自己拡張型のステント生体弁である。経大腿アプローチに加え経鎖骨下動脈アプローチと直接大動脈アプローチがある。

◆その他

　自己拡張型のAcurate®(Symetis社)やLotus®(Boston Scientific社)が臨床研究段階である。デバイスの選択はバルーン拡張型と自己拡張型でコンセプトも大きく異なり、成績も同等であるため論じるのが難しい。それぞれの症例のリスクを解剖学的に検討しハートチームで最適なデバイスを選択する。

手術の概要と術中管理

　TAVIにおける代表的なアプローチは以下の2つである。

◆経大腿アプローチ(図5)

　TAVIにおいてもっとも侵襲度が低く、標準となるアプローチであり、わが国のTAVIで75%を占めている。欧米においては経大腿アプローチが8割程度であり、今後デバイスの向上とともにロープロファイル化が進み、さらに経大腿アプローチの比率は増加していくことが予想される。解剖学的に可能であればこれを第一選択とする。操作部位から弁までの距離が長いため、位置合わせの微調整が難しいという欠点がある。

◆経心尖部アプローチ（図6）

　経心尖部アプローチでは左側胸部に小開胸を置き，心尖部を露出して人工弁を挿入する．操作部位と弁までの距離が短く位置合わせが容易という長所があるが，開胸するため侵襲度は高くなる．大動脈の強い蛇行や大動脈瘤の存在，shaggy aorta症例，狭小腸骨動脈症例で適応となる．

　その他，経鎖骨下動脈アプローチや直接大動脈アプローチがある．

図5　経大腿アプローチ

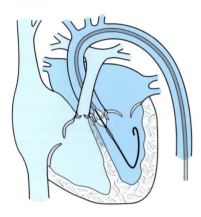

（エドワーズライフサイエンス社より提供）

◆TAVI人工弁の展開

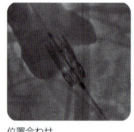

位置合わせ

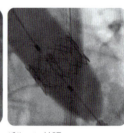

バルーン拡張

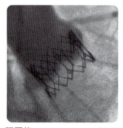

留置後　　　　　（エドワーズライフサイエンス社より提供）

図6　経心尖部アプローチ

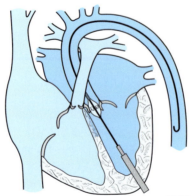

（エドワーズライフサイエンス社より提供）

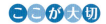

TAVI患者は麻酔導入から手術終了まで，いつ血行動態が破綻してもおかしくないハイリスク患者ばかりである。心臓麻酔の経験の多い麻酔科医の参加が必須であり，麻酔導入時からチームメンバーは手術室に入って急変に対応できる体制で手術を開始するべきである。特にラピッドペーシング前後の血行動態管理はきわめて難しく，難治性の血行動態不安定には積極的に経皮的心肺補助（PCPS）❶などの機械的補助循環を検討すべきである。

周術期合併症と術後管理

TAVIの30日死亡率は初期の海外データで3〜10％，保険償還以降のわが国では約2％と良好な成績を示しているが，さまざまな合併症が起こりうるリスクの高い手技である[4,5,8〜10]。術中の合併症評価は血行動態，心電図モニター，経食道心エコー法と透視画像で行う。術後管理はケアユニットで行い，外科的大動脈弁置換術の術後に準じた管理を行う。

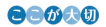

TAVIは侵襲度が低いが，合併症への対応がときとして困難となる。あらゆる事態に備えて，合併症発生時における動きをチームでシミュレーションしておくことが重要である。

周術期の合併症で特に注意するものを以下に並べた。

◆合併症

出血

経心尖部アプローチの際に，心尖部のシース挿入部からの出血の止血に難渋することがある。特に高齢女性では心筋組織の脆弱性が著明である。経験が浅いうちは視野を広く確保し，縫合糸を深くかけられるようワーキングスペースを確保することが重要である。

心原性ショック

TAVI術中は常に循環動態が不安定になる危険性がある。特にラピッドペーシング後に心拍出量が低下しやすいため，ラピッドペーシングの前には血圧を高く保ち，ラピッドペーシングの時間を1秒でも短縮するようチームで手技の習熟度を上げることが重要である。虚血性心疾患を併存している症例や冠動脈バイパス術後の症例では，ラピッドペーシング時に冠血流が低下して血圧低下が遷延しやすい。また重度の左室肥大のため左室内腔が狭小化している症例では，留置後に"suicide left ventricle"とよばれる急激な循環不全をきたすことがあることも頭に入れておく必要がある[10]。その他，心室内のワイヤーが僧帽弁複合体にからんで僧帽弁閉鎖不全をきたし心拍出量が低下することもあるため，術中の経食道心エコー法で僧帽弁逆流評価は常に注意して行う必要がある。

循環動態が不安定な状態が続いた場合は速やかに機械的補助循環を考慮する．重度の低心機能など非常にハイリスクな症例では，あらかじめPCPS補助下でTAVIを行う方法も有効である．

脳卒中

TAVIにおける脳卒中の頻度は3〜5％とされており，大動脈弓部を起源とするアテローム性塞栓が主な原因である[4,5,8〜10]．大動脈性状が悪い場合は，できるかぎり弓部の大動脈壁への接触が少なくなる術式をとるべきである．海外では大動脈弓部の塞栓を防止するためのデバイスも開発されている．

完全房室ブロック

TAVIでは完全房室ブロックや左脚ブロックといった伝導障害が高頻度で出現し，恒久的ペースメーカーの植え込みを必要とする完全房室ブロックが6〜22％に起こるといわれている[4,5,8〜10]．これは人工弁留置により弁尖の石灰化が大動脈弁輪に押し付けられ，房室伝導系の無冠尖・右冠尖接合部を圧迫または損傷することで生じる．危険因子としては術前の右脚ブロックの存在，弁の低位留置，大動脈弁下の石灰化が考えられている．ほとんどは留置直後に出現するが，遅発性のものも存在するため48時間は心臓モニタリングを必ず継続するべきである．

血管合併症

デバイスの進化とともにシースの口径は小さくなり，ロープロファイル化は進んでいるが，狭小な腸骨動脈の症例では動脈損傷のリスクがある．特に全周性の石灰化を伴う狭小腸骨動脈症例では経大腿アプローチ以外を検討すべきである．実際に損傷した場合は血管内治療または外科的治療を行う．

その他ガイドワイヤー操作やバルーン拡張によって大動脈を損傷し，大動脈解離を引き起こすことがある．TAVI術中に発生した大動脈解離は，保存的治療が最適なことが多い．

弁周囲逆流

TAVIでは外科的大動脈弁置換術に比べて弁周囲逆流の頻度が高い．しかしその大半は軽度以下であり，軽度であれば予後に有意差はないといわれている．中等度以上ある場合は再バルーン拡張を考慮するが，弁輪破裂のリスクがあるため慎重に検討すべきである．留置位置が悪いことが原因の場合，特に中等度以上の逆流であれば弁位置移動や脱落のリスクもあるためvalve in valveでの追加留置を検討する[10]．

弁輪破裂

弁輪破裂はTAVIにおいてもっとも怖い合併症の1つである．弁輪に対して大きすぎる径の弁を留置したり，高度石灰化をきたした弁輪を無理に拡大したりすると弁輪の損傷が起こりやすい．特に留置後の再バルーン拡張は危険性が高い．弁輪の外への造影剤の漏出を透視で確認することで診断される．小さな漏出であれば抗凝固薬を中止して保存的にみることもできるが，心タンポナーデなどで血行動態が保てない場合は外科的に修復するほかなく，予後は非常に悪い[10]．

心室穿孔

ガイドワイヤーによる左室穿孔と一時的ペースメーカーによる右室穿孔がある．心エコーで心嚢液貯留を確認することで発見される．慎重な操作と確実なワイヤーキープが予防に重要である．少量であれば心エコーで経時的に観察し，血行動態が崩れる場合は経皮的心嚢ドレナージをまず行う．改善がみられない場合は緊急開胸での外科的止血を要する．

右室穿孔は保存的な止血を期待できるが，左室穿孔では開胸が必要となる場合が多い[10]。

留置後の弁位置移動

弁留置位置が高すぎるまたは低すぎる場合，また弁尖の石灰化の量が少ない場合に，人工弁と組織の接着固定が弱くなり，弁位置移動が生じて大動脈側または左室内へ脱落(図7)することがある。留置を正しい位置に行うために手技の習熟が重要なほか，弁尖の石灰化の量が少ない場合は，弁のサイズを大きくするなどの対策がある。大動脈側にしても左室側への脱落にしても，ガイドワイヤーを決して抜かず，人工弁が反転して血流を遮らないように保つことが重要である。大動脈側への脱落の場合は，下行大動脈までバルーンを用いて引き込んでから再拡張して固定し，2個目の弁を留置する。左室側への脱落の場合は外科的大動脈弁置換術に移行し，外科的に回収する[10]。

冠動脈閉塞

冠動脈閉塞はまれな合併症であり，人工弁でValsalva洞に押し広げられた弁尖の石灰化が冠動脈口を塞ぐことで起こる合併症である。そのため，冠動脈口が低い位置にある症例，Valsalva洞径が小さい症例，弁尖が大きく石灰化の量が多い症例でリスクが高い。術前のCT検査で冠動脈閉塞のリスク評価を行い，リスクが高い場合は留置前に冠動脈にガイドワイヤーを留置して閉塞時にすぐにインターベンションできるよう準備するべきである[10]。

◆抗凝固療法について

術後の抗凝固療法についてはエビデンスのある推奨がないため施設ごとに異なっているが，ステント生体弁が留置されている以上なんらかの抗凝固療法を行うべきである。大規模研究時に行われたように，早期はアスピリンとクロピドグレルの抗血小板薬2剤併用療法(**DAPT**)[5]で開始し，長期的にはクロピドグレルを中止してアスピリン単剤にするプロトコルを実施している施設が多い。心房細動を併存している患者では，ワルファリンを追加または代替で使用したり，出血傾向の強い患者ではアスピリン単剤にしたりするなど症例に併せて調整しているのが現状である。

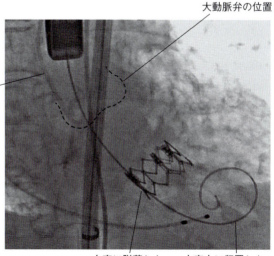

図7 人工弁の左室への脱落

退院後フォローアップ

　TAVI症例は5年間の長期フォローアップを含む使用成績調査が全例で行われていることもあり，ほとんどの実施施設ではTAVI患者を自施設でフォローアップしている。主に心エコーで心機能を評価していくが，評価の中心は弁周囲逆流の評価と弁圧較差の評価である。またTAVI患者は，高齢者や併存疾患の多いハイリスク患者がほとんどであるため，大動脈弁狭窄が解除されて突然死や心不全の進行は防ぐことができても，さまざまな問題で再入院する頻度が高い。心機能だけでなく，全身状態にも気を配ってフォローしていく必要がある。

将来の展望

　中等度リスク症例を含めた大規模研究で良好な成績が発表されており，さらに低リスク症例での大規模研究も開始された。今後，デバイスの改良と長期成績の結果により，適応拡大の可能性は非常に高い。

　またTAVIにおいて適応からはずさざるをえない禁忌として，維持透析または重度腎機能低下の症例，左室内血栓のある症例があるが，維持透析患者へのTAVIが将来的に可能になればTAVI症例数の大幅な増加が予想される。大動脈弁置換後の弁機能不全患者に対するvalve in valveとしてのTAVIもわが国では禁忌だが海外では行われており，わが国での保険適応が待たれる。これが実現すれば弁機能不全に対する再手術の侵襲度が下がるため，生体弁の適応年齢がよりいっそう下がっていく可能性が高い。

（楠原隆義）

▼略語一覧

1. TAVI：transcatheter aortic valve implantation；経カテーテル大動脈弁置換術
2. AHA/ACC：American Heart Association/American College of Cardiology；米国心臓協会/米国心臓学会
3. STS：Society of Thoracic Surgeons；胸部外科学会（米国）
4. PCPS：percutaneous cardiopulmonary support；経皮的心肺補助
5. DAPT：dual antiplatelet therapy；抗血小板薬2剤併用療法

文献

1) Horskotte D, et al：The natural history of aortic valve stenosis. Eur Heart J 9(Suppl E)：57-64, 1988.
2) Committee for Scientific Affairs, The Japanease Association for Thoracic Surgery, Masuda M, et al：Thoracic and cardiovascular surgery in Japan during 2012：Annual report by The Japanese Association for Thoracic Surgery. Gen Thorac Cardiovasc Surg 12：734-764, 2014.
3) Pierard S, et al：Incidence, determinants, and prognostic impact of operative refusal or denial in octogerarians with secere aortic stenosis. Ann Thorac Surg 91：1107-1112, 2011.
4) Kapadia SR, et al：5-year outcomes of transcatheter aortic valve replacement compared with standard treatment for patients with inoperable aortic stenosis(PARTNER 1)：a randomized trial. Lancet 385：2485-2491, 2015.
5) Mack MJ, et al：5-year outcomes of transcatheter aortic valve replacement or surgical aortic valve replacement for high surgical risk patients with aortic stenosis(PARTNER 1)：a randomized controlled trial. Lancet 385：2477-2484, 2015.
6) Nishimura RA, et al：2014 AHA/ACC Guideline for the management of patients with valvular heart disease：executive summary：a report of the American College of Cardiology/American Heart Association Task Force on Practice Guidelines. Circulation 129：2440-2492, 2014.
7) Ohno M, et al：Current state of symptomatic aortic valve stenosis in the Japanese elderly. Circ J 75：2474-2481, 2011.
8) Sawa Y, et al：Clinical efficacy of transcatheter aortic valve replacement for severe aortic stenosis in high-risk patients：the PREVAIL JAPAN trial. Surg Today 45：34-43, 2015.
9) Adams DH, et al：Transcatheter aortic-valve replacement with a self-expanding prosthesis. N Engl J Med 370：1790-1798, 2014.
10) Laborde JC, et al：Complication at the time of transcatheter aortic valve implantation. Methodist Debakey Cardiovasc J 8：38-41, 2012.

Ⅱ 各論

1 弁膜症③
大動脈弁閉鎖不全症に対する大動脈弁形成術

外科的治療を要する大動脈弁閉鎖不全症（AR）[1]を患う患者層は，大動脈弁狭窄症のそれと比較して比較的若年であり，無症状であることがほとんどである。そこで外科に紹介されるのは心拡大が著明になってからのことが多い。しかし，一定以上の心拡大や心機能低下が確実に予後に悪影響を及ぼすことが判明し，最新のガイドライン上は手術適応の閾値が引き下げられている。このことは，以前は弁置換が唯一の治療手段だったのが，近年では弁形成という選択肢が出現してきたことと密接に結び付いている。僧帽弁形成術における経験もそれを後押ししているであろう。しかし，大動脈弁形成術（AVP）[2]は，現時点では確立していない発達途上の術式であり，不明な点も数多い。そこで本項では，現時点でのAVPの適応，術式，術後の注意点について紹介する。

Point

1. AVPという選択肢の出現により，ARの手術適応の閾値が低下してきている。
2. 弁尖の性状と長さ（geometric height）が，AVPの適応決定において重要である。
3. AVPの適応は，人工弁と比較した再手術回避率，合併症発生率を考慮して決定する。
4. すべての機序に応じて形成は可能であるが，弁尖短縮によるType Ⅲに対しては再発のリスクが高く，適応には慎重になるべき。
5. 出血，心筋虚血，大動脈弁逆流，完全房室ブロック，心室中隔欠損，洞不全症候群が主な術後合併症である。

病態と手術適応

◆ARの病態

ARの原因としては，以前はリウマチ性がほとんどであったが，現在は変性によるものが大半を占めている。次いで二尖弁などの先天性異常，感染性心内膜炎によるものなどが挙げられる。また，弁尖の異常がなくても，Marfan症候群などの結合織異常に代表される大動脈基部や上行大動脈の拡張により，弁尖の接合不全が生じてARが生じるし，そのまた逆もしかりである。したがって，ARの病態を理解するうえで，弁尖だけではなく，基部や交連やsino-tubular junction（STJ）[3]も含めた大動脈基部複合体を総合的に評価することが重要である。

慢性ARは容量負荷による左室の遠心性拡大が主病態であり，圧負荷に対する心肥大は

大動脈弁狭窄によるそれと比較すると程度は軽い．長期間無症状で経過するが，非代償期になると左室収縮能低下が始まり，ついには不可逆性となる．そうなると手術をしても遅いので，後述するステージC1の段階で手術に踏み切るのがベストのタイミングであろう．

◆ARに対する手術適応

2008年の米国心臓協会（AHA）[4]と米国心臓病学会（ACC）[5]のガイドラインでは，慢性ARに対する手術適応は左室径に関してはLVESD[6]＞55mm，もしくはLVEDD[7]＞75mmがクラスⅡa，LVESD＝50〜55mm，もしくはLVEDD＝70〜75mmがクラスⅡb，それ以下がクラスⅢであった[1]．

2014年に改訂されたそれは，慢性ARを重症度と進行度によって4段階のステージに分類し，治療方針決定の指針とするよう推奨している[2]．それによると，単独手術の適応はステージDがクラスⅠ，ステージC2が左室収縮能低下がある場合（LVEF[8]＜50％）はクラスⅠ，左室径拡大がある場合（LVESD＞50mm，あるいは＞25mm/m^2）はクラスⅡa，ステージC1で進行性の左室拡大（LVEDD＞65mm）がある場合クラスⅡbとなっている（表1，2）．

すなわち2014年の改訂では，ARの手術適応の閾値が明らかに引き下げられているのである．このことは，無症状であっても著明な心拡大や心機能低下が現れてからでは，外科的治療後の予後が悪いというエビデンスによるのはもちろんだが，近年では弁形成という選択肢が出現してきたこととも無関係ではないであろう．また，体格を考慮した左室径拡大の指標を明記している点も注目される．

2012年の欧州心臓病学会（ESC）[9]のガイドラインでも，LVESD＞25mm/m^{2}がクラスⅡaに記載されているが（表3）[3]，2012年の日本のガイドラインは2008年のAHA/ACCのガイドラインに準拠した形になっている（表4）[4]．

表1 2014年のAHAとACCのARに対する治療のガイドライン

推奨	COR（推奨クラス）	LOE（エビデンスレベル）
重症大動脈弁閉鎖不全症を有する有症候性患者には，左室収縮機能にかかわらず大動脈弁置換術が推奨される（ステージD）	Ⅰ	B
左室収縮機能が低下した（左室駆出率50％未満）慢性重症大動脈弁閉鎖不全症を有する無症候性患者には，大動脈弁置換術が推奨される（ステージC2）	Ⅰ	B
重症大動脈弁閉鎖不全症を有する患者（ステージCまたはD）が，ほかの理由により心臓手術を受ける際には，大動脈弁置換術が推奨される	Ⅰ	C
左室収縮機能が正常（左室駆出率50％以上）だが，左室が高度に拡張（左室収縮末期径50mmを超える，ステージC2）した重症大動脈弁閉鎖不全症を有する，無症候性患者に対する大動脈弁置換術は妥当である	Ⅱa	B
中等度大動脈弁閉鎖不全症を有する患者（ステージB）が，ほかの理由により心臓手術を受ける際の大動脈弁置換術は妥当である	Ⅱa	C
左室収縮機能が正常（左室駆出率50％以上，ステージC1）だが，左室が持続的高度に拡張（左室拡張末期径65mmを超える）している重症大動脈弁閉鎖不全症を有する無症候性患者に対する大動脈弁置換術は，手術リスクが低ければ考慮してもよい	Ⅱb	C

（文献2より改変引用）

表2 2014年のAHAとACCのガイドラインによるARのステージ分類と重症度分類

a：ARのステージ分類

	定義	AR	左室収縮能	左室径	症状
A	ARのリスク	なし-トレース	正常	正常	なし
B	進行性AR	軽度-中等度	正常	正常-軽度拡大	なし
C	無症候性高度AR	高度	C1：正常（LVEF≧50%） C2：低下（LVEF＜50%）	C1：軽度-中等度拡大（LVESD≦50mm） C2：著明拡大（LVESD＞50mm あるいは＞25mm/m²）	なし
D	症候性高度AR	高度	正常（LVEF≧50%）あるいは軽度-中等度低下（LVEF＝40～50%）あるいは高度低下（LVEF＜40%）	中等度-高度拡大	あり

b：ARの重症度分類

	軽度	中等度	高度
ジェット幅（%）	＜25	25～64	≧65
縮流部（vena contracta, cm）	＜0.3	0.3～0.6	＞0.6
逆流（mL/心拍）	＜30	30～59	≧60
逆流率（%）	＜30	30～49	≧50
有効逆流弁口面積（cm²）	＜0.10	0.10～0.29	≧0.30
大動脈造影（grade）	1＋	2＋	3＋～4＋

（文献2より改変引用）

表3 重症大動脈弁閉鎖不全症に対する手術適応（2012年のESCガイドラインより）

	クラス	レベル
有症候性患者には手術が推奨される	I	B
安静時左室駆出率50%以下の無症候性患者には，手術が推奨される	I	B
冠動脈バイパス術，上行大動脈手術，もしくはほかの弁膜症手術を受ける際には大動脈弁に対する手術も推奨される	I	C
安静時左室駆出率が50%を超え，左室が高度に拡張（左室拡張末期径70mmを超える，もしくは左室収縮末期径50mmまたは25mm/m²を超える）した無症候性患者に対して手術を考慮すべきである	IIa	C

（文献3より改変引用）

ここが大切

慢性ARに対する手術適応は，弁形成という選択肢が出現してきたことにより，無症状であっても著明な心拡大や心機能低下が現れる前が望ましいという方向にシフトしてきている。

表4　2012年の日本のガイドライン

クラスⅠ
1. 胸痛や心不全症状のある患者（ただし，LVEF＞25％）
2. 冠動脈疾患，上行大動脈疾患またはほかの弁膜症の手術が必要な患者
3. 感染性心内膜炎，大動脈解離，外傷などによる急性AR
4. 無症状あるいは症状が軽微の患者で左室機能障害（LVEF 25〜49％）があり，高度の左室拡大を示す

クラスⅡa
無症状あるいは症状が軽微の患者で
1. 左室機能障害（LVEF 25〜49％）があり，中等度の左室拡大を示す
2. 左室機能正常（LVEF ≧50％）であるが，高度の左室拡大を示す
3. 左室機能正常（LVEF ≧50％）であるが，定期的な経過観察で進行的に，収縮機能の低下/中等度以上の左室拡大/運動耐容能低下を認める

クラスⅡb
1. 左室機能正常（LVEF ≧50％）であるが，軽度以下の左室拡大を示す
2. 高度の左室機能障害（LVEF ＜25％）のある患者

クラスⅢ
1. まったく無症状で，かつ左室機能も正常で左室拡大も有意でない

（文献4より改変引用）

◆AVPの適応

一般的なAVPの適応は以下のごとくである。
①若年（一般的には生体弁の予後が悪い65歳以下）
②弁尖の硬化・変性が軽度（二尖弁のrapheは除く）
③弁尖に十分な長さがある（一般的には三尖弁で16mm以上，二尖弁で19mm以上[5]）

これらはあくまで目安であり，たとえば70歳代でも，弁尖がほぼ正常で基部の拡張が主因であれば（Brussels groupによる分類のType Ⅰa，Ⅰb，Ⅰcなど：表5）[6]，形成をトライする価値は十分あるだろう。逆に30歳，40歳代の若年者が，どうしても抗凝固療法を避けたいのであれば，多少チャレンジングであっても，十分議論のうえで形成する意義はあるだろう。

AR患者は比較的若年であるため，僧帽弁以上に形成術のメリットが強調されるべきである。しかし僧帽弁と違いAVP自体がまだ発展途上の術式であるため，適応には慎重になるべきである。一方，前述のごとく病状末期になれば術後の予後が悪いだけでなく，弁輪拡大，弁尖の延長や変性が加わり，AVPの可能性自体が低下してくる。前述のガイドラインは，あくまで人工弁による大動脈弁置換術（**AVR**）❿を想定した推奨であることを忘れてはならない。

今後AVPの経験が増え，良好な長期予後が見込める術式として確立されれば，僧帽弁のように，「確実に長持ちする形成が見込めるのであれば」という条件付きで，さらに早期の手術が推奨される日が近い将来くるかもしれない。

表5 ARの機序によるBrussels groupの分類

分類	Type I（大動脈基部拡大を伴う正常弁あるいは穿孔）				Type II（弁の逸脱）	Type III（弁の可動制限）
	Ia	Ib	Ic	Id		
発生機序						
術式（一次的）	STJ縫縮 上行大動脈置換	自己弁温存大動脈基部置換（reimplantation法または交連部縫縮を伴うremodeling法）	交連部縫縮	自己あるいはウシ心膜によるパッチ形成	逸脱修復 弁尖縫縮 三角切除 自由縁補強 パッチ形成	弁尖修復（シェービング）脱灰 パッチ形成
（二次的）	交連部縫縮		STJ縫縮	交連部縫縮	交連部縫縮	交連部縫縮

術前検査と手術プランニング

◆心エコー

　severe ARであれば，LVEDD，LVESD，LVEFを計測し，手術適応の有無を判断する。手術適応があれば，弁尖の可動性を評価して，弁形成の適否を判定する。弁尖の硬化が強かったり，狭窄をきたしている症例では弁の温存は困難で，AVRを考慮すべきである。ただし，二尖弁のrapheの硬化は切除することが多いので，このかぎりではない。

　硬化がなくても，弁尖が短縮している症例，すなわちBrussels groupのType III[6)]では，よほど若年でないかぎり形成は控えたほうが無難であろう。自己心膜で弁尖を延長すれば形成は可能であるが，心膜を用いた形成術の遠隔成績が不良であるからだ。

ここが大切

　欧米人の体格でいうと，三尖弁では弁輪より弁尖までの長さ（geometric height：GH）[1)]が16mm以下，二尖弁では19mm以下では形成を控えたほうがよいとされており，症例の年齢や体格や背景を考慮して，慎重に適応を決定すべきであろう。

　弁形成をすることに決定したら，次いでジェットの位置や方向より弁尖病変を診断する。これには経食道心エコー法が有用である。もし偏心性のジェットがあれば，cusp prolapseが疑われるし，交連付近からのジェットであれば，fenestrationやstrand ruptureが疑われるので，自己心膜を準備しておいたほうが無難であろう。基部のgeometryの正確な測定には3Dエコー

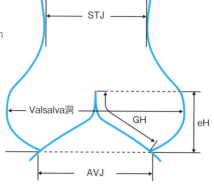

図1 大動脈基部の解剖
STJ：sino-tubular junction
AVJ：aorto-ventricular junction
GH：geometric height
eH：effective height

が必須であるが，それができなくても2Dで基本的な測定をしておく．すなわちaorto-ventricular junction（**AVJ**）[12]，Valsalva洞，STJの径とeffective height（**eH**）[13]である（図1）．

◆CT

心エコーで観察できない情報として，上行大動脈から弓部大動脈に至る性状や最大径，冠動脈の走行などを評価する．とりわけ冠動脈の左主幹部の長さは心筋保護注入における留意点，回旋枝の走行は後述するexternal suture annuloplastyにおいて回旋枝を巻き込むかどうかの重要なポイントであるので注意深く観察する．

次いで基部のgeometry評価に移る．3D-CTにより各断面の周径，面積よりAVJ，Valsalva洞，STJの平均径を測定する．弁の温存にAVJ径の上限はないが，AVJ径28mm以上では再発のリスクが高いので，なんらかのannuloplastyは必須である．Valsalva洞径からは，「基部大動脈瘤」（p447）を参考として基部置換の要否を判断する．Brussels groupの病形分類においても，単独病変はむしろ少数で，STJ拡張によるTypeⅠa病変を合併していることが多いので注意を要する．

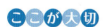

術前CTで冠動脈の左主幹部の長さや回旋枝の走行を注意深く観察し，心筋保護注入やexternal suture annuloplastyにおける合併症を回避するよう留意する．

リスクマネージメント，インフォームド・コンセント

◆早期死亡率

2014年の日本胸部外科学会の統計によると，わが国の単独大動脈弁手術（ただし22％に冠動脈バイパス術追加）におけるAVRとAVP後の30日死亡率はそれぞれ1.6％，1.7％，在院死亡はそれぞれ2.4％，3.0％であった[7]．ただしこれらは大動脈弁狭窄と閉鎖不全の別が不明だが，Brussels groupは慢性重症ARのみをAVRとAVPにpropensity score matchingして比較したところ，平均年齢はそれぞれ63±12歳，65±10歳とやや高いものの，手術死亡

率はそれぞれ5％，2％と後者で明らかに低かった[8]．

　海外の経験豊富な施設では，平均年齢50～56歳の単独弁形成術後死亡率は軒並み1％以下であり[9～11]，筆者の施設でも急性解離や合併手術を含む88例のAVP中，死亡例を認めていない．すなわち少なくともAVPのリスクはAVRのそれよりも低いことは間違いないであろう．

　個々の症例においては，日本心臓血管外科手術データベースより算出されたJapanSCOREを用いて30日死亡率と主要合併症の発生率を算出できるので参考にしたらよいであろう（https：//jcvsd.org/JapanSCORE/）．

◆再手術リスク

　古くからAVPに取り組み，もっとも長い観察期間を有するMayo Clinicからの報告によると，平均年齢53±17歳の331例の5，10，15年再手術回避率はそれぞれ90％，79％，72％であった[11]．このシリーズには1986年以降と，比較的古い症例が含まれており，近年のsophisticatedされた術式にかぎると，追跡期間が短いものの，やや良好となっている．先述のpropensity score matchingしたBrussels groupのシリーズでは9年再手術回避率は92±4％であり，10年以降の成績が期待される[8]．

　ARの機序別による解析では，Brussels groupでの1996年以降の平均年齢54±16歳の264例の5年再手術回避率は92±4％であったが，Type Ⅰ，Ⅱ，Ⅲのそれはそれぞれ93±5％，94±6％，84±13％と，Type Ⅲで著しく劣る結果であった[9]．

　弁の形態による解析では，Homburg groupでの1995年以降の平均年齢56±17歳の640例（基部置換や急性解離も含む）の10年再手術回避率は三尖弁で93％だが，二尖弁で81％と劣っていた[10]．

　手技による解析では，Homburg groupでの1995年以降の平均年齢49～58歳の604例（基部置換や急性解離も含む）の5年再手術回避率は，手技（central plication, triangular resection, pericardial patch）にかかわらず94～95％であった[12]（表6）．

　これらをAVRと比較するには，弁の種類と年齢別に検討する必要があり，詳細は成書に譲る．簡単に述べると，生体弁の構造劣化による10年再手術回避率は，海外からの報告によると60歳未満で90±3％，60～70歳で95±1％，70歳を超えると99±0.5％である[13]．わが国からの報告によると，65歳未満で90.8％，65歳以上で97.4％であった[14]．これらは15年になるとさらに差が大きくなり，海外では60歳未満で60±6％，60～70歳で90±3％（70歳を超えたデータなし）[13]，わが国ではそれぞれ47.2％，94.4％であった[14]．

　機械弁の構造劣化の報告はなく，再手術の原因は感染，弁周囲逆流，人工弁血栓症で，年齢の影響もほとんどなく，再手術回避率は海外からの報告で10年98±0.15％，20年97±0.35％[15]，わが国でも10年98.0％，20年94.8％とほぼ同等であった[16]（表6）．したがってAVPの再手術リスクは明らかに機械弁に劣るが，比較的若年者であれば生体弁を凌駕すると考えてよいであろう．

◆その他の遠隔合併症リスク

　前述のMayo Clinicの331例は，26％がfollow up時にワルファリンを内服しており，5，10，15年弁関連イベント（脳梗塞，出血，感染）回避率はそれぞれ95％，92％，87％であり，単独AVP123例に絞るとそれぞれ97％，95％，91％であった[11]．その内訳は5年の段階では脳梗塞，出血，感染回避率がそれぞれ98％，94％，100％であった[17]．

表6 人工弁置換，弁形成術後の遠隔期合併症の発生頻度の比較

	機械弁置換	生体弁置換	弁形成
再手術回避率	95～97%/20年	60～65歳以上：90～94%/15年 60～65歳以下：47～60%/15年	92～93%/9～10年（主に三尖弁）
出血（%/patient-year）	1.0～2.5	0.2～1.1	0～0.23
血栓塞栓症（%/patient-year）	0.8～2.3	0.3～1.2	0.2～1.1
感染性心内膜炎（%/patient-year）	0.2～0.6	0.6～0.9	0.16～0.19

Homburg groupからの報告では，1995年以降にAVPを受けた640例（基部置換や急性解離も含む）の血栓塞栓症の発症リスクは0.2%/年，感染リスクは0.16%/年であった。彼らの症例では術後2カ月アスピリンを投与しており，ワルファリンは心房細動の18例に投与したのみで，出血合併症は観察されなかった[10]。再手術，血栓塞栓症，感染，出血をすべて含んだ弁関連合併症回避率は10年で88%であったが，弁の形態で分けると三尖弁93%，二尖弁80%であった[10]。

Brussels groupで，1995年以降定期的にAVPを受けた475例（基部置換を含む）の血栓塞栓症の発症リスクは1.1%/年，感染リスクは0.19%/年であった。彼らの症例でもワルファリンは心房細動症例に短期間投与するのみで，基本的には少量アスピリン投与のみであるが，出血リスクが0.23%/年とHomburg groupよりも高かった[18]。

一方，人工弁置換術後の弁関連イベントとしては，生体弁置換後の血栓塞栓症リスクは0.3～1.2%/年[14]，出血リスクが0.2～1.1%/年[14]，感染リスクが0.6～0.9%/年[19]であった。機械弁のそれはそれぞれ0.8～2.3%/年[20]，1.0～2.5%/年[20]，0.2～0.6%/年[20,21]であった。

これらを参考にして年齢，手術リスク，耐久性のある形成か可能かどうかを考慮して，最終的に術式を選択すればよいであろう（表6）。

手術の概要と術中管理

手術の概要はBrussels groupによるARの機序による分類に沿って説明するのが実践的である[6]。

①STJの拡大によるType Ⅰaは，上行大動脈を置換することで逆流の制御は容易であるが，STJを必要以上に縫縮するとかえって弁尖は逸脱するので注意が必要である。

Stop it！

STJの過度の縫縮はiatrogenic prolapseを惹起するので注意が必要である。

②STJとValsalva洞も拡大するType Ⅰbは弁温存基部置換術のよい適応であり，「基部大動脈瘤」（p447）を参照いただきたい。

③弁輪のみの拡大であるType Ⅰc病変に対してはCabrolらのsubcommissural annuloplastyが簡便で有用であるが，部分的な弁輪縫縮は再発のリスクも高い。したがって全周性の

弁輪縫縮が望ましく，Schäfersらのexternal suture annuloplasty[22]（図2a），Lansacらのexternal flexible ring[23]（図2b），Rankinらのinternal rigid ring[24]（図2c）などが，現在臨床で主に用いられている。これらの詳細は本稿では割愛するが，いずれにせよ，弁尖同士の接合面を増し，遠隔期成績向上に寄与すると期待されている。

④弁尖perforation/fenestrationによるType Idは自己あるいはウシ心膜によるパッチを用いれば形成は容易であるが，二弁尖にわたり3カ所以内に留めるべきとされている[25]（図3a，b）。

> **Stop it !**
> Type Idでは二弁尖以上，3カ所以上のパッチ形成は避け，AVRを考慮すべきである。

⑤弁尖逸脱によるType Ⅱに対してはcentral plicationが頻用されている（図3c）。Expanded polytetrafluoroethylene（ePRFE）糸（CV-7など）を弁尖の自由縁の全長にかけて縫縮する方法は，長さの調整が難しく，ごく薄い弁尖では損傷する危険性もある（図3d）。目標の高さはeH＝9〜10mmとされているが，GHが短ければ，eH＝8mmでも十分な接合面（4mm以上）を確保できて，三尖の高さをそろえることができれば許容できる。

図2 現在主に臨床で用いられているcircular annular support

a：external suture annuloplasty　　b：external flexible ring annulopasty

c：internal rigid ring

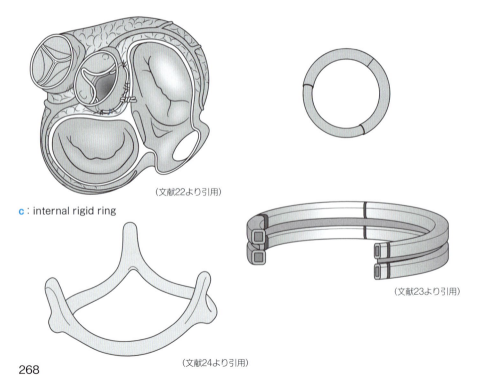

（文献22より引用）
（文献23より引用）
（文献24より引用）

図3 弁尖を形成する種々の方法

a：弁尖穿孔に対するパッチ形成　　b：fenestrationの心膜パッチ補強　　c：弁尖逸脱に対するcentral plication

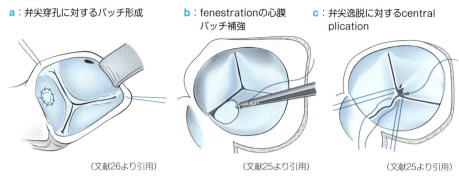

（文献26より引用）　　（文献25より引用）　　（文献25より引用）

d：弁尖逸脱に対する自由縁全長の均等な短縮　　　　　　e：短縮した弁尖の心膜による延長

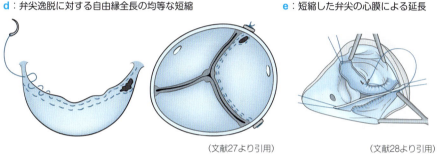

（文献27より引用）　　（文献28より引用）

⑥弁尖短縮によるType Ⅲに対しては，心膜などによる弁尖延長が必要であるが，心膜の使用は再発のリスクが高く，前述のごとく適応には慎重になるべきである（図3e）。

◆術中管理

Type Ⅰbに対する基部置換以外では，留意すべき出血点はaortotomyのみである。上行置換した症例では人工血管に，そうでなくてもaortotomy閉鎖後に基部に心筋保護液を注入することにより遮断解除前にmajor bleeding pointを判別可能である。冠動脈口が高位にある症例では上行置換の際にねじれなどにより心筋虚血が発生する可能性があり注意が必要である。また，external suture annuloplastyでは，ときに回旋枝が引きつれて，この領域の虚血を生じることがあり，特に注意が必要である。

　冠動脈に問題があれば，心室性不整脈が頻発したり，低心拍出量症候群を呈して人工心肺離脱が困難となる。理想的には上行大動脈の吻合をやり直したり，external suture annuloplastyを解除することが必要となる。これでも虚血が解除されなければ，責任領域へのバイパスを躊躇すべきではない。したがって少なくとも大腿までは消毒をしておき，大伏在静脈が採取できるようにしておく。

> **Stop it！**
> 左冠洞のもっとも深い部位では，external suture annuloplastyの糸で回旋枝の狭窄や閉塞を生じうるので，この部位の糸はなるべく弁輪に沿うよう留意する。

術後管理

　出血，心筋虚血，大動脈弁逆流，完全房室ブロック，心室中隔欠損，洞不全症候群が主な術後合併症であるが，「基部大動脈瘤」(p447)と共通する部分がほとんどなので，同章を参照いただきたい。

患者教育

　AVPにおいては，もともと弁尖逸脱がなくても，root geometryの変化によりiatrogenic prolapseをきたし，弁尖に操作を必要とする症例が多い。もっとも重要なのはこれらの縫合ラインの離開を防ぐことである。したがって退院後も自宅での血圧測定を励行してもらい，血圧コントロールの重要性を認識してもらう。拡張病変のある患者では，その後の拡張を防ぐ意味でも重要である。
　定期的な心エコーでのfollow upの重要性も理解してもらう。どんなに順調な経過であっても1年に1回の心エコーを励行してもらう。
　術後の抗凝固療法は不要であるが，自己心膜使用例ではアスピリンを短期間服用するので，この間の歯科的・外科的処置は急を要さなければ服用終了後に計画してもらう。自己心膜やグラフト使用例では，感染はまれではあるが，歯科的・外科的処置や外傷時には抗生物質投与を考慮していただく。

退院後フォローアップ

　「基部大動脈瘤」(p447)と共通する部分がほとんどなので，同章を参照いただきたい。

（國原　孝）

▼略語一覧

① AR：aortic regurgitation；大動脈弁閉鎖不全症
② AVP：aortic valvuloplasty；大動脈弁形成術
③ STJ：sino-tubular junction
④ AHA：American Heart Association；米国心臓協会
⑤ ACC：American College of Cardiology；米国心臓病学会

⑥ LVESD：left ventricular end-systolic diameter；左室収縮末期径
⑦ LVEDD：left ventricular end-diastolic diameter；左室拡張末期径
⑧ LVEF：left ventricular ejection fraction；左室駆出率
⑨ ESC：European Society of Cardiology；欧州心臓病学会
⑩ AVR：aortic valve replacement；大動脈弁置換術
⑪ GH：geometric height
⑫ AVJ：aorto-ventricular junction
⑬ eH：effective height

文献

1) Bonow RO, et al：2008 focused update incorporated into the ACC/AHA 2006 guidelines for the management of patients with valvular heart disease：a report of the American College of Cardiology/American Heart Association Task Force on Practice Guidelines (Writing Committee to Revise the 1998 Guidelines for the Management of Patients With Valvular Heart Disease)：endorsed by the Society of Cardiovascular Anesthesiologists, Society for Cardiovascular Angiography and Interventions, and Society of Thoracic Surgeons. Circulation 118：e523-661, 2008.

2) Nishimura RA, et al：2014 AHA/ACC Guideline for the Management of Patients With Valvular Heart Disease：executive summary：a report of the American College of Cardiology/American Heart Association Task Force on Practice Guidelines. Circulation 129：2440-2492, 2014.

3) Vahanian A, et al：Guidelines on the management of valvular heart disease(version 2012)：The Joint Task Force on the Management of Valvular Heart Disease of the European Society of Cardiology(ESC)and the European Association for Cardio-Thoracic Surgery(EACTS). Eur Heart J 33：2451-2496, 2012.

4) 日本循環器学会, ほか編：弁膜疾患の非薬物治療に関するガイドライン(2012年改訂版). http：//www.j-circ.or.jp/guideline/pdf/JCS2012_ookita_h.pdf

5) Schäfers HJ, et al：Cusp height in aortic valves. J Thorac Cardiovasc Surg 146：269-274, 2013.

6) Boodhwani M, et al：Repair-oriented classification of aortic insufficiency：impact on surgical techniques and clinical outcomes. J Thorac Cardiovasc Surg 137：286-294, 2009.

7) Committee for Scientific Affairs, The Japanese Association for Thoracic Surgery,Masuda M, et al：Thoracic and cardiovascular surgery in Japan during 2014：Annual report by The Japanese Association for Thoracic Surgery. Gen Thorac Cardiovasc Surg 64：665-697, 2016.

8) de Meester C, et al：Valve repair improves the outcome of surgery for chronic severe aortic regurgitation：a propensity score analysis. J Thorac Cardiovasc Surg 148：1913-1920, 2014.

9) de Kerchove L, et al：Repair of aortic leaflet prolapse：a ten-year experience. Eur J Cardiothorac Surg 34：785-791, 2008.

10) Aicher D, et al：Aortic valve repair leads to a low incidence of valve-related complications. Eur J Cardiothorac Surg 37：127-132, 2010.

11) Sharma V, et al：Expanding relevance of aortic valve repair-is earlier operation indicated? J Thorac Cardiovasc Surg 147：100-107, 2014.

12) Aicher D, et al：Cusp repair in aortic valve reconstruction：does the technique affect stability? J Thorac Cardiovasc Surg 134：1533-1538, 2007.

13) Forcillo J, et al：Carpentier-Edwards pericardial valve in the aortic position：25-years experience. Ann Thorac Surg 96：486-493, 2013.

14) Minakata K, et al：Long-term outcome of the carpentier-edwards pericardial valve in the aortic position in Japanese patients. Circ J 78：882-889, 2014.

15) Emery RW, et al：The St.Jude Medical cardiac valve prosthesis：a 25-year experience with single valve replacement. Ann Thorac Surg 79：776-782, 2005.

16) Minakata K, et al：Twenty-year outcome of aortic valve replacement with St.Jude Medical mechanical valves in Japanese patients. Circ J 79：2380-2388, 2015.

17) Minakata K, et al：Is repair of aortic valve regurgitation a safe alternative to valve replacement? J Thorac Cardiovasc Surg 127：645-653, 2004.

18) Price J, et al：Risk of valve-related events after aortic valve repair. Ann Thorac Surg 95：606-612, 2013.

19) Desai ND, et al：Bioprosthetic aortic valve replacement：stented pericardial and porcine valves. in"Cardiac surgery in the adult(3rd ed), Chapter 34"(Cohn LH, ed), McGraw-Hill, NY, USA, 2007, p858-894.

20) Emery RW, et al：Aortic valve replacement with a mechanical cardiac valve prosthesis. in"Cardiac surgery in the adult(3rd ed), Chapter 33"(Cohn LH, ed), McGraw-Hill, NY, USA, 2007, p841-855.

21) Toole JM, et al：Twenty-five year experience with the St.Jude medical mechanical valve prosthesis. Ann Thorac Surg 89：1402-1409, 2010.

22) Aicher D, et al：Early results with annular support in reconstruction of the bicuspid aortic valve. J Thorac Cardiovasc Surg 145：S30-34, 2013.

23) Lansac E, et al：Long-term results of external aortic ring annuloplasty for aortic valve repair. Eur J Cardiothorac Surg 50：350-360, 2016.

24) Mazzitelli D, et al：Geometric ring annuloplasty as an adjunct to aortic valve repair：clinical investigation of the HAART 300 device. Eur J Cardiothorac Surg 49：987-993, 2016.

25) Schäfers HJ, et al：Aortic valve reconstruction in myxomatous degeneration of aortic valves：Are fenestrations a risk factor for repair failure? J Thorac Cardiovasc Surg 139：660-664, 2010.

26) Langer F, et al：Aortic valve repair using a differentiated surgical strategy. Circulation 110(11 Suppl 1)：II67-73, 2004.

27) David TE, et al：Aortic cusp repair with Gore-Tex sutures during aortic valve-sparing operations. J Thorac Cardiovasc Surg 139：1340-1342, 2010.

28) Grinda J-M, et al：Aortic cusp extension valvuloplasty for rheumatic aortic valve disease：midterm results. Ann Thorac Surg 74：438–443, 2002.

Ⅱ 各論

1 弁膜症④
僧帽弁狭窄症に対する僧帽弁置換術

僧帽弁狭窄症（MS）[1]は，そのほとんどが小児期にリウマチ熱に罹患した後10〜50年程度の経過を経て発症したものである。日本および先進諸国ではリウマチ熱が激減している。これは抗菌薬が広く使用されることになったこともあるが，それ以上に生活環境の衛生の改善によるところが大きいとされている。いずれにしてもリウマチ熱の減少に伴いMSの新規発症例も減少している。MSに対する侵襲的治療法としては経皮的僧帽弁交連切開術（PTMC）[2]，閉鎖式僧帽弁交連切開術（OMC）[3]，僧帽弁置換術（MVR）[4]があるが，本項ではMVRの適応，術式，周術期の注意点について紹介する。

Point

1. リウマチ熱の減少に伴いMSに対するMVRは近年減少傾向にある。
2. 使用される人工弁は，最近15年で機械弁から生体弁へと大きく変遷した。
3. MSに対する治療法にはPTMC，OMC，MVRがある。適応の制約が最も少ないのがMVRであるが，人工弁関連合併症や左室機能に対する悪影響が発生しうる。
4. MVR周術期のもっとも恐ろしい合併症は左室破裂である。
5. MVR遠隔期には構造的弁劣化，PPMの有無，人工弁周囲逆流の発生や，それに伴う溶血性貧血についてモニターする必要がある。

疫学

図1は，日本胸部外科学会が，全国の病院に対して毎年アンケートを行い公表している学術調査[1,2]のデータである。わが国で行われている心臓外科手術のほとんどが網羅されているとされており，2016年9月現在，2013年までのデータが公表されている。これを見ると，心臓弁膜症手術はこの15年間で約3倍，僧帽弁手術は約2倍に増加しているが，MVRは4,000件程度でほぼ一定であることがわかる。手術適応となった病態についての情報はないのであるが，僧帽弁閉鎖不全症（MR）[5]に対する僧帽弁形成術（MVP）[6]の著増と，形成不可能なMRに対するMVRの微増，MSに対するMVRの減少傾向があることが推察される。

図2は，日本における大動脈弁置換術（AVR）[7]，MVRでの機械弁使用比率の推移を示したグラフである。1997年に9割を超えていた機械弁の割合が，2013年には僧帽弁で約4割，大動脈弁では3割以下に低下している。これは全体として心臓手術を受ける患者の年齢層が上がったこともあろうが，生体弁の短期・長期成績に対する信頼性が向上したことが理由であろう。僧帽弁より大動脈弁で生体弁比率が高いのは，大動脈弁ではより高齢の患者が対象となっていることが主な理由であろう。

図1 日本における僧帽弁手術数の推移

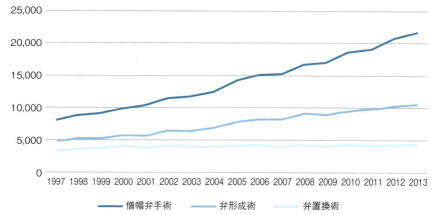

(日本胸部外科学会学術統計より改変引用)

図2 弁置換術における機械弁使用の割合

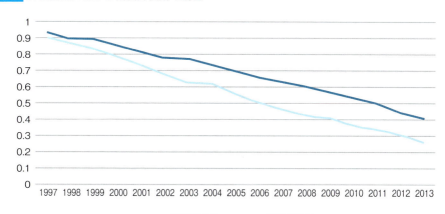

(日本胸部外科学会学術統計より改変引用)

病態

　MSは，僧帽弁弁尖や弁下組織の肥厚・硬化，交連部の癒合などにより，僧帽弁弁口が狭小化し左房から左室への血液流入が障害された状態である．僧帽弁弁口面積はエコーにより計測され，本来4～6cm^{2}であるが，これが2cm^{2}を下回ってくるとMSと診断される．エコーによる弁口面積測定法には僧帽弁短軸像のトレース法，僧帽弁流入血流速の圧半減時間(PHT)[❶]法，連続の式による方法などある．

　これら複数の測定値間には大きなばらつきが生じる場合も多く，重症度は総合的に判断

する必要がある。1.5～2cm^{2}を軽度狭窄症(mild MS)、1.0～1.5cm^{2}を中等度狭窄症(moderate MS)、1.0cm^{2}未満を高度狭窄症(severe MS)と分類する。

症状は、左房圧上昇に伴う左心不全症状、続発する三尖弁閉鎖不全・右房圧上昇による右心不全症状、心房細動とそれに伴う心原性塞栓症などであるが、手術治療の適応となった段階で多くは、中等度以上の三尖弁閉鎖不全症と慢性心房細動を合併している。

手術適応

NYHA[9]Ⅲ・Ⅳ度の心不全症状がある場合、中等度以上の狭窄症と診断されれば治療の適応となる。また、NYHA Ⅰ～Ⅱ度であっても、高度狭窄症で肺動脈収縮期圧50mmHg以上の肺高血圧を合併する場合は、ガイドラインでもクラスⅠで手術が推奨されている。

PTMCは低侵襲であり、症例を選べば良好な長期成績が得られるが、心房内血栓のある症例や中等度以上のMRのある症例では適応とならず、また弁尖および弁下組織にまつわる解剖学的な制約(Wilkins score)も多い。

OMCは、弁尖の可動性が不良となり、弁下組織にも広範な変化が生じている場合(図3、Sellors分類Ⅲ型[3])は適応とならない。MVRに対するOMCの利点は、人工弁関連合併症が起こらないことと、弁尖および弁下組織の連続性が保たれることであるが、生体弁の耐久性・有効弁口面積における人工弁の進歩や弁下組織温存術式により、相対的に弁置換術の優位性が増していると思われる。

図3 MSのSellors分類

Type Ⅲのように、弁尖・腱索・乳頭筋が癒合して硬く線維化して一塊となっている場合、OMCも適応とならずMVRの適応となる。

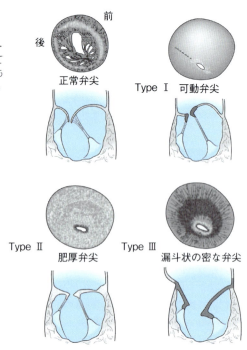

図4 僧帽弁位生体弁の構造的劣化

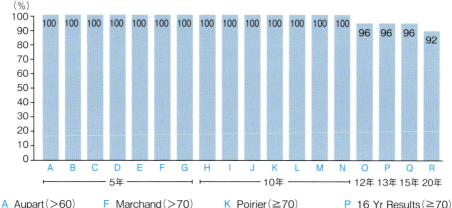

A Aupart（＞60）
B Jamieson（＞70）
C Murakami（＞60）
D Poirier（≧70）
E Neville（＞60）
F Marchand（＞70）
G 16 Yr Results（≧70）
H Aupart（＞60）
I Jamieson（＞70）
J Murakami（＞60）
K Poirier（≧70）
L Neville（＞60）
M Marchand（＞70）
N 16 Yr Results（≧70）
O 16 Yr Results（≧70）
P 16 Yr Results（≧70）
Q 16 Yr Results（≧70）
R Bourguignon（≧70）

（　）内は各研究における対象患者年齢を示す。構造的劣化の評価法や統計手法は各研究により異なる。

(Edwards lifesciences社HPより転載)

　図4はEdwards社[4]の僧帽弁位PERIMOUNT®生体弁の移植後の耐久性（構造的人工弁劣化回避率）を示したものであるが，20年でも90％を上回るデータとなっている。これがbest practiceによるもの，あるいはチャンピオンデータであることは割り引いて考える必要があるし，人工弁は感染や弁周囲逆流も再手術の原因となることが多いことも考慮する必要があるが，人工弁，特に生体弁が血行動態や耐久性の面で着実に進歩していることも確かであろう。

手術の概要

◆僧帽弁への到達法

　胸骨正中切開が一般的であるが，再手術などで前縦隔に高度の癒着が予想される場合や，大動脈弁置換術後の場合には右開胸（主に第4肋間開胸）によるアプローチでより良好な視野が得られることがある。
　心房切開線としては右側左房アプローチ，経心房中隔アプローチ，上方中隔切開アプローチなどが一般的である。筆者は胸骨正中切開で行う場合，右側左房切開を原則としているが，再手術や，胸壁が厚いなどの体格や解剖の問題で視野不良が予想される場合には，経中隔あるいは経中隔上方切開を選択している。

◆僧帽弁置換手技

　左心耳内血栓の有無については術前に造影CTやエコー(TTE[10], TEE[11])にて評価しておくべきであるが，左房に到達したら肉眼でも左心耳内血栓を確認し，血栓が存在する場合には除去する必要がある．筆者は慢性心房細動症例では，原則的に左心耳を心内腔から縫合閉鎖するようにしている．心外膜側から結紮したり縫合閉鎖したりする方法もあるが，心内腔から閉鎖するほうが縫合線をよりフラットにできると考えている．

　弁尖については，MSでは原則前尖切除，後尖温存としている．純粋なMSにおいては左室機能の障害はないか，あっても軽微であることがほとんどであるため，心機能温存のためというよりも，左室破裂予防という意味合いで，後尖にはできるだけ手をつけないようにしている．しかし後尖および弁下組織が一塊となって人工弁の挿入に障害となる場合には切除せざるをえない．弁輪石灰化への対応についてはp346に詳述してある．

　人工弁の縫着は，プレジェットまたはスパゲティ付き2-0ポリエステル糸の翻転マットレス縫合で行われることが多い(図5)が，左室側から針を刺入する非翻転マットレス縫合で行うこともある．

　また，人工弁，特に生体弁を弁輪に下ろす際には，縫合糸が人工弁ストラットに引っかからないよう，糸にテンションをかけながら，細心の注意を払う必要がある．

　図6は初回手術の8年後に人工弁不全によるsevere MRで再手術となった症例の摘出弁であるが，縫合糸が生体弁ストラットに引っかかっており，そこで人工弁弁尖が大きく断裂していた．この症例では初回手術時および術後4～5年程度の間，人工弁逆流はeccentricではあるものの，ごく軽度であったため，糸が引っかかるといった問題があることはまったく気付かれていなかった．

図5 機械弁によるMVR

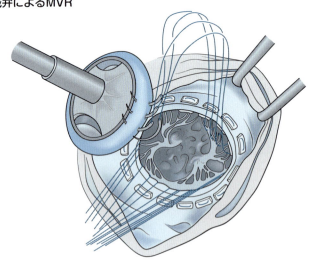

(文献11より改変引用)

図6 生体弁ストラットに引っかかった縫合糸（→）による人工弁不全

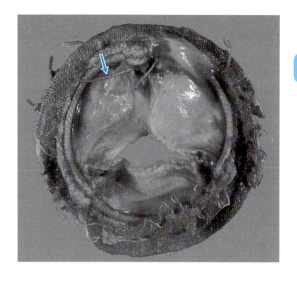

MVRに特有の合併症

◆左室破裂

　MVRに伴うもっとも重篤な合併症は左室破裂である。MVRの0.5〜2%に発生するとされ，致死率はきわめて高い。術中，心拍再開後や人工心肺離脱後に起きることが多いが，術後数日まで発生することがあるとされる。

　図7は左室破裂の破裂部位による分類であるが，Ⅰ型は房室間溝，Ⅱ型は乳頭筋付着部，Ⅲ型はその中間の左室中部後壁に発生するものである。それぞれに異なる発生要因が指摘されている[6]が，頻度の高いものとして石灰化弁輪組織の過剰切除，縫合糸の左室心筋に達する深いbite，後尖非温存，過大サイズの人工弁挿入，乳頭筋の過剰切除，乳頭筋の過

図7 左室破裂の分類

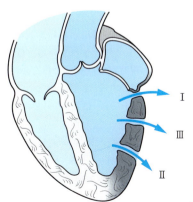

（文献5より改変引用）

剰な牽引などが挙げられる。可能な限り自己弁尖，弁輪および弁下組織を温存すること，1サイズダウンの人工弁選択，弁切除や運針，視野展開における丁寧な手術操作が予防につながる。

◆人工臓器患者不適合（PPM）[12]

人工弁は，自己弁輪の中に縫着用のカフとステントが入り，さらにその中に弁がある構造のため，機械弁であろうと生体弁であろうと，当然本来の自己弁よりも狭くなってしまう。PPMは，移植された人工弁の有効弁口面積（**EOA**）[13]が本来の自己弁と比べて小さい場合に発生し，その主な血行動態面の結果は，人工弁が正常に機能しているにもかかわらず，高い圧較差が発生することである。

これはAVRを受けた患者においてしばしば問題とされる一方，MVRを受けた患者では問題となることは少ないとされており，使用頻度の高い27～31mmの弁では大きさによる人工弁機能に差が認められないとする報告もある[7]。

しかし，僧帽弁PPMは一般に考えられているよりはるかに高頻度で起きており，肺高血圧の遷延や生命予後の悪化，うっ血性心不全のリスクとなるとする報告[8]もある。僧帽弁においてはindexed EOA（EOA/BSA）が1.2～1.3 cm^2/m^{2}以下で臨床的に有意なPPMとされる[9]が，Medtronic Mosaic弁やHancock II弁，Carpentier-Edwards Perimount弁，SJM Standard弁などの代表的な人工弁では25mm弁を入れてしまうと，体表面積1.3m^{2}程度以上，27mm弁でも体表面積1.5m^{2}程度以上で有意なPPMが生じてしまうことになる。したがって，一般的に25mm以下の人工弁，中等度以上の体格の患者では27mm弁も可能なかぎり避けたほうがよいことになる。

術後管理と患者教育

術後管理は通常の心大血管術後に準じる。MS患者では左室機能は良好なことが多いが，肺高血圧症や慢性心房細動を合併していることが多く，とりわけそれらの点に対する注意を要する。

術後は止血が得られたらヘパリンによる抗凝固療法を開始し，経口摂取が可能となったらワルファリンの内服を開始する。ヘパリンは**PT-INR**[14]値が1.5ないし2.0程度まで延長した段階で中止する。生体弁を使用し術後洞調律が維持されているとしても，術後3カ月はワルファリンによる抗凝固療法を行うべきとされている。**DOAC**[15]は，生体弁であっても人工弁置換後の患者には少なくとも現時点では適応とはなっていない。

日本のガイドライン[10]では，目標とするPT-INR値として，機械弁置換後で2.0～3.0，生体弁置換後では術後3カ月までは2.0～3.0，術後3カ月以降では2.0～2.5（＋アスピリンの少量投与）を推奨している。

また弁置換後の患者は，歯科，消化器，泌尿器などの処置を受けるにあたっては，処置前の予防的抗菌薬投与が推奨されている。したがって，そういった処置を受けることになった場合には，担当医ないし担当歯科医に心臓弁置換後であることを必ず伝えてもらうよう教育することが重要である。

（竹谷　剛）

▼略語一覧

1. MS：mitral stenosis；僧帽弁狭窄症
2. PTMC：percutaneous transvenous mitral commissurotomy；経皮的僧帽弁交連切開術
3. OMC：open mitral commissurotomy；閉鎖式僧帽弁交連切開術
4. MVR：mitral valve replacement；僧帽弁置換術
5. MR：mitral valve regurgitation；僧帽弁閉鎖不全症
6. MVP：mitral valve repair；僧帽弁形成術
7. AVR：aortic valve replacement；大動脈弁置換術
8. PHT：pressure half time；圧半減時間
9. NYHA：New York Heart Association；ニューヨーク心臓協会
10. TTE：transthoracic echocardiography；経胸壁心エコー法
11. TEE：transesophageal echocardiography；経食道心エコー法
12. PPM：prosthesis-patient mismatch；人工臓器患者不適合
13. EOA：effective orifice area；有効弁口面積
14. PT-INR：prothrombin time-international normalized ratio；プロトロンビン時間-国際標準比
15. DOAC：direct oral anticoagulant；直接作用型経口抗凝固薬

文献

1) Committee for Scientific Affairs, The Japanese Society for Thoracic Surgery：Thoracic and cardiovascular surgery in Japan during 2012. Annual report by the Japanese Association for Thoracic Surgery. Gen Thorac Cardiovasc Surg 62：734-764, 2014.
2) 日本胸部外科学会HP：http://www.jpats.org/modules/investigation/index.php?content_id=4
3) Sellors TH, et al：Valvotomy in the treatment of mitral stenosis. Br Med J 4：1059-1067, 1953.
4) http://www.edwards.com/devices/heart-valves/mitral
5) Craver JM, et al：Avoidance of transverse midventricular disruption following mitral valve replacement. Ann Thorac Surg 40：163-171, 1985.
6) 山口敦司：僧帽弁置換術後左室破裂. 胸部外科 68：596-602, 2015.
7) Aoyagi S, et al：Doppler echocardiographic evaluation of the St.Jude Medical valve. Artif Organs Today 5：49-57, 1995.
8) Lam BK, et al：The impact of prosthesis-patient mismatch on late outcomes after mitral valve replacement. J Thorac Cardiovasc Surg 133：1464-1473, 2007.
9) Pibarot P, et al：Prosthetic heart valves. Selection of the optimal prosthesis and long-term management. Circulation 119：1034-1048, 2009.
10) 弁膜疾患の非薬物治療に関するガイドライン(2012年改訂版). Http://www.j-circ.or.jp/guideline/pdf/JCS2012_ookita_h.pdf
11) Khonsari S：Surgery of the mitral valve. in "Cardiac Surgery (2 ed)" Chapter 7, Rippincott-Raven Publishers, NY, USA, 2012, p97.

II 各論

1 弁膜症⑤
僧帽弁閉鎖不全症に対する僧帽弁形成術

弁尖逸脱を伴う重度慢性僧帽弁閉鎖不全症（MR）❶に対する治療は，僧帽弁形成術がスタンダードである．弁置換術と比較して，僧帽弁形成術は弁輪と左室の連続性を維持することで心機能を保つことや，抗凝固療法が不要であるという利点がある．近年多様なテクニックの引き出しが増え，複雑病変に対しても形成術が行えるようになっている．僧帽弁形成術の良好な短期・長期成績が報告され，無症状症例に対しても早期手術が推奨されている．本項では，僧帽弁形成術の適応，術式，特有の合併症，術後管理について解説する．

Point

1. 心不全症状や，左室収縮能低下，左室拡大がある重度逆流は僧帽弁形成術の適応である．これらがなくとも確実な僧帽弁形成術が行える見込みが高い場合は，僧帽弁形成術の適応である．
2. 僧帽弁形成術では，逸脱の修復・接合の確保・収縮期前方運動（SAM）❷の回避・弁口面積の確保をすべて満たす必要がある．術後の心エコーでもこれらが満たされているかをチェックする．
3. 重度逆流を伴う術前の左室駆出率は，実際の心機能よりもよい数字であるため，逆流が消失した術後の心機能低下には注意を要する．
4. 僧帽弁の周囲には刺激伝導系，冠動脈回旋枝，冠静脈洞，大動脈弁などがあり，これらを損傷しないように注意を要する．術後もこれらに関連した合併症に注意を払う．
5. 術後3カ月の抗凝固療法が推奨されているが，エキスパートオピニオンに基づく慣習的なものであり，実際は使用していない外科医も多い．

手術適応

MRの手術適応を検討するにあたって，僧帽弁変性による一次的なMR（degenerative MRまたはprimary MR）か，ほかの原因による二次的なMR（functional MRまたはsecondary MR）であるかを鑑別する必要がある（表1）．

一次的MRは僧帽弁そのものの疾患であり，僧帽弁手術は根治的治療となる．先進国において一次的MRの原因としてもっとも多いのが弁尖逸脱であり，MRの形態的分類であるCarpentier分類ではII型に相当する（図1）．これらの鑑別は心エコー所見をもって行う．

Stop it！

MRは病態的分類と形態的分類を理解することが重要である。

表1 慢性MRの病態的分類

分類	原因
degenerative MR （primary MR）	・弁尖逸脱（腱索断裂や延長の原因は不明なことが多いが，結合組織疾患や遺伝性疾患のこともあり） ・リウマチ性弁膜症 ・感染性心内膜炎 ・先天性心疾患など
functional MR （secondary MR）	・拡大型心筋症 ・虚血性心疾患 ・大動脈弁疾患 ・心房細動など

図1 慢性MRの形態的分類（Carpentier分類）

a：Ⅰ型（弁輪拡大）

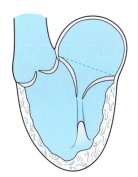

弁輪（点線）が拡大することで前尖と後尖の距離が長くなり十分接合できない状態

b：Ⅱ型（弁尖逸脱）

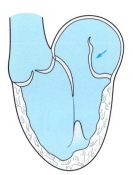

弁尖（イラストでは後尖：→）が左房側に偏位することで接合できない状態

c：Ⅲ型（弁尖可動制限）

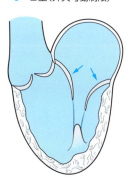

弁尖（イラストでは両尖：→）が左室側に偏位することで接合できない状態

表2 心エコー定量評価による重症度分類

定量評価法	軽度	中等度	重度
逆流量（1心拍当たり）	<30mL	30～59mL	≧60mL
逆流率	<30%	30～49%	≧50%
有効逆流弁口面積	<0.2cm²	0.2～0.39cm²	≧0.4cm²

(文献1より引用)

　本項では，弁尖逸脱を伴う慢性MRについて扱う．MRの病態と形態が明らかになれば，次は重症度を評価する．これも心エコーが有用であり，定量評価によって逆流の重症度を決定する（表2）[1]．定量評価方法については専門書をご参照いただきたい．

　逆流の重症度を決定すれば，後は症状，左室収縮能・サイズや弁形成成功の見込みを考慮して，ハートチームで手術適応を検討する．

　2014年のACC/AHA[3]ガイドライン[2]による手術推奨をまとめる．

　心不全症状あり，左室駆出率低下（30～60％），左室収縮末期径増大（40mm以上）の少なくとも1つを伴う重度MRがクラスⅠであることは以前から同様だが，「後尖病変とともに前尖や両尖病変にも弁置換術より弁形成術を行うべき」と明確に推奨されている．

　安静時の肺高血圧や新たな心房細動の出現を伴う重度MRは，以前から同様にクラスⅡaとなっている．また，無症状かつ駆出率や左室サイズが正常であっても，弁形成術が長期的に成功する見込みが95％以上かつ手術死亡リスクが1％未満であれば，僧帽弁形成術を行うことがクラスⅡaで推奨されている．95％以上の成功率というのは旧ガイドライン[3]では90％とされていた．この数字に科学的根拠はないが，「ほぼ100％確実に再発のない弁形成術が行えるなら積極的に早期手術を行うべき」という意味である．

　さらに後尖の単純病変に対して弁形成を試みることなく弁置換術を行うことはクラスⅢ（有害）とされている．これらの根拠となっている臨床研究データは後ろ向き観察研究がほとんどであり，エビデンスレベルはBあるいはCである．

Stop it!

重度慢性MRは，まったく無症状かつ左室機能・サイズが正常であっても，弁形成術成功がほぼ確実に見込める施設においては，早期の僧帽弁形成術が推奨されている．

術前検査と手術プランニング

　一般的な心臓手術術前検査に加えて，経食道心エコー図（TEE）[4]検査は僧帽弁形成術前に必須な検査である．TEEによる3Dエコーは僧帽弁の形態を正確に把握するのにきわめて有用であり（図2），弁形成のストラテジーを立てるには欠かせない．逸脱部位や変性部位を同定し，どの範囲を切除するか，あるいはどの部分に人工腱索を立てるかを計画する．また，弁輪リングのサイズは前尖のサイズに合わせて選択するため，前尖の縦横長の計測は有用である．また，後尖高の計測はSAMリスクの予測に有用である．SAMについては

p334で取り扱う。

　CTはアプローチ選択に有用な検査である。胸骨正中切開か低侵襲心臓手術（MICS）[5]アプローチかを選択するには，胸郭形状の評価や造影CTによる血管性状の評価が欠かせない。MICSアプローチの適応や方法についてはp306で取り扱うためここでは割愛する。

　心腔アプローチとして，右側左房切開と経中隔アプローチがある（図3）。どちらを選択するかは術者の好みによるところが大きい。

図2　術前3D TEE所見

a：拡張期

b：収縮期

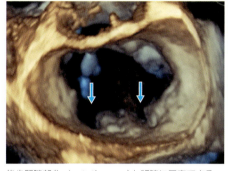

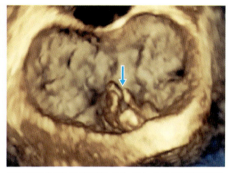

後尖間隙部（indentation，→）も明確に同定できる。

P2内側とP3外側が逸脱している（→）のが同定できる。

図3　僧帽弁へのアクセス

a：右側左房アプローチ

b：経中隔アプローチ

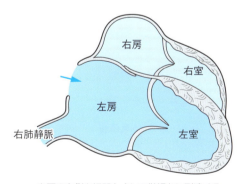

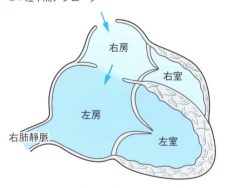

左房の右側を切開（→）して僧帽弁に到達する。

右房壁（→）と心房中隔壁（→）を切開して僧帽弁に到達する。

僧帽弁の解剖

　弁形成術の術式や合併症を理解するには，まず僧帽弁の解剖を理解することが重要である．僧帽弁は弁輪，弁尖，腱索，乳頭筋からなる複合体であり，弁輪と左室が連続していることが左室機能維持にきわめて大きな意義を有している（図4）．

　収縮期に僧帽弁が閉鎖し，セイルのように左房側へ向かう力を受けることで，乳頭筋を引き上げ左室全体の収縮をサポートしていると考えられている．僧帽弁形成術が弁置換術よりも予後が優れている理由の1つとして，この解剖学的連続性を維持することであると考えられている．

　また，周術期管理を行うには手術記録を正確に理解することが必須であり，そのために知っておくべき用語を図5に示した．

　後尖は通常2つの切れ目（indentation）があり，3つのパーツに分かれている．これを左からP1，P2，P3と呼称する．前尖はindentationがなく1枚の構造物だが，便宜上P1，P2，P3それぞれの対側をA1，A2，A3と呼称している．左右の線維三角は心筋骨格線維が集積した部分であり，僧帽弁輪の一部を構成している．また，弁尖の先端部分（接合する部分）は，やや厚い構造になっており"rough zone"とよぶ．それ以外の薄い部分を"clear zone"とよぶ．

　さらに僧帽弁周囲の解剖（図6）を理解することが，手術と術後管理にとって重要である．ほとんどの僧帽弁形成術で弁輪形成（弁輪に糸を通す）を行うため，弁輪周囲組織（冠動脈回旋枝，冠静脈洞，大動脈弁，刺激伝導系組織）の損傷に注意を要する．

図4 僧帽弁複合体の構造

弁輪と左室壁の連続性が重要である．

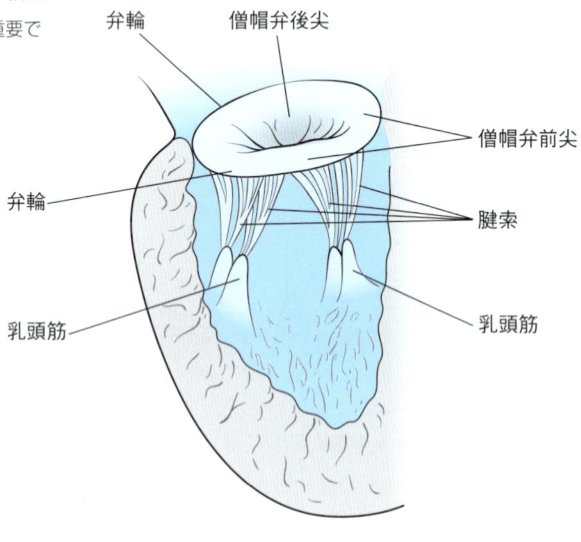

図5 僧帽弁の名称

手術記録を理解するためにもこれらの名称は知っておくべきである。

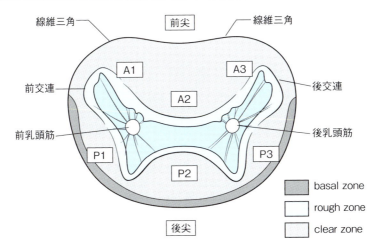

図6 僧帽弁周囲の構造物

僧帽弁手術では，これらの損傷が起こりうることに留意する。

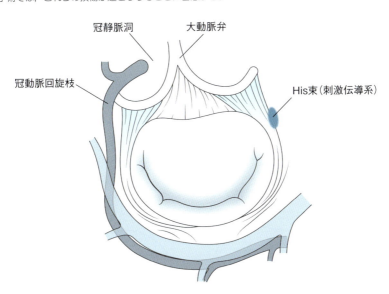

僧帽弁形成術の術式

　僧帽弁形成術において留意すべき点は前述した4点だが，SAM予防についてはp334で取り上げられているので割愛することとし，ほかの3点について術式などを解説する。

◆逸脱の修復

　もっとも標準的な方法は，弁尖切除術である。逸脱部位を三角形または四角形に切除して，残った健常部位を縫合することによって逸脱を修復する（図7）。主に後尖に用いられる方法だが，前尖に用いられることもある。利点として弁下組織の操作が不要であること，変性部位を除去できることが挙げられる。一方，欠点としては，切除しすぎた場合のやり直しができないこと，弁尖の接合が浅くなりやすいことがある[3]。

　人工腱索再建術もよく用いられる方法である。乳頭筋と逸脱弁尖間を人工の腱索（expanded polytetrafluoroethylene；ePTFE糸など）でつなぎ，弁尖を左室側に引っ張ることで逸脱を修復する（図8）。前尖逸脱に対してもっともよく用いられる方法であり，また後尖逸脱に対しても切除なしで人工腱索を使用したり，あるいは小範囲の切除に人工腱索を追加することがある。利点としては，深い接合が得られること[3]，やり直しが行えることであり，欠点としては，弁下操作や腱索の長さ決めが煩雑であること，変性部位が残ることなどがある。

　その他に逸脱部位を折り込んで縫合する方法などがあるが，これらの方法のうちどれがもっとも成功率が高く，再発率が低いかという優劣を示すデータはない。逸脱修復の方法は，弁尖変性の程度や外科医の好みによって選択される。

図7 弁尖切除術

逸脱した弁尖を切除して，隣接する健常な弁尖を縫合することで逸脱を修復する方法。

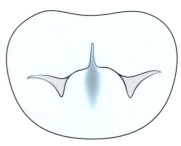

逸脱した弁尖

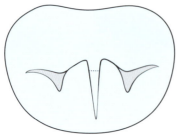

逸脱部位を切除

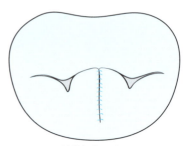

健常部位を縫合

図8 人工腱索再建術

逸脱した弁尖を人工の腱索(糸)を用いて乳頭筋とつなぐことで逸脱を修復する方法。

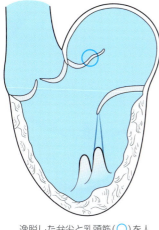
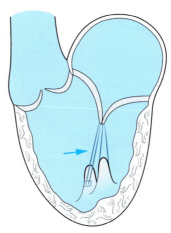

逸脱した弁尖と乳頭筋(○)を人工腱索でつなぐ

人工腱索(→)の長さを調節して逸脱を修復する

◆弁輪形成

　弁尖逸脱を伴う慢性重度MRにおいては，ほぼすべての症例で弁輪拡大(本来横長楕円の弁輪が縦に伸びて円状になっている)を伴っている。弁輪を本来の形状に形成することは，より深い弁尖接合を生み，弁形成後のMR再発を減らす効果がある[4]。

　弁輪形成の方法は，弁輪にリングやバンドを縫着する方法が一般的である。形状は弁輪全周をカバーするリングタイプと後尖部分のみをカバーするバンドタイプがあり(図9)，またそれぞれの形状には異なる硬さのものがあり，硬さは中に金属が入っているリジッドまたはセミリジッドタイプや，金属が入っていないフレキシブルタイプがある。

　弁尖逸脱を伴う慢性重度MRに対して，異なるリングとバンドで成績を比較した研究は多くあるが，明確な答えはない。外科医の好みが最大の選択基準といえる。

　リングの種類よりもサイズ選択が重要である。サイズが大きすぎると十分な接合が得られず，サイズが小さすぎると僧帽弁狭窄症やSAMを生じることがある。リングサイズの選択は，リングとバンド各製品のサイザー(サイズを決めるための模型)を前尖にあて，前尖と同じ大きさのものを選択するのが一般的である。

◆弁口面積の確保

　必要な弁口面積を保つには，弁輪リングとバンドを小さくしすぎないことが重要である。また，前尖・後尖の縫合(edge-to-edge suture)や交連部の縫合，後尖間隙部(indentation)の縫合などを多用すると，弁口面積が小さくなりすぎることがあるため，注意を要する。

図9 弁輪形成に使用するリングタイプとバンドタイプ

a：リングタイプ　　　　　　　　　　b：バンドタイプ

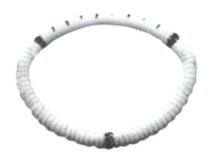
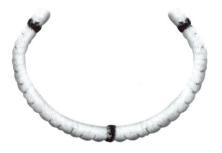

(画像提供セント・ジュード・メディカル株式会社)

術後管理

　どのような心臓手術でも同様だが，術後管理を行うには正確で詳細な術中情報を得る必要がある．術中の水分バランスや循環動態，体外循環時間・大動脈遮断時間，人工心肺離脱後の心機能，カテコラミン投与量，止血状況などに加えて，僧帽弁形成術で術中TEEによる形成後の僧帽弁所見や僧帽弁周囲組織損傷による合併症徴候の有無についての情報を得る．

　形成後のTEE僧帽弁所見では，逆流残存の有無と程度，弁口面積，SAMの有無に関する情報が必須であり，これらに懸念があれば術後ICU管理中にも経胸壁心エコー図(**TTE**)[6]検査を行い，それらが増悪していないことを確認する．SAMに対してはβ遮断薬投与と心腔内ボリューム維持を行うことが必須だが，それらを行ってもSAMが血行動態に悪影響を及ぼす場合は再手術を考慮する．

　また，重度MR患者の術前左室駆出率は実際よりも過大評価されるため，術後の駆出率低下には注意を要する．過大評価が是正されるだけでなく，形成後の後負荷増大による実質心機能の低下も加わり，大幅に低下することもある．術前から駆出率が低下している症例では特に注意を要し，術後の低心拍出症候群を見逃さないことが重要である．

Stop it！

僧帽弁形成術後は，術前過大評価されていた駆出率の是正と後負荷増大による心機能低下により，駆出率の大幅な低下を認めることがある．

　僧帽弁形成術直後は，形成後の僧帽弁への負荷を最小限にするため血圧を低めに維持するということがよくいわれるが，これを裏付けるエビデンスはなく，本来確実な弁形成術を行っていれば，日常活動範囲の負荷には耐えうるはずである．しかし，筆者も術直後の異常高血圧で弁尖縫合の糸が切れた経験があり，外科医としては過度な高血圧を回避したいというのが本音である．許容する血圧の範囲は，症例ごとに外科医と相談して決めるべ

きであろう。

僧帽弁形成術後の抗凝固療法は，術後3カ月のワルファリン投与（**PT-INR**[7] 2.0〜2.5）が推奨されている[2,5]。心房細動や血栓塞栓症の既往，左心機能の低下，凝固亢進状態などがあり，血栓症リスクが高ければ3カ月以降も投与を継続する。血栓症リスクが低い患者に対するワルファリン投与は，エキスパートオピニオンに基づく慣習的なもの（エビデンスレベルC）であり，ワルファリンなしで塞栓リスクや死亡リスクが増加するというデータは存在しない。また，ワルファリンの代わりにアスピリン投与でも合併症を増加させないことを示した後向き観察研究はあるが[6]，ワルファリン投与なしのnon-inferiorityを証明するよう前向きにデザインされた研究はない。実際は僧帽弁形成術後に抗凝固薬を使用しない外科医も多いと思われる[7]。

当院（東京ベイ・浦安市川医療センター）では，血栓症リスクが低い患者には術後のヘパリンを使用せず，3カ月間のワルファリン投与を行っている。しかし，術後在院日数が非常に短いため（MICSアプローチでは術後4日退院，正中切開アプローチでは術後7日退院を標準プロトコルとしている），退院時には治療域に達していないことが多く，外来でコントロールを行っている。

僧帽弁形成術後特有の合併症

◆僧帽弁周囲組織関連の合併症

前述したように僧帽弁周囲には重要構造物があり，弁輪への糸かけ時にそれらを損傷することが起こりうる。重大な損傷は術中に診断され対処されるべきだが，術後に顕著になることもあるため注意して観察する。

回旋枝損傷による心筋虚血

術後の心電図変化や壁運動異常がないことを確認する。新たな虚血が疑われたら冠動脈造影を行う。

大動脈弁損傷による大動脈弁閉鎖不全症（AR）[8]

術中エコーで新たなARが見つかってもごく少量の逆流であれば，そのまま経過観察とされることが多い。術中は小さな損傷であったものが術後に広がりARの増悪を認めることがありうるため，TTEで密に観察することが重要である。ARの増悪を認めたら再手術を考慮する。

刺激伝導系損傷による房室ブロック

これも術後に出現あるいは増悪することがあるため，術後の心電図変化には注意を要する。ブロックの重症度や心拍数に応じて，β遮断薬の中止やペーシングを考慮する。

◆弁形成不成功に関連する合併症

MR再発，狭窄症の出現，SAMの出現などが起こりうる。もっとも重要なのはSAMの診断と治療だが，これはp334で取り扱う。早期MR再発の原因としては，弁尖縫合の断裂や弁輪リングの離開など技術的失敗がほぼすべてである。術中TEEの質が高くない施設（そもそもそのような施設で弁形成術を行うべきではないが）では，形成後のMR残存が適切に術中評価されていない場合もある。

ICU入室後にTTEを行い，まず術直後にこれらの合併症（弁形成不成功）がないことを確認する．また，入院中はこまめに聴診を行い，新たな心雑音を聴取したらこれらを疑う．弁形成不成功が明らかになれば再手術を検討する．

（田端　実）

▼略語一覧

① MR：mitral valve regurgitation；僧帽弁閉鎖不全症
② SAM：systolic anterior motion；収縮期前方運動
③ ACC/AHA：American College of Cardiology/American Heart Association；米国心臓学会/米国心臓協会
④ TEE：transesophageal echocardiography；経食道心エコー図
⑤ MICS：minimally invasive cardiac surgery；低侵襲心臓手術
⑥ TTE：transthoracic echocardiography；経胸壁心エコー図
⑦ PT-INR：prothrombin time-international normalized ratio；プロトロンビン時間-国際標準比
⑧ AR：aortic regurgitation；大動脈弁閉鎖不全症

文献

1) 日本循環器学会, ほか編：弁膜疾患の非薬物治療に関するガイドライン, 2012年改訂版. 2012.
2) Nishimura RA, et al：2014 AHA/ACC Guideline for the management of patients with valvular heart disease：Executive summary：A report of the American College of Cardiology/American Heart Association Task Force on Practice Guidelines. J Am Coll Cardiol 63：2438-2488, 2014.
3) Falk V, et al：How does the use of polytetrafluoroethylene neochordae for posterior mitral valve prolapse (loop technique) compare with leaflet resection? A prospective randomized trial. J Thorac Cardiovasc Surg 136：1200-1206, 2008.
4) Gillinov A, et al：Is prosthetic anuloplasty necessary for durable mitral valve repair? Ann Thorac Surg 88：76-82, 2009.
5) 日本循環器学会, ほか編：循環器疾患における抗凝固・抗血小板療法に関するガイドライン, 2009年改訂版. 2009.
6) Paparella D, et al：Antiplatelet versus oral anticoagulant therapy as antithrombotic prophylaxis after mitral valve repair. J Thorac Cardiovasc Surg 151：1302-1308, 2016.
7) Vaughan P, et al：An audit of anticoagulation practice among UK cardiothoracic consultant surgeons following valve replacement/repair. J Heart Valve Dis 14：576-582, 2005.

1 弁膜症⑥
三尖弁閉鎖不全症に対する三尖弁形成術

三尖弁はかつて"silent valve（物言わぬ弁）"とか"forgotten valve（忘れ去られた弁）"などとよばれ，その治療の重要性については左心系の弁疾患に比べ強調されていなかった。それは三尖弁閉鎖不全症（TR）❶が，通常左心系の弁膜症や心筋の障害などに伴って二次性に生じる病態であることが多く，適切な左心系の弁の治療がなされれば，TRは自然に改善するものと考えられていたことや，右心系における心室の容量負荷の悪影響は左心系のそれに比べ緩やかに進行することなどによる。しかしながら近年，たとえ左心系の弁疾患が適切に治療されても，重要なTRが手術時に適切に治療されずに放置されれば，その二次性TRは時間とともに悪化し，術後のQOLやその生命予後にまで悪影響を及ぼすことが示され[1]，また，中等度あるいは高度なTRの存在が肺高血圧症とは無関係に，単独で生命予後を悪化させる因子であることも明らかになった[2]（図1）。本項では最新のTRに対する手術適応，手術手技上の注意点，高度な単独TRに対する手術後に右心不全を合併した際の術後管理について述べる。

Point

1. TRは左心系の弁膜症や心筋の障害などに伴って二次性に生じる病態であることが多く，適切な左心系の弁の治療がなされればTRは自然に改善するものと考えられていた。
2. 左心系の弁疾患が適切に治療されても，重要なTRが放置されれば，その二次性TRは時間とともに悪化し，術後のQOLやその生命予後にまで悪影響を及ぼす。
3. 中等度あるいは高度なTRは，単独で生命予後を悪化させる因子である。
4. 三尖弁形成術の適応はTRの程度のみならず，三尖弁輪の拡大や右心不全の既往の有無を考慮に入れて判断すべきである。
5. 高度TRの手術後に右心不全を合併した際は容量負荷，アドレナリン，ノルアドレナリン，バソプレッシン，大動脈内バルーンパンピング，NO吸入療法など最重症の両心不全に対する治療が必要となる。

図1 三尖弁閉鎖不全症(TR)を有する患者の生存曲線

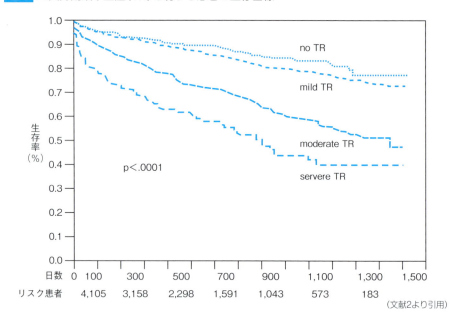

(文献2より引用)

三尖弁閉鎖不全症の病因とその逆流のメカニズムの解析

　一般にTRは三尖弁に器質的異常を有する一次性(器質性)TRと，三尖弁に器質的異常を有さない二次性(機能性)TRに分類される。
　一次性TRにはリウマチ熱によるもの，Ebstein病，粘液変性，カルチノイド，心内膜炎，逸脱，外傷などがある。その他ペースメーカーや植込み型除細動器のリードに伴うものや，右室生検など医原性のものも一次性に含まれる。
　一方，二次性TRは右室の圧負荷(原発性あるいは左心系病変に伴う二次性肺高血圧症や肺動脈弁狭窄)，容量負荷(心房中隔欠損症などシャント性心疾患)，右室機能低下(拡張型心筋症，右室梗塞，不整脈源性右室心筋症)，あるいは心房細動に伴う右心系の拡大による三尖弁複合体の二次的な形態変化によって引き起こされる。
　一次性，二次性を問わず三尖弁形成術のストラテジーを立てるためには，TRの発症のメカニズムを僧帽弁と同様にCarpentier分類を用いて分析することが重要である(図2)。
　タイプⅠ：正常な弁尖の動きを有するもの(弁輪拡大によるものなど)
　タイプⅡ：弁尖の逸脱によるもの
　タイプⅢa：拡張期における弁尖の抑制的な動きによるもの
　タイプⅢb：収縮期における弁尖の抑制的な動きによるもの(心室の拡大に伴うtetheringなど)
である。
　二次性TRは，ほとんどがタイプⅠによるものであるが，severe TRによる高度な右心系の拡大を伴う症例ではタイプⅢbの要素も含まれる。従来から提唱されてきた二次性TRに

図2 Carpentier分類

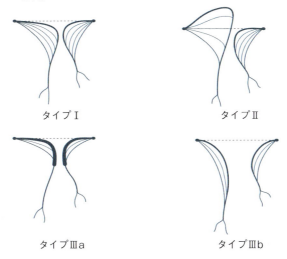

タイプⅠ　　タイプⅡ

タイプⅢa　　タイプⅢb

（文献2より引用）

対する三尖弁形成術はほとんどがタイプⅠすなわち三尖弁輪拡大に対する手技であるため，このような高度に拡大した右心系に伴う高度TRに対しては，単に拡大した弁輪径を縫縮する従来の方法では良好な結果を得ることができない。またペースメーカーリードが中隔尖に癒合し，その動きを制限しているような場合は，TRのメカニズムは少なくともタイプⅠ＋タイプⅢaであるので，この病変に対してタイプⅠを治療するリングやバンドを移植するのみではTRの制御が不十分であろう。三尖弁形成を行う際には弁尖のみならず三尖弁複合体をよく観察し，逆流のメカニズムをCarpentier分類に沿って十分に分析したうえで，形成のストラテジーを立てることが重要である。

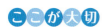

　三尖弁形成を行う際には弁尖のみならず三尖弁複合体をよく観察し，逆流のメカニズムをCarpentier分類に沿って十分に分析し，形成のストラテジーを立てることが重要である。

三尖弁および三尖弁周囲の解剖(図3)

　三尖弁は前尖，後尖，中隔尖の3弁尖，それに続く腱索と乳頭筋群，線維性の弁輪組織，右房と右室心筋からなる複合体である。正常な弁機能はこれらの複合体の統合と調和から得られる。前乳頭筋は前尖と後尖に腱索を提供し，後乳頭筋は後尖と中隔尖に腱索を分布している。前尖と中隔尖の心室中隔よりの部には心室中隔からやや細めの複数の乳頭筋から腱索が分布している。これらの乳頭筋と腱索の分布の解剖はTRが進行し高度の右室，右房の拡大をきたした際の弁尖の接合の状態や弁形成の手技を考える際に有用である。

　中隔尖の弁輪接合部の近傍の右房壁内には房室結節，His束などの重要な刺激伝導系が存在し，また中隔尖と前尖の交連部の心室側には膜性中隔が存在する。前尖が付着している弁輪組織の術者から三尖弁を見て左側1/3の部は右房壁を介して大動脈基部に近接しており，特に大動脈弁の右冠尖と無冠尖の交連部が三尖弁輪に接している。

　このほか右冠動脈の近位部が前尖弁輪部に近接した房室間溝の脂肪織内を走行することも，重要な三尖弁輪周囲の解剖である。

　正常の三尖弁輪は前尖−後尖でもっとも心尖部から離れ，中隔−後尖で心尖部に近づく複雑な三次元構造をもつ楕円形の形態をもつ[3]（図4）。この三次元構造は，心不全の進行とともに三尖弁輪径が拡大するにつれて失われ，三尖弁輪は二次元的な平坦で円形な形態に

図3 三尖弁と三尖弁周囲の解剖

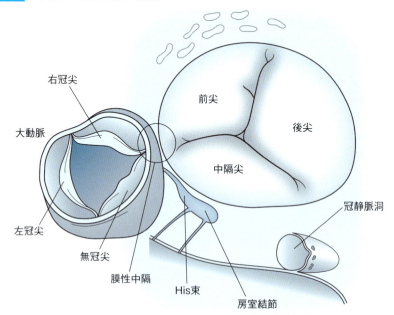

（文献12より改変引用）

図4 正常な三尖弁輪の三次元的構造

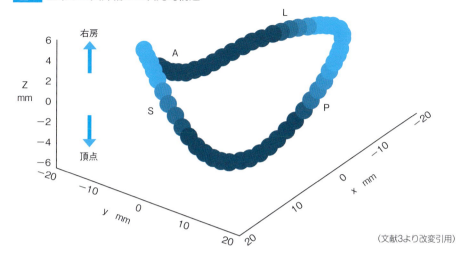

(文献3より改変引用)

図5 正常（a）と三尖弁逆流増加（b）に伴う三尖弁輪の構造的変化

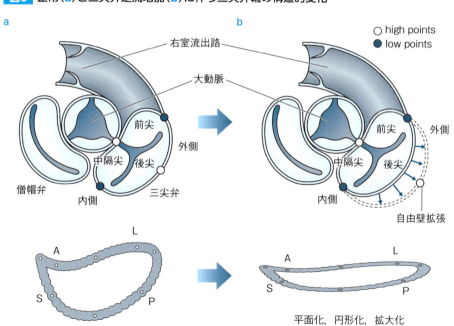

平面化，円形化，拡大化

図6 三次元構造をもつrigid ring

a：エドワーズMC³人工弁輪　　　　　b：Medtronic Contour 3D ring

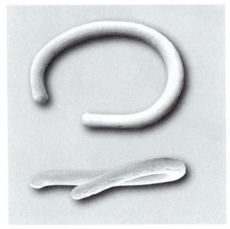
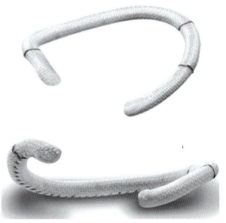

（画像提供：エドワーズライフサイエンス株式会社）　　（画像提供：日本メドトロニック株式会社）

なることが知られている（図5）。この知見に基づいて三尖弁輪を正常な三次元的構造にremodelingするための三次元構造を有するrigid ring考案された（図6）。

わが国における三尖弁手術の現況

　わが国における三尖弁手術症例の推移を図7に示す[4]。過去10年間に三尖弁手術数は飛躍的に増加している。図7に示した統計によると，2013年にはわが国で5,090例の三尖弁手術が行われた。4,910例（97％）に弁形成術が行われ，160例（3％）が生体弁による三尖弁置換術，20例（0.4％）が機械弁による三尖弁置換術であった。三尖弁置換術は主に弁尖自体に変形・変性の強い一次性TRに対して行われており，三尖弁が修復できない場合にのみに限定されているが，三尖弁に使用する人工弁の種類は個々の症例によって選択されている。機械弁の場合は血栓症と抗凝固療法による出血のリスク，生体弁の場合は長期の耐久性が問題となるが，メタ解析では機械弁群と生体弁群の術後の全生存率に差はないことが報告されている。

　いずれにしても，高度な右室機能不全や不可逆性の肺高血圧症が存在する場合は，術後に高度な右心不全をきたすことがあるので，手術適応を慎重に決定する必要がある。

図7 日本における三尖弁手術症例の推移（1999〜2013年）

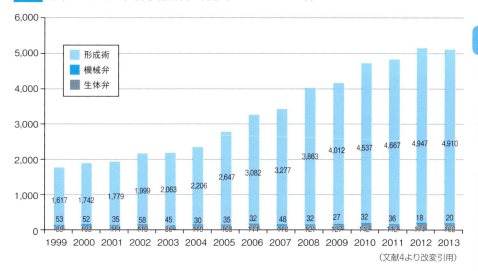

(文献4より改変引用)

三尖弁形成術の手術適応

　三尖弁治療の重要性が認識されてくるとともに，治療方針を決定する際に指針となるガイドラインも近年大きく改訂されてきた．TRに関するわが国のもっとも新しいガイドラインは，『弁膜疾患の非薬物的治療に対するガイドライン』(2012年改訂版)であるが[5]，2014年に『AHA/ACCガイドライン(AHA/ACC Guideline for the Management of Patients with Valvular Heart Disease)』(図8)が改訂され発表された[6]．この最新のガイドラインは従来のものと比較し，多くの最新の知見に基づいて大幅に変更されており，最新の治療指針として大いに参考となるものとなっている．今回のAHA/ACCガイドラインにおいては，自覚症状の有無によってステージ分類がなされていることが従来のガイドラインとの大きな違いである（表1）．

◆クラスⅠ
「左心系の弁膜症手術の際の高度TR(severe TR)はこれによる症状の有無にかかわらず(Stage C and D)三尖弁手術を行うことを推奨する」

　適切な左心系の弁の治療がなされた後にもTRが改善するとはかぎらず，逆に遠隔期にTRが悪化することがあるのはよく知られており，重要なTRが残存または再発した場合は，術後のQOLそして遠隔期生存率にも悪影響を及ぼすことが指摘されている．左心系の弁の治療が適切に行われた後の単独の高度TRに対する再手術は死亡率10〜25％の非常にリスクの高い再手術となる．初回手術の際に三尖弁形成術を付加することは手術リスクを上げることにはならないことが報告されている．

図8 手術適応（2014 AHA/ACC Guideline for the Management of Patients with Valvular Heart Disease）

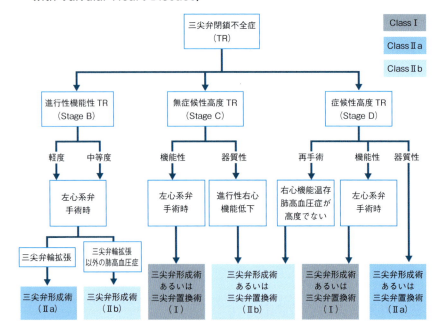

表1 2014年AHA/ACCガイドラインにおける自覚症状によるステージ分類

Stage A	弁膜症発症の危険因子を有する無症候性の患者
Stage B	弁膜症が進行し軽度から中等度の病変を有する無症候性の患者
Stage C	高度な病変を有する無症候性の患者
C1	右心・左心機能が代償されている状態
C2	右心・左心機能が非代償性の状態
Stage D	自覚症状のある高度な病変を有する患者

◆クラスⅡa

「左心系の弁膜症の手術を行う際に軽度以上の二次性TRが存在する場合には，三尖弁輪の拡大もしくは右心不全の既往があれば三尖弁形成術を行うことが有益と考えられる」

　左心系の弁膜症手術の際に軽度，もしくは中等度の二次性TRを放置すると，約25％の症例でTRは悪化し，長期の生存率またはQOLが低下することが報告されている。2005年にDreyfusらは，僧帽弁手術の際の三尖弁形成術の適応を決めるには，三尖弁逆流の程度よりも三尖弁輪の拡大の有無が重要であると報告した[7]。この報告以降，三尖弁輪拡大は術後早期のTRの残存および遠隔期のTRの再発の重要な因子であることが強調されるようになった。TRが悪化または継続するリスク症例は，三尖弁輪の拡大（経胸壁心エコー法に

て最大径40mm以上もしくは21mm/m²以上），右室機能不全，tethering heightの高い症例，肺高血圧症，心房細動，変性によらない僧帽弁閉鎖不全症，三尖弁輪をペースメーカーリードが通過する症例とされている。

◆クラスⅡa
「薬物治療に反応しない高度の一次性TRがあり，自覚症状を有する患者に対する三尖弁手術は，有益と考えられる」

　左心系の弁膜症を有さない症候性の高度の一次性TRに対する外科的治療は，高度な右心機能不全を発症する前に施行されるのが望ましい。カルチノイド，放射線障害，Ebstein病などの病変部の変化や，進行が高度な場合には弁置換術が必要となるかもしれない。三尖弁逆流量の減少や消失は全身の静脈系や肝うっ血の軽減をもたらし，利尿薬の必要量を減少させる。高度な肝うっ血を有している患者は，手術により不可逆的な肝硬変への進展を防げる可能性がある。これらの患者に対する手術のリスクや術後遠隔成績や日常生活のQOLは，残存する右室機能に依存している。

◆クラスⅡb
「左心系の弁膜症の手術の際の中等度の二次性TRと，肺高血圧症を有する患者に対する三尖弁形成術」

　肺高血圧症が主として左心系の弁膜症によってもたらされるものであって，三尖弁輪に有意な拡大（経胸壁心エコー法にて最大径40mm以上もしくは21mm/m²以上）がなければ，左心系の弁膜症に対する適切な治療によって，右室の後負荷は低下し，中等度の三尖弁逆流は改善するとする報告があるが，これらは僧帽弁手術後の早期成績であり，肺高血圧症の関与の程度や軽度から中等度の三尖弁輪拡大が，その遠隔期に三尖弁逆流の進行に関与するか否かはまだわかっていない。このような病変に対する三尖弁形成術を通常追加することの有用性は，まだ不明で個々の症例で考慮されるべきである。

◆クラスⅡb
「無症候性もしくはごく軽度の自覚症状を有するに留まる中等度以上の右室の拡大や右室機能低下のある高度な一次性TRに対する三尖弁手術」

　無症候性もしくはごく軽度の自覚症状を有するに留まる高度一次性TRに対する適切な三尖弁手術の時期については，まだ確立されたものはない。これらの患者に対する治療方針は，高度僧帽弁閉鎖不全症に対する治療方針に準じて，定期的に右室のサイズや心機能をフォローアップし，これらに悪化傾向があり，手術のリスクが容認されるものであれば手術を考慮する。外傷などによって生じた一次性高度TRを有する合併症のない健康な患者は，右室機能不全や肺高血圧症がなければ手術のリスクは1～2%であると報告されている。

◆クラスⅡb
「左側の弁膜症手術後の患者における持続的な自覚症状を伴う高度TRがあり，肺高血圧症や右室機能不全が合併しない場合の単独の三尖弁形成術，もしくは三尖弁置換術による再手術」

　高度TRに対する単独の三尖弁手術は，歴史的に右心不全による自覚症状が出現した後に適応されることが多く，手術の時期としてはきわめて遅い時期に行われてきた。そのた

めに単独の三尖弁手術のリスクを補正しない死亡率は，単独の大動脈弁や僧帽弁手術に比較してきわめて高いことが報告されてきた．左側の弁膜症手術後の患者における三尖弁再手術の場合はさらに高い死亡率となることが知られている．再手術の際には右心不全がさらに進行していることや肺高血圧症の合併，左心機能不全の存在，ほかの弁の異常があることなどが関連している．したがって高度で不可逆性の肺高血圧症，もしくは高度な右室機能不全が存在する場合には，TRに対する再手術は禁忌と考えられる．

三尖弁形成術の手術術式

◆suture annuloplastyとring annuloplastyの比較

後尖および後尖弁輪を縫縮し三尖弁を二尖弁化するKay法や，もっとも拡大する後尖および前尖の弁輪部に縫合糸をかけ，三尖弁輪径を適切な大きさまで縫縮するDe Vega法などは，縫合糸のみで三尖弁を形成するいわゆるsuture repairである（図9）．

これに対してCarpentierは1971年から三尖弁輪部にrigid ringを縫着するring annuloplastyを提唱してきた．リングの代わりに柔らかなバンドを縫着し，弁輪縫縮を行う方法や，同じリングでも柔らかい素材を用いる方法などさまざまである．

図9 suture repair（Kay法，De Vega法）

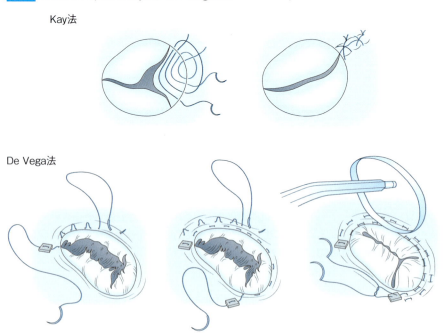

Kay法

De Vega法

図10 suture repair群（no ring）とリングを用いた群（ring）における中等度以上のTR再発回避率（a）および生存率（b）

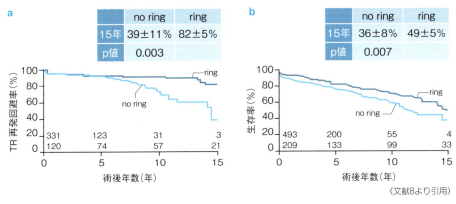

（文献8より引用）

　suture repairは簡便で安価であるが，遠隔期の再発が多いことが指摘されている。Tangらは三尖弁形成術の際にsuture repairを行った群とring annuloplastyを行った群の15年の遠隔成績を明らかにし，三尖弁形成術を行う際にはannuloplasty ringを用いることが，TR再発を減少させること，長期の生存率やイベントフリー生存率の改善につながることを示した[8]（図10）。

◆3 dimensional rigid annuloplasty ring

　1970年代からさまざまな三尖弁形成の方法が提唱されてきたが，これらどの方法を用いても三尖弁形成術後早期から遺残逆流を残す症例（自験例では5%）があり，当時は弁輪縫縮の程度などが議論の中心であった。筆者らは福田ら[3]の報告から，従来の縫合糸を用いたsuture repairやflexible bandを用いた三尖弁形成術では，弁輪部の形態は形成後も二次元的な構造が持続することが，遺残逆流の原因の1つであり，これが従来の方法に限界がある1つの理由であると考えた。

　そこで筆者らは，2006年9月から三次元的構造を有するrigid ringをすべての三尖弁形成術に用いるようになり，より精度の高い三尖弁逆流の制御，遺残逆流症例を減少させること（自験例では1.9%）が可能となった。

　De Bonisらは，左心系の弁疾患に関連した二次性TRに対して，三次元構造を有するrigid ring（エドワーズMC[3]人工弁輪）を用いて，三尖弁形成術を行った140例の症例の早期および中期（観察期間中央値23カ月）の安定した成績を報告している[9]。

三尖弁手術手技（運針上の注意点）

　flexible bandに比較してrigid ringにおいて有意に高いリングの弁輪部からの離開を認め，その離開はほとんどが中隔尖部弁輪における離開であったとする報告がある[10]。リングの離開はTRの遺残や再発の原因となる。この合併症を避けるためには，弁尖の付着す

る線維性の弁輪組織を確実にとらえるような運針を行う必要がある．心房側の弁輪部より刺入した針先を一度右室側に刺入し，その後再び心房側に刺出させる．このようにすれば弁輪部の線維性組織を十分にとらえられる．この際注意するべきは弁尖の心室側に存在する腱索，特に弁輪部近くに存在するbasal chord(二次腱索)を巻き込まないようにすることである．このためには運針の際に鑷子やフックを用いて弁尖を十分に持ち上げ，弁尖の心室側に十分なスペースを作ったうえで運針することが大切である(図11)．

運針の手順としては図11に示すように，まず最初に前尖の12時の部位にフォアハンドで2針運針し，三尖弁を腹側に引き上げ視野を展開する．次に中隔尖の中央部より右側よりの部にバックハンドで2針運針する．さらに後尖部の弁輪部に中隔尖から前尖に向かう方向にバックハンドで3針運針する．最後に前尖の左半分にフォアハンドで2針運針する．前尖と中隔尖の交連部に近い最後の1針はバックハンドで運針する．

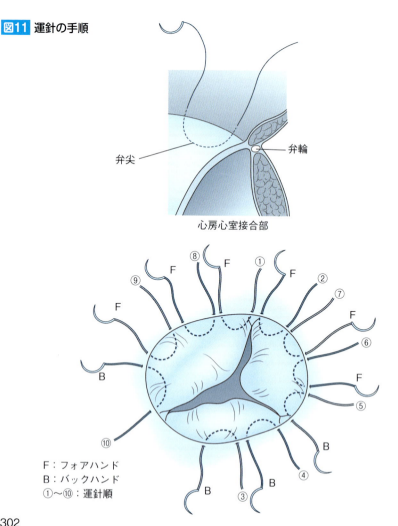

図11 運針の手順

いずれの運針の際にも鑷子あるいはバルブフックを用いて弁尖組織を右室壁から持ち上げるように（弁尖が弁の閉鎖時に近い形に）し，縫合針の針先が弁下の腱索や弁尖組織そのものを引っかけないようにすることが大切である。縫合糸を結紮する際にはリングを助手に鑷子を用いて弁輪部に圧着してもらいながら結紮する。これにより結紮する際に縫合糸が弁輪組織を損傷するのを最小限に止めることができる。形成が完成したら助手に肺動脈を軽く圧迫してもらいながら右室内に心筋保護液を注入し逆流テストを行う。この際に確認するべきことはわずかな逆流の有無ではなく3枚の弁尖が不自然な後退や変形なくバランスよく閉鎖していることである。3枚の弁尖がきれいに接合していれば，心拍動開始後に有意な三尖弁逆流が遺残することはまずない。

ここが大切

- 三尖弁輪に縫合糸をかける際には，糸が確実に弁輪の線維性組織をとらえるように心房側の弁輪部より刺入した針先をいったん右室側に刺入し，その後再び心房側に刺出させる。
- 弁輪に縫合糸をかける際，弁尖の心室側に存在する腱索特に弁輪部近くに存在するbasal chordを巻き込まないように注意すること。
- 形成術後の術中逆流テストにおいて確認するべきことは，わずかな遺残逆流の有無ではなく，3枚の弁尖が不自然な後退や変形なくバランスよく閉鎖していることである。

著明な右心系拡大を伴う三尖弁逆流に対する前尖拡大術

　近年，MC³ ringを用いた三尖弁形成術の良好な成績[9]が報告されているにもかかわらず，筆者の施設のデータでMC³ ringによる弁輪形成術（**TAP**）[2]だけでは，TRの制御が不十分な症例が，術後早期に2〜3％残存することが判明した。これらの症例はいずれも著明な右心系の拡大を伴う症例であった。これらの症例におけるTR遺残・再発の理由は，もともとTR発症のメカニズムが三尖弁輪拡大（タイプⅠ）単独ではなく，著明な右室の拡大に伴う前尖のtetheringが合併している（タイプⅠ＋タイプⅢb）ことが原因と考えられた。Dreyfusらは弁尖の高度なtetheringを伴うsevere TRの症例に対してGlutaraldehyde処理を施した自己心膜を用いて前尖を拡大し，前尖の接合に寄与する面積を拡大する前尖のaugmentation法を報告した[11]（**図12**）。遠隔成績はいまだ報告されていないが，これらの症例は前尖のaugmentation法を用いなければ，弁置換が必要な症例が多く，その長期成績が期待される。

図12 自己心膜を用いた前尖拡大術

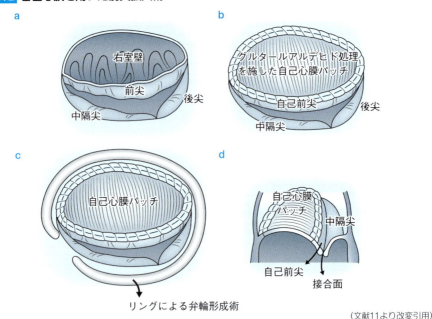

(文献11より改変引用)

術中・術後管理

◆術中管理

　術前のTRの評価が軽度であっても，明らかな弁輪拡大がある症例や，以前に右心不全の既往があるような症例は，術中の急激な容量負荷によってTRが悪化することがある。これによって低拍出量状態が持続したり，人工心肺からの離脱が困難となる場合がある。このような場合は術中経食道心エコー法でTRの評価を行い，逆流が高度であれば迷わず三尖弁形成術を追加するのがよいと考えている。

　またまれに開胸前に挿入したSwan Ganz catheterが原因となってTRが出現したり増悪することもある。このような場合にはSwan Ganz catheterが腱索内に迷入していることがある。一度右房内にまで引き戻し再度挿入し直せばよい。三尖弁形成術後に房室ブロックが起こる可能性があるが，中隔尖の弁輪部への糸かけを，中隔尖の中央よりも右側に留め，術者から見て左側の伝導路に近い側に近づかないようにし，弁輪への糸かけも心房→心室→心房とすれば予防できる。

ここが大切

　　三尖弁形成術後に房室ブロックを予防するには，中隔尖の弁輪部への糸かけを，中隔尖の中央よりも右側に留め，術者から見て左側の伝導路に近い側に近づかないようにし，弁輪への糸かけも心房→心室→心房とする。

◆術後管理

　術前に右室機能が保たれている場合には，術後管理において三尖弁形成術後に特別な配慮はなくてよい．ただし術前に右心機能が低下していたり，肺高血圧症が高度であった場合には，術後に高度な右心不全を合併することがあり，この際には最大限の心不全管理が必要となる．右心から左心へ血液が届かないわけであるから，すべきことは前負荷を上げ，収縮性を高め，後負荷を下げることである．前負荷を高めるため，中心静脈圧(**CVP**)❸を18～20mmHgまで上げる．収縮性を高めるためにもっとも効果的な薬剤はアドレナリンである．

　血圧をノルアドレナリンやピトレッシンで維持できる場合には，ミルリノンなどのホスホジエステラーゼⅢ(**PDE-Ⅲ**)❹阻害薬も著効することがある．後負荷である肺血管抵抗を低下させるためにもっとも効果的な方法はNO吸入療法であろう．大動脈内バルーンパンピングも基本的には左心補助効果が強いが，このような場合には右心補助としても大変有用である．これらの治療でも効果不十分であれば**ECMO**❺(V-A bypass)を行うしか手段はなくなる．

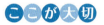

> 高度TRの手術後に右心不全を合併した際は容量負荷による高いCVPの維持，アドレナリン，ノルアドレナリン，バソプレッシン，大動脈内バルーンパンピング，NO吸入療法など最重症の両心不全に対する治療が必要となる．

（山口裕己）

▼略語一覧

❶　TR：tricuspid regurgitation；三尖弁閉鎖不全症
❷　TAP：tricuspid annuloplasty；三尖弁輪形成術
❸　CVP：central venous pressure；中心静脈圧
❹　PDE-Ⅲ：phosphodiesterase-Ⅲ；ホスホジエステラーゼⅢ
❺　ECMO：extracorporeal membrane oxygenation；体外膜型人工肺

文献

1) Izumi C, et al：Progression of isolated tricuspid regurgitation late after left-sided valve surgery－Clinical features and mechanisms－. Circ J 75：2902-2907, 2011.
2) Nath J, et al：Impact of tricuspid regurgitation on long-term survival. J Am Coll Cardiol 43：405-409, 2004.
3) Fukuda S, et al：Three-dimensional geometry of the tricuspid annulus in healthy subjects and in patients with functional tricuspid regurgitation. A real-time, 3-Dimensional echocardiographic study. Circulation 114 (Suppl I)：I-492-I-498, 2006.
4) Masuda M, et al：Thoracic and cardiovascular surgery in Japan during 2013：Annual report by The Japanese Association for Thoracic Surgery. Gen Thorac Cardiovasc Surg 63：670-701, 2015.
5) 日本循環器学会ほか編：弁膜疾患の非薬物的治療に関するガイドライン(2012年改訂版). 2012.
6) Nishimura RA, et al：2014 AHA/ACC Guideline for the management of patients with valvular heart disease：A report of the American College of Cardiology/American Heart Association Task Force on Practice Guidelines. J Am Coll Cardiol 63：e57-185, 2014.
7) Dreyfus GD, et al：Secondary tricuspid regurgitation or dilatation：which should be the criteria for surgical repair? Ann Thorac Surg 79：127-132, 2005.
8) Tang GHL, et al：Tricuspid valve repair with an annuloplasty ring results in improved long-term outcomes. Circulation 114 (Suppl I)：I-577-I-581, 2006.
9) De Bonis M, et al：Mid-term results of tricuspid annuloplasty with a three-dimensional remodeling ring. J Card Surg 27：288-294, 2012.
10) Pfannmuller B, et al：Increased risk of dehiscence after tricuspid valve repair with rigid annuloplasty rings. J Thorac Cardiovasc Surg 143：1050-1055, 2012.
11) Dreyfus GD, et al：Tricuspid leaflet augmentation to address severe tethering in functional tricuspid regurgitation. Eur J Cardiothorac Surg 34：908-910, 2008.
12) Carpentier A, et al：Carpentier's Reconstructive Valve Surgery, 1ed. Saunders, 2010.

II 各論

1 弁膜症⑦
MICSによる弁膜症手術

早期社会復帰や整容性から低侵襲心臓手術（**MICS**）❶が注目されている。確かにMICSは非常に魅力的な手術ではあるが，通常の心臓血管外科手術と異なるセットアップや手術手技，術後管理の要点があり，その相違点をよく理解しておくことが安定した手術成績につながる。

Point

1. MICSでは，前側方切開もしくは右腋窩縦切開による右小開胸で行われることが多い。
2. 合併症は，末梢血管を用いた人工心肺確立に関連したもの，内視鏡下操作に関連したもの，心臓手術であれば起こりうるもの，小開胸に関連したもの，に大別され，それらの予防策を熟知しておくべきである。
3. 末梢血管を用いた人工心肺確立の観点から，MICS適応患者を選択し，カニュレーション側の下肢虚血に注意する。
4. MICSにかかわるすべての職種が，MICS独特の周術期管理について情報共有できるようなチーム作りが重要である。

MICSとは

　MICSに正確な定義はないが，胸部外科学会（米国）（**STS**）❷では「全長にわたる胸骨正中切開で開胸しない」，もしくは「人工心肺を使用しない」ものをMICSと定義している。

　日本ではoff-pump冠動脈バイパス術が一般化しているため，MICSというと右小開胸もしくは胸骨部分切開による弁膜症手術，もしくは心房中隔欠損孔閉鎖のことを指すことが一般的である。なかでも僧帽弁手術や心房中隔欠損孔閉鎖に関しては右小開胸で，大動脈弁手術については胸骨部分切開で行うことが多いが，近年は大動脈弁手術に対して右小開胸アプローチを適用することも増えてきている。

　右小開胸手術の最大の利点は胸骨を温存できることである。このことにより早期離床，早期回復，早期社会復帰が実現されている。また，胸骨感染，縦隔炎が起こりえないのも術後管理上大きなメリットがある。もちろん，傷が小さいこと，正中に傷がないことなども患者にとって精神的に意義のあることである。

　では，MICSは本当に"minimally invasive：低侵襲"なのだろうか。この「低侵襲」が真に低侵襲であるのかについては議論の余地がある。すなわち，小さい傷で行う手術であって

も，人工心肺を用いて心停止で行う手術が本当に「低侵襲」なのか。確かに，大きな傷で行う手術よりは低侵襲だが，心筋虚血時間を回避できず，通常の胸骨正中切開アプローチよりは心筋虚血時間は長くなる傾向がある点は「高侵襲」といわざるをえない側面もある。

MICSの低侵襲性については議論がつきないところだが，いずれにせよ，一度合併症を起こしてしまうと，途端にMICSは低侵襲手術でなくなってしまう。患者選択に始まり，術中，術後管理に至るまでの周術期管理においてMICSを深く理解し，その落とし穴や，いざトラブルが発生した際の解決法などを熟知しておくことが重要である。

MICSの適応

◆MICSによる僧帽弁形成術

1950年代の話になるが，古典的には僧帽弁置換術は右開胸で行われることが多かった。その観点からすると僧帽弁疾患が右小開胸アプローチの適用になるのは自然である。分離肺換気用気管チューブか気管支ブロッカーを用いて右肺を虚脱させた後に，通常は右乳頭下（女性の場合は乳房下縁）の5〜8cm長の小切開により右第四肋間開胸とする（図1）。大腿動静脈と右内頸静脈からカニュレーションし人工心肺を確立する。人工心肺を作動させて心臓を虚脱させてから横隔神経から最低2〜3cm離れた場所で神経に並行に心膜切開し，心膜を右背部方向に牽引する。上行大動脈に心筋保護注入針（心筋保護液注入用，圧測定用，吸引用の3ルーメン仕様のものを用いる）を留置し，上行大動脈遮断の後，順行性心筋保護液投与により心停止を得る。

図1 僧帽弁形成術

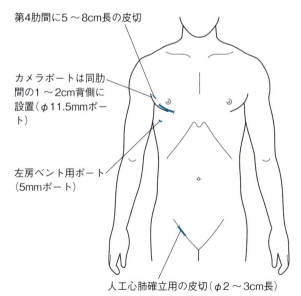
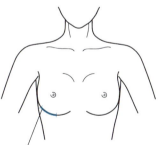

第4肋間に5〜8cm長の皮切

カメラポートは同肋間の1〜2cm背側に設置（φ11.5mmポート）

左房ベント用ポート（5mmポート）

女性の場合は乳房の下縁のしわに沿って切開するため，傷はほとんどみえなくなる

人工心肺確立用の皮切（φ2〜3cm長）

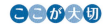

> 心筋保護液が有効に冠動脈に灌流されていることを確認するために，前述の3ルーメンの心筋保護液注入針を用いて心筋保護液注入圧をモニタリングすることが重要である。

　右側左房切開により僧帽弁を展開し，心内操作を行う．心内操作が終了した後に，大動脈遮断を解除し，心腔内に残存した空気を排除した後に心筋保護液注入針を抜去する．抜去は非常に慎重に行い，上行大動脈からの出血をきたさぬよう細心の注意を払う．極力心膜を1針閉鎖し，肺と右房の癒着を予防する．これは将来，再手術が必要になった際に癒着剥離を容易にするための工夫である．Blake Drain 19Frを心嚢内に，24Frを胸腔内に留置し閉胸する．閉胸時に胸腔内から長時間作用性局所麻酔薬0.25％ポプスカイン®を局注して肋間神経ブロックを行う．

◆MICSによる三尖弁形成術

　かつてMICSによる三尖弁形成は難しいといわれたが，工夫によりそのハードルは下がり，適応があれば積極的に併施するようになった．

　上大静脈－下大静脈のコントロールに関しては上大静脈は血管クリップで，下大静脈は血管テープでコントロールするが，下大静脈に関しては陰圧脱血によるオープンドレナージ法を用いることもできる．

　右房切開は極力，分界稜に近い所に置き，下大静脈近傍から右心耳手前に至るカーブを描く切開ラインとする（図2）．

　三尖弁の展開は左房鉤を用いると困難な場合があるため，牽引糸を三尖弁周囲の右房壁にかけ，その牽引糸を胸壁付近の心膜に結紮・固定するなど，牽引糸で展開する工夫が必要である．ただし，三尖弁輪に人工弁輪縫着用の糸をかけていく段階で三尖弁の展開は格段によくなる．

図2 三尖弁形成術

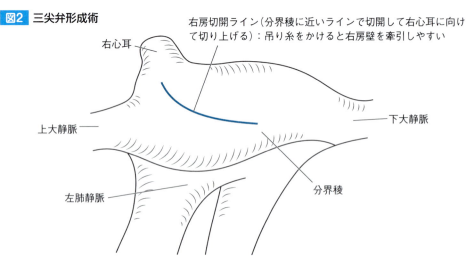

◆MICSによる僧帽弁置換術

　MICSによる僧帽弁置換はまれで，対象疾患が僧帽弁狭窄症にほぼかぎられるため，硬化した弁の切除と弁輪への糸かけ，そして僧帽弁縫着後の糸の結紮を正確にミスなく行えさえすれば，特に問題なく僧帽弁形成術の場合と同様に安全に施行できる手技である．もちろん，僧帽弁輪石灰化症例など正中切開アプローチであっても，高難度の症例はMICSには適さない．

◆MICSによる大動脈弁置換術

　従来から上部胸骨部分切開による大動脈弁置換術は積極的に行われ，ほぼ標準アプローチとしている施設も少なくはないが，ここ数年，右小開胸アプローチによる大動脈弁置換術が注目されるようになってきている．

　同じ右小開胸でも乳頭上部，胸骨右縁近傍の切開による前側方切開と腋窩縦切開による右小開胸の2つのアプローチが取られる（図3）．

　前側方開胸のほうが大動脈弁に近く，上部胸骨部分切開と比較的似たセッティングで手術が行えるが，大動脈弁そのものの視野は腋窩切開アプローチのほうが良好である．

　一方で腋窩切開アプローチの場合は，皮膚切開部から大動脈弁までが遠くなり，内視鏡手術用の手術器具による操作に依存することになるので，硬化した弁の切除や正確な糸の結紮，そして最大限大きなサイズの人工弁を縫着する点について不安が残る．

　また逆行性冠灌流カテーテルをブラインド操作で正確に留置することや，順行性選択的冠灌流用のチップを正確に冠動脈口に位置させて，有効に心筋保護液を注入する点など，心筋保護に関する手技的難易度が高い点もこの手術が普及しにくい理由の1つであろう[1]．

図3 大動脈弁置換術

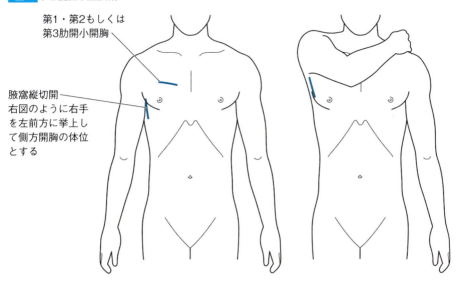

第1・第2もしくは第3肋間小開胸

腋窩縦切開
右図のように右手を左前方に挙上して側方開胸の体位とする

合併症の分類

　MICSの術後管理を考える際に重要なのは，胸骨正中切開による心臓手術との違いを認識することである。
　MICSが通常の正中切開と異なる点は，①大腿動静脈などの末梢血管を用いた人工心肺確立を要すること，②片肺を虚脱させた手術であること，③作業空間が小さいために心筋虚血時間，人工心肺作動時間が長くなること，である。
　慶應義塾大学では，1998～2016年9月までに784例の右小開胸MICSを施行してきたが，おおよそ10％の症例において大なり小なり合併症を経験している。これらの合併症は，①末梢血管を用いた人工心肺確立に関連したもの，②内視鏡下の操作に関連したもの，③MICSでなくても起こりうるもの，④前側方右小開胸に関連したものに分類できる。

◆末梢血管を用いた人工心肺確立に関連する合併症

　逆行性大動脈解離，下肢灌流障害による下腿コンパートメント症候群や感覚障害，脱血不良，人工心肺流量不足などが考えられる。末梢血管へのカニュレーションの際には経食道心エコー法によるガイドワイヤーの監視のもと，愛護的にカニューレを進めることが重要である。

◆内視鏡下の操作に関連した合併症

　実際にはそれほど多くはみられない。現在の右小開胸MICSは，多くの場合は「完全内視鏡下」ではなく「内視鏡補助下」の手術であるというのがその理由である。多くの場合，直視下で縫合や結紮などの操作を行っているため，内視鏡による視覚情報に頼って手術操作を行ったことに起因する合併症は少ない。

◆MICSでなくても起こりうる合併症

　心臓手術である以上，完全にゼロにすることが困難である合併症は存在する。ただ，MICSの，作業空間が小さく，ターゲットが遠いという環境で操作した結果，手技の正確性を欠いた，手術時間が長くなったことに関連した合併症はMICSに関連した合併症である。

◆前側方右小開胸に関連した合併症

　右小開胸に関連した合併症である。呼吸機能障害や気胸，胸壁からの出血や再膨張性肺水腫，上行大動脈に留置した心筋保護液注入針の抜去部からの出血なども，このカテゴリーに入る。

合併症を起こさないための対策

◆患者選択

　MICSによる合併症を防ぐという作業は，手術の計画を立てる段階から始まっている。

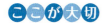

患者選択のポイントは，安全確実に人工心肺を確立できるか，心筋保護ができるか，総合的予備能があるかを評価することである。

人工心肺確立の観点では，胸部から腹部・腸骨領域の動脈硬化や大腿動脈径（直径7mm以上）を造影CTで確認する。

Stop it！

中等度以上の大動脈弁逆流は，心筋保護が不十分になるだけでなく，心筋保護液注入時の左室膨張による心筋障害を起こすので除外する。冠動脈病変の除外も必須である。

小切開では，心筋虚血時間や人工心肺作動時間が長くなる傾向にあり，時間がかかっても問題ないか総合的予備能を見きわめ，チーム全体の技量や習熟度で適応を決める。

◆末梢血管を用いた人工心肺確立

MICSにおいて避けて通れないのが末梢血管（大腿動脈，大腿静脈，内頸静脈など）を用いた人工心肺確立である。原則として送血部位は大腿動脈である。

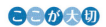

術前に上行弓部下行大動脈，腹部大動脈，腸骨動脈・大腿動脈に至る大動脈の石灰化や狭窄，動脈瘤などを綿密にチェックして逆行性送血にリスクがある場合はMICSを断念する。

大柄で送血量が5L/分以上の症例や，大腿動脈が細い症例では大腿動脈に8mmもしくは9mmのダクロングラフトを端側で吻合しグラフト送血とする。カニューレ留置時は必ず経食道心エコーガイド下で慎重に進め，抵抗がある場合は，それ以上進めず，原因を検索する。

体外循環終了後，カニューレを抜去した後に，足背動脈の拍動を確認し，大腿動脈の狭窄や解離などのトラブルの有無をチェックする。

脱血管留置部位は右内頸静脈と大腿静脈である。大腿静脈からの脱血カニューレは，太すぎても細すぎても脱血不良を起こすため，患者の体格に合わせて適切なサイズを選択する。

◆末梢血管カニュレーションに関連した下肢虚血の予防

送血用カニューレが挿入されている大腿動脈より遠位の血流が落ちることにより，片側下肢の虚血再灌流障害が起き，重篤な場合は下腿の筋膜切開を要するほどのコンパートメントシンドロームが起こることがある。無侵襲混合血酸素飽和度監視システム（INVOS™）を用いて，左右下腿の混合血酸素飽和度（rSO$_2$）[3]をモニタリングする。カニュレーション

した側でベースラインより20～30%の減少を認めた際には，カニュレーション部位の遠位側に6～8Frのシースを留置し，送血回路の側枝からシースに灌流させる。また，太すぎる脱血管を留置している場合や，その位置に問題がある場合などは，静脈のうっ血をきたし，腹部臓器の腫脹から腹部コンパートメント症候群をきたすことがある。その場合は，rSO$_2$が低下し血液量係数（BVI）[4]が上昇するパターンをとる。通常の虚血であればrSO$_2$とBVIともに低下するため，うっ血と虚血の鑑別においてBVIが重要である。

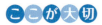

通常の虚血であればrSO$_2$とBVIともに低下するため，うっ血と虚血の鑑別においてBVIが重要である。

◆周術期管理における注意点

MICSの周術期管理においては，通常の胸骨正中切開における注意事項に加えて，MICSで何が特別なのかについて意識することが重要である。

◆胸腔に留置するドレーンについて

胸腔ドレーンの詰まりや折れによるドレナージ不足が原因で，胸腔内の出血を見逃すリスクがある。胸腔は心嚢と比較すると圧倒的に大きなスペースがあるため，胸骨正中切開の際，ドレーントラブルにより心嚢内の出血がドレナージ不良でも，早期に心タンポナーデに陥り，ドレーントラブルが早期に発見できる。

Stop it！

右小開胸の場合，ドレーンに問題があると，胸腔内にかなりの量が出血し，血圧が低下しても，その原因が胸腔内への出血ではないと誤認してしまうことがある。胸骨正中切開による心臓手術の術後管理しか経験していないと，陥りがちな落とし穴である。

したがって，胸腔内には折れたり，詰まったりしにくい比較的太めのドレーンを留置するべきである。筆者らの施設では28Frのストレートタイプのソラシックドレーンか，24FrのBLAKEドレーンを使用している。

ドレーンから出血がみられないが血圧が安定しない，心拍出量が低いといった状況では，速やかに胸部X線写真やエコーによる胸腔内液体貯留をチェックするべきである。ドレーンの刺入部の疼痛を訴え，リハビリテーションに支障が出ることがあるため，12時間経過してドレーンからの出血や循環動態に問題がない場合は，早めにドレーンを抜去するのが望ましい。

◆横隔神経麻痺

MICSの術後に右の横隔膜挙上を認めることがある。心膜を切開する際に，横隔神経を損傷することは少ないと考えられるが，心膜を右胸壁側に牽引する際に横隔神経に影響を与えている可能性がある。そのリスクを軽減するためになるべく横隔膜から離れた場所で心膜を切開するようにしている（図4）。

図4 心膜切開

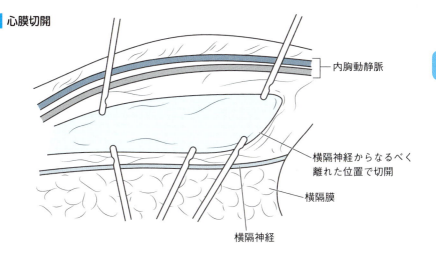

内胸動静脈
横隔神経からなるべく離れた位置で切開
横隔膜
横隔神経

◆再膨張性肺水腫

　再膨張性肺水腫は，まだ発生機序が解明されておらず（推測段階），まれな疾患ではあるが，いざ発生すると重症に陥ること，そして何より，心臓外科手術のなかでは右小開胸手術に特有であるために，関心度の高い合併症の1つである。

　右小開胸僧帽弁手術後の2～5%に発生するとされており[2～4]，発生には虚脱肺の虚血再灌流障害と，肺の再膨張時の急速な含気増大による肺胞過伸展，および機械的損傷や肺の微小血管損傷，それによって発生するフリーラジカルと白血球が微小血管を損傷することが関与しているとされる。このように発生機序が推測されているもののはっきりしたリスク因子は確定してない。そのため，発生予防策として確実なものはない。

　右小開胸心臓手術で片肺を虚脱させることと，大動脈遮断中の肺の虚血再灌流に関連した好中球活性を抑えるという観点から，可能なかぎり両肺換気にする，シベレスタットナトリウム水和物（エラスポール®）の予防投与，また体外循環中の軽度体温冷却，虚脱肺の局所冷却が有用ではないかと推測し実践している。

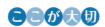

手術時間短縮により，肺の虚血や虚脱時間を短縮することも重要である。

　再膨張性肺水腫が起こってしまった場合の治療法は，程度にもよるが，まずは両側high PEEP[5]による人工呼吸器管理で保存的治療を試みる。悪化した場合は分離肺換気による患側肺のみのhigh PEEPを導入するが，それでも循環呼吸が悪化する場合はV-V ECMO[6]による呼吸補助の適応となる。通常は循環補助は不要であるためV-A ECMOとする必要はなく，ECMOとなっても相対的にリスクは低いので，状態を悪くする前に早めにV-V ECMOに踏み切るべきである。

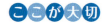

通常は術後2，3日の急性期を過ぎると劇的に状態は改善し，治癒すると大きな後遺症も残らないので，多臓器に悪影響が出る前に，積極的にECMOを導入することが推奨される。

◆呼吸リハビリテーション

右小開胸MICSは右肺を虚脱させて行う手術であることと，肋間を開胸器で拡げることやドレーン刺入部の疼痛から，術後に右肺の無気肺や肺炎，液体貯留を起こすことがある。これらは術後在院日数を長引かせ，MICSの大きな利点である早期社会復帰を台なしにしてしまうため，右肺のトラブル防止を重視し，早期の離床や呼吸器リハビリテーションに最大限努力すべきである。

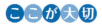

術後のクレアチンキナーゼ（CK）❷値の上昇を定期的にチェックすることと，腓腹部の硬さを定期的にチェックすべきである。腓腹部が硬く，コンパートメント症候群が疑われる場合は，下腿の内圧測定を行い，圧が高ければ速やかに減張切開を施行することで，後遺症なく救肢できる。30mmHg以上で減張切開を速やかに行う。

◆鼠径部リンパ漏

術後1週間前後した時点で，鼠径部の腫脹を認め，リンパ漏と診断されることがある。大腿動静脈を剖出する際の皮膚切開と血管周囲の剥離を最小限にすることで，発生率が下げられると考える（図5）。もちろん血管のテーピングなども行わない。

今後の展望

MICSが本当に「低侵襲」であるために，われわれはさまざまな努力を続け，現在かなりのことが克服できた。われわれが経験した苦い思いを繰り返さないために，これからMICSを始める施設や，これからMICSに関係する医療従事者は，MICSのことをよく理解し，何が起こりうるのかを知り，よく準備したうえでMICSに取り組むことが肝要であると考える。

そして，MICSの周術期管理に関して，この治療にかかわるすべての職種がMICSの手術や合併症，そして周術期管理についてよく知り，よく理解し，臨床の場においてフィードバックできるような体制を整えておかなければならない。MICSの周術期管理こそ「ハートチーム」の実力が最も試される場かもしれない。

（岡本一真）

図5 大腿動静脈の剖出

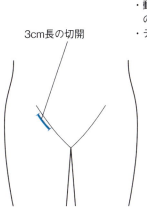
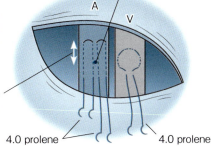
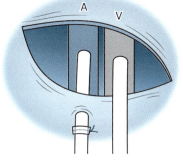

- 3cm長の切開
- 動脈, 静脈の前面のみ最小限に剝離
- テーピングしない
- 8cm長のUスティッチを並行に2針
- 2つのUスティッチ中間を穿刺
- 4.0 prolene
- 4.0 prolene

下肢虚血回避のために動脈側のカニューレをなるべく短く留置し, その際の固定性を考えて皮膚を貫通させる

▼略語一覧

1. MICS：minimally invasive cardiac surgery；低侵襲心臓手術
2. STS：Society of Thoracic Surgeons；胸部外科学会（米国）
3. rSO₂：regional saturation of oxygen；局所混合血酸素飽和度
4. BVI：blood volume index；血液量係数
5. PEEP：positive end-expiratory pressure；呼気終末陽圧（呼吸）
6. ECMO：extracorporeal membrane oxygenation；体外膜型人工肺
7. CK：creatine kinase；クレアチンキナーゼ

文献

1) Stolinski J, et al：Perioperative outcomes of minimally invasive aortic valve replacement through right anterior minithoracotomy. Thorac Cardiovasc Surg 64：392-399, 2016.
2) Keyl C, et al：Unilateral pulmonary oedema after minimally invasive cardiac surgery via right anterolateral minithoracotomy. Eur J Cardiothorac Surg 47：1097-1102, 2015.
3) Tutschka MP, et al：Unilateral postoperative pulmonary edema after minimally invasive cardiac surgical procedures：a case-control study. Ann Thorac Surg 99：115-122, 2015.
4) Irisawa Y, et al：Re-expansion pulmonary oedema after minimally invasive cardiac surgery with right mini-thoracotomy. Eur J Cardiothorac Surg 49：500-505, 2016.

1 弁膜症⑧
感染性心内膜炎における手術のタイミング

一昔前は脳梗塞を合併した感染性心内膜炎(IE)[1]の手術は待機的がよいとされていたが，小さな脳梗塞では急性期に開心術を行っても，梗塞巣が悪化する可能性が低いことが明らかになった．脳出血にかかわる病変の研究も進み，MRIのT2*強調像でみられる微小出血(micro-bleeding)は，脳出血や感染瘤に関与する病態の可能性が報告されている．
本項では，脳合併症に対するMRIの有用性，微小出血の意義，脳合併症に対する手術のタイミング，vegetationに対する早期手術，抗菌薬の継続期間を中心に紹介する．

Point

1. MRIを用いた最新の研究ではIEに伴う脳合併症の頻度はsilent embolismを含むと65〜80%に達することがわかった．症候性は15〜30%，無症候性は35〜60%である．
2. T2*強調像による微小出血は，脳出血や感染瘤の出現を示唆している可能性が報告されている．
3. 一過性脳虚血発作や無症候性脳梗塞に加え，small-size(15〜20mm)のischemic strokeも遅滞なく手術が可能である．
4. 塞栓予防を目的として開心術の効果が高いのは，抗菌薬開始後早期，特に1週間以内である．
5. 自然弁感染(NVE)[2]に対する標準的な術後抗菌薬投与期間は4〜6週間，人工弁感染(PVE)[3]は6〜8週間であるが，菌種，術中培養所見，人工弁移植の有無などにより投与期間を調整する．

MRIの有用性

脳合併症の検査として，手軽にできるのは頭部単純CT検査であるが，CTではとらえられない急性期脳梗塞や無症候性脳梗塞，そして，微小出血の診断にはMRI検査を行う必要がある．

Duvalらは入院後7日以内に頭部MRIを施行したIE 130人(definite 77例，possible 50例，excluded 3例)に関して，MRIを撮影したことでIEの診断と治療方針がどのように変わったかを検討している．その結果，possible，および，excludeの診断となった53名中17名(32%)において診断がupgradeされ，130名中24名(18%)で治療方針に変更があったことを報告している[1]．

このようにMRIは，IEの診断精度向上に寄与し，治療方針を正しい方向へ導く．患者の状態が許すかぎり，頭部MRIを行うことを勧めたい．

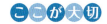

頭部MRI検査は，脳合併症の診断精度向上だけではなく，IEの治療方針決定に重要な役割を果たす。

MRI検査における脳合併症の頻度

MRIが汎用される以前，脳合併症の頻度は20〜40％程度とされていた。MRIによって無症候性病変(silent embolismや微小出血)の存在が明らかになり，現在ではIEの65〜80％程度に脳合併症が存在することがわかっている[2]。

表1にMRI検査における脳合併症の頻度を示す[1,3〜5]。臨床の現場で最も遭遇する可能性が高い病態は虚血病変(無症候性脳塞栓とischemic stroke)であり，全体の50〜80％を占める。次いで微小出血である。

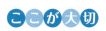

脳合併症はIEの65〜80％程度に存在する。虚血性病変が最多であり，次いで微小出血が続く。

脳出血例では感染瘤の存在を疑う

頭部CT検査，および頭部MRI検査にて出血を認めた症例では，感染瘤の存在を疑うことが大切である(図1)。

表1 頭部MRI検査での脳合併症の頻度

著者名		Duvalら[1]	Goulenokら[4]	Iungら[5]	Champeyら[6]
発表年		2010年	2013年	2013年	2016年
撮影機器		MRI	MRI	MRI	MRI
症例数(例)		130例	30例	120例	43例
菌種	レンサ球菌属	−	47%	39.7%	47%
	ブドウ球菌属	−	43%	30%	23%
神経症状(+)		−	−	12.5%	32%
MRI所見	虚血病変	52.3%	83.3%	53.3%	48%
	出血病変	−	6.7%	8.3%	16%*
	微小出血	56.9%	56.7%	60.0%	34%
	クモ膜下出血	−	16.6%	10.8%	−
	膿瘍	−	20%	6.7%	9%
	感染瘤	7.7%	23.3%	9.3%	4%

−：記載なし
＊：クモ膜下出血を含む

出血の存在は，手術のタイミングに影響するので，正しく診断することが肝要である。
Huiらは脳血管造影にて感染瘤が同定できた症例のうち，頭部CT angiographyで感染瘤の存在がわかったのは42.9％，頭部MR angiographyでは33.3％であったと報告している[6]。
頭部CTやMRIでは感染瘤の同定に限界があるので，その存在が疑われる場合は脳血管造影検査の施行を検討したほうがよい。

図1 クモ膜下出血の原因が感染瘤であった1例

60歳代，男性．
起因菌：*Streptococcus pasteurianus*
経過：右上下肢の筋力低下で近医を受診し，頭部CTで大脳縦裂と上前頭溝にクモ膜下出血を認めた．当院（長崎大学病院）に緊急入院となり，脳血管造影が施行された．前大脳動脈末梢に2mmの動脈瘤を認めた．心エコーでは重度の僧帽弁逆流症と後尖に可動性のある14mmのvegetationを認めた．瘤の形態，血液培養結果，心エコー所見からIEに伴う感染瘤と診断した．心不全は内科的にコントロールされ，感染制御もアンピシリンにて良好であったので（CRP値：入院時7.40mg/dL，1週間後1.65mg/dL），まずは保存的治療を選択した．初回の頭部画像検査から4日後，10日後，14日後，26日後に画像評価を繰り返した．クモ膜下出血は改善したが感染瘤(→)の増大(9mm)を認めた．循環器内科，心臓血管外科，そして，脳神経外科にて治療方針を再度検討し，感染瘤の治療を行い，その後に開心術を行う方針へ変更した．クモ膜下出血発症後59日目に感染瘤の切除術を，その19日後に僧帽弁形成術を施行した．現在，NYHA Ⅰ度で社会復帰されている．

a：頭部MRI検査．上前頭溝に高信号あり．感染瘤(→)を認めた．

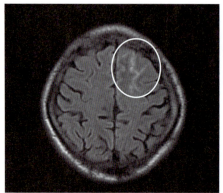
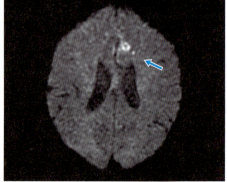

b：頭部血管造影検査（入院時）   c：同再検査

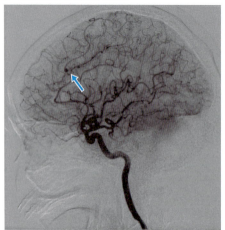
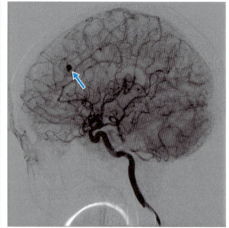

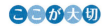

出血像は感染瘤の存在を示唆する所見である。頭部CTやMRIでは感染瘤の同定に限界があるので，脳血管造影検査の施行まで検討するほうがよい。

微小出血とその意義

◆微小出血

微小出血はMRIのT2*強調像において低信号領域として検出されるもので，IE以外に高血圧症，アミロイドアンギオパチー，海綿状血管腫などでもみられる[7]。T2*強調像はヘモジデリン，もしくは，デオキシヘモグロビンの沈着をみており，ヘモジデリンの沈着であれば陳旧性出血を，デオキシヘモグロビンによるものであれば新しい頭蓋内出血を示唆する。IEにおける頻度は34％〜60％程度と高く[8]，高血圧によるものと異なり，治療経過中に数が変化するという特徴を有している[9]。

◆IEにおける意義

2002年，東北大学の加藤らは脳卒中研究において，「微小出血は，出血リスクを有する進行性の細小動脈病変を示唆するものである」ことを明らかにしている[10]。IEにおける微小出血も脳血管病変の活動性を示唆しており，その後の頭蓋内出血や感染瘤の出現につながる可能性が指摘されている[7〜9]。しかし，研究自体が現在進行形のこともあり，現時点では，手術のタイミングに影響を与える病態ではないと考えられている[11]。

2015年のESC❹ガイドラインでは，「The lack of association with parenchymal haemorrhage and the absence of postoperative neurological complications in patients with microbleeds suggest that microbleeds should not be interpreted as active bleeding and should not lead to postponed surgery when it is indicated」と明記されており，微小出血が存在する症例において，やみくもに手術を延期しないようにと勧告されている[11]。

なお，2015年のAHA❺ガイドラインには微小出血と手術のタイミングに関する記載は見あたらない[12]。今後の研究結果に注意を払っておく必要があると思われる。

図2には自験例における「多発性微小出血の1例」を示す。本例の頭部MRIを読影した放射線科医は，微小出血が多発している所見（脳血管の活動性が高い）から，将来的に感染瘤が生じる可能性を予言していた。事実，開心術後10日目に感染瘤破裂による脳出血を生じた。微小出血を有する症例（特に多発例）では，繰り返し画像評価を行うことが大切であることを示唆する症例であった。

◆日本から発表された微小出血に関する3つの臨床研究

微小出血と開心術のタイミング，そして，出血のリスクに関する臨床研究報告が日本から3編発表されているので紹介する。

①**2013年 岩手医科大学からの報告**[13]：微小出血を"black dots"と称し，その周囲の造影効果がなくなったとき（血管の活動性が低下したとき）が，開心術による脳出血のリスクがきわめて低くなった時期である可能性を報告している。

図2 多発性微小出血の1例

40歳代，男性。
起因菌：*Streptococcus viridans*
経過：large mobile vegetationを伴う重度MRに対して早期手術を行った。術前の頭部MRAで感染瘤は認めなかったが，T2*強調像で大脳小脳の皮質下に多数の微小出血を認めた。読影した放射線科医は，今後，感染瘤を生じる可能性を指摘していた。
術後10日目に感染瘤破裂による脳出血を生じ，緊急開頭血腫除去・感染瘤摘出術を行った。幸い後遺症は軽度で社会復帰できた。

a：術前頭部MRI T2*強調像

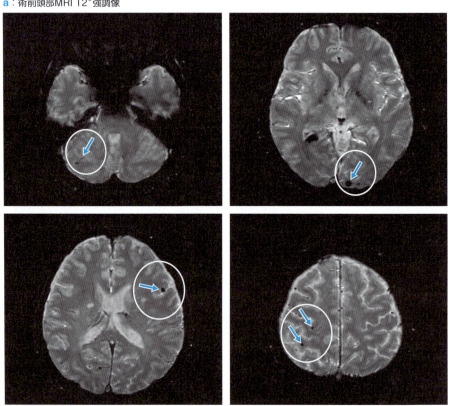

大脳小脳の皮質下に多数の微小出血を認めた（→）。MRAでは感染瘤は指摘できなかった。

②2011年 大阪大学からの報告[14]：IEにおける微小出血の存在はhemorrhage strokeを予見するものであり，微小出血が2つ，3つと数が増えるほど，そのリスクは高まることを報告している。

③2014年 京都府立医科大学からの報告[15]：急性期脳梗塞，および，微小出血の存在（両方同時に存在）は，周術期の脳出血を予見する所見である。

図2 多発性微小出血の1例（つづき）

b：術後頭部CT（術後10日目）

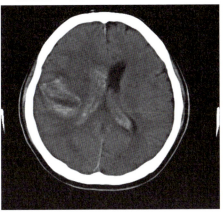
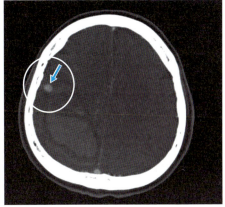

右中大脳動脈遠位部に径6mmの動脈瘤を認めた（→）。右大脳半球に脳実質内出血を認め，脳室内へ穿破していた。mass effectにより正中構造はわずかに左側へ偏移している。

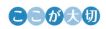

微小出血はT2*強調像でみることができ，その合併頻度は34〜60%と高い。血管の脆弱性を反映しており，脳出血や感染瘤との関連が示唆されている。

脳合併症に対する手術のタイミング

脳合併症は，臨床症状と画像所見から無症候性脳梗塞，一過性脳虚血発作，ischemic stroke，hemorrhagic stroke，感染瘤，微小出血，脳膿瘍などに分類される。適切な手術のタイミングは病態ごとに異なる。

以下に，現時点で適切と考えられている手術のタイミングを病態別に紹介する

◆無症候性脳塞栓と一過性脳虚血発作

無症候性脳塞栓と一過性脳虚血発作は，遅滞なく手術を行ってよい病態であるとされている（ESCのガイドラインではClass Ⅰ，Evidence level B）（表2）[11]。

◆ischemic stroke

一昔前，ischemic strokeは，ヘパリンの使用による出血病巣への悪化，そして，体外循環中の低灌流圧による病巣の拡大という懸念から，2週間以上の待機手術が望ましいとされてきた。しかし，臨床研究の積み重ねにより，脳梗塞によっては急性期に手術が可能なことがわかった[16, 17]。

本項では，「脳梗塞急性期に開心術を行っても安全と考えられているischemic strokeの特徴（梗塞巣の大きさ）」，そして，「手術のタイミング」に関して説明する。

表2 2015 ESCのガイドライン：脳合併症に対する手術のタイミングなど

	推奨度	Evidence level
1. 無症候性脳梗塞や一過性脳虚血発作を合併した症例に対して手術が必要な場合，遅滞なく，速やかな手術が推奨される。	Class I	B
2. 頭蓋内感染瘤のうち，非常に大きいもの，拡大傾向にあるもの，もしくは破裂しているものに対しては，脳外科手術，あるいは，血管内治療が推奨される。	Class I	C
3. 脳出血合併例に対する手術は，通常，1カ月以上，待機してから行うべきである。	Class IIa	B
4. stroke合併例のなかで，心不全，抵抗性感染，膿瘍形成，もしくは，塞栓リスクが高いvegetationに対して手術が必要と判断される症例では，早急に手術を行うことが検討されるべきである。ただし，昏睡状態ではないこと，そして，CTやMRIで脳出血がないことを確認しておく必要がある。	Class IIa	B
5. 神経症状を呈するIE症例では，CT angiographyやMR angiographyにて頭蓋内感染瘤の有無を検索すべきである。結果が陰性であっても感染瘤の疑いが残る場合は，脳血管造影の施行まで検討すべきである。	Class IIa	B

（文献11より改変引用）

表3 2015 AHAのガイドライン：脳合併症に対する手術のタイミング

	推奨度	Evidence level
1. strokeもしくは無症候性脳梗塞を合併した症例のうち，残存するvegetationに対して手術が必要な症例では，画像上，脳出血がないこと，そして，神経障害が重度でないことが確認できれば，遅滞なく，速やかに弁手術を考慮してよい。	Class IIb	B
2. 脳梗塞，もしくは，脳出血の状態が深刻な症例では，少なくとも4週間以上の待機手術が望ましい。	Class IIa	B

（文献12より改変引用）

出血病巣へ悪化する可能性が低い梗塞巣の大きさ：15～20mm

表4に日本から発表された3編の脳塞栓に対する早期開心術の成績を示す[18～20]。大阪大学の吉岡らは，梗塞巣の大きさが平均18.3mmであった34名に対して，脳梗塞発症から平均4.1日目に開心術を行い，梗塞巣が悪化した症例は1例もなかったことを報告している[18]。

また，大阪市立大学の細野らは，梗塞巣が15mm以下の7症例に対して，発症から2週間以内に開心術を行い，梗塞巣の悪化を認めたものはいなかったことを報告している[19]。

自験例の検討では，平均17.1±7.7mm（最小7mm，最大40mm）の梗塞巣を有するischemic stroke 9例に対して，脳梗塞発症から2週間以内に開心術を行い，1例にごく軽度の出血性変化を認めたものの，神経症状の悪化を認めた症例はなかった（図3）[20]。

これら3編の論文から，出血病巣へ悪化するリスクが低い症候性の脳梗塞の大きさの目安は，「15～20mm程度」と推察される。なお，梗塞巣の大きさは，本来，体積で表すべきであるが，梗塞巣の体積と最大径には正の相関があることがわかっている[20]。

脳梗塞発症から開心術までのタイミング：1週間以内がbetter

ischemic strokeを発症してから，いつまでに手術を行うのがよいか？　その問いに答えてくれる論文を3篇紹介する。

① 2001年 Piperら：血液脳関門破綻のメカニズムを説明に加えたうえで，開心術による梗塞巣の出血病巣への悪化を回避するためには，脳梗塞発症から72時間以内に手術を行うのがよいことを報告している（梗塞後出血の発症率：72時間以内の手術4％，3～8日目22％，9日目以降44％）[21]。
② 2006年 Ruttmannら：embolic stroke 60名に対して早期手術（中央値4日）を行い，「脳梗塞発症から4日以内の手術と5日目以降の手術では，神経症状の悪化と回復具合に差はみられなかった」ことを報告している[16]。
③ 2013年 Barsicら：ischemic stroke後の開心術198例を，1週間以内の開心術群（early surgery 58例，29.3％）と8日目以降の手術群（late surgery 140例，70.7％）に分け，年齢・弁輪部膿瘍・心不全などの患者背景を調整したうえで，入院死亡と1年後の死亡率を検討した[17]。その結果，early surgery群に有意な入院死亡率の上昇はみられず，術後1年の死亡率にも差はみられなかったことを報告している。彼らは，「ischemic strokeを発症した症例に1週間以上待機して開心術を行うことに明らかな生存のメリットはない」と述べている。

上記の論文などが参考にされた結果，2015年のESCガイドラインでは，ischemic strokeは，「昏睡状態でなければ遅滞なく手術を考えるべき（Class Ⅱa，Evidence level B）」病態とされている（表2-4）[11]。2015年のAHAガイドラインでは，「脳障害が重度（昏睡）でなければ遅滞なく手術を検討してよい（Class Ⅱb，Evidence level B）」と明記されている（表3-1）[12]。

表4 脳塞栓に対する2週間以内の早期手術成績

著者名		Yoshiokaら[18]	Hosonoら[19]	Miuraら[20]
発表年		2012年	2010年	2015年
期間		2005～2010年	1991～2009年	1999～2012年
症例数		34例	8例	10例
神経症状あり		12例（35.3％）	−	9例（90％）
NVE		28例（82.3％）	−	10例（100％）
PVE		6例（17.7％）	−	0例（0％）
菌種	レンサ球菌属	13例（38.2％）	−	3例（30％）
	ブドウ球菌属	13例（38.2％）	−	5例（50％）
脳梗塞巣の大きさ		18.3±21.4mm	<15mmが7例	17.1±7.7mm
診断から手術まで		4.1±4.2日	−	4.7±6.2日
入院死亡		6例（17.7％）	1例（12.5％）	1例（10％）
神経症状の悪化		2例（5.9％）	0％	2例（20％）
特記事項		梗塞巣の悪化1例（2.9％） 新規脳出血2例（5.9％）		梗塞内出血1例（10％） 新規脳梗塞1例 脳膿瘍1例 感染瘤破裂1例

−：データなし
NVE：自然弁感染，PVE：人工弁感染

2016年に発表された日本からの多施設共同研究でも，1週間以内の早期手術のほうが，待機手術よりも望ましい成績が得られたとする結果が示されている[22]。

図3にischemic strokeに対して早期手術を行った2例（梗塞巣：18.2mmと21.8mm）を提示したので参照いただきたい。

待機手術が望ましいischemic stroke

昏睡など重度の神経障害を有する症例は，待機手術が望ましいと考えられているが，実際は，患者年齢，全身状態，併存疾患などを考慮して判断することが大切である。図4に早期手術を断念し，待機手術の可能性を探った2例を提示した。いずれも神経障害の程度は重度で，80歳代であった。

◆hemorrhagic stroke

hemorrhagic strokeはメカニズムによって，simple necrotic arteritisによる出血，梗塞後出血，感染瘤破裂の3つに分類される。基本的に，出血性病変に対しては，4週間以上の待機手術が望ましい（ESCとAHAのガイドラインではともにClass Ⅱa, Evidence level B）[11,12]。しかし，内科治療抵抗性の心不全を併発している症例，今にも飛びそうなvegetationを有する症例などでは，早期の開心術を決断しなくてはならない場合もある（図5）。

◆頭蓋内感染瘤（intra-cranial mycotic/microbial aneurysm）
頻度，特徴，診断

感染瘤の正確な頻度は不明であるが，MRIによる評価ではIEの4〜23％にみられることがわかっている（表1）。

図3 ischemic strokeに対する早期手術の2例

【症例1】40歳代，男性。
起因菌：MSSA，梗塞巣最大径18.2mm
経過：構音障害と右上肢の脱力を主訴に入院し，頭部MRI検査で多発性の脳梗塞（最大径18.2mm）を認めた。Glasgow Coma Scaleは13点（E4V4M5）であった。心エコーでは重度の僧帽弁逆流症とともに前尖に17mmのmobile vegetationを認めた。再塞栓予防目的に脳梗塞発症5日目に僧帽弁形成術を施行した。術後の頭部CT検査で右側頭葉の梗塞内に小さな出血を認めたが，神経障害の悪化はなかった。術後6週間の抗菌薬投与後に退院，社会復帰した。

a：術前頭部CT検査では，多発性脳梗塞を認める。　b：術後頭部CT検査では，梗塞巣内に小さな出血（＋）。

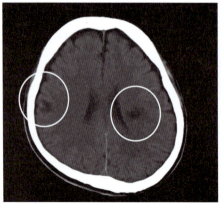
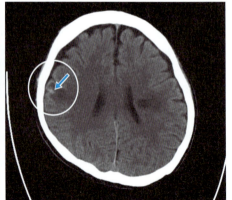

図3 ischemic strokeに対する早期手術の2例（つづき）

【症例2】60歳代，男性。
起因菌：*Streptococcus sangius*，梗塞巣最大径21.8mm
経過：視野異常にて頭部MRI検査を行ったところ，多発性の急性期脳梗塞を認めた。心エコーでは重度の大動脈弁逆流と僧帽弁逆流，そして，僧帽弁前尖に21mmのmobile vegetationを認めた。再塞栓予防目的に脳梗塞発症から4日目に2弁置換術を施行した。術後神経障害の悪化なく社会復帰した。

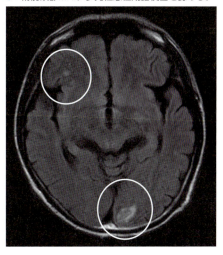

c：術前頭部MRI。多発性急性期脳梗塞を認める。

　頭蓋内感染瘤の好発部位は中大脳動脈末梢部であり，25％程度の症例で多発することが知られている[3,24,25]。

　感染瘤の問題点は"破裂する"ことであり，いったん破裂した症例の予後は非破裂例よりも厳しい[25]。したがって，感染瘤の早期発見，そして，非破裂例に対する対応がとても大切になる。

　感染瘤は特定の症状を示さないので，診断（発見）の第一歩は疑うことである。画像上は，出血所見が感染瘤の存在を示唆する所見である。出血例ではCT angiographyやMR angiographyに加えて，脳血管造影検査の施行まで検討する必要があり，図1に症例を提示した。最近では感染瘤と微小出血の関連が取り沙汰されており[7,9]，微小出血を有する症例では，画像評価を繰り返して感染瘤の早期発見に努めることが大切である（図2）。

抗菌薬による瘤径の変化，そして，画像評価の間隔

　感染瘤は抗菌薬の投与により，必ずしも縮小するわけではないので，繰り返し画像評価を行い，拡大傾向にある症例では脳外科治療を検討する必要がある。

　「どの程度の間隔で画像評価を繰り返すべきか？」という問いに関して明確な指針はないが，過去の論文を参考にすると1週間に1回程度は評価を行うのがよいと思われる[24,25]。拡大傾向にある症例ではさらに評価間隔を短くする対応も必要である。

治療方針[3]

　感染瘤に対する治療方針は破裂の有無で異なる。破裂例では脳外科治療を優先する。出血によってmass effectが生じている症例では開頭手術を，mass effectsがない症例では開頭手術，もしくは，血管内治療のいずれかが選択される。血管内治療が行われた症例では，開心術までの時間短縮が可能であり，血管内治療から開心術を1週間以内で行うことができたという報告もある[24,25]。

　非破裂例では画像評価を繰り返し，縮小傾向にあれば開心術を優先させることができる。一方，拡大傾向にある場合は破裂予防目的の脳外科治療を先行させる。

図4 早期手術を断念したischemic strokeの2例

【症例1】80歳代，男性。
起因菌：*MRSA*
経過：透析歴5年であった。発熱と見当識障害にて透析病院に入院となり，腎盂腎炎・敗血症の診断で抗菌薬治療が開始された。意識障害が改善しないため，頭部CTを施行し脳梗塞を認めた。見当識障害から3日目に精査目的に転院となった。
来院時のJCSはⅢ-300であった。心エコーでは中等度以上のMRと僧帽弁P1に長さ25mmのmobile vegetationを認めた。頭部MRIでは多発性脳梗塞の所見であった。意識状態，全身状態，年齢から早期手術を断念した。入院10日目に敗血症にて永眠された。

a：入院時頭部MRI 拡散強調像

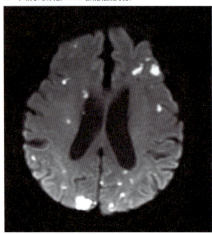

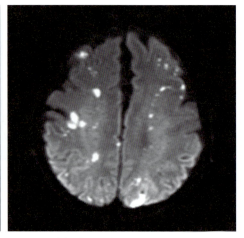

【症例2】80歳代，女性。
起因菌：*Staphylococcus lugdunesis*
経過：心不全にて他院入院中に右中大脳動脈領域に脳梗塞を認めた。心エコーでは重度MRと僧帽弁前尖に11mmのmobile vegetationを認めた。治療目的に当院へ転院となった。
転院時は左片麻痺と運動性失語の状態で，Glasgow Coma Scaleは8点(E3V1M4)であった。脳梗塞発症から3日目(58時間)に早期手術を検討したが，神経症状，梗塞巣の大きさ，年齢などから早期手術を断念した。その後，心不全が進行し入院26日目に永眠された。

b：入院時頭部CT。梗塞巣の最大径は75mm。

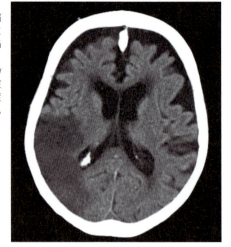

図5 hemorrhagic strokeに対する開心術

20歳代，女性。
起因菌：*MSSA*
経過：脳出血（脳血管造影で感染瘤なし）のため，まずは内科的に経過をみる方針としたが，感染の改善を得られず，また，重度MRによる心不全が進行する結果となった。僧帽弁には20mmを超える可動性のvegetationも認めた。心不全，感染制御，そして，塞栓予防目的に脳出血から5日目に僧帽弁置換術を行った。幸い脳障害の悪化はなく救命でき，独歩自宅退院となった[23]。

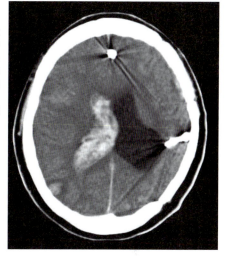

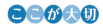

　無症候性脳塞栓と一過性脳虚血発作に加え，small-size(15〜20mm)のischemic strokeも遅滞なく手術が可能な病態である。重度の神経障害を有するischemic stroke症例，および，脳出血症例は，基本的に4週間以上の待機手術が望ましい。非破裂性の感染瘤では，形態の変化を観察する目的で1週間に1回程度の画像評価を繰り返す。縮小傾向にある症例では開心術を優先できる可能性が高い。拡大傾向にある症例，もしくは，破裂症例は脳外科の治療を優先させる。

左心系IEにおける手術適応とタイミング

　2007年，TleyjehらからIEに対する手術は死亡率改善に寄与しない，むしろ，手術をしたほうが6カ月後の死亡率は高いという外科医にとってはショックな報告がなされた[26]。その後，病態別に手術の有効性を検討した研究結果が相次いで発表され，早期手術のメリットが高い病態が明確になった。
　2010年，自然弁感染に関して検討したLalaniらは，弁輪周囲への感染波及，全身性塞栓，そして，黄色ブドウ球菌の感染において，早期手術は内科治療よりも有効であることを明らかにした[27]。
　2011年には，自然弁感染と人工弁感染を含めて検討したBannayらによって，心筋膿瘍，全身性塞栓，そして，心不全状態にある症例においても手術は内科治療よりも優れていることが明らかになった[28]。
　現在のESC，および，AHAのガイドラインは，上記の論文などを基に作成されている（**表5，6**）[11,12,27〜30]。

表5 2015 ESCのガイドラインにおける病態別の手術適応

手術適応	タイミング	推奨度	Evidence level
1. 心不全			
・大動脈弁位，もしくは，僧帽弁位のNVEやPVEのうち，肺水腫や心原性ショックの原因となるような急性弁逆流，閉塞障害，もしくは，瘻孔が存在するもの。	emergency	Class I	B
・大動脈弁位，もしくは，僧帽弁位のNVEやPVEのうち，心不全症状の原因となる重度弁逆流や閉塞が存在するもの，もしくは，心エコー上，血行動態の破綻が懸念されるもの。	urgent	Class I	B
2. 抵抗性感染			
・局所制御が困難な感染の存在（膿瘍，仮性瘤，瘻孔，増大するvegetation）。	urgent	Class I	B
・真菌，もしくは，多剤耐性菌による感染。	urgent/elective	Class I	C
・抗菌薬治療が適切に行われ，感染病巣の制御が十分なされているにもかかわらず，血液培養が持続陽性の場合。	urgent	Class IIa	B
・ブドウ球菌属，もしくは，non-HACEKグラム陰性菌によるPVE。	urgent/elective	Class IIa	C
3. 塞栓予防			
・大動脈弁位，もしくは，僧帽弁位のNVEやPVEのうち，適切な抗菌薬治療を行っているにもかかわらず，一度以上の塞栓イベントを発症し，その後も10mmを超えるvegetationが残存しているもの。	urgent	Class I	B
・10mmを超えるvegetationを有する大動脈弁位，もしくは，僧帽弁位のNVEのうち，重度の弁狭窄，もしくは，逆流を有する症例で手術のリスクが低いもの。	urgent	Class IIa	B
・大動脈弁位，もしくは，僧帽弁位のNVEやPVEのうち，30mmを超える巨大なvegetationを有するもの。	urgent	Class IIa	B
・大動脈弁位，もしくは，僧帽弁位のNVEやPVEのうち，15mmを超える大きなvegetationを有し，ほかに手術適応がないもの。	urgent	Class IIb	C

(文献11より改変引用)

以下，ESCとAHAのガイドラインの特徴，早期手術の適応として意見が分かれる病態に関して述べる。

◆ESCとAHAガイドラインの特徴

ESCのガイドラインの特徴は，手術適応を心不全，抵抗性感染，そして，塞栓リスクの3つの観点から分けて記載し，さらに手術の緊急性をemergency（24時間以内），urgent（数日以内），そして，elective（抗菌薬を少なくとも1～2週間投与した後）に分類していることである[11]。

一方，AHAのガイドラインは，早期手術が必要と判断される病態に関してまとめられており，それぞれの推奨度を併記する形をとっている[12]。塞栓予防の項目をみると，ESCのガイドラインは，vegetationの大きさで推奨度を変えている。大きさ＞30mm以上のも

表6 2015 AHAのガイドライン：左心系NVEとPVEにおいて早期手術を必要とする病態，そして，その推奨度

	推奨度	Evidence level
NVE		
1. 弁機能不全により心不全症状やその兆候を呈する症例（初回入院中や抗菌薬治療が終了する前）。	Class I	B
2. 真菌，もしくは，特に強い耐性を示す耐性菌（バンコマイシン抵抗性腸球菌，多剤耐性グラム陰性菌など）を原因とする症例。	Class I	B
3. 伝導障害，弁輪・大動脈膿瘍，もしくは組織破壊による穿孔といった合併症を伴う症例。	Class I	B
4. 効能の高い抗菌薬の投与が開始された後も感染が遷延する症例（ほかに原因となるような感染や発熱が否定されたうえで，菌血症が持続するか，もしくは，5～7日以上，発熱が続く場合）。	Class I	B
5. 適切な抗菌薬治療が行われているのにもかかわらず，塞栓イベントが再発し，その後もvegetationが残存している症例，もしくは，vegetationの増大を認める症例。	Class IIa	B
6. 重度の弁逆流と，10mmを超える可動性のあるvegetationを有する症例。	Class IIa	B
7. 10mmを超える可動性のあるvegetationを有する症例。特にvegetationが僧帽弁前尖に存在する場合や，ほかに手術の検討が必要な病態が存在する場合。	Class IIb	C
PVE		
1. 人工弁の離開，心臓内瘻孔，もしくは，重度の人工弁機能不全のために心不全症状を呈する症例。	Class I	B
2. 心臓以外に感染源がなく，5日間，もしくは7日間にわたって効果のある抗菌薬が投与されたにもかかわらず菌血症が持続する症例。	Class I	B
3. 伝導障害，弁輪・大動脈膿瘍，もしくは，組織破壊による穿孔といった合併症を有する症例。	Class I	B
4. 真菌，もしくは，特に強い耐性を示す菌種が原因であるPVE。	Class I	B
5. 適切な抗菌薬治療にかかわらず塞栓を繰り返す症例。	Class IIa	B
6. PVE自体の再燃。	Class IIa	C
7. 10mmを超える可動性のあるvegetationを有する症例。	Class IIb	C

（文献12より改変引用）

のは脳合併症のリスクが特に高いため，ほかの手術適応があるかどうかは関係なく，Class IIa，Evidence level Bでの推奨となっている[11]。

◆早期手術の適応として意見が分かれる病態（Class IIb）

ESC，および，AHAのガイドラインのなかで，早期手術の適応としてcontroversialな病態はともに，「ほかに手術適応はなく，塞栓リスクの高い大きな可動性のあるvegetation」

である。いずれもClass Ⅱb, Evidence level Cの推奨度に分類されている。vegetationのサイズに関しては相違がみられ, ESCでは＞15mmのものとし, 一方, AHAでは＞10mmで,「特に僧帽弁前尖にみられるもの」とされている。ESCの＞15mmという記載は, 15mm以上のvegetationは1年後の死亡を予測する因子であるという報告を考慮しているものと考えられる[29]。

次項では, 塞栓を起こしやすいvegetationの特徴, そして抗菌薬の投与期間と手術のタイミングに関して説明する。

塞栓リスクの高いvegetationと手術のタイミング

塞栓予防の手術を行うにあたっては, 塞栓リスクの高い症例を見分けることが肝要である。①塞栓を起こしやすいvegetationの特徴, ②塞栓の既往, ③塞栓が起こりやすい時期にあたっているかどうか, 以上, 3つの側面から評価し, 手術を決定する。

◆塞栓リスクの高いvegetationの特徴

塞栓を起こしやすいvegetationのキーワードは, 大きさ＞10mm, 可動性のあるもの, 僧帽弁前尖の付着, *Staphylococcus*(*S.*) *aureus*, *Streptococcus bovis*, もしくは, *Candida*の感染である。このようなvegetationを有する症例では, 早期手術を積極的に考える必要がある[11,12]。

◆塞栓は繰り返す

IEでは「塞栓は繰り返す」ことが知られている。無症候性も含め塞栓歴のある症例で, 塞栓リスクの高いvegetationが残存している場合は, 早期に手術を検討する必要がある。

◆手術のタイミング：抗菌薬開始後早期, 特に1週間以内が狙い目

抗菌薬を開始して2週間も過ぎれば, それ以降に塞栓が起こる可能性はかなり低くなることが知られている。フランスのHubertらは, 抗菌薬開始後1週目に塞栓イベントが起こる頻度は1,000患者・週当たり44.9回であるが, 2週目には21.3回へ低下し, 6週目には2.4回へ著しく低下するということを報告している[30]。Dickermannらは1週間の抗菌薬治療後に脳梗塞が生じる可能性は3.1％であったことを報告している[31]。

抗菌薬開始後の塞栓頻度を考慮した場合, 塞栓予防の手術は抗菌薬開始後早期, 特に1週間以内に行うのがreasonableである。

◆塞栓予防を目的とした早期手術に関する無作為比較試験：早期手術は保存的治療よりも優れている

2012年に韓国のKangらは, 10mm以上のvegetationを有する症例における48時間以内の早期手術と保存的治療を比較した無作為臨床試験の結果を報告している[32]。その結果, 入院死亡に差はなかったが, 6週以内の塞栓イベント発症率は早期手術群（0％）のほうが抗菌薬治療群（21％）よりも有意に低かった。

この論文に関してAHAのガイドラインでは, ①症例の多くは重度の弁逆流も合併して

いる，②ブドウ球菌罹患例が少ない，③全体の症例数が少ないなどの理由で，Class Ⅰに分類するほどのエビデンスを示す論文ではないとする辛口のコメントが載せられている[12]。しかし，無作為化比較試験の施行自体が難しいIEの臨床研究において，無作為試験を行ったこと，そして，塞栓イベントの回避には早期手術が優れることを示した貴重な報告である。

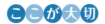

　　大きさ＞10mm，可動性あり，僧帽弁前尖の付着，*S. aureus, Streptococcus bovis*，もしくは，*Candida*の感染によるvegetationは，塞栓を起こしやすい。塞栓予防の手術は抗菌薬開始後早期，特に1週間以内に行うのがreasonableである。

塞栓リスクは数値化できる："the Embolic Risk French Calculator"

　これまで塞栓のリスクを数値化することは困難であったが，2013年にHubertらによって塞栓リスクを数値化できる"the Embolic Risk French Calculator"が発表された[30]。このcalculatorは6つの質問(①年齢，②糖尿病の有無，③塞栓歴の有無，④心房細動の有無，⑤vegetationの大きさ(＞10mm，0～10mm)，そして，⑥*S. aureus*感染の有無)に答えることで，対象となる症例の塞栓リスクが数値化されるというものである。抗菌薬開始日から180日目までのリスク(累積発生率)が明らかになり，塞栓予防の手術が必要かどうかを判断する客観的な指標になる。このcalculatorの入手は簡単で，websiteの検索エンジンに「The Embolic Risk French Calculator」と入力し，「calculator-AP-HM」という項目をクリックするとexcelシートでcalculatorを手に入れられる。

抗菌薬の投与方法

　抗菌薬の選択は，菌種が同定されている場合と同定されていない場合で対応が異なる。菌種が同定されている場合は，菌種に対して感受性のあるものを選択し，長期間・十分量投与する。NVEでは4～6週間，PVEでは4～8週間の投与が標準的である。真菌感染では半永久的な投与を推奨する意見もある。NVEのうち，術中の組織培養が陰性であった症例では，抗菌薬は術前と術後を合わせて合計4～6週間投与する。術中の組織培養が陽性であった症例では投与期間の見直しが必要で，術後から数え直して4～6週間の投与を行う[11,12]。

　菌種が同定されていない場合，もしくは，同定されない場合は，経験的治療(Empiric therapy)を行う。2015年のESCガイドラインには，経験的治療に関して，以下の①～④を考慮するように記載されている[11]。

①すでに抗菌薬を投与されていた症例かどうか
②NVEか，それともPVEか。PVEの場合はearly PVEか，それとも，late PVEか
③感染場所(市中感染か，院内感染か，それとも，非院内の医療関連感染か)と，その地域の疫学情報，特に耐性菌や培養陰性となる病原菌に関して

表7 2015 ESCガイドライン：経験的治療(Empiric therapy)

抗菌薬	投与量とルート	推奨度	Evidence level	コメント
市中感染によるNVE，もしくはlate PVE(術後12カ月以上)				
アンピシリン ＋(フル)クロキサシリン もしくは，オキサシリン ＋ゲンタマイシン	12g/日　静注 12g/日　静注 3mg/kg/日　静注 or 筋注	IIa	C	血液培養陰性例は，感染症治療の専門医へ相談すること。
バンコマイシン ＋ゲンタマイシン	30〜60mg/kg/日　静注 3mg/kg/日　静注 or 筋注	IIb	C	ペニシリンアレルギー症例に対して用いる。
Early PVE(術後12カ月未満)，もしくは，院内感染や非院内の医療関連感染症				
バンコマイシン ＋ゲンタマイシン ＋リファンピシン	30mg/kg/日　静注 3mg/kg/日　静注 or 筋注 900〜1200mg　静注 or 経口	IIb	C	リファンピシンはPVEに対して推奨する。専門家のなかには，医療関連で発症したNVEで，MRSA感染の有病率が5%以上の場合，黄色ブドウ球菌感染かどうかが明らかになるまで，バンコマイシンにクロキサシリンを組み合わせて投与することを推奨するものもいる。

バンコマイシン，もしくは，ゲンタマイシン投与例は血中濃度をモニタリングすること。
最初に提出した血液培養が陰性であったり，反応がよくない場合は，血液培養が陰性となる菌種(HACEK[6]など)を考慮し，ドキシサイクリン(テトラサイクリン系)やキノロン系の投与を検討する。

④クロキサシリン／セファゾリンの投与は，他のβラクタム製剤(アモキシリン／クラブラン酸，もしくは，アンピシリン／スルバクタムなど)やMSSAに対するバンコマイシンの投与よりも，死亡率が低い

表7に実際の抗菌薬投与(組み合わせ・量)に関するESCのガイドラインを示した[11]。なお，菌種がわからない場合は，PCRの施行も含め，その同定に心血を注ぐ必要がある。血液培養は少なくとも3セット，異なる場所から採取したものを提出する。菌種が同定された場合は，速やかに菌種に対応した抗菌薬へ変更する。

謝辞：本論文の作成に際して貴重な画像データを提供して頂きました国立病院機構長崎医療センター心臓血管外科の濱脇 正好先生に心より御礼を申し上げます。

(三浦　崇，江石清行)

▼略語一覧

① IE：infective endocarditis；感染性心内膜炎
② NVE：native valve endocarditis；自然弁感染(自己弁心内膜炎)
③ PVE：prosthetic valve endocarditis；人工弁感染(人工弁心内膜炎)
④ ESC：European Society of Cardiology；欧州心臓病学会
⑤ AHA：American Heart Association；米国心臓協会
⑥ HACEK：Haemophilus species, Aggregatibacter species, Cardiobacterium Hominis, Eikenella Corrodens and Kingella speciesの5種のグラム陰性桿菌の総称

1) Duval X, et al：Effect of early cerebral magnetic resonance imaging on clinical decisions in infective endocarditis : a prospective study. Ann Intern Med 152：497-504, 2010.
2) Miura T, et al：Current treatment of active infective endocarditis with brain complications. Gen Thorac Cardiovasc Surg 61：551-559, 2013.
3) Goulenok T, et al：Infective endocarditis with symptomatic cerebral complications : contribution of cerebral magnetic resonance imaging. Cerebrovasc Dis 35：327-336, 2013.
4) Inug B, et al：Determinants of cerebral lesions in endocarditis on systematic cerebral magnetic resonance imaging. Stroke 44：3056-3062, 2013.
5) Champey J, et al：Cerebral imaging in infective endocarditis : A clinical study. Infect Dis 48：235-240, 2016.
6) Hui FK, et al：Mycotic aneurysm detection rates with cerebral angiography in patients with infective endocarditis. J Neurointerv Surg 7：449-452, 2015.
7) Subramaniam S, et al：Cerebral microhemorrhages in a patient with mycotic aneurysm : relevance of T2-GRE imaging in SBE. Neurology 67：1697, 2006.
8) Klein I, et al：Cerebral microbleeds are frequent in infective endocarditis : a case-control study. Stroke 40：3461-3465, 2009.
9) Klein I, et al：Silent T2* cerebral microbleeds : a potential new imaging clue in infective endocarditis. Neurology 68：2043, 2007.
10) Kato H, et al：Silent cerebral microbleeds on T2*-weighted MRI : correlation with stroke subtype, stroke recurrence, and leukoaraiosis. Stroke 33：1536-1540, 2002.
11) Habib G,et al：2015 ESC Guidelines for the management of infective endocarditis : The Task Force for theManagement of Infective Endocarditis of the European Society of Cardiology(ESC). Eur Heart J 36：3075-3128, 2015.
12) Baddour LM, et al：Infective endocarditis in adults : diagnosis, antimicrobial therapy, and management of complications : a scientific statement for healthcare professionals from the American Heart Association. Circulation 132：1435-1486, 2015.
13) Kin H, et al：Management of infectious endocarditis with mycotic aneurysm evaluated by brain magnetic resonance imaging. Eur Cardiothoracic Surg 44：924-930, 2013.
14) Okazaki S, et al：Cerebral microbleeds predict impending intracranial hemorrhage in infective endocarditis. Cerebrivasc Dis 32：483-488, 2011.
15) Ohira S, et al：Prediction of early postoperative cerebral hemorrhage in infective endocarditis patients using magnetic resonance imaging. Gen Thorac Cardiovasc Surg 62：608-613, 2014.
16) Ruttmann E, et al：Neurological outcome of septic cardioembolic stroke after infective endocarditis. Stroke 37：2094-2099, 2006.
17) Barsic B, et al：Influence of the timing of cardiac surgery on the outcome of patients with infective endocarditis and stroke. Clin Infect Dis 56：209-217, 2013.
18) Yoshioka D, et al：Impact of early surgical treatment on postoperative neurologic outcome for active infective endocarditis complicated by cerebral infarction. Ann Thorac Surg 94：489–495, 2012.
19) Hosono M, et al：Considerations in timing of surgical intervention for infective endocarditis with cerebrovascular complications. J Heart Valve Dis 19：321–325, 2010.
20) Miura T, et al：Outcome of surgical management for active mitral native valve infective endocarditis : a collective review of 57 patients. Gen Thorac Cardiovasc Surg 62：488-498, 2014.
21) Piper C, et al：Stroke is not a contraindication for urgent valve replacement in acute infective endocarditis. J Heart Valve Dis 10：703-711, 2001.
22) Okita Y, et al：Optimal timing of surgery for active infective endocarditis with cerebral complications : a Japanese multicentre study. Eur J Cardiothorac Surg 50：374-382, 2016.
23) Hashimoto W, et al：A patient in whom survival was achieved by acute-stage surgery for infective endocarditis complicated by a cerebral hemorrhage. Ann Thorac Cardiovasc Surg 15：257-260, 2009.
24) Molinari GF, et al：Pathogenesis of cerebral mycotic aneurysms. Neurology 23：325-332, 1973.
25) Peters PJ, et al：A dangerous dilemma : management of infectious intracranial aneurysms complicating endocarditis. Lancet Infect Dis 6：742-748, 2006.
26) Tleyjeh IM, et al：The impact of valve surgery on 6-month mortality in left-sided infective endocarditis. Circulation 115：1721-1728, 2007.
27) Lalani T, et al：Analysis of the impact of early surgery on in-hospital mortality of native valve endocarditis : Use of propensity score and instrumental variable methods to adjust for treatment-selection bias. Circulation 121：1005-1013, 2010.
28) Bannay A, et al：The impact of valve surgery on short- and long-term mortality in left-sided infective endocarditis : do diffrences in methodological approaches explain previous conflicting results? Eur Heart J 32：2003-2015, 2011.
29) Thuny F, et al：Risk of embolism and death in infective endocarditis : prognostic value of echocardiography : a prospective multicenter study. Circulation 112：69-75, 2005.
30) Hubert S, et al：Prediction of symptomatic embolism in infective endocarditis. J Am Coll Cardiol 62：1384-1392, 2013.
31) Dickerman SA, et al：The relationship between the initiation of antimicrobial therapy and the incidence of stroke in infective endocarditis : an analysis from the ICE prospective cohort study (ICE-PCS). Am Heart J 154：1086-1094. 2007.
32) Kang DH, et al：Early surgery versus conventional treatment for infective endocarditis. N Engl J Med 366：2466-2473, 2012.

Ⅱ 各論

One Point Advice ⑩

SAMを防ぐには？

　僧帽弁の収縮期前方運動（SAM）は，僧帽弁が左室流出路内の駆出血流に引き込まれる現象であり，左室流出路通過障害と僧帽弁逆流から循環不全を引き起こす。当初SAMは，肥大型心筋症（HCM）に特異的な病態とされたが，その後，僧帽弁形成術後でも多く報告されるようになり，最近では大動脈弁置換術後，コントロール不良の高血圧や糖尿病患者，急性心筋梗塞急性期，さらには心疾患のない正常人でもカテコラミン投与などでSAMは誘発されている[1]。このようにSAMはバラエティに富み，特に集中治療領域ではより一般的にみられる現象として認識されつつある。本項では，これまでの報告から推測されるSAMのメカニズム，つまり"なぜSAMは発生するのか？"を考察したい。さらにこうしたメカニズムを踏まえたうえで，ではどのようにしてSAMを予防し，対処すればよいのかを検討したい。

Point

1. SAMはさまざまな病態でみられ，その危険因子もきわめて多岐に及んでいる。
2. 発生メカニズムには，Venturi効果だけでなく複数の要因が絡んでおり，特に収縮早期に僧帽弁全体が流出路側に移動する"pre-positioning"がみられる。
3. SAMの成立には，接合部（coaptation）の位置，余剰前尖長，駆出血流速度の3つが重要である。
4. 僧帽弁形成術におけるSAMの予防では，上記3つの条件を念頭に，人工弁輪サイズや後尖の高さを調節する。
5. SAM発生時の対処法としては，まず補液により左室を充満させcoaptationを流出路から離し，カテコラミンの減弱，β遮断薬の投与により，駆出血流速度を減弱させる。

SAM発生のメカニズム

　SAMのメカニズムとして最初に提案されたのはVenturi効果であった[2]。Venturi効果説では，左室流出路の狭窄のため駆出血流速度が高速となり，Bernoulliの法則に従い僧帽弁前尖の中隔側の圧が低下し，その結果僧帽弁前尖が左室流出路内へ引き込まれる（図1a）。ところが実際のSAMは流速の速くない等容性収縮期にすでに始まっている[3]。さらには外科的に中隔を削って血流速度が減速してもSAMが遺残することがあり[4]，これらはVenturi効果だけではそのメカニズムを十分には説明できないことを証明している。
　その後心エコーを用いたより詳細な形態解析がなされ[5]，SAM発生時には，僧帽弁前尖

と後尖のcoaptationが前尖側に偏位し，前尖の先端に余剰部分が生じることが示された．

つまり，収縮期に血液が駆出される時点では，すでに余った僧帽弁前尖が左室流出路内を漂っていることになり，SAMにはこうした"pre-positioning"とよばれる段階がある[6]．最近ではvector flow mappingを用いて左室内血流をより詳細に解析し[7]，こうした"pre-positioning"では，収縮早期の駆出血流が左室後壁側に偏位し，後尖と左室後壁に作られた袋小路に誘導され，後尖が後壁側から流出路側に押し上げられ，僧帽弁全体が左室流出路に接近することが示されている（図1b）．

つまりSAMの発生時には，まず左室の解剖学的特異性から，駆出血流が袋小路となった僧帽弁後尖の後面に誘導され，後尖を流出路側に押し出す．その結果，coaptationが前尖側にずれ，前尖に余剰部分が発生し，左室流出路内を漂う．左室流出路内に飛び出た前尖は駆出血流と衝突し，SAMが発生する．実際の僧帽弁形成術後のSAMを経食道心エコー法（TEE）[3]でみても，こうした一連の変化が確認できる（図2）．

図1 SAM発生のメカニズム

a：Venturi効果
駆出血流が非常に高速となったために僧帽弁前尖の中隔側の圧が低下し（Bernoulliの法則），前尖が左室流出路内へ引き込まれる．

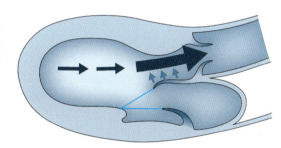

b：SAMの"pre-positioning"
駆出血流が袋小路となった僧帽弁後尖の後面に誘導され，後尖を中隔側に押し出す．その結果，coaptationが前尖側にずれ，前尖に十分な余剰部分が発生し，左室流出路内を漂う．

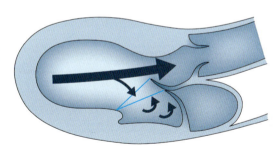

図2 僧帽弁形成術後のSAMの変化

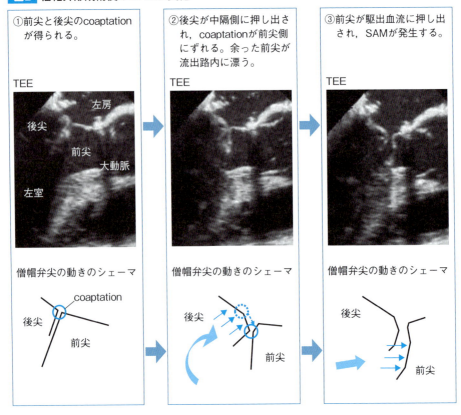

SAM成立のための解剖学的条件

　こうしたSAMのメカニズムが成立するためには，一定の解剖学的条件が必要と考えられる。はたしてどのような条件が満たされれば，前述のメカニズムがトリガーされSAMが発生するのだろうか？ 左室シミュレータを用いた in vitro の工学実験[8,9]では，駆出血流速度をいくら上昇させてもSAMは再現できず，乳頭筋の位置を流出路側にずらしたり，弁尖の長さを長くすることで始めてSAMが再現されている。

　これらの実験において，SAMの程度と有意に相関していたのは，①coaptationと左室流出路の距離，②余剰前尖長の長さ，③心拍出量の増加であった。

　実際のHCM患者[7]や僧帽弁形成術後患者[10]における心エコーの計測では，SAM発症例はcoaptationから心室中隔壁までの距離が短く，余剰前弁尖長も長い。また僧帽弁形成術後SAM発症例は，術前左室駆出率が有意に高く，低心機能例でSAMはみられない[11]。これらの結果からSAM成立の条件としては，coaptationと左室流出路の距離，余剰前尖，駆出血流速度の3つが重要と考えられる（図3）。

図3 SAM成立の条件

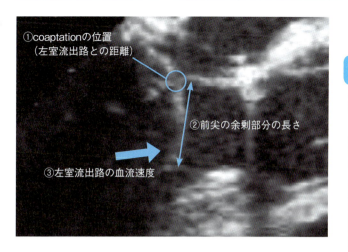

①coaptationの位置（左室流出路との距離）
②前尖の余剰部分の長さ
③左室流出路の血流速度

メカニズムを考慮したSAMへのアプローチ

　SAMのリスクファクターは，これまで実にさまざまなものが報告されている。例を挙げると，HCM患者[12]では心室の中隔肥厚，乳頭筋偏位，長い僧帽弁尖が危険因子とされ，一方，僧帽弁形成術後では中隔肥厚[13]と長い僧帽弁尖（Barlow症候群）[11]，高い後尖[10]，狭小な人工弁輪[15]，小さな左室，過剰な壁運動[11]が報告されている。これらは一見雑然としていて，それぞれに関連性がみられないように思われるかもしれない。しかし，実際にはいずれもなんらかの形で，前述のSAM成立の条件3つのいずれかに影響を及ぼしている（図4）。たとえば中隔が肥厚したり，乳頭筋が中隔に近づいたり，または僧帽弁後尖が高くなれば，結果的にcoaptationは心室中隔に近くなる。また前尖そのものが長かったり，coaptationが前尖側にずれれば，前尖の余剰部分は延長する。

　また，3つの変化を最小限にすることでSAMに対処することが可能となる（図5）。たとえばSAMはcoaptationを流出路から離すことで予防できるが，僧帽弁形成術では後尖の高さを低くしたり[16]，大きなサイズの人口弁輪[17]を使用する。同様に余剰前尖長を短縮するためには，前尖の長さを短縮したり[18]，大きな人口弁輪を使用したりしている。一方，術後にSAMが発生した場合でも，容量負荷を行うことでcoaptationを流出路から離すことができるし，カテコラミンの減弱やβ遮断薬の投与で血流速度を減弱し，SAMを緩和できる[19]。

　こうした考え方は，いまだ十分な検討がなされているとはいえないが，バラエティに富み，因果関係を把握しづらいSAMという現象を理解するうえではとても有用な考え方だと考えている。

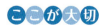

　僧帽弁形成術で少しでも深いcoaptationを得ようとすれば，やや長い弁尖長を処理せず，小さめの人工弁輪サイズを選択してしまいがちである。しかし，そうすることでSAMのリスクはますます高くなる。

図4 SAMの発生メカニズムとリスクファクター

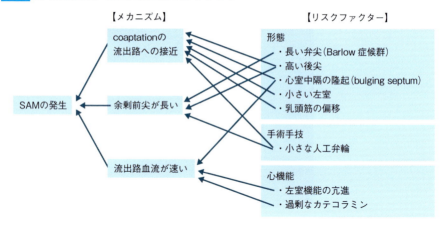

図5 SAMの予防メカニズムと予防処置

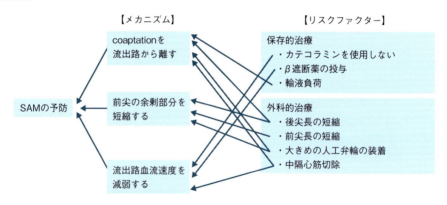

> **ここが大切**
>
> 現在，僧帽弁形成術では"early surgery"が励行されつつあり，心拡大がなく，心機能がhyper dynamicな状態で手術に臨む症例が増えつつある。そのため，今後はますますSAMの予防が大事になってくる。

Stop it !

重篤なSAMでは，左室流出路狭窄と急性僧帽弁逆流から低血圧や肺うっ血をきたす．この際，安易に利尿薬投与やカテコラミン増量で対処しようとすると，SAMをますます悪化させることになる．まずは心エコーで血行動態悪化の原因を探ることが重要である．

(真鍋　晋)

▼略語一覧

① SAM：systolic anterior motion；収縮期前方運動
② HCM：hypertrophic cardiomyopathy；肥大型心筋症
③ TEE：transesophageal echocardiography；経食道心エコー法

■文献

1) Luckie M, et al：Systolic anterior motion of the mitral valve-beyond hypertrophic cardiomyopathy. Heart 94：1383-1385, 2008.
2) Henry WL, et al：Mechanism of left ventricular outflow obstruction in patients with obstructive asymmetric septal hypertrophy(idiopathic hypertrophic subaortic stenosis). Am J Cardiol 35：337-345, 1975.
3) Sherrid MV, et al：Systolic anterior motion begins at low left ventricular outflow tract velocity in obstructive hypertrophic cardiomyopathy. J Am Coll Cardiol 36：1344-1354, 2000.
4) Delling FN, et al：Frequency and mechanism of persistent systolic anterior motion and mitral regurgitation after septal ablation in obstructive hypertrophic cardiomyopathy. Am J Cardiol 100：1691-1695, 2007.
5) Shah PM, et al：Abnormal mitral valve coaptation in hypertrophic obstructive cardiomyopathy：proposed role in systolic anterior motion of mitral valve. Am J Cardiol 48：258-262, 1981.
6) Levine RA, et al：Diastolic leading to systolic anterior motion. New technology reveals physiology. J Am Coll Cardiol 64：1996-1999, 2014.
7) Ro R, et al：Vector flow mapping in obstructive hypertrophic cardiomyopathy to assess the relationship of early systolic left ventricular flow and the mitral valve. J Am Coll Cardiol 64：1984-1995, 2014.
8) He S, et al：Importance of leaflet elongation in causing systolic anterior motion of the mitral valve. J Heart Valve Dis 6：146-159, 1997.
9) Lefebvre XP, et al：Systolic anterior motion of the mitral valve in hypertrophic cardiomyopathy：an in vitro pulsatile flow study. J Heart Valve Dis 4：422-438, 1995.
10) Maslow AD, et al：Echocardiographic predictors of left ventricular outflow tract obstruction and systolic anterior motion of the mitral valve after mitral valve reconstruction for myxomatous valve disease. J Am Coll Cardiol 34：2096-2104, 1999.
11) Manabe S, et al：Influence of left ventricular function on development of systolic anterior motion after mitral valve repair. J Thorac Cardiovasc Surg 146：291-295, 2013.
12) Klues HG, et al：Diversity of structural mitral valve alterations in hypertrophic cardiomyopathy. Circulation 85：1651-1660, 1992.
13) Said SM, et al：Bulging subaortic septum：an important risk factor for systolic anterior motion after mitral valve repair. Ann Thorac Surg 91：1427-1432, 2011.
14) Shah PM, et al：Echocardiographic correlates of left ventricular outflow obstruction and systolic anterior motion following mitral valve repair. J Heart Valve Dis 10：302-306, 2001.
15) Kahn RA, et al：Systolic anterior motion as a result of relative"undersizing"of a mitral valve annulus in a patient with Barlow's disease. Anesth Analg 108：1102-1104, 2009.
16) Asai T, et al：Butterfly resection is safe and avoids systolic anterior motion in posterior leaflet prolapse repair. Ann Thorac Surg 92：2097-2103, 2011.
17) Adams DH, et al：Large annuloplasty rings facilitate mitral valve repair in Barlow's disease. Ann Thorac Surg 82：2096-2100, 2006.
18) Raney AA, et al：The"Pomeroy Procedure"：A new method to correct post-mitral valve repair systolic anterior motion. J Heart Valve Dis 10：307-311, 2001.
19) Ibrahim M, et al：Modern management of systolic anterior motion of the mitral valve. Eur J Cardiothorac Surg 41：1260-1270, 2012.

Ⅱ 各論
One Point Advice ⑪

PPMを防ぐには？

弁膜症治療においてprosthesis-patient mismatch(**PPM**)❶の概念を理解し治療選択を行うことは重要なポイントである。本項ではPPMの概念，予後への影響，PPMを回避するための術式選択など，特に大動脈弁に関して既存の報告を交えて解説する。

Point
1. PPMの概念を正確に理解する。
2. 予後に与える影響に関するエビデンスを知る。
3. PPMを回避するための適切な弁置換手技のポイントを理解する。
4. 弁輪拡大時のポイントを理解する。
5. 新時代の人工弁のPPM回避に関する特性を知る。

PPMとは

PPMは，1978年に提唱された概念で，人工弁の有効弁口面積(**EOA**)❷が患者の体格(体表面積：**BSA**)❸に比して小さい状態を意味する。PPMの有無を判断するための代表的な指標はeffective orifice area index(**EOAI**)❹であり，これは，

$$EOAI = \frac{[置換された人工弁のEOA]}{[患者のBSA]}$$

で算出される。大動脈弁置換術(**AVR**)❺後は，EOAIが0.65〜0.85cm^2/m^{2}を中等度PPM，0.65未満のものを重度PPMと分類している[1]。

PPMに関する報告

AVR後のPPMは，機能的大動脈弁狭窄症の状態だが，実際にPPMが臨床的な症状や予後に影響するかに関してはさまざまな報告がなされている。そのなかで重度のPPMは早期遠隔期成績に悪影響を及ぼすという報告が多い[2,3]。一方，中等度のPPMは臨床アウトカム

図1 EOAIとは

EOAIはEOAをBSAで割ったもの。EOAIが0.65未満のものが重度のPPMとされているが、肥満などで計算上のBSAが大きくなるような場合は分子のBSAが大きくなるため、結果としてEOAIは小さくなる。このような状態が患者にとって本当に十分なEOAが得られていないのか？EOAIのみで議論することは難しい。

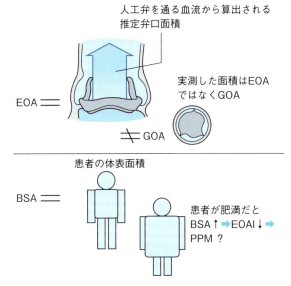

GOA：geometric orifice area；解剖学的弁口面積

に影響を及ぼさないという報告が多く、左室機能が低下している場合においてのみ悪影響を及ぼすという報告がある[4,5)]。

このような報告から重度のPPMは"常に回避すべき"、中等度のPPMは"左室機能が低下している症例においては回避すべき"という意見が多い。

しかし、指標となるEOAIは肥満の患者では低値を示しやすく、また同じEOAIであっても大動脈弁狭窄症と大動脈弁閉鎖不全症ではもともとの患者の循環動態に差があり、その臨床アウトカムへの影響を一概にEOAIのみで論じることは難しい（図1）。

PPM回避の追加手技の判断基準

PPMを回避すべく、後述する弁輪拡大などの追加手技を加える必要があるかどうかの判断は、患者背景や目指す術後ADL、大動脈基部の性状などを加味し、個々の症例ごとにリスク・ベネフィットを考慮し判断する必要がある。

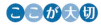

まずは、適切なAVRを施行し、弁輪拡大を伴わずに留置できる最大径の人工弁を縫着することが必須であり、そのためには「徹底的な脱灰」と「適切な糸かけ」が重要である。

手技の実際

　大動脈弁輪の石灰化成分は，適切な脱灰でほぼすべて取り除くことができる。
　まず最初の弁尖切除の際にValsalva洞から延長する大動脈弁輪を適切にイメージし，弁輪にタイトな層でMetzenbaum剪刀やメスを用いて弁尖および弁輪部の石灰化を除去する。残った弁輪や心筋に食い込む石灰はロンジュールや超音波破砕装置を用いて除去する[6]。
　次に「適切な糸かけ」だが，当院(東京ベイ・浦安市川医療センター)では人工弁のサイズが23mm未満の場合には結節縫合(simple interrupted suture)を用いて弁を縫着している[7]。結節縫合を用いることで弁輪の縫縮を避けると同時に，人工弁下に弁輪組織が突出しないため，人工弁のもつEOAを最大限に生かすことができる(図2)。

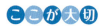

　　術前に患者のBSAと植え込み予定の人工弁のEOAを参考に，最低限必要な弁サイズを事前に把握しておき，徹底的な脱灰後もサイザーが入らないような症例では，大動脈弁輪拡大を考慮すべきである。

◆弁輪拡大法

　弁輪拡大法は大動脈弁輪を切開する位置とその長さによって種々の術式があるが，方法の選択は何サイズアップ必要かで決定する。成人においては無冠尖部分を切開するNicks手術，無冠尖–左冠尖間の交連部分を切開するNunez手術があり，これらは弁輪サイズアップ効果は限定的(1サイズアップ)だが，その手技の簡便さから施行されることが多い。

図2 simple interrupted sutureを用いた大動脈弁置換

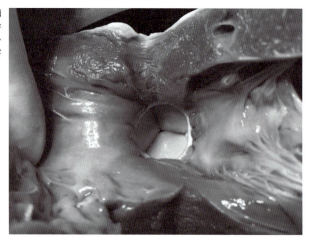

ブタ心臓でsimple interrupted sutureを用いて留置した生体弁を左室側から観察している。プレジェットや弁下組織が弁口を妨害していないことがわかる。

2サイズアップ以上が必要な場合，僧帽弁前尖まで切開して僧帽弁弁尖と左房壁も同時再建するManougian手術[8]や，心室中隔と右室自由壁までの筋肉部分を切開して複数パッチで再建するKonno-Rastan手術が施行される[8]。

◆Nunez手術の実際

ここでは比較的簡便なNunez手術の方法を紹介する。

大動脈切開を左冠尖と無冠尖間の交連部に延長し，さらに進んで左房が開かない限界までsubaortic curtainをなるべく深く切開する。ヘマシールドパッチをラグビーボール状にトリミングし，大動脈に内挿するようにパッチ頂点と切開部のもっとも深い所を4-0のモノフィラメント糸で縫合固定する。その後パッチのエッジと大動脈を同じ針糸で縫い上がる。弁輪の糸は右冠尖，左冠尖は通常の弁輪ラインに結節縫合を，無冠尖とパッチ部分はValsalva洞壁とパッチの外側からマットレス縫合を置き人工弁を縫着する（図3）。無冠尖とパッチ部分は実際の弁輪よりも末梢側に縫着することで，より大きな人工弁留置が可能である。

同部に血管壁（またはパッチ）外側からのマットレス縫合を用いる理由は，弁輪よりも脆弱なValsalva洞壁に結節縫合の使用を回避したいことと，外壁からのマットレス縫合のほうが縫着ラインを決めやすいことがある。

図3 Nunez手術による大動脈弁輪拡大

左冠尖－右冠尖間の交連部から大動脈弁輪に向けて切開し，その部分をパッチで補う。パッチとNCC部分は弁輪より上に縫着することで，より大きな人工弁を留置できる。この部分は動脈壁，パッチの外側からマットレス縫合を置くことで，縫着ラインが決めやすく，かつValsalva洞壁に貫壁性にかけることで安全に縫着できる。また，人工弁下に弁輪周囲組織が突出することも予防できる。縫着ラインを決める際には，結節縫合とマットレス縫合の刺出点を同一プレーンにそろえることが肝要である。

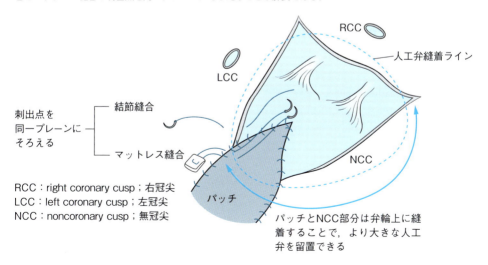

図4 経皮留置型大動脈弁のPPM回避における有用性

経カテーテル留置用の人工弁は縫うためのカフがないため，その分同じ外径サイズの従来の人工弁に対して大きなEOAを理論上得ることができる。

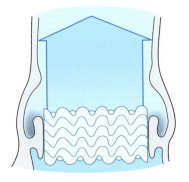
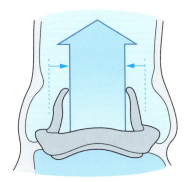

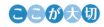

結節縫合とマットレス縫合を組み合わせる場合は，刺出点のラインをそろえることが重要である。

また，最近臨床使用されるようになったsutureless valveやtranscatheter heart valveは縫い代となるsewing cuffを有さないため，既存の人工弁に比して大きなEOAが得られることが報告されている[9,10]。

Dedeiliasらは，体格が小さくかつ大動脈基部も小さな高齢患者に対して，sutureless valveと既存の生体弁を25例ずつ使用して比較したところ，sutureless valveのほうが有意に手術時間が短く（平均60分短縮），より大きなEOA（平均0.4 cm^2/m^2 アップ）が得られたと報告している[10]。

ハイリスクの狭小弁輪症例には，弁輪拡大術を伴う大動脈弁置換術の代わりにsutureless valveやtranscatheter heart valveを選択することがオプションになりうる。

また，sutureless valveやtranscatheter heart valveの遠隔成績が明らかになり，かつコストが低減すれば，狭小弁輪症例に対する第一選択となるかもしれない。

〔渡邊　隼，田端　実〕

▼略語一覧

1. PPM：prosthesis-patient mismatch；人工弁患者不適合
2. EOA：effective orifice area；有効弁口面積
3. BSA：body surface area；体表面積
4. EOAI：effective orifice area index
5. AVR：aortic valve replacement；大動脈弁置換術

文献

1) Pibarot P, et al：Prosthesis-patient mismatch：definition, clinical impact, and prevention. Heart 92：1022-1029, 2006.
2) Florath I, et al：Impact of valve prosthesis-patient mismatch estimated by echocardiographic-determined effective orifice area on long-term outcome after aortic valve replacement. Am Heart J 155：1135-1142, 2008.
3) Mohty D, et al：Impact of prosthesis-patient mismatch on long-term survival in patients with small St Jude Medical mechanical prostheses in the aortic position. Circulation 113：420-426, 2006.
4) Ruel M, et al：Prosthesis-patient mismatch after aortic valve replacement predominantly affects patients with preexisting left ventricular dysfunction：effect on survival, freedom from heart failure, and left ventricular mass regression. J Thorac Cardiovasc Surg 131：1036-1044, 2006.
5) Blais C, et al：Impact of valve prosthesis-patient mismatch on short-term mortality after aortic valve replacement. Circulation 108：983-988, 2003.
6) Kellner HJ, et al：Aortic valve debridement by ultrasonic surgical aspirator in degenerative, aortic valve stenosis：follow-up with Doppler echocardiography. Eur J Cardiothorac Surg 10：498-504, 1996.
7) Tabata M, et al：Simple interrupted suturing increases valve performance after aortic valve replacement with a small supra-annular bioprosthesis. J Thorac Cardiovasc Surg 147：321-325, 2014.
8) Donald BD, et al：Left ventricular outflow tract obstruction. in"Cardiac Surgery：Operative Technique (2nd ed)", Saunders, Philadelphia, 2012, p160-173.
9) Hahn RT, et al：Comparison of transcatheter and surgical aortic valve replacement in severe aortic stenosis：a longitudinal study of echocardiography parameters in cohort A of the PARTNER trial (placement of aortic transcatheter valves). J Am Coll Cardiol 61：2514-2521, 2013.
10) Dedeilias P, et al：Aortic valve replacement in elderly with small aortic root and low body surface area；the Perceval S valve and its impact in effective orifice area. J Cardiothorac Surg 11：54, 2016.

II　各論
One Point Advice ⑫

僧帽弁輪石灰化(MAC)への対策

　僧帽弁狭窄症の病変は，リウマチ性僧帽弁狭窄症から動脈硬化を伴う僧帽弁狭窄症へと様変わりしてきている。高齢者や血液透析症例の僧帽弁手術では僧帽弁輪石灰化(**MAC**)[1]を有する場合がたびたびあり，MACにどのように対処するかが問題である。MACを完全に除去するか，あるいはある程度温存して弁置換(弁形成)を行うかという2つの手術方法が考えられる。本項では後者について筆者の経験を交えて紹介する。

Point
1. 僧帽弁狭窄症はリウマチ性から動脈硬化性へと変遷している。
2. MACは高齢者や透析患者に多い。
3. MACを，①完全に除去する，②可及的に温存という2つの方法がある。
4. MACを除去する場合には，左室破裂の危険性がある。

MAC症例

　僧帽弁手術は人工弁置換と弁形成手術があるが，いずれの手術においても，人工弁あるいは人工弁輪の縫着のため弁輪に固定用の糸針を通す必要がある。
　MACは僧帽弁輪後尖が好発部位だが，前尖弁輪や全周性に及ぶものがある。石灰は弁尖や弁輪のみならず，左心室筋肉内まで浸潤していることもある。

MACを除去する方法

　MACはcalcific barとして一塊に除去できることは少なく，実際には鉗子や超音波破砕装置(**CUSA**)[2]で破砕しながら少しずつ除去していくことが多い。弁輪から左室心筋内まで石灰が及んでいる場合に，これを完全に除去していくうちに心外膜直下の脂肪層に至ってしまうこともあり，左房と左室の連続性が破綻してしまう。その欠損部位は心膜パッチで補填してから人工弁置換を行う。

MACを残したままとする方法：half and half technique[1,2)]

　左室筋肉まで至る後尖の高度MACのため，MACの完全除去が困難な症例に応用した術式である．基本的な考えは，人工弁（機械弁）をsupra-annular positionに固定するという発想に基づく．生体弁では支柱（ステント）を左室内に挿入しなければならないが，機械弁では弁葉の開閉のみを考えればよく，弁葉がMACと干渉しなければ，いくらかMACを残してもなんとかなるのではないかと考えた．

　MAC症例の多くは前尖弁輪の石灰化は軽度であり，通常に左室側から左房側へのhorizontal mattressでの糸かけが可能であるが，後尖側の著しいMAC部への糸かけは困難となる．

　まず，鉗子やCUSAで左室腔内に突出している石灰部分のみを，弁輪は左房から隆起している石灰部分のみを可及的に除去する．

　後尖側は弁輪自体に糸針が通らないため，基本的には左房で固定することとなる．すなわち，左房壁からプレジット付きの糸針を刺入し，MAC弁輪近傍に刺出するという運針である．everting mattress縫合に類似しているが，糸針が刺出されているのはあくまで左房壁である．

　前尖側半分と後尖側半分でそれぞれ運針方法が異なるため，「half and half technique」と名付けた．糸針はすべて左房の同一面に刺出されていることにより，人工弁を弁輪（左房）の上にimplantすることができる（図1, 2）．

　ここで問題なのは，温存したMACと人工弁の弁葉とが干渉して開閉に支障が出ないかである．二葉弁の機械弁の構造はそれぞれ異なっている．僧帽弁用のSt Jude弁はピボットガードが左房側に位置しているため，ほかの機械弁と比べると弁葉の開閉が左房側で行われる（図3）．すなわち，左室側に弁葉があまり出ないため，残存したMACと干渉する可能性が少ないのである．

　MAC症例の多くは，高齢者や血液透析患者であり，生体弁の使用が望まれるが，ステントを左室側に入れ込まなくてはならず本法では使用しにくい．

図1　half and half techniqueの運針

前尖側は左室から左房へと垂直マットレス縫合を，後尖側（MAC側）は左房から弁輪近傍へ水平マットレス縫合を置く．

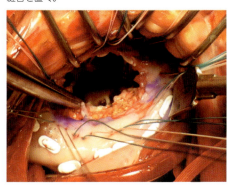
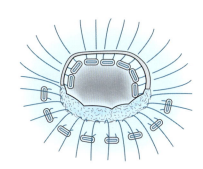

図2 half and half techniqueの横断面図

機械弁（St Jude弁）をsupra-annular positionに縫着する。

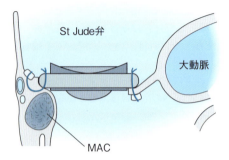

図3 St Jude弁のprofile

ヒンジポイントが左房側にあるため，左室側への弁葉の突出が少ない。

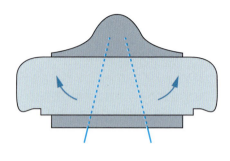

ここが大切

　人工弁のサイズは，ちょうど弁輪の上に人工弁がjust sizeで乗る大きさを選択する。小さすぎてはいけない。

Stop it !

　人工弁に糸を通していったん弁輪部まで下ろしてみる。仮固定（場合によってはターニケットで）して弁葉の開閉が問題ないかを試してみる。開閉に支障がある（あるいは懸念がある）場合には，残存MACをさらに削るか，人工弁の向きをローテーションさせて干渉が起こりにくい角度に調整する。

全周性のMACに対する対処法[3]

　後尖側のMACは術者から観察可能であり，削り取ることができる。一方，前尖側のMACは術者から見えない位置に付いており除去が困難である。このような場合には，大動脈弁側から前尖弁輪を観察して，経大動脈弁で左室側からCUSAなどで除去する（図4）。幸いこれまでの全周性MAC症例は，大動脈弁狭窄を合併しており両弁置換が必要であったため，大動脈側からの前尖側MACへのアプローチが容易であった。

図4 全周性MACへの対応

前尖側のMACは左房側から除去できない。大動脈弁経由で左室側から除去することができる。

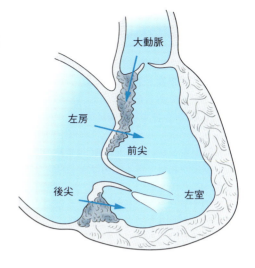

カラー付き人工弁

　左房縫合に不安がある場合には，人工弁の心膜パッチでカラーを付けて使用する場合がある。このときに，カラーは人工弁縫合輪の下側（縫合輪と弁輪との間）にくるようにしておく（図5）。

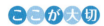

　　後尖弁輪の外側には冠動脈左回旋枝が走行している。後尖側の運針で左房に糸針をかけるときには，あまり深く糸針を刺入しないようにしている。経食道心エコー法でみると，僧帽弁輪のすぐ近傍（特に前交連からP1）を左回旋枝が走行していることがある。

図5 人工弁にカラーを付けた症例

カラーとして使用する心膜パッチは左房と人工弁との間に置く。人工弁を縫着後に心膜パッチをトリミングして左房に連続縫合する。人工弁の下に石灰の残存が確認できる。弁葉の開閉に問題あれば，弁の向きをローテーションして変える。

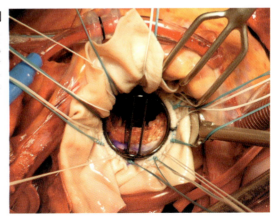

MACを温存した僧帽弁形成

　MACを伴った僧帽弁閉鎖不全(MR)[3]症例では，多くは弁尖も石灰化が及んでいるため，弁形成が困難で弁置換となる。しかし，一部の症例ではMACが弁輪のみに限局し，弁尖自体の硬化が軽度である症例がある。MACを除去しなければ人工弁輪の縫着の糸針が通らないこと，MACが存在する弁輪は硬いため人工弁輪での縫縮が物理的にできない。MACの存在を逆手にとって考えると，これ以上僧帽弁輪の拡大は生じないので拡大予防目的での人工弁輪は不要ともいえる。「MACは自然の人工弁輪」という考えである。

　そこで，弁尖が利用できる症例は人工弁輪を縫着せずに弁尖修復および人工腱索のみで弁形成を行うことがある[4]。この際には，弁輪縫縮による弁尖接合の改善効果がないため，弁尖のみでの十分な接合を確保しなければならない。そのため，いわゆるresection and sutureでは弁尖が足りなくなるため，自己心膜による補填を行い，十分大きな弁尖を作ることが肝要である。

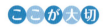

　左室破裂の危険性があるため，高血圧にならないように術後管理が必要である。

（柴田利彦）

▼略語一覧

1. MAC：mitral annular calcification；僧帽弁輪石灰化
2. CUSA：Cavitron ultrasonic surgical aspirator；超音波破砕装置（キャビトロン社製）
3. MR：mitral valve regurgitation；僧帽弁閉鎖不全

文献

1) Bito Y, et al：Mitral valve replacement for extensive calcification：half and half technique. Gen Thorac Cardiovasc Surg 56：526-528, 2008.
2) Kato Y, et al：Simple supra-annular prosthesis insertion for dialysis patients with extensive mitral annular calcification. J Heart Valve Dis 20：181-183, 2011.
3) Takahashi Y, et al：Successful surgical treatment for total circumferential aortic and mitral annulus calcification：Application of half-and-half technique. Gen Thorac Cardiovasc Surg 64：418-421, 2016.
4) Morisaki A, et al：Mitral valve repair without mitral annuloplasty with extensive mitral annular calcification. Interact Cardiovasc Thorac Surg 19：1080-1082, 2014.

II 各論

2 虚血性心疾患①

conventional CABG

off-pump CABG（**OPCAB**）❶が発達したわが国でも，conventional **CABG**❷は依然必要な術式である．Deppeら[1]の報告した51本のOPCAB/on-pump CABG **RCT**❸を統合した16,904人のメタ解析結果では，OPCABにおいてグラフト不全（**OR**❹ 1.37），再血行再建（OR 1.55）が高いと報告された．しかしながら脳梗塞（OR 0.74），腎不全（OR 0.79），縦隔炎（OR 0.44），**LOS**❺（OR 0.25），他家血輸血（OR 0.60），挿管時間短縮，ICU stay短縮においてはOPCABの優位性を報告している．心筋梗塞および死亡においては有意差はなく，実際どちらを選択するかは上記リスクファクターに加え，術者および施設のOPCABへの熟練度による部分も大きい．OPCABからのon-pump conversionは死亡，合併症ともにconventional CABGに劣るため避ける必要があり，術式選択には術者，患者リスクを加味し決定していくことが重要である．本項ではconventional CABGの周術期管理を行うにあたり必要な知識を整理する．術中手技，グラフト選択に関しては他項（p364参照）に譲る．

Point

1. 術前評価：リスク評価，術前のプランニングに留意すべきポイントをおさえる．
2. 術後に想定されるcardiac complicationに関して知識を整理する．
3. 術前後の薬剤加療に関してエビデンスを考慮し，各施設における管理方針を決定する．
4. graft failure：頻度，閉塞リスク．

術前評価

◆リスク評価

CABGのみならず，手術に際しては周術期のリスク評価を十分に行うことが重要である．患者説明の際には個別のリスクを死亡率および周術期合併症に分類して説明し，十分納得されたうえで手術に望むことが何より必要である．無論，外科手術においては想定外の合併症が起こることもあるが，われわれ外科医にできることは死亡率および想定される合併症の確率を正確に提示することである．CABG術後の死亡率に影響を与える最重要因子として，①左心機能，②年齢，③腎機能の3点が挙げられる．上記3点のみをスケールとした術前リスク評価モデルとして**ACEF**❻ scoreがある（図1）．定例手術のCABGではEuroSCORE以上にmortalityを正確に予想したとの報告[2]もあり，簡易にリスク評価が可能である．

図1 ACEF score

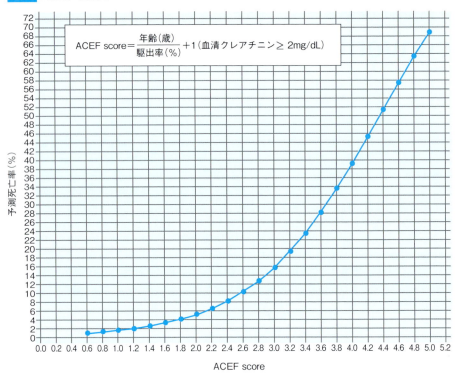

リスク評価を行うにあたってさまざまなscoring algorithmがこれまで紹介されているが(EuroSCORE Ⅱ, STS algorithm, Cleveland clinic modelなど), 当院(心臓血管研究所付属病院)ではわが国におけるデータベースを遵守し, Japan Scoreを算出し術前の患者説明に用いている。術前カンファレンスではEuroSCORE ⅡおよびJapan Scoreの2つを提示している。

◆脳血管病変

術後の脳合併症は最も留意すべき合併症である。当院では全例頸動脈エコー, 頭部CTを施行, 必要に応じてMRA[7]を考慮する。

頸動脈病変に関してはCEA[8]およびCAS[9]を検討するが, 頭蓋内の病変を認める場合はOPCABが考慮される。

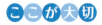

頭頸部血管の併存病変がある場合は, 神経内科医または脳血管外科医と十分議論した後, 治療方針を決定していくことが重要である。

◆上行大動脈性状

石灰化，粥状硬化の有無を評価。造影剤の使用が躊躇される症例では，術中epi-aortic echoを用いて評価する。遮断困難な症例では，やはりOPCABもしくはon-pump beating CABGのよい適応となる。

◆下行大動脈～大腿動脈評価

術後の機械的補助を考慮し，動脈性状を評価する。IABP[10]挿入の可能性を考慮し，大動脈性状（プラーク，石灰化，瘤など）およびアクセスの評価を行う。PCPS[11]に関しては，逆行性解離に留意し，送血管先端位置を術前より決定しておく。屈曲部位，石灰化，瘤化部位は避けるように送血管留置可能部位を同定する。

◆呼吸機能評価

術前の禁煙指導および気管支喘息，慢性気管支炎のコントロールを十分に行う。特に気管支喘息と造影剤発作に関しては十分に問診を行い，術後急変時の緊急冠動脈造影（CAG[12]）の可能性も考慮しておく必要がある。呼吸機能低下例では内科的治療強化，呼吸機能訓練を実施し呼吸機能を改善させたうえで手術に臨むようにする。

◆腎機能

先述したが腎機能はmortalityにかかわる重要な因子である。Cre 1.5mg/dL以上の患者ではmortalityが有意に上昇する。糖尿病＋人工透析患者ではリスクは増大し，遠隔期成績も不良であることは十分に留意する必要がある。

> **ここが大切**
> 手術を契機に透析導入となる可能性がある患者には，説明を怠ってはならない。

◆消化器疾患

十分な問診（出血性消化器疾患の既往，貧血の有無），および便潜血検査でスクリーニングを施行する。必要に応じて内視鏡検査を含め十分な検査を術前に行う。消化管悪性腫瘍を認めている場合は，消化器外科医，麻酔科医と十分に議論し，どちらの手術を先行させるか検討する必要がある。

cardiac complication

conventional CABG術後は全例，ICUへ入室し全身管理を行う。すべての外科手術同様，良好な循環，呼吸，精神状態を維持することが目標であり，心機能，腎機能，呼吸機能，年齢，術後合併症の有無から全身管理を行う。術後合併症に関しては知識を整理しておく必要があり，各々に心臓外科医は対応していくこととなる。一般的な術後ICU管理に関しては他項「術後管理（ICU）」（p95参照）に譲る。

図2 CABG術後，心筋逸脱酵素比および死亡率との関連

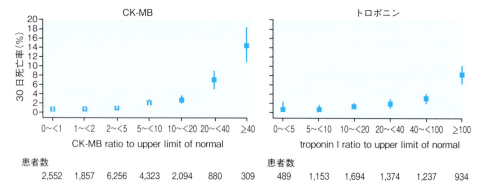

◆周術期心筋梗塞

conventional CABG術後の心筋梗塞は，しばしば診断に難渋することが多い．術後の変化としての心筋逸脱酵素の上昇，心電図変化と周術期心筋梗塞の鑑別には諸説あるが，術後に頻発する心室頻拍(**VT**)[13]/心室細動(**VF**)[14]，LOSを認めた場合，術後ピークCK-MB値が上限の5倍以上かつ新規Q wave，または新規左脚ブロックを認めた場合は周術期心筋梗塞を疑う．トロポニンTのほうが優れた指標であるとの報告もあり各施設で統一する．

またDomanskiらの報告では，心筋逸脱酵素のピーク値とmortalityの関連も示唆されている(図2)．いずれにせよ周術期心筋梗塞は上記心電図変化，labo data上昇のみならず，心エコーなどの画像診断も併せて総合判断を要するものと思われる．疑われた場合はCAGを直ちに施行する．

◆早期グラフト閉塞(術後30日以内)

Dauermanらの報告[3]では，特に**SVG**[15]で多く，5～10%で生じると報告している．早期閉塞は血栓性の塞栓であることが多く，吻合やrun off不良，グラフトデザイン，グラフト採取時の損傷など，機械的な問題から生じる．conventional CABGでは，グラフトデザインには十分留意する必要があり，しっかりと心臓を張らした状態でグラフト長を決定することが重要である．

薬剤による予防は後に述べるが問題は対処である．CAG後に再血行再建を要するのであればreCABG，または**PCI**[16]しか選択肢はない．クリアカットな基準はないがAHAガイドラインでは可能であればPCIを施行，SVGの塞栓であればdistal protection使用下で施行するか，もしくはnativeへアプローチすることとなる．

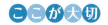

術直後のPCIではperforationや出血リスクは高くなるが，reCABGでは循環動態が破綻しかけた重症患者では，mortality39〜50%まで上昇するとの報告もあるため（循環動態の安定した患者では7〜9%），患者または家族には双方のリスクを十分に説明し施行する必要がある。

◆LOS

CABG術後LOSの確率を術前から予測しておく。

Yauらの単施設報告[5]ではあるが，20,614人の単独CABG患者の解析では，LOSは，LVEF[17]＞40%：6%，40〜20%：12%，＜20%：23%の確率で生じうると報告している。

LOSの原因として，①心停止手術後の心筋障害，拡張不全，②前負荷の低下：出血，麻酔に伴う末梢血管の弛緩，毛細血管透過性亢進に伴う分配異常，低体温に伴う多尿，③後負荷の増大：末梢動脈収縮に伴う高血圧，④周術期心筋梗塞，⑤器質的異常：心タンポナーデ，を考慮する。

LOSと診断したら，①前負荷を上げ，②低体温を是正し，③後負荷を下げ，④出血および心タンポナーデを否定する（TTE[18]必要に応じてTEE[19]）。

上記周術期心筋梗塞も念頭に置きながら，カテコラミンを調整しpacing rateを上げる。心筋の酸素需要は膨大であり体重の0.4%にしか満たない臓器であるが，全身の酸素消費の4〜10%を占める。終始酸素化は良好に保つことが重要である。良好な酸素化を保ち肺血管抵抗を下げる。

Stop it！

周術期心筋梗塞を疑った場合は直ちにCAG。薬剤治療に反応がない場合は直ちにIABPまたはPCPSなど機械的サポートに移行する。PCPSを要する症例では出血リスクが増大し出血が問題となっている症例では命とりになりかねない。

◆不整脈

Wahrらの報告[6]では，CABG術後の不整脈ではK＜3.5meq/Lで致死的不整脈および心肺蘇生を要するリスクが2.2倍に，心房粗動および細動リスク1.7倍に上昇する。K＞3.5meq/Lは必ず達成し，4.0meq/L台をキープすることが肝要である。

◆心房細動（AF）[20]

CABG術後では15〜40%の確率で生じる。弁との複合手術であれば60%までその確率は上昇する。Crystalら[7]の52本のRCT試験のメタ解析から，術後β遮断薬，アミオダロンで治療した場合は52〜65%頻度が減少すると報告した。アミオダロンは全例で導入することは不要だがβ遮断薬はできるだけ早期に導入することがACC/AHA/ESC[21]ガイドラインでも推奨されている。

CABG術後に，新規AFを認めた患者では，80％が24時間以内に，90％が6～8週間までに自然に洞調律が復帰する。

◆VT/VFに関して
non sustained VT
CABG術後では17～97％と報告でバラつきが見られるがreperfusionに伴うものであり，一般的に良性であるとの見解が多い。電解質補正，β遮断薬で対応する。頻回に生じる場合はやはり心筋虚血を疑う。

sustained VT/VF
CABG術後1週間以内に1～3％認める[8]。

リスク因子として，①年齢<65歳，②女性，③BMI<25kg/m^2，④UAP[2]，⑤LVEF≦50％，⑥肺高血圧あるいは高血圧症，⑦長期人工心肺時間，⑧カテコラミンおよびIABPが挙げられる[9]。若くて体の細い女性で，低心機能の患者はハイリスクである。わが国からの報告で，Shigaら[10]による17本のtrial，2,069人のメタ解析結果では，予防的Mg投与で心室性不整脈の頻度が減少した（RR 0.52）との報告もある。

薬剤加療

◆アスピリン
術前アスピリン
2015 AHAガイドラインでは，術前よりアスピリンを内服開始または継続するべきである（Class Ⅰ）と変更になった（図3）。根拠となるBybeeら[11]，Daceyら[12]の論文はManganoらの発表した術前アスピリン停止が死亡リスク因子であったことから端を発した研究であったようだ。5日または7日以内にアスピリンを内服したものは暴露群とした報告であるが，in-hospital mortalityが改善し，出血再開胸，輸血量では統計学的有意差なしという結果であった。しかしながらgraft-patencyに対する考察はなく，mortality改善に至った機序は今1つ不明確である。またアスピリンの用量，内服時期，期間に関しては一定していない。その他の抗血小板薬，抗凝固薬への配慮はなされておらず疑問点は多い。

図3 AHA scientific statement：アスピリン

<抗血小板療法推奨>
アスピリンは術前より投与すべきであり，CABG術後6時間以内に81～325mgで開始する。グラフト閉塞および心血管イベントを減少させるべく，一生涯投与を継続するべきである。
【Class 1：Level of Evidence A】

これまでのさまざまな報告から，術前アスピリンの有用性は高いと思うが，あくまで出血リスクよりも有用性が上回った場合である．出血リスクは人種間で大きく異なるため，わが国におけるデータが存在しない以上，conventional CABGでは，安易に全例術前アスピリン継続とはいいがたいのが現状である．患者の状態，手術までの期間，出血リスクなど，総合的に判断していく必要がある．conventional CABGにおける抗血小板薬に関して各施設で方針を明確にする．当院では定例，安定狭心症であれば7日前に中止している．

術後アスピリン

　Manganoら[13]の5,065人を対象とした多施設研究(アジアも含む)では，術後48時間以内のアスピリン内服で，院内死亡率(1.3 vs 4.0%)，心筋梗塞(2.8 vs 5.4%)，脳梗塞(1.3% vs 2.6%)，急性腎不全(0.9 vs 3.4%)，腸管虚血(0.3 vs 0.8%)において，有意差をもってアスピリン内服群で改善を認めた．術前アスピリンの中止，血小板輸血，抗凝固製剤の使用は，死亡および梗塞のリスクファクターとして報告された(図4)．当院では術後48時間以内に抜管されていれば抜管後3時間に内服し，抜管されていない場合は胃管から投与している．

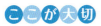

術前アスピリン内服はAHAガイドラインでは推奨．各施設で方針を決定する．
術後アスピリンは少なくとも48時間以内には内服することが重要である．

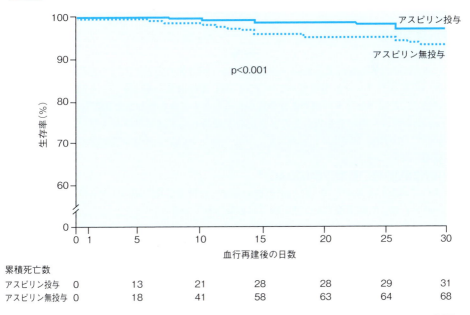

図4　術後アスピリン：Manganoらの多施設研究

◆P2Y12阻害薬
クロピドグレル(プラビックス®)
　CASCADE trial二重盲検，RCTで術後アスピリン162mg vs アスピリン162mg＋クロピドグレル75mgの比較試験（96％の症例が on-pump CABG)が行われた[14]。1年後のgraft patency（すべてのグラフト）は有意差を認めず[15]。ROOBY trialでも同様の結果であった。しかしながらDeoらの5本のRCTと6本の観察研究のメタ解析では，vein graft閉塞はDAPT[23]群で有意に少ないと報告された（RR 0.59)。しかし，de Leonらのメタ解析結果では，patencyに有意差なしと報告され，一定の見解を示すことはできていない。

　今まで報告されたメタ解析結果からは，vein graft patencyはOPCABで向上する可能性があるが，on-pump CABGでは出血リスクが有意に増大することが示されている。2015 AHAガイドラインではOPCABにおいてはアスピリンに加えてクロピドグレルを術後1年間内服することを推奨している（Class Ⅰ)。

プラスグレル(エフィエント®)
　手術単独の報告はまだ少ないが，ACS[24]患者を対象にしたDAPT比較試験であるTRITON-TIMI 38（アスピリン＋クロピドグレル vs アスピリン＋プラスグレル）において，CABG施行群のサブ解析からは，プラスグレル内服群において死亡率の低下を認めたが，術後出血の増加が報告されている[16]。今後のさらなる報告が待たれる。

チカグレロール(ブリリンタ®)
　これもCABG単独のRCTは存在しないが，ACS患者を対象としたDAPT比較試験であるPLATO study（アスピリン＋クロピドグレル vs アスピリン＋チカグレロル）において，CABG施行群のサブ解析ではチカグレロル内服群で心血管死亡率の低下が報告された[17]。心筋梗塞，脳梗塞に関して有意差は認めず。クロピドグレル内服群と比して出血，感染合併症の低下が心血管死亡率低下につながったと報告されている。グラフト開存率，術後イベントに関するさらなる報告が待たれる。

◆抗凝固療法
ワルファリン
　Post-Coronary-Artery-Bypass Graft trialでは，1,351名の患者のRCTを施行しアスピリン単独 vs アスピリン＋低用量ワルファリンに関して検討したが，グラフト開存率に有意差を認めず，静脈グラフトの狭窄進行を遅らせることもできなかったと報告した[18]。その後，Fremesらが17本の研究を統合したメタ解析を報告し，アスピリンおよびワルファリンともにグラフト閉塞予防効果を認めたが，ワルファリンのアスピリンに対する優位性は示すには至っていない。

直接(作用型)経口抗凝固薬(DOAC)[25]
　すべてのDOACにおいて，CABG術後の確立した研究は現在認めておらず，その他の適応がなければCABG術後のルーチン投与は推奨されていない。

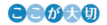

- ワルファリンはAFなど，その他の適応がないかぎりCABG術後にルーチン投与すべきではない。
- プラビックスはAHAガイドラインではOPCABで推奨。
- DOACに関するCABGに関した研究はない。

◆β遮断薬

術後内服でAFの発症率低下に関しては先述した。Brinkmanら[20]は，術前より内服することで，CABG術後30日死亡率に関与するか検討している。米国における138,542人のnon MI CABG施行患者をpropensity score matchを行い比較検討したが，術後30日死亡率，脳梗塞において優位性を示すことはできなかった。またSjolandら[21]のRCTでは，術後2年間のメトプロロール内服とプラセボの比較を行ったが，再血行再建，狭心症状，心筋梗塞および死亡の項目においてβ遮断薬の優位性を示すことはできなかったと報告している。術後AF予防に導入することは重要だが，本来適応のない患者への長期的投与，または術前からの導入は不要である。

◆ACE-inhibitor（あるいはARB）[22]

ACE-Iは低左心機能（LVEF＜40％），心筋梗塞既往，糖尿病および慢性腎不全患者においてはmortality，NYHA class，心不全入院などを減少させることが示されている。上記適応外の安定狭心症，CABG施行患者 2,253人に対してキナプリル vs プラセボを比較検討したIMAGINE trialでは，心血管死，心停止，心筋梗塞，脳梗塞および心不全入院が術後3カ月でキナプリル内服群において有意に上昇したと報告している。

またARBに関しては，ACE-Iと比較して降圧効果を超えた冠動脈疾患予防効果は劣ることが報告されており，ACE-Iに対する優位性は示すことができていない。

上記適応外の患者では血圧管理目標を達成できない場合を除いて，ルーチンにCABG術後に投与することのエビデンスは確立されていない。CABG術後の血圧目標には諸説あるがAHAでは140/85mmHg以下を推奨している。

◆アルドステロン拮抗薬[23]

randomized aldactone evaluation study（RALES）

スピロノラクトンはLVEF 35％未満およびNYHA Ⅲ以上の患者において，死亡率および心不全入院を減少させたと報告した。

EMPHASIS-HF[24]

エプレレノンはLVEF 35％未満およびより軽症のNYHA Ⅱ以上の患者において同様に有効性を示した。アルドステロン拮抗薬は，あくまでβ遮断薬，およびACE-I（あるいはARB）導入後に加える形での投与が望ましい。GFR＜30未満およびK＞5.0を示す患者では控えたほうが安全である。

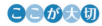

β遮断薬およびACE-Ⅰ，ARBの本来の適応のない患者への長期投与は不要である。

◆スタチン

　冠動脈疾患を有する患者におけるスタチンは，CABG患者を含めて予後改善効果が数多く報告されている。CABG術前より内服している患者では継続することが必須である。
　前述したCASCADE trialではLDL＜100mg/dLにコントロールされた群で有意にgraft patencyの向上が報告されている[25]。術前より内服していない患者では術後より開始すれば問題ない。術前からの内服で術後AFが減少したとの報告がなされたが，1,922人を対象とした二重盲検RCTであるSTICS trial（87％がCABG施行，術前から新規にロスバスタチン20mg vs プラセボ群）では，術後AFに有意差は認めなかったが，術後急性腎不全に関しては有意にスタチン群で多かったと報告され，術前新規導入では有害事象を生じる可能性が示唆された。術前より内服している患者は継続を，内服していない患者は術後導入が安全である。75歳未満ではアトルバスタチン40〜80mg，またはロスバスタチン20〜40mgの高用量を，それ以上の高齢者では副作用を起こさない程度での内服をAHAでは推奨している。

◆ステロイド製剤[26, 27]

　on-pump症例では，ステロイド製剤のルーチン使用を行っている施設も多いかと思われる。4,494人を対象としたRCTであるDECS trialや，7,507人を対象としたRCTであるSIRS trialにおいても，ステロイド製剤使用の優位性を示すことはできていない。従って人工心肺使用時のルーチンステロイド使用は必ずしも必要ないと思われる。

◆ニコランジル[28]

　conventional CABGにおけるニコランジルに関しては，わが国からHayashiらにより報告されている。70症例のconventional CABGにおけるRCTであるが，術中の人工心肺時のニコランジル使用における心保護作用が示唆された。術後バイオマーカー，カテコラミン必要量に関してはニコランジル群で有意に低下し，遮断解除後の心拍動再開も有意に速かったと報告した。ニコランジルに関しては複数のRCTを認めるが，positive，negative studyともに認めるが，心臓手術周術期使用に関する研究が少ない。
　CABGにかぎった報告ではないが，Luoら[29]はIHD患者におけるニコランジルの有効性を検討した17本のRCTのメタ解析を行った。心血管イベント発生率は低下させたがmortality，再血行再建に関しては有意差は認めなかったと報告した。いずれにせよ，CABGにおけるルーチン使用のエビデンスは確立されてはいない薬ではあるが，逆に副作用も少ないためspasm予防に，術中から術翌日まで使用することが多い。

graft failure

◆大伏在静脈（SVG）

　動脈グラフトと比較して開存率が低いことは周知の事実である。しかしながら中等度狭窄病変に対するグラフトとしては有用であることも多い。PREVENT Ⅳ trialのサブ解析[30]では術後12〜18カ月にCAGを施行。75％以上の狭窄または閉塞を認めた症例は43％（全静脈グラフトの25％）に上った。リスクファクターは長時間手術，内視鏡下静脈採取，不良なターゲット血管性状，術後P2Y12遮断薬（クロピドグレル，チクロピジン）使用であった。

前述したが術後P2Y12遮断薬の是非は一定した見解が得られていない。本研究ではP2Y12遮断薬使用でSVG閉塞リスクが増加する可能性が示唆されている。

1年後の閉塞リスクは毎年2～4%であり，10年後には25～50%のSVGは閉塞すると報告されている[31]。

ターゲットの選択，および静脈採取の際に内膜損傷を最小限に抑えることが重要である。

◆内胸動脈（ITA）[30] [33]

左内胸動脈（LITA）-左前下行枝（**LAD**）[31]吻合がgolden standardであり，10年での開存率は90～95%，LITAに関しても同様に高い開存率を認める。前述したPREVENT Ⅳ trialのサブ解析では12～18カ月での狭窄または閉塞は8.6%であった。リスクファクターとしてはLAD狭窄75%以下，対角枝へのITA inflowによる追加吻合，非糖尿病患者であった。またわが国の研究では，Endoらによりbilateral ITA（BITA）使用の有用性が示唆された。433例BITA vs 688例のsingle ITAの比較で，早期死亡率は有意差を認めなかったが6～7年後のグラフト開存率，再CABG回避率においてBITA群で有意に良好であったと報告した（97.3% vs 94.3%／99.5% vs 97%）。

◆その他動脈グラフト

橈骨動脈（RA）[32] [34]

フリー動脈グラフトとして有用であり，開存率も80%以上の狭窄病変への吻合で良好な成績を収めている。RSVP trialでは回旋枝に対するグラフトとして，SVGまたはRAをランダムに使用。5年の開存率はRAが有意に良好であった（98% vs 86%）。RAPSの報告では回旋枝または右冠動脈にランダムにSVGまたはRAを使用。平均7.7年のフォローアップでグラフト不全はRAにおいて有意に低率であったと報告された（12.0% vs 19.7%）。

胃大網動脈（GEA）[33] [35]

右冠動脈領域に使用することが多いが，RA同様に高度狭窄病変に適している。また術後造影には熟練を要するなどの欠点もあるがITA以外に使用可能な唯一の*in-situ* graftである。SuzukiらのGEA使用のOPCABの報告では1年後，3年後，5年後，8年後のGEA開存率はそれぞれ96.7%，96.0%，94.7%，90.2%とITAにも引けを取らない良好な結果を報告している。閉塞リスクとしてはやはり狭窄率の低い病変への吻合を挙げている。

ここが大切

graft failureの頻度とその閉塞リスクを整理しておくことは，CABG周術期管理には重要であり，その特徴を熟知しておくことが求められる。

ここまでconventional CABGの周術期のリスク，合併症，薬剤加療，グラフト閉塞リスクに関して述べたが，あくまで良好な循環，呼吸管理をベースとした全身管理を行うことが何よりも重要である。集中治療管理に関しては成書で学ばれたうえで，additionalに本項をご利用いただけたら幸いである。本項ではconventional CABGに関する研究結果を主に取り上げたため，OPCABに関するエビデンスは他項「OPCAB」（p364参照）に譲る。

（関　雅浩）

▼略語一覧

1. OPCAB：off-pump coronary artery bypass；体外循環非使用冠動脈バイパス術
2. CABG：coronary artery bypass grafting；冠動脈バイパス術
3. RCT：randomized controlled trial；ランダム化比較試験
4. OR：objective response；有効
5. LOS：low output syndrome；低心拍出量症候群
6. ACEF：age, creatinine, ejection fraction
7. MRA：MR angiography
8. CEA：carotid endarterectomy；頸動脈内膜剥離術
9. CAS：carotid artery stenting；頸動脈ステント術
10. IABP：intra aortic balloon pumping；大動脈内バルーンパンピング
11. PCPS：percutaneous cardiopulmonary support；経皮的心肺補助装置
12. CAG：coronary angiography；冠動脈造影検査
13. VT：ventricular tachycardia；心室頻拍
14. VF：ventricular fibrillation；心室細動
15. SVG：saphenous vein graft；伏在静脈グラフト
16. PCI：percutaneous coronary intervention；経皮的冠動脈インターベンション
17. LVEF：left ventricular ejection fraction；左室駆出率
18. TTE：transthoracic echocardiography；経胸壁心エコー法
19. TEE：transesophageal echocardiography；経食道心エコー法
20. AF：atrial fibrillation；心房細動
21. ACC：American College of Cardiology；米国心臓学会／AHA：American Heart Association；米国心臓協会／ESC：European Society of Cardiology；欧州心臓病学会
22. UAP：unstable angina pectoris；不安定狭心症
23. DAPT：dual antiplatelet therapy；抗血小板薬2剤併用療法
24. ACS：acute coronary syndrome；急性冠症候群
25. DOAC：direct oral anticoagulant；直接（作用型）経口抗凝固薬
26. ACE：angiotensin-converting enzyme；アンジオテンシン変換酵素
27. ARB：angiotensin receptor blocker；アンジオテンシン変換酵素受容体拮抗薬
28. RALES：randomized aldactone evaluation study
29. GFR：glomerular filtration rate；糸球体濾過率
30. ITA：internal thoracic artery；内胸動脈
31. LAD：left anterior descending artery；左前下行枝
32. RA：radial artery；橈骨動脈
33. GEA：gastroepiploic artery；胃大網動脈

文献

1) Deppe AC, et al：Current evidence of coronary artery bypass grafting off-pump versus on-pump：a systematic review with meta analysis of over 16900 patients investigated in randomized controlled trials. Eur J Cardiothorac Surg 49：1031-1041, 2016.
2) Ranucci M, et al：Risk of assessing mortality risk in elective cardiac operations：age, creatinine, ejection fraction, and the law of parsimony. Circulation 119：3053-3061, 2009.
3) Dauerman HL, et al：Intracoronary thrombolysis in the treatment of graft closure immediately after CABG. Ann Thorac Surg 62：280-283, 1996.
4) Fabricius AM, et al：Early angiographic control of perioperative ischemia after coronary artery bypass grafting. Eur J Cardiothorac Surg 19：853-858, 2001.
5) Yau TM, et al：Predictors of operative risk for coronary bypass operations in patients with left ventricular dysfunction. J Thorac Cardiovasc Surg 118：1006-1013, 1999.
6) Wahr JA, et al：Preoperative serum potassium levels and perioperative outcomes in cardiac surgery patients. Muticenter Study of Perioperative Ischemia Research Group. JAMA 281：2203-2210, 1999.
7) Crystal E, et al：Interventions on prevention of postoperative atrial fibrillation in patients undergoing heart surgery：a meta-analysis. Circulation 106：75-80, 2002.
8) Ascione R, et al：Predictors of new malignant ventricular arrhythmias after coronary surgery：a case control study. J Am Coll Cardiol 43：1630-1638, 2004.
9) Yeung-Lai-Wah JA, et al：New sustained ventricular tachycardia and fibrillation early after coronary operations. Ann Thorac Surg 77：2083-2088, 2004.
10) Shiga T, et al：Magnesium prophylaxis for arrhythmias after cardiac surgery: a meta-analysis of randomized controlled trials. Am J Med 117：325-333, 2004.
11) Bybee KA, et al：Preoperative aspirin therapy is associated with improved post operative out comes in patients undergoing coronary artery bypass grafting. Circulation 112：1286-1292, 2005.
12) Dacey LJ, et al：Effect of preoperative aspirin use on mortality in coronary artery bypass grafting patients. Ann Thorac Surg 70：1986-1990, 2000.
13) Mangano DT, et al：Aspirin and mortality from coronary bypass surgery. N Engl J Med 347：1309-1317, 2002.
14) Kulik A, et al：Aspirin plus clopidogrel versus aspirin alone after coronary artery bypass grafting: the clopidogrel after surgery for coronary artery disease(CASCADE) Trial. Circulation 122：2680–2687, 2010.
15) Ebrahimi R, et al：Effect of clopidogrel use post coronary artery bypass surgery on graft patency. AnnThorac Surg. 2014;97：15–21.
16) Wiviott SD, et al：Prasugrel versus clopidogrel in patients with acutecoronary syndromes. N Engl J Med 357：2001–2015, 2007.
17) Held C, et al：Ticagrelor versus clopidogrel in patients with acute coronary syndromes undergoing coronary artery bypass surgery：results from the PLATO(Platelet Inhibition and Patient Outcomes)trial. J Am Coll Cardiol 57：672–684, 2011.
18) Post Coronary Artery Bypass Graft Trial Investigators：The effect of aggressive lowering of low-density lipoprotein cholesterol levels and lowdose anticoagulation on obstructive changes in saphenous-vein coronary-artery bypass grafts. N Engl J Med 336：153–162, 1997.
19) Fremes SE, et al：Optimal antithrombotic therapy following aortocoronary bypass：a meta-analysis. Eur J Cardiothorac Surg 7：169–180, 1993.
20) Brinkman W, et al：Preoperative β-blocker use in coronary artery bypass grafting surgery：national database analysis. JAMA Intern Med 174：1320-1327, 2014.
21) Sjoland H, et al：Metoprolol treatment for two years after coronary bypass grafting：effects on exercise capacity and signs of myocardial ischaemia. Br Heart J 74：235–241, 1995.
22) Rouleauet JL et al：Effects of angiotensin-converting enzyme inhibition in low-risk patients early after coronary artery bypass surgery. Circulation 117：24–31, 2008.
23) Pitt B, et al：The effect of spironolactone on morbidity and mortality in patients with severe heart failure：Randomized Aldactone Evaluation Study Investigators. N Engl J Med. 1999;341：709–717.
24) Zannad F, et al：Eplerenone in patients with systolic heart failure and mild symptoms. N Engl J Med 364：11–21, 2011.
25) Elgendy IY, et al：Meta analysis of 12 trials evaluating the effects of statins on decreasing atrial fibrillation after coronary artery bypass grafting. Am J Cardiol 115：1523-1528, 2015.
26) Dieleman JM, et al：Prophylactic corticosteroids for cardiopulmonary bypass in adults. Cochrane Database Syst Rev 5：CD005566, 2011.
27) Dieleman JM, et al：Intraopearative high-dose dexamethasone for cardiac surgery：a randomized controlled trial. JAMA 2012;308：1761-1767, 2012.
28) Hayashi Y, et al：Controlled nicorandil administration for myocardial protection during coronary artery bypass grafting under cardiopulmonary bypass. J Cardiovascular Pharmacology 38：21-28, 2001.
29) Luo B, et al：All-cause mortality and cardiovascular events with nicorandil in patients with IHD：Systematic review and meta-analysis of the literature. Int J Cariol 176：661-669, 2014.
30) Hess CN, et al：Saphenous vein graft failure after coronary artery bypass surgery：Insight from PREVENT IV. Circulation 130：1445-1451, 2014.
31) Motwani JG, et al：Aortocoronary saphenous vein graft disease：pathogenesis ,predisposition, and prevention. Circulation 97：916-931, 1998.
32) Endo M, et al：Benefit of bilateral over single internal mammary artery grafts for multiple coronary artery bypass grafting. Circulation 2001;104：2164
33) Desai ND, et al：A randomized comparison of radial-artery and saphenous-vein coronary bypass grafts. N Eng J Med 351：2302-2309, 2004.
34) Collins P, et al：Radial artery versus saphenous vein patency randomized trial：five-year angiographic follow up. Circulation 117：2859-2864, 2008.
35) Suzuki T, et al：Early and long-term patency of in situ skeletonized gastroepiploic artery after off-pump coronary artery bypass graft surgery. Ann Thorac Surg 96：90-95, 2013.
35) Kulik A, et al：Secondary prevention after coronary artery bypass graft surgery: a scientific statement from the American Heart Association. Circulation 131：927-964, 2015.

II 各論

2 虚血性心疾患②
OPCAB（off-pump CABG）

1994年，Yusufらが初めて冠動脈バイパス術（**CABG**）❶が寿命を延ばすことをランダム化比較試験のメタ解析により報告した[1]。すべての外科手術のなかで，ランダム化試験により寿命が延びることを証明した手術はいまだCABG以外になく，このレベルAのエビデンスがわが国のガイドラインで左冠動脈前下行枝（**LAD**）❷1枝病変を含むすべての冠動脈疾患に対するCABG適応が奨励クラスIとなっている主たる根拠である[2,3]。しかしスタチンなど積極的薬物治療の出現進化に伴い，現在ではYusufらの報告はもはや時代遅れであるとの批判がある。そして2016年，Yusufらの報告以来22年ぶりに**STICH**❸試験において駆出率（**EF**）❹35％以下の低心機能症例にかぎってではあるが，現代の薬物治療下でもCABGは寿命を延ばすことが報告された（エビデンスレベルB）[4]。本項では筆者の経験に基づいて，off-pumpを第一選択としたCABGを安全確実に施行するためのtips and pitfallについて記載する。

Point

1. 弁膜症手術との合併手術，低心機能症例においてもoff-pump CABGを安全に施行することは可能である。
2. off-pump CABGを安全に施行するためには心臓脱転が重要である。心臓を脱転した後，心臓の拍動する様子と血行動態をよく観察する。
3. 冠動脈末梢吻合中の無血視野確保と血行動態安定のために，中枢のsnare sutureだけでなく内シャントも挿入する。
4. スタビライザーで冠動脈末梢吻合部の静止野を作ることに十分慣れ，自分にとっての定番を決めて，すべての吻合部位で常に同じ吻合手順をとり，そして術者が吻合部を見る角度を常に一定にする。
5. off-pump CABGを安全に施行するためのコツは，決して無理をしないことである。

　日本冠動脈外科学会『2015年 全国アンケート調査』結果では，単独・初回待機CABGは8,150例で，このうちoff-pumpが5,136例（63％），on-pumpが3,014例であった。術後30日以内の死亡率はon-pump（心停止）1.38％，on-pump（心拍動）0.97％，off-pump 0.60％と，off-pump CABGの手術成績がもっとも良好である。しかしoff-pump 5,136件中on-pumpへ移行したのは91件（1.8％）で，このconversion症例の死亡率は4.40％と不良である。
　脳梗塞発症率もon-pump（心停止）0.93％，on-pump beating 1.63％，off-pump 0.75％とoff-pump CABGがもっとも低い。しかしconversion症例の脳梗塞発症率も3.30％と高い。

一方，バイパスグラフト本数はon-pump（心停止）が3.17本，on-pump beatingが3.01本，off-pumpが2.74本とoff-pumpでもっとも少ない。

また，虚血性僧帽弁逆流症に対するCABG＋僧帽弁形成術の術後30日以内死亡率は3.17%，CABG＋僧帽弁置換術では9.23%であった。

Deppeらは51本のランダム化試験を統合した16,904人のメタ解析の結果でも，off-pump CABGはon-pump CABGと比較して，脳梗塞発症（OR[5]：0.74），腎機能障害（OR：0.79），縦隔炎発症（OR：0.44）は低いことを報告した[5]。しかし，心筋梗塞，死亡に関しては有意差を認めないが，グラフト不全（OR：1.37），再血行再建術（OR：1.55）はoff-pump CABGで高いことを報告している。

これらのエビデンスはoff-pump CABGが手術成績に関しては良好ではあるが，冠動脈末梢吻合に関しては一般的にはdemandingな手術であることを示唆している。off-pump CABGは冠動脈末梢吻合の止血の容易さではとてもよい手術ではあるが，避けなければならないのは冠動脈末梢吻合を開始してからのon-pumpへの移行である。

off-pumpを第一選択とする冠動脈バイパス術戦略

筆者は2002年以来，単独CABGに関しては低心機能症例も含めて一貫してoff-pump CABGを第一選択としている。また2013年からは弁膜症手術との複合手術もCABGの冠動脈末梢吻合はoff-pumpで施行することを第一選択とした。

現在の施設において2009年7月～2016年8月の間にCABGを532件施行し，その内訳は単独CABG 472件，弁膜症手術とCABGとの複合手術60件である。CABG＋弁膜症手術60例の内訳は大動脈弁置換術27例，僧帽弁置換術21例，大動脈弁と僧帽弁の2弁置換術8例，僧帽弁形成術2例，三尖弁形成術1例であった。EF 35%以下の低心機能症例は77件であった。off-pump 冠動脈バイパス術を施行していたのは532件中496件（93.2%）で，複合手術60件ではoff-pump CABGを52件（86.6%），低心機能症例では77例中，59例（76.7%）であった。平均吻合数は3.2カ所，吻合総数は1,742カ所。486例（91.4%）に術後グラフト造影施行し，内胸動脈グラフト開存率97.4%，静脈グラフト開存率94.7%であった。

off-pump CABGの実際

◆胸部正中切開

胸部正中切開（full sternotomy）を原則としている。安全にoff-pump CABG施行可能な範囲で，皮膚切開上端の位置を通常よりも下にしている（small skin incision with full sternotomy）。

図1は患者から強く皮膚小切開を依頼されたので，10cm下にしてoff-pump CABG5枝を施行した術直後と外来での写真である。ただし，患者から強く小切開を依頼されたのは532人中1人である。低心機能症例では皮膚切開は大きいほうが安全である。

図1 small skin incision with full sternotomy

安全に手術施行可能な範囲で皮膚切開上端の位置を通常よりも下にしている。
この若い女性の場合は本人からの強い希望により10cm下にしてoff-pump CABG 5枝施行。

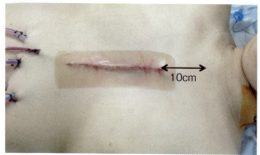
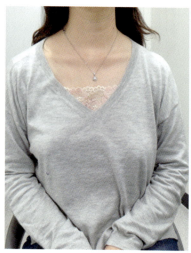

◆グラフトデザイン

　in-situ内胸動脈グラフトと静脈グラフトの使用を基本としている。全症例532例中，両側内胸動脈グラフト使用は333例（62.5％），内胸動脈グラフト1本使用は173例，内胸動脈グラフト使用なしは26例であった。

　EF 36％以上に対する単独CABG 413例にかぎると，両側内胸動脈グラフト使用率は71.4％だが，EF 35％以下の低心機能症例では44.2％，弁膜症手術との複合手術では6.7％であった。

　患者の体格と心臓の大きさによっては，in-situ **LITA-RCA**[6]吻合も可能な場合がある。しかし低心機能特に心拡大を伴う症例ではin-situ **RITA-LAD**[7]やin-situ **LITA-PL**[8]は距離の制限があるため使用しにくい。また弁膜症手術との複合手術ではoff-pump CABGは人工心肺を装着する前に施行しているため，in-situ RITA-LADやin-situ **RITA-Cx**[9]は人工心肺中の手術操作に邪魔になることがある。またoff-pumpでin-situ RITAグラフトでバイパスすると，人工心肺離脱後はつっぱることがある。in-situ両側内胸動脈グラフトを使用することもあるが（図2），基本的にはin-situ左内胸動脈グラフト1本と静脈グラフトを使用している。

◆心臓の脱転

　off-pump CABGを安全確実に施行するためにもっとも重要なのは心臓の脱転である。以前はハートポジショナーを使用していたが，現在は初回手術ではハートポジショナーは用いていない。ただし心臓手術後の再開胸off-pump CABGの場合はハートポジショナーを使用したほうが心臓癒着剥離自体容易なので使用している。

　心臓後面の最深部心膜にdeep pericardial stitchを1本かけ（図3），ターニケットの間にガーゼをはさみ固定してそのターニケットを締め，ガーゼの両端を牽引することにより心臓を展開する（図4）。術者の手で思いっきり心臓を脱転するので，脱転を解除したとき心

図2 大動脈弁置換術＋両側内胸動脈グラフトを使用した
off-pump CABGの術後グラフト造影

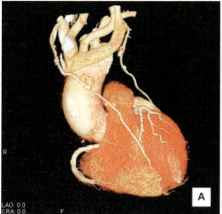
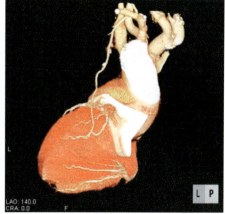

図3 3-0プロリン糸刺入点

手で心臓を思いっきり脱転すると，心臓後面の最深部心膜にヒダができるのでそこに3-0プロリン糸をかける。

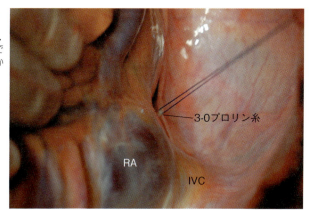

停止となることがある。前もって一時的ペースメーカーで左室ペーシングできるようにしておく。ガーゼを牽引して脱転された心臓の拍動する様子と，そのときの血行動態をよく観察するのが重要である。図4のように心臓後面右冠動脈領域がよくみえるようになり，心尖部が天井方向を向きかつ心臓が開胸器にあたらないで自然に拍動している状態が理想的である。心機能良好かつ心拡大のない症例の多くはこのような理想的な状態となる。

その後はスタビライザーを吻合部位にあてて吻合開始すればよい。EF 36％以上に対する単独CABG 413例中，405例（98％）はoff-pumpで施行していた。

心臓を脱転した後，心臓の拍動する様子と血行動態をよく観察するのが重要である。

図4 deep pericardial traction suture

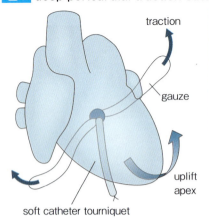
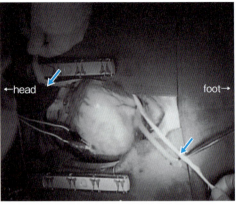

←：ガーゼの位置

◆低心機能症例における心臓脱転

　低心機能症例は通常心拡大を伴っているため，心拍出量は決して低いわけではなく，血行動態も安定している．低心機能症例に対するoff-pump CABGの難しさは，心臓脱転による血行動態悪化ではなく，心臓拡大があるため回旋枝領域，特にPL領域の視野展開のためにスタビライザーである程度は心臓を圧迫する必要があることである．スタビライザーによる心臓圧迫による血行動態悪化を可能なかぎり最小限にすることが重要である．

　低心機能・心拡大症例では，心臓脱転が理想的な状態（心尖部が天井方向に向いて開胸器にあたらず自由に拍動している状態）にならないことがある．このようなときはdeep pericardial stitchの心膜刺入部を少し変えて脱転をやり直す．そして胸骨骨折しない範囲で開胸器をもう少し広げることを試みる．さらにスタビライザーを吻合予定部位にあててみて，術者が吻合可能だと思える視野が得られるか確認する．LVDd 65mm以上あるような心拡大を伴う低心機能症例においても，血行動態を崩さずに心臓脱転することは可能である（図5）．

　心臓を脱転した時点で，血行動態の安全と視野展開に自信がもてない場合は，迷わずon-pump beating CABGへ移行する．また，視野展開のために吻合部位をスタビライザーで過度に圧迫しなければならない場合や，血行動態に不安をもちながら行うoff-pump CABGは，たとえ完遂できても危険である．

　EF 35％以下の低心機能症例77件中off-pumpでCABG施行したのは59例（76.7％）であった．EF 25％以下の超心機能症例31例でも21例（67.7％）はoff-pumpでCABG施行していた．

Stop it !

　低心機能・心拡大症例においても血行動態を崩さずに心臓脱転することは可能である．しかし心臓脱転してみて，血行動態の安全性と視野展開に十分に自信がもてなければ，無理せずon-pump beating CABGを選択する．

図5 心臓脱転している様子

低心機能(EF 27％, LVDd/Ds＝68/58mm)に対してoff-pump CABG(LITA-Cx, Ao-SVG-D-4PL)＋両尖頭温存僧帽弁置換術を施行した症例。心尖部が天井方向を向き，かつ心臓が開胸器にあたらないで自然に拍動している。off-pump CABG後人工心肺装着するので上行大動脈，上大静脈，下大静脈には送脱血管用のタバコ縫合は施行済みである。

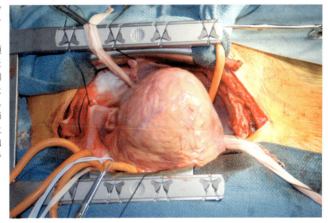

◆弁膜症手術との複合手術症例のおける心臓脱転

2013年2月以前は，弁膜症手術との複合手術としてのCABGにおいてもoff-pumpを第一選択として施行するという明確な戦略をもっていなかった。

弁膜症手術との複合手術はon-pump beatingでCABGを施行し，冠動脈末梢吻合は弁膜症手術の前か後に施行していた。現在の採用しているdeep pericardial stitchによる心臓脱転を施行するようになって以来，虚血性僧帽弁逆流症など手術が必要な弁膜症を合併していても心臓脱転による血行動態悪化があまりないため，この戦略を採用するようになった。

弁膜症手術前に冠動脈末梢吻合を終えてしまうことは，末梢吻合部の止血にとってはきわめて有利な戦略だと考えている。

人工心肺装着前にoff-pumpで冠動脈末梢吻合を終え，止血を確認すれば，その後ヘパリンを追加し人工心肺装着，弁膜症手術施行，そして人工心肺離脱後は冠動脈末梢吻合部の止血は再度確認する必要はない。

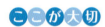

弁膜症手術との複合手術としてoff-pump CABGを施行する場合は，冠動脈末梢吻合を施行した後，吻合部の止血を十分に確認しておく。そうすれば弁膜症手術・人工心肺離脱後は再度心臓脱転して止血を確認する必要はない。

◆off-pumpからon-pumpへの移行(conversion)

心臓を脱転した後，心臓の拍動する様子と血行動態を観察してからoff-pumpで冠動脈末梢吻合が安全に可能か否かを決める。冠動脈末梢吻合開始後にoff-pumpからon-pumpへの移行を経験したのは超低心機能(EF 23％, LVDd/Ds＝60/51mm, LITA-LAD吻合中)1例と，単独CABG症例(SVG中枢吻合終了直後PL吻合部から大出血，8-0プロリン糸が切れ吻合部はずれていたので人工心肺装着して再吻合)1例である。2人とも元気に退院した。

弁膜症手術との複合手術ではconversionは今のところ経験していない。この超低心機能症例でのconversion症例を経験して以来，EF 25％以下の超低心機能症例はon-pump beatingを念頭に置き，心臓脱転して血行動態の安全性と視野展開に十分に自信がもてる場合にかぎりoff-pumpとしている。

◆冠動脈末梢吻合の順番

off-pump CABGでは，冠動脈末梢吻合の順番は重要である。off-pump CABGでは血行動態の安定化のためにはITA-LAD吻合を最初に施行するのが望ましいが，ITA-LAD吻合を最後にしている。ITA-LAD吻合を最後にする理由は3つある。

①もっとも重要な吻合であるITA-LAD吻合が"手が慣れて"から施行できること
②ハーモニックスカルペルを使用して採取したskeletonized ITAは少しspasticになるため，スパズムが解除されるまでの時間稼ぎができること
③低心機能・心拡大症例で最初にLITA-LAD吻合を施行すると，その後の心臓脱転によりLITA-LADが緊張してしまい，十分な心臓脱転ができないことがあること

である。

ただしLADを責任病変とする非ST上昇型心筋梗塞（**NSTEMI**）[10]に対する緊急off-pump CABGの場合は，*in-situ* RITA-LAD吻合を最初に施行している。*in-situ* RITA-LADは心臓脱転によりかえって距離に余裕ができるので安心してその後の冠動脈末梢吻合を施行することができる。

*in-situ*の内胸動脈グラフトと静脈グラフトの使用を基本とした場合の1例としてoff-pump CABG×5（LITA-LAD，RITA-OM，Ao-SVG-PL，Ao-SVG-4PD-4AV）の場合の吻合の順番を記載する。

①**SVG-4AV**[11]吻合
②**SVG-4PD**[12]ダイヤモンド吻合
③**SVG-PL**[13]吻合
④**RITA-OM**[14]吻合
⑤**LITA-LAD**[15]吻合

としている。末梢吻合をすべて終えた後，SVG中枢吻合を施行する。

ITA-LAD吻合を最後にする場合に気を付けることは2枝完全閉塞，もしくはそれに近い状態の場合は，閉塞していない冠動脈への吻合開始前に完全閉塞した冠動脈を少なくとも1本は血行再建しておかなければならないことである。たとえばLADとRCAの2枝完全閉塞症例でLITA-LAD吻合前にRITA-OM吻合を開始すると，冠動脈を切開した瞬間に血圧低下しconversionする可能性が高い。このような症例ではRITA-OM吻合前にLITA-LAD吻合を施行するか，**SVG-RCA**[16]の上行大動脈への中枢吻合を施行する。

Stop it！

off-pump CABGでは2枝完全閉塞もしくはそれに近い状態の場合は，閉塞していない冠動脈への吻合開始前に完全閉塞した冠動脈を少なくとも1本は血行再建しておかなければならない。

◆冠動脈末梢吻合の実際
無血視野と静止野の確保

正確な吻合と術中出血量減少のために無血視野の確保が重要である。すべての吻合部位の中枢にsnare sutureをかけ、さらに吻合中の血行動態安定のために内シャントも使用している(図6)。ただし慢性完全閉塞の冠動脈の場合はsnare sutureはあまり効果のない印象があるので、内シャントだけを挿入して吻合している。

吻合中に血行動態が不安定になった場合はsnare sutureを緩めて心臓脱転を完全に解除する。余裕があれば、心臓脱転を解除する前に少し太めの内シャントに入れ替えておけば、吻合予定部位からの出血をより少なくすることができる。内シャントが挿入されていれば、吻合開始後であっても心臓脱転を解除し血行動態を立て直すことは可能である。

スタビライザーの操作に十分に慣れ、上手に使って吻合部は静止している状態を作る必要がある。拍動下のCABGといえども、吻合部まで拍動していては正確な運針は難しい。スタビライザーは各社から種々の製品が発売されており、製品により微妙に異なる。自分にとって一番操作しやすいものを選びその製品を使い続けることが重要である。

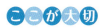

> 冠動脈末梢吻合中の無血視野確保と血行動態安定のために、中枢のsnare sutureだけでなく内シャントも挿入する。さらに正確な吻合のためにスタビライザーの操作には十分に慣れる。

図6 内シャント

すべての冠動脈末梢吻合において中枢のsnare sutureと内シャントを使用する。

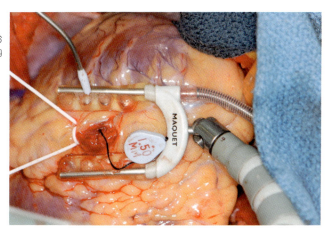

吻合部位の選択・冠動脈切開

正確な吻合のためには,
① 視診・触診・ダイレクトエコーを用いて性状良好な冠動脈部位を選ぶ
② 吻合口はグラフト径の2～2.5倍(通常4～5mm)とする
③ 正中で切開し左右対称のきれいな吻合口を作ることが重要

である。冠動脈切開はゴルフメスで外膜をさばいて,吻合予定部位を軟らかく擦りながら往復させ,なで切りする。切開したら,snare sutureを締めてマイクロポッツ剪刀で必要な長さの切開を行う。びまん性病変ではダイレクトエコーを参考にheel, toe側は正常部位になるように切開するか,正常部位まで切開を延長する。また偏心性に切開した場合は,切開を延長して正中になるようにする。

吻合の実際

吻合手順は自分にとっての定番を決め,すべての吻合部位で常に同じ吻合手順をとることが大切である。筆者は左利きだが,参考までに手順を記載する(図7)。

ITAは冠動脈吻合口より1～2mm大きく切開しておく。吻合は8-0プロリン糸による連続縫合を行う。吻合開始はheel側から行う。最初の数針はパラシュート法を用いる。最初の1針目は冠動脈のheelへ中→外へ通し把持しておく。次にもう一方の針をグラフトのheelへ中→外へ通し,そのまま冠動脈の外→内,グラフト内→外で助手側へ数針進みグラフトを冠動脈に寄せ把持しておく。最初に冠動脈へ通していた糸でグラフト外→内,冠動脈内→外で反時計回りに進む。最後にsnare sutureを緩め,ITAのクランプ解除,内シャント抜去し,結紮する。

off-pump CABGにおける冠動脈末梢吻合の特徴は,吻合部が拍動していることではなく,術者が吻合部を見る角度である。術者が吻合部を見る角度が決まれば受針器で持つ針の角度,運針の方向も決まる。術者が吻合部を見る角度を一定にすれば,針の角度,運針の方向も常に同じである。スタビライザーで吻合部に静止野を作り,すべての吻合部位で毎回同じ吻合手順をとり,術者が吻合部を見る角度を常に一定にしておけば,off-pump CABGでの末梢冠動脈吻合はそれほど難しくない。

ここが大切

> スタビライザーで吻合部の静止野を作ることに十分慣れ,自分にとっての定番を決めて,すべての吻合部位で常に同じ吻合手順をとり,そして術者が吻合部を見る角度を常に一定にしておけば,off-pumpでの末梢冠動脈吻合はそんなに難しくない。

◆上行大動脈へのSVG中枢吻合

off-pump CABG, on-pump beating CABGでは,上行大動脈へのSVG中枢吻合は基本的にサイドクランプ下に施行している。弁膜症手術との合併手術ではSVG中枢吻合は大動脈遮断中に施行している。上行大動脈の性状は術前CTで確認し,術中冠動脈末梢吻合前に触診とダイレクトエコーで上行大動脈壁の性状,厚さ,ソフトプラークの有無を必ず確認する。サイドクランプ下中枢吻合に不安のあるときは迷わずHeartstring®を使用する(p441参照)。全体的に上行大動脈壁性状がかなり不良な場合でも,Heartstring®使用下中枢吻合

図7 吻合の実際

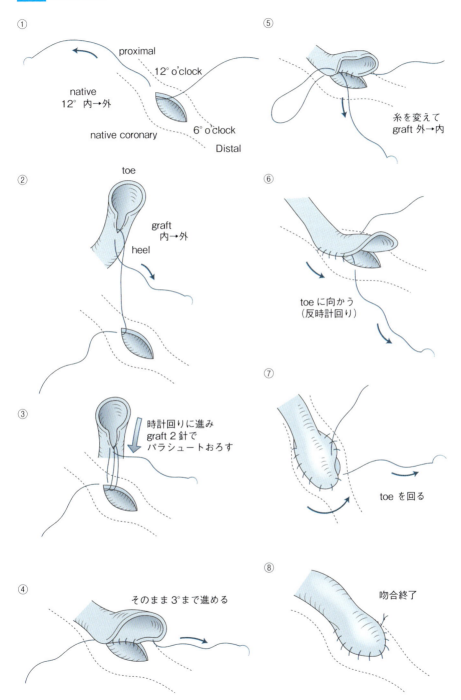

可能な部位がまったくないことはまれである．ダイレクトエコーでよく観察するとたいていの場合は大動脈基部付近に吻合可能部位を1カ所くらいは見つけることができる．

筆者は532例中8例（1.5％）で周術脳梗塞を経験したが，術中操作が原因と考えられるのは2例（1例はoff-pump CABGでサイドクランプ下中枢吻合，1例はon-pump beating CABG）である．

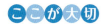

サイドクランプ下にSVG中枢吻合する際は，触診とダイレクトエコーで上行大動脈壁性状をよく確認しておく．

◆**手術場での抜管**（図8）

術後早期のリハビリテーション開始を目的として単独off-pump CABGは手術場での抜管を目指している．単独off-pump CABGを施行した453例中343例（75.7％）で手術場で抜管した後，集中治療室へ帰室していた．

図6 手術場で抜管，集中治療室帰室後2時間

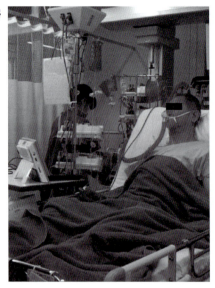

off-pumpを第一選択としたCABGの手術成績

連続CABG 532例では病院死10例(1.8％)，30日以内死亡5例(0.9％)であった．ただし，心臓手術後再開胸症例を含め，待機単独CABG症例474例では，現在までのところ病院死は経験していない．

病院死10例の病態を表1に示した．亜急性期の心筋梗塞，特に心不全を伴う症例に対するはoff-pumpでも，on-pump beatingでも手術成績は不良である(表1の症例4～6)．このような病態では患者に，この時期での手術成績はきわめて不良であることをよく説明して，入院安静と利尿薬治療を十分に行っている．そして心筋梗塞発症後1カ月をめどに体重が心筋梗塞発症前にまで戻り，かつCRPなどの炎症の値が陰性化するまで待ってから手術を施行している．

Stop it !

心筋梗塞の亜急性期(24時間から1カ月以内)と，うっ血性心不全の状態は手術死亡率が高くなるので，十分に安静治療行った後にCABGを施行するのが望ましい．

表1 病院死亡

症例	年齢	病態	待機/緊急手術	術前心機能(EF)	手術術式
1	50	強心薬依存	待機	33％	on-pump beating CAB×1＋MVP＋TAP
2	66	ショック	緊急手術	21％	AVR＋CABG×1 on IABP
3	63	心不全/Vf	待機	32％	on-pump beating CAB×1＋左室形成＋MVR
4	63	亜急性心筋梗塞(11日目*)/心不全	緊急手術	42％	on-pump beating CAB×2
5	82	亜急性心筋梗塞(6日目*)/心不全	緊急手術	24％	OPCAB×3
6	84	亜急性心筋梗塞(12日目*)/心不全	待機	73％	OPCAB×1
7	79	不安定狭心症/心不全	緊急手術	33％	OPCAB×2
8	64	強心薬依存	待機	17％	OPCAB×1＋MVR＋TVR
9	84	急性心筋梗塞ショック	緊急手術	26％	OPCAB×3 on IABP
10	82	安定	待機	79％	OPCAB＋AVR

＊：心筋梗塞発症後手術施行までの期間

(大野貴之)

▼略語一覧

① CABG：coronary artery bypass grafting；冠動脈バイパス術
② LAD：left anterior descending coronary artery；左冠動脈前下行枝
③ STICH：the Surgical Treatment for Ischemic Heart Failure
④ EF：ejection fraction；駆出率
⑤ OR：odds ratio；オッズ比
⑥ LITA-RCA；左内胸動脈を右冠動脈に
⑦ RITA-LAD；右内胸動脈を左前下行枝に
⑧ LITA-PL；左内胸動脈を後下壁枝に
⑨ RITA-Cx；右内胸動脈を回旋枝に
⑩ NSTEMI：non-ST-segment elevation myocardial infarction；非ST上昇型心筋梗塞
⑪ SVG-4AV；大伏在静脈を第4房室枝に
⑫ SVG-4PD；大伏在静脈を第4後下行枝に
⑬ SVG-PL；大伏在静脈を後下壁枝に
⑭ RITA-OM；右内胸動脈を鈍縁枝に
⑮ LITA-LAD；左内胸動脈を左前下行枝に
⑯ SVG-RCA；大伏在静脈を右冠動脈に

文献

1) Yusuf S, et al：Effect of coronary artery bypass graft surgery on survival；overview of 10-year results from randomized trials by the Coronary Artery Bypass Graft Surgery Trialists Collaboration. Lancet 344：563-570, 1994.
2) 高本眞一, ほか：安定冠動脈疾患における待機的PCIのガイドライン, 2011年改訂版. 日本循環器学会, ほか編. 2011.
3) 高本眞一, ほか：虚血性心疾患に対するバイパスグラフトと手術術式の選択ガイドライン, 2011年改訂版. 日本循環器学会, ほか編. 2011.
4) Velazquez EJ, et al：STICHES Investigators. Coronary-Artery Bypass Surgery in Patients with Ischemic Cardiomyopathy. N Engl J Med 374：1511-1520, 2016.
5) Deppe AC, et al：Current evidence of coronary artery bypass grafting off-pump versus on-pump：a systematic review with meta-analysis of over 16900 patients investigated in randomized controlled trials. Eur J Cardiothorac Surg 49：1031-1041, 2016.

Ⅱ 各論

2 虚血性心疾患③
MICS CABG

冠動脈バイパス術（CABG）❶における低侵襲手術は，1996年ごろより左前側方小切開による低侵襲冠動脈バイパス術（MIDCAB）❷が行われてきた[1]が，基本的には左内胸動脈（LITA）❸と左前下行枝（LAD）❹の1枝バイパスにかぎられていた。しかし近年，左小開胸で多枝バイパスを行う冠動脈バイパス術がminimally invasive coronary artery bypass grafting（MICS CABG）❺という新たな概念として報告され[2,3]脚光をあびている。一方，LITA-LADの1枝バイパスと経皮的冠動脈インターベンション（PCI）❻によるハイブリッド治療の良好な成績も報告[4]されている。本項では虚血性心疾患における新たな治療法としてのMICS CABGを紹介する。

=== Point ===

1. 左小開胸によるCABGはMIDCABが知られていたが，体外循環非使用冠動脈バイパス術（OPCAB）❼とPCIの普及による適応症例の減少やITA採取の難しさもあり，その手術件数が減少した。
2. MIDCABと比べて皮膚切開および開胸部位がより側方であり，かつ新しい開胸器やデバイスの出現によりITA採取や末梢側吻合における術野展開が容易になった。
3. 左小開胸から上行大動脈への中枢吻合を行うことで多枝バイパスが可能となった。またRITA採取も報告され，両側内胸動脈（BITA）❽を用いたMICS CABGが実現した。
4. 冠動脈への吻合では，心臓脱転による血行動態の維持には細心の注意が必要である。特に多枝バイパスにおけるラーニングカーブの初期には人工心肺（CPB）❾の使用も勧められる。
5. MICS CABGは，内視鏡やロボットを用いた1枝バイパスとPCIによるハイブリッド治療，また動脈グラフトを用いた直視下多枝バイパスによる標準化という2つの方向性が期待される。

病態と手術適応

　CABGの適応は日本循環器病学会，**AHA**[10]，**STS**[11]のガイドライン[5〜7]に準じる。MICS CABGの適応を考えるうえで重要な病態は，弁膜症の有無，心拡大の程度と心機能，循環不全の有無，胸郭，および肺の状態である。

　MICS CABGの適応としてはLITAでの1〜2カ所のバイパスとPCIによるハイブリッド冠動脈血行再建術(**HCR**)[12]を考慮した場合と，多枝バイパスを考慮した場合ではその適応は異なる。またBITAを用いることでさらに適応は拡大するが，まずはLITAによる適応を考える。

◆完全血行再建としてのMICS CABGの適応

　LITA＋**SVG**[13]/**RA**[14]/**GEA**[15]などによる多枝MICS CABG，およびBITA使用における多枝MICS CABGの適応を表1に挙げる。特に高齢者や易感染症例などはよい適応と考える。

◆HCRとしてのMICS CABGの適応

　2011年のAHA CABGガイドライン[6]では，上行大動脈に重症石灰化病変を有し従来のCABGに適さない患者や，PCIに適さないLADなどがClass Ⅱaとされ，ハイリスク多枝病変患者に対するリスク軽減を勘案した治療としてのHCRがClass Ⅱcとされているが，2016年のSTSガイドライン[7]では，heart team approachによる冠動脈病変治療を推奨している。多枝病変患者では，びまん性病変はMICS CABG，限局性病変にはPCIという冠動脈ごとの治療方法は，ハートチームとして決定すべきである。

◆手術不適応

　表2に手術不適応例を挙げる。循環不全を伴った症例や急性心筋梗塞例などの緊急手術は本術式の概念の範疇にない。また冠動脈病変に関しては，LAD以外の冠動脈に狭小でびまん性病変を有する症例はよい適応でない。左室駆出率(**LVEF**)[16]＜40％の低心機能症例や心拡大症例では，心臓の脱転が困難でありよい適応ではない。胸郭の変形した症例も心臓の脱転が困難である。重症の慢性閉塞性肺疾患(**COPD**)[17]を併発した患者は，分離肺換気自体が困難である。以上のような症例ではMICS CABGを考慮すべきではない。

表1 手術適応

1. LITA＋SVGなどによる多枝MICS CABGの適応
   ① 高齢者：75歳以上の症例
   ② 縦隔洞炎のハイリスク患者：コントロール不良尿病患者，ステロイド投与例などの易感染例
   ③ 早期社会復帰を望む患者：運転手など
   ④ 患者の希望：長期予後やMICS CABGの危険性に対する十分な説明と同意がある場合
2. BITAによる多枝MICS CABGの適応
   上記に若年者を含めた症例(適応外の患者は除く)

表2 手術適応外

① 急性心筋梗塞例，循環不全症例
② 多枝に及ぶ狭小冠動脈・びまん性冠動脈病変を有する症例
③ 低心機能例(EF＜40％)，心拡大症例(LVDd＞65mm)，虚血性心筋症
④ 胸郭変形症例
⑤ 重症慢性閉塞性肺疾患

術前検査と手術のプランニング

ここではMICS CABGを行うにあたり，特に気を付けている検査について記載する(そ
の他はCABGの項目を参照)。

◆心エコー検査

左室径計測で**LVDd**[18]＞65mmの症例では，心臓脱転のスペースが得られない可能性や，中
枢側吻合におけるOctopus NUVO tissue stabilizer®(Medtronic, Inc., MN, USA)の挿入が困難
な場合があるので，左室径を必ず確認する。また弁膜症の有無や心機能の確認も重要である。

◆造影CT検査(3D-CT検査)(図1)

術前には必ず造影CT検査を施行し3D構築も行う。
- 上行大動脈および下行大動脈～大腿動脈の性状，左鎖骨下動脈狭窄の確認：中枢吻合
  の可否，CPB使用の安全性および送血部位の決定を行う。
- BITAの走行，長さや太さ，胸骨との接し方，枝分かれの部位を確認する。
- 心臓と胸壁の位置関係，肋間と左室心尖部の位置を確認：どの肋間を開胸するのに適
  しているか決定する。基本的には心尖部から1肋間(約2cm)上の肋間を開胸している。
- 冠動脈の情報：冠動脈が心筋や脂肪内に埋没していないか，また石灰化病変の部位を
  確認する。

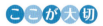

> 術前に行う造影CT検査は1mmのthin sliceで行う。できれば腕を下げた状態(手
> 術時の体位)で行ったほうがよい。また右肺に問題がある場合には，分離肺換気に
> よるMICS CABGを行うことは困難である。通常のCABGなどで行うCT検査よ
> り得るべき情報が多く必須検査である。

◆冠動脈造影検査

冠動脈の走行や太さからMICS CABGに適するかどうか判断する。特に回旋枝や右冠動
脈(**RCA**)[19]における重症石灰化病変やびまん性病変の有無，また冠動脈径を確認する。

◆術中経食道心エコー検査

術中に上行大動脈の病状の確認，心臓脱転時における僧帽弁逆流の有無を確認する。ま
た，心臓の大きさをみながら術中の輸液量と心臓の容量管理を行う。

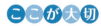

> いずれの検査も術前にしっかり確認し，術中は予期せぬ事態が起こらぬように準
> 備を行って手術に臨む。ITAの損傷などによるgraft configuration変更に関して
> も許容される範囲で対応できるように考えて手術に臨む。

図1 術前CT検査

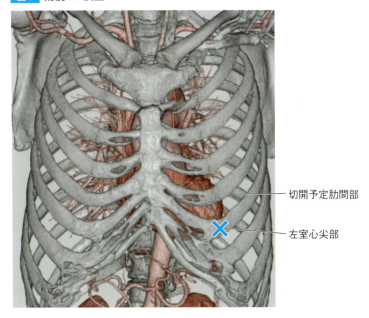

切開予定肋間部
左室心尖部

リスクマネージメントとインフォームド・コンセント

　MICS CABGにおけるリスクとして念頭に置くべきものは、CPB使用への移行、胸骨正中切開や大開胸への移行である。また、ITAの損傷およびその使用が困難な場合におけるgraft configurationの変更などのリスクマネージメントが必要である。

◆CPBの使用と術中移行

　MICS CABGではCPBの使用に関してはその定義に含まれないため、7.6～18.7％の症例でCPBが用いられている[2,3]。いずれも予定または術中早めのCPBの使用である。もし心室性不整脈の出現や不安定な血行動態、輸液過剰などによる心拡大時、また心臓脱転が困難である場合には、CPBの使用を躊躇すべきではない。

　日本冠動脈外科学会の2015年の年次報告[8]では、OPCABにおける術中のCPB移行は1.8％と報告され、その死亡率も4.4％と高いことから、安全性を確保するためには循環動態が安定した早めのCPB使用の判断が肝要である。特に多枝MICS CABGの開始早期（ラーニングカーブの初期の段階）では、CPBの使用も考慮するべきであり、これらの事項はインフォームド・コンセントによりしっかりと説明される必要がある。また off-pump MICS CABGを行うには、術中の胸骨裏面の剥離や心膜の十分な切開、さらには麻酔科医と輸液量、循環動態などの情報の共有が大切である。普段から、看護師や臨床工学技士らと緊急時の対処方法などチームとして話し合うことで、安全性を高めることができる。

◆胸骨正中切開，大開胸への移行

左小開胸から修復不可能な出血，心損傷などに対しては胸骨正中切開への移行の可能性がある。また慌てて胸骨正中切開を行うよりも皮膚切開を拡大すれば，素早く十分な術野の展開ができることも念頭に置くべきである。さらに末梢側吻合予定部位の展開が困難な場合には，側方に皮膚切開を拡大するとよい。以上の可能性は必ず説明しなくてはならない。

◆LITAの損傷

LITAは開胸部近傍では筋肉に覆われて見えず，同部位でLITAを損傷する可能性がある。しかし比較的末梢側であるためLITAをしっかりと採取してからどのように使用するか判断すべきである。さらには術前からLITA損傷時への対応も考慮する必要がある。LITA損傷による術式の変更はとても重要な説明事項である。

手術の概要と術中管理

手術は，①ポジショニングと適切な肋間の開胸，②ITA採取，③中枢側吻合，④末梢側吻合，に分かれる。

◆体位と肋間の選択

左肩甲骨裏面に加圧バックを挿入し右側臥位30～40°とする。全身麻酔中は分離肺換気を行う。鎖骨中線と開胸予定肋間を中心に，あらかじめCT検査で決定した肋間に8～10cmの切開を置き開胸する。ThoraTrak Retractor System®(Medtronic, Inc., MN, USA)を用いて肋間を広げ，その後肋間筋を側方に可及的に切離する。ThoraTrak®をTractator™ IMA Crane Retractor(Geister, German)を用い頭側および左側(LITA採取時，RITA採取時は右側)へ牽引して術野を作る。

多枝バイパス症例では，ITA採取前に胸骨裏面の脂肪組織を広範囲に胸骨から剥離する。中枢側は無名静脈，末梢側は横隔膜下面を越えて心窩部まで。また右側は右肺または右内胸静脈(**RITV**)[20]が視認できるまで十分広範囲に剥離を行っておく。

◆LITA採取

本項では主にLITA採取を説明する。開胸するとLITAの第4肋骨から末梢側は胸横筋に覆われて見えないので，LITAが視認できる第2肋骨近傍から採取を開始する。筆者はHarmonic Scalpel®(Ethicon Endo-Surgery, Inc., NJ, USA)を用いスケルトナイズしてLITAを採取している。開胸部から約5cm外側に金属製のポートを挿入しHarmonic Scalpel®を挿入する(図2)。まずは第2肋骨近傍の左内胸静脈(**LITV**)[21]から約1cm手前の壁側胸膜を，電気メスで切開して採取を開始する。末梢側に進むとLITAは開胸部位に近づくように走行する。LITAの走行に気を付け，胸横筋とLITVが視認できるよう丁寧に切開する。壁側胸膜を切開した後にHarmonic Scalpel®でLITVをLITAの上方に押し上げるように採取する。ブレードを横向きにしてLITAの上縁をなでたり，軽く払うように脂肪を除去しながら，LITVを上方に押し上げるように採取するとよい。分枝切離は押切を行いたいが多くの場合は難しいので，本管から2mm離れた部位で分枝をフック側で引っかけて約10秒間かけて

図2 RITA採取

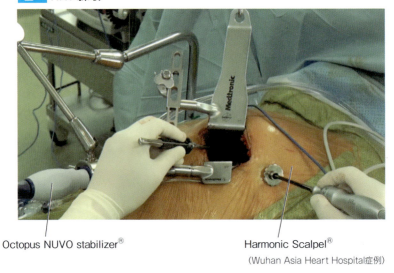

Octopus NUVO stabilizer®　　　Harmonic Scalpel®
(Wuhan Asia Heart Hospital症例)

シールした後に切離することが多い。太い分枝には血管クリップを用いる。鎖骨下動脈近傍では横隔神経が同定しにくいので注意が必要である。

Stop it !

ITA採取時における分枝からの出血には血管クリップの使用が困難な場合があるので，7-0モノフィラメント糸を用い縫合止血を行う。この場合ノットプッシャーを用いて結紮するので，その使い方を熟知する必要がある。

◆RITA採取

RITAを採取する場合はLITA採取の前にRITAを採取している[9,10]。最初に胸骨裏面の脂肪組織を広範囲に剝離する。その後心窩部からOctopus NUVO®を胸骨下に挿入して右肺をおさえる。右のITVが視認できるところまで剝離をしたら壁側胸膜を切開してRITA採取を開始する。その後はLITA採取と同様である。

Stop it !

術野に出る手術器械のなかでも小さいもの(ブルドック鉗子，Octopus NUVO stabilizer®の先端など)は，胸腔内に落下すると探して取り出すことが困難になることがある。あらかじめ絹糸などを結び付けておくとよい。

◆中枢側吻合

　最初に心膜を大きく切開する。上行大動脈の心膜翻転部から左室心尖部まで，さらに横隔膜面に沿って下大静脈（IVC）❷まで切開する。上行大動脈遠位側の心膜を吊り上げ上行大動脈を牽引する。心窩部より挿入したOctopus NUVO stabilizer®を用い，主肺動脈を尾側に牽引し，上行大動脈の術野を展開したら，Cygnet®（Vitalitec Inc., Plymouth, MA, USA）flexible side biting clumpにて上行大動脈を部分遮断する（図3）。

　中枢側は10mm，1/2円針，6-0モノフィラメント糸を用い吻合し，Adams-Yozuノットプッシャー®（Geister）を用い助手の介助なく結紮する。ノットプッシャーを自分の右第2指の代わりにし，左手は軸糸を第4，5指で把持し，左手の第1，2指でノットプッシャーのかかった糸を牽引し，三角形を維持して結紮するとよい（図4）。

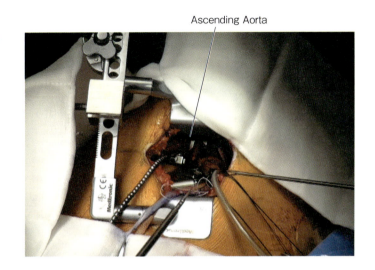

図3　中枢側吻合

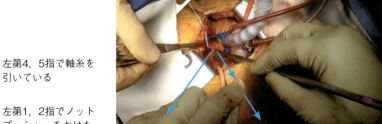

図4　ノットプッシャーによる結紮

左第4，5指で軸糸を引いている

左第1，2指でノットプッシャーをかけた糸を引いている

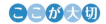

上行大動脈に部分遮断鉗子をかけ中枢吻合を行っている間は，血圧を100mmHg以下に維持してもらうよう麻酔科医に依頼する。また部分遮断後は時間をかけて遮断鉗子のずれや血圧の変動がないことを確認する。万一部分遮断鉗子がずれるようであればツッペルなどで吻合部をおさえ鉗子をかけ直す。

◆末梢側吻合

　末梢側吻合前に輸液過剰に注意する。麻酔科医と相談し輸液量は少なくする。IMA採取までの輸液量は1,000mLまでとし，末梢吻合中も基本的にはOPCABのように頭を下げたポジション（Trendelenburg体位）は基本的に行わない。血圧と心臓の大きさ，輸液量など麻酔科医と話をしながら情報を共有し手術を進める。

　末梢側吻合時は2〜3本のdeep pericardial sutureを用いて通常のOPCABのように心臓を脱転する（図5）。またアームをはずしたStarfish heart positioner®（Medtronic, Inc.）[11]も心臓脱転に用いることがある。吻合痔は通常のstabilizerを用いている（図6）。

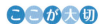

　CPBを用いずにMICS CABGを行うポイントは，RITA採取時のように胸骨裏面を十分に剥離し心臓に可動性をもたせ，かつ心膜を大きく切開することである。症例によっては右開胸を追加すると心臓の脱転がさらによくなる。それでも心臓の脱転が困難な症例では，無理をせず人工心肺を用いるか正中切開に移行すべきである。

図5　deep pericardial sutureによる心臓脱転

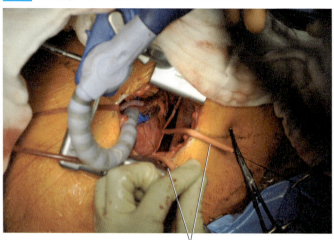

deep pericardial sutures

図6 末梢側吻合（PDA®吻合）

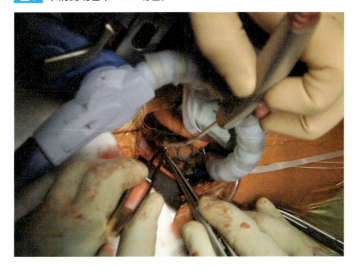

◆閉胸

止血を確認後に心膜を閉じる。心膜は脂肪組織を用いてざっくりと緩めに閉鎖している。第7肋間から胸腔ドレーンを1本挿入する。硬膜外麻酔用の細いチューブを肋間筋内に挿入し，術後に持続肋間浸潤麻酔を行う。

術後管理

基本的に通常のOPCABに準じる。

◆術後出血

早期抜管を行うことが多いが，出血量が多いようであれば，再開胸を躊躇すべきではない。胸腔ドレーンの閉塞にも注意を要する。

◆胸水貯留

術後に注意すべき点としては，胸水の貯留が比較的多いこと[2,3,9,10]が挙げられる。ドレーンは平均4日間の留置を必要とした[11]。早期離床のためには術後第1病日よりJ-VAC reservoir®（Ethicon, Tokyo Japan）などを用い患者負担を少なくするとよい。

◆術後疼痛管理

硬膜外麻酔もしくは肋間浸潤麻酔は術後3〜4日継続し，経口摂取開始時よりNSAIDs®とプレガバリン（リリカ®）を併用して疼痛管理を行うとよい。

◆術後リハビリテーション

　早期離床を促すようにする。胸骨切開を行っていないため，両手を動かし，体重をかけることは術後早期から可能なので積極的なリハビリテーションを行うことができる。術翌日から長時間の座位および歩行を促していく。

Robotic MICS CABG

　近年，da Vinci®システムを用いたRobotic MICS CABGとPCIによるHCRが報告されている[12]。ITA採取をda Vinci®で行い，その後LAD直上に小切開を置き，直視下にLIAT-LADを行う。da Vinci®を用いるメリットは，ITA採取において視野が良好で中枢側から末梢側までのITA採取が可能であること，慣れるとハンドリングもよいことである。また肋骨をsoft tissue retractorで開く程度で吻合を行うため，術後の疼痛が少ないことは大きなメリットである。一方でコストが高くわが国では保険医療としてはまだ認められておらず，基本的には1枝バイパスにかぎられることなどが課題である。同様なITA採取は内視鏡によっても行うことができる。しかしながら，今後デバイスの発展や安価なロボットシステムの出現，またロボットを用いたITA採取が保険収載されると，広く普及すると考えられる。

ハイブリッド治療

　ハイブリッド治療はMICS CABGによるLITA-LADの1枝バイパスとPCIによる治療が主なものであり，近年その有用性が報告されている[12~14]。しかし，わが国では多枝病変に対するPCIが高率に行われている。このように多枝病変にもかかわらずPCIのみが予定される患者に対しLITA-LADをMICS CABGで提供し，ほかの冠動脈に対しPCIを行うことは妥当であろう。さらに，びまん性病変に対するPCIやLAD以外での限局性病変に対するSVGを用いたバイパスなどは，長期予後に影響を及ぼすことは明白である。ハートチームで冠動脈ごとに適した治療を進めていくことは，虚血性心疾患に対する新たな治療としてきわめて重要な戦略である。また，HCRは両方の治療が終わってこそ治療が完結する。周術期のどのタイミングでMICS CABGとPCIを行うかは議論の余地があるが，ハートチームで判断しHCRを行っていくことが望ましい。

患者教育

　CABGの項に譲るが，運動や食事指導，脂質，体重や血圧の目標値管理など，日常生活における管理が重要である。またHCRを行った患者に関しては，内服管理は基本的にはPCIに準じて行うべきである。また術前からHCRの意義と手順を十分に理解してもらい，術後もその旨をしっかりと理解してもらう必要がある。

退院後フォローアップ

　CABGの項に譲るが，退院後は通常の外来管理，および病診連携における管理をしっかりと行っていく．

（菊地慶太）

▼略語一覧

- ① CABG：coronary artery bypass grafting；冠動脈バイパス術
- ② MIDCAB：minimally invasive direct coronary artery bypass；低侵襲冠動脈バイパス術
- ③ LITA：left internal thoracic artery；左内胸動脈
- ④ LAD：left anterior descending artery；左前下行枝
- ⑤ MICS CABG：minimally invasive coronary artery bypass grafting
- ⑥ PCI：percutaneous coronary intervention；経皮的冠動脈インターベンション
- ⑦ OPCAB（off pump CABG）：off-pump coronary artery bypass grafting；体外循環非使用冠動脈バイパス術
- ⑧ BITA：bilateral internal thoracic artery；両側内胸動脈
- ⑨ CPB：cardiopulmonary bypass；人工心肺
- ⑩ AHA：American Heart Association；米国心臓協会
- ⑪ STS：Society of Thoracic Surgeons；胸部外科学会（米国）
- ⑫ HCR：hybrid coronary revascularization；ハイブリッド冠動脈血行再建術
- ⑬ SVG：saphenous vein graft；伏在静脈グラフト
- ⑭ RA：radial artery；橈骨動脈
- ⑮ GEA：gastroepiploic artery；胃大網動脈
- ⑯ LVEF：left ventricular ejection fraction；左室駆出率
- ⑰ COPD：chronic obstructive pulmonary disease；慢性閉塞性肺疾患
- ⑱ LVDd：left ventricular end-diastolic diameter（dimension）；左室拡張末期径
- ⑲ RCA：right coronary artery；右冠動脈
- ⑳ RITV：right internal thoracic vein；右内胸静脈
- ㉑ LITV：left internal thoracic vein；左内胸静脈
- ㉒ IVC：inferior vena cava；下大静脈
- ㉓ PDA：posterior descending artery；後下行枝
- ㉔ NSAIDs：non-steroidal anti-inflammatory drugs；非ステロイド抗炎症薬

文献

1) Calafiore AM, et al：Left anterior small thoracotomy (LAST) for coronary artery revascularisation. Lancet 27：263-264, 1996.
2) McGinn JT Jr, et al：Minimally invasive coronary artery bypass grafting：dual-center experience in 450 consecutive patients. Circulation 120：S78-84, 2009.
3) Lapierre H, et al：Minimally invasive coronary artery bypass grafting via a small thoracotomy versus off-pump：a case-matched study. Eur J Cardiothorac Surg 40：804-810, 2011.
4) Rosenblum JM, et al：Hybrid coronary revascularization versus coronary artery bypass surgery with bilateral or single internal mammary artery grafts. J Thorac Cardiovasc Surg 151：1081-1089, 2016.
5) 日本循環器学会，ほか編：虚血性心疾患に対するバイパスグラフトと手術術式の選択ガイドライン（2011年改訂版）．Http://www.j-circ.or.jp/guideline/pdf/JCS2011_ochi_h.pdf
6) 2011 ACCF/AHA Guideline for Coronary Artery Bypass Graft Surgery：Executive Summary. A Report of the American College of Cardiology Foundation/American Heart Association Task Force on Practice Guidelines. Circulation 124：2610-2642, 2011.
7) The Society of Thoracic Surgeons Clinical Practice Guidelines on Arterial Conduits for Coronary：Artery Bypass Grafting. Ann Thorac Surg 101：801-809, 2016.
8) 日本冠動脈外科学会ホームページ 全国アンケート アンケート結果の公開 2015 年調査. http://www.jacas.org/enquete/2015.html
9) Kikuchi K, et al：Minimally invasive coronary artery bypass grating using bilateral in situ internal thoracic arteries. Ann Thorac Surg 100：1082-1084, 2015.
10) 菊地慶太：両側内胸動脈を用いた低侵襲冠動脈バイパス術（MICS CABG）. 冠疾患誌 22：70-77, 2016.
11) Kikuchi K, et al：Off-pump minimally invasive coronary artery bypass grafting with a heart positioner：Direct retraction for a better exposure. Innovations 10：183-187, 2015.
12) Halkos ME, et al：Early clinical and angiographic outcomes after robotic-assisted coronary artery bypass surgery. J Thorac Cardiovasc Surg. 147：179-185, 2014.
13) Rosenblum JM, et al：Hybrid coronary revascularization versus coronary artery bypass surgery with bilateral or single internal mammary artery grafts. J Thorac Cardiovasc Surg 151：1081-1089, 2016.
14) Srivastava MC, et al：Robotically assisted hybrid coronary revascularization：does sequence of intervention matter？Innovations 8：177-183, 2013.

Ⅱ 各論

2 虚血性心疾患④
グラフトの評価と採取

冠動脈バイパス術(**CABG**)❶においてグラフト選択は，患者の生命予後を規定する重要な因子の1つである。内胸動脈(**ITA**)❷を用いて左前下行枝(**LAD**)❸にバイパスすることは，確立した手技であるが，その他のグラフトをどのように使用するかについては依然としてcontroversialである。現在でも使用頻度が高い大伏在静脈グラフト(**SVG**)❹はCABGの最も初期から使用されているものの，遠隔期開存率は決して満足できるものではない。近年は第2，第3の動脈グラフトとして右ITA，橈骨動脈(**RA**)❺，右胃大網動脈(**GEA**)❻，などの動脈グラフトの使用による完全血行再建も多く報告されている。本項では，各グラフトの術前評価，採取法および成績について述べる。

Point

1. 術前，血管造影やCT，エコーなどでグラフト評価を行い使用可能か判断する。
2. skeletonization採取法によりグラフト長の延長，グラフト流量が増加する。
3. 各グラフトの走行，特徴を理解し採取を行うことが重要である。
4. 橈骨動脈(RA)，大伏在静脈の採取には内視鏡下の採取が可能である。

内胸動脈(ITA)

◆評価法

ITAの術前評価は血管造影またはCTで行うことが多い。ITAの動脈硬化の程度，流量，太さ，枝の分枝の様子を観察するとともに中枢側鎖骨下動脈に狭窄や閉塞がないかを確認する。

◆採取法

ITAは鎖骨下動脈から分岐し，胸骨裏面の肋軟骨接合部を縦走する。採取方法として周囲組織ごと採取するpedicle採取法と，周囲組織を付けずに採取するskeletonization採取法とがある。本項ではskeletonization採取法について述べる。

超音波メス(Harmonic Scalpel®，Ethicon Endosurgery，Cincinai，OH)のフック型を用いて行う。skeletonizationすることにより十分な長さのグラフトの採取が可能となり，グラフト血流量も増加する[1,2]。また両側ITAを採取した場合でも，縦隔炎の危険性を減らすことが報告されている[1,2]。

胸骨正中切開後ITA剝離用の開胸器で胸骨を開き，胸骨裏面のITAおよび伴走する静脈を確認する。内胸静脈の正中側で第3または第4肋間付近のendothoracic fasciaを切離する

図1 左ITA中枢側

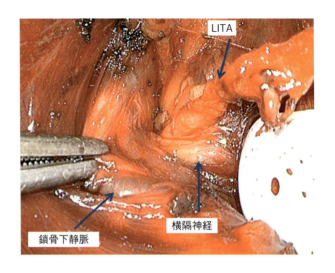

と内胸静脈が視認できる。正中側の内胸静脈を胸壁面に押し上げるようにしてITAの手前側を超音波メスで剥離していく。切離したfasciaを手前下方側および奥側に引きつつ，ITAを転回しながら枝を露出し超音波メスでmelting cutする。さらにITAを転回しfasciaより切離し全周のskeletonizationが完遂する。末梢側は3～4肋間付近から筋横隔動脈および上腹壁動脈に分岐するところまで剥離する。

中枢側のITAは第2肋間付近のendothoracic fasciaがなくなるあたりより，胸腺方向へ向かう。第2肋間動脈を処理し，周囲組織を腸ベラなどで背側へ圧排固定すると視野が良好となる。胸膜を背側へ落とし，周囲組織を剥離していく。その際には超音波メスと併用して，ツッペル鉗子などでITAを胸骨側へ押し上げるように鈍的に剥離しながら枝を露出し処理していくと剥離しやすい。頭側に剥離を進めながら縦隔枝，胸腺枝，肋間動脈を順次処理していく。中枢側はITAが鎖骨下静脈の下面に入っていく部位まで剥離を行う（図1）。

Stop it！

ITAの中枢側には横隔神経が走行しているため，損傷しないように注意する。

◆成績

ITAを用いてLADにバイパスすることはCABGのgolden standardであり，これにより患者の生命予後の改善が得られる[1,2]。ITAは太さ，流量ともにCABGのグラフトとしてもっとも適したグラフトである。LITAの開存率は早期95.9～100％，1年95.5～99.6％，5年93.3～96.6％，10年で90.3～96.6％と良好な成績が報告されている[2～7]。RITAをLADにバイパスしても同様であるとされている。両側ITAを用いて左冠動脈領域にバイパスすることは片側ITAよりも予後を改善させることが報告されている[2]（図2）。in-situ RITAが標的冠動脈に届かない場合，freeグラフトとしても同等の成績である[2]。

図2 両側skeletonized ITAによる左冠動脈へのバイパス

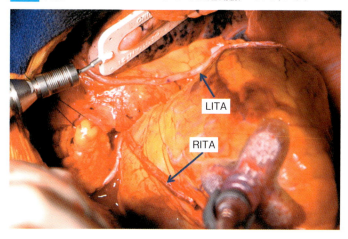

橈骨動脈（RA）

◆評価法

　RAは近年，カテーテルの穿刺部位として使用されることも多く，カテーテル歴や外傷歴，利き腕の確認は必須である．腎機能低下患者などでは将来の内シャント増設を見据えてRAの使用は避けるべきである．採取後の手の虚血を回避するため，尺骨動脈との交通を確認するためのAllen testを行う．同様にパルスオキシメーターなどを使用し，RAを圧迫した際に橈側の手指のflowの変化がないかを確認する．また，術前検査としての血管エコーを行い，動脈硬化の有無や狭窄の有無を評価する．

◆採取法

　採取法として以前より広く行われているopen採取法と，内視鏡下採取法とがある．いずれの採取法でも術前にエコーでRAの走行を確認しマーキングを行っておく．

open採取法

　前腕全長にわたり縦切開を置き採取する．RAは上腕動脈から分岐した後，外側は腕橈骨筋，内側は橈側手根屈筋群に囲まれて走行する．前腕末梢側1/3ではそれらの筋膜に覆われている．RAも超音波メスを用いてskeletonization法で採取する．皮膚切開の後，末梢側の筋膜で覆われているRAを，筋膜を丁寧に剝離し露出，vessel loopでテーピングする．筋膜の切開を中枢側に進めていき全体を露出する．テーピングしたRAの中枢側5cm程度のところで枝に注意しながら伴走静脈をよけてvessel loopでテーピングする．枝抜けに注意しながら2つのvessel loopを引っ張り，超音波メスを用いてテーピングした間の伴走静脈をRAから剝がすように剝離していく．同時に枝もmelting cutまたは結紮処理していく．同様にさらに中枢側をテーピングし，その間を処理する．肘関節付近まで剝離を行い中枢側断端，末梢側断端を結紮処理し離断する．約18〜20cm程度の長さが採取可能である．

> **Stop it！**
> RAを採取する際には外側前腕皮神経や，橈骨神経浅枝を損傷しないように注意する。

◆内視鏡下採取法（図3）

　Vasoview 7®（Getinge group, Göteborg, Sweden, 図4）を用いて採取する。皮膚切開前に上腕部に駆血帯を巻いておく。手関節付近のRA直上に約2.5cmの皮膚縦切開を置く。直視下にRAを確認し，伴走静脈を含めた周囲組織を剥離する。可視範囲は可能なかぎり剥離する。2000〜3000単位のヘパリンを全身投与し，阻血のためにEsmarch駆血帯を手掌から前腕に絞り込むように巻いていく。駆血帯直下まで巻いたら駆血帯を250mmHgまで加圧し駆血する。この操作が不十分だと無血視野が得られず，内視鏡下採取が続行不可能になる。駆血時間が1時間を超えないように手技を完了しなければならない。

　駆血後手関節部の皮膚切開部よりポートを挿入する。ポートより炭酸ガスを注入する。流量は1〜5L/分，圧10〜12mmHgで注入する。内視鏡先端にディゼクションチップを装着しRAの剥離を行う。駆血された状態のためskeletonization法での採取は困難で，伴走静脈を視認し，静脈を含めた周囲組織ごと剥離していく。

　上下左右の剥離が終われば，ハーベスターを挿入する。枝を処理する前に術後コンパートメント症候群の予防，ワーキングスペースの確保のため筋膜を全長切開する。バイポーラで枝を処理する際には，本幹から十分な距離をとって枝を凝固切離する。枝処理が終われば中枢側に5mmの皮膚切開を置き，モスキートペアン鉗子で剥離したRAの中枢側を体外へ引き出し，結紮処理し，切離する。

　切離断端を体内へ戻し，RAグラフトを末梢側皮膚切開から引き出し，ポートをいったんはずし，末梢側RAを結紮，切離する。RAグラフト採取後再度内視鏡を挿入し，中枢側断端を確認し，駆血帯を徐々に減圧し出血の有無を確認する。出血が問題なければ閉創し

図3　内視鏡下RA採取術

a：外観（左前腕より採取）

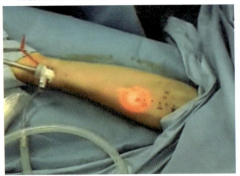

b：内視鏡像

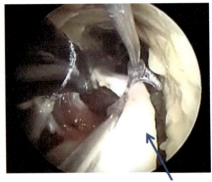

図4 内視鏡下血管採取用デバイス

a：Vasoview 7®（Getinge group, Göteborg, Sweden）

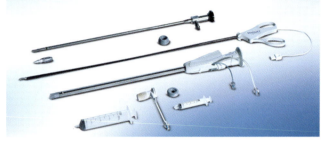

b：Virtuosaph®（Terumo, Japan）

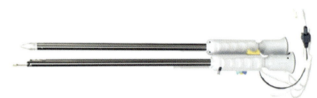

前腕全体に弾性包帯をやや強めに巻いておく。open採取よりも採取可能なグラフト長は短く15〜18cm程度である。採取した後，超音波メスを用いて周囲組織を切離し，skeletonized graftとして使用する。

◆成績

RAの成績は報告によりさまざまである。開存率は早期96.8〜99％，5年89〜95.1％と報告されている[2,5,7〜9]。近年はRITAよりは劣るもののSVGよりは良好であるという報告が多い。しかし，標的冠動脈の狭窄率が軽いと開存率が低下すると報告されており，狭窄率が中等度の場合はRAを使用するべきではない[1,2]。また筋性血管であるためspasmが起こりやすく，術後にspasm予防の薬剤を内服させることも重要である。open採取法と内視鏡下RA採取術（ERAH）❼で1年の成績に差はないと報告されている[10]。

右胃大網動脈（GEA）

◆評価法

術前に開腹手術の既往や，胃潰瘍などの既往がないかを聴取する。GEAは腹腔動脈から分岐した胃十二指腸動脈より分岐する。術前評価はCTで行うことが多い。造影CTで末梢側まで追えればほぼ問題なく使用できる。造影CTが不可能な場合は単純CTのみでの評価となるが，腹腔動脈には強い石灰化があることも多く，その場合は使用を避けるべきである。実際に小開腹し拍動を触知して使用可能か最終判断することも多い。

図5 skeletonized GEAによる右冠動脈へのバイパス

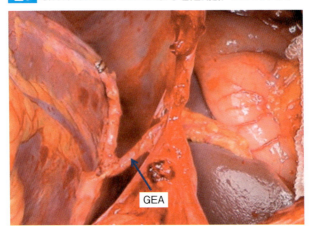

◆採取法

　GEAも超音波メスを用いてskeletonization法で採取することにより，十分な長さが採取できる。胸部の正中切開を剣状突起下5cmほど延長する。胃，大網を挙上し胃大彎側にあるGEAの拍動を確認する。GEAの末梢側より中枢側へ剥離を進める。GEA直上までの大網前面の脂肪組織を電気メスで切離していき，GEA本幹にvessel loopを用いて伴走静脈が入らないようにテーピングする。同部より中枢側5cm程度のところも本幹のみをvessel loopでテーピングする。テーピングした2つのvessel loopを軽く引き上げその間を超音波メスで切離していく。この際の超音波メスはハサミ型のものを使用しGEAの分枝，周囲組織，静脈を含めて処理していく。同様の手技を中枢側へ繰り返し行っていく。中枢側は幽門部付近まで採取する。

◆成績

　GEAの成績も報告によりさまざまである。*in-situ* GEAの主な標的冠動脈は右冠動脈領域である(図5)。開存率は早期88〜100%，1年81.4〜98.7%，5年80.5〜94.7%と報告されている[2,5,6,11)]。8年で90.2%と良好な成績も報告されている[11)]。RAと同様標的冠動脈の狭窄率が低い場合は開存率が低下することが報告されている[2)]。

大伏在静脈グラフト(SVG)

◆評価法

　下肢全体を視診し静脈瘤，静脈炎の有無や外傷跡がないかを確認する。静脈の評価として血管エコーを行う。静脈の径を確認しどの部位の静脈がグラフトとして適しているかを判断する。同時に枝の分布や太さも評価する。外径で2〜3mm程度で枝の少ない部位の静脈を採取する。CTで静脈全体の走行を確認している施設もある。

◆採取法

SVGの採取法は従来から行われているopen採取法と内視鏡下採取法とがある。いずれの採取法でも術前にSVGの走行をマーキングしておく。

open採取法

open採取法としてfull open法とbridging法がある。bridging法のほうが創傷治癒遅延を軽減できるが，skin bridge部位の採取が手技的に難しいことがある。採取は術前のエコーでグラフトに適した部位から採取する。下腿からの採取のほうが大腿と比べ創傷治癒が優れ，グラフトとしても適していることが多い。

内果部のSVGを確認し，SVGの走行に沿って約10cm程度の皮膚切開を置く。SVGの表面まで丁寧に剥離し露出する。露出された部位から中枢側にSVGの直上の周囲組織を切離していく。適切な層で直上の組織を切離すれば枝の分枝部位まで確認できるほどSVGが露出される。skin bridgeを2cm程度残し，さらに中枢側に10cm程度の皮膚切開を置く。同様にSVGを露出し必要な長さのSVGの全体を確認する。末梢側のSVGを結紮離断し，断端にベッセルカニューレを挿入し，ヘパリン化生理食塩水を注入しSVGを膨らませる。そうすることにより枝の走行がよりわかりやすくなる。枝の周囲組織を剥離し，枝を4-0絹糸または血管クリップで処理する。枝を結紮する際に周囲組織を巻き込むとグラフトにくびれができるのでしっかりと枝を露出し，本幹から1mm程度離れた場所で結紮する。末梢側から中枢側へ周囲組織を剥離しつつ枝を処理していく。skin bridge部の上下でSVGが周囲組織より切離できたら，skin bridge部位のSVGを剥離する。筋鉤などで皮膚を挙上しSVGの周囲組織を剥離する。枝はクリップで処理する。skin bridge部の上下から確認しSVGが周囲組織から切離されたことを確認する。中枢側のSVGを結紮処理し採取を終了する。慣れてくればskin bridge部は3～5cm程度まで延長可能となる。

内視鏡下採取法（図6）

わが国では前述のVasoview 7®のほかにテルモ社製のVirtuosaph®（Terumo, Japan，図4），カールストルツ社の内視鏡下ベインレトラクターが使用可能である。Vasoview 7®，Virtuosaph®の手技はほぼ同じであり，その手技について述べる。両デバイスともに慣れるまでは大腿から採取することが望ましい。

膝関節付近に約3cmの皮膚切開を置き，直視下で可能なかぎりSVGを剥離する。ヘパリン1,500～3,000単位を全身投与し皮膚切開部よりポートを挿入する。視野およびworking space確保のため炭酸ガスを注入する。Vasoview 7®では，剥離中はポートより，枝処理中はハーベスターの先端より注入される。Virtuosaph®ではすべてデバイスの先端から注入される。注入流量，圧はRAの場合と同様である。ポートよりダイゼクターを挿入し，SVG周囲組織を剥離する。SVGの上下左右を順に剥離し分枝を露出させる。

大腿からの採取の場合，saphenofemoral junction付近まで剥離可能である。剥離の際は本幹や枝を傷付けないように細心の注意を要する。適切な層にダイゼクターが入れば比較的容易に剥離できる。剥離が終わればハーベスターを挿入し枝の処理を行う。いずれのデバイスもバイポーラによる凝固切離を行う。本幹の熱損傷を避けるため本幹から2mm以上の距離をとって枝を切離する。

枝の処理が終われば周囲組織と完全に切離されていることを確認した後，鼠径部に5mm程度の皮膚切開を置き，同部よりモスキートペアン鉗子を挿入し，SVG本幹を体外に引き出す。引き出したSVGを結紮し切離する。断端を体内へ戻し，皮膚切開部よりSVGを取り

図6 内視鏡下血管採取用デバイス

a：外観（左下腿より採取）

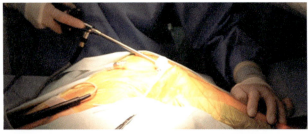

b：内視鏡像

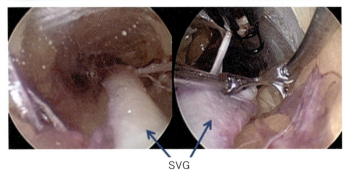

SVG

出し，末梢側を結紮切離することにより採取する。

　採取後ベッセルカニューラを挿入し，ヘパリン化生理食塩水を注入しながら，損傷部位や枝抜けがないことを確認する。枝は4-0絹糸またはクリップで処理する。手技に慣れてくれば下腿からの採取も可能である。

ここが大切

　内視鏡下採取を行う際には，炭酸ガスの圧で静脈内に血栓を形成することがあるため，ポート挿入前にヘパリンを1,500〜3,000単位全身投与し，血栓形成を予防する必要がある。

◆成績

　SVGはCABGの初期から使用されているグラフトだが，近年多用されている動脈グラフトと比べると長期の開存率は悪い。開存率は早期89.5〜98.6％，1年82.6〜91.6％，5年74.7〜84.4％，10年61〜67％と報告されている[3〜5,7,12]。内視鏡下血管採取法（EVH）[8]は術後の創合併症が有意に低いことが報告されているものの，open採取と比べ遠隔期成績が劣るという報告もあり，learning curveの問題が大きく関与していると思われる[1,2,13〜15]。近年，no-touch採取法によるSVGの良好な遠隔期開存率が報告されている[16]。

（松山重文）

▼略語一覧

① CABG：coronary artery bypass grafting；冠動脈バイパス術
② ITA：internal thoracic artery；内胸動脈
③ LAD：left anterior descending artery；左前下行枝
④ SVG：saphenous vein graft；大伏在静脈グラフト
⑤ RA：radial artery；橈骨動脈
⑥ GEA：gastroepiploic artery；胃大網動脈
⑦ ERAH：endoscopic radial artery harvesting；内視鏡下RA採取法
⑧ EVH：endoscopic vessel harvesting；内視鏡下血管採取法

文献

1) Windecker S, et al：2014 ESC/EACTS Guidelines on myocardial revascularization. Eur Heart J 35：2541-2619, 2014.
2) 落 雅美, ほか：循環器病の診断と治療に関するガイドライン（2010年合同研究班報告）. 虚血性心疾患に対するバイパスグラフトと手術術式の選択ガイドライン（2011改訂版）. Http://www.j-circ.or.jp/guideline/pdf/JCS2011_ochi_h.pdf
3) Kitamura S, et al：Long-term benefits of internal thoracic artery-coronary artery bypass in Japanese patients. JJTCVS 46：1-10, 1998.
4) Shah PJ, et al：Factors affecting patency of internal thoracic artery graft：clinical and angiographic study in 1434 symptomatic patients operated between 1982 and 2002. Eur J Cardiothorac Surg 26：118-124, 2004.
5) Fukui T, et al：Graft selection and one-year patency rates in patients undergoing coronary artery bypass grafting. Ann Thorac Surg 89：1901-1905, 2010.
6) Hirose H, et al：Coronary artery bypass grafting using the gastroepiploic artery in 1000 patients. Ann Thorac Surg 73：1371-1379, 2002.
7) Amano A, et al：Coronary artery bypass grafting using the radial artery：midterm results in Japanese institute. Ann Thorac Surg 72：120-125, 2001.
8) Deb S, et al：The long-term impact of diabetes on graft patency after coronary artery bypass grafting surgery；a substudy of the multicenter radial artery patency study. J Thorac Cardiovasc Surg 148：1246-1253, 2014.
9) Cameron J, et al：Five-year angiographic patency of radial artery bypass grafts. Circulation 110（suppl Ⅱ）：Ⅱ-23-Ⅱ-26, 2004.
10) Bleiziffer S, et al：Patency rates of endoscopically harvested radial arteries one year after coronary artery bypass grafting. J Thorac Cardiovasc Surg 134：649-656, 2007.
11) Suzuki T, et al：Early and long-term patency of in situ skeletonized gastroepiploic artery after off-pump coronary artery bypass graft surgery. Ann Thorac Surg 96：90-95, 2013.
12) Goldman S, et al：Long-term patency of saphenous vein and left internal mammary artery grafts after coronary artery bypass surgery. J Am Coll Cardiol 44：2149-2156, 2004.
13) Ouzounian M, et al：Impact of endoscopic versus open saphenous vein harvest techniques on outcome after coronary artery bypass grafting. Ann Thorac Surg 9：403-409, 2010.
14) Lopes RD, et al：Endoscopic versus open vein-graft harvesting in coronary-artery bypass surgery. N Engl J Med 361：235-244, 2009.
15) Desai P, et al：Impact of the learning curve for endoscopic vein harvest on conduit quality and early graft patency. Ann Thorac Surg 91：1385-1392, 2011.
16) Samano N, et al：The no-touch saphenous vein for coronary artery bypass grafting maintains a patency, after 16 years, comparable to the left internal thoracic artery；a randomized trial. J Thorac Cardiovasc Surg 150：880-888, 2015.

Ⅱ 各論

2 虚血性心疾患⑤
急性心筋梗塞の合併症に対する手術

急性心筋梗塞の機械的合併症とは，梗塞によって左心室の構造が破綻をきたす病態である．破壊される部位により心室中隔穿孔，乳頭筋断裂，心室自由壁破裂の3つの病態があり，いずれも短時間で血行動態の破綻をきたし致死的となる．きわめて予後が悪く，今なお心筋梗塞急性期死亡の主な原因である．速やかな診断と血行動態を維持して，早急な外科治療につなげることが，救命率を高める最重要課題である．

Point

1 心筋梗塞の機械的合併症の発生率は低いが，急激な臨床像の変化があり，早期の診断と循環器内科と心臓血管外科の緊密な連絡体制が重要である．

診断と手術適応

急性心筋梗塞の機械的合併症に苦しむ患者の救命率を上げるためには，疾患を確実に診断し，治療介入のタイミングを遅らせないことである．そのために機械的合併症の可能性を常に念頭に置いて管理し，疑いがあれば夜中であっても速やかにコンタクトできる心臓外科のパートナーをもつことが肝心である．機械的合併症の一般的な特徴を表1に示したが，もっとも重要なことはベッドサイドで患者をみ，わずかな変化を敏感に察知する眼をもつことである．患者を常にみていなければ変化を感じることはできない．問診・触診・聴診は管理の根本である．機械的合併症の疑いがあれば，速やかに心臓外科医と連携をとるべきである．新たな収縮期心雑音を認めた場合，心室中隔穿孔や乳頭筋断裂による僧帽弁閉鎖不全発症の可能性を示唆する．

確定診断は経胸壁心エコー法（TTE）❶ないし経食道心エコー法（TEE）❷にて可能であることが多く，Swan-Ganzカテーテルによる右心カテーテル所見も，診断確定およびその後の管理に有用である．心室中隔穿孔であればO_2ステップアップが認められシャント率も得られる．

◆乳頭筋断裂による僧帽弁閉鎖不全症

乳頭筋梗塞に伴う重症僧帽弁閉鎖不全では，梗塞範囲はむしろ小さく，左室機能は保たれ，過収縮を示すことが多いとされている（図1）．下壁梗塞に肺水腫や心原性ショックを合併した場合には，急性の僧帽弁閉鎖不全と乳頭筋断裂の可能性を念頭に置くべきである．

表1 急性心筋梗塞機械的合併症の特徴

特徴	心室中隔穿孔	左室自由壁破裂	僧帽弁乳頭筋断裂
頻度	・再灌流療法なし：1〜3% ・線溶療法あり：0.2〜0.34% ・心原性ショック患者：3.9%	・0.8〜6.2% ・線溶療法はリスクを低下させない ・primary PCIはリスクを低下させる可能性あり	・約1% ・後乳頭筋＞前乳頭筋
発症時期	・2つのピーク：24時間以内と3〜5日 ・期間：1〜14日	・2つのピーク：24時間以内と3〜5日 ・期間：1〜14日	・2つのピーク：24時間以内と3〜5日 ・期間：1〜14日
臨床症状	・胸痛，呼吸困難，低血圧	・胸痛，失神，低血圧，不整脈，嘔気，不穏，突然死	・突然の呼吸困難と肺水腫，低血圧
身体所見	・粗い汎収縮期雑音，thrill（＋），Ⅲ音，肺水腫，両室不全，心原性ショック	・頸静脈怒張：29%，奇脈：47% ・electromechanical dissociation ・心原性ショック	・柔らかい心雑音，thrill(−) ・重症肺水腫，心原性ショック
心エコー所見	・心室中隔穿孔，左ー右シャント，右室負荷所見	・心膜液貯留，心嚢内の高エコー輝度（血腫），心筋の亀裂，心タンポナーデの所見	・左室の過剰収縮，乳頭筋ないし腱索の断裂，弁尖の過剰な動き，重症僧帽弁逆流
右心カテーテル	・右房から右室での酸素飽和度の上昇	・心室造影では確認困難，心タンポナーデの典型的所見は常に現れず	・右房ー右室の酸素飽和度上昇なし，v波増大，肺動脈楔入圧上昇

図1 乳頭筋完全断裂による急性僧帽弁閉鎖不全症例

a：胸部X線写真

b：冠動脈造影像

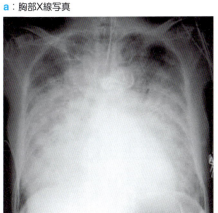
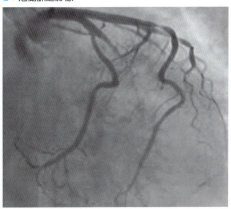

しかし，必ずしも乳頭筋の完全断裂による血行動態の破綻をきたすとはかぎらず，部分断裂による重度未満の逆流に留まることもある．このような場合は診断に迷うが，検査を繰り返し経時的な変化を追うべきである．TTEで限界があればTEEを躊躇すべきでない．

乳頭筋断裂による重症僧帽弁閉鎖不全に心原性ショックを伴っている場合，予後は不良である．SHOCK Registryによれば，重症僧帽弁閉鎖不全でショックを伴っている患者に外科治療を行った場合の死亡率が40％であるのに対し，内科治療のみでは71％であったように，外科治療に一定の効果を認めている[1]．

◆心室中隔穿孔

心室中隔穿孔の発生頻度は，再灌流療法の普及とともに減少してきており，**STEMI**[❸]患者の1％未満になってきている（**GUSTO**[❹]-Ⅰ）[2,3]．発症から穿孔までの期間は，以前は3～5日とされていたが，GUSTO-ⅠおよびSHOCK Registryによれば，血栓溶解療法を受けている患者では，心筋梗塞後最初の24時間がもっとも穿孔の可能性が高い[3,4]．TTEが確定診断に有用である．

梗塞後の心室中隔穿孔43例の検討では，断層法による欠損孔の検出率は40％であったが，カラードプラ法による右室内へのシャント血流は全例で観察された[5]．Swan-Ganzカテーテルでは，右房から肺動脈での酸素飽和度の上昇がみられ，シャント率の計測も可能である．術後の残存シャントの定量にも有用となる．

◆左室自由壁破裂

心破裂はSTEMIの1～6％に発症すると報告されている[2,6~11]．典型的な左室自由壁破裂は胸痛と心電図上のST-T波変化で始まり，急激な血行動態の虚脱をきたして無脈性電気活動（**PEA**[❺]）となる．

心破裂の発生頻度には，心筋梗塞発症後24時間以内の急性期と，発症後3～5日の2つのピークがある．心破裂は，初回心筋梗塞，前壁梗塞，高齢者，女性に多くみられ，心筋梗塞後，急性期の高血圧や側副血行路の未発達，心電図のQ波，ステロイド薬や非ステロイド系抗炎症薬の使用，発症後14時間以上経過後の血栓溶解療法などが危険因子となる[9,12]．しかし，血栓溶解療法は発症後14時間以上経過してからの投与は破裂の危険を高くはするものの，全体としては心破裂の危険を減少させる[8,13]．

破裂を防ぐためのもっとも重要な因子は，早期の血行再建と側副血行路の存在である[7,8]．仮性瘤は自由壁破裂の重篤な合併症であり，破裂を防ぐために早急な外科治療が必要である．

術前検査と外科連絡

早期に外科治療を行うために，術前の侵襲的検査は最小限に留める必要があるが，冠動脈造影を行って冠動脈病変を評価しておくことが望ましい．修復術に加えて冠動脈バイパス術（**CABG**[❻]）で完全血行再建を得ることが有益との報告もある．

治療

　僧帽弁閉鎖不全(乳頭筋断裂)，心室中隔穿孔，左室自由壁破裂に対する内科的治療の成績はきわめて不良であり，早急な外科的修復が必要である。既存の報告はすべて小規模な後ろ向き研究であり，適切な手術時期や術式に関するレベルの高いエビデンスは存在しない。一致した見解は，ショック状態であったため，緊急救命手術を要した場合の手術成績はきわめて不良であるが，血行動態や全身状態が安定していたために，結果的に緊急手術を必要としなかった症例の手術成績は比較的良好であった，ということである。

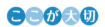

　しかし，これは一見して病態が安定していることを理由に安易に手術時期を遅らせることを勧めるものではない。しばしば急激な進行をきたし，手術自体が不能になるか，手術を行っても救命できる可能性がきわめて低くなるためである。いずれの機械的合併症も早期診断，早期治療が肝心であり，内科医と外科医の協力体制が不可欠である。

　またこれらの合併症は，心臓外科をもたない施設で診断されることも多い。そのため24時間いつでも患者の紹介や搬送ができる病院間の協力体制を確立しておくことも重要である。大動脈内バルーンパンピング(**IABP**)[7]は血行動態の破綻や，不可逆的な臓器障害血行動態が安定していても，合併症がないかぎり，術後も数日間は留置し，緩徐に離脱することが望ましい。

手術法

◆僧帽弁閉鎖不全(乳頭筋断裂)

　手術の要点は，僧帽弁の確実な視野展開と逆流機序の正確な理解にある。逆流の多くは急性であるため左房拡大がないか軽度であり，視野展開が難しいことが多い。ただし，弁尖，腱索，弁輪が正常に保たれていることが多く，断裂乳頭筋の形態を含めた逆流機序を正しく評価できれば弁形成が可能である症例も多い(図2)。

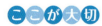

　梗塞による心機能低下，既存の多臓器障害により，速やかに確実に手術を完了することが救命には第一であり，形成術が困難であると判断した場合は，躊躇せず弁置換を選択するべきである[15,16]。

図2 乳頭筋完全断裂による急性僧帽弁閉鎖不全に対する僧帽弁形成術

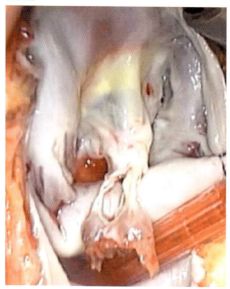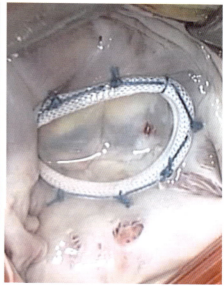

◆ 心室中隔穿孔

外科的修復の要点は，確実な短絡閉鎖と止血，残存心機能の温存である[3,17～24]。

心室中隔穿孔に対する手術は，心筋梗塞発症後1週間以内がもっとも死亡率が高いのに対して，3週間を過ぎた症例では死亡率はきわめて低い。梗塞心筋は時間とともに線維化し縫合できる組織になるため，確実な穿孔部の閉鎖が可能となる。かつては，何とか梗塞発症後3週間まで内科的治療で管理することによって，死亡率の少ない手術にもち込もうとする管理が行われたが，実際3週間以上手術を行わず待機できる症例は，報告によれば全体の約5%にすぎない。

Stop it !

いたずらに内科的治療で，手術時期を引き延ばすことで心不全，腎不全，多臓器不全が急激に進行することが生じやすく手術結果も悪化する。

これに対して，梗塞発症後超急性期に手術を行う場合，問題となることは，遺残短絡の高率な発生が，致死的合併症となりうることである。超急性期には，健常心筋部と梗塞部は肉眼上ほとんど見分けがつかない。したがって，理論的でシンプルなDavid-Komeda法（左室切開によるinfarct exclusion法）では，正確に健常心筋部の境界に連続縫合することは必ずしも容易でないばかりでなく，いったん一部の心筋が裂けると容易に短絡を生じる弱点がある。また，右冠動脈病変で起こる後壁型心室中隔穿孔では，後中隔基部に生じ左室切開とパッチ縫合線が僧帽弁下組織と乳頭筋基部のため，正確なinfarct exclusionを行いにくい。

近年，筆者ら(浅井)が導入した経右室切開のextended sandwich法(図3〜6)は，これらの弱点に対応し，超急性期でも，後壁型心室中隔穿孔でも遺残短絡の発生はほとんど生じない新しい方法である。

図3 前壁型心室中隔穿孔に対する経右室切開extended sandwich法のシェーマ

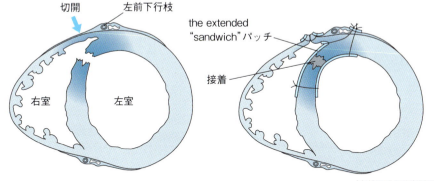

(文献27より改変引用)

図4 前壁型心室中隔穿孔に対する経右室切開extended sandwich法の術式

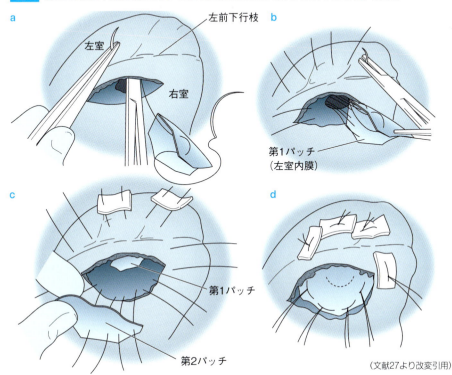

(文献27より改変引用)

図5 後壁型心室中隔穿孔に対する経右室切開extended sandwich法のシェーマ

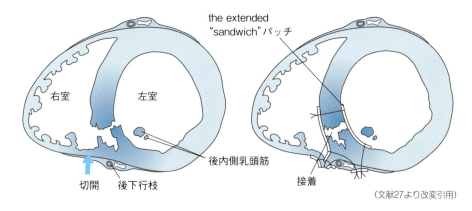

(文献27より改変引用)

図6 後壁型心室中隔穿孔に対する経右室切開extended sandwich法の術式

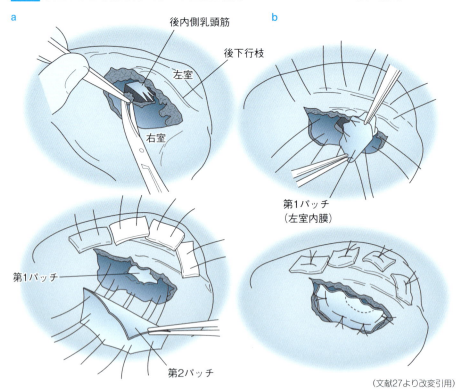

(文献27より改変引用)

穿孔部よりかなり大きいパッチをあらかじめ糸を通しておいて，穿孔部左室側から十分なマージンをとって大きなマットレス縫合で，心室中隔を放射状に抜き，右室側はサンドイッチ様にもう1枚のパッチを，または左室自由壁の外へ抜き大きなフェルトプレジェットに抜く．発症間もない脆弱な境界不明な新鮮梗塞部に不確かな連続縫合を用いず，左室切開出血の心配はない．穿孔部マージンから十分な距離を置いた大きな貫壁性全層縫合は中隔だけでは不十分で，自然と自由壁に拡大extendすることとなる．自験例では，1週間以内の超急性期，後壁型を含めて遺残短絡の発生は皆無であった．

これまでに提唱されてきた術式は，壊死心筋除去とパッチ修復（Daggett法）[25]，梗塞領域全体を広範囲にパッチで被い穿孔部位を隔離する方法（infarct-exclusion 法）[26]，経右室切開のextended sandwich法[27,28]などがある．

◆左室自由壁破裂

blow-out型では，外科施設への搬送の余裕もないことが大半である．急激なショック状態に陥った際，まず考慮されるべき治療は心嚢ドレナージであり，エコー下で比較的容易に施行可能である．排液は緩徐に行い，血圧の回復を確認しながら昇圧薬を調整し，収縮期血圧を80〜100mmHg程度に維持することが肝要である[29]．

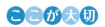

初期治療に並行してIABP，PCPS[8]の導入や，外科施設への搬送の準備を行うべきであるが[30〜32]，これらが望めない状況では，心嚢ドレナージに次いで経皮的心嚢内フィブリン糊充填療法の成功例が報告されている[33]．

外科の基本術式は人工心肺下の梗塞組織除去とパッチ修復であるが，Oozing型では，心拍動下にテフロンフェルト，心膜パッチ，タココンブなどを生体適合糊で梗塞部位に被覆する方法（Sutureless法）が有用であることもある[34]．

（木下　武，浅井　徹）

▼略語一覧

1. TTE：transthoracic echocardiography；経胸壁心エコー法
2. TEE：transesophageal echocardiography；経食道心エコー法
3. STEMI：ST-segment elevation myocardial infarction；ST上昇型心筋梗塞
4. GUSTO：Global Utilization of Streptokinase and TPA for Occluded Coronary Arteries
5. PEA：pulseless electrical activity；無脈性電気活動
6. CABG：coronary artery bypass grafting；冠動脈バイパス術
7. IABP：intra aortic balloon pumping；大動脈内バルーンパンピング
8. PCPS：percutaneous cardiopulmonary support；経皮的心肺補助

1) Thompson CR, et al：Cardiogenic shock due to acute severe mitral regurgitation complicating acute myocardial infarction；a report from the SHOCK Trial Registry. SHould we use emergently revascularize Occluded Coronaries in cardiogenic shocK? J Am Coll Cardiol 36：1104-1109, 2000.
2) Birnbaum Y, et al：Ventricular septal rupture after acute myocardial infarction. N Engl J Med 347：1426-1432, 2002.
3) Crenshaw BS, et al：Risk factors, angiographic patterns, and outcomes in patients with ventricular septal defect complicating acute myocardial infarction. GUSTO-I (Global Utilization of Streptokinase and TPA for Occluded Coronary Arteries) Trial Investigators. Circulation 101：27-32, 2000.
4) Pretre R, et al：Operative results of"repair"of ventricular septal rupture after acute myocardial infraction. Am J Cardiol 84：785-788, 1999.
5) Smyllie JH, et al：Doppler color flow mapping in the diagnosis of ventricular septal rupture and acute mitral regurgitation after myocardial infarction. J Am Coll Cardiol 15：1449-1455, 1990.
6) Yusuf S, et al：Overview of results of randomized clinical trials in heart disease. I. Treatments following myocardial infarction. JAMA 260：2088-2093, 1988.
7) Nakamura F, et al：Cardiac free wall rupture in acute myocardial infarction；ameliorative effect of coronary reperfusion. Clin Cardiol 15：244-250, 1992.
8) Pollak H, et al：Frequency of left ventricular free wall rupture complicating acute myocardial infarction since the advent of thrombolysis. Am J Cardiol 74：184-186, 1994.
9) Becker RC, et al：A composite view of cardiac rupture in the United States National Registry of Myocardial Infarction. J Am Coll Cardiol 27：1321-1326, 1996.
10) Tanaka K, et al：Clinical course, timing of rupture and relationship with coronary recanalization therapy in 77 patients with ventricular free wall rupture following acute myocardial infarction. J Nippon Med Sch 69：481-488, 2002.
11) Tanaka K, et al：Clinicopathological characteristics of 10 patients with rupture of both ventricular free wall and septum (double rupture) after acute myocardial infarction. J Nippon Med Sch 70：21-27, 2003.
12) Honan MB, et al：Cardiac rupture, mortality and the timing of thrombolytic therapy；a meta-analysis. J Am Coll Cardiol 16：359-367, 1990.
13) Becker RC, et al：Cardiac rupture associated with thrombolytic therapy；impact of time to treatment in the Late Assessment of Thrombolytic Efficacy (LATE) study. J Am Coll Cardiol 25：1063-1068, 1995.
14) Tikiz H, et al：The effect of thrombolytic therapy on left ventricular aneurysm formation in acute myocardial infarction；relationship to successful reperfusion and vessel patency. Clin Cardiol 24：656-662, 2001.
15) Fasol R, et al：Mitral repair in patients with a ruptured papillary muscle. Am Heart J 139：549-554, 2000.
16) Tavakoli R, et al：Surgical management of acute mitral valve regurgitation due to post-infarction papillary muscle rupture. J Heart Valve Dis 11：20-25, 2002.
17) Muehrcke DD, et al：Postinfarct ventricular septal defect repair；effect of coronary artery bypass grafting. Ann Thorac Surg 54：876-882, 1992.

18) David TE, et al：Surgical repair of postinfarction ventricular septal defect by infarct exclusion. Semin Thorac Cardiovasc Surg 10：105-110, 1998.
19) Menon V, et al：Outcome and profile of ventricular septal rupture with cardiogenic shock after myocardial infarction；a report from the SHOCK Trial Registry. SHould we emergently revascularize Occluded Coronaries in cardiogenic shocK? J Am Coll Cardiol 36：1110-1116, 2000.
20) Maltais S, et al：Postinfarction ventricular septal defects；towards a new treatment algorithm? Ann Thorac Surg 87：687-692, 2009.
21) Lundblad R, et al：Surgical repair of postinfarction ventricular septal rupture；risk factors of early and late death. J Thorac Cardiovasc Surg 137：862-868, 2009.
22) Fukushima S, et al：Determinants of in-hospital and long-term surgical outcomes after repair of postinfarction ventricular septal rupture. J Thorac Cardiovasc Surg 140：59-65, 2010.
23) Moreyra AE, et al：Trends in incidence and mortality rates of ventricular septal rupture during acute myocardial infarction. Am J Cardiol 106：1095-1100, 2010.
24) Arnaoutakis GJ, et al：Surgical repair of ventricular septal defect after myocardial infarction；outcomes from the Society of Thoracic Surgeons National Database. Ann Thorac Surg 94：436-443, 2012.
25) Daggett WM, et al：Surgery for postmyocardial infarct ventricular septal defect. Ann Surg 186：260-271, 1977.
26) David TE, et al：Postinfarction ventricular septal rupture；repair by endocardial patch with infarct exclusion. J Thorac Cardiovasc Surg 110：1315-1322, 1995.
27) Asai T, et al：Postinfarction ventricular septal defect；right ventricular approach-the extended"sandwich"patch. Semin Thorac Cardiovasc Surg 24：59-62, 2012.
28) Asai T：Postinfarction ventricular septal rupture；can we improve clinical outcome of surgical repair? Gen Thorac Cardiovasc Surg 64：121-130, 2016.
29) 許 俊鋭, ほか：急性心筋梗塞後の左室自由壁破裂に対する治療成績の検討：過去5年間の全国アンケート調査. 循環器科 50：517-520, 2001.
30) Slater J, et al：Cardiogenic shock due to cardiac free-wall rupture or tamponade after acute myocardial infarction；a report from the SHOCK Trial Registry. Should we emergently revascularize occluded coronaries for cardiogenic shock? J Am Coll Cardiol 36：1117-1122, 2000.
31) McMullan MH, et al：Surgical experience with left ventricular free wall rupture. Ann Thorac Surg 71：1894-1898, 2001.
32) Iemura J, et al：Surgical strategy for left ventricular free wall rupture after acute myocardial infarction. Ann Thorac Surg 71：201-204, 2001.
33) Terashima M, et al：Outcome of percutaneous intrapericardial fibrin-glue injection therapy for left ventricular free wall rupture secondary to acute myocardial infarction. Am J Cardiol 101：419-421, 2008.
34) Canovas SJ, et al：Midterm clinical and echocardiographic results with patch glue repair of left ventricular free wall rupture. Circulation 108 (Suppl 1)：II237-240, 2003.

Ⅱ 各論

2 虚血性心疾患⑥
虚血性心筋症に対する手術

心筋梗塞などにより心筋に大きな障害が加わると，ダメージを受けた心筋は収縮力を失い，血流障害の範囲に合わせ心機能が低下する．心筋梗塞により壊死して脆弱となった心筋壁がremodelingの過程で時間とともに拡張し，場合により左室瘤を形成し，左室内血流が停滞しスムーズに大動脈へ駆出されず，心不全をより引き起こしやすい状態となる．慢性的にこのような状態が続くと，左室全体の拡大が進行し，重症心不全状態へと陥る．また，左室の拡張に伴い，僧帽弁閉鎖不全症（**MR**）[1]が合併すると，左室への容量負荷がさらに進み，左室拡大，心機能の低下がさらに進行するようになる．この病態は虚血性心筋症（**ICM**）[2]とよばれ，対処が遅れると不可逆的な心機能障害に陥ることも多々みられる．

Point
1. ICMの病態，心内構造物の解剖学的変化を理解する．
2. 各左室形成術の特徴と長所・欠所を把握する．
3. 虚血性MR（IMR）[3]の発生機序を把握し，IMRに対する僧帽弁形成術式を理解する．
4. ICMに対するconventional surgeryには限界があることを理解し，補助人工心臓，心臓移植と交じえて治療方針を決定する．

外科治療

ICMの外科治療は，残存心筋の虚血解除とともに，左室の形態異常を修復すること，MRを制御することが必要である．多くの症例で長い心不全歴をもつので，三尖弁閉鎖不全症や心房細動なども合併していることがあり，心機能改善のためにそれらの疾患への対応も必要となることも多い．また，低心機能であるため長時間心停止を回避すべきで，冠血行再建，左室形成は心拍動下，僧帽弁，三尖弁などの弁手術だけは心停止下に行う，などの手術操作手順にも工夫が必要である．さらに，ICMは左室の疾患であるため，最重症例においては適正に手術を行っても術後に心機能の回復が得られない場合があり，人工心肺離脱困難状態に陥る可能性や，人工心肺から離脱できたものの術後の心機能回復が得られず，心原性腎機能障害や心不全を繰り返す可能性もあり，冠動脈バイパス術（**CABG**）[4]，左室形成，僧帽弁手術からなるconventional surgeryの治療効果とその限界，補助人工心臓（**VAD**）[5]治療，心臓移植の適応の有無についても十分考慮に入れ，治療戦略を立てる必要がある．

◆冠血行再建術

 陳旧性心筋梗塞症例がほとんどであるため，術前の心筋viabilityの評価は血行再建を計画するうえで重要である．また，術後の心筋虚血イベントがさらなる心不全の悪化，循環不全へとつながるため，虚血が疑われる領域へはできる限りの血行再建を目指すとともに，長期開存性の高いCABGを行う必要がある．この点から，グラフトデザインは通常のCABGと同様に考えるべきだが，左室拡大が顕著な症例が多いため，特にin-situ ITA[5]の到達範囲は相対的に狭くなり，通常のグラフトデザインでは対応が難しい場合もある．

 また，重度の心機能障害のある症例にバイパス材料として動脈グラフト，特に橈骨動脈や右胃大網動脈などの攣縮を起こしやすい動脈に固執すると，術後の低血圧などでグラフト血流が維持できないなどの問題も発生しやすい．

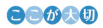

 左前下行枝（LAD）[7]領域が広範な心筋梗塞となりviabilityがない場合も多くあるため，ITAを心筋の残存している側壁，後壁に優先的に使用することも長期開存，心筋梗塞再発防止を目指した選択肢として考慮すべきである．

◆左室形成術（SVR）[8]

 SVRは，Laplaceの法則を基に拡大した左室の形態を修復し，左室容積を縮小することで，左室内圧の低下と壁運動，心収縮能の改善を目指す手術である．SVRは基本的に左室を切開するため，人工心肺使用下の手術となる．壁運動が保たれている部位と心筋梗塞により壊死した領域との境界を明確に把握するため，また，心機能が極端に低下した症例が多く全心臓虚血の悪影響を回避するため，人工心肺下に心拍動を維持し左室の形成範囲を決定することが多いが，左室内血栓を伴う場合は，心停止下手術で安全確実な血栓除去を行うこともある．

 SVRの効果を知るうえで，2009年に報告されたrandomized prospective studyであるSTICH trial[9]の結果について理解しておく必要がある[1]．この報告では，心筋梗塞後低左心機能症例（左室駆出率［LVEF］[10]35％以下）1,000例をCABGのみとCABG＋SVRに分けてSVRの効果を平均追跡期間48カ月で検討した．CABG症例の術前左室収縮末期容積係数（LVESVI）[11]が平均83mL/m^2（66〜105），CABG後の左室縮小率は6％（LVESVI 82→77 mL/m^2）で，CABG＋SVRを行った群では左室縮小率19％（LVESVI 83→67mL/m^2）と有意に左室の縮小が得られたものの，術後30日以内の手術死亡はCABG群5％，CABG＋SVR群5％，術後5年の全死亡率はそれぞれ28％，28％，全死亡＋再入院率は59％，58％であり，術後の症状，運動耐用能，死亡率，再入院率などにCABGと比較してSVRの優位性がみられず，SVRの生命予後効果を否定する結論となった．

 しかし，左室形成術を多数手がける施設からの報告では，術前LVESVIが80mL/m^{2}以上を手術適応とする報告が多く，STICH trialの対象症例より左室の拡大が進んだ症例に手術を行い，術後の左室縮小率は30〜40％で，左室形成術の良好な成績が報告されている（表1）．STICH trialでは，CABG不適応，広範な無収縮領域，心筋梗塞後1カ月以内，NYHA分類Ⅳ度，心原性ショック，心移植待機症例など重症と思われる症例が除外されており，術前の左室拡大の程度が軽度な症例を対象としたstudyであり，STICH trialは誤った前提から誤った結論に達した臨床研究で，左室形成術の本来の有効性を検証されていないとも評価されている．

表1 主な報告の心機能の推移と手術死亡率

著者	報告年	症例数	LVEF (%) 術前→術後	LVEDVI[19] (mL/m^2) 術前→術後	LVESVI (mL/m^2) 術前→術後	左室縮小率	術後30日死亡率 (%)
Jonesら[1] (STICH trial)	2009	501	28 (24〜31)	—	83→67	19%	5%
Dor (not eligible for STICH)[6]	2011	117	26±4→ 40±8	130±43→ 81±27	95±37→ 50±21	47%	3.4%
Isomuraら[8]	2011	135	24±8→ 29±10	160±58→ 129±44	124±53→ 95±43	23%	3.4%
Wakasaら[30]	2014	596	27±10→ 35±12	144±51→ 103±36	107±47→ 70±33	35%	2%

LVEF：left ventricular ejection fraction, LVEDVI：left ventricular end-diastolic volume index, LVESV：lleft ventricular end-systolic volume index

手術適応

　左室壁運動がdyskineticな左室瘤がある場合は，左室形成術の絶対的な手術適応といえる。dyskineticな部分が処理されることで術後の左室機能は改善される。

　手術適応を十分に考慮する必要があるのは，左室壁運動がakineticな場合である。手術適応の判断に重要なことは，akineticな部分に虚血があるか，残存心筋があるか，虚血の改善により心機能が改善するか，など虚血の解除のみで心機能が改善するのか，あるいは心機能を改善させるためには左室形成術により左室を縮小することが必要かを判断することである。

　左室容積からみた場合，術前LVESVIが80mL/m^{2}以上の症例で左室形成術を行うとの報告が多い。

左室形成術手術手技

　①direct linear closure（直接縫合術）：心室瘤を切開して左室の健常部と梗塞部の境界を確認し，梗塞部位をexclusionしながら直線的に縫合閉鎖し，左室を縮小する（図1）。手技的には非常に単純で効果的な術式だが，心室中隔にある心室瘤に対しては対処できない。Mickleboroughらは，中隔部心室瘤に対しパッチを縫合してexclusion（septoplasty：中隔形成）したうえで縫合するmodified linear closureを報告している[2,3]。その報告のなかで，病院死亡は2.6％，1年生存率91％，5年生存率84％と良好な成績を上げている[2,3]。

　②endoventricular circular patch plasty（Dor手術）：いわゆる「Dor手術」である[4]。心筋梗塞部を切開し，心筋梗塞部と健常部の境界に円形の連続縫合を置き（Fontan stitch），この糸を締めることで，"neck"を作成する。そのneckを円形のダクロンパッチや自己心膜で閉鎖し，左室を縮小，形成し，左室切開線を縫合する（図2）。心尖部を潰してしまうため，左室が紡錘形ではなく球形になりやすく，術後にMRが30％前後に発生する，などの問題点を解決すべく，Fontan stitchを置いた後，楕円形のパッチをあてたり，あえて心尖部から下壁の梗塞巣を残してFontan stitchを置き，心尖部の位置を前方に設定したりすることで，左室がより自然な形態，紡錘形になるように形成してMRの再発を抑えるmodificationも考案されている[5]。Dorらは2002年からの約6年間にDor手術を施行した274例のうち，

図1 direct linear closure（直接縫合術）

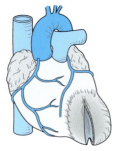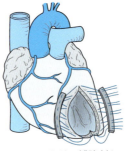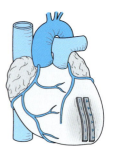

LADの外側3cmほど離れたところをLADに沿って切開して余剰組織を切除する

フェルトなどの補強剤とともにマットレス縫合

縫合糸を結紮して切開線閉鎖

（文献2より改変引用）

図2 Dor手術

a：瘤を切開

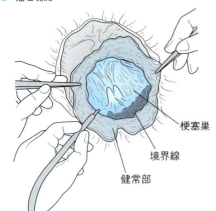

梗塞巣
境界線
健常部

b：境界線に糸かけ（Fontan stitch）

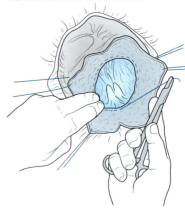

c：neckをパッチ閉鎖

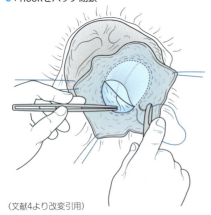

d：左室切開線閉鎖

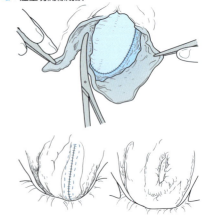

（文献4より改変引用）

STICH trialでは除外症例となる重症度の高い117例の成績を報告している[6]。このなかで，術前平均LVESVIは95mL/m^2，LVEFが26％であり，術後入院死亡が3.4％（STICH trialのcriteriaを満たす157例では1.3％），術後LVESVIは47mL/m^{2}まで縮小され，5年生存率が88％，8年で79％と良好な成績を報告している。

　③patch endoaneurysmorrhaphy（左室内パッチ形成術）：Cooleyらがdirect linear closureの問題点を解決すべく考案した術式である。左室自由壁瘤病変とともに中隔部の瘤病変も含めてパッチを使って梗塞部のexclusionを行い，左室の形態を修復する術式である[7]。手技としては，LADに平行に瘤を切開し，梗塞部と健常心筋部との境界にパッチを縫着する（図3）。日本で"SAVE手術"とよばれるseptal anterior ventricular exclusion（**SAVE**）は，手技的にはCooleyらの左室内パッチ形成術と基本的には同じである[8]。

　④overlapping cardiac volume reduction operation（オーバーラッピング手術）：Stoney，Guilmetらが1970年代，1980年代に発表した術式で，2002年Matsuiらが僧帽弁下

図3　patch endoaneurysmorrhaphy（左室内パッチ形成術）

SAVE型左室形成術を示す。

a：patch endoaneurysmorrhaphy

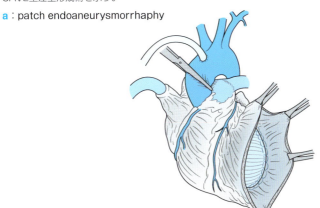

b：左室切開後　　　　　　　　　　　パッチ形成後

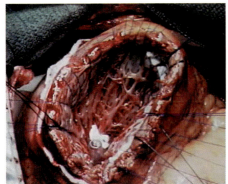
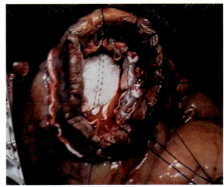

（aは文献7より改変引用）

形成術とともに心筋症に対する手術として報告している[9,10]。LADに沿って左室瘤を切開して自由壁側切開線を中隔の瘤部と健常部の境界に縫合した後，重ね合わせるように中隔側の切開線を左室自由壁に縫合し，左室心筋を2層に重ねて左室容積を縮小する術式である（図4）。重ね合わさった2層の心筋が収縮に寄与する可能性がある点がパッチを使った形成術（パッチは無収縮）と比較した際の利点といわれている。

図4 overlapping cardiac volume reduction operation（オーバーラッピング手術）

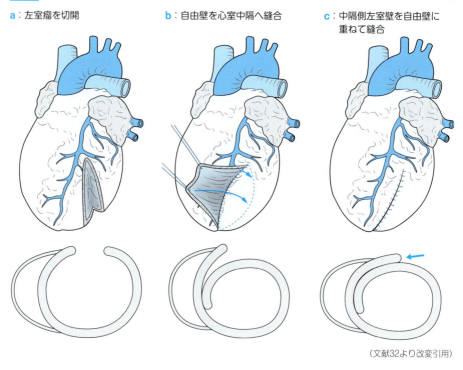

a：左室瘤を切開　　b：自由壁を心室中隔へ縫合　　c：中隔側左室壁を自由壁に重ねて縫合

（文献32より改変引用）

⑤Batista手術：拡張型心筋症による重症心不全症例に対し，左室自由壁を切除し，左室容積を縮小させる手術をBatistaらが発表した[11]。重度の心不全に陥った症例に関しては，内科的治療に比べるとその手術成績は良好と考えられる。

Stop it !

現在，日本においても拡張型心筋症に対するVAD治療，心臓移植の成績は非常に良好で，その成績に比べBatista手術の治療効果は限定的で，術後不整脈死など中長期成績が劣るため，現在は拡張型心筋症（DCM）の移植適応症例へBatista手術を行うことはほとんどない[12]。

◆僧帽弁手術

　虚血性心疾患により左室の拡張が発生すると，MRが合併することが多く，IMRとよばれる。MRの合併は左室への容量負荷を増大させ，心不全への負の連鎖に陥るきっかけとなる。また，MRの出現は重度な左室機能障害の結果として出現したものとも考えられ，その予後も悪く，慢性の重症心不全による全身状態の低下も考慮し，手術操作が比較的簡便で左室機能を温存しつつMRを制御する手術を行う必要がある。

IMRの原因

　左室の拡張に合併するMRの原因は，①左室拡大からくる僧帽弁輪拡大，②左室の拡大から乳頭筋が僧帽弁輪から離れる方向へ牽引（tethering）されること，さらに，③前後の乳頭筋間距離が拡大することで，僧帽弁弁尖の接合が浅くなり逆流が出現，悪化すると考えられる[13]（図5）。

　虚血性心疾患にかぎらず左室の拡張が出現すると，左室容量の変化に伴いtetheringの程度，乳頭筋間距離に変化がみられ，同一症例においてもMRが悪化したり軽減したりするため，広く機能性MR（functional MR）ともよばれる。左室形成術自体，左室形態を修復するためtetheringの軽減など僧帽弁形態を修復しMRを改善させる効果があるが，MR発生の原因が残存するため，その効果は十分とはいえない[14]（図6）。また，僧帽弁輪縫縮術（**MAP**）⑭だけでも，MRの再発が多く，MR制御効果の向上，長期的なMRの再発防止を目的に，MRの原因の機序を個々の症例で明確に診断し，追加操作として僧帽弁下組織の修復を行う必要がある[15〜17]。

図5 機能性MRの発生機序

左室の拡大に伴う変化
①僧帽弁輪拡張
②乳頭筋の左室側への移動・腱索牽引
　（tethering）・弁尖の可動制限
③乳頭筋間距離の拡大

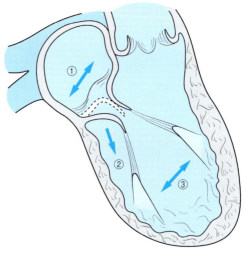

（文献17より改変引用）

図6 IMRに対する左室形成術の効果

a：乳頭筋が左室側へtetheringされることで弁尖の接合が制限され，MRの原因となる。
b：左室形成によりtetheringされたPMが僧帽弁側に戻されることでMRを軽減させる。
Ao：大動脈，LA：左房，MR：僧帽弁閉鎖不全症，LV：左室

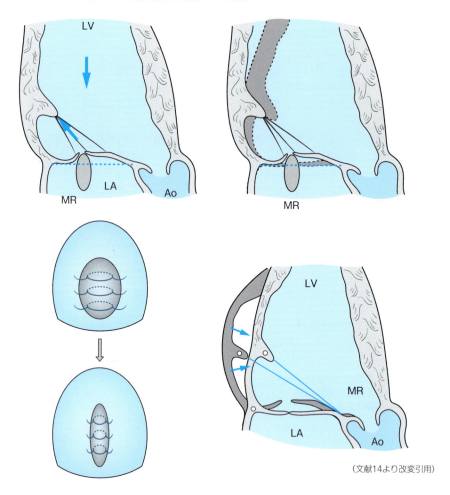

（文献14より改変引用）

　僧帽弁のtetheringの程度を表す指標はいくつか提案されているが，tenting height，coaptation length，収縮期後尖閉鎖角（**PLA**）[15]，前尖閉鎖角（**ALA**）[16]などが比較的広く用いられる指標である[16]（図7）。しかし，MRの原因は多岐にわたり，個々の指標から手術適応，術式選択を決定するところまでは機序の解明はできていない。

図7 機能性MRの評価

傍胸骨経胸壁心エコー（長軸像）での僧帽弁tetheringの程度を表す指標。tenting height（coaptation depth），ALA，PLAなどを評価し，僧帽弁のtetheringの程度を評価する。
A：前尖弁輪，P：後尖弁輪，C：接合部，LA：左房，S：二次腱索付着部，A-P：僧帽弁輪径，C-D：弁輪から弁接合部までの深さ（tenting height）。
PML：僧帽弁後尖，PM：乳頭筋，LV：左室，AML：僧帽弁前尖，Ao：大動脈

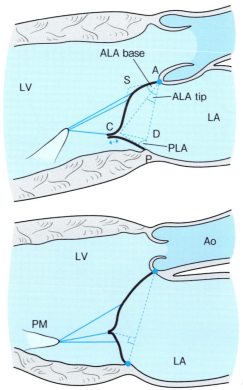

（上図は文献16より改変引用）

IMRに対する手術

①僧帽弁輪縫縮術（**MAP**）：ICMに伴うMRでは，ほぼすべての症例で弁輪拡大が合併していると考えられ，人工弁輪を使用した弁輪縫縮を行う。人工弁輪の選択とサイズの決定は依然として議論の分かれるところである。多くの場合，full ringの人工弁輪が選択される。しかし，弁輪縫縮だけでは約30％に術後にMRが再発し，MRが残存，再発した症例の予後は不良であるという多くの報告がある[15〜17]。MAPにより後尖閉鎖角が増加し，後尖のtetheringが増大することが報告されている。そのため，過度な弁輪縫縮は病態の悪化や機能性MRを誘導する可能性があり，僧帽弁輪の過度なdownsizingは回避すべきと考えられる（図8）。

図8 MAP後のMR再発機序

MAPにより，前尖弁輪は大動脈基部により固定されているため後尖弁輪が前方へ移動する。このため前尖のtetheringは変わらないが，後尖閉鎖角は増加し，後尖のtetheringは術前より悪化する。

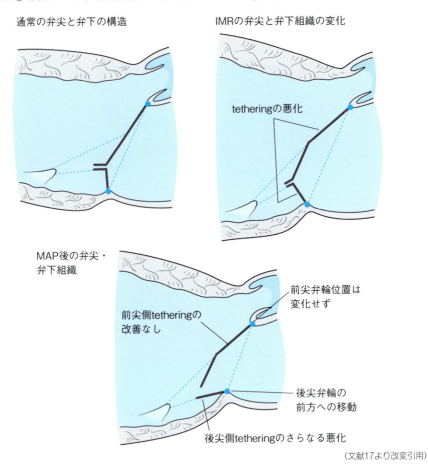

(文献17より改変引用)

②乳頭筋吊り上げ術(papillary muscle relocation)：IMRの主たる原因が左室拡大により乳頭筋が左室側に牽引されたtetheringであるため，乳頭筋を左房側に吊り上げる手術が試行されている。Kronらは，後乳頭筋を後尖弁輪に吊り上げて後尖弁輪のtetheringを軽減することで良好なMRの制御ができたと報告している[18]。Langerらは，乳頭筋にかけた縫合糸を左房天井から心外に誘導し，大動脈遮断解除後の心拍動下に経食道心エコー法でMRの評価をしつつ吊り上げの程度を決定している[19]。この術式は，心拍動下に適正な吊り上げを決めることが可能であるが，出血などの合併症の可能性がある。当院(東京医科歯科大学)の検討では，乳頭筋の吊り上げを後尖方向と前尖方向で比較し，前尖方向へ吊り上げたほうが術後のtetheringが改善し，僧帽弁前尖の可動性が良好であった[20](図9)。

図9 乳頭筋吊り上げ術

人工弁輪（full ring）でMAPを行った後，ringを利用して乳頭筋を前尖側，あるいは後尖側にtetheringする．

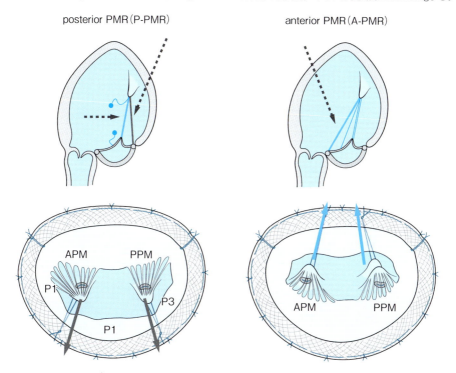

③**乳頭筋接合術（papillary muscle approximation）**：左室拡大をきたし，前乳頭筋と後乳頭筋との距離が拡大することで僧帽弁のtetheringが悪化するため，前後乳頭筋を縫合することでtetheringを修正することが可能である[21]．特にSVRを行う際に経左室的に行う場合は手技的には容易となる[22]．また，乳頭筋接合術と同時に乳頭筋吊り上げ術も併せ行うことも行われている[23]（図10）．

④**二次腱索切離術（secondary chordal cutting）**：IMRでの特徴的な僧帽弁形態としてエコー上のseagull signが挙げられるが，これは僧帽弁前尖のtetheringにより二次腱索付着部が左室側に牽引されることに起因し，前尖と後尖との接合不全を増長する．この過度に牽引された二次腱索を切離することで，前尖と後尖の接合を改善させることもIMRの軽減に効果があると報告されている[24]．この術式は二次腱索を認識できれば切離のみで終わる簡易な手技である（図11）．

⑤**僧帽弁置換術（mitral valve replacement）**：一般的に僧帽弁形成術のほうが弁置換術より術後の心機能温存効果が高いと報告されているが，IMRでは僧帽弁形成術のMR再発率が高く，弁置換術のほうがよいという報告が多くみられる．僧帽弁置換術では，弁下組織の温存が心機能の維持に重要と考えられており，両弁尖，弁下組織を温存して弁を置換する[25,26]．

図10 乳頭筋接合術

下図：僧帽弁複合体再建術。僧帽弁輪縫縮術，乳頭筋接合術とともに乳頭筋吊り上げ術を組み合わせる。
AP：前乳頭筋，PP：後乳頭筋，CHO：腱索

AP
CHO
PP
AP
CHO
PP

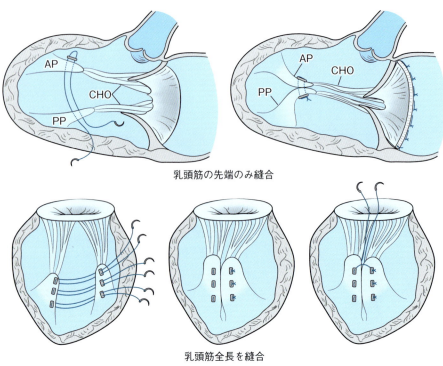

乳頭筋の先端のみ縫合

乳頭筋全長を縫合

（上図は文献21より改変引用，下図は文献23より改変引用）

図11 二次腱索切離術の作用機序

左室拡大二次腱索により前尖が左室側にtetheringされ，接合が狭くなる。二次腱索を切離することでtetheringが解除され，接合が改善する。
LA：左房，LV：左室，Ao：大動脈，MR：僧帽弁閉鎖不全症

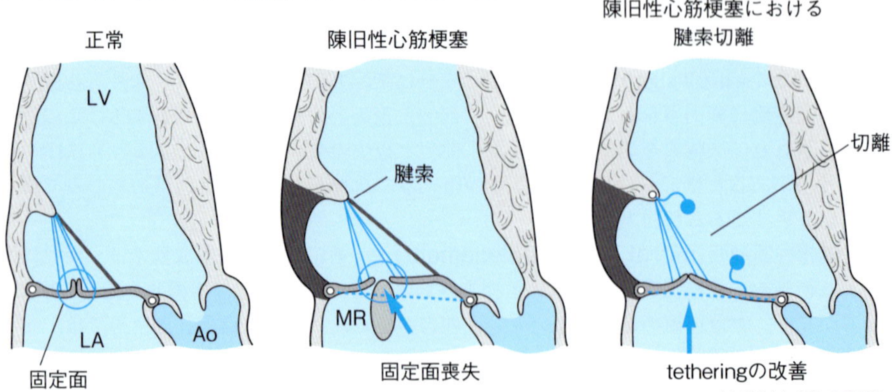

正常
陳旧性心筋梗塞
陳旧性心筋梗塞における
腱索切離
LV
腱索
切離
MR
LA
Ao
固定面
固定面喪失
tetheringの改善

（文献24より改変引用）

術後注意すべき合併症

◆低心拍出量症候群

　ICMでは，術前より心機能が低下している．また，中等度以上のMRを合併した症例では，術前LVEFは実際の心機能に比べ過大評価され，心機能障害が数値以上に進行している．左室形成術により心機能の改善が期待できるが，MRの消失は容量負荷を軽減するが左室の後負荷を増大させることになるため，術後に全身の循環を維持することが困難な症例もあり，慎重な術後循環管理を要する．腎血流を維持できるかぎり後負荷（血圧）は低めに維持することが理想だが，CABGのグラフト血流維持も考慮に入れる必要がある．

　大量のカテコラミンを要するような症例は，大動脈内バルーンパンピング（**IABP**）[17]で機械的に心補助を行い，心機能の回復を待つほうが，致死的不整脈の発生を減らすなど，有効と思われる．

◆不整脈

　術前より左室に心筋梗塞など障害をもつ症例がほとんどであり，左室を切開，縫合する手術であるため，致死性心室性不整脈を起こす可能性は通常の心臓手術症例に比べて高い．

Stop it !

不整脈を誘発させる可能性もあるため術後の不必要なカテコラミンの使用は回避すべきである．

　不整脈出現時は，心機能・血圧が許容される状況では，β遮断薬，アミオダロンも積極的に導入すべきだが，どちらも心抑制作用があるため，植込み型除細動器（**ICD**）[18]も考慮する[27]．

ICMに対するconventional surgeryの治療限界

　ICMのなかでもさまざまなsubgroup解析により左室形成術の手術リスク，予後規定因子が検討されている．

　Athanasuleasらは，左室壁運動がdyskinesisとakinesisで5年生存率が80％ vs 65％であり，akinetic lesionをもつ症例が予後不良であることを報告している[28]．

　Isomuraらは，90例〔術前左室拡張末期容積係数（**LVEDVI**）[19]は124mL/m²〕の検討のなかで，術後のLVESVIが90mL/m²未満となった症例（左室縮小率は33％）の8年生存率は82.4％だったが，術後のLVESVIが90mL/m²以上の症例は術後7年までに全例死亡しており，手術により十分に左室の縮小ができたかどうかが予後規定因子になると報告している[29]．さらに，僧帽弁手術を必要とした症例と不要であった症例では7年生存率が36％ vs 74％とMR合併例が予後不良であることを報告している．

Wakasaらは，日本での多施設臨床研究において，年齢，術前の心不全の状態，LVEF，MR重症度が独立した予後不良の因子と報告している[30]。

　IMRに関しては，弁輪縫縮だけでは約30%に術後にMRが再発し，残存MRは予後不良であることが数多く報告されている。IMRに対する僧帽弁形成術と僧帽弁置換術の比較は，まだまだ議論の余地があるが，弁輪縫縮だけの弁形成術は術後の経過に合わせMRの再発が多いことより，両弁尖温存の僧帽弁置換術のほうが術後成績がよいという認識が世界的には優勢である[25]。

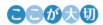

　　弁下組織の形成を含めた僧帽弁形成術と弁置換術との比較は現状では報告はなく，単純に僧帽弁置換術がよいという結論を受け入れるのではなく，心臓移植の適応のない症例において今後も左室形成術と弁下組織を含めた形成術を組み合わせたICMへのさらなる工夫を追及していく必要がある[26]。

　ICMに対するconventional surgeryである左室形成術，僧帽弁・弁下形成手術は，いわば重症心不全症例に対する究極の外科治療である。日常診療において，その治療効果を実感することが多いが，残存心筋の程度によっては効果が得られないことも経験する。

　当院での検討においては，MRを合併していない症例では左室拡張期径75mm以上が，中等度以上のMRを合併した症例ではLVEF 25%以下が予後不良因子であり，conventional surgeryの治療限界と考えている。ICMに対し，conventional surgeryとVADとの比較をした研究では，VADのほうが生存率がよい傾向があったという報告もある。

今後の展望

　現在，日本において，最重症の心不全外科治療である植込み型VADの成績が術後3年においても90%前後の生存率が得られており，さらに心臓移植の治療成績も良好であることから，今後は左室形成術＋僧帽弁手術の手術効果とその限界を見きわめ，心移植・VADとどのように使い分けていくかを明確化し，重症心不全に対する包括的治療戦略によるさらなる成績向上を目指すべきである。

　　　　　　　　　　　　　　　　　　　　　　　　　　　　　（水野友裕，荒井裕国）

▼略語一覧

1. MR：mitral regurgitation；僧帽弁閉鎖不全症
2. ICM：ischemic cardiomyopathy；虚血性心筋症
3. IMR：ischemic mitral regurgitation；虚血性僧帽弁閉鎖不全症
4. CABG：coronary artery bypass graft；冠動脈バイパス術
5. VAD：ventricular assist device；補助人工心臓
6. ITA：internal thoracic artery；内胸動脈
7. LAD：left anterior descending artery；左前下行枝
8. SVR：surgical ventricular restoration；左室形成術
9. STICH trial：the Surgical Treatment for Ischemic Heart Failure trial
10. LVEF：left ventricular ejection fraction；左室駆出率
11. LVESVI：left ventricular end-systolic volume index；左室収縮末期容積係数
12. SAVE：septal anterior ventricular exclusion
13. DCM：dilated cardiomyopathy；拡張型心筋症
14. MAP：mitral annuloplasty；僧帽弁輪縫縮術
15. PLA：posterior leaflet angle；後尖閉鎖角
16. ALA：anterior leaflet angle；前尖閉鎖角
17. IABP：intra aortic balloon pumping；大動脈内バルーンパンピング
18. ICD：implantable cardioverter defibrillator；植込み型除細動器
19. LVEDVI：left ventricular end-diastolic volume index；左室拡張末期容積係数

1) Jones RH, et al : Coronary bypass surgery with or without surgical ventricular reconstruction. N Eng J Med 360 : 1705-1717, 2009.
2) Mickleborough LL, et al : Results of left ventricular aneurysmectomy with a tailored scar excision and primary closure technique. J Thorac Cardiovasc Surg 107 : 690-698, 1994.
3) Mickleborough LL, et al : Repair of dyskinetic or akinetic left ventricular aneurysm : results obtained with a modified linear closure. J Thorac Cardiovasc Surg 121 : 675-682, 2001.
4) Dor V, et al : Efficacy of endoventricular patch plasty in large postinfarction akinetic scar and severe left ventricular dysfunction : comparison with a series of large dyskinetic scars. J Thorac Cardiovasc Surg 116 : 50-59, 1998.
5) Menicanti L, et al : The Dor procedure : what has changed after fifteen years of clinical practice? J Thorac Cardiovasc Surg 124 : 886-890, 2002.
6) Dor V, et al : Favorable effects of left ventricular reconstruction in patients excluded from the Surgical Treatment for Ischemic Heart Failure(STICH) trial. J Thorac Cardiovasc Surg 141 : 905-916, 2011.
7) Cooley DA, et al : Intracavitary repair of ventricular aneurysm and regional dyskinesia. Ann Surg 215 : 417-424, 1992.
8) Isomura T, et al : Septal anterior ventricular exclusion operation(Pacopexy)for ischemic dilated cardiomyopathy : treat form not disease. Eur J Cardiothorac Surg 29 : S245-S250, 2006.
9) Guilmet D, et al : A new surgical technic for the treatment of left ventricular aneurysm: the overcoat aneurysmoplasty. Preliminary results. 11 cases. Arch Mal Coeur Vaiss 77 : 953-958, 1984.
10) Matsui Y, et al : Integrated overlapping ventriculoplasty combined with papillary muscle plication for severely dilated heart failure. J Thorac Cardiovasc Surg 127 : 1221-1223, 2004.
11) Batista RJV, et al : Partial left ventriculectomy to improve left ventricular function in end-stage heart disease. J Card Surg 11 : 96-97, 1996.
12) Franco-Cerecceda A, et al : Partial left ventriculectomy for dilated cardiomyopathy : Is this an alternative to transplantation? J Thorac Cardiovasc Surg 121 : 879-891, 2001.
13) Magne J, et al : Ischemic mitral regurgitation : a complex multifaceted disease. Cardiology 112 : 244-259, 2009.
14) Liel-Cohen N, et al : Design of a new surgical approach for ventricular remodeling to relieve ischemic mitral regurgitation. Insights from 3-dimensional echocardiography. Circulation 101 : 2756-2763, 2000.
15) Zhu F, et al : Mechanism of persistent ischemic mitral regurgitation after annuloplasty. Importance of augmented posterior mitral leaflet tethering. Circulation 112 : I-396-401, 2005.
16) Lee APWL, Aet al : Mechanisms of recurrent functional mitral regurgitation after mitral valve repair in nonischemic dilated cardiomyopathy. Importance of distal anterior leaflet tethering. Circulation 119 : 2606-2614, 2009.
17) Kuwahara E, et al : Mechanism of recurrent/persistent ischemic /functional mitral regurgitation in the chronic phase after surgical annuloplasty : importance of augmented posterior leaflet tethering. Circulation 114 (Suppl I) : I-529-I-534, 2006.
18) Kron IL, et al : Surgical relocation of the posterior papillary muscle in chronic ischemic mitral regurgitation. Ann Thorac Surg 74 : 600-601, 2002.
19) Langer F, et al : RING + STRING Successful repair technique for ischemic mitral regurgitation with severe leaflet tethering. Circulation 120(Suppl 1) : S85-S91, 2009.
20) Watanabe T, et al : Influence of procedural differences on mitral valve configuration after surgical repair for functional mitral regurgitation : in which direction should the papillary muscle be relocated? J Cardiothorac Surg 9 : 185, 2014.
21) Rama A, et al : Papillary muscle approximation for functional ischemic mitral regurgitation. Ann Thorac Surg 84 : 2130-2131, 2007.
22) Wakasa S, et al : The extent of papillary muscle approximation affects mortality and durability of mitral valve repair for ischemic mitral regurgitation. J Cardiothorac Surg 9 : 98, 2014.
23) Shingu Y, et al : Papillary muscle suspension concomitant with approximation for functional mitral regurgitation. Circ J 73 : 2061-2067, 2009.
24) Messas E, et al : Efficacy of chordal cutting to relieve chronic persistent ischemic mitral regurgitation. Circulation 108(Suppl II) : II-111-II-115, 2003.
25) Acker MA, et al : Mitral-valve repair versus replacement for severe ischemic mitral regurgitation. N Engl J Med 370 : 23-32, 2014.
26) Bonis MD, et al : Mitral replacement or repair for functional mitral regurgitation in dilated and ischemic cardiomyopathy : is it really the same? Ann Thorac Surg 94 : 44-51, 2012.
27) O'Neil JO, et al : Residual high incidence of ventricular arrhythmias after left ventricular reconstructive surgery. J Thorac Cardiovasc Surg 130 : 1250-1256, 2005.
28) Athanasuleas CL, et al : Surgical ventricular restoration in the treatment of congestive heart failure due to post-infarction ventricular dilation. J Am Coll Cardiol 44 : 1439-1445, 2004.
29) Isomura T, et al : Volume reduction rate by surgical ventricular restoration determines late outcome in ischemic cardiomyopathy. Euro J Heart Failure 13 : 423-431, 2011.
30) Wakasa S, et al : Risk scores for predicting mortality after surgical ventricular reconstruction for ischemic cardiomyopathy : Results of a Japanese multicenter study. J Thorac Cardiovasc Surg 147 : 1868-1874, 2014.
31) Maltais S, et al : Management of severe ischemic cardiomyopathy : left ventricular assist device as destination therapy versus conventional bypass and mitral valve surgery. J Thorac Cardiovasc Surg 147 : 1246-1250, 2014.
32) Matsui Y, et al : Overlapping cardiac volume reduction operation. J Thorac Cardiovasc Surg 124 : 395-397, 2002.

II 各論
One Point Advice ⑬

total arterial revascularizationって本当にいいの？(Pros)

今回与えられたテーマ「total arterial revascularization(TAR)❶って本当にいいの？」に関して2つのポイントがあると考えられる。1つは"本当に"という部分，もう1つは"いいの？"である。"本当に"にこめられた意味はおそらく「程度」だと思われる。つまり，圧倒的にいいのか，かなりいいのか，まずまずいいのか，どちらかというといい程度，なのかということだろう。また"いいの？"の部分は，何に対していいのか，つまり手技的に簡単だからいいのか，手術合併症が少ないからいいのか，遠隔期成績がいいのか，開存率がいいのか，何をもっていいのかを明確にせよということだととらえている。

Point
1. TARを議論するには，まず静脈グラフトの特性とエビデンスを理解する。
2. 内胸動脈のエビデンスを深く理解する。
3. TARの組み合わせを知り，それぞれの特性を理解する。
4. TARの議論は，冠動脈バイパスに求められているミッションを明確にする。
5. TARの議論は静脈グラフトを否定するものではなく，TARを理解することにより，静脈グラフトの有用な使い方を知ることができる。

議論に入るにあたり前提として理解しておかなくてはならないことがある。確立された外科手術において，その手術内容による優劣を判定するようなタイプのスタディでは，エビデンスを統計学的に証明することはきわめて難しく，環境の複雑さゆえにほぼ不可能である。たとえば「薬を飲む群と飲まない群」や「コレステロールが高い群と低い群」などのように明確に2つに分けられるものではないからである。逆にいうと外科手術の内容を比較するタイプのスタディで統計的に有意差が出た場合は，それはきわめて大きい差なのである。外科医が年月をかけ莫大な努力をして死亡率を1％から0.9％に改善させたとしても，統計的有意差を証明することは不可能に近い。

内胸動脈のエビデンス

上記のことを踏まえてみていくと，内胸動脈(IMA)❷は強いエビデンスをもったhigh-power conduitである。内胸動脈の報告は1967年のKolessovが最初である。しかし当初，その扱いにくさのため広く受け入れられなかった。

1986年にLoopら[1]が圧倒的な優位性を証明して以来内胸動脈は確固たるものとなった。両側内胸動脈の優位性を示した歴史的な論文として1998年のBuxtonら[2]と1999年のLytleら[3]の報告がある。その後Taggartら[4]が『Lancet』にreviewとしてまとめている。それ以来多くの報告[5～9]が追加され，両側内胸動脈の優位性は広く認識された。

　糖尿病例においても同様に両側内胸動脈が予後を改善するかどうか検討した報告がある[10,11]。Puskasら[10]は812例の両側内胸動脈例と，2,715例の片側内胸動脈例を糖尿病の有無に着目し検討している。糖尿病例でも非糖尿病例と同様に両側内胸動脈は遠隔期死亡率を35%改善したと報告している。Dormanら[11]は糖尿病の646例の片側内胸動脈と，461例の両側内胸動脈を，propensity-score match法で比較し，30年という長期成績を検討しており，両側内胸動脈が明らかに生命予後を改善することを示している。

　このように両側内胸動脈に関する報告は多いが，いずれもretrospectiveな報告でありrandomized studyは存在しない。そのため両側内胸動脈が"いい"ことはほとんどの外科医が認めるところであるが，そのエビデンスはClass Ⅱaに留まる。

　現在，Taggartら[12]が中心となり両側内胸動脈に関するarterial revascularization trial (ART)[3]という初めてのrandomized studyが進行中である。これはIMAを無作為に1,554人のsingle IMA群と1,548人のbilateral IMA群を比較し10年経過を追うものであり，2017年で全症例のフォローが終了する予定である。

第3の動脈グラフトのエビデンス

　上記のように両側内胸動脈のエビデンスでさえ証明するのが難しいが，はたして第3の動脈グラフトの有用性を証明することはなおさらであることは想像されよう。

　たとえば3領域へのバイパスを行う場合，現行では以下のようなパターンがあるだろう。
①左内胸動脈＋静脈＋(静脈)
②左内胸動脈＋橈骨動脈＋静脈
③左内胸動脈＋橈骨動脈＋胃大網動脈
④両側内胸動脈＋静脈
⑤両側内胸動脈＋橈骨動脈
⑥両側内胸動脈＋胃大網動脈

　この場合③，⑤，⑥がTARで①，②，④がnon-TAR(nTAR)である。この両群を厳密に比較することが，今回のテーマに対する答えであるといえるだろう。しかしいかに困難であるかすでに理解いただけると思う。

　この議論に関する観察研究がいくつか存在する。特に近年の動脈グラフトブームに乗り多くの報告が出てきている。Tatoulisら[13]はオーストラリアからの膨大なデータを報告している。11,642例の糖尿病例のうちTAR 3,795例，nTAR 6,232例を比較している。TAR群では両側内胸動脈が15%，橈骨動脈が85%に使用されている。10年生存率がTAR 83.3%，nTAR 76.8%（p<0.001）と圧倒的な差が認められた。同じグループ[14]から，グラフトアレンジが明確に違う群を比較している。TAR 2,988例と，1本の内胸動脈＋大伏在静脈（SVG）[4]のnTAR 786例である。これはつまり上記パターンの①と③＋⑤＋⑥を比較していることになる。リスク調整し15年生存でTAR 54%，nTAR 41%（p=0.004）という差が出ている。

Zachariasら[15]も1本の内胸動脈+SVGのnTAR(n=4,131)とTAR(n=612)を比較し，12年生存率においてTARの圧倒的な(p<0.001)優位性を示している。

筆者ら[16,17]も両側内胸動脈+胃大網動脈(**GEA**)[5]のTARと，両側内胸動脈+SVGのnTARを比較し，TARが優れることを報告している。

このように膨大な症例数の有力な観察研究でTARの優位性は示されている。一方，TARの優位性を示すことができなかった報告も同数程度存在する[18,19]。しかし，それらはnTARがTARに有意差が出るほどは劣らないことを示しているだけであり，しかも多くのlimitationで述べられているが，静脈が使用されている領域がnon-criticalな部位であるため臨床的な差をもたらすほどではなかったということである。いまだかつてTARがnTARに劣るという報告はない。

現在のガイドライン

現在わが国の循環器学会のガイドラインから動脈グラフトに関する記載を抜粋する[20]。

- ITAの左前下行枝(**LAD**)[6]へのバイパスは長期開存性に優れ，これにより，遠隔生存率や心事故回避率を向上させる。　　　　　　　　　　　　　　　　【Class Ⅰ，evidence level B】
- 両側内胸動脈(**BITA**)[7]の使用は，片側内胸動脈(**SITA**)[8]使用例との比較において，遠隔成績を改善する。　　　　　　　　　　　　　　　　　　　　　　　【Class Ⅱa，evidence level B】
- 動脈グラフトのみによる血行再建は，静脈グラフト併用例との比較において，遠隔成績を改善する。　　　　　　　　　　　　　　　　　　　　　　　　　　【Class Ⅱa，evidence level B】
- 左前下行枝に，右内胸動脈を用いた場合，左内胸動脈と同様の遠隔期開存率が期待できる。
　　　　　　　　　　　　　　　　　　　　　　　　　　　　　　　　　　　　【Class Ⅰ，evidence level B】
- 左前下行枝に内胸動脈を用いた場合，もう1本の内胸動脈は右冠状動脈よりも回旋枝に用いるべきである。　　　　　　　　　　　　　　　　　　　　　　　【Class Ⅱa，evidence level B】
- 右胃大網動脈は右冠状動脈領域に対する動脈グラフトとして，ほかの動脈グラフトの成績と比較しておおむね遜色はなく，有用である。　　　　　　　　　　【Class Ⅱa，evidence level B】

次に欧州心臓病学会のガイドラインから抜粋する[21]。

- Arterial grafting with IMA to the LAD system is recommended.【Class Ⅰ，evidence level B】
- Bilateral IMA grafting should be considered in patients <70 years of age.
　　　　　　　　　　　　　　　　　　　　　　　　　　　　　　　　【Class Ⅱa，evidence level B】
- Total arterial revascularization is recommended in patients with poor vein quality independently of age.　　　　　　　　　　　　　　　　　　　　　【Class I，evidence level C】
- Total arterial revascularization should be considered in patients with reasonable life expectancy.　　　　　　　　　　　　　　　　　　　　　　　　　　　【Class Ⅱa，evidence level B】

米国心臓協会（AHA）[9]のガイドラインでも同じような推奨であり，いまや両側の内胸動脈を使用することはもちろん，全動脈グラフト再建がエビデンスをもってガイドライン化されている．

しかし，現実的には両側内胸動脈の使用は欧州で4％，米国でも10％程度に留まっている．この理由に関して多方面から検証されているが科学的な答えは示されていない．しかし，実は理由は明白である．"動脈グラフトを扱うことは難しくめんどくさい"からである．

冠動脈インターベンション（PCI）[10]の驚異的な発展と進歩のため，冠動脈バイパス術（CABG）[11]の存在価値は，PCI不能例に対する万能な血行再建法，多枝重症例における遠隔成績の優位性，この2点において明確になっている．したがって外科医は遠隔成績をoptimizeさせるような手法を模索しなければならない．

しかし残念ながらCABGの遠隔成績を規定する主要因子のなかに外科医が操作できる因子はない．つまり遠隔成績はほとんどが，糖尿病，腎機能，心機能，年齢など患者のバックグラウンドで規定されてしまうのである．そういった環境において，動脈グラフトを多用し，うまく使うことがわずかではあるが遠隔成績改善に寄与することが科学的に証明されているのである．外科医がその点に関して最大限努力しないことは言語道断であり，もはや科学者であるとはいえない．

技術が伴わないゆえに動脈グラフトを有効に利用することができず，ガイドラインに書かれていることを守らず，1本の内胸動脈と複数の静脈で漫然とon-pump CABGを行っている外科医は淘汰されていくだろう．

（鈴木友彰）

▼略語一覧

- [1] TAR：total arterial revascularization
- [2] IMA：internal mammary artery；内胸動脈
- [3] ART：arterial revascularization trial
- [4] SVG：saphenous vein graft；大伏在静脈
- [5] GEA：gastroepiploic artery；胃大網動脈
- [6] LAD：left anterior descending artery；左前下行枝
- [7] BITA：bilateral internal thoracic artery；両側内胸動脈
- [8] SITA：single internal thoracic artery；片側内胸動脈
- [9] AHA：American Heart Association；米国心臓協会
- [10] PCI：percutaneous coronary intervention；冠動脈インターベンション
- [11] CABG：coronary artery bypass grafting；冠動脈バイパス術

文献

1) Loop FD, et al：Influence of the internal-mammary-artery graft on 10-year survival and other cardiac events. N Engl J Med 314：1-6, 1986.
2) Buxton BF, et al：Bilateral internal thoracic artery grafting may improve outcomes of coronary artery surgery, risk-adjusted survival. Circulation 98：II-1-6, 1998.
3) Lytle BW, et al：Two internal thoracic artery grafts are better than one. J Thorac Cardiovasc Surg 117：855-872, 1999.
4) Taggart DP, et al：Effect of arterial revascularization on survival：a systematic review of studies comparing bilateral and single internal mammary arteries. Lancet 358：870-875, 2001.
5) Rizzoli G, et al：Does the use of bilateral internal mammary artery(IMA)grafts provide incremental benefit relative to the use of a single IMA graft? A meta-analysis approach. Eur J Cardiathorac Surg 22：781-786, 2002.
6) Bonacchi M, et al：Early and late outcome of skeletonised bilateral internal mammary arteries anastomosed to the left coronary system. Heart 91：195-202, 2005.
7) Kurlansky PA, et al：Thirty-year follow-up defines survival benefit for second internal mammary artery in propensity-matched groups.Ann Thorac Surg 90：101-108, 2010.
8) Kinoshita T, et al：Off-pump bilateral skeletonized internal thoracic artery grafting in elderly patients. Ann Thorac Surg 93：531-536, 2012.
9) Medalion B, et al：Should bilateral internal thoracic artery grafting be used in elderly patients undergoing coronary artery bypass grafting? Circulation 127：2186-2193, 2013.
10) Puskas JD, et al：Bilateral internal thoracic artery grafting is associated with significantly improved long-term survival,even among diabetic patients. Ann Thorac Surg 94：710-716, 2012.
11) Dorman MJ, et al：Bilateral internal mammary artery grafting enhances survival in diabetic patients：a 30-year follow-up of propensity score-matched cohorts. Circulation 126：2935-2942, 2012.
12) Taggart DP, et al：Randomized trial to compare bilateral vs. single internal mammary coronary artery bypass grafting：1-year results of the Arterial Revascularisation Trial(ART). Eur Heart J 31：2470-2481, 2010.
13) Tatoulis J, et al：Total arterial revascularization：A superior strategy for diabetic patients who require coronary surgery. Ann Thorac Surg 102：1948-1955, 2016.
14) Buxton BF, et al：Total arterial revascularization with internal thoracic and radial artery grafts in triple-vessel coronary artery disease is associated with improved survival. J Thorac Cardiovasc Surg 148：1238-1244, 2014.
15) Zacharias A, et al：Late results of conventional versus all-arterial revascularization based on internal thoracic and radial arterial grafting. Ann Thorac Surg 87：19–26, 2009.
16) Suzuki T, et al：In off-pump surgery, skeletonized gastroepiploic artery graft is superior to saphenous vein graft in patients with bilateral internal thoracic artery grafting. Ann Thorac Surg 91：1159-1164, 2011.
17) Suzuki T, et al：Impact of total arterial reconstruction on long-term mortality and morbidity：off-pump total arterial reconstruction versus non-total arterial reconstruction. Ann Thorac Surg 4：380-383, 2015.
18) Mohammadi S, et al：Impact of the radial artery as an additional arterial conduit during in-situ bilateral internal mammary artery grafting：a propensity score–matched study. Ann Thorac Surg 101：913-918, 2016.
19) Benedetto U, et al：Are three arteries better than two? Impact of using the radial artery in addition to bilateral internal thoracic artery grafting on long-term survival. J Thorac Cardiovasc Surg 152：862-869, 2016.
20) 落 雅美, ほか：循環器病の診断と治療に関するガイドライン(2010年度合同研究班報告)：虚血性心疾患に対するバイパスグラフトと手術術式の選択ガイドライン(2011年改訂版), 2012.
21) Windecker S, et al：2014 ESC/EACTS Guidelines on myocardial revascularization. The Task Force on Myocardial Revascularization of the European Society of Cardiology(ESC)and the European Associationfor Cardio-Thoracic Surgery(EACTS). Developed with the specialcontribution ofthe European Association of Percutaneous Cardiovascular Interventions (EAPCI) Eur Heart J 35：2541-2619, 2014.

Ⅱ 各論

One Point Advice ⑭

total arterial revascularizationって本当にいいの？(Cons)

今回は完全動脈グラフト血行再建(TAG)❶に対して疑問を呈する立場から討論する．実は当院(名古屋第一赤十字病院)は早くからTAGに取り組んできた歴史[1]があり，右胃大網動脈(GEA)❷使用は1993年から，橈骨動脈(RA)❸使用は1997年から開始した．LITA-LAD❹，RA-LCx❺，GEA-RCA❻を基本としTAG比率は一時90％を超えたが，現在は両側内胸動脈(ITA)❼＋大伏在静脈グラフト(SVG)❽を基本方針としている．なぜ今日の考えに至ったのか？

Point

1. すべての動脈グラフトが開存性に優れるわけではない．
2. TAGは条件を満たした症例のみに可能である．
3. OPCAB❾用中枢吻合補助デバイスの出現とpiggyback法による中枢吻合．
4. 第3の動脈グラフトは予後を改善するか？

すべての動脈グラフトが開存性に優れるわけではない

　ITAが最も優れた動脈グラフトであることは異論がないと思われるが，それに次ぐ動脈グラフトとしては右GEA，RAの2種が一般的である．
　まずGEA，RAに関しては報告により開存率の差が大きく，SVGと比較して圧倒的に開存が優れるとはいえない．筋性動脈であるRA，GEAはspasmを生じやすく，良好な開存を得るためには扱いに注意を要する．

TAGは条件を満たした症例のみに可能

　2011年，AHA/ACC❿ガイドラインでは90％未満狭窄の右冠動脈への動脈グラフトは推奨されていない[2]．RCA #3の50％狭窄に対して確実性のあるグラフトはいまだSVGである．
　当院では，1993〜2004年までの間に589例(41％)にGEAを使用し，その成績を2008年に報告した[1]．75％狭窄以下のターゲットに吻合した場合，早期完全開存は49％にすぎなかった．一方，90％狭窄以上のターゲットに吻合した場合，96％の完全開存が得られ，早期完全開存枝のほとんどは長期完全開存することを報告した．
　高度狭窄枝に吻合すれば，長期開存良好であるものの，たとえskeltonizationしようとも，

中等度狭窄枝への吻合では結局stringまたはto and froの造影所見となった。またグラフト側の条件としてクレアチニン値1.5mg/dLを超える症例にRAは採取しがたく，石灰化がみられる場合もある。GEAも透析症例では高率に石灰化がみられる。また，たとえskeletonizationしても発達不良症例，肝左葉の大きい症例では，十分な太さの部分で吻合できない。

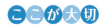

冠動脈バイパス術（**CABG**）❶に最低限の必要条件として，使用に耐えるグラフトを間違いなく採取できていることが挙げられるが，RA，GEAは使用の可否についてその都度上級医による判断が必要であり，ITA，SVGほどほぼ間違いなく使用できるグラフトではない。

OPCAB用中枢吻合補助デバイスの出現とpiggyback法による中枢吻合

in-situ ITAは一般に最良のグラフトと思われているかもしれないが，*in-situ* **RITA-LCx**❷の長期開存率は5年で80％程度[3,4]であり，LITA-LADのような90％台後半の開存は得られない。ITA自体がSVGのように劣化して閉塞することはほぼ考えられないため，血流競合がstring signや閉塞の原因と考えられる。RITAをフリーグラフトとしてaorto-coronary（**AC**）❸吻合を行えば血流競合は生じにくいが，直接吻合はRITAの血管径が細いため技術的に困難で，吻合部内膜肥厚による狭窄の懸念もあった。またOPCABでは部分遮断鉗子による脳梗塞，大動脈解離のリスクが無視できなかった。

しかし，OPCAB用中枢吻合補助デバイスの製品化によりOPCABにおけるAC吻合のリスクが低下した。

free RITA（fRITA）の中枢吻合をSVGまたはRAの中枢吻合部に行う方法は，RITA中枢吻合が技術的に容易となる。2015年にPuskasのグループがpiggyback法として報告[5]しているが，当院ではすでに2005年から行っている方法であり，2016年に開存性評価を含めた長期成績を報告した[4]。fRITA-LCxの5年開存率は97％であり*in-situ* RITA-LCxの80％と比較して有意に良好であった。

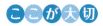

左冠動脈系への両側内胸動脈使用の予後改善効果がほぼ確実視されている現在[6]，当院ではLITA-LAD，fRITA-LCx，SVG-RCAが3枝病変に対する基本術式となっている（図1）。ITA，SVGともにグラフトの質にばらつきが少なく，普遍性の高いグラフトデザインと考えている。

図1 piggyback法中枢吻合の例

LITA-LAD, fRITA-HL-OM, SVG-4PD-4AV, 5枝バイパス5年後のMDCT像。fRITAはSVG中枢吻合部に狭窄なく吻合され，flow負けもなく太く造影されている。

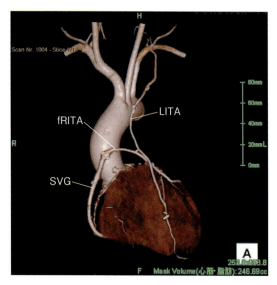

第3の動脈グラフトは予後を改善するか？

　2016年現在公表されている厚労省統計によれば，50〜89歳において死因第1位は悪性新生物が40％以上を占め，2位の心疾患は12〜18％である。CABG患者の予後改善の試みにおいて，非心臓死による効果の希釈は無視できない。SYNTAX[13]トライアルにおいて複雑病変に対するPCIとCABGの5年成績が報告された[7]。全死亡には差がなく，心臓死亡に関してPCIに対するCABGのHRは0.64（0.42〜0.92）であった。対PCIといった明らかにCABGの効果が期待される比較においてすら全死亡には容易に差が生じず，心臓死亡予防効果は他因死を含めることで希釈されてしまうことがわかる。すでにCABGを行った群において3本目の動脈グラフトによる全死亡の改善余地はきわめてかぎられる[8]。

　一方，3本目の動脈グラフトによる生命予後改善の報告もある。

　Shiらは両側内胸動脈使用例において，右冠動脈へのSVG対RAの生命予後を比較した多施設共同研究結果を報告した[9]。傾向スコアマッチ後の15年生存はRA-RCAグループが有意に良好（HR 0.62, 95% CI 0.45〜0.84）としている。多数例，長期間を対象とした貴重な報告である。しかしRAとSVGの選択基準が述べられておらず，マッチングデータにクレアチニン値が含まれないなど，統計処理されなかった交絡因子の存在を否定できない。さらに全死亡のHR 0.62となるためには，心臓死はおそらくHR<0.5でなければならないが，1本の追加動脈グラフトの効果としては大きすぎると思われる。しかし死因は調査されておらず，予後改善の理論的根拠となるグラフト開存性の評価もされていない。

　Suzukiらは完全動脈グラフト群（両側内胸使用87.3％）と，動脈＋SVG群（両側内胸使用30.4％）の長期予後を報告した[10]。完全動脈グラフトは全死亡に関して予後改善因子ではなく，心イベントに関してHR 0.5, 0.31〜0.84の抑制因子であったとしている。これは納得しやすい結果である。

430

Stop it!

結論として3本目の動脈グラフトはcardiac eventをわずかに減らす可能性はあるが，基本術式とするほどの意義はなく，解剖学的条件を満たした若年者のみに考慮すればよいと考えている。

今後の展望

誤解のないように申し添えておくと，世界的には3本目の動脈グラフトを使用するどころか2本の動脈グラフトすらほとんど使用されていない。筆者は左冠動脈系を両側ITAで完全血行再建すべきと考えている。

TAGをルーチンとしない場合でもaortic no-touchが必要な例や，グラフトのかぎられる再手術例では，RAやGEAの使用機会はあり，これらの正しい扱いは理解しておく必要がある。RAはskeletonizeせず伴走静脈とともに採取し，血管鞘切開だけ行う。GEAのskeletonizationに際しては動脈に伴走するgastro-epiploic nerveも確実に除去することなどである。

（伊藤敏明）

▼略語一覧

1. TAG：total arterial graft；完全動脈グラフト血行再建
2. GEA：gastroepiploic artery；胃大網動脈
3. RA：radial artery；橈骨動脈
4. LITA-LAD：左内胸動脈を前下行枝に
5. RA-LCx：橈骨動脈を左冠動脈回旋枝に
6. GEA-RCA：胃大網動脈を右冠動脈に
7. ITA：internal thoracic artery；内胸動脈
8. SVG：saphenous vein graft；大伏在静脈グラフト
9. OPCAB：off-pump coronary artery bypass；体外循環非使用冠動脈バイパス術
10. AHA/ACC：American Heart Association/American College of Cardiology；米国心臓協会/米国心臓病学会
11. CABG：coronary artery bypass grafting；冠動脈バイパス術
12. RITA-LCX：右内胸動脈を左冠動脈回旋枝に
13. AC：aorto-coronary
14. SYNTAX：Synergy Between Percutaneous Coronary Intervention with Taxus and Cardiac Surgery

文献

1) 萩原啓明, ほか：胃大網動脈グラフトの術後早期および遠隔期の造影所見. 胸部外科 61：827-835, 2008.
2) Hillis LD, et al：2011 ACCF/AHA guideline for coronary artery bypass graft surgery；a report of the American College of Cardiology Foundation/American Heart Association Task Force on Practice Guidelines. Developed in collaboration with the American Association for Thoracic Surgery, Society of Cardiovascular Anesthesiologists, and Society of Thoracic Surgeons. Circulation 124：e652-735, 2011.
3) Tsuneyoshi H, et al：The second best arterial graft to the left coronary system in off-pump bypass surgery；a propensity analysis of the radial artery with a proximal anastomosis to the ascending aorta versus the right internal thoracic artery. Gen Thorac Cardiovasc Surg 63：335-342, 2015.
4) Hayashi Y, et al：Effect of modified proximal anastomosis of the free right internal thoracic artery；piggyback and foldback techniques. Interact Cardiovasc Thorac Surg 22：265-272, 2016.
5) Yanagawa B, et al：Piggyback technique facilitates off-pump coronary artery bypass graft by using a proximal anastamostic device with arterial conduits. J Thorac Cardiovasc Surg 150：725-727, 2015.
6) Buxton BF, et al：Total arterial revascularization with internal thoracic and radial artery grafts in triple-vessel coronary artery disease is associated with improved survival. J Thorac Cardiovasc Surg 148：1238-1243, 2014.
7) Milojevic M, et al：Causes of death following PCI versus CABG in complex CAD；5-year follow-up of SYNTAX. J Am Coll Cardiol 67：42-55, 2016.
8) Esaki J, et al：Gastroepiploic artery grafting does not improve the late outcome in patients with bilateral internal thoracic artery grafting. Ann Thorac Surg 83：1024-1029, 2007.
9) Shi WY, et al：Is a third arterial conduit necessary? Comparison of the radial artery and saphenous vein in patients receiving bilateral internal thoracic arteries for triple vessel disease. Eur J Cardiothorac Surg 50：53-60, 2016.
10) Suzuki T, et al：Impact of total arterial reconstruction on long-term mortality and morbidity；off-pump total arterial reconstruction versus non-total arterial reconstruction. Ann Thorac Surg 100：2244-2249, 2015.

Ⅱ 各論
One Point Advice ⑮

endarterectomy

外科的冠動脈血行再建で目指すは完全血行再建である。左前下行枝(**LAD**)[1]における完全な形での血行再建とは，その末梢側のみならず，中隔枝や対角枝といった側枝領域の還流も改善させることと筆者らは考えている。びまん性に狭窄が存在する場合，通常の末梢吻合ではそれらに十分な血流を確保することは困難であり，また病変によっては吻合自体が困難な症例も存在する。このようなびまん性冠動脈病変を有するLADの血行再建を可能にする手技の1つにendarterectomyがあり，以下に当施設(榊原記念病院)での手術手技および周術期管理を述べる。

Point

1. LADは，特に完全な形での血行再建が要求される。
2. LADの完全な血行再建とは，末梢側だけでなく，側枝領域も含めた血行再建と考える。
3. endarterectomy症例のグラフト不全の特徴として，術後急性期の血栓閉塞が多い。
4. 術中の十分な止血操作，および術後早期からの抗凝固開始が肝要である。
5. 術翌日にグラフト造影検査を行い，グラフト不全を認めれば直ちに経皮的冠動脈形成術(PCI)[2]も検討する。

冠動脈内膜摘除の適応

冠動脈内膜摘除(CE)[3]の目的は大きく2つに分けられる。1つは，びまん性の高度石灰化病変や動脈硬化性のプラークにより運針が困難な冠動脈において吻合可能な箇所を確保すること，もう1つはびまん性病変に巻き込まれている側枝領域への血行再建を行うことである。当施設では原則としてLADを標的血管とし，CEにより血行再建が期待できる症例を適応としている。

またステント内狭窄症に対してもCEの手技は応用が可能で，ステントの再狭窄により側枝血流が障害されている場合，内膜ごとステントを抜去し，onlay patch法により再建することで，側枝領域も含めた血行再建が可能である。

手術手技

　heart positionerで肺動脈基部を右頭側に牽引しLADを視野の中心に展開する．吸引式スタビライザーでLADを固定，長い吻合となる場合には中枢と末梢側の2カ所に使用すると有効である．

　中枢側をsnareした後，LADを切開し，中枢側は血行再建すべき側枝が存在するまで，末梢側はほぼ正常内膜と思われる部位まで切開を延長する．内膜摘除は中膜層で，側枝部分の内膜とともに丁寧に引き抜き，ほぼ正常内膜に達した時点で内膜を切断する．(人工心肺非使用)心拍動下冠動脈バイパス(**off-pump CABG**)❹の場合，動脈硬化性変化が強い症例であれば拍動とともに自然に中膜層で剝がれてくる場合が多く，同部位より剝離を開始するとよい．

　末梢側は8-0ポリプロピレン糸の連続縫合で後壁側の内膜固定を行う．中枢側は，吻合部に内膜組織が露出しないよう外膜を再縫合する．

　次いで吻合部長に合わせて内胸動脈(**ITA**)❺を切開し，heal側→toe側の順に8-0ポリプロピレン糸によるparachute techniqueで下ろした後，側壁は側枝の開口部に注意しつつ連続縫合で吻合する．

　再建中のLAD領域は長時間の虚血に陥るが，びまん性病変を有する症例では側副血行が発達しており，多くの症例では再建中の虚血に耐えうる．

ここが大切

　症例によってはST-T変化や不整脈を生じたり，血行動態が不安定になることがある．その場合は長いシャントチューブ，あるいは外シャントを使用し，末梢側の血流確保を図るが，安定しない場合には人工心肺の使用を躊躇すべきではない．

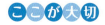

図1　endarterectomy

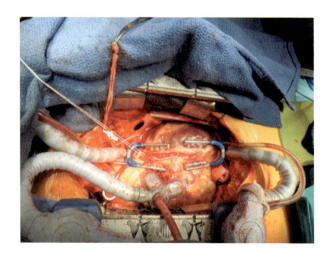

CE後の周術期管理

　CEにおいて最大の合併症は急性期の血栓閉塞である。2004年9月～2015年8月に当施設で施行したLADびまん性狭窄病変に対するCE症例194例のうち，術後冠動脈造影（**CAG**）が施行された184例において，13例（7.1％）にグラフト閉塞を認めている。当施設より報告されている通常の**LITA-LAD**吻合における早期の開存率は98.6％であり，CE施行例での術後早期のグラフト不全が多いことがわかる。

　これはCEが病変部に対する直達手技であることに起因し，内膜が欠如した再建部位で血栓形成が起こることによる。

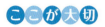

off-pump CABGでは術後早期に凝固亢進状態となることが指摘されており，術後の抗凝固療法および水分管理などがきわめて重要となる。

　次に，当施設における術後管理プロトコルについて提示する。

◆CAG

　前述のとおり，CE施行症例における血栓閉塞は術直後の早い時期に生じることが多く，現在は全例で術翌日にCAGによるグラフトの開存性評価を行っている。CAGで閉塞などがみられれば，血栓吸引やバルーン血管形成術（**POBA**）を追加する場合もある。

　一方で，吻合部の血管内皮が形成された後の遠隔期にグラフト不全を生じることはほとんどなく，以降の臨床経過に問題なければ，通常1年後のre-study CAGとしている。

◆抗血小板，抗凝固療法

　CE後の血栓予防療法については，その有用性を検討した報告はほとんどない。病変部に対する直達手技で，かつ治療部位における急性期の血栓閉塞が問題となるという点で，CEはPCIと類似した性質をもっており，当施設ではCABGに加えてPCIで行われた臨床研究結果にも基づき，有用性が期待される治療方法を模索している。

　CABG症例はすべて術前にバイアスピリン®は中止せず，内服継続のまま手術に臨んでいる。手術中はoff-pump CABG症例も3mg/kgのヘパリン投与下に吻合操作を行う。通常の吻合方法では吻合操作終了後にプロタミンを投与し，ヘパリンを完全に中和した状態で閉胸操作を行っているが，CE施行症例では，術中の出血状況にもよるが極力プロタミンは使用せず，活性凝固時間（**ACT**）で少なくとも180秒以上で閉胸操作を行っている。

　ICU入室後は出血の状況をみながら可及的早期（通常は入室後3～5時間）に低分子ヘパリンの持続投与を開始し，ACTを160～180秒程度にコントロールしている。術翌日からは全例でアスピリンとクロピドグレルの2剤併用に加え，ワルファリンの経口投与も行い，プロトロンビン時間-国際標準比（**PT-INR**）が2.0以上になるまでは低分子ヘパリン持続静注（5000単位/日）を継続としている。アスピリンは通常のCABG同様に生涯継続とし，術後CAG結果にもよるが，基本的にはワルファリンは術後3カ月，クロピドグレルは術後1年間の投与を行う。

図2 プロトコル

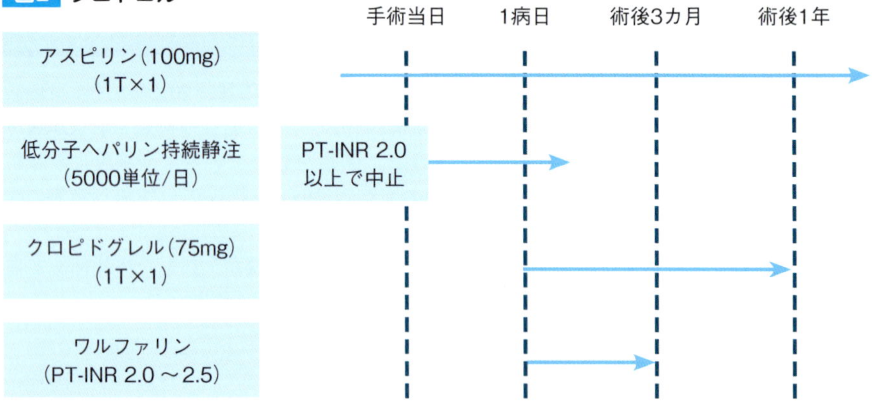

	手術当日	1病日	術後3カ月	術後1年
アスピリン（100mg）（1T×1）	──────────────────────────────→
低分子ヘパリン持続静注（5000単位/日）	PT-INR 2.0以上で中止 ──→
クロピドグレル（75mg）（1T×1）	────────────────→
ワルファリン（PT-INR 2.0～2.5）	──────→

◆術後水分管理

　通常の開心術症例やCABG症例以上にhypovolemiaは避けるべきであり，術後の呼吸状態や心機能にもよるが，基本的にwet sideでの術後管理としている．術後体重増加の多い症例でも，急速なdehydrationは行わず，水分貯留が進行する場合にのみ，水分制限や少量の利尿薬投与を検討する方針としている．

（北本昌平，高梨秀一郎）

▼略語一覧

1. LAD：left anterior descending；左前下行枝
2. PCI：percutaneous coronary intervention；経皮的冠動脈形成術
3. CE：coronary endarterectomy；冠動脈内膜摘除
4. off-pump CABG：off-pump coronary artery bypass grafting；（人工心肺非使用）心拍動下冠動脈バイパス術
5. ITA：internal thoracic artery；内胸動脈
6. CAG：coronary angiography；冠動脈造影
7. LITA-LAD：左内胸動脈を左前下行枝に
8. POBA：plain old balloon angioplasty；バルーン血管形成術
9. ACT：activated coagulation time；活性凝固時間
10. PT-INR：prothrombin time-international normalized ratio；プロトロンビン時間-国際標準比

文献

1) Fukui T, et al：Early and midterm results of off-pump coronary artery bypass grafting. Ann Thorac Surg 83：115-119, 2007.
2) Nishigawa K, et al：Off-pump coronary artery bypass grafting with concomitant coronary endarterectomy for the diffusely diseased coronary artery. Kyobu Geka 69：594-598, 2016.

II 各論
One Point Advice 16

awake OPCAB

冠動脈バイパス術（CABG）[1]は（人工心肺非使用）心拍動下冠動脈バイパス術（OPCAB）[2]の導入に伴い術後の合併症が減少し，また手術死亡率も同様に減少している．特に高齢者，ならびに術前にco-morbidity併存症を有する症例においてはその有効性が示されている．しかし全身麻酔による手術を行うかぎりは，全身麻酔による覚醒遅延，ならびに術中の血圧低下に伴う脳虚血や脳梗塞の発生などのイベントに対しては迅速な対処ができない．また重症の呼吸不全症例では，全身麻酔後の呼吸器合併症発生の危険率が高い．重症化する冠動脈疾患に対しては，より体への負担が少ない麻酔の導入が望まれている．一方，早朝退院を希望する患者群も存在し，これらの症例に対して術後早期に社会復帰をさせること，また全身麻酔に伴う高次脳機能の一時的な低下を予防することがわれわれ外科医，ならびに心臓専門の麻酔科医にとっては急務である．全身麻酔薬を使わずに胸部硬膜外麻酔（TEA）[3]のみにより，CABGを行う硬膜外麻酔を併用した冠動脈バイパス術（awake OPCAB）は，ハイリスク患者や早期退院希望の患者にとって非常に有用である[1,2]．awake OPCABGについては2003年にKaragozらが初めてlarge seriesを報告している[3]．本項では筆者らが彼らの方法を踏襲し進化させ，多枝バイパスならびに動脈グラフトを用いたawake OPCABの適応や方法，注意点について検討する．

Point

1. 脳血管障害や慢性閉塞性肺疾患（COPD）[4]などを有する全身麻酔が困難な症例や早期退院を希望する患者に対しては有用である．
2. 麻酔科と連携を行い，第1-2胸椎，もしくは第2-3胸椎から硬膜外カテーテルを挿入し，第6頸神経（C6）から第8胸神経（Th8）までの神経ブロックを行う．
3. 内胸動脈（ITA）剥離や心臓脱転時の心膜の牽引の際には気胸を起こさないように注意が必要である．
4. 局所麻酔中毒を予防するために，手術は3時間以内で行うことが望ましい．

病態と手術適応

awake OPCABの主な適応としては，以下のとおりである。
①脳血管障害を有し，術中の血圧低下による脳虚血の発生の可能性が高い症例
②全身麻酔が難しい慢性閉塞性肺疾患症例
③早期退院を希望される症例
また，3時間以内で手技的に終了可能な症例であることが望ましい。

手術の概要と術中管理

◆麻酔

手術前日に第1-2胸椎，もしくは第2-3胸椎から硬膜外カテーテルを挿入し，造影を行いその先端を確認する。手術当日は2%リドカイン40mL，フェンタニルクエン酸塩5mgの混合液を20mL/時の速度で硬膜外カテーテルより持続注入し，C6からTh8までの神経支配領域，ならびに知覚神経をブロックし，術中の痛覚を確認する。全身麻酔薬を投与せず意識を残し，気管挿管を行わずに手術を開始する。

ここが大切

Th1/2から挿入した硬膜外カテーテルのみを使用すると，上腹部の麻酔が不足する症例や，術後に上腹部に強い痛みを訴える症例がある。そのため，Th5/6またはTh6/7からもう1本の硬膜外カテーテルから行うことにより，麻酔域の広がりが確実となり，また局所麻酔薬の使用量が減少し，術後鎮痛の質も大きく改善する。

図1 手術風景

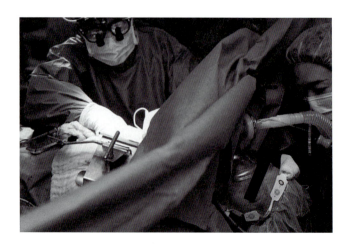

◆アプローチ

　基本的には胸骨正中切開による完全血行再建のOPCAB法を選択することが望ましい。重症のCOPDの患者には，開胸(opening pleura)のリスクを減らす目的で胸骨切開を行わず，剣状突起下の小切開で胃大網動脈をharvestした後に左前下行枝(**LAD**)への1枝吻合も選択肢の1つとなる。

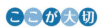

　　LAD 1枝病変に対してはKaragozらが行っている胸骨部分切開によって左肋骨弓を吊り上げ，左内胸動脈(**LIMA**)とLADを吻合するrib cage lifting techniqueが有用である[4]。このrib cage lifting techniqueの利点は，LADが全長にわたり見えることと，気胸の発生が低いことが挙げられる。

◆グラフト選択

　グラフトの選択としてLIMAをLADに吻合することを基本としている。LIMAの剥離に関しては通常の方法と同様にskeletonize法を用いて行う。

　第2のグラフト選択としては，橈骨動脈(**RA**)である。RAの採取に際しては局所麻酔を前腕部に追加するか，あるいは膝窩神経ブロックを用いてRAを採取する。

　第3のグラフトとして胃大網動脈(**GEA**)を採取する。GEAの採取には高位硬膜外麻酔で十分であり，胃のtractionでも特に痛みを訴えない症例がほとんどである。GEAはskeletonize法によって周囲脂肪組織ならびに伴走静脈を除いて剥離する。大伏在静脈の採取が必要なときには局所麻酔を追加して，小切開による採取を行う。

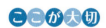

LIMA剥離

　LIMAの剥離時に，不用意な電気メスの使用によって気胸を引き起こさない点である。通常，電気メスを用いてskeletonize法により動脈だけを胸膜より剥がす手技であれば，気胸の発生はほとんど認めない。また万一，気胸を起こした場合には，ネオベールシートとフィブリン糊を用いて開口部の壁側胸膜を修復することも可能である。

RA採取

　RAの採取にはC5までの麻酔の広がりが必要だが，広がりが不十分な場合もある。しかし，近年発達したエコーガイド神経ブロック法を用いることにより，安全に広範囲の麻酔を得ることができるようになる。

心臓の脱転

　回旋枝や右の冠動脈末梢吻合時の心臓の脱転法に注意を要する。LIMAスティッチなどで心膜に針をかけた場合に容易に気胸を起こすので，市販の心尖部吸引型のデバイスを用いて，胸膜に穴を開けないことが大切である。

Stop it!

手術時間は局所麻酔中毒を考慮し，3時間以内の手術が望ましい。われわれが行った72例のawake OPCABで平均手術時間は171分であり，その結果ほとんど局所麻酔中毒はみられなかった[5]。

今後の展望

TEAを用いたawake OPCABは気管挿管や全身麻酔に伴う侵襲がなく，さらに術後の合併症が軽減されるため早期の社会復帰が可能となる。awake OPCABは新たな超低侵襲CABGとして今後期待される手術方法であると考えられる。

（撘井達也，木内竜太，渡邊　剛）

▼略語一覧

1. CABG：coronary artery bypass grafting；冠動脈バイパス手術
2. OPCAB：off-pump coronary artery bypass；人工心肺非使用心拍動下冠状動脈バイパス術
3. TEA：thoracic epidural anesthesia；胸部硬膜外麻酔
4. COPD：chronic obstructive pulmonary disease；慢性閉塞性肺疾患
5. LAD：left anterior descending artery；左前下行枝
6. LIMA：left internal mammary artery；左内胸動脈
7. RA：radial artery；橈骨動脈
8. GEA：gastroepiploic artery；胃大網動脈

文献

1) Watanabe G, et al：Awake coronary artery bypass grafting under thoracic epidural anesthesia：great impact on off-pump coronary revascularization and fast-track recovery. Eur J Cardiothorac Surg 40：788-793, 2011.
2) Ishikawa N, et al：Ultra-minimally invasive cardiac surgery；robotic surgery and awake CABG. Surg Today 45：1-7, 2015.
3) Karagoz HY, et al：Coronary artery bypass grafting in the awake patient：three years' experience in 137 patients. J Thorac Cardiovasc Sur 125：1401-1404, 2003.
4) Karagoz HY, et al：Minimally invasive coronary artery bypass grafting：the ribcage lifting technique. J Thorac Cardiovasc Surg 116：354-356, 1998.
5) Watanabe G, et al：Multivessel awake off-pump coronary bypass grafting using median approach. Innovations 6：23-27, 2011.

Ⅱ 各論
One Point Advice ⑰

proximal anastomosis device

日本における冠動脈バイパス術(CABG)[1]は，人工心肺を用いないoff-pump手術が広く普及している。日本冠動脈外科学会が毎年行っている全国アンケートでも，2015年における初回待機単独CABG 8,150例のうち，63%がoff-pump手術であり，on-pump beating手術(人工心肺使用・心拍動下)の13.9%を含めると，実に7割以上が心拍動下での手術となる。

心拍動下の多枝バイパスの場合，all arterial・all *in-situ* bypassで上行大動脈に中枢吻合を置かないグラフトデザインを選択することもあるが，大伏在静脈などフリーグラフトの中枢吻合を上行大動脈に置く症例も少なくない。上行大動脈への中枢吻合手段としては部分遮断下に行う以外に，現在はさまざまな中枢吻合デバイスが使用可能である。

本項では，Heartstring®Ⅲ(Maquet Cardiovascular, San Jose, CA)やエンクローズ®Ⅱ(Novare Surgical Systems, Cupertino, CA)，PAS-PORT®システム(Cardica Inc, Redwood City, CA)といった各種中枢吻合デバイスの特徴と使用のコツについて述べる。

Point
1. どの中枢吻合デバイスを用いる際も，術前CT検査や術中エコー検査で吻合部を中心に大動脈壁性状を十分評価することが，肝要である。
2. 各種デバイスの利点・欠点を理解し，その使用に習熟する。

Heartstring®Ⅲ 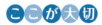(図1)

◆デバイスの準備

　デバイスの改良とともに，Heartstring®シールをデリバリーシステムに装填する過程が容易になったが，装填後にシールとデバイスの配置が正しい位置関係にあるかどうか(図2)，またシール自体に亀裂が入ってないか十分確認しておく必要がある。

ここが大切
　確認を怠るとシールがうまく展開されなかったり，亀裂のためシーリングが不十分となり，大出血につながる可能性がある。

図1 Heartstring®Ⅲ

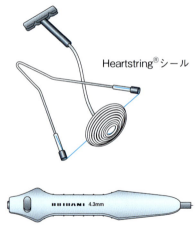

Heartstring®シール

アオルティックカッター

図2 Heartstring®シールの正しい装填

a：シールの正しい配置

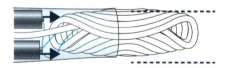

b：シールの誤った配置

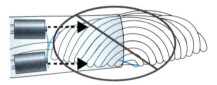

◆デバイス使用について

　基本的に1つの中枢吻合につき1つのデバイスを使用することになるため，中枢吻合を複数箇所置く場合は，その分デバイスを要する．ただし，現状の診療報酬で複数個のデバイスを使用することは，コスト面でデメリットとなりうる．そのような場合は，まずHeartstring®を用いて1つの中枢吻合を行い，そのシールを抜去する前に，グラフト直上に切開を置き，亀の子状に別のグラフトを吻合することで，使用デバイス数を減らすこともできる（図3）．

　複数箇所にわたりHeartstring®で中枢吻合を置く場合は，1.5cm以上離すことが原則となっている．

図3 Heartstring®を用いた亀の子状の吻合

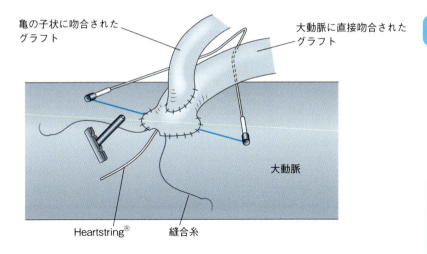

◆Heartstring®のシーリング

Heartstring®シールは大動脈内に挿入された後，テンションスプリングで広がり，大動脈内圧で壁に密着することでその止血効果を発揮する。

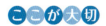

デリバリーシステムの先端を挿入してからHeartstring®シールが展開されるまで，スムーズに操作しないと出血量が増加する可能性ある。

また，人工血管に中枢吻合を置く場合や吻合孔のすぐ周囲に著明な石灰化がある場合は，シーリングがときに不十分となり，その隙間から出血をきたすことがある。

◆吻合について

Heartstring®シールはすり鉢状の形態をしており，その吻合スペースも十分あるので，吻合そのものは従来どおりでよい。弱彎針の使用や大動脈壁をoutside-inで縫う場合も特に問題は感じない。

> ## Stop it !
> まれにHeartstring®シールに針を引っかけることがある。針の抵抗感や吻合孔からの出血などで気付けばよいが，最後まで吻合を行いHeartstring®シールを解く段階で初めて気付いた場合には，シールの抜去も縫合糸の結紮もできない状況に陥る。

その場合は，指で出血コントロールをしつつ縫合糸を緩め，引っかかりが除去できればよいが，それも困難な場合には再吻合が必要となり，新たなHeartstring®や部分遮断が必要となることもある。

エンクローズ®Ⅱ（図4）

◆大動脈壁の評価

吻合部以外にデバイス刺入部が必要となるため，当然ながら吻合部および刺入部の大動脈壁性状を確認する必要ある。また大動脈内腔にローワー・ジョーが挿入されるが，同パーツが内膜面と接触する可能性があるため，同部位も術中エコーで観察しておくと安全である。

これは，吻合孔そのものがデバイス挿入部となるHeartstring®と異なる点であり，上行大動脈の粥状硬化病変などが広範囲に存在する場合には，刺入部と吻合部の位置関係およびその操作範囲を考慮し，適応を判断していく必要がある。

◆シーリング

エンクローズ®はそのアッパー・ジョーとローワー・ジョーで大動脈壁をはさみ込むことで無血視野を得る。一方，Heartstring®は大動脈圧で内側から密着することのみで止血を得るため，壁の歪みなどで出血をきたしやすく，無血視野という点ではエンクローズ®のほうが優れているように思われる。

Kikuchiら[1]は，人工血管への中枢吻合でも使用し，良好な視野が得られたと報告している。

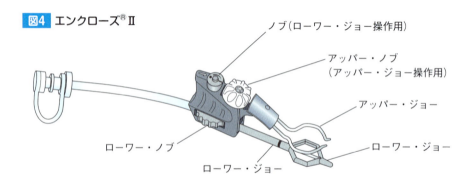

図4 エンクローズ®Ⅱ

◆吻合孔の作成

　エンクローズ®で吻合孔を作成する際は，まず大動脈壁にメスで切開を入れる。スルールーメン・チュービングの上で切開を入れることが肝要であり，使用するメスは15番のほうがメンブレン損傷のリスクが少ないと思われる。

　Heartstring®はaortic cutter（3.8mmもしくは4.3mm）で吻合孔を作成するので，その形は自然と正円となるが，エンクローズ®の場合はメスで大動脈を切開し，パンチャーなどで吻合孔を自身で調節しながら作成できるメリットがある。たとえば，血管径の細い内胸動脈をfree graftとして上行大動脈に直接吻合する場合は，その血管径や性状に合わせ吻合孔を楕円形にしたり，大きさを微調整することができる。

◆吻合

　吻合孔の深さはHeartstring®と比べると浅くなるため，大動脈壁をoutside-inで縫う運針では，メンブレンの損傷リスクがある。縫合針も強彎を使用することが推奨されており，それによりメンブレン損傷のリスクを減らすことができる。

◆吻合後の止血確認

　吻合後はアッパー・ジョーを少し緩め，止血を確認する。これで吻合部出血を認めた場合は再度アッパー・ジョーを下げることで無血視野が得られる。Heartstring®は一度シールを解いてしまうと再度無血視野を得ることは難しく，この点においてはエンクローズ®が優れているといえる。

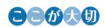

　エンクローズ®のローワー・ジョーを動かす際は必ずメンブレンが閉じていることを確認し抜去する。

PAS-PORT®システム（図5）

◆システムの特徴

　前述したHeartstring®，エンクローズ®といった手縫い用デバイスと違い，PAS-PORT®システムは中枢側自動吻合器となる。大動脈壁との吻合にはステンレス製のステープルが使用されるが，グラフト側の血管内腔にはステープルが出ることはなく，大動脈内膜面に出るステープルも最小限になるようデザインされている。

　Kempfertら[2]のPAS-PORT®システムを用いたランダム化前向き試験では，静脈グラフトの1年開存率は97.8%と，従来の手縫い吻合と同等で良好であったとしている。

◆グラフトと中枢吻合

　グラフト径は4〜6mmが推奨されている。グラフト径が小さいと吻合部で裂け目を生じる可能性があるため，採取したグラフトの血管径や壁性状をみたうえでその適応を判断する必要がある。

図5 PAS-PORT®システム

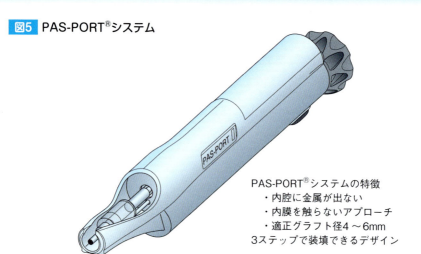

PAS-PORT®システムの特徴
・内腔に金属が出ない
・内膜を触らないアプローチ
・適正グラフト径4〜6mm
3ステップで装填できるデザイン

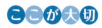

　デバイスの特徴として中枢吻合が必ず先行し，また大動脈に対し直角に吻合されることになるため，グラフトが屈曲しないようその長さや走行に注意し吻合場所を決定する必要がある。

　安定した吻合面を作るためheart positionerで大動脈を牽引することも有用である。
　PAS-PORT®システムは大動脈切開から吻合までノブを回すだけで連続的に行われるため，限定された大動脈スペースでも中枢吻合が可能である。左開胸下のCABGで下行大動脈に中枢吻合を置くことも可能である[3]。

（平岩伸彦）

▼略語一覧

1. CABG：coronary artery bypass grafting；冠動脈バイパス術

文献

1) Kikuchi K, et al：The use of Enclose®Ⅱ anastomosis assist device for the proximal coronary branch anastomosis to vascular graft. Ann Vasc Dis 3：84-86, 2010.
2) Kempfert J, et al：Twelve-month patency with the PAS-Port proximal connector device：a single center prospective randomized trial. Ann Thorac Surg 85：1579-1585, 2008.
3) 望月慎吾，ほか：PAS・Portを用いて左開胸アプローチによる再冠動脈バイパス術(re-CABG)を施行した1例. 日心外会誌 37：205-208, 2008.

II 各論

3 大動脈疾患①
基部大動脈瘤

　大動脈基部が一定以上に拡張した場合，大動脈弁逆流（AR）❶の程度にかかわらず，解離や破裂を防ぐ目的で大動脈基部を置換する必要が生じる．伝統的には人工弁付きの人工血管（composite graft）で全基部置換する方法がスタンダードだったが，近年弁を温存して基部のみ置換する方法が急速に発達しつつある．また，弁を温存するにしても，大きく分けて2つの方法が現在主流となっている．これらの術式にはそれぞれ長所，短所があり，一概にどれが優れているとはいいがたい．本項ではこれらの適応，術式，術後の注意点について紹介する．

Point

1. 大動脈弁基部置換術は，従来composite graftによる全基部置換（Bentall手術）がスタンダードであった．
2. しかし機械弁には抗凝固療法による出血，血栓塞栓症，人工弁感染症のリスクがある．
3. 抗凝固療法が不要な自己弁温存基部置換術は若年者のARに対してメリットがある．
4. 自己弁温存基部置換術にはaortic root remodeling法とaortic valve reimplantation法があり，それぞれ一長一短である．
5. 出血，心筋虚血，AR，完全房室ブロック，心室中隔欠損，洞不全症候群が主な術後合併症である．

病態と手術適応

　大動脈基部から上行大動脈に至る大動脈瘤は胸部大動脈瘤の約60％を占めるものの，95％は無症状であるため，解離や破裂で発症する以外は，偶然発見されるものがほとんどである．したがって，当然その定期手術における手術適応は解離や破裂の予防に主眼が置かれる．

◆イェール大学からの報告

　イェール大学（Yale University）のグループによる詳細な調査によると，瘤径が6cmを超すと破裂や解離が発症するリスクは年間6.9％，死亡も含めると実に15.6％にも上り，いずれも瘤径4.0〜4.9cmのそれぞれ約3倍強から3倍にあたる[1]．p501に示すように，いったん解離や破裂を発症してから手術すると成績が非常に悪いため，瘤径6cmに達する以前に外科的治療をすることが望ましいとされている．

◆欧米のガイドライン

したがって欧米のガイドライン上は，欧米間で若干の違いはあるものの，上行大動脈あるいはValsalva洞が55mm以上の無症状患者を外科治療の対象としている．しかし，前述したのはあくまで年次ベースのリスクなので，個々の瘤径拡大速度や患者背景に応じた対応がもちろん必要となる．上行大動脈の拡大速度は平均およそ年間1mmであるが，当然瘤径が大きくなるにつれて速くなるし，家族歴や結合織異常に伴い速くなる．そこで瘤径55mm以下でもヨーロッパのガイドラインでは年間2mm，アメリカのそれでは年間5mm以上の拡大がある場合は手術を考慮すべきとしている．また，Marfan症候群や二尖弁などの結合織異常がある場合は40〜50mm，大動脈弁に対する手術の際には45mm以上で基部も置換すべきとしている．

◆わが国のガイドライン

わが国のガイドラインもほぼこれらに準じているが，たとえば拡大速度に関しては半年で5mm以上の拡大があれば侵襲的治療を考慮する，大動脈弁に対する手術の際には50mm以上で上行大動脈も置換すべきなど，ややconservativeな内容となっている．

上行大動脈が拡張してくるにつれ，sino-tubular junction(**STJ**)❷が開大して大動脈弁の接合面積が減少してきて，ついにはARが生じてくる．したがって大動脈基部から上行大動脈に至る大動脈瘤の外科的治療に際しては，少なからずARに対する対処が必要になってくる．ARに対する手術適応に関しては，p260を参照されたい．

◆手術適応のあるARに対する弁形成術の際の基部に対する治療方針

ここで問題となるのは手術適応のあるARに対して弁形成を計画した場合の，境界領域の拡張病変に対する治療方針である．基部あるいは上行大動脈を置換すると弁間距離が縮まり，交連の位置が上昇し，弁の接合面積が増加して逆流のコントロールが容易になるので，このようなケースではもう少し積極的に置換してもよいのかもしれない．その最たる例が二尖弁で，たとえば欧米では置換のカットオフ値を43mmとする施設もある[2]．二尖弁では基部置換のほうが，遠隔成績がよいことがその証左であろう[2]．もちろんその判断には基部置換に伴う手術リスクの増加も考慮に入れる必要があるのはいうまでもない．

その他，これらにあてはまらない基部置換の適応となるのは非対称的な拡張を示すValsalva洞動脈瘤，感染性心内膜炎による基部膿瘍，狭小弁輪を有する大動脈弁狭窄症(**AS**)❸などだが，本項では割愛させていただく．

術前検査と手術プランニング

◆心エコー

通常の心臓手術と同様，心機能や心拡大の有無の評価はもちろんであるが，術式決定のうえで重要なのが弁尖の可動性の評価である．弁尖の硬化が強く，狭窄をきたしている症例では弁の温存は困難で，弁付き人工血管を用いた大動脈基部全置換術，いわゆるBentall手術が必要になる．弁形成が可能であればaorto-ventricular junction(**AVJ**)❹，Valsalva洞，STJの径とeffective height(**eH**)❺を計測しておく(p265の図1参照)．

◆CT

　まず，すべての手術法に共通する情報として，送血部位の選択に重要な上行大動脈の石灰化や心筋保護液投与に重要な冠動脈起始異常の有無を評価し，末梢をどこまで置換するべきかの判断を行う．次いで弁を温存する場合は基部のgeometry評価に移る．大動脈弁輪，たとえばAVJは楕円形であるので，3Dエコーによる計測ができなければ3D-CTによる計測が必須になる．弁の温存にAVJ径の上限はないが，大動脈弁輪径が大きいとaortic valve reimplantation法を，小さいとaortic root remodeling法を選択するのが一般的である．Valsalva洞径も同様に楕円として計測し，基部置換の適応に正確を期する．一部の施設ではCTでgeometric height（**GH**）[6]やeHの測定を試みているが，解像度の兼ね合いで過小評価となる傾向が強く，今後の課題であろう．

リスクマネージメント，インフォームド・コンセント

　一般的に手術操作時間はBentall手術，remodeling法，reimplantation法の順に延長するが，早期死亡率は大差ない．たとえばフランスの前二者を比較したstudyでは30日死亡率は両者とも3.8%とまったく同一だった[4]．また，後二者のmeta-analysisでは2.2%で[5]，わが国の非解離の基部単独手術では2.6%と良好である[6]．経験豊富な施設（Toronto大学）からは平均年齢44〜50歳の若年者ではreimplantation法の在院死0.4%，生体弁/機械弁Bentall手術の在院死0%/0.5%と優れた成績が報告されている[7]．したがって，インフォームド・コンセントは手術法の選択，人工弁の選択に比重が置かれることになる．とりわけ，大動脈弁逆流症では弁温存術式を選択した場合の弁の耐久性の推定が大きな鍵を握ることになる．人工弁の選択はp238の項を参照していただき，ここでは基部置換を要する大動脈弁逆流症において，若年者と高齢者に分けて，弁を温存するか否かに焦点をあてて概説したい．

弁を温存するか否か

　基部置換が必要となる症例は比較的若年者が多く，機械弁を植え込んだ場合の合併症のリスクと，弁を温存した場合の再発のリスクを十分に吟味する必要がある．最新のmeta-analysisによるとBentall手術（機械弁が93%）後の再手術のリスクは基部に対して0.46%/年，弁に対して0.30%/年，弁温存基部置換術後のそれは1.32%/年と前者に軍配が上がっている[5,8]．しかし，出血リスクはそれぞれ0.64%/年，0.23%/年，血栓塞栓症リスクは0.77%/年，0.41%/年，感染性心内膜炎は0.39%/年，0.23%/年と，いずれも後者に有利な結果となっている[5,8]．最新のToronto大学からの若年者を対象とした報告では，reimplantation法が再手術リスクでも機械弁Bentall手術と同等で，弁関連イベント，心臓関連死はともに弁の種類によらずBentall手術より有意に良好であった[7]．

再手術リスク

　機械弁置換術後の再手術リスクは年齢による差は微々たるものだが，出血リスクは50歳で30%，60歳では41%と年齢に比例して増加し，出血後の死亡率は22%と非常に高いことを忘れてはならない[9]（**図1**）．弁温存基部置換術の術式による差はあまりないと思われるが，10年以上の再手術回避率はreimplantationで87〜97%，remodelingで85〜91%と前者にやや分があり[10,11]（**表1**），Marfan症候群に限ったmeta-analysisでも再手術リスクはそれぞれ0.7%/年，2.4%/年であった[12]．しかし，これらは患者背景が異なるうえ，

図1 年齢別，人工弁別の生涯再手術リスクと出血リスク

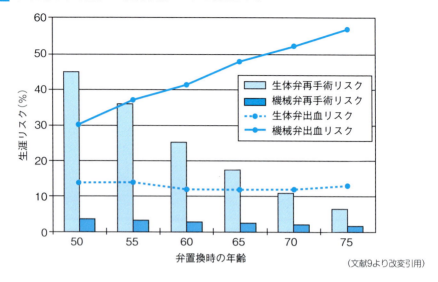

(文献9より改変引用)

表1 aortic root remodeling法(a)とaortic valve reimplantation法(b)の遠隔期成績

a：aortic root remodeling法

著者	年	症例数	先天性二尖弁(%)	Marfan症候群(%)	急性大動脈解離(%)	再手術回避率(%)	Ⅱ度以上のAR回避率(%)
Yacoub	1998	158	—	68(43)	49(31)	85@15y	—
Erasmi	2007	96	13(14)	—	21(22)	89@54.7m	—
Jeanmart	2007	48	11(23)	5(10)	0	97@5y	97@5y
David	2010	61	2(3)	26(43)	7(12)	90.4@12y	82.6@12y
Schäfers	2015	747	290(39)	29(4)	59(8)	91@15y	—
Lansac	2016	149	47(32)	23(15)	0	90.5@7y	76.0@7y

(文献11より改変引用)

b：aortic valve reimplantation法

著者	年	症例数	先天性二尖弁(%)	Marfan症候群(%)	急性大動脈解離(%)	severe AR(%)	弁形成追加(%)	再手術回避率(%)
Kallenbach	2005	284	17(6)	54(19)	53(18.7)	18(6.3)	18(6.3)	86
liebrich	2013	236	35(14.8)	26(11)	14(5.9)	6(2.5)	54(22.9)	97@5y
Kvitting	2013	233	63(27)	102(43.8)	0	28(12)	105(45.1)	82.6@12y
David	2014	371	34(9.2)	131(35.5)	28(7.5)	77(20.8)	76(20.5)	87.7@3y
Miyahara	2015	183	37(20.2)	45(24.6)	21(11.5)	89(48.6)	111(60.7)	—
De Paulis	2016	124	15(12.1)	21(16.9)	7(5.6)	44(35.4)	8(6.4)	90.1@13y

(文献10より改変引用)

reimplantationにValsalva graftを用い，remodelingにannuloplastyを追加するというような術式の進化も考慮に入れなければならない．実際にremodeling後の15年再手術回避率は三尖弁では95%で二尖弁では83%と低いが，annuloplastyの追加により5年のⅡ度以上のAR回避率は，三尖弁で93%から98%に改善し，二尖弁で81%から92%と著明改善している[13]．

高齢者に対する適応

　問題となるのは高齢者における選択である．とりわけ65歳以上の高齢者では生体弁の遠隔成績が大変優れており，弁温存を躊躇する外科医も少なくないだろう．ただし生体弁の遠隔成績が優れているのは構造劣化に対してであり，感染のリスクは0.91%/年と機械弁の倍以上である．そしていったん感染するとその約半数に手術が必要になり，術後在院死は20%を超え，耐術しても10年生存率は31%と極端に低くなることを忘れてはならない．
　したがって高齢であっても良好な長期予後が見込める弁であれば，弁温存も選択肢の1つに入れなければならない．温存すると決めたら，高齢者では術式は操作時間の短いremodeling法が有利であり，それと組み合わせるannuloplastyも簡便な方法を選択するのが望ましいだろう[14]．

手術の概要と術中管理

1）Bentall法（図2）

　すべての術式の共通事項として，大動脈壁の断端を4〜5mm残してValsalva洞を切除し，冠動脈口はボタン状にくり抜いておく．通常の大動脈弁置換術に準じて大動脈弁を選択し，市販の大動脈弁付き人工血管あるいは手製のcomposite graftを通常の弁置換と同様，マットレス縫合を15〜18糸かけて行う．

図2 機械弁によるcomposite graftで全基部置換するBentall法

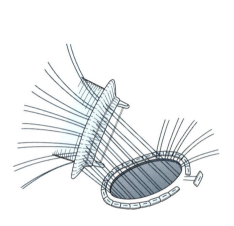
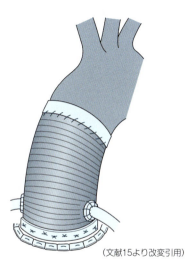

（文献15より改変引用）

2) remodeling法（図3）

　人工血管はAVJが著明に拡張していないかぎり（30mm以下），AVJ径よりワンサイズ（もしくは10％）小さな人工血管を選択するが，日本人であればほとんどの症例が24mmか26mmでよいものと思われる。基部の剥離は組み合わせるannuloplastyの種類により異なる。internal annuloplastyであればextraの剥離は不要だが，external suture annuloplastyならAVJまで，external ring annuloplastyならbasal ringまで剥離を進める。annuloplastyの詳細については他項を参照していただきたい[14]。次に縫合であるが，三尖弁であれば人工血管に三等分の幅広の舌状の切り込みを作り，straight graftを使用する場合，弁輪の最低部から交連部に向けて人工血管を膨らませてValsalva洞を作るように連続縫合を行う。Valsalva graftを使う場合は弁輪の最低部と交連部から縫っていき，中間で結紮するのでやや容易である。

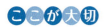

　remodeling法では人工血管を大動脈壁の断端に内挿するようにして出血を防ぐのが重要である。

　二尖弁では，遠隔成績[2]と開閉効率と形成の容易さを考慮して人工血管を二等分に切り込んで180°の仕上がりを目指す。癒合弁輪の硬化部位は切除して弁の可動性を改善しておく。最後にeHを目標の高さにそろえるのだが，詳細は他項を参照していただきたい。

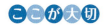

　180°以上の癒合弁を180°に修正すると余剰の弁腹が左室側に落ち込み，再発の原因になるので，この弁腹を縫縮しておくことが望ましい。

図3　aortic root remodeling法

1列の縫合なので操作時間が短いが出血リスクがある。弁輪の固定が弱い反面，基部の伸縮性は保たれる。

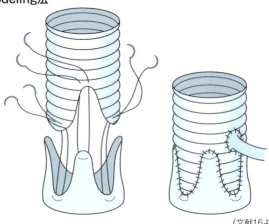

（文献16より改変引用）

3) reimplantation法（図4）

　人工血管の選択はDavidらはもっとも短い弁尖に合わせ，$(2×2/3×GH)+(4〜6)$mmとしているが，簡便に$(GH×2)-(8〜10)$mmとしてもよい。現在大多数の施設ではValsalva graftを使用しているが，GHが短い症例ではValsalva洞の高さが4mm低いタイプを使用すべきである。基部の剥離はremodeling法よりもさらに深く行う。第1列の縫合はbasal ring直下の左室側から大動脈外へ膜性中隔部を避けて，マットレス縫合を12〜15針かけて行う。次いで各交連部を頭側に十分牽引，人工血管に固定後，大動脈壁を連続縫合で人工血管の内側に固定する。したがって縫合ラインが2列になるのと，大動脈壁を人工血管に内挿して縫合を行うので，remodeling法よりもやや時間がかかる。

4) 冠動脈口の縫着

　冠動脈口は人工血管に開けた穴に直接連続縫合で縫着するCarrel patch法が標準だが，剥離が困難な場合，6〜8mmの人工血管を1本使用するCabrol法や2本介在させるPiehler法もある（図5）。

ここが大切

　冠動脈口の吻合で重要なことは冠動脈あるいは人工血管の屈曲を避けることであり，volumeを入れた状態で縫着位置決めをしたり，左冠動脈用の人工血管をメインの人工血管の裏側を回すなど，デザインに工夫が必要である。懸念があれば吻合後に冠動脈口から心筋保護液を注入して圧が異常でないことを確認する。

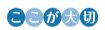

図4 aortic valve reimplantation法

第1列で弁輪を固定し，第2列で大動脈壁を人工血管内に縫着する。したがって操作が煩雑で時間がかかるが出血のリスクが低い。弁輪の固定が確実な反面，基部の伸縮性が失われる。

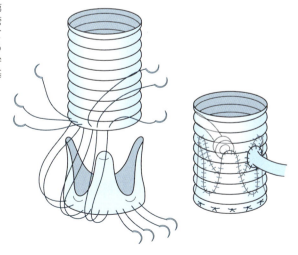

（文献16より改変引用）

図5 冠動脈口の再建法の種類

a：現在の標準術式である，冠動脈口を人工血管に直接縫着するCarrel patch法
b：1本の人工血管で左右冠動脈口を再建するCabrol法
c：2本の人工血管で左右冠動脈口を別個に再建するPiehler法

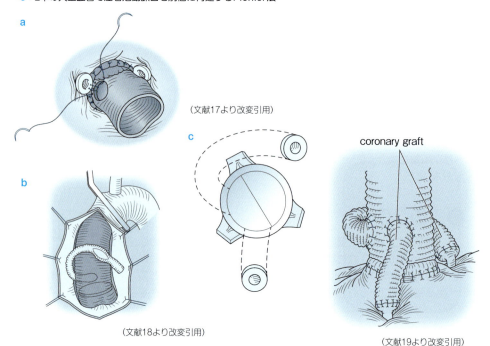

（文献17より改変引用）
（文献18より改変引用）
（文献19より改変引用）

5）術中管理

　基部置換術中に注意すべきことは出血と心筋虚血である。冠動脈吻合部の出血は人工血管に心筋保護液を注入することで発見可能であるが，基部縫合部の出血は遮断解除しなければわからない。人工心肺離脱前に十分血圧を上げて，基部から拍動性の出血がないことを確認してから離脱すべきである。離脱後の修復はほぼ不可能なので，必要があれば再度の大動脈遮断を躊躇すべきではない。

　冠動脈の吻合に問題があれば，心室性不整脈が頻発したり低心拍出量症候群を呈して人工心肺離脱が困難なので，経食道心エコーでhypokinesisの部位を同定し，責任領域へのバイパスを即座に行うべきである。したがって少なくとも大腿までは消毒をしておき，大伏在静脈が採取できるようにしておく。不十分な空気抜きが原因の一過性右心不全は，拍動流にしてairをflash outすれば自然に回復してくるので容易に鑑別可能である。

Stop it !

　冠動脈の吻合に問題がなくても，短い左冠動脈主幹部では選択的心筋保護液が回旋枝領域に十分注入されないことがある。事前に冠動脈造影でよく確認し，カニューレを深く挿入しないなど注入に留意するか，逆行性冠灌流を併用するなどして虚血を予防する。

術後管理

術後管理は通常の心臓大血管術後に準ずるが，とりわけ下記の項目に留意すべきである。

1) 出血

すべての術式に共通の合併症は出血である。術後数時間は出血予防のため収縮期血圧を90～100mmHgにコントロールすることは，後述するAR再発予防にも好都合である。幸い対象症例は比較的若年者が多く，それでも尿量は確保できることが多い。弁温存術式あるいは低体温循環停止になった場合，長時間人工心肺時間を要し消費性凝固障害に陥りやすく，labo dataをこまめに取って凝固因子の補充に努める。

2) 心筋虚血

冠動脈起始部の屈曲や狭窄により心筋虚血が生じうる。前述のとおり術中に判明すればよいが，術後に顕在化してくることもある。術後低心拍出量症候群，心室性不整脈の頻発，クレアチニンキナーゼMB(CK-MB)の異常高値などがみられたら，即座に経食道心エコーで左室壁運動をチェックし，疑わしければ冠動脈造影や3D-CT検査を躊躇すべきでない。虚血部位に応じてカテーテルインターベンション，suture annuloplastyの解除やバイパスで対処する。

3) AR

弁尖縫縮部位やパッチ縫着部位の縫合離開により，術後にARが新たに生じることがある。したがって，術後は聴診を欠かさず，心エコー検査を適宜行うことで早期発見に努める。中心性直線性逆流であれば，弁の形態がよければ経過観察でよいが，中心以外あるいは偏心性ジェットは再発危険因子であり，早期修復が望まれる。

> **Stop it!**
>
> ARをチェックすることなく抜管することは極力避ける。もしARが悪化していたら再手術の可能性もあるからだ。経胸壁エコーでの観察が困難であれば経食道心エコーを躊躇すべきでない。

4) 完全房室ブロック

右-無冠洞間の交連下の運針により完全房室ブロックを生じうる。β遮断薬などのnegative inotropic agentsの使用を差し控え，一時的ペーシングリードを利用してAVペーシングを継続し，血圧に留意しつつドブタミンを持続投与して回復を待つ。不十分な心筋保護による一過性のブロックであればたいていは数時間で回復するので，長引く場合にはペースメーカー植え込みを考慮する。

5) 心室中隔欠損

右-無冠洞間の交連下の運針により膜様中隔が裂け，左-右シャントを生じることがある。心エコー検査によるシャント血流の検出と，Swan-GanzカテーテルによるO_2 step upの証

明で診断は容易である．無症状でシャント量が少なければ経過観察でよいが，シャント量が多く有症状であれば外科的パッチ閉鎖を考慮する．保存的加療が可能でも心室中隔欠損自体が右冠尖逸脱の原因となりうるので，継続的な観察を要する．

6)洞不全症候群

大動脈基部に接して走行するsinus node arteryの損傷で洞不全症候群を生じうる．β遮断薬などのnegative inotropic agentsを中止し，心房ペーシングを行い1〜2週間待つと回復してくることが多い．頻脈性不整脈を併発すると薬物治療の選択に苦慮するが，そうでなければテオフィリン(テオドール®)やシロスタゾール(プレタール®)などを試すのも一考である．

患者教育

1)Bentall術後

機械弁によるcomposite graftを植え込んだ場合は通常の機械弁置換術後に準じ，抗凝固療法にまつわる注意点，ビタミンKを多く含む食品の摂取制限を徹底する．歯科的・外科的処置や外傷時には機械弁，生体弁にかかわらず抗菌薬の投与が必要なこと，中止薬について主治医に相談する必要があることを理解してもらう．それでも発熱がみられた場合は，細菌感染か否かの原因究明が重要なので，速やかに主治医に相談してもらうようにする．

2)弁温存基部置換術後

基本的に抗凝固療法は不要であるが，アスピリン服用例では歯科的・外科的処置や外傷時に主治医に相談してもらう．グラフト感染はまれではあるが重篤な合併症であるので，やはり歯科的・外科的処置や外傷時には注意していただく．もっとも危惧すべきはARの再発なので，定期的に心エコーでフォローアップする重要性を銘記してもらう．

退院後フォローアップ

術前長期間のARにより左室拡大を呈した症例では，reverse remodelingを期待して術後最低1年はβ遮断薬とアンジオテンシン変換酵素(**ACE**)[7]阻害薬もしくはアンジオテンシンⅡ受容体遮断薬(**ARB**)[8]を投与する．これらによる血圧コントロールは，AR再発予防にも好都合である．また弁尖の修復に心膜を用いた場合は，エビデンスはまったくないが予防的に3カ月アスピリンを服用する．術後3カ月，12カ月に心エコーを施行してARやASの有無・程度，血栓の有無，左室径などを計測しアスピリン，降圧薬の中止，減量，運動負荷の可否を考慮する．その後は原則的に1年に1回の心エコーを継続していく．抗凝固療法例では1〜2カ月に1回，プロトロンビン時間-国際標準比(**PT-INR**)[9]を測定して植え込んだ弁による適正値に保つ．

Stop it !

弁置換術後早期に心肺運動負荷試験を施行する施設があるが，弁形成術後早期は過度の血圧上昇によるAR再発のリスクがあり控えるべきである．3カ月後のエコーをみて負荷試験の可否を判断すべきである．

(國原　孝)

▼略語一覧

1. AR：aortic regurgitation；大動脈弁逆流
2. STJ：sino-tubular junction
3. AS：aortic valve stenosis；大動脈弁狭窄症
4. AVJ：aorto-ventricular junction
5. eH：effective height
6. GH：geometric height
7. ACE：angiotensin converting enzyme；アンジオテンシン変換酵素
8. ARB：angiotensin receptor blocker；アンジオテンシンⅡ受容体遮断薬
9. PT-INR：prothrombin time-international normalized ratio；プロトロンビン時間-国際標準比

文献

1) Davies RR, et al：Yearly rupture or dissection rates for thoracic aortic aneurysms：simple prediction based on size. Ann Thorac Surg 73：17-27, 2002.
2) Aicher D, et al：Valve configuration determines long-term results after repair of the bicuspid aortic valve. Circulation 123：178-185, 2011.
3) Schäfers HJ, et al：Cusp height in aortic valves. J Thorac Cardiovasc Surg 146：269-274, 2013.
4) Lansac E, et al：Standardized approach to valve repair using an expansible aortic ring versus mechanical Bentall：Early outcomes of the CAVIAAR multicentric prospective cohort study. J Thorac Cardiovasc Surg 149：S37-45, 2015.
5) Arabkhani B, et al：Reported outcome after valve-sparing aortic root replacement for aortic root aneurysm：A systematic review and meta-analysis. Ann Thorac Surg 100：1126-1131, 2015.
6) Committee for Scientific Affairs, The Japanese Association for Thoracic Surgery, Masuda M, et al：Thoracic and cardiovascular surgery in Japan during 2014：Annual report by The Japanese Association for Thoracic Surgery. Gen Thorac Cardiovasc Surg 64：665-697, 2016.
7) Ouzounian M, et al：Valve-Sparing Root Replacement Compared With Composite Valve Graft Procedures in Patients With Aortic Root Dilation. J Am Coll Cardiol 68：1838-1847, 2016.
8) Mookhoek A, et al：Bentall procedure：A systematic review and meta-analysis. Ann Thorac Surg 101：1684-1689, 2016.
9) van Geldorp MW, et al：Patient outcome after aortic valve replacement with a mechanical or biological prosthesis：weighing lifetime anticoagulant-related event risk against reoperation risk. J Thorac Cardiovasc Surg 137：881-886, 2009.
10) 宮原俊介, ほか：Reimplantation法の変遷, 方法, 成績.『大動脈弁形成術のすべて』(國原　孝, 高梨秀一郎編). 文光堂, 東京, 2015, p53-57.
11) 國原　孝：Remodeling法の変遷, 方法, 成績.『大動脈弁形成術のすべて』(國原　孝, 高梨秀一郎編). 文光堂, 東京, 2015, p59-65.
12) Benedetto U, et al：Surgical management of aortic root disease in Marfan syndrome：a systematic review and meta-analysis. Heart 97：955-958, 2011.
13) Schäfers HJ, et al：Reexamining remodeling. J Thorac Cardiovasc Surg 149：S30-36, 2015.
14) Kunihara T：Annular management during aortic valve repair：a systematic review. Gen Thorac Cardiovasc Surg 64：63-71, 2016.
15) Brinster DR, et al：Ascending aortic aneurysms. in "Cardiac Surgery in the Adult" (3rd ed) Chapter 52, (Cohn LH, ed), McGraw-Hill, NY, USA, 2007, p1239.
16) Shimizu H, et al：Valve-sparing aortic root replacement. Ann Thorac Cardiovasc Surg 17：330-336, 2011.
17) Kouchoukos NT, et al：Kirklin/Barratt-Boyes Cardiac Surgery, 3rd edn, Chapter 12. Churchill Livingstone, Elsevier Science, New York/Tokyo, 2003. p590.
18) Cabrol C, et al：Long-term results with total replacement of the ascending aorta and reimplantation of the coronary arteries. J Thorac Cardiovasc Surg 91：17-25, 1986.
19) Kouchoukos NT, et al：Kirklin/Barratt-Boyes Cardiac Surgery, 3rd edn, Chapter 12. Churchill Livingstone, Elsevier Science, New York/Tokyo, 2003, p593.

3 大動脈疾患②
上行・弓部大動脈瘤

わが国の弓部大動脈瘤手術では，逆行性脳灌流法（RCP）[1]や，順行性脳灌流法（SCP）[2]などの独自の脳保護法の開発や4分枝付き人工血管の導入などを始め，創意工夫に富んだ手術法が開発され，欧米諸国を上回る成績が発表されている。開胸人工血管置換手術とステントグラフト挿入術を組み合わせたハイブリッド手術も，世界に先行してわが国で活発に行われ，現在海外に普及してきており諸外国をリードしているといっても過言ではない。本項では脳保護法の実際と特徴，および一般的な非解離性弓部大動脈瘤に対する人工血管置換術の方法，またはハイブリッド治療などについて説明する。

Point

1. 動脈硬化性真性瘤のなかでも，瘤の形は重要であり，紡錘型と囊状瘤では手術適応が異なる。
2. 標準的な開胸術式として，胸骨正中切開アプローチによる弓部大動脈人工血管置換術，あるいは左開胸から行う弓部大動脈人工血管置換術がある。
3. 脳保護法においては，超低体温循環停止法（DHCA）[3]，RCP，SCPの3つがある。3つの脳保護法のメリットとデメリットを理解することが重要である。
4. 脳合併症対策として，術中に大動脈壁から散布される動脈硬化プラーク塞栓の予防は重要である。人工心肺の送血管の選択，術中操作が影響する。
5. わが国では，鎖骨下動脈起始部前後から胸部下行大動脈近位部に拡大するいわゆる「遠位弓部大動脈瘤」が手術適応となることが多い。欧米では左開胸による人工血管置換術が多く行われているが，わが国では胸骨正中アプローチが多く選択されており，成績も良好である。
6. 上行弓部大動脈から胸部下行大動脈が広範囲に拡大した広範囲胸部大動脈瘤の手術法のなかで，開胸手術を2期に分割して行う治療法としては，elephant trunk法がある。
7. 一期的ハイブリッド手術としては，frozen elephant trunk法（オープンステント法）がある。胸骨正中切開による上行弓部置換術を行いながら，胸部下行大動脈にステントグラフトを挿入して一期的に治療する方法である。しかしこの方法の場合，脊髄麻痺のリスクが存在する。

手術適応

『大動脈瘤・大動脈解離診療ガイドライン』(2011年改訂)では，短径50〜60mmの無症候性の紡錘型胸部大動脈瘤の場合は全身状態を考慮し，耐術能があると判断されれば手術適応としている。同ガイドラインでは「胸部大動脈瘤の外科手術での死亡リスクを5%と仮定した場合，内科治療における破裂および大動脈解離のリスクとの比較では，大動脈径50〜59mmが手術適応として妥当な基準と判断される。下行大動脈瘤および胸腹部大動脈瘤では，下肢対麻痺の合併頻度が高く，手術適応としては内科治療における破裂および大動脈解離のリスクとの比較により，大動脈径60mm前後が比較的妥当な基準と思われる」との記述がある。無症候性50〜60mmの胸部大動脈瘤を手術適応とするエビデンスレベルは，ClassⅡb(レベルC)であり，無症候性60cm以上では，ClassⅠ(レベルC)となる[1]。

1年間で10mm以上の急速拡大を認める瘤は手術適応である。Marfan症候群や先天性二尖弁など遺伝性結合織疾患に合併した場合，45mm以上の大動脈瘤が手術適応となる。嚢状瘤については紡錘型大動脈瘤よりも破裂しやすいとされている。破裂例は，当然緊急手術の適応だが，瘤に一致して痛みを伴う場合，CTで破裂の所見が認められなくても，切迫破裂状態と考えられるので早急な手術が必要となる。

術前検査と手術プランニング

◆一般的検査

術前肺機能検査は，患者に喫煙者や慢性閉塞性肺疾患(COPD)❹が多く，重要である。Marfan症候群などの遺伝的結合組織疾患について家族歴，理学的診察によりスクリーニングしておく。頸動脈エコーで頸動脈狭窄の有無を調べる必要がある。足関節上腕血圧比(ABI)❺および血管エコーも重要であり，大腿動脈送血使用時に考慮する。術前心エコーで心機能および弁膜症の有無，特に大動脈弁逆流(AR)❻の有無を調べておき，moderate AR以上は同時大動脈弁置換術(AVR)❼も考慮する。冠動脈造影(CAG)❽も必要であり，冠動脈に高度狭窄があれば積極的に同時冠動脈バイパス術(CABG)❾を考慮する。

◆造影CT(dynamic CT)

造影CTでは，瘤の大きさだけでなく，瘤の形状も重要である。CTの水平断面だけでは最大短径は評価できない。頭尾方向に延長した動脈瘤では瘤径を過小評価するおそれがある。dynamic CT，3D画像構築などによる評価が必要である。また瘤の大きさだけでなく，気管の偏位，食道の圧排なども評価する。

CTでは予想される吻合部の動脈壁の石灰化の程度を把握することも重要である。

弓部大動脈瘤による食道圧排が強い場合は，手術導入時の経食道エコーの挿入は行わないほうがよい。気管圧排が強い場合は，気管内挿管や分肺換気が困難なこともあるので事前に麻酔科に相談する。鎖骨下動脈起始異常などの先天性異常がないか把握しておく。

上行大動脈を送血部位とする場合，mobileプラークなどがないかチェックする。shaggy aorta(内腔に突出するような動脈硬化性プラークがびまん性に内膜に付着している大動脈)

は大きな手術リスクである。

◆脳MRI

　脳は2本の内頸動脈と2本の椎骨動脈によって灌流されており，これらが脳底部で交通しているが症例によっては形成不全や閉塞のため交通がない症例が存在する。弓部動脈瘤のおよそ14%の患者にWillis動脈瘤の不完全な交通があるといわれているが，このような症例では術後脳合併症が多くなる[2]。術前に脳血管の交通をMRAで確認すべきである。陳旧性脳梗塞の既往は手術リスクの1つである。

◆口腔ケア

　人工血管を移植することだけでなく，ほかの開心術に比べれば長期挿管の可能性があるため，可能なかぎり術前に歯科口腔外科にコンサルトし口腔ケアを行う。周術期に口腔ケアを行うことにより，人工呼吸器関連肺炎のリスクが減少し，また口腔内細菌による人工血管感染予防につながる（p216参照）。

◆半回神経機能評価

　弓部動脈瘤の圧排により，左半回神経麻痺となっていることがある。嗄声（hoarseness）がある場合は，左半回神経麻痺の程度を耳鼻科，言語療法士に確認しておく。声帯機能を術前に把握しておくことは，術後誤嚥性肺炎のリスク減少につながる。

リスクマネージメント，インフォームド・コンセント

　待機的手術症例では，ほぼ術前無症候性であることが多い。手術の必要性，内容，リスクを十分に説明すべきである。
　6cmを超えた胸部大動脈瘤が破裂する確率は，それ以下のものに比べると2倍高い[3]。胸部大動脈瘤は一般的に腹部大動脈瘤よりも急速に増大するといわれている（胸 vs 腹部：0.42cm vs 0.28cm/年）。特に弓部大動脈瘤はもっとも急速に拡大するといわれている（0.52cm/年）[4]。

◆一般的な手術成績

　2013年日本胸部外科学会による全国集計[5]においては，弓部大動脈瘤（非解離性）に対する上行－弓部大動脈人工血管置換術の病院内死亡率は定例待機症例について3.3%，破裂症例14.8%である。多くの症例は，全身の術前リスクをかかえており，術前手術死亡率予想として，Japanスコア，EUROスコア Ⅱなどの大規模臨床データベース解析を用いたリスク予想を行うことは有用である。
　また手術リスクとして，術後死亡，脳梗塞，創感染，呼吸不全，腎不全などのハードポイントとなる主要合併症の説明だけでなく，反回神経麻痺，誤嚥，認知機能低下などが起こりうることを説明する必要がある。

> ## Stop it!
> frozen elephant trunk法を行う場合，後述するように，術後脊髄虚血による対麻痺のリスクがあることを術前に理解してもらう必要がある。

◆弓部大動脈瘤の手術予後

Kazuiらの報告[6,7]では，220例の弓部大動脈人工血管置換術後の5年生存率は79％である。Okitaらは術後脳梗塞を起こすと遠隔期生命予後も非常に不良となることを報告している[8]。

現在臨床認可されている胸部ステントグラフトは胸部下行大動脈瘤のものであり，弓部大動脈瘤に対する単独ステントグラフト治療は確立された治療ではなく，type Ⅰエンドリーク，脳梗塞，大動脈解離などの合併症が多いことが報告されている。当然，弓部大動脈瘤に対する外科的人工血管置換術とステントグラフト治療を比較するエビデンスはまだない。

手術の概要と術中管理

弓部置換術においては，弓部大動脈切開により途絶された脳循環のなかでいかに脳機能を保護するかが重要である。脳保護法にはDHCA，RCP，SCPの3つの方法がある。

◆脳保護法

超低体温循環停止法（DHCA）

Grieppは人工心肺を使い，脳低温とすることで，脳代謝が低下し，循環停止中に大動脈弓部置換が可能となることを，1975年に報告した。これ以来，DHCAを用いた大動脈弓部置換術は広く普及した[9]。

直腸温（18～22℃）をdeep hypothermia，24～28℃をmoderate hypothermia，28℃以上をmild hypothermiaと慣用的に分類されている。

> ### ここが大切
> DHCAには許容時間に限界がある。文献上は25～45分とまちまちだが，25分を超えるDHCAでは，術後の一過性脳障害（TND）[10]などが有意に多くなり，これが高次脳機能低下のサインであることが判明している[10]。

循環停止法の手技上のメリットは，術野が完全無血視野となるため吻合が行いやすい点にある。ほかの脳保護法では側副血行路の影響で術野に多少の血液の逆流が認められ，特にdistal吻合時に，吸引管が必要となり症例によっては視野不良となることがある。HirotaniらはDHCAを行う前にチオペンタールなどを投与し，脳代謝をさらに低下させ，DHCAのみで弓部置換術を行い，良好な手術成績を報告している[11]。

逆行性脳灌流法（RCP）

　従来は空気塞栓の治療として行われていたが，これをUedaらが大動脈弓部置換術に応用し1990年に報告した[12]。循環停止の欠点を補完する意義があり，広く普及した方法である。循環停止状態において上大静脈（SVC）❶に挿入した脱血管から逆行性に酸素化血を送ることによってSVCから経静脈的に脳を灌流する。逆行性に循環することにより脳血管内に混入した微小なプラークをフラッシュする作用も存在する。

　体外循環回路は送血ラインと脱血ラインの間に設けたバイパスを経て，脱血管をスネアしたSVCから酸素化血を送り，流量は200〜700mL/分で，内頸静脈圧は15〜20mmHgを目標とする。60分以下のRCPは脳保護として有用であることが報告されている。

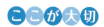

　　RCPでは脳灌流が不均一であったり，脳浮腫による脳障害も報告されており，
　　灌流時間が長くなると，SCPよりもTNDが多くなることが報告されている[13]。

選択的脳灌流法（SCP）

　循環停止の後，弓部分枝の内腔にバルーン付きカニューレを挿入し，酸素化血による脳灌流を行うものである。流量設定が大切であり，超低体温下（＜22℃）のSCPでは10mL/kg程度の低流量がよいとされている。

　SCPのもっとも大きな利点は灌流時間と脳障害が相関しないことであり[14]，吻合困難な症例で確実な吻合に時間が必要とされるような症例によい。

　KazuiらのSCP原法では，22℃以下のdeep hypothermiaにおいて，送血は腕頭動脈と左総頸動脈の2本送血としている。SCPの灌流する脳血管は腕頭動脈のみでよいとする報告もあるが[15]，術前の脳MRAでWillis動脈輪が不完全な症例では，SCPを行う場合，片側脳灌流では脳灌流が不十分となるおそれがあり，弓部分枝3本送血のほうが椎骨脳底動脈および脊髄血流への障害が少ないとされ一般化してきている[16]。

　近年では，SCPはDHCA単独やdeep hypothermia下のRCPよりも脳保護効果が良好であることが多くの論文で追証されている。SCPの手技上のリスクとしては，カニュレーション時に動脈硬化プラークを頸動脈内腔に送り込む可能性がある。

SCPの温度

　温度のモニター部位は測定部位により意味合いが異なる。直腸温が汎用されているが，鼓膜温のほうが脳温を近似するといわれている。鼻咽頭温も脳温に近い。直腸膀胱温は腹部臓器温の代用である。

　エビデンスとして標準化され確立された手段としては，SCP温度のgolden standardは22℃以下の超低体温といえるが[17]，超低体温法による血液凝固異常，TNDの可能性，冷却加温時間の短縮の観点から，近年ではSCPを3本送血とし，灌流温度をmoderate程度に上げる施設が増えている。脳代謝を考えれば，設定温度を上げれば脳灌流量も上げるべきだが，最適な流量や温度設定を示すエビデンスレベルの高い臨床試験はまだ行われていない。

　またmild hypothermiaによるSCPでは脊髄障害の頻度が高くなることが指摘されている。

標準的な手術手技

弓部大動脈置換術のアプローチ法には，胸骨正中切開と左側開胸の2つがある。

◆正中切開アプローチによる弓部大動脈置換術

上行大動脈送血，右房1本脱血で手術を行う。右上肺静脈から左室ベント挿入する。超低体温循環停止によるSCP法を用いた場合は以下のようになる（図1）。

胸骨正中切開後，カニュレーションは上行大動脈送血，右房1本脱血とする。直腸温22℃以下の超低体温とし循環停止とする。当院ではBISモニターが0となり，脳波停止が確認できるまで冷却している。プラーク塞栓を予防するため，循環停止とともにまず弓部大動脈3分枝を遮断し，その後に大動脈瘤を切開する。

図1 胸骨正中切開による全弓部置換の手順

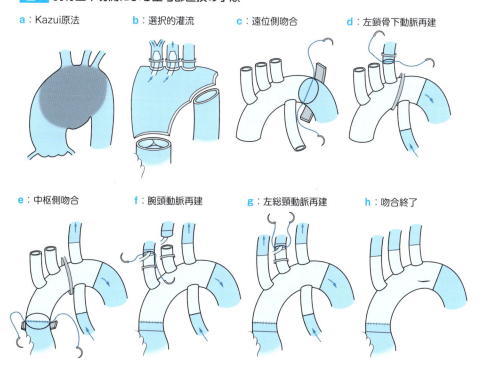

a：Kazui原法　　b：選択的灌流　　c：遠位側吻合　　d：左鎖骨下動脈再建

e：中枢側吻合　　f：腕頭動脈再建　　g：左総頸動脈再建　　h：吻合終了

（文献6より改変引用）

◆胸骨正中切開アプローチでの遠位側吻合

　胸骨正中切開アプローチでの胸部下行大動脈と人工血管の遠位側吻合は，もっとも重要な吻合であるといえる．ここからの出血は止血困難である．

　よい吻合のためには良好な視野で吻合することが大切だが，その方法の1つとして，瘤遠位端を血管内腔から電気メスを用いて完全に横断切離し左開胸とする方法がある．3-0モノフィラメント糸などにより瘤内膜にstay sutureをかけ牽引しつつ，cutting modeによる電気メスで瘤内腔から切離すると比較的容易に断端切離しやすい．

　これにより吻合部が視野前方に持ち上がってくるため良質な吻合を行うことができる．また反回神経も損傷する必要がない．

　遠位側吻合部の大動脈壁は多くの症例で脆弱であり，外側にフェルトを全周性に置いて吻合部を補強すべきである．

　この吻合部近傍には気管支動脈が開存している場合があり，これをヘモクリップなどで確実に止血しておくことが重要である．また，遠位吻合部の大動脈壁の正常が脆弱な症例，全周性プラークが大動脈内腔に広範囲に付着するshaggyな症例においてはstepwise法も有用な方法の1つである[18]．

　stepwise法は吻合すべき胸部下行大動脈内に，翻転した短めの人工血管を内挿入して遠位端と吻合した後，内翻した人工血管を引き出して，弓部分枝人工血管と吻合する方法である（図2）．この方法では循環停止時間がやや延長する可能性があるものの，遠位側吻合から出血するリスクは非常に少ない．

　次の吻合は上行大動脈との近位側吻合，最後に弓部3分枝の吻合を行う．吻合の順番は症例に応じて変えてよい．脳梗塞のリスクが高い患者においては弓部分枝の再建を最初に行うアーチファースト法[19]を行う方法がよいと思われる．

◆左開胸による人工血管置換術の方法

　欧米諸国では遠位弓部大動脈瘤は左開胸手術で行われることが多い．すなわち循環停止法を使用せずに，常温下に，左総頸動脈と左鎖骨下動脈間で弓部大動脈を遮断し，心拍動下で左心バイパスや大腿動静脈を使用した静脈－動脈バイパス回路を補助循環として使用することが多い．

　日本人の場合，弓部大動脈には脆弱な動脈硬化性プラークが存在することが多く，遮断時にプラークを散布し脳梗塞となるおそれが多いと考えられ，わが国ではあまり行われていない．

　わが国においては，左開胸による方法として，超低体温として循環停止を併用し中枢側吻合を行うopen proximal法による遠位弓部置換術の方法がある．体位は右側臥位で鼠径部はやや水平にしておく．左大腿動脈送血とする．第4肋間開胸で良好な視野が得られる．脱血が良好なことが重要だが，筆者はその方法として心囊を縦切開し左肺動脈本幹に1本（32Fr）と左心耳（22Fr）1本の2本脱血管を挿入しY字として脱血している（図3）．人工心肺を冷却し循環停止とする．症例によっては弓部3分枝も剥離できるため循環停止と同時に弓部分枝を遮断する．迷走神経や横隔膜神経は目視できるので，可能なかぎり損傷しないよう注意する．中枢側吻合は循環停止下で行う．遠位弓部大動脈瘤でも，多くの症例で左鎖骨下動脈起始部が瘤壁から出ていることが多いので，中枢側吻合は左総頸動脈と左鎖骨下動脈間が中枢側吻合部となることが多い．

図2 stepwise法による遠位側吻合

a：遠位弓部瘤

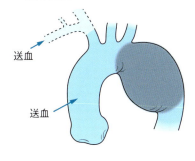

送血

送血

b：脳灌流＋体循環停止

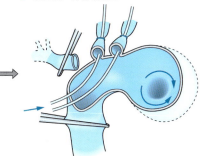

c：遠位側吻合

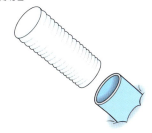

d：人工血管の内翻

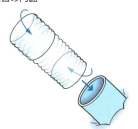

（文献18より改変引用）

図3 左開胸遠位弓部置換術

a：肺動脈＋左心耳より脱血

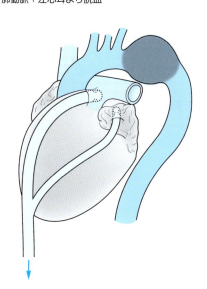

b：左鎖骨下動脈とともに再建

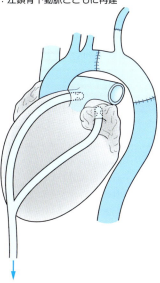

吻合後は，左心耳に挿入した脱血管から酸素化血を送り，心臓マッサージをして空気抜きを行うとよい．本法は良好な視野ですべての血管吻合が行える方法であるため，止血に難渋することはない．

Stop it！

> 呼吸機能の不良な症例では避けるべきである．また弓部分枝の一時的遮断ができないような症例の場合，弓部動脈瘤内プラークが落下し脳塞栓となるリスクがある．

脳梗塞をきたしやすいshaggy aortaへの対応

◆人工心肺送血管の工夫
分散型送血カニューレ使用の勧め
　人工心肺送血管の先端が単純なendholeである場合，人工心肺を開始すると血流の速いジェット流が弓部大動脈内腔のプラークを散布し脳梗塞を起こすことが知られている（sandblasting effect）．これに対しdispersion cannulaはカニューレからの血流を大動脈内腔で分散させることができ，上行大動脈から弓部大動脈瘤への血流がジェット流ではなく層流となるため脳梗塞のリスクが減少する[20]．

術中epiaortic echo
　epiaortic echoを使用し，プラークのない場所を選んでカニューレを挿入する．dispersion cannulaを上行大動脈に挿入する場合，カニューレ先端方向を弓部分枝ではなく，大動脈弁に向けて行うことにより，さらにプラーク塞栓散布を予防できる．

isolation法
　shaggy aortaの場合，弓部大動脈だけでなく，上行大動脈にも軟らかいプラークがあり，送血部の選択に難渋する症例も存在する．このような場合，送血箇所を増やし，両側鎖骨下動脈，両側総頸動脈の4カ所として，人工心肺による脳循環が体循環と隔離されるisolation法を行うことにより，脳梗塞を予防できる可能性が高くなる[21]．

◆大動脈瘤壁切除時の術中のプラーク散布予防
　循環停止状態の後，すぐに動脈瘤を切開するとプラークが散布されやすいので，まず人工心肺停止し，循環停止にした直後は大動脈切開を行わずに，末梢遮断鉗子で弓部分枝を遮断する．この後に大動脈切開を行い，良好な視野で，SCPのカニューレを挿入し，遠位側吻合部を剥離する．頸部分枝は可能なかぎり末梢まで剥離しておき，プラークがない場所で切断し，人工血管と吻合するべきである．
　左鎖骨下動脈の剥離は，循環停止後に左総頸動脈を切離した後のほうが視野が良好となり，剥離しやすいことが多い．SCPのバルーンカニューレ挿入時に頸動脈血管内腔にプラークを押し込まないように注意する．

弓部大動脈から胸部下行大動脈近位部にわたる広範囲胸部大動脈瘤に対する手術法

　胸骨正中切開からアプローチできる弓部置換術の範囲は，遠位側吻合は一般的にCT水平断において気管分岐部レベルまでが目安である．しかし，それを超えて胸部下行大動脈を置換する必要のある症例も存在する．このような広範囲胸部大動脈瘤に対する手術法としては1期的に行う方法と2期に分けて行う2つの方法がある（表1）．

　1期開胸手術を行うためには拡大開胸としなくてはならない．代表的なものに拡大左開胸（胸骨横断＋左開胸）とする方法がある（図4）[22]．視野はきわめて良好で上行大動脈送血が可能だが，切開範囲が広く，患者への侵襲度が大きいので術後疼痛の遷延，呼吸機能障害などのリスクがある．

表1 広範囲胸部大動脈瘤手術法

elephant trunk 手術	外科的人工血管置換	分割手術	1st胸骨正中切開 2nd左開胸	2回手術の侵襲 2期手術待機中に瘤破裂するリスク
frozen elephant trunk手術	ハイブリッド手術	1期完結手術	外科的人工血管置換＋ステント	オープンステントと同じ手術。脊髄障害のリスク
上行大動脈＋debranch手術	ハイブリッド手術	分割手術	1st外科的人工血管置換 2ndステント	2期手術待機中に瘤破裂するリスク

図4 拡大開胸置換術

胸骨横断による拡大左開胸アプローチ。

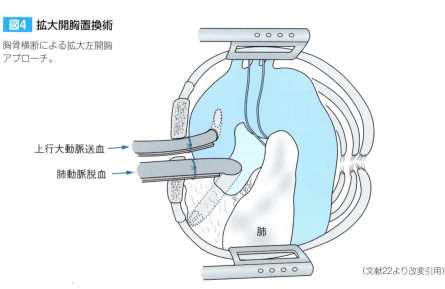

（文献22より改変引用）

これに対し2期分割開胸手術としては，Borstらが提唱したelephant trunk法がある[23]。これは上行弓部置換術をまず行い，その際に胸部下行大動脈瘤内に人工血管を内挿する方法である。2期目手術の際には，左開胸を行うが，このときに前回手術時の人工血管断端を遮断し，近位側吻合の相手とすることができるので，剥離範囲も少なく，中枢側吻合が手技的に容易になる。

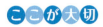

elephant trunk法では2つ目の手術までの待機期間中の瘤破裂のリスクが存在することや，2つの手術のmortalityとmorbidityを加えると必ずしも安全な方法とはいえない。

ステントグラフト治療が普及するにつれ，拡大左開胸手術のようなbig surgeryは施行されなくなりつつある。これらの手術に代わってステントグラフトとのハイブリッド手術などが多くなってきた。

◆open stent法（frozen elephant trunk法）

わが国において自作グラフトを用いて，Katoらが1996年に始めた方法である[24]。弓部置換の末梢側吻合をステントグラフトで代用し，手術侵襲を軽減するものである。open stent法はfrozen elephant trunk法と同じである[25]。

胸骨正中切開アプローチで上行弓部人工血管置換術を行うときに，末梢側吻合を行う際は，循環停止下に術中に胸部下行大動脈内にステントを留置するものである（図5）。

現在では国産のopen stentの臨床認可がおりており，また保険償還が可能な手技となっている。1期的に治療が完了し侵襲を少なくすることができるが，ステント部分が長いと脊髄障害が多くなることが指摘されている[26]。open stent法後の脊髄麻痺の機序はまだ解明されていないが，少なくとも前向きのregistry調査が必要と思われる。

図5 open stentグラフト法

a：弓部大動脈瘤

b：open stentグラフト法

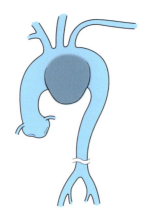
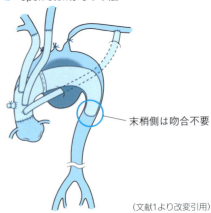

末梢側は吻合不要

（文献1より改変引用）

◆分割ハイブリッド弓部置換術（上行置換＋弓部分枝debranch法）

　同じく弓部大動脈瘤を2期に分けて治療するものだが，まず開胸手術として上行大動脈置換術＋頸部分枝バイパス術を置き，その後，2期的にステントグラフトを用いて弓部瘤を治療する。上行大動脈グラフトから弓部分枝グラフトが上行大動脈グラフトのやや近位部から出る形となるため，2期目治療としてのステントグラフト治療の際には，移植された人工血管内にステントが安全にlandingすることができるため，type 1 エンドリークの心配がない。わが国では，放射線不透過マーカーが付いているハイブリッド手術用人工血管（Gelweave Lupiae人工血管[図6]，Gelweave Elephant Trunk人工血管[図7]Vascutek, Terumo社）が臨床使用できるようになっている。

　1期目開胸手術では剥離範囲が少なく，瘤を切開する必要がないので，瘤内に多量の血栓やプラークが付いている症例でも脳梗塞が起こりにくい。2期目ステント治療のときも，カテーテル操作に伴う脳塞栓のリスクは減少するので，脳血管内へのプラーク塞栓のリスクは少ない。しかし，2期ステント治療までの待機期間中の瘤破裂のリスクが存在する。

図6 Gelweave Lupiae人工血管によるハイブリッド弓部置換術

a：造影CT：shaggy aneurysm　　　　　b：Gelweave Lupiae人工血管

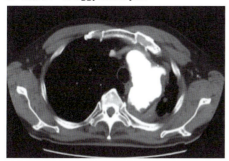

c：上行大動脈置換＋弓部分枝debranch法　　d：ハイブリッド弓部置換

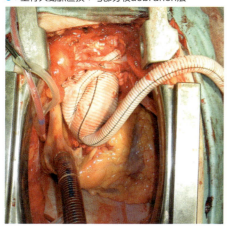
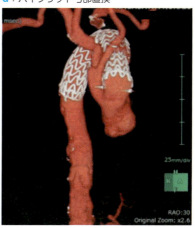

図7 Gelweave Elephant Trunk人工血管を用いた弓部置換

a：上行置換および頸部分枝バイパス　　b：Gelweave Elephant人工血管

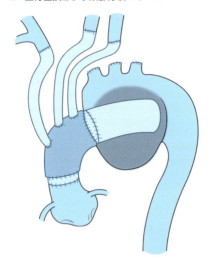
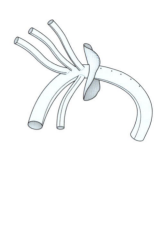

術後管理：術後脳障害に対する管理

　術後覚醒遅延，四肢の運動麻痺などの脳神経症状に注意し可能なかぎり，早めに確定診断するべきである。CTおよびMRIによって脳梗塞が確定診断された場合，抗痙攣薬による痙攣予防や脳浮腫予防薬の必要性を検討する。脳浮腫を避けるために水分管理が大きくプラスに傾かないようにする。早期からの理学療法士によるリハビリが重要である。一過性のせん妄であってもsubclinicalな脳の器質的障害であることが指摘されている。脳保護が不十分である場合は，せん妄が強くなることが知られている。

退院後患者教育

　血圧のコントロールが重要で，収縮期血圧の目標を105〜120mmHg程度にする。
　生活指導では，減塩する，禁煙する，暴飲暴食を避け，肥満を避ける。過労，睡眠不足，ストレスを避け，規則正しい無理のない生活を送る。開胸による人工血管置換術の場合，運動を制限する必要はない。口腔内衛生を保つことが人工血管感染を予防することを患者に周知させる。遠隔期感染のリスクまた不衛生な環境下での針治療や関節炎などに対する関節内注入療法などは避けるべきである。

退院後follow up

　弓部人工血管置換術の場合，原則的には抗血小板薬や抗凝固薬の投与の必要はない。ハイブリッド手術でも同様である。血圧のコントロールは重要であり，降圧薬は継続して内服させる。多くの動脈硬化性弓部大動脈瘤の術後予後は安定しているが，1年後の造影CTを行い，吻合部仮性瘤などの検索を行う。問題なければ，動脈硬化病変は切除されており，遠隔成績は安定することが多いので，以降は単純CTやMRIなど造影剤を使用しない方法での経過観察も可能である。

　ステントグラフトを併用したハイブリッド症例は，遠隔期リークの判断のため，1年ごとの造影CTによる評価を行うべきである。

（大坪　諭）

▼略語一覧

1. RCP：retrograde cerebral perfusion；逆行性脳灌流法
2. SCP：selective cerebral perfusion；順行性脳灌流法
3. DHCA：deep hypothermic circulatory arrest；超低体温循環停止法
4. COPD：chronic obstructive pulmonary disease；慢性閉塞性肺疾患
5. ABI：ankle-brachial index；足関節上腕血圧比
6. AR：aortic regurgitation；大動脈弁逆流
7. AVR：aortic valve replacement；大動脈弁置換術
8. CAG：coronary angiography；冠動脈造影
9. CABG：coronary artery bypass grafting；冠動脈バイパス術
10. TND：transient neurological deficit；一過性脳障害
11. SVC：superior vena cava；上大静脈

文献

1) 2004-2005年度，2010年度合同研究班：循環器病の診断と治療に関するガイドライン：大動脈瘤・大動脈解離診療医ガイドライン，2011年度改訂版. Circ J 2006；Suppl IV：1659-1646, 2006.
2) Tong MZ, et al：Surgery of the aortic arch. in "Sabiston and Spencer Surgery of the Chest (9th ed), Elsevie, 2016, p1159-1183.
3) Perko MJ, et al：Unoperated aortic aneurysm：a survey of 170 patients. Ann Thorac Surg 59：1204-1209, 1995.
4) Hirose Y, et al：Aortic aneurysm：growth rate measured with CT. Radiology 19：90, 1992.
5) Masuda M, et al：Thoracic and cardiovascular surgery in Japan during 2013：Annual report by The Japanese Association for Thoracic Surgery. Gen Thorac Cardiovasc Surg 63：670-701, 2015.
6) Kazui T, et al：Improved results of atherosclerotic arch aneurysm operations with a refined technique. J Thorac Cardiovasc Surg 121：491-499, 2001.
7) Kazui T：Total arch replacement using aortic arch branched graft with the aid of antegrade cerebral perfusion. Ann Thorac Surg 70：3, 2000.
8) Okita Y, et al：Predictive factors for mortality and cerebral complications in arteriosclerotic aneurysm of the aortic arch. Ann Thorac Surg 67：72-78, 1999.
9) Griepp RB, et al：Prosthetic replacement of the aortic arch. J Thorac Cardiovasc Surg 70：1051-1063, 1975.
10) Ergin MA, et al：Temporary neurological dysfunction after deep hypothermic circulatory arrest：a clinical marker of long-term functional deficit. Ann Thorac Surg 67：1887-1890, 1999.
11) Hirotani T, et al：Aortic arch repair using hypothermic circulatory arrest technique associated with pharmacological brain protection. Eur J Cardiothorac Surg

18：545-549, 2000.
12) Ueda Y, et al：Surgical treatment of aneurysm or dissection involving the ascending aorta and aortic arch, utilizing circulatory arrest and retrograde cerebral perfusion. J Cardiovasc Surg(Torino) 31：553-558, 1990.
13) Okita Y, et al：Prospective comparative study of brain protection in total aortic arch replacement：deep hypothermic circulatory arrest with retrograde cerebral perfusion or selective antegrade cerebral perfusion. Ann Thorac Surg 72：72-79, 2001.
14) Kazui T, et al：Selective cerebral perfusion during operation for aneurysms of the aortic arch：a reassessment. Ann Thorac Surg 53：109-114, 1992.
15) Küçüker SA, et al：Arch repair with unilateral antegrade cerebral perfusion. Eur J Cardiothorac Surg 27：638-643, 2005.
16) Shiiya N, et al：Surgical management of atherosclerotic aortic arch aneurysms using selective cerebral perfusion：7-year experience in 52 patients. Eur J Cardiothorac Surg 17：266-271, 2000.
17) Englum BR, et al：Degree of hypothermia in aortic arch surgery-optimal temperature for cerebral and spinal protection：deep hypothermia remains the gold standard in the absence of randomized data. Ann Cardiothorac Surg 2：184-193, 2013.
18) Ogino H, et al：Total arch replacement using a stepwise distal anastomosis for arch aneurysms with distal extension. Eur J Cardiothorac Surg 29：255-257, 2006.
19) Nishimura M, et al：Arch-first technique for aortic arch aneurysm repair through median sternotomy. Ann Thorac Surg 74：1264-1266, 2002.
20) Fukuda I, et al：Flow velocity and turbulence in the transverse aorta of a proximally directed aortic cannula：hydrodynamic study in a transparent model.Ann Thorac Surg 87：1866-1871, 2009.
21) Shiiya N, et al：Isolation technique for stroke prevention in patients with a mobile atheroma. Ann Thorac Surg 72：1401-1402, 2001.
22) Westaby S, et al：Proximal aortic perfusion for complex arch and descending aortic disease. J Thorac Cardiovasc Surg 115：162-167, 1998.
23) Borst HG, et al：Extensive aortic replacement using "elephant trunk" prosthesis. Thorac Cardiovasc Surg 31：37-40, 1983.
24) Kato M, et al：New operative method for distal aortic arch aneurysm：combined cervical branch bypass and endovascular stent-graft implantation. J Thorac Cardiovasc Surg 117：832-834, 1999.
25) Baraki H, et al：The frozen elephant trunk technique for treatment of thoracic aortic aneurysms. Ann Thorac Surg 83：S819-823, 2007.
26) Flores J, et al：Extensive deployment of the stented elephant trunk is associated with an increased risk of spinal cord injury. J Thorac Cardiovasc Surg 131：336-342, 2006.

Ⅱ 各論

3 大動脈疾患③
胸部下行・胸腹部大動脈手術

　胸部下行・胸腹部大動脈手術は侵襲性が高く，わが国における下行大動脈置換後の在院死亡率は非破裂大動脈瘤で4.7％，慢性B型解離で6.7％，胸腹部大動脈置換後の場合，各7.2％，8.7％となお高率である[1]。また，本手術後のもっとも重篤な術後合併症として知られる脊髄障害は，1～12.5％[2-5]の頻度で発生し，生活の質（QOL）❶を著しく低下させるだけではなく，肺炎を始めとする大動脈非関連合併症を増加させ生命予後に多大な影響を与える[6]ことが知られている。
　胸部下行・胸腹部大動脈手術において良好な治療成績を達成するためには，大動脈遮断に伴う臓器虚血時間を最小限に留めるといった手術自体の因子に加えて，想定される合併症に対する予防策を講じておくこと，適切な周術期管理を行うこと，合併症の発症時には迅速な診断および治療で対応することなどすべてが重要である。このような観点から，胸部下行・胸腹部大動脈手術における周術期管理について概説する。

Point

1. 術後肺合併症の予防には，術前からの呼吸トレーニングと術後の排痰，無気肺の予防が重要。
2. 無気肺予防には，呼気終末陽圧呼吸（PEEP）❷や非侵襲的陽圧換気（NPPV）❸が有用。
3. 術後出血がなければ血圧はやや高めに維持。
4. 疼痛対策は早期リハビリテーションのためにも呼吸器合併症予防のためにも重要。
5. 神経合併症の早期診断は画像所見より身体所見を重視。

術前管理

◆歯科治療
　術前からの口腔ケアは感染リスクを軽減するうえで重要である。胸部・胸腹部大動脈手術に際しては，通常の心臓血管外科手術と同様，術前の歯科受診を徹底し，歯肉炎やう歯があれば，必要に応じ抜歯を含む加療を行っておくことが推奨される（p216参照）。

◆抗凝固薬・抗血小板薬の中止
　近年，心房細動や脳梗塞など，さまざまな理由で抗凝固薬や抗血小板薬を内服している症例は少なくない。術前にこれらの薬剤を中止するタイミングは，ガイドライン[7]上，ワルファリンは術前3～5日（適宜ヘパリン1.0～2.5万単位/日程度へ変更，ヘパリンは術前4

〜6時間から中止あるいは手術直前に硫酸プロタミンで中和），アスピリン，チクロピジン，クロピドグレルは7〜14日，シロスタゾールは3日前とされている。ワルファリンの代替薬として普及しつつあるdirect oral anticoagulant（DOAC）[4]は24〜48時間前に中止するが，ダビガトラン（プラザキサ®）に対しては中和剤イダルシズマブが使用可能である。抗凝固・抗血小板薬の休薬中は脱水を回避することが重要で，輸液を行う場合もある。

◆血糖コントロール

耐糖能異常による高血糖状態は，創部感染，胸骨感染のリスクを高めるだけでなく，周術期の糖尿病性ケトアシドーシス発症や腎機能障害の発症リスクも高める。術前HbA1cは少なくとも7.0％以下にすることが推奨されており，インスリンを導入する場合もある。米国胸部外科学会のガイドライン[8]では，周術期における血糖を180mg/dL以下にコントロールすることが推奨されている。

◆呼吸トレーニング

術後呼吸器合併症（PPC）[5]は，周術期における死亡や長期入院の主要原因の1つである。PPCには無気肺，呼吸不全，肺炎，肺水腫などが含まれ[9]，なかでも，①術後48時間以内に抜管できなかったもの，②抜管後に再挿管を必要としたものは「術後呼吸不全」と定義される。
術前喫煙者や慢性気管支炎，慢性閉塞性肺疾患（COPD）[6]の合併例は術後呼吸器合併症のリスクが高く，PPCを予防するために，術前からの呼吸訓練の介入，患者教育が重要視され，インセンティブスパイロメトリーを用いた肺拡張法が広がりつつある。一方で，胸腔内圧の急激な変化によって病状を悪化させることがあるとの懸念もあり，特に瘤径の多い症例では十分な注意を払いつつ取り組む必要がある。

◆脳脊髄液（CSF）[7]ドレナージカテーテルの挿入

胸部下行・胸腹部大動脈手術の際に，脊髄障害の予防を目的として多くの症例でCSFドレナージが用いられる。穿刺時に脊髄損傷や出血をきたした場合，術中の全身ヘパリン化によって症状が重篤化することを懸念して，多くの施設でカテーテルの挿入を手術の前日に行い，一定の経過観察の期間を設けている。挿入後は一般病棟管理で問題ないが，刺入部からの出血，頭痛，下肢のしびれや麻痺などの異常所見の有無を繰り返し厳重にチェックすることが重要である。手術当日の朝には注射器でドレナージの状況を確認し，ドレナージが不良な場合や，CSFの性状が血性である場合には，カテーテルの留置状況，カテーテル周囲の血腫の有無を確認するためにCTやMRIを適宜施行する。

術中管理

◆脊髄保護

脊髄障害の原因は単一ではないため，予防策も複数の方法を組み合わせる必要がある[2]。すなわち，脊髄の虚血予防に主眼を置く大動脈遮断時間の短縮，末梢灌流の維持，術前CTやMRIによるAdamkiewicz動脈の同定と再建，バルーンカテーテルやクリップによる肋間動脈からのsteal現象の予防，低体温循環停止法の使用など手術操作に直結する工夫を

行うとともに，周術期の血圧管理，CSFドレナージ，薬剤療法なども重要な役割を果たす。

特に，近年，周術期における血行動態の安定が脊髄障害の予防上きわめて重要であることが指摘されている[10]。手術室や術後集中治療室では，貧血やhypovolemia，血液凝固異常を積極的に補正して脊髄組織への酸素供給を改善させるとともに，低血圧を回避して安定した血行動態を保つようにする。

CSFドレナージ法は，大動脈遮断や流入動脈閉鎖に伴う流入血圧低下中も，髄腔内圧の上昇を防ぐ（あるいは低下させる）ことによって，一定の脊髄灌流圧を維持しようとする方法で，特に脊髄障害のハイリスク症例（広範囲置換例，腹部大動脈術後例など）に対し広く用いられている脊髄保護法で，その有効性はすでに多くの報告によって示されている[11,12]。一方，過剰なドレナージ，髄腔内圧の過度な低下が脳ヘルニア，クモ膜下出血，術後頭痛などを引き起こすことも指摘されており，ドレナージ量，髄腔内圧に一定の基準を設けて安全に管理することが必要である。当施設（慶應義塾大学外科学）では，ドレナージ量10〜15mL/時以下，髄腔内圧12cmH$_2$O以下に規定し，厳重なモニタリングを行っている（図1）。

薬剤療法は血流増加，虚血中の代謝抑制，神経毒性物質の抑制，炎症反応の抑制など，さまざまなメカニズムを介して，脊髄保護効果を発揮する可能性がある。すべての薬剤の有効性が必ずしも証明されているわけではないが，臨床の現場ではステロイド，バルビタール，ナロキソン，Caチャネル拮抗薬，塩化マグネシウム，マンニトールなどが使用可能である。

図1 CSFドレナージ

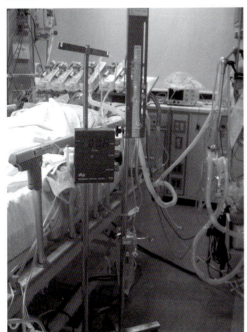
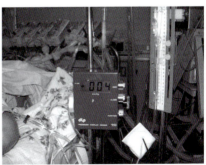
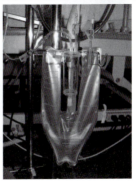

運動誘発電位(MEP)[3]は偽陽性もあり絶対的な診断ツールとはいえないが，脊髄障害の鋭敏なモニターの1つとして広く普及している．MEPの異常(波高の低下や消失)がみられた場合は脊髄障害の可能性があり，まず血圧を上昇させ，迅速な肋間動脈再建，CSFドレナージ量の増加などの対応を行う．

◆腹部臓器保護

胸腹部大動脈置換術では，腹部主要分枝動脈の一時的血流遮断，術中の不十分な臓器保護(灌流量不足)，分枝グラフトの屈曲や吻合部狭窄，塞栓症などさまざまな原因によって消化管虚血や腎虚血を生じる可能性がある．塞栓予防に関しては，瘤内の粥腫を飛散させないための慎重な手術操作や適切な体外循環送血路の選択など術中要因が大部分を占めるが，低灌流予防には，術中因子に加えて，術後に十分な輸液や輸血によって十分な循環血液量を維持し，血行動態を安定化させる術後管理も重要である．

血圧，中心静脈圧，尿量など基本的な循環動態の指標に加え，乳酸値上昇や代謝性アシドーシスの出現などの血液ガスデータの推移には十分な注意を払い，血尿や下血の有無，腹部緊満などの身体所見の観察を行う．腸管壊死・腸管穿孔は致命的な合併症であり，少しでも疑いがあれば，ドプラエコーや造影CTなどによる血流評価を積極的に行い，必要に応じ試験開腹を考慮する．

術後管理

◆呼吸管理

胸部下行・胸腹部大動脈手術はヘパリン使用下に左肺を圧排して術野を確保するため，物理的な外力による肺出血を始めとして肺障害をきたす可能性が高い．特に再手術などで癒着が強い場合には，剥離操作に伴う直接的な肺損傷の可能性も存在する．肺に対する圧排などの操作が最小限と思われる場合にも，全身性炎症反応症候群(SIRS)[9]の惹起や，左肺の再灌流，再膨張によって肺出血や肺水腫など急性肺障害をきたすこともある．また，閉胸前の不十分な肺の再拡張によって無気肺が残存する可能性もある．

そこで，一般的な術後呼吸管理として5〜8cmH$_2$O程度のPEEPをかけて，1回換気量8〜10mL/kgを目安とした適切な換気量を確保することが推奨されている(表1)．一方，肺損傷を合併し，肺からのエアーリークが存在する場合には，換気圧を下げ，胸腔ドレーンの吸引圧も下げて管理する．その後，意識レベル，循環動態，呼吸回数，換気量，動脈血ガスデータ，酸素飽和度モニターなどを指標として，適宜，換気設定の変更を行う．

気道内出血を伴っている場合は，頻回の気管吸引によるPEEPの中断が出血制御効果を中断し，出血量増加の原因となることがあるため注意が必要である．一方で，気道内の凝血を除去することは呼吸機能を維持するうえで重要であり，気管支鏡的な選択的吸引が功を奏する場合がある．気管支鏡が気管内チューブ内を通過している間は気道狭窄の状態であり，厳重なモニターを行う必要がある．気道出血量が非常に多い場合は，分離換気チューブのままとして，健側(右側)への血液流入を避け，健側肺の温存を図る．

表1 呼吸管理

1. 人工呼吸管理中
   - 人工呼吸器の基本設定
     - 1回換気量：8〜10mL/kg
     - 呼吸回数：8〜10回/分
     - FiO_2：0.5
     - PEEP：8cmH$_2$O
     - 圧補助（PS）[10]：5cmH$_2$O
   - 胸部X線：手術室（術後変化をみるための比較対象にもなる），以後抜管まで連日
   - 動脈血ガス分析：ICU入室15分後，以後3〜6時間ごと
   - 胸腔ドレーン排液量および性状：1時間ごと

2. 抜管基準
   ① 酸素化が十分である
     - FiO_2≦0.5かつPEEP≦8cmH$_2$Oの下でSpO_2＞90％
   ② 血行動態が安定している
     - 急性心筋障害，重篤な不整脈がない
     - 心拍数≦140回/分
     - 昇圧薬は少量であれば許容する
   ③ 十分な吸気努力がある
     - 1回換気量＞5mL/kg
     - 分時換気量＞15L/分
     - rapid shallow breathing index（分時呼吸回数/1回換気量L）＜105/分/L
     - 呼吸性アシドーシスがない（pH＞7.25）
   ④ 異常呼吸パターンを認めない
     - 過剰な呼吸補助筋使用がない
     - 奇異性呼吸がない
   ⑤ 全身状態が安定している
     - 発熱がない
     - 重篤な電解質異常，貧血，体液過剰を認めない

3. 抜管後のチェック項目
   - 抜管後1時間は，15分ごとに以下の項目を中心に評価
     - 呼吸回数，SpO_2，血圧，心拍，意識状態，呼吸困難感/呼吸様式
     - 咳嗽能力，頸部/肺野の聴診，嗄声/喘鳴の有無
   - 動脈血ガス分析・胸部X線：抜管後30分，以後適宜

　胸水の貯留は肺の拡張障害の原因となるため，手術室で挿入した胸腔ドレーンを用いて10cmH$_2$O程度の陰圧で持続吸引し，排液に努める。排液量が急に減少した場合はドレーン閉塞の可能性があり，直ちにドレーン液面の呼吸性変動の有無，胸部X線などを確認する。

　喀痰が多い場合は，積極的な体位ドレナージや気管内吸引によって排痰を促し，無気肺や肺炎を予防することも重要である。術後無気肺の予防は酸素化の改善・維持をもたらし，呼吸仕事量を減少させる。

　近年，術後早期の肺拡張を促すために非侵襲的換気（NIV）[11]法が広く用いられるようになった。呼吸器合併症の予防には早期抜管が重要であり，抜管後にマスクで陽圧型換気を行うNPPVや，マスクを鼻に装着する経鼻的持続陽圧呼吸（nasal CPAP）[12]が，術後早期の人工呼吸器離脱を支援する方法として汎用されるようになっている。NPPVはCOPDの急

性増悪，心原性肺水腫，急性呼吸促迫症候群（**ARDS**）[13]などに対しても有効であることが知られている（p162参照）。

待機的胸腹部大動脈手術患者50例を対象としたランダム化比較試験（**RCT**）[14)]によれば，24時間連続で10cmH2Oの持続的気道陽圧法（**CPAP**）[15]を施行した群は，間欠的にCPAPを施行した群に比べてP/F ratio＜100mmHg，無気肺，肺炎，再挿管の割合が有意に少なく，在院日数も短縮されることが報告されている。

◆血圧管理

胸部下行・胸腹部大動脈手術において術後低血圧は脊髄灌流を減少させ，遅発性対麻痺を引き起こす危険性がある。一般的に血圧管理目標はやや高めに設定し，平均血圧75〜90mmHg前後を原則とする[2)]。一方で，過剰な高血圧は術後出血を助長する懸念があり，症例ごとに状況に応じた血圧管理を行うことも必要である。胸部下行・胸腹部大動脈手術に限らず，心臓血管手術後の血圧・循環管理の基本は，術後心筋虚血や不整脈など心不全の原因となりうる主要心血管有害イベント（**MACE**）[16]を回避し，低心拍出量症候群（**LOS**）[17]を予防することにある。表2に循環管理の基本を示す。

◆出血管理

胸部下行・胸腹部大動脈手術では，体外循環や低体温（特に低体温循環停止法を併用した場合）などの影響によって，術後も出血傾向が遷延することがある。プロタミン中和後に血中ヘパリン濃度が再上昇するヘパリンリバウンド現象もあり[3)]，ICU帰室後も活性凝固時間（**ACT**）[18]を適宜測定する。ACTの延長を認めた場合には，1〜2cc程度のプロタミンを追加投与し正常化を図る。

表2 循環管理の基本

1. 前負荷の調節
   - 容量負荷（アルブミン製剤，輸血，代用血漿）
   - 右心拍出量の増加減少
       カテコラミン（ドブタミン）
       肺血管拡張薬（ニトログリセリン，PGE1/I2，一酸化窒素）
       PDE Ⅲ阻害薬

2. 後負荷の調節
   - 増大：α刺激薬（ノルアドレナリン，フェニレフリンなど），バソプレシン
   - 軽減：末梢血管拡張薬（ニカルジピン，hANP，PDE Ⅲ阻害薬，ニトロプルシドなど）
       鎮痛・鎮静薬（プロポフォール，デクスメデトミジン，オピオイドなど）

3. 心拍数の調節
   - 体外式ペーシング，オーバードライブペーシング，電気的除細動
   - 抗不整脈薬（ランジオロール，シベンゾリン，ピルジカイニドなど）

4. 心筋収縮拡張能の増大
       カテコラミン（ノルアドレナリン，ドパミン，ドブタミン，イソプロテレノール）
       PDE Ⅲ阻害薬

貧血は脊髄を始めとする各臓器への酸素供給を減少させるとともに，血行動態を不安定化させる原因ともなる．したがって，貧血を伴うhypovolemiaがある場合には，濃厚赤血球(PRBC)[19]を投与して積極的に補正を行う．出血量が多い場合は，PRBCのみの輸血では希釈性凝固障害を惹起するため，必要に応じて新鮮凍結血漿(FFP)[20]も投与して凝固因子を補充する．凝固因子の活性化に必要なカルシウムの補給も適宜行う．厚生労働省指針によれば，人工心肺(CPB)[21]使用時の周術期管理において，血小板数3万/μL未満に低下している場合が血小板輸血の適応とされている[4](p95参照)．ただし，術前状態(慢性腎疾患，肝疾患などの有無)や体外循環時間などは個々の症例で異なっており，原則を守りつつも個々の症例における判断も重要である．血小板輸血量は，投与後の血小板数5万/μL以上を目標値として投与量を検討する．もちろん，ドレーン出血量が多ければ，遅滞なく外科的止血術を考慮すべきである．文献的には，400mL/時が1時間，200mL/時が2時間，100mL/時が4時間以上のいずれかにあてはまり，かつ減少傾向を認めない場合が外科的止血術の判断基準とされている[5〜7]．術後出血の管理に関しては，多方面からのアプローチが必要である(表3)(p95参照)．

◆疼痛対策

一般的にはICUにおける鎮痛にはオピオイドの使用が基本であり，わが国ではモルヒネ，フェンタニル，レミフェンタニルなどを用いることが多い．これらの副作用(神経系，呼吸器系，循環器系，消化器系への影響)を軽減し，鎮痛効果を高める目的で非ステロイド性抗炎症薬(NSAIDs)[22]やアセトアミノフェンを併用することもある．鎮静には，ベンゾジアゼピン系薬剤(ドルミカム®)，中枢性α受容体作動薬(プレセデックス®)，プロポフォールなどを用いる(表4)．

左開胸の手術は胸骨正中切開や開腹手術に比べて，術後疼痛が強く，遷延することが多い．疼痛は術後のリハビリテーションを遅延させるだけでなく，深呼吸を困難にして呼吸器合併症を惹起するため，疼痛対策は合併症予防の観点からも重要である．

最近は，経静脈的自己調節鎮痛法(IV-PCA)[23]が広く普及している．胸部下行・胸腹部大動脈手術は硬膜外鎮痛の適応となっているが，実際にはCSFドレナージが挿入され，硬膜外鎮痛の施行が困難なことも多い．このような場合はIV-PCAの有用性が高いが，硬膜外鎮痛と比較して，①体動時の鎮痛効果に劣る，②呼吸器合併症が多い，③消化管運動の回復が遅い，などの問題点も存在する．左開胸の強い疼痛をIV-PCAだけで抑制しようとすると，オピオイドによる呼吸抑制，悪心嘔吐などの消化器症状の頻度が増加し，術後の生活の質を下げることになるため，IV-PCAと神経ブロック，浸潤麻酔，NSAIDsなどを組み合わせて使用するmultimodal analgesiaによりオピオイドの副作用を回避しつつ鎮痛効果を高める工夫がなされる(p115参照)．

表3 術後出血の管理

1. ドレーン閉塞の有無を確認
2. 出血量が多ければ再開胸止血術を施行
3. 低体温があれば常温まで加温
4. 血圧コントロール（高血圧の回避）
5. シバリングのコントロール
6. 高めの呼気終末陽圧（PEEP）設定（10cmH$_2$O）
7. 凝固機能検査（活性凝固時間〈ACT〉，プロトロンビン時間，活性化部分プロトロンビン時間，血小板数）のチェックおよび補正
   ①プロタミン投与（ACT延長時）
   ②PRBC輸血（ヘマトクリット＜26％／時）
   ③血小板輸血（血小板数＜30,000〜50,000）
   ④止血薬（トラネキサム酸，カルバゾクロム，アプロチニン，リコンビナント活性型第Ⅶ因子製剤など）投与

（文献4より一部改変引用）

表4 鎮痛薬・鎮静薬の使用法

鎮痛薬	当量	間欠的投与	持続的投与
フェンタニル	200μg	0.3〜1μg/kg静注（0.5〜1時間ごと）	0.5〜2μg/kg/時
モルヒネ	10mg	0.01〜0.1mg/kg 静注（1〜2時間ごと）	0.01〜0.04mg/kg/時

鎮静薬	間欠的投与	持続的投与
ミダゾラム	0.02〜0.08mg/kg（0.5〜2時間ごと）	0.04〜0.15mg/kg/時
プロポフォール		0.3〜4mg/kg/時
デクスメデトミジン		1μg/kgを10分で投与後に0.2〜1μg/kg/時

術後合併症と対策

◆遅発性脊髄障害

　遅発性対麻痺の発症率は胸腹部大動脈置換術の1〜12％といわれている[11]。胸腹部大動脈置換術2,368例に基づく報告によれば，遅発性対麻痺の発症時期は術後13時間〜91日とかなりの幅がある（平均6.2±15.7日，中央値3日）[20]。多くの症例で，発症前に低血圧の時期があることは，術後管理上重要な事実である。急性発症と異なり，発症後の迅速な対応，治療により回復の可能性が高いことが知られている。特にCSFドレナージの効果，重要性が指摘されており，発症後できるだけ早期の施行が有効とされている[11,12]。循環管理，貧血補正，酸素飽和度の維持，薬剤（既述）などにより，約50〜70％で回復を期待できるとの報

告もあり，迅速かつ，適切な集学的治療の開始が重要である[21,22]。表5に対麻痺の予防法，治療法を示す。

◆下肢動脈塞栓(blue toe syndrome)

胸部下行・胸腹部大動脈手術では，置換範囲の動脈壁に重度の動脈硬化性病変(shaggy aorta)を認める場合も多く，また，慢性解離では偽腔内に多量の血栓を有する場合があり，術中操作に伴って塞栓症を引き起こす可能性がある。慎重な体外循環や術中操作の施行などの予防策が何よりも重要であるが，発症後の早期対応も重要である。末梢皮膚温や色調の確認，末梢動脈拍動の触診やドプラによる血流評価を行い，比較的な近位部での閉塞であればFogartyカテーテルによる塞栓除去，より末梢であれば足趾虚血に対する薬物療法として抗血小板薬，プロスタグランジン製剤，抗血小板薬，ステロイドなどによる保存的加療を行う[23]。

◆嗄声，嚥下障害

大動脈瘤病変の中枢端が左鎖骨下動脈周囲に及ぶ場合，術中操作によって左反回神経麻痺をきたし，嗄声や嚥下障害を起こすことがある。術前から嗄声が存在することも決してまれではない。高齢者の場合，もともと喉頭反射が低下していることもあり，左反回神経麻痺をきたすと誤嚥性肺炎のリスクが高まり，重症であれば生命予後を低下させることになりかねない。また，経口摂取の遅延は，全身状態の回復や免疫能の回復を遅らせ，術後リハビリにも悪影響を与えて在院期間の延長につながる。

人工呼吸器離脱後には発声の状態を確認し，問題がなければ，数時間後に飲水テストを行って誤嚥がないことを確認したうえで経口摂取を開始する。左反回神経麻痺が存在しても，挿管の影響による声帯の浮腫によって術後早期には嗄声が顕在化せず，数日経ってから症状が明らかになることもあることは注意が必要である。逆に，抜管直後に嗄声を認めても，挿管の影響であれば，通常，数日以内に症状が改善する。確定診断には，喉頭ファイバーや嚥下造影が有用である。

声帯麻痺を有する場合には，経口摂取開始は時間をかけて慎重に行うべきであり，言語聴覚士(ST)[24]が介入し，嚥下リハビリを開始するのがよい。特に高齢者や重症例では，拙速な経口摂取を避け，経管栄養を考慮すべきである(p208参照)。

表5 対麻痺の予防，治療

1. 術中術後の低血圧防止(平均血圧75〜90mmHg)
2. 脳脊髄液(CSF)ドレナージ
3. Adamkiewicz動脈の同定，評価と再建
4. 薬物療法(ステロイド，オピオイド拮抗薬ナロキソン，マンニトールなど)
5. 脊髄機能評価，モニタリングの使用
   体性感覚誘発電位(SEP)[25]
   運動誘発電位(MEP)
6. 低体温
7. 末梢大動脈灌流の維持
8. 低心拍出量状態の防止
9. 貧血の改善，酸素飽和度の維持

◆乳び胸

　術中に胸管を損傷して乳び胸を合併することがある。術後ドレーン排液が白濁している場合は本症が強く疑われるが，絶食中には排液は白濁せず無色であるのが一般的であるから術後早期に排液の白濁を認めなくても乳び胸を否定することはできない。乳び胸を疑った場合には，排液中のトリグリセリド(TG)，総コレステロール(T-chol)値を測定する。TG(胸水)≧110mg/dLかつT-chol(胸水)/T-chol(血清)＜1であれば，乳び胸水と診断される。TG(胸水)が50〜110mg/dLであっても，胸水のリポ蛋白分析でカイロミクロンを証明できれば，乳び胸水と診断される。

　治療はまず絶食とし，完全静脈栄養(**TPN**)[26]を基本とした保存的治療を行う。乳びの漏出量の少ない例では中鎖脂肪酸を含む低脂肪高蛋白食を試みることもあるが，無効例が多いとの指摘もある。効果不十分の場合，オクトレオチド(サンドスタチン®)50〜100μg皮下注1日3回(8時間ごと)を投与する場合もある。保存的治療にもかかわらず，①平均排液量1,500mL/日以上が5日以上続く，②保存的治療が2週間以上に及ぶ，③栄養状態悪化，あるいは，④保存的治療7日目に排液量1,000mL/日以上である場合などは，外科的治療の適応である。外科的治療(胸管結紮術)は，乳び喪失に伴う低栄養によって全身状態が悪化する前に行うことが重要である。ほかに，胸腔内に薬剤を注入する胸膜癒着術(ミノサイクリン＜ミノマイシン®＞単独では不成功例の報告が多く，抗悪性腫瘍溶連菌製薬＜ピシバニール®＞による治療が有効とされている)，末梢リンパ管からの油性ヨード化ケシ油脂肪酸エチルエステル(リピオドール®)注入療法などの治療法もある。

〈志水秀行，飯田泰功〉

▼略語一覧

1. QOL：quality of life；生活の質
2. PEEP：positive end-expiratory pressure；呼気終末陽圧呼吸
3. NPPV：noninvasive positive pressure ventilation；非侵襲的陽圧換気
4. DOAC：direct oral anticoagulant
5. PPC：postoperative pulmonary complication；術後呼吸器合併症
6. COPD：chronic obstructive pulmonary disease；慢性閉塞性肺疾患
7. CSF：cerebrospinal fluid；脳脊髄液
8. MEP：motor-evoked potential；運動誘発電位
9. SIRS：systemic inflammatory response syndrome；全身性炎症反応症候群
10. PS：pressure support；圧補助
11. NIV：noninvasive ventilation；非侵襲的換気
12. nasal CPAP：nasal continuous positive airway pressure；経鼻的持続陽圧呼吸
13. ARDS：acute respiratory distress syndrome；急性呼吸促迫症候群
14. RCT：randomized controlled trial；ランダム化比較試験
15. CPAP：continuous positive airway pressure；持続的気道陽圧法
16. MACE：major adverse cardiac event；主要心血管有害イベント
17. LOS：low output syndrome；低心拍出量症候群
18. ACT：activated coagulation time；活性凝固時間
19. PRBC：packed red blood cell；濃厚赤血球
20. FFP：fresh frozen plasma；新鮮凍結血漿
21. CPB：cardiopulmonary bypass；人工心肺
22. NSAIDs：non-steroidal anti-inflammatory drugs；非ステロイド性抗炎症薬
23. IV-PCA：intravenous patient-controlled analgesia；経静脈的自己調節鎮痛法
24. ST：speech-language-hearing therapist；言語聴覚士
25. SEP：somatosensory evoked potential；体性感覚誘発電位
26. TPN：total parenteral nutrition；完全静脈栄養

文献

1) Committee for Scientific Affairs, The Japanese Association for Thoracic Surgery, et al：Thoracic and cardiovascular surgery in Japan during 2014. Annual report by The Japanese Association for Thoracic Surgery. Gen Thorac Cardiovasc Surg 64：665-697, 2016.
2) Shimizu H, et al：Current strategies for spinal cord protection during thoracic and thoracoabdominal aortic aneurysm repair. Gen Thorac Cardiovasc Surg 59：155-163, 2011.
3) Kouchoukos NT, et al：Outcomes after thoracoabdominal aortic aneurism repair with hypothermic circulatory arrest. J Thorac Cardiovasc Surg 145：S139-141, 2013.
4) LeMaire SA, et al：Result of open thoracoabdominal aortic repair. Ann Cardiothorac Surg 1：286-292, 2011.
5) Yoo JS, et al：Surgical repair of descending thoracic and thoracoabdominal aortic aneurysm involving the distal arch：open proximal anastomosis under deep hypothermia versus arch clamping technique. J Thorac Cardiovasc Surg 148：2101-2107, 2014.
6) Svensson LG, et al：Experience with 1,509 patients undergoing thoracoabdominal aortic operations. J Vasc Surg 17：357-370, 1993.
7) 堀 正二, ほか：循環器病の診断と治療に関するガイドライン（2008年度合同研究班報告）. 循環器疾患における抗凝固・抗血小板療法に関するガイドライン（2009年改訂版）. Http://www.j-circ.or.jp/guideline/pdf/JCS2009_hori_h.pdf
8) Kazar HL, et al：The Society of Thoracic Surgeons practice guideline series：Blood glucose management during adult cardiac surgery. Ann Thorac Surg 87：663-669, 2009.
9) Canet J, et al：Postoperative pulmonary complications. Minerva Anesthesiol 76：138-143, 2010.
10) Kawanishi Y, et al：Influence of perioperative hemodynamics on spinal cord ischemia in thoracoabdominal aortic repair. Ann Thorac Surg 84：488-492, 2007.
11) Estrera AL, et al：Preoperative and operative predictors of delayed neurologic deficit following repair of thoracoabdominal aortic aneurysm. J Thorac Cardiovasc Surg 126：1288-1294, 2003.
12) Safi HJ, et al：Observations on delayed neurologic deficit after thoracoabdominal aortic aneurysm repair. J Vasc Surg 26：616-622, 1997.
13) Kindgen-Milles D, et al：Nasal-continuous positive airway pressure reduces pulmonary morbidity and length of hospital stay following thoracoabdominal aortic surgery. Chest 128：821-828, 2005.
14) Fedorow CA, et al：Lumbar cerebrospinal fluid drainage for thoracoabdominal aortic surgery：rationale and practical considerations for management. Anesth Analg 111：46-58, 2010.
15) Gravlee GP, et al：Heparin management protocol for cardiopulmonary bypass influences postoperative heparin rebound but not bleeding. Anesthesiology 76：393-401, 1992.
16) 厚生労働省：血液製剤の使用指針（改訂版）. 2009. http://www.mhlw.go.jp/new-info/kobetu/iyaku/kenketsugo/dl/tekisei4b.pdf Accessed Oct.2, 2016.
17) Bojar RM："Manual of Perioperative care in Adult Cardiac Surgery(Fifth edition)", Wiley-Blackwell Publishing, New York, NY, USA, 2011, p345.
18) Parolari A, et al：The effect of"high dose"aprotinin and other factors on bleeding and revisions for bleeding in adult coronary and valve operations：an analysis of 2190 patients during a five-year period(1987-1991). Eur J Cardiothorac Surg 111：1037-1046, 1996.
19) 飯田泰功：縦隔出血. 『INTENSIVIST. 心臓血管外科 後編』（田端 実, 讚井將満, 編）. メディカル・サイエンス・インターナショナル, 東京, 2016, p151-157.
20) Wong DR, et al：Delayed spinal cord deficits after thoracoabdominal aortic aneurysm repair. Ann Thorac Surg 83：1345-1355, 2007.
21) Cheung AT, et al：Interventions for reversing delayed-onset postoperative paraplegia after thoracic aortic reconstruction. Ann Thorac Surg 74：413-419；discussion 420-421, 2002.
22) Hill AB, et al：Reversal of delayed-onset paraplegia after thoracic aortic surgery with cerebrospinal fluid drainage. J Vasc Surg 20：315-317, 1994.
23) 重松 宏, ほか：循環器病の診断と治療に関するガイドライン（2005-2008年度合同研究班報告）. 末梢閉塞性動脈疾患の治療ガイドライン. ＜http://www.j-circ.or.jp/guideline/pdf/JCS2010_shigematsu_h.pdf＞Accessed Sep. 20, 2016.

Ⅱ 各論

3 大動脈疾患④
腹部大動脈瘤

腹部大動脈瘤は，瘤径が一定以上拡張した場合に，破裂する危険性が高まるため，外科的治療が必要となる．近年，より低侵襲であるステントグラフト治療が積極的に実施されているが，開腹人工血管置換術は，良好な長期成績，そしてステントグラフト治療が困難な症例や，ステントグラフト治療後の瘤径増大症例にも対応できる点から，いまだ重要な手技である．本項では，開腹人工血管置換術の選択基準および準備，アプローチを含めた術式の要点，合併症を含む術後の注意点につき紹介する．

Point

1. 腹部大動脈瘤は，一般的に無症状であるが，破裂すると90％が死亡し，手術まで辿り着いても，30〜50％前後の死亡率となるため，適切なタイミングでの待機的な手術が重要である．
2. 手術には開腹人工血管置換術とステントグラフト治療があるが，ステントグラフト治療では対応できない症例もあるため，開腹人工血管置換術に習熟する必要がある．
3. 腹部大動脈瘤は虚血性心疾患や，肺機能障害など基礎疾患を合併することが多いため，それを念頭に置いた術前検査，術中・術後管理が必要である．
4. 開腹人工血管置換術には，経腹膜経路，後腹膜経路の2つのアプローチ法があり，経腹膜経路のほうが汎用性は高いが，後腹膜経路にも利点はあり，これらを理解して，適応を選択するべきである．
5. 腹部大動脈瘤は動脈硬化性疾患が背景にあり，術後も一般人口よりも予後が悪いため，禁煙や服薬のコンプライアンスなどしっかりとした患者教育，および適切なフォローアップが必要である．

病態と手術適応

　大動脈瘤は，正常の大動脈径から1.5倍以上拡張した状態と定義されるが，腹部大動脈瘤は一般的に3cm以上拡張したものとされる[1]．
　部位としては，95％が腎動脈下の腹部大動脈に遮断鉗子をかけられる腎動脈下型であり，傍腎動脈型は5％以下である．高齢の男性に多く，一般的に動脈硬化を中心とした変性疾患であると考えられているが，動脈硬化が成因である虚血性心疾患や閉塞性動脈硬化症などの閉塞性疾患とは病態が明らかに違い，エラスチンなどコラーゲンの動態や，中膜・内膜の平滑筋の変性などがより重要と考えられている．

成因の90％以上が前述の変性疾患と考えられているが、それ以外にも炎症性腹部大動脈瘤や、解離や感染などが原因のもの、さらには家族性に発生するものもある[2]。

一般的に腹部大動脈瘤は無症状であり、まれに腹満感や嘔吐、便秘、腰痛などの原因となることもあるが、他疾患のための画像検査で偶発的に見つかることが多い。しかしながら、腹部大動脈瘤は徐々に瘤径が増大していき、いったん破裂すると、救命率は10〜15％と極端に低下するため、破裂予防のため、適切なタイミングで外科的治療を実施することが肝要である[2]。

破裂に寄与する危険因子として、形状、喫煙、高血圧、家族歴などが挙げられるが、もっとも関連しているものは瘤径である。瘤径が増大すると、瘤の拡張速度が速くなり、また破裂する確率も上がる(表1)[3]。

そのため、各種ガイドラインでは5.5cm以上の瘤径を手術適応としているが、女性はより小さい径での破裂が多く、5.0cm以上で手術が推奨される。また各種ガイドラインのエビデンスとして採用されている報告は、欧米からのものであり、体格が小さい日本では5cm以上を手術適応とすることが多い。また半年で5mm以上増大傾向を示すものや、腹痛や腰痛などの切迫破裂の症状を示すものも手術適応とされる(表2)[4]。しかしこれらの瘤径での手術適応は、手術のリスクが低いという条件の下であり、手術リスクが高いものでは、6cm以上を手術適応とすることもある。

表1 腹部大動脈瘤径別推定年間破裂率

腹部大動脈瘤最大短径（cm）	破裂率（％/年）
<4	0
4〜5	0.5〜5
5〜6	3〜15
6〜7	10〜20
7〜8	20〜40
>8	30〜50

（文献3より引用）

表2 非破裂腹部大動脈瘤の手術適応

	Ⅰ	Ⅱc	Ⅱb	Ⅲ
最大短径	男性：最大短径>55mm (level A) 女性：最大短径>50mm (level A)	最大短径>50mm (level C)	最大短径40〜50mm（手術危険度が少なく生命予後が見込める患者、経過観察のできない患者）(level C)	最大短径<40mm (level C)
拡張速度		拡張速度>5mm/6カ月 (level C)		
症状		腹痛・腰痛・背部痛など有症状 (level C)		
その他		感染性動脈瘤 (level C)	塞栓源となっている動脈瘤 (level C) 出血傾向を示す動脈瘤 (level C)	

（文献4のp33、表13より引用）

手術のリスクとしては，さまざまな報告があるが，もっとも関与するものとして，うっ血性心不全から虚血性心疾患などの心疾患，慢性閉塞性肺疾患（COPD）❶などの肺疾患，腎機能障害が挙げられ，その次に年齢や性別なども考慮すべきとされている（表3）[5]。最後に，瘤径以外の手術適応としては，blue toe症候群などの塞栓源となっているものや，播種性血管内凝固症候群（DIC）❷などの凝固障害から出血傾向の原因となっているものも，手術が推奨される（表2）[4]。

　外科的治療としては，開腹人工血管置換術およびステントグラフト治療が存在し，その長期成績は追加治療を含め，同等ということが証明されている[6]。その一方，各種ガイドラインでは，低リスクの腹部大動脈瘤は開腹人工血管置換術の適応であり，わが国でも開腹人工血管置換術が第一選択とされている[4]。

　またステントグラフト治療は，長期的にエンドリークなどの合併症が生じる可能性があり，定期的な画像検査が必要なこと，そしてわが国では実施医の資格や施設認定の問題，また解剖学的制約もある。

　しかしながら，技術の進歩とともに，その圧倒的低侵襲さから，近年ステントグラフト治療は積極的に施行されており，開腹人工血管置換術の症例数をすでに上回っている。

　現状では，開腹人工血管置換術の適応としては，解剖学的にステントグラフト治療が困難な症例，エンドリークなどステントグラフト治療がうまくいかなかった症例，また若年やコンプライアンス不良など，術後長期にわたる定期的な画像検査が不適ないし不可能な症例などが挙げられる。

表3　術前危険因子

	施設ごとの平均死亡率（%）					
	3	4	5	6	8	12
スコア	−5	−2	0	+2	+5	+10

患者別危険因子										
	年齢			性別		循環器系の合併疾患			腎系の合併疾患	肺系の合併疾患
	60	70	80	男性	女性	MI・既往	うっ血性心不全	心電図上の虚血	クレアチニン >1.8mg/dL (159.1 μmol/L)	COPD，呼吸困難
スコア	−4	0	+4	+4	0	+3	+8	+8	+12	+7

合計スコアによる患者ごとの推定手術死亡率										
	死亡率（%）									
	1	2	3	5	8	12	19	28	39	51
合計スコア	−5	0	5	10	15	20	25	30	35	40

COPD：慢性閉塞性肺疾患
MI：心筋梗塞

（文献5より引用）

術前検査と手術プランニング

　腹部大動脈瘤は高齢男性に多く，その成因が動脈硬化と関連が深いことから，虚血性心疾患や頸動脈病変を含めた脳血管疾患などの全身の慎重な術前検査が必須である．特に手術の危険因子として判明している心疾患，肺疾患，腎機能障害については，十分な精査が必要である．

　具体的には，詳細な基礎疾患および生活歴の聴取の後，心疾患については心電図や心エコー，そして薬剤負荷心筋シンチグラフィを，脳血管疾患については頭部CT/MRI検査および頸動脈エコーを，肺疾患についてはスパイログラムおよび動脈血ガス分析を，そして腎機能障害については，血清中クレアチニン濃度および推算糸球体濾過量（estimated GFR）❸の評価が必須である．

　また心疾患は，術後早期および晩期のもっとも多い死亡原因であり，薬剤負荷心筋シンチグラフィで陽性であった場合には，冠動脈造影検査などで具体的に病変を評価し，術前にβ遮断薬およびスタチンの導入，そしてPCI❹/CABG❺が必要か，検討を加えるべきである．

　それ以外にも，高齢および喫煙歴などは，悪性疾患の共通する背景因子であることもあり，前述の術前検査に加え，上部消化管内視鏡検査および便潜血反応などによる消化管の精査，PSA❻などによる前立腺癌の精査，そして胸部CT検査による肺癌の精査を適宜実施するべきである．

◆手術プランニングの検査

　CT検査が第一選択である．造影剤を使用するCT angiography（**CTA**）❼は，腹部大動脈瘤の正確な瘤径に，形状，遮断予定部位を含む石灰化や血栓などの大動脈壁の性状，そして内臓動脈を含む周囲の重要臓器の情報および関連性など，術前プランニングをするうえで必要な情報がすべて得られる（図1）．

　MRI検査は，瘤径や，形状，大動脈内腔の性状，そして周囲臓器との関連性などCTAと同じような情報が得られ，CTAの欠点である被ばくや，造影剤アレルギーの問題などを回避することができ，炎症性腹部大動脈瘤では，その炎症の範囲をCTAより正確に把握することができるとされているが，その一方，高価であること，閉所恐怖症の患者では禁忌であること，石灰化の情報が得られないこと，空間分解能がCTAに及ばないことなどから，腹部大動脈瘤の術前プランニングの検査の第一選択にはなりえていない（図2）．

　また以前は腎機能障害のためCTAの造影剤が使用困難な症例で，MR angiography（**MRA**）❽が施行されることもあったが，MRAに使用される造影剤であるガドリニウムが，腎機能障害症例では，致命的な腎性全身性線維症（**NSF**）❾を引き起こすことが判明し，現在では禁忌となっている．

図1 CT検査

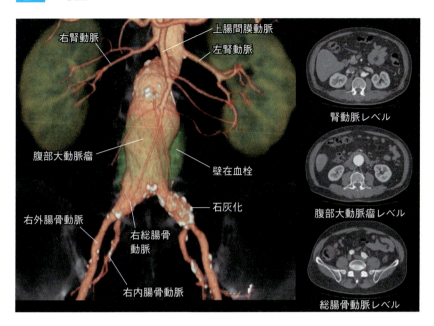

図2 MRI検査

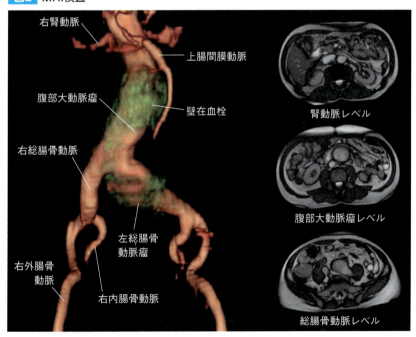

◆術前準備

手術日が決まったら，最低でも禁煙指導，抗血小板薬休止の可否，腸管準備，輸血準備などが必要である。

① 腹部大動脈瘤の症例は，COPDを高率に合併していることが報告されており，術後の呼吸器合併症や手術部位感染の予防の観点からも，最低でも1カ月前から禁煙を徹底したい。
② 抗血小板薬は，周術期のアスピリン単剤投与により，心合併症を減らすことが判明しているが，報告によっては，出血性合併症が増加するという報告もあり，PCI後の期間や使用されたステントの種類，動脈硬化の危険因子などを含め，個々の症例の状況に合わせて決めるべきであろう。また術後の硬膜外麻酔による疼痛管理は，呼吸器合併症の減少につながるが，単剤であっても使用する抗血小板薬の種類によっては硬膜外麻酔を挿入できない可能性があるので，麻酔科と協議するべきである。
③ 腸管内容のため腸管が張っていると，術野の展開の妨げになるため，腸管の準備が必要となる。また腸管虚血の合併症が生じた際には，腸管を空虚にしておくことにより，腸管の虚血や，bacterial translocationの進行などを抑制できる可能性がある。具体的には，施設によって差異があるが，2日前からの禁食および補液，そしてセンノシドやクエン酸マグネシウム液（マグコロール®）などの下剤投与および術当日朝のグリセリン浣腸または炭酸水素ナトリウム・無水リン酸二水素ナトリウム配合剤（新レシカルボン坐薬®）の使用が一般的である。
④ 通常の腹部大動脈瘤手術であれば，一般的には術中の回収式自己血輸血を使用することにより，無輸血の手術は十分可能だが，いったん血管損傷などの出血性合併症が生じると，容易に血圧低下や，貧血が進行するため，赤血球濃厚液を4～6単位準備することが一般的である。

手術の概要と術中管理

腹部大動脈瘤の開腹人工血管置換術の要点としては，腹部大動脈瘤へのアプローチ方法，大動脈瘤の切除および再建，そして腎動脈上遮断が必要であった際の対応に大別されるので，それぞれについて説明し，最後に注意すべき術中管理を述べる。

◆腹部大動脈瘤へのアプローチ

経腹膜（開腹）経路と後腹膜経路がある。ほとんどの腹部大動脈瘤は両方のアプローチで手術可能だが，後述するようにそれぞれ利点・欠点があり，術者は両方に習熟する必要があると考えられる。使い分けとしては，広範囲な腹部大動脈瘤であり，良好な視野が必要な症例では経腹膜経路を，すでに開腹手術の既往があり，癒着が予想される症例では，後腹膜経路をといったように，それぞれの症例に併せて検討する必要がある。

経腹膜経路

もっとも一般的な方法で，正中切開で開腹する方法である。外科医にとってなじみのある方法であるため，短時間で腹部大動脈瘤に達することができ，破裂性腹部大動脈瘤では常に選択される。

さらに皮切の延長により広範囲な視野を確保し，腎動脈再建や内腸骨動脈再建などの

種々の再建方法に柔軟に対応したり，大動脈壁の性状など術中の所見により術式を変更することができる。また腹腔内の臓器を観察できる点も利点である。

その一方，術後の呼吸器合併症が多かったり，晩期合併症として腸閉塞や腹壁瘢痕ヘルニアが多いこと，また腸管の蠕動運動が回復し，食事摂取可能となるまでの時間が長いなどの欠点がある。

具体的には，小腸を右に避け，後腹膜を切開し，大動脈瘤に到達するが，Treitz靱帯が1つの目安となり，Treitz靱帯の左側の後腹膜を切開し，十二指腸を右側に脱転することにより，いわゆる腎動脈直下の腹部大動脈に到達することができる（図3）。

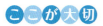

腸管損傷は人工血管感染につながるため，腸管の癒着剥離は慎重に行う。また十二指腸と瘤壁が強固に癒着している場合は，瘤壁の外膜へ切り込むようなイメージで剥離することが大切である。

Stop it !

男性においてL1からL2の高さの交感神経損傷は勃起不全につながり，大動脈分岐部付近（L2からL3）の上下腹神経叢損傷は逆行性射精につながるため，不用意な神経叢の操作は行わない。

図3 開腹アプローチ

⇔部分で大動脈瘤を露出する。

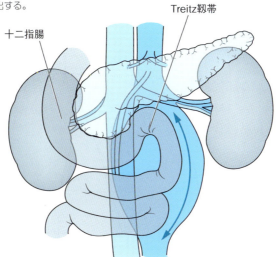

（文献12のp255, 図1より改変引用）

後腹膜経路

　開腹せずに，後腹膜から腹部大動脈に到達する方法である。腹腔内を経由しないため，腸蠕動の回復が早く，呼吸器合併症が少ないとされ，開腹手術や腹腔内感染の既往で腹腔内の癒着が予想される症例に適している。その他にも人工肛門や異所性腎の症例にも適している。

　欠点としては，剥離面積が広くなることや，右腎動脈や右腸骨動脈などのアプローチが困難なことがあることなどが挙げられる。

　具体的には右半側臥位での第12肋骨の先端から恥骨左縁までの左斜切開か，仰臥位での左傍腹直筋切開で，筋層を切離し，腹膜外脂肪組織に入り，腹膜のみを前方に剥離するようにしてアプローチする（図4）。ここで重要なのは，尿管を背側に落とすことである。最初の目安としては，左外腸骨動脈が適しており，いったん左外腸骨動脈が露出されれば，それを追って総腸骨動脈，腹部大動脈と剥離が可能である（図5）。

> **Stop it！**
>
> 　尿管損傷は術野汚染や術後狭窄による不要な腎機能障害につながる可能性があるため避ける。必要に応じてテーピングして位置を確認し，後腹膜経路では，腹膜側に残ると視野展開の際に開創器などで損傷する可能性があるため注意する。また再建した人工血管は必ず尿管の後方を通すようにする。

図4　後腹膜アプローチ皮切

下腹壁動脈を温存する。

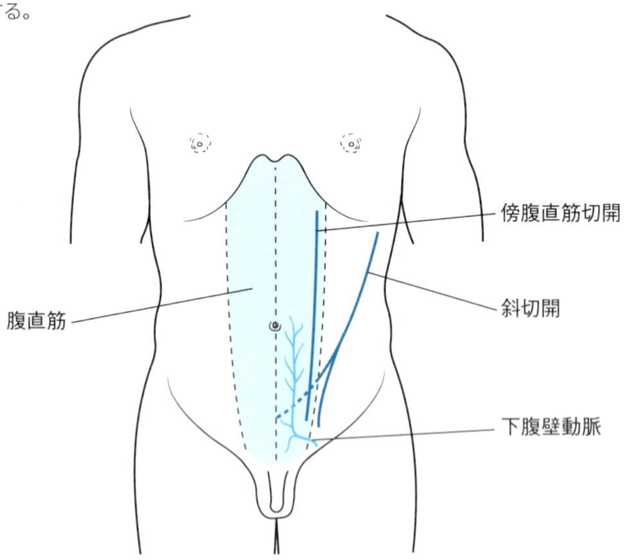

（文献13のp201，図10より改変引用）

図5 後腹膜アプローチ剥離

尿管を背側に落とす。

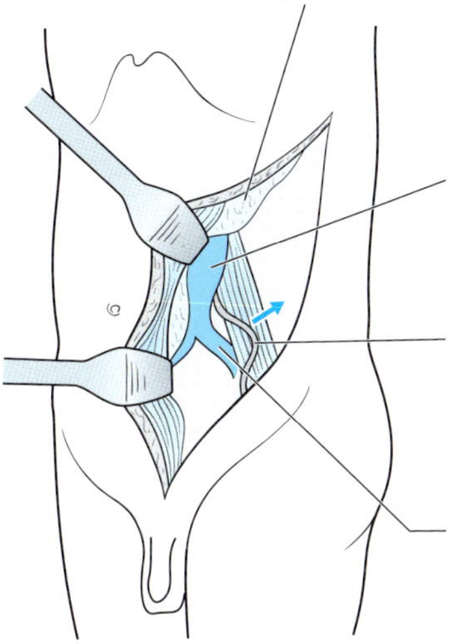

（文献13のp201, 図11より改変引用）

Stop it !

右総腸骨動脈の不用意な剥離は，背側を走行する左総腸骨静脈の損傷につながり，止血に大変苦慮することになるので避ける。静脈損傷が生じた際には，可能なかぎり損傷部の中枢と末梢を圧迫することにより止血を得て，直接損傷部の縫合を試みる。

◆腹部大動脈瘤の切除および再建

アプローチの経路にかかわらず，腎動脈直下の腹部大動脈，そして左右の腸骨動脈の剥離確保が完了した段階で，ヘパリンを投与し，大動脈を遮断する。ヘパリンの投与は，経静脈的に全身投与する方法や，遮断後に大動脈瘤内に局注する方法などあり，その投与量も活性凝固時間（ACT）[10]が200以上を目指す方法と，140〜160程度で十分という方法もあり，術者の好みにより異なる。

いずれにせよ，大動脈遮断後，大動脈瘤を切開し，内腔側より逆流して出血源となっている腰動脈や下腸間膜動脈の結紮処理を行い，止血を得る。

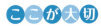

大動脈鉗子をかける際には，遮断部位の性状に留意する。石灰化が高度の症例では不十分な遮断や，石灰化による外膜損傷が生じうる（図6）。血栓やプラークが多い症例では，塞栓症が生じうる。また縦にかける際には，吻合予定の大動脈後壁を斜めにかけていないか注意する。

図6 大動脈遮断外膜損傷

動脈鉗子を横にかけることで，後壁の剥離を防ぐ。

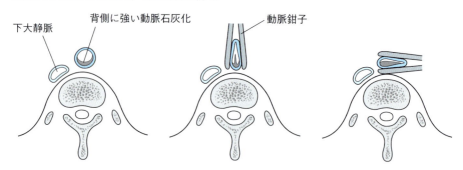

(文献13のp198，図5より改変引用)

　止血が十分に得られた段階で，中枢吻合に移るが，中枢吻合には大動脈を完全に離断して吻合する方法と，後壁を残して吻合するinclusion法がある（図7）。こちらもそれぞれ長所・短所があるが，inclusion法では，後壁にしっかりと針をかけないと，内膜のみ運針することとなり，吻合終了後に後壁より思わぬ出血を認め，止血に難渋することがあるため，針のサイズが大きいものを使用することが多い。用いる糸針は3-0ないし4-0 polypropylene糸を用いることが多く，使用する人工血管はknitted/wovenダクロン，ePTFEグラフトのいずれでも問題ない。

　吻合は一般的に後壁からの連続縫合のことが多く，壁の性状によってはフェルトを吻合部の補強として使用することもある。

　中枢吻合終了後は，遮断鉗子を中枢吻合部より末梢の人工血管にかけ直し，吻合部からの出血がないか確認する。またその際に，血液を瀉血することにより，内腔に存在するdebrisを飛ばすことは，末梢動脈塞栓予防として重要である。中枢吻合が問題なければ，末梢吻合に移るが，吻合部位が大動脈末梢でも腸骨動脈でも基本は端々吻合になる。しかし内腸骨動脈を再建する際など，再建する方法や部位によっては，端側吻合になることもあり，適宜最適な方法を選択する。

ここが大切

　内腸骨動脈や下腸間膜動脈の再建は，3本中1本あれば十分とよくいわれるが，腸管虚血の可能性や，対麻痺予防の側副路として重要なこともあり，可能であれば再建する。

　人工血管による再建が終了後は，丹念に止血を確認し，その後人工血管，特に吻合部が腸管に接することがないよう可能なかぎり動脈瘤壁で被覆し，さらに後腹膜も修復する。最後に腸管を元に戻し閉腹するが，腹部大動脈瘤の症例は有意に腹壁瘢痕ヘルニアが多いことが判明しており，最後までしっかりと閉腹する。

図7 中枢吻合方法

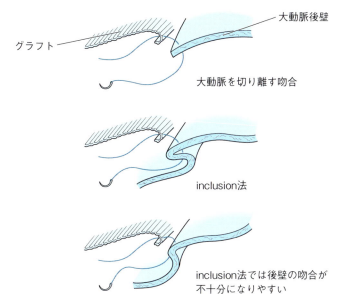

（文献13のp199, 図6より改変引用）

◆腎動脈上遮断の際の対応

　近年，ステントグラフトの普及とともに，開腹人工血管置換術において腎動脈上腹部大動脈遮断を要する症例の割合が増加している。これはステントグラフトで対応できない傍腎動脈腹部大動脈瘤が開腹人工血管置換術に回ってきているという裏返しだが，ここでは腎動脈上遮断の要点を説明する。

　まず正中からの腎動脈上腹部大動脈へのアプローチでは，左腎静脈を切離する方法と（図8），左腎静脈に流入する副腎静脈，精巣静脈，腰静脈を結紮処理し，左腎静脈を授動する方法がある（図9）。左腎静脈を切離する際には，これらの静脈が重要な側副路となるために温存することが肝要である。また左腎静脈の切離により腎機能障害が生じる可能性があると，切離後に再建を勧める報告もある。

　これ以外のアプローチとして，後腹膜経路で入る方法と，開腹してから，下行結腸を剥離し，脾臓や膵臓などを内側に授動していく方法（medial visceral rotation）もある（図10）。これらの方法では，左腎を前方に授動することにより，腹腔動脈根部などの腎動脈上の腹部大動脈に到達することができる。

　腎動脈上での遮断では，腎虚血が生じる。通常の腎障害のない腎臓であれば，30〜40分の温阻血には耐えるとされているが，それ以上になると腎機能障害が生じるため，さまざまな手法で回避する。一般的には，冷却することにより酸素消費量が減少し，代謝も落ちるため，虚血再灌流障害を減弱できることが知られており，氷などを用いた外部からの冷却か，内部から冷却するために5℃に冷却したヘパリン加生理食塩水や高浸透圧晶質液などを用いた腎の灌流が実施される[7]。

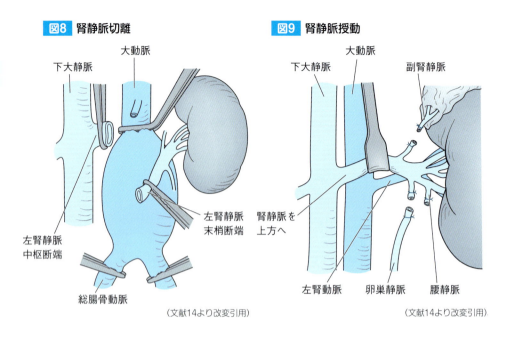

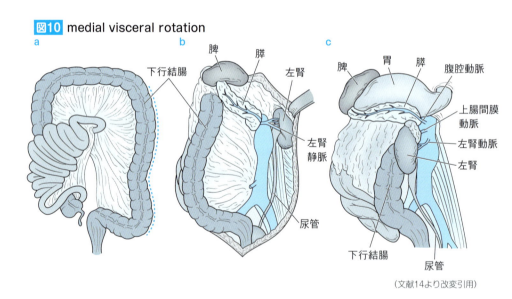

◆術中管理

　腹部大動脈瘤の開腹人工血管置換術の術中管理において一番問題となるのは，腹部大動脈遮断による影響である．腹部大動脈遮断は，レニン・アンジオテンシン系の活性や，フリーラジカルの生成，好中球や補体の活性化など，生体に複雑な反応を引き起こすことが判明しているが，一番の影響は末梢血管抵抗増大による血圧上昇である．その度合は，遮断部位が腎動脈下より中枢になるとより大きくなるが，血圧上昇のため，心臓の前負荷が増え，術前より心疾患を抱える症例では，心不全に陥る可能性が高くなる．同様に，遮断解除すると末梢血管抵抗の減少により低血圧に陥る可能性があり，これも臓器灌流に悪影響を及ぼす．

　これらの影響を最小限にするために，麻酔科には術前より心疾患の評価および大動脈遮断部位を把握し，そして術中変化に対応するために，観血的動脈圧や中心静脈圧測定などの適切なモニタリングおよび輸液や血圧作動薬による体液/血圧管理が必要となる．

　それ以外にも，大動脈遮断部位が高位になり，遮断時間が長引いたり，出血量が多くなることにより，出血傾向をきたすことがあり，適切な輸血および低体温の回避も重要な術中管理である．

術後管理

　わが国における腎動脈下腹部大動脈瘤に対する開腹人工血管置換術の周術期死亡率は2%前後と，諸外国と比較すると抜群によい成績である[4]．安定した手術成績を得るために，術後管理は重要であり，ここでは注意すべき術後合併症について早期合併症と晩期合併症に分け，説明する．

◆早期合併症

　早期合併症の一覧を示すが，もともと動脈硬化性疾患が背景にあり，そして肺機能障害を合併することが多いことからも，やはり虚血性心疾患を含む心合併症，肺炎を含む肺合併症，そして腎合併症が多い（表4）[8]．これらの合併症の回避には，術中同様，観血的動脈圧や中心静脈圧測定などの適切なモニタリングおよび輸液や血圧作動薬による体液/血圧管理が重要となるが，それ以外に心合併症の回避に効果が期待されるものとして，術前より抗血小板薬，β遮断薬，スタチンの継続が挙げられる．

　しかしその一方，抗血小板薬は出血性合併症，β遮断薬は脳梗塞との関連が指摘されており，十分注意が必要である．肺合併症の回避には，禁煙の徹底，そして必要があれば術前からの呼吸訓練がよいとされており，術後は早期の離床が望まれる．

　これら全身合併症以外に，開腹人工血管置換術で手技に関連した重要な早期合併症を4つ挙げる．なお「創感染」については，総論の他稿に譲る．

後出血

　術中の凝固異常から生じることもあるが，それ以上に重要なポイントとして，遮断解除後のもともと止血が得られていた腰動脈や肋間動脈などからの出血，および開創器などによる脾損傷が挙げられる．持続する血圧低下など後出血が疑われた際には，速やかに再開腹することが望まれる．

表4 腹部大動脈瘤待機手術後早期合併症

合併症	頻度（%）
死亡	<5
循環器疾患	15
心筋梗塞	2〜8
肺疾患	8〜12
肺炎	5
腎不全	5〜12
透析	1〜6
深部静脈血栓症	8
出血	2〜5
尿管損傷	<1
脳卒中	1
下肢虚血	1〜4
虚血性大腸炎	1〜2
脊髄虚血	<1
創感染	<5
人工血管感染	<1
人工血管血栓症	<1

（文献8より改変引用）

腸管虚血

待機的開腹人工血管置換術後の腸管虚血の発生率は3%以下と報告されているが[9]，生じると死亡率は50%前後と高く，早期発見，治療が非常に重要な合併症である。左側結腸，特にS状結腸に生じうることが多く，臨床的に無症候でも，内視鏡で確認すると10%前後に生じているという報告もある。術後は典型的な腹痛を呈することが少なく，血性下痢も30%前後しかないとされ，疑われた際には速やかに内視鏡を実施することが推奨される。

そして全層の壊死を認めた際には，速やかな開腹手術による腸切除，人工肛門造設，そして腹腔内洗浄の実施が不可欠である[9]。

下肢虚血

頻度としては低いが，動脈硬化性疾患が背景にあり，術後に生じることがある。原因としては遮断による血流低下によって生じる血栓症および術中操作による塞栓症に大別され，血栓症に関しては，術中の十分な抗凝固が必要である。

塞栓症については，遮断部位に血栓やプラークなど病変がない部位を選ぶことと，遮断解除前に，十分に内腔をフラッシュすることにより予防する。

対麻痺

一般的な腎動脈下腹部大動脈瘤の手術では発生率は1%以下であり，まず遭遇することはなく，予想できないため，予防することも困難だが，重篤な合併症であるため，留意する必要がある。

一般的に腎動脈より中枢で大動脈遮断を要する症例，周術期の低血圧，腰動脈へのアテローム塞栓症，開存していた内腸骨動脈の閉塞などが危険因子とされる。

◆晩期合併症

晩期合併症としては，開腹操作に伴う腹壁瘢痕ヘルニアおよび腸閉塞，そして人工血管に関連した吻合部瘤，人工血管感染，人工血管閉塞，人工血管腸管瘻などが挙げられるが，

人工血管に関連した合併症の頻度は低く，経過観察期間中の死因でも，人工血管に関連するものはほとんど認めない[10]。しかしいったん人工血管に関する合併症が生じると，致命的となる可能性がある。特に人工血管感染，人工血管腸管瘻は，感染した人工血管の摘出が必要となるため，十分注意が必要である。

その一方，腹壁瘢痕ヘルニアは，腹部大動脈瘤が組織の脆弱性を伴っているため，腹部大動脈の閉塞性疾患の開腹手術と比較して，発生頻度が3～5倍とされ[11]，よく遭遇するものの，良性疾患であり，基本的には症状があるものや，患者の強い希望があるもののみ，治療することが多い。

術後管理

腹部大動脈瘤は動脈硬化性疾患が背景にあるため，術後の5年生存率は70％，10年生存率は40％と一般人口の生存率より低下しており，術後の遠隔死因の原因も2/3が心疾患・脳疾患・血管疾患となっている[4]。

そのため，患者には腹部大動脈瘤は局所の問題ではなく，動脈硬化の全身病であり，切除後も十分注意が必要と指導するべきである。

具体的には，動脈硬化性疾患のリスクを低減するために禁煙の継続，食生活などの適切な生活指導，内服薬による高血圧や高脂血症などの管理および抗血小板薬による動脈硬化性疾患の予防が必要である。また冠動脈疾患や脳梗塞などが疑われる際には，速やかに精査を実施し，加療を開始するべきである。

退院後フォローアップ

動脈瘤が残存しているステントグラフト治療と違い，開腹人工血管置換術は動脈瘤を切除しており，周術期を超えれば，瘤関連の合併症はなく，人工血管の合併症の頻度も低いため，良好な長期成績が期待でき，毎年などの頻回な画像検査は不要である。しかしながら，吻合部瘤を中心とした人工血管の合併症は，人工血管置換術から数年経過して生じることが多く[10]，胸部大動脈などほかの部位に動脈瘤が生じることもあるため，術後のフォローアップとしては，5年ごとなどの定期的な画像検査を長期にわたって実施することが推奨される。

（藤村直樹）

▼略語一覧

1. COPD：chronic obstructive pulmonary disease；慢性閉塞性肺疾患
2. DIC：disseminated intravascular coagulation；播種性血管内凝固症候群
3. estimated GFR：estimated glomerular filtration rate；推算糸球体濾過量
4. PCI：percutaneous coronary intervention；経皮的冠動脈インターベンション
5. CABG：coronary artery bypass grafting；冠動脈バイパス術
6. PSA：prostate-specific antigen；前立腺特異抗原
7. CTA：CT angiography；CTアンギオグラフィ
8. MRA：MR angiography；MRアンギオグラフィ
9. NSF：nephrogenic systemic fibrosis；腎性全身性線維症
10. ACT：activated coagulation time；活性凝固時間

文献

1) Johnston KW, et al：Suggested standards for reporting on arterial aneurysms. Subcommittee on reporting standards for arterial aneurysms, ad hoc committee on reporting standards, Society for Vascular Surgery and North American Chapter, International Society for Cardiovascular Surgery. J Vasc Surg 13：452-458, 1991.
2) Powell JT, et al：Clinical practice. Small abdominal aortic aneurysms. N Engl J Med 348：1895-1901, 2003.
3) Brewster DC, et al：Guidelines for the treatment of abdominal aortic aneurysms. Report of a subcommittee of the Joint Council of the American Association for Vascular Surgery and Society for Vascular Surgery. J Vasc Surg 37：1106-1117, 2003.
4) 2010年度合同研究班報告：大動脈瘤・大動脈解離診療ガイドライン（2011年改訂版）. 2011, p1-105.
5) Steyerberg EW, et al：Perioperative mortality of elective abdominal aortic aneurysm surgery：a clinical prediction rule based on literature and individual patient data. Arch Intern Med 155：1998-2004, 1995.
6) Lederle FA, et al：Long-term comparison of endovascular and open repair of abdominal aortic aneurysm. N Engl J Med 367：1988-1997, 2012.
7) Miller DC, et al：Pathophysiology and prevention of acute renal failure associated with thoracoabdominal or abdominal aortic surgery. J Vasc Surg 5：518-523, 1987.
8) Schemerhorn ML：Abdominal aortic and iliac aneurysms. in "Vascular Surgery (6th ed)" (Rutherford RB, eds), Elsevier Saunders, Philadelphia, 2005, p1408-1452.
9) Bast TJ, et al：Ischaemic disease of the colon and rectum after surgery for abdominal aortic aneurysm：a prospective study of the incidence and risk factors. Eur J Vasc Surg 4：253-257, 1990.
10) Hallett JW Jr, et al：The value of late computed tomographic scanning in identification of vascular abnormalities after abdominal aortic aneurysm repair. J Vasc Surg 29：442-450, 1999.
11) Hall KA, et al：Abdominal wall hernias in patients with abdominal aortic aneurysmal versus aortoiliac occlusive disease. Am J Surg 170：572-575, 1995.
12) 髙本眞一, 監修：大動脈外科の要点と盲点 (第2版). 文光堂, 2013.
13) 宮田哲郎, 編：一般外科医のための血管外科の要点と盲点 (Knack & Pitfalls) (第2版). 文光堂, 2010.
14) Rubin BG, et al：Chapter 128：Abdominal aortic aneurysms open surgical treatment. in "Rutherford's Vascular Surgery (7th ed)" (Rutherford RB, eds), Elsevier Saunders, Philadelphia, 2010.

Ⅱ 各論

3 大動脈疾患⑤
大動脈緊急症

大動脈緊急症（AAS）[1]とは，同様の臨床症状をもつ急性症状の総称で，内膜および中膜の破壊が起こっている大動脈解離，壁内血腫（IMH）[2]，動脈硬化性潰瘍（PAU）[3]を含むものである．本項ではAASの診断，治療，術後管理につき述べる．

Point

1. AASが疑われた場合には，患者の命にかかわる病態であるため迅速に診断を行うことが重要である．
2. AASにおいては，どの疾患であっても初期治療として，降圧療法および疼痛管理は行うべきであり，収縮期血圧を120mmHg以下に維持する．
3. Stanford A型大動脈解離に対する手術では，通常の大動脈瘤の手術とは異なり，より術中の体外循環が重要である．
4. 解離における分枝血流不全（malperfusion）は，致命的となるため，早急な血流再開を必要とし，術式の選択は重要である．
5. 胸部大動脈瘤破裂に対して，救命のためにはステントグラフト内挿術（TEVAR）[4]は有用である．腹部大動脈瘤破裂では，いかに早く開腹あるいはバルーンにて中枢側を遮断し出血をコントロールするかが重要である．

診断

胸痛などでAASが疑われた場合の診断手段は心電図，胸部X線，心筋マーカー，経胸壁心エコー法（TTE）[5]，経食道心エコー法（TEE）[6]，CT，MRIである．

急性大動脈症候群患者に対する診断のフローチャートを図1に示す．

◆TTE

すべての胸部大動脈解離を評価するには限界があるが，近位部の大動脈大動脈解離の診断には非常に有用であり，ショック患者の急性A型解離のスクリーニングには必須の検査である．遠位の上行大動脈から弓部，下行大動脈にかけての診断には限界があるが，大動脈解離の合併症である大動脈弁閉鎖不全症の重症度評価や心タンポナーデ，左室心機能評価に関してはもっとも有用な検査である．

図1 AAS患者に対する診断フローチャート

胸痛などでAASが疑われた場合の診断手順。

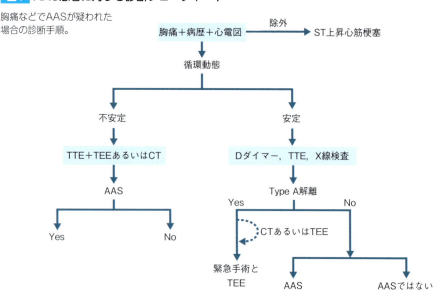

◆TEE

解剖学的に食道から胸部大動脈は近い位置にあり，遠位上行大動脈，弓部大動脈，下行大動脈における大動脈解離の診断には有用である．TEEにより隔壁(flap)により2腔に分かれた大動脈解離を認識しやすく，またエントリーは約60％の症例で診断可能との報告もある[1]．さらに，ほかのAAS(IMHやPAU)に関しても診断可能で有用な検査である．

◆CTスキャン

わが国では，多くの救急外来で容易で迅速に利用でき，大動脈の解剖，病態を鮮明に描出するものである．大動脈解離の診断はCTにより真腔と偽腔を隔てるflapによりなされるものであり，大動脈解離の範囲や分枝血管や腸骨動脈への解離の伸展を知ることができる．CTによる大動脈解離の診断の感度は95％以上であり，特異度は87〜100％である[2,3]．CTの欠点はエントリーの部位診断が難しい点である．

◆MRI

造影MRIにより血管腔を高信号域として描出でき，カテーテルによる血管造影像に近似した血管像が描出できるため，屈曲部や乱流部位においても良好に画像化することができる反面，閉所恐怖症の患者やペースメーカーなどのメタル製品挿入後の患者などに使用できず，また全身状態が不安定な患者には，撮影時間が長いMRIは推奨できないため，臨床での使用頻度は限られる．

◆血液診断（バイオマーカー）

　大動脈解離の確定診断のためのバイオマーカーは数多く調べられているが，確定的なマーカーは今のところない．平滑筋に含まれるカルポニンやミオシン，クレアチニンBB型アイソザイムなどは，大動脈解離時に放出されるとされている[4]．Dダイマーに関しては急性大動脈解離において＞500ng/mLであった場合には有意に相関関係があることが示されたが，急性肺塞栓症との鑑別はできない．Dダイマーの上昇を認めた場合にはAASを疑い，肺塞栓との鑑別のために，CTやTTEなどを迅速に行う必要がある．

初期治療

　急性期の初期治療は降圧療法である．β遮断薬やほかの降圧薬により収縮期血圧を＜120mmHgに管理し，痛みに対しては積極的にモルヒネなどを投与する．
　降圧療法を行いつつ，上記の診断を並行して行う．また，上肢からの血圧測定用圧ライン挿入，補液用の点滴ライン確保，酸素吸入などを行う．

術式選択および治療

　大動脈解離における基本的な治療選択は，上行大動脈へ解離が及んでいる急性解離に対しては緊急手術が第一選択となり，破裂や他臓器のmalperfusion，薬物抵抗性の痛みなどを有しない下行大動脈への大動脈解離は薬物療法が主体となる．大動脈解離の分類を図2に示す．

図2 **大動脈解離の分類：解離の部位による分類（Stanford分類），および入口部（エントリー）による分類（DeBakey分類）**

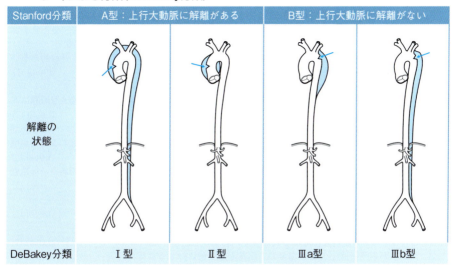

◆Stanford A型解離に対する治療

治療適応

Type A大動脈解離に対する薬物治療による死亡率は24時間で〜20％，48時間30％，7日目40％，1カ月50％である．一方，術後死亡率は24時間10％，7日目13％，30日で〜20％である[5]．Stanford A型大動脈解離に対する薬物治療では高い死亡率であるため，第一選択は外科的手術である．わが国のガイドラインによると，Stanford A型大動脈解離の治療適応は，①偽腔開存型A型解離に対する外科治療，②解離に直接関係ある重症合併症（偽腔の破裂，再解離，心タンポナーデ，意識障害や麻痺を伴う脳循環障害，四肢血栓塞栓症など）をもつ症例に対する外科治療はClass Ⅰとなっており，血圧コントロールや疼痛に対する薬物治療抵抗性の大動脈解離，偽腔閉塞型A型解離に対する外科治療はClass Ⅱaとなっている（表1）．一方，欧米でのガイドライン[6,7]では，偽腔閉鎖型（IMH型）Stanford A大動脈解離に対する手術はClass Ⅰとなっている．

術式

日本胸部外科学会年次報告によると，2014年の急性A型大動脈解離に対する手術は，わが国で約2,800件行われており，在院死亡率は9.6％である[8]．

急性大動脈解離に対する手術の目標は，解離の中枢進展による急性期死亡の回避であり，大動脈破裂や脳梗塞，分岐血管の虚血，心タンポナーデ，循環不全を治療し予防することである．従来，上行大動脈人工血管置換術が基本術式とされていたが，急性期手術成績の成績向上により遠隔期成績が検討されるようになり，エントリー切除の重要性が指摘された．そこで，上行大動脈にエントリーがあれば上行大動脈置換術，弓部にエントリーがあ

表1 大動脈解離に対するわが国のガイドライン

Class Ⅰ
1. 偽腔開存型A型解離に対する大動脈外科治療（緊急手術），あるいは合併症のないB型解離に対する内科治療 (Level C)
2. 解離に直接関係のある重症合併症*をもち，大動脈解離に対する大動脈外科治療 (Level C)
   *：偽腔の破裂，再解離，心タンポナーデ，意識消失や麻痺を伴う脳循環障害，心不全を伴う大動脈弁閉鎖不全，心筋梗塞，腎不全，腸管循環障害，四肢血栓塞栓症など
3. 大動脈緊急手術適応のない偽腔開存型B型解離における下肢血流障害に対する外科的あるいは血管内治療による血行再建術 (Level C)

Class Ⅱa
1. 血圧コントロール，疼痛に対する薬物治療に抵抗性の大動脈解離，偽腔開存型A型解離における大動脈外科治療 (Level C)
2. 上行大動脈の偽腔が血栓化し，合併症や持続的疼痛を伴わないA型解離に対し内科治療を開始，あるいは，血圧コントロールに対する薬物治療に抵抗性の大動脈解離に対する内科治療 (Level C)
3. 大動脈緊急手術適応のない急性大動脈解離に伴う腸管灌流障害に対する外科的あるいは血管内治療による血行再建術 (Level C)

Class Ⅱb
1. 重篤な脳障害を有する症例に対する大動脈外科治療 (Level C)

Class Ⅲ
1. 合併症のないB型解離に対する大動脈外科治療 (Level C)
2. 大動脈緊急手術適応のある場合の，臓器灌流障害に対する血行再建術 (Level C)

れば全弓部大動脈置換術のように，エントリーの位置によりエントリーを含めた人工血管置換術が現在では一般的と思われる。

全弓部置換術の場合，将来の再手術（左開胸での胸部下行置換やステントグラフト内挿術）に備えてのエレファントトランク法や，胸部下行大動脈にステントグラフトを挿入する術式（open stent法）などにより，遠隔期に偽腔が縮小するリモデリングも期待できる。大動脈基部への解離の伸展や大動脈弁閉鎖不全症に対しては，基部や弁の置換や形成を行う。

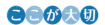

大動脈弁を置換するか形成するかは，大動脈基部のサイズや弁の性状により判断する。

補助手段

急性大動脈解離に対する手術の特徴は，①迅速で確実な真腔送血路の確保，②大動脈遮断の回避，③脆弱な解離血管への断端形成などの処置，④臓器（特に脳）灌流障害への対策など，通常の大動脈瘤とは異なる治療方法が求められるため，より術中の体外循環が重要となる。

体外循環により大動脈の血流方向が変化すると，解離の伸展や偽腔優位な血流による臓器灌流障害が起きることがある。送血部位の選定（腋窩動脈，大腿動脈，あるいは心尖部や上行真腔送血など），左右上下肢血圧や頭部無侵襲混合血酸素飽和度監視システム（INVOS™）などによるモニタリング，血中のpHやlactate，BEなどの測定，送血開始時におけるTEEによる真腔径の変化や送血圧の上昇などにより，偽腔送血の可能性を常に念頭に置き注意する必要がある。

急性大動脈解離手術に対する補助手段としては，脳分離体外循環，超低体温循環停止，逆行性脳灌流法などの脳保護手段がある（図3）。

超低体温循環停止法では，20℃の低体温での脳保護の観点では30〜40分程度の許容時間があると考えられているが，超低体温による肺障害や止血障害，冷却や復温に要する長時間の体外循環に基づく合併症などが起こりえる。

脳分離体外循環法は頸部分枝から直接脳への送血管を挿入し選択的に脳循環を維持する方法である。温度に関しては脳分離体外循環を行うので，超低体温循環停止法よりも高い温度でよく，28℃程度の低体温で行うことができる。その反面，カテーテルにより術野が煩雑になり視野の邪魔になるなどのデメリットもある。

もう1つの脳保護法としては逆行性脳灌流法があり，これは上大静脈から脳灌流を逆行性に行う方法である。術野の煩雑さはないが，脳の血流維持という目的では，その確実性は脳分離体外循環に及ばない。

◆Stanford B型解離に対する治療

急性Stanford B型大動脈解離に対する治療は，合併症のある（complicated）型と合併症のない（uncomplicated）型により異なる。ここでの合併症とはショック状態，破裂，分枝血

図3 急性大動脈解離手術に対する脳保護法

a：脳分離体外循環
頸部分枝にカテーテルを挿入し脳循環を行う方法。

b：逆行性脳灌流法
上大静脈より逆行性に送血を行う方法。

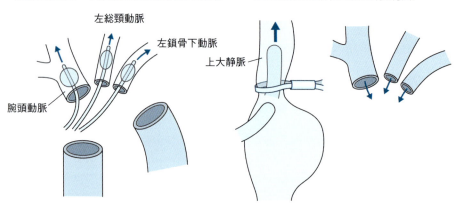

管や下肢の虚血，治療抵抗性の疼痛，解離の伸展などである。

合併症のないB型解離に対する治療

合併症のないB型解離に対するステントグラフト治療の介入は議論の余地があり，わが国における合併症のないB型急性解離に対する将来の瘤化防止を目的としたステントグラフト治療(TEVAR)はClass Ⅱbとなっている。

140例の合併症のないB型解離に対する薬物治療(OMT)，およびTEVARの多施設無作為試験である「INSTEAD trial」の5年フォローアップの結果が2013年に発表された[9]。そこでは，全死亡率(TEVAR vs OMT：11.1 vs 19.3%，p＝0.14)と有意差はなかったが，2年目以降を比較すると有意にTEVAR治療が良好であったこと，大動脈関連死亡率(TEVAR vs OMT：6.9 vs 19.3%，p＝0.045)と有意にTEVAR治療が良好な遠隔成績であることが示された。

合併症のあるB型解離に対する治療

B型急性大動脈解離に対しては，TEVAR留置時の脆弱なフラップへの新たな亀裂の発生や逆行性解離，血管損傷などが危惧されるが，有効性は海外では確立されており，2014年ヨーロッパ循環器病学会によるガイドライン[7]においても，合併症を伴うStanford B型急性大動脈解離に対するTEVARはClass Ⅰ(Level C)であり，外科的手術はClass Ⅱb(Level C)となっている。

わが国におけるガイドラインにおいても，大動脈解離に対するTEVARは「解離に伴う合併症を有するStanford B型急性解離」がClass Ⅰである。

◆解離における分枝血流不全(malperfusion)

大動脈分枝の虚血と大動脈破裂はともに致命的となるため，緊急処置が必要である。大動脈分枝の虚血は，大動脈レベルにおける真腔圧迫が原因で生じるdynamic obstructionと，分枝レベルでの真腔圧迫が原因で生じるstatic obstructionに分けられる。開腹下での開窓術あるいはカテーテル下での開窓術は，dynamic obstructionに対する治療として行われてきたが，エントリーを介した偽腔へ流入する血流は残存するため，大動脈破裂の危険は残る。一方，ステントグラフトによるエントリー閉鎖術は偽腔に流入する血流を遮断するこ

図4 血流障害の機序

a：解離の分枝への進展による閉塞
b：解離による分枝入口部閉塞
c：血栓形成による閉塞
d：分枝部のフラップによる閉塞

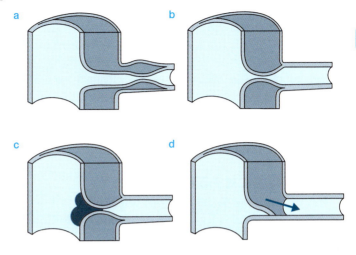

とで速やかに真腔の圧迫を解除し，dynamic obstructionに対する最善の治療法と考える。
　解離が進展する際，あらゆる大動脈分枝に血流障害をきたす可能性がある。血流障害の機序を図4に示すが，血行再建の方法は機序により異なり，エントリー閉鎖術（central repair），または開窓術（fenestration）で血行再建できるものや，血管への直接バイパス手術が必要なものもある。

腹部臓器へのmalperfusion
　B型解離に伴う分枝虚血のなかでもっとも生命予後にかかわるものは，腸管虚血で約8％に起こるといわれている。虚血による腸管壊死が生じている場合，可及的速やかに腸管切除を行うことになるが，救命できない場合が少なくないため，腸管虚血が疑われる場合は，術直後に試験開腹を行って腸管壊死の有無を確認することを考慮すべきである。

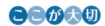

　　　malperfusionをきたした症例では，エントリー切除で血流障害が改善できるか，
　　あるいは開窓術やバイパス術が必要かの判断が重要である。

下肢へのmalperfusion
　下肢虚血の頻度は約12％で，血流再開までの時間が長ければ，下肢筋壊死によるコンパートメント症候群，遊離ミオグロビンによる急性腎障害といった代謝性筋腎症候群（**MNMS**）[❸]を発症する。
　下腿では4つの区域に区画（コンパートメント）されており，それぞれに細い針を刺して圧を測定，35mmHg以上は本症とみなし筋膜切開を行い，皮膚や筋膜は解放のままにしておく。

507

◆PAUに対する治療

　PAUは1986年にStansonらが提唱した疾患概念[10]であり，潰瘍形成をきたした粥状硬化性病変において，潰瘍の深度が内弾性板を越え，中膜に血腫を形成したものとした。その特徴としては，①下行大動脈に多い，②多発する病変が多い，③症状を有するものは進行することがしばしばある，などである。

　治療は直径＞20mm，あるいはネック長＞10mm以上はハイリスクであり，早期の治療が求められるとする報告もあるが，サイズに関係はないとする報告もある。

　欧州のガイドラインにおいてはuncomplicated Type B PAUはmedical therapyがClass Ⅰであり，complicated Type B PAUに対してはTEVARがClass Ⅱa，外科手術（open aortic repair）はClass Ⅱbである。

◆大動脈瘤破裂に対する治療

　胸部下行大動脈瘤破裂に対する外科手術（open手術）に比べ，TEVARの30日死亡や自宅退院率などの治療成績は良好で，TEVARの適応となる部位においては推奨される治療であり，わが国のガイドラインでもClass Ⅱaとなっている。一方，大動脈気管支瘻や大動脈食道瘻を伴う大動脈瘤破裂に関しては，TEVARのみでは感染のコントロールがつかず不十分な治療でありopen手術が第一選択となるが，救命の目的でopen手術へのbridgingとしてのTEVAR治療は報告されており，有用であると考える。

　腹部大動脈瘤破裂に対してはTEVARの適応はClass Ⅱbとなっており，現在では外科手術が一般的である。

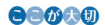

　　破裂性腹部大動脈瘤の手術において可能なかぎり早く手術室に搬入し，中枢側を遮断して出血をコントロールすることが重要である。出血のコントロールが不可能で極度なショック状態であった場合などでは，救急外来などで血管内バルーンによる大動脈遮断を行うことも有用である。

　大動脈遮断大動脈遮断前に補液や輸血などにより血圧を上昇させることは，再出血につながるため意識レベルが保てていれば血圧は低く（80mmHg程度）抑える。

　閉腹は通常どおり行うが腹腔内圧が上昇し，腹部コンパートメント症候群となる可能性が高い場合には閉腹はせずにdelayed closureとする。

術後管理

　急性大動脈症候群術後には，通常の手術による全身炎症反応に加え，大動脈解離や大動脈瘤破裂発症による全身炎症反応が加わることを考慮する必要がある。また，急性A型解離の術後では，下行大動脈や胸腹部，腹部大動脈にも解離が残存していることを考慮した術後管理が必要となる。

◆血圧管理

術後早期に遠位側の解離の破裂のリスクや術後出血を助長するため，急性A型解離術後の血圧管理は重要であり，急性B型解離と同様に厳密に行う．

> **Stop it！**
> 急性A型解離術後の血圧は，通常は120mmHg以下を目標とすべきだが，低血圧は逆に臓器灌流障害を助長するため，症例ごとに数値目標を定めるのが重要である．

◆出血管理

急性大動脈症候群術後には発症時の消費性凝固障害や術中の低体温により，凝固障害が通常の手術より起こっている．適切なFFP[9]や血小板輸血，トラネキサム酸（トランサミン®）などの止血薬投与，低体温予防などにより凝固能を戻すとともに術後15分ごとのドレーン量を測定し，多い場合には躊躇せず手術室へ止血に向かう．

◆呼吸管理

術後の全身炎症反応の上昇や術前のショック状態，腎機能障害，術中低体温などにより，呼吸障害は通常の開心術に比べ高度であり，長期挿管となることがある．

（吉武明弘）

▼略語一覧

[1] AAS：acute aortic syndrome；大動脈緊急症
[2] IMH：intramural hematoma；壁内血腫
[3] PAU：penetrating atheromatous ulcer；動脈硬化性潰瘍
[4] TEVAR：thoracic endovascular aortic repair；胸部大動脈ステントグラフト内挿術
[5] TTE：transthoracic echocardiography；経胸壁心エコー法
[6] TEE：transesophageal echocardiography；経食道心エコー法
[7] OMT：optimal medical therapy；薬物治療
[8] MNMS：myonephrotic metabolic syndrome；代謝性筋腎症候群
[9] FFP：fresh frozen plasma；新鮮凍結血漿

文献

1) Mohr-Kahaly S, et al : Ambulatory follow-up of aortic dissection by transesophageal two-dimensional and color-coded Doppler echocardiography. Circulation 80 : 24-33, 1989.
2) Sommer T, et al : Aortic dissection : a comparative study of diagnosis with spiral CT, multiplanar transesophageal echocardiography, and MR imaging. Radiology 199 : 347-352, 1996.
3) Nienaber CA, et al : Diagnostic imaging of aortic diseases. Der Radiologe 37 : 402-409, 1997.
4) Suzuki T,et al : Diagnosis of acute aortic dissection by D-dimer : the International Registry of Acute Aortic Dissection Substudy on Biomarkers(IRAD-Bio)experience. Circulation 119 : 2702-2707, 2009.
5) Hagan PG, et al : The International Registry of Acute Aortic Dissection(IRAD) : new insights into an old disease. JAMA 283 : 897-903, 2000.
6) Hiratzka LF,et al : 2010 ACCF/AHA/AATS/ACR/ASA/SCA/SCAI/SIR/STS/SVM guidelines for the diagnosis and management of patients with Thoracic Aortic Disease : a report of the American College of Cardiology Foundation/American Heart Association Task Force on Practice Guidelines, American Association for Thoracic Surgery, American College of Radiology, American Stroke Association, Society of Cardiovascular Anesthesiologists, Society for Cardiovascular Angiography and Interventions, Society of Interventional Radiology, Society of Thoracic Surgeons, and Society for Vascular Medicine. Circulation 121 : e266-369, 2010.
7) Erbel R, et al : 2014 ESC Guidelines on the diagnosis and treatment of aortic diseases : Document covering acute and chronic aortic diseases of the thoracic and abdominal aorta of the adult. The Task Force for the Diagnosis and Treatment of Aortic Diseases of the European Society of Cardiology(ESC). Eur Heart J 35 : 2873-2926, 2014.
8) Masuda M, et al : Thoracic and cardiovascular surgery in Japan during 2014 : Annual report by The Japanese Association for Thoracic Surgery. Gen Thorac Cardiovasc Surg 64 : 665-697, 2016.
9) Nienaber CA, et al : Endovascular repair of type B aortic dissection : long-term results of the randomized investigation of stent grafts in aortic dissection trial. Circ Cardiovasc Interv 6 : 407-416, 2013.
10) Stanson AW, et al : Penetrating atherosclerotic ulcers of the thoracic aorta : natural history and clinicopathologic correlations. Ann Vasc Surg 1 : 15-23, 1986.

Ⅱ 各論

3 大動脈疾患⑥
ステントグラフト治療の周術期管理

テクノロジーの進歩に伴い，血管内治療も日々進歩してきている．特に画像解析については，この領域は必須で，それによって手術法，デバイス選択が決まってくることもしばしばである．大動脈疾患は血管内治療によって低侵襲化となってきているが，合併症については基本的には開胸・開腹の場合と重複するものもあるが，血管内治療特有のものも存在する．
本項では，ステントグラフト治療の周術期管理を中心に述べる．

Point

1. 術前評価は開胸・開腹手術に準じて行うのが望ましい．
2. 特にCTは1mm程度のスライスでの撮影と，Aquarious Workstation™（Terarecon社）に代表される画像解析ソフトを用いて計測・評価を行う．胸部・腹部大動脈，冠動脈，頭頸部動脈が対象．
3. 対麻痺予防目的に胸部大動脈ステントグラフト内挿術(TEVAR)[1]においては左鎖骨下動脈，左内腸骨動脈の血流温存，術前Adamkiewicz動脈の同定，術中平均動脈血圧80mmHg以上を維持，術後も同程度を維持．
4. 必要に応じてスパイナル・ドレナージ・チュービングを検討する．
5. 造影剤を使用するため，可能ならば『腎障害患者におけるヨード造影剤使用に関するガイドライン2012』[1]に準じて，hydrationを行い，腎保護を図る．

手術適応

◆胸部大動脈

真性瘤は原則として瘤径を基に判断する．瘤径60mmを超える場合は外科手術の絶対的適応である．瘤径50〜60mmで痛みなどの有症状では手術を考慮する．瘤径50mm未満の場合は半年〜1年ごとの画像評価でフォローアップする．また，拡大傾向も重要で，半年で5mm以上の拡大をきたす瘤は「拡大傾向あり」とみなされ，手術適応と判断される．

ただし，Marfan症候群や先天的二尖弁などの結合織異常がある症例に対しては瘤径45mmが手術適応の指標[2,3]となる．

解離に対しては急性B型では有症状症例，malperfusion症例，破裂症例などが手術適応になってくるが，解離用デバイスが認可され，治療適応に変化が生じてきている．2014年の欧州心臓病学会のガイドラインでは，合併症を有するB型急性大動脈解離に対するTEVARはClass

Ⅰ（Level C）であり，外科手術はClass Ⅱb（Level C）となっている。エントリーが下行大動脈にあるDeBakey Ⅲb型や逆行性A型解離に対してもClass Ⅱa（Level B）となっている[4,5]。

将来の瘤化防止目的の慢性解離に対するTEVARによるエントリー閉鎖は，日本循環器学会のガイドラインにおいて，Class Ⅱb（level C）となっている。

TEVARの適応

真性瘤に対する適応は基本的に上記の瘤径による判断が原則である。各デバイスの解剖学的基準を満たし，外科手術のハイリスク症例がTEVARの適応と判断される。大動脈食道瘻や感染性大動脈瘤などはTEVAR適応からはずれるとされるが[6,7]，循環動態が不安定，ショック状態などは緊急回避的にbridge therapyとしてTEVARを行うこともありえる。Marfan症候群は先行する大動脈手術で人工血管を使用している場合，その人工血管をランディングゾーンとしてTEVARを行う場合などに使用が限定される。解剖学的基準については各デバイスの基準を参照されたい。

解離用デバイスの認可により，合併症を有する症例はTEVARが行われる傾向に転じてきている。慢性期の予後改善のために急性期・亜急性期のTEVARにより積極的な治療介入をすることが妥当かどうか，いくつかの研究で検討されてきているが，いまだ結論は得られていない。

◆腹部大動脈

腹部大動脈瘤の治療目的は，①破裂予防，②動脈瘤由来の末梢塞栓予防，③動脈瘤による消費性凝固障害の予防，である。

基本的に瘤径については，開腹手術の手術適応と同じと考える。ガイドライン上，現時点では腹部大動脈ステントグラフト内挿術（EVAR）❷が低侵襲という理由による小径の腹部大動脈瘤の治療は推奨されていない。

Class Ⅱa（最大短径50mm以上，半年で5mm以上という瘤径拡大速度，腰痛・腹痛・背部痛などの有症状）に該当する症例は侵襲的治療を検討する。

EVARの適応

上記の開腹症例の瘤径に準じるが，EVARではさらに解剖学的適応についても吟味する必要がある。それは各デバイスの条件があるので，それぞれを参照されたい。動脈瘤の形態についてはthin slice条件で撮影したCTを読影する。適応基準を逸脱することは可能であるが，これまでの経験より，適応症例を選択することにより，長期成績が向上することが判明しているので，指導医と相談のうえ適応を決定するのが望ましいと思われる。

術前評価

◆頭頸部

頭蓋内の出血・梗塞性病変はもちろんのこと，頭蓋内の血管評価（特にWillis動脈輪・左右の交通）は非常に重要である。特に，TEVARの場合は椎骨動脈（左）と鎖骨下動脈（左）が非常に重要である。血管の発達の程度をMRAなどで評価し，特に椎骨動脈の血流方向を血管エコーで評価することも重要である。debranch TEVARの際にバイパス追加の判断材料として用いることもできる。

◆心機能

　一般的な心機能評価として心エコー，虚血スクリーニングとしてシンチグラム，もしくは冠動脈CTを施行する．虚血が疑われれば心臓カテーテル検査を施行する．筆者らは，胸腹部造影CTを撮影する際に，早期相で冠動脈評価，遅延相で胸腹部骨盤CTを撮影し，冠動脈評価・大動脈瘤評価・アクセス血管評価を行うようにしている．

◆肺機能

　ステントグラフトは基本的に開胸・開腹手術困難な症例が適応となることが多い．肺機能については気腫性変化が強い症例も手術対象となることもあり，肺機能評価は重要である．
　高度肺気腫のため，全身麻酔困難なこともあり，閉塞性肺疾患用の吸入薬使用の有無，CTでの形態学的評価，血液ガス所見などで総合的に肺機能を評価，必要に応じて専門医診察を検討する．
　全身麻酔後抜管困難に陥る可能性が高い症例は，症例に応じて，鎮静＋硬膜外麻酔，鎮静＋局所麻酔などを検討する必要があるが，血管撮影(DSA)❸時に息止めが困難なことも考慮しなくてはならない．

◆アクセス血管評価

　各デバイスでの外径を十分把握し，主に総腸骨～外腸骨動脈の血管径，石灰化，蛇行の程度を評価する必要がある．

◆腎機能

　造影剤を使用する手術のため，術後の造影剤使用による急性腎不全を回避することが重要である．簡易的に推算糸球体濾過量(estimated GFR；eGFR)❹を用いた腎機能評価が多くみられるようになってきたが，体型に左右されることもあり，Ccr値での評価も行うようにしている．『腎障害患者におけるヨード造影剤使用に関するガイドライン2012』[1]を参考とし，特に手術前の輸液を行い，腎機能低下，腎不全回避を図っている．詳細は後述する．

◆PAD評価

　総大腿動脈・もしくは外腸骨動脈からアプローチすることが一般的であり，EVARのときは両側大腿動脈を用いる．これらの血管径はもちろん動脈硬化性病変を入念に評価する必要がある．大腿動脈や外腸骨動脈からデバイスを挿入することにより，末梢血流の減少や，デブリス浮遊による動脈閉塞を起こすことがあるため術前評価は重要である．

手術プランニング

◆TEVARでは留置時の中枢側・末梢側のランディング2cmの確保
ランディングは"from healthy to healthy"

　ステントグラフトによって閉塞される頸部分枝や，腹部分枝などの血流をいかに維持するかが大切で，debranchingやchimney(図1)などの手法がある．

図1 TEVAR

a：chimney technique with total debranching TEVAR

b：chimney technique

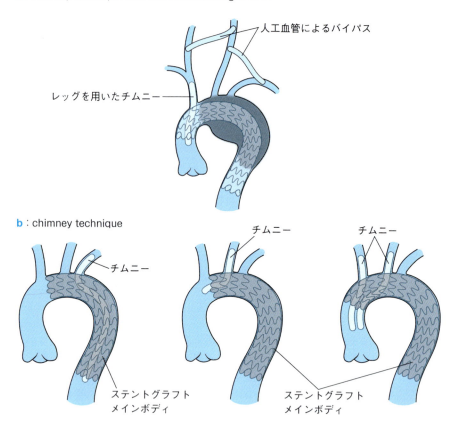

◆ オープンステントグラフト

　開胸手術でステントグラフトを留置する。中枢側は通常の人工血管，末梢側はステントグラフトになっており，胸骨正中切開のみで弓部から下行大動脈半ばまで置換することが可能となる。

左鎖骨下動脈のコイリングについて

　左鎖骨下動脈をdebranchingした場合，エンドリークTypeⅡを予防する目的で左鎖骨下動脈分岐部を閉塞させる。最近ではvascular plugの使用認可で選択肢が広がりつつある。術前の左椎骨動脈の血流が逆行性だと閉塞させても虚血の懸念は少ないが，順行性血流の場合は積極的に血行再建も追加施行したほうがよいだろう。

◆EVARにおいても上記と同じくランディングは1cm（それぞれのデバイスによる）以上確保
ランディングは"from healthy to healthy"
　腎動脈の血流を維持するために，snorkel, fenestration（図2）などの手法がある。
　両側内腸骨動脈閉塞例の場合，staged coilingもしくはstaged vascular plug implantationを用いて閉塞させる。

Stop it !

　EVARと両側内腸骨動脈同時coilingは腸管虚血（虚血性腸炎）のリスクを上げるため要注意。

図2 EVAR
a：fenestration technique

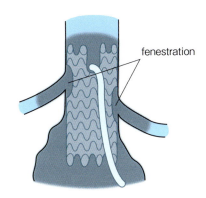

b：snorkel technique

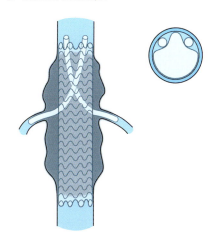

術中管理

◆TEVAR：神経学的合併症
脳梗塞
　ワイヤー通過経路にあるプラークは塞栓症の危険因子になるが，完全なる予防策はないのが現状である。

対麻痺（脊髄障害）

　ステントグラフトによりAdamkiewicz動脈を閉塞することによって生じるといわれ，TEVARでは1〜5％の頻度で起こると報告されている[8,9]。キーポイントは，①術中の低血圧回避（術中平均動脈圧＞80mmHg維持），②脳脊髄液（CSF）[5]ドレナージ施行，③ナロキソン投与（48mg/48cc　2cc/時間で持続投与），④貧血を回避，などをチェック項目として診療している。

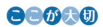

　術前のCTでAdamkiewicz動脈を同定する確率が上昇してきている。当院（心臓血管研究所附属病院）では治療域にAdamkiewicz動脈が含まれる場合で，左鎖骨下動脈を閉塞する場合は積極的に血行再建を行い，脳脊髄液ドレナージチュービングも術前から行っている。ドレナージは術後有症状の場合すぐ行うようにしている。

◆EVAR

腎動脈狭窄（閉塞）

　中枢側ランディングゾーンが短い場合や，蛇行が強くいわゆるchallenging neckの場合は要注意である。上記の術式のようにsnorkel法ができるよう，ワイヤーやガイディングカテーテルをあらかじめクロスさせておいてから，メインボディーをdeployするなど工夫が必要である。

Stop it !

実際，蛇行の強いchallenging neckの場合，エンドリークType Ⅰを回避できる屈曲は何度までか？

　屈曲追従性の高いデバイスであること，中枢側neckに石灰化が少ないこと，さらに動脈瘤周辺の動脈硬化性病変が少ないこと（＝ワイヤーで動脈を伸展でき，デバイスのdeliveryとdeploy操作がしやすくなる）がキーポイントである。中枢neck屈曲角度60°以上の強屈曲になると，上記の条件がそろっても，遠隔期にmigrationを生じエンドリークを惹起してくることが懸念される[10]。また，中枢側neckにおいて，分枝までのsealing zoneが小彎側で規定の距離を確保できない場合はエンドリークType Ⅰが出現する可能性は高い。つまり，デバイスは大彎側に留置されるポジショニングとなるため，小彎側のsealing zoneについては緻密な計測が重要となってくる。

骨盤内臓器血流障害：pelvic ischemia（腸管虚血）

　両側の内腸骨動脈を閉塞させる際に考慮される。EVARの際の骨盤内血流障害（腸管虚血）は0〜18％[11]といわれている。発生要因は明らかとなってはいないが，周術期の低血圧や重篤な動脈硬化があること，低心拍出量症候群の場合が候補として挙げられる。

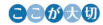

いったん腸管虚血を生じると，重篤な病態へ発展しやすい。生じるかどうか予測しにくい合併症なので，動脈硬化性変化の強い症例は慎重に手術マネージメントを行う。

術後管理

◆エンドリーク（図3参照）

エンドリークは身体所見からは判断つかず，主に造影CTによって判断される。撮影はearlyとdelayのtwo-phaseで撮影し，エンドリークの有無をチェックする。術前の計測と同じく，1mm程度のthin sliceで撮影する。Type Ⅱ，Ⅳは予後への影響はあまりないといわれるが，Type ⅠとⅢは瘤拡大や破裂をきたすことがあるため，適切な追加処置を考慮する。

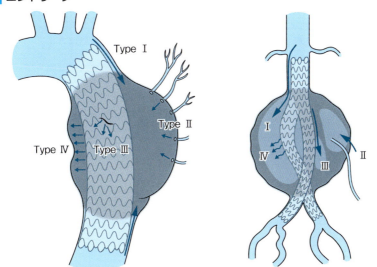

図3 エンドリーク

Type Ⅰ：ステントグラフトと宿主大動脈との接合不全に基づいたリークで，perigraft leakともよばれる。
Type Ⅱ：大動脈瘤側枝の逆流に伴うリークで，side branch endoleakともよばれる。
Type Ⅲ：ステントグラフト-ステントグラフト間の接合部，あるいはステントグラフトのグラフト損傷などに伴うリークで，connection leakあるいはfabric leakともよばれる。
Type Ⅳ：ステントグラフトのporosityからのリークで，porosity leakともよばれる。
Type Ⅴ：画像診断上，明らかなエンドリークは指摘できないが，徐々に拡大傾向をきたすもので，endotensionともよばれる。

◆マイグレーション

術後早期ならびに遠隔期においてフォローアップのX線検査で確認できる。もちろんCTでも確認が必要で、マイグレーションによってエンドリーク(特にType Ⅰ, Ⅲ)があれば追加処置が必要となる。

◆逆行性A型大動脈解離

ステントグラフトの中枢端・末梢端が大動脈内膜を損傷することにより生じうる。心タンポナーデや冠動脈のmalperfusionを生じ、重篤な合併症となる場合がある。約1%の頻度といわれるが、死亡率は30%を超え注意が必要である。

◆術後発熱・炎症反応

人工物留置後であり、留置後発熱を認め、38℃以上になることもしばしばである。しかし、術後5日目ごろには発熱は自然と認めなくなってくる。炎症反応は開胸・開腹人工血管置換術と同じ程度にC反応性蛋白(CRP)[6]は上昇する。

Stop it !

TEVARでは血圧管理が非常に重要である。麻酔科医とも密に連携して、術中のバイタルサインに留意しつつ、手術進行をマネージメントしていく。しかし、平均血圧80mmHgを維持した状態でのTEVARでは、血流に押されて目標部位より末梢側に流されることに注意する。必要に応じてrapid pacingなども考慮する。

腎保護

詳細は『腎障害患者におけるヨード造影剤使用に関するガイドライン2012』[1]を参照されたい。

慢性腎不全(CKD[7]=eGFR<60mL/分/1.73m^2)は、造影剤腎症発症のリスクファクターである。スタチン投与は造影剤腎症発症リスクを軽減しない。使用する造影剤は少ないほど造影剤腎症発症リスクは軽減されるので、必要最小限にすることが推奨される。当院ではeGFR 40mL/分/1.73m^{2}未満で投与前輸液を行っており、ステントグラフト手術の前日より乳酸リンゲル液の持続輸液を行っている。

造影剤使用後の血液透析療法は、造影剤腎症の発症リスクを軽減するエビデンスがないため推奨されない。しかし、乏尿を伴う全身状態不良な造影剤腎症の患者では、早期の血液透析療法を行うことによって、腎機能障害を含む主要合併症を減少させる可能性がある。

また、造影剤腎症発症後の輸液療法は、腎機能障害の進行を抑制せず、死亡率を上昇させる危険があるため、体液量を慎重に評価したうえで輸液量は決定される。輸液は重曹輸液が生理食塩水輸液より優れる可能性がある。輸液速度に関しては、造影前1時間以内の短時間輸液と12時間程度の長時間輸液で比較した臨床試験は少なく、今後の検証を待ちたい。

患者教育・退院後フォローアップ

　大動脈瘤は"silent killer"といわれ，無症状で経過する。術前の外来での瘤径フォローアップ時より疾患についての教育，定期フォローアップの重要性を説明しておくとよいだろう。当院では大動脈瘤外来を設けて，定期的にフォローアップするようにしている。ガイドラインに応じて半年～1年に1回のフォローアップだが，外来受診時にCTを供覧して説明するように努めている。

　外来での説明と手術前の病状説明を行うことにより，動脈瘤の理解度が深まり，スムーズに手術に介入できるようにすることも外科医として重要と思われる。

　術後においても遠隔期でのmigrationやエンドリークをチェックするため，半年～年1回の定期的なチェックは必要である。

（高井秀明）

▼略語一覧

1. TEVAR：thoracic endovascular aortic repair；胸部大動脈ステントグラフト内挿術
2. EVAR：endovascular aortic repair；腹部大動脈ステントグラフト内挿術
3. DSA：digital subtraction angiography；血管撮影
4. estimated GFR：estimated glomerular filtration rate；推算糸球体濾過量
5. CSF：cerebrospinal fluid；脳脊髄液
6. CRP：C-reactive protein；C反応性蛋白
7. CKD：chronic kindey disease；慢性腎不全

文献

1) 日本腎臓学会，ほか編：腎障害患者におけるヨード造影剤使用に関するガイドライン2012. 東京医学社, 2012.
2) JCS Joint Working Group：Guidelines for diagnosis and treatment of aortic aneurysm and aortic dissection (JCS2011)：digest version. Circa J 77：789-828, 2013.
3) Erbel R, et.al：2014 ESC Guidelines on the diagnosis and treatment of aortic diseases：Document covering acute and chronic aortic diseases of the thoracic and abdominal aorta oh the adult. The Task Force for the Diagnosis and Treatment of Aortic Diseases of the European Society of Cardiology (ESC). Euro Heart J 35：2873-2926, 2014.
4) Nienaber CA, et al：Aortic dissection：new frontiers in diagnosis and management：Part Ⅱ therapeutic management and follow-up. Circulation 108：772-778, 2003.
5) Kato N, et al：Transluminal placement of endovascular stent-grafts for the treatment of type A aortic dissection with an entry tear in the descending thoracic aorta. J Vasc Surg 34：1023-1028, 2001.
6) Patel HJ, et al：Late outcomes of endovascular aortic repair for the infected thoracic aorta. Ann Thorac Surg 87：1366-1371; discussion 1371-1372, 2009.
7) Sorelius K, et al：Endovascular repair of mycotic aneurysms. J Vasc Surg 50：269-274, 2009.
8) Bobadilla JL, et al：Low incidence of paraplegia after thoracic endovascular aneurysm repair with proactive spinal cord protective protocols. J Vasc Surg 57：1537-1542, 2013.
9) Rizvi AZ, et al：Incidnce, prevention, and management in spinal cord protection during TEVAR. J Vasc Surg 52(4 Suppl)：86S-90S, 2010.
10) Hoshina K, et al：Outcomes and morphologic changes after endovascular repair for abdominal aortic aneurysms with a severely angulated neck－A Device Specific Analysis－. Circ J 77：1996-2002, 2013.
11) Jean-Baptiste E, et al：Pelvic ischemia and quality of life scores after interventional occlusion of the hypogastric artery in patients undergoing endovascular aortic aneurysm repair. J Vasc Surg 60：40-49, 2014.

Ⅱ 各論
One Point Advice ⑱

大動脈炎症候群

大動脈炎症候群は，2011年の『大動脈瘤・大動脈解離診療ガイドライン』[1]においては扱われておらず，2008年の『血管炎症候群の診療ガイドライン』[2]において，大型血管炎として高安動脈炎と側頭動脈炎が挙げられ，診療指針が記載されている．わが国においてはほとんどが前者であり，それを中心に記載する．

Point
1. 術前のステロイドによる十分な炎症のコントロールを行う．
2. フェルトなどによる十分な吻合・縫合部補強を行う．
3. 術前のステロイド±免疫抑制薬による十分な炎症のコントロールを行う．

原因・疫学・病理

　高安動脈炎は，赤沈亢進，CRP[①]陽性，γ-グロブリン増加，多発関節痛などを伴い，自己免疫疾患の1つと考えられている．若い女性（男女比1：8）に好発し，アジアに多く欧米では少ない．症例数は全国で5,000例に達する．
　病理学的には，血管浮腫と炎症細胞浸潤からなる急性期（活動期）と，線維性内膜増殖，中膜破壊と線維化，外膜肥厚瘢痕からなる慢性期（瘢痕期）に分けられ，両方の病変が混在しているのも特徴の1つである．
　炎症が急激に進行すれば，血管の弾力性が失われ拡張し動脈瘤を形成する．逆に，慢性期の線維性反応は動脈壁を肥厚させ狭窄・閉塞性病変へとつながる．肺動脈病変の合併もある．

診断・検査・病型

　若い女性が発熱および誘因のない不定の循環器症状を訴え，脈拍・血圧の左右差，血管雑音，心雑音，頭部乏血症状などを認めた場合に本症を疑う．
　①血液検査：白血球増加，血沈亢進，CRP陽性，RA[2]陽性，ASLO[3]陽性，a_2ないしはγ-グロブリンの増加，凝固能亢進と線溶系の低下，血清レニン活性の高値
　②心電図上の左室肥大，胸部X線上の心拡大，肺血流シンチグラフィ上の血流異常
　③眼底検査：高血圧所見
　④CT・MRI検査：（大）動脈の狭窄・閉塞または瘤状拡大病変の種類・部位により，
　Ⅰ型：大動脈弓部からの主要分枝
　Ⅱ型：胸腹部大動脈およびその主要分枝（異型大動脈縮窄）
　Ⅲ型：弓部分枝＋他の大動脈病変（広範囲型）（図1）
　Ⅳ型：拡張型動脈病変
に分類される．

図1 急性期症例

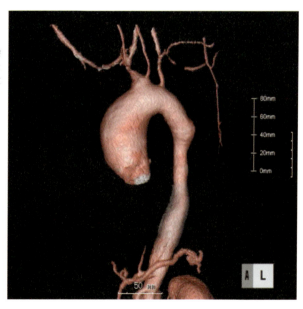

20歳代，女性．基部から弓部の拡大，弓部分枝の狭窄，下行大動脈の縮窄を認める．急性期かつステロイド内服下であったが，若年女性であり大動脈弁変化を認めなかったため，自己弁温存大動脈基部置換を施行．

治療

◆薬物治療
炎症コントロール
急性期，慢性期を通して必要である。
- ①**副腎皮質ステロイド薬**：急性期は，第一選択であるステロイドにより炎症をコントロールする。プレドニゾロン(**PSL**)❹を20〜30mg/日より開始し，赤沈値，CRP，RA反応，血清γ-グロブリン分画値の変動，自覚症状をみながら漸減する。5〜10mgのプレドニンを長期間必要とすることが多い。HLA❺-B52陽性症例はステロイド抵抗性を示す。
- ②**免疫抑制薬**：シクロスポリン，アザチオプリン，メトトレキセートなどを炎症コントロールの強化とステロイドの減量目的に使用することがある。

高血圧，心不全，狭心症に対する治療
高血圧は難治性が多い。逆に，弓部分枝狭窄性病変の患者では，急激な血圧の低下は頭部症状につながるため，緩徐な血圧低下が望まれる。

◆外科治療
原則として，薬物療法により炎症が消退し，動脈病変の進行が阻止されたものを手術適応とする。しかしながら，急性期においても病変の進行により手術適応とせざるをえない場合があり，炎症を可及的にコントロールしたうえで(赤沈≦30〜40mm/時，CRP≦1.0mg/dL)外科治療を行う[3〜5]。可能であれば，術前プレドニゾロン投与量が20mg/日以下であることが望ましい。

弓部分枝病変
有意狭窄(≧75%)・閉塞があり，失神や視覚障害などの脳虚血症状があれば，内膜摘除，頸動脈バイパスの適応とする。

異型大動脈縮窄
難治性高血圧(安静時上肢血圧≧180mmHg)を呈し，狭窄以下の症状を呈する場合には，上下肢間のバイパスまたはバルーン拡張を行う。

腎動脈狭窄・閉塞
難治性腎血管性高血圧を呈する場合，経皮経管的腎動脈形成術，あるいは腎動脈バイパスを行う。

大動脈弁閉鎖不全(AR)❻
大動脈弁自身は大動脈炎の影響を受けないとされているが，実際には弁尖の肥厚，短縮を認めることが少なからずある。したがって，自己大動脈弁温存大動脈基部置換は慎重に判断されるべきである。かつ，人工弁の縫着にも遠隔期の縫合不全を考慮し，補強を多用した術式が選択される(図2)。一方，慢性期で弁尖の変化を伴わない場合には自己弁温存術の対象としており，少なくとも自験例では再発を認めていない。

大動脈瘤
紡錘瘤のことが多く，通常の手術適応(胸部大動脈瘤径≧5.5〜6cm)に従う。遠隔期縫合不全を防止するため吻合部にフェルト補強を置く。

図2 大動脈炎症候群に対する大動脈基部病変に対するBentall手術（吻合部離開を防ぐために人工弁の位置を浮かせたミニスカート法）

a：慢性期または炎症が軽度な症例　　b：急性期症例（外膜側フェルトストリップで補強）

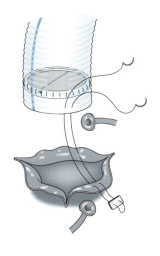 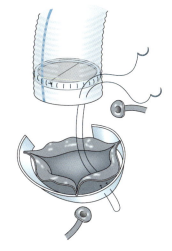

◆周術期薬物治療

炎症のコントロール

　急性期であれば，周術期のステロイドカバーは当然として，術後も適量のステロイドを投与し十分に炎症を抑える[4]。

　まれに術後に炎症の再燃を認める場合があり，極端な例では術前にまったく炎症を認めなかったにもかかわらず，術後に炎症の再燃を認めステロイドの導入を要する症例がある（図3）。その際，術後人工血管感染などとの鑑別が困難である。感染を完全に否定できない場合には，抗菌薬とステロイドとの併用で数日間観察すると，炎症反応や高熱が改善することで，大動脈炎の再燃と判断される。なお，ステロイドの維持量は10mg以下が目標であるが，減量困難な場合には，免疫抑制薬を併用する。その際，炎症コントロールをCRPではなく赤沈で評価する。

感染制御

　術前からステロイド±免疫抑制薬の使用下にある症例もあり，人工血管や人工弁を用いた手術後は特に感染対策が重要となる。術後に高熱を伴うこともまれではなく，感染か炎症（再燃を含む）かを慎重に見きわめ対処する（図4，5）。

図3 慢性期症例

30歳代，男性。
大動脈基部病変に加え弓部分枝にも動脈瘤を認めた。機械弁Bentall手術および弓部全置換を施行。術後，高熱とCRP高値の遷延を認め，人工血管感染を疑い抗菌薬を投与したが軽快せず，最終的に抗菌薬使用下にステロイドを併用することで炎症の消退を認めた。

a：術前CT

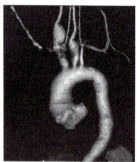

b：術中所見

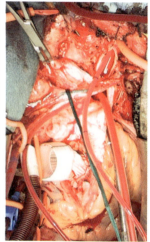

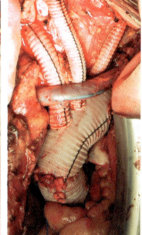

c：術後CT

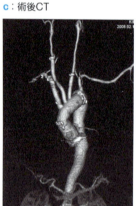

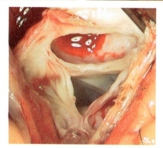

図4 慢性期症例画像と経過図

50歳代，男性。
大動脈基部拡大（球状，60mm），および大動脈閉鎖不全に対し，自己弁温存大動脈基部置換を施行。術後1日目より39℃の高熱と意識混濁が出現（d）。感染を疑い抗菌薬を強化。以後も発熱，炎症が遷延するため大動脈炎症候群（後に病理で高安動脈炎と診断）の再燃と判断し，抗菌薬使用下にステロイド静注を併用。ステロイドをいったん中止したところ，発熱と赤沈の再上昇を認めステロイド内服を開始。

a：術前CT

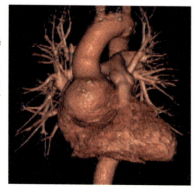

図4 慢性期症例画像と経過図（つづき）

b：術中所見

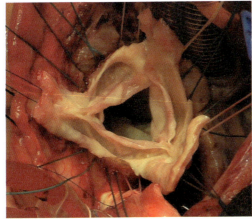

c：術後CT

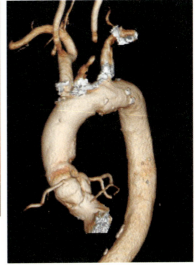

d：経過図

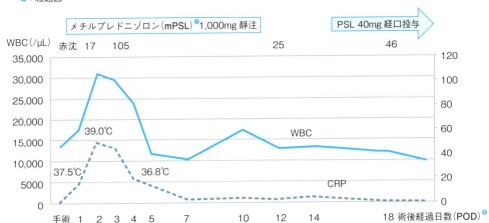

遠隔成績・予後

　高安動脈炎は血管Behçetと比較し，予後は一般的に良好である．不十分な炎症コントロールにより，ときに急性期手術症例においては，人工血管吻合部離解（仮性瘤形成）や，人工弁縫着不全（弁周囲逆流）が発生する可能性があるが，最近の補強を多用した外科治療や厳重な炎症コントロールにより，合併症の頻度は減少傾向にある[4,5]．合併症を繰り返す難治性の場合には，むしろ血管Behçetやほかの血管炎の存在を疑う必要がある．

（荻野　均）

▼略語一覧

1. CRP：C-reactive protein；C反応性蛋白
2. RA：rheumatoid arthritis；関節リウマチ
3. ASLO：anti-streptolisyn-O；抗ストレプトリジンO抗体
4. PSL：predonisolone；プレドニゾロン
5. HLA：human leukocyte antigen；ヒト白血球抗原
6. AR：aortic regurgitation；大動脈弁閉鎖不全
7. mPSL：methylpredonisolone；メチルプレドニゾロン
8. POD：postoperative day；術後経過日数

文献

1) 高本眞一, ほか（2010年度合同研究班）：循環器病の診断と治療に関するガイドライン. 大動脈瘤・大動脈解離診断ガイドライン（2011年改訂版）. 2011.
2) 尾崎承一, ほか（2006-2007年度合同研究班）：循環器病の診断と治療に関するガイドライン. 血管炎症候群の診療ガイドライン（2008年）. 2008.
3) Ando M, et al：Surgical treatment for aortic regurgitation caused by Takayasu's arteritis. J Card Surg 13：202-207, 1998.
4) Matsuura K, et al：Surgical treatment of aortic regurgitation due to Takayasu arteritis：long-term morbidity and mortality. Circulation 112：3707-3712, 2005.
5) Ogino H, et al：Late outcome of surgery for Takayasu arteritis. Circulation 118：2738-2747, 2008.

Ⅱ 各論
One Point Advice ⑲

Marfan症候群

Marfan症候群は，全身の骨格を形成する結合組織の構成要素であるフィブリリン蛋白の異常によって，多系統の臓器に症状を呈する常染色体優性遺伝疾患で，人種によらず人口5,000人に1人程度を占めるとされる。なかでも心臓血管系の症状を呈し，重篤となることも多いため，心臓血管外科医にとって特徴を理解しておくべき対象である。本項ではMarfan症候群の疾患概要，診断基準，心血管系の異常，またそれに対する治療として特に自己弁温存大動脈基部置換術式について概説する。

Point

1. フィブリリン蛋白の異常によって眼，心血管系，骨格などに異常をきたす常染色体優性遺伝疾患である。
2. 診断基準として，旧Ghent基準と改訂Ghent基準が知られる。
3. 心血管系の異常として大動脈弁輪拡張症，大動脈解離，僧帽弁逸脱症，拡張型心筋症様の心筋症などが挙げられる。
4. 若年で心血管系手術を要することが多く，人工弁装着に付随する合併症を回避する意味で，可能であれば弁置換より弁形成術式を適用するのが望ましい。
5. 多系統の症状に対する対処のみならず，遺伝コンサルトやメンタルヘルスも含む包括的なケアを提供すべき対象疾患である。

疾患の概要

　Marfan症候群は，全身の骨格を形成する結合組織の構成要素であるフィブリリン蛋白の異常によって眼，心血管系，骨格などに異常をきたす常染色体優性遺伝疾患である。外表からわかりやすい表現型としては高身長，長く細い手足および指，小顎，胸郭変形・側彎，高口蓋，近視などがある。
　約100年前にフランス人のAntoine Marfan博士によって最初に報告されたことからこの名が付いている。人種間に分布の差はなく，5,000人に1人程度とされ，また患者の約3/4が親からの遺伝で，約1/4は孤発例といわれている。
　最初の診断基準はベルギーのGhentで1990年に発表され（表1），『Ghent nosology』として知られる。
　これは，全身の7系統（筋・骨格，眼，心血管系，肺，皮膚，硬膜，遺伝・家族歴）を複合的に判断して診断を下すものであった。その後，原因遺伝子が*FBN1*であることが判明し，

表1 Ghent基準（1996年，旧基準）

項目	大基準	小基準
家族歴/遺伝情報	・この診断基準を満たす親，子，または同胞の存在 ・*FBN-1*遺伝子の突然変異（Marfan症候群を起こしうる）の存在 ・明らかなMarfan症候群との関連が確立した*FBN-1*遺伝子のhaplotypeが遺伝し存在	なし
骨	・鳩胸 ・漏斗胸（図1a, b, f, g） ・上肢長/下肢長比の低値，指端長（arm span）/身長比＞1.05 ・手首サイン，親指サイン ・脊柱側彎＞20°または脊椎すべり症（図1a） ・肘の伸展制限＜170° ・内踝の内方偏位による扁平足 ・寛骨臼の内方への膨隆	・漏斗胸（中等度） ・関節の過可動性 ・高アーチ型口蓋と叢生（混みいった歯並び） ・頭部の異常（長頭，頬骨低形成，眼球陥凹，顎骨後退，下がり目）
目	・水晶体偏位	・扁平角膜 ・眼球軸長延長 ・虹彩低形成または毛様体筋低形成による縮瞳減弱
心血管	・Valsalva洞を含む上行大動脈の拡大 ・上行大動脈の解離	・僧帽弁逸脱（図1c） ・主肺動脈の拡大 ・僧帽弁輪石灰化 ・胸部下行大動脈または腹部大動脈の拡大または解離
肺	なし	・自然気胸 ・肺尖ブレブ
皮膚	なし	・萎縮皮膚線条 ・反復するヘルニアまたは瘢痕ヘルニア
硬膜	・腰仙部の硬膜拡張	なし

2項目で大基準陽性＋他1項目で障害あり→Marfan症候群の診断　　　（文献1より引用）
・骨の項目に関しては，大基準4つで項目全体として大基準陽性と判定。
・大基準2つ，あるいは大基準1＋小基準2で骨の臓器障害ありと判定。

当初はMarfan 2型とよばれていた*TGFB2R*を責任遺伝子とするLoeys-Dietz症候群と区別されている。

2010年に発表された『改訂Ghent基準』（表2）では，家族歴と大動脈基部拡大のほかに，本症候群に特徴的な水晶体偏位（脱臼）と*FBN1*遺伝子異常の存在に診断上の重きを置き，さらに旧Ghent基準で扱ったその他の特徴的な症状・徴候のいくつかに点数を付し，その合計点（systemic score：全身スコア）で7点以上も判定根拠として重視されている。

表2 改訂Ghent基準（2010年）

以下のいずれかを満たす場合，Marfan症候群と診断する

【家族歴がない場合】
(1) 大動脈瘤（Z≧2）＋水晶体偏位
(2) 大動脈瘤（Z≧2）＋*FBN1*遺伝子変異
(3) 大動脈瘤（Z≧2）＋全身スコア≧7点
(4) 水晶体偏位＋大動脈瘤をきたす既知の*FBN1*変異

【家族歴がある場合】
(5) 水晶体偏位＋家族歴
(6) 全身スコア≧7点＋家族歴
大動脈瘤（20歳以上：Z≧2，20歳未満：Z≧3）＋家族歴

Z値の計算例
https://www.marfan.org/dx/zscore

【全身スコア（SS）】 以下の項目につき加点
・手首徴候陽性かつ親指徴候陽性：3点
　　一方のみの場合1点
・鳩胸：2点
　　漏斗胸あるいは胸郭非対称：1点
・後足部変形：2点
　　扁平足のみは1点
・気胸：2点
・硬膜拡張：2点
・寛骨臼突出症：2点
・上節下節比の低下かつ指極長/身長比の増大
　（重度の側彎がない）：1点
・側彎あるいは胸腰椎後彎：1点
・肘関節伸展障害：1点
・顔貌特徴：1点
　（長頭，頬骨低形成，眼球陥凹，下顎後退，眼瞼裂斜下のうち3つ以上陽性の場合）
・皮膚線条：1点
・-3D以上の近視：1点
・僧帽弁逸脱症：1点

（文献2より引用）

心血管系病変

◆大動脈弁輪拡張症（AAE）[1]

　Marfan症候群患者の大動脈基部拡張は，高頻度にみられる表現型の1つで，大動脈解離や破裂をきたしやすいことから，生命予後の重要な規定因子である。『大動脈瘤・大動脈解離診療ガイドライン』（2011年改訂版）によれば，Marfan症候群でない場合の大動脈基部の外科的介入適応径は50～55mmとされる一方，Marfan症候群では45mmで手術介入することが望ましいとされている（Class Ⅱa，Level C）。さらに，解離や破裂の既往歴・家族歴を有するMarfan症候群患者においては，40mmの大動脈基部径で手術介入を検討することが推奨されている（Class Ⅱa，Level C）[3]。

　AAEに対する手術治療としては，歴史的には人工弁と人工血管とのcomposite graftを用いるいわゆる"Bentall手術"が標準的であったが，近年，自己大動脈弁を温存する術式が普及しつつある。

　自己大動脈弁温存手術は，大まかには2つの術式に分けられる。すなわち，"remodeling法"と"reimplantation法"である。

　remodeling法は，Valsalva洞を切除した後の立体的な大動脈基部構造の辺縁と，それに合うように縁をトリミングした人工血管辺縁とを吻合し，人工血管側面に冠動脈ボタンを端側吻合する方法である。

図1 Marfan症候群

20歳代，男性。
a, b：胸部CT
胸郭変形と側彎，心臓の左方偏位が著明である。
c：術中像
同患者の僧帽弁前尖の逸脱(★)。
d：自己弁温存大動脈基部置換・僧帽弁形成・胸骨形成術前胸部CT
e：術後胸部CT(大動脈基部を強調)
f：術前胸郭外観(高度漏斗胸)(※)
g：術後胸郭外観(漏斗胸が修正されている)

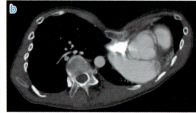
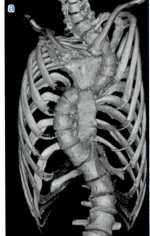
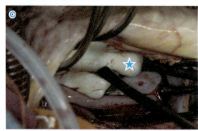

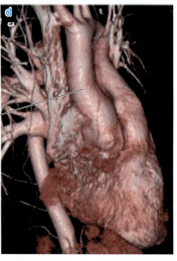

拡張した大動脈基部

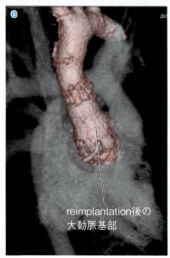

reimplantation後の大動脈基部

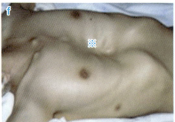
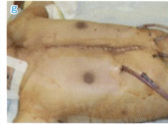

530

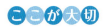

remodeling法は，温存大動脈弁の挙動がreimplantation法に比べて自然だとされているが，一方でこの術式のみでは，特にMarfan症候群において，大動脈弁輪の遠隔期拡張を予防できないといわれている。

　reimplantation法は，Valsalva洞を切除した後の立体的な大動脈基部構造を筒型の人工血管の中に収納しつつ，人工血管断端は大動脈弁輪部分に縫着し，さらに収納した基部構造を人工血管内側に内縫い固定する方法である。冠動脈の再建はremodeling法と同様である（図1d, e）。

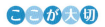

reimplantation法は，大動脈弁輪部を人工血管断端で固定するため，弁輪拡張を予防することができるとされる一方で，再建されたValsalva洞が比較的硬い人工血管壁となるため，伸縮が悪く大動脈弁の挙動が不自然となり，弁の耐久性に劣るのではないかとの指摘もある。

　remodeling法の弱点である大動脈弁輪部の補強のために，同部に太いPTFE糸などを円周状にかける術式も報告されている[4]。
　当院（東京大学医学部附属病院）では，Takamotoらの発表したreimplantation変法での大動脈基部置換手術[5]を2004年から施行しており，Andoらによる中遠隔期成績の報告では59例中47名（80％）がMarfan症候群ないしLoeys-Dietz症候群で，術後生存率が5年で94％，再手術回避率が5年で96％であった[6]。

◆大動脈解離

　Marfan症候群の大動脈は，拡大がなくても解離しうるのが特徴であり，Stanford A型，B型ともに多くみられる。また解離腔（偽腔）は多くの場合血栓閉塞せずに開存するため，動脈径が徐々に拡大して慢性解離性大動脈瘤となり，人工血管置換手術を要することが多い。度重なる大動脈手術を経て，大動脈がすべて人工血管に置換されてしまう症例も珍しくない。上行大動脈置換術後に，同部以外の大動脈瘤・解離の出現は10～15％程度にみられるとの報告もある[7]。
　Marfan症候群におけるステントグラフト治療は，血管の脆弱性の観点から慎重を期す必要があるとされるが，landing zoneとして既置換の人工血管を利用できる場合には，有用性が高いかもしれない。

◆僧帽弁逸脱

　Marfan症候群ではBarlow型とも形容される僧帽弁の粘液腫状変化と逸脱がよく知られていて，僧帽弁閉鎖不全を合併することも多い。余剰組織の多い僧帽弁構造を呈し，人工腱索を多数立てての弁形成術や前尖と後尖の中央同士を縫い合わせるいわゆる"Alfieri stitch"による弁形成などが報告されている。

大動脈基部病変にせよ僧帽弁位にせよ，Marfan症候群患者は若年であることが多く，人工弁にまつわる長期管理中の合併症（人工弁感染，弁機能不全，抗凝固関連合併症）を回避する意味でも，可能であれば大動脈基部については自己弁温存術式，僧帽弁については弁形成術が望ましい方向性である。

◆ 心筋症

Marfan症候群患者には一定の割合で，拡張型心筋症様の心拡大および低心機能を呈する症例がある。また，致死性心室性不整脈が5％程度以下ながら報告されている。明確なガイドラインなどのないMarfan症候群の長期フォローにおける注意点の1つである[8]。

今後の展望

Marfan症候群は比較的判別しやすい表現型を呈することが多く，認知度の高まってきた近年，心臓血管外科の介入例が増えている。多系統の症状に対する治療のみならず遺伝コンサルト，メンタルヘルスなども含む包括的ケアを提供することが望ましい。また，Loeys-Dietz症候群を含む類縁疾患に対しても同様である。

（縄田　寛）

▼ 略語一覧

① AAE：annulo-aortic ectasia；大動脈弁輪拡張症

文献

1) De Paepe A, et al：Revised diagnostic criteria for the Marfan syndrome. Am J Med Genet 62：417-426, 1996.
2) Loeys BL, et al：The revised Ghent nosology for the Marfan syndrome. J Med Genet 47：476-485, 2010.
3) 高本眞一：大動脈瘤・大動脈解離診療ガイドライン（2011年改訂版）．循環器病の診断と治療に関するガイドライン（2010年度合同研究班報告），2011.
4) Kunihara T, et al：Outcomes after valve-preserving root surgery for patients with Marfan syndrome. J Heart Valve Dis 21：615-622, 2012.
5) Takamoto S, et al：A simple modification of "David-V" aortic root reimplantation. Eur J Cardiothorac Surg 30：560-562, 2006.
6) Ando M, et al：Long-term outcome after the original and simple modified technique of valve-sparing aortic root reimplantation in Marfan-based population, David V University of Tokyo modification. J Cardiol 67：86-91, 2016.
7) David TE, et al：Outcomes of aortic valve-sparing operations in Marfan syndrome. J Am Coll Cardiol 66：1445-1453, 2015.
8) Yetman AT, et al：McCrindle, Long-term outcome in patients with Marfan syndrome：is aortic dissection the only cause of sudden death？ J Am Coll Cardiol 41：329-332, 2003.

II 各論
One Point Advice ⑳

B型解離後リハビリテーション

　Stanford B型急性大動脈解離（B型解離）は，合併症がない症例では降圧を中心とした内科治療が選択されるのが一般的である。しかし，血圧管理のために長期臥床とすることで，不穏やせん妄を発症して管理に難渋する症例や，胸水や無気肺により呼吸状態も悪化してさらに血圧コントロールが困難となる症例も散見される。高齢者では特にその傾向は顕著であり，出現時期も比較的早期である。そこで本項では筆者が行っていた長期臥床による合併症を回避すべく，血圧コントロールを目的としたクリニカルパスを用いたfast trackingの経験を紹介する[1~3]。

Point

1. 治療開始後はニカルジピンを静脈投与し，可及的速やかに収縮期120mmHg以下とする。症状が残存している場合は収縮期100mmHg以下とする場合もある。しっかり降圧することで背部痛などは改善し，鎮痛薬は不要なことも多い。
2. ベッド上安静は腰痛が増悪する可能性があり，血圧コントロール後にベッドアップや自立体位変換は可としている。
3. 血管造影剤投与による浸透圧利尿があるため，飲水が可能となるまで輸液を80～100mL/時を目安に行う。血管内脱水が疑われる場合は適宜追加する。
4. 禁飲食期間も最低限とし，明らかな所見がなければ翌日から飲水と食事を開始する。
5. 鎮静薬投与は薬効残存による昼夜逆転や呼吸抑制を誘発する可能性もあり，夜間は短時間型など睡眠薬による入眠が望ましい。

わが国の治療指針

　日本循環器学会より発表されている大動脈診療に関するガイドラインが2006年に改訂され，『大動脈瘤・大動脈解離診療ガイドライン』（2006年改訂版）が上梓された[4]。そこで急性大動脈解離に対する内科治療におけるリハビリテーションプログラムが発表され，2011年の改訂版においても継承されている。

　同ガイドラインでは，Stanford A型解離偽腔閉塞型とB型解離を対象に病型により標準と短期のリハビリテーションコースがあり，それぞれの適応基準と除外基準およびゴール設定（退院基準）が示されている。プログラムとしては両コースともに第6病日までは床上，第7病日からベッドサイド，第9病日より歩行開始までは共通となっているが，その後はそれぞれのコースで安静度などの進行度が異なる。

B型解離用クリニカルパス（図1）

筆者らが導入した早期離床を目標としたクリニカルパスはB型解離のみを対象とし，入院時に合併症を発症していなければ偽腔（**FL**）[1]の状態に関係なく原則同一プログラムとし，約1週間後には通常歩行としている。血圧120mmHg以下とした後にベッドアップや自立体位変換を可能とし，翌日より水分や内服を開始した後に腹痛や血圧に変化がないことを確認してから食事開始としているが，降圧薬は初日から開始することもある。また，翌日より安静度も坐位可とし，2日目にトイレ・洗面歩行としている。

内科治療における血圧管理の際，観血的動脈圧測定や尿道カテーテル，中心静脈カテーテルなどは管理上有用だが，血圧コントロールに影響を及ぼすストレスを与えてしまう可能性があると考えている。そのため，リスクが低いと判断した場合は末梢点滴のみでの管理も行うことも可能である。

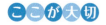

FLの状態は問わずに同一管理ではあるが，動脈瘤合併や最大径60mm以上の場合や拡大傾向にある場合は，早期手術を念頭に入れて，早期離床に固執せずに慎重な管理を行う。

B型解離のリスク

酸素化障害についてはDeBakey分類Ⅲbに多く，FL開存の有無との有意差は認めなかったと報告され[5]，筆者らの検討でもDeBakey分類Ⅲbで多く認められており[2]，解離の範囲が影響している可能性が示唆される。

破裂と院内死亡の危険因子は最大大動脈径（**DA**）[2]とFL閉塞でないこと，院内死亡率は3.6％と報告され，破裂または切迫破裂の半数以上が大動脈瘤を合併していた[6]。

一方，筆者らのクリニカルパスでの検討では，全死亡例の83.3％がDeBakey分類Ⅲbであったが，FL開存型とFL閉塞型では差を認めなかった（表1）。

死亡率に関しては長期臥床群（**CG**）[3]3.3％とクリニカルパス群（**CPG**）[4]2.5％と同様であった（表2）。

破裂については筆者らのB型解離210例の検討では1例のみであったが，発症時に胸腹部大動脈瘤を合併していた。破裂のリスクに関してFL開存の有無は議論が分かれるところであると思われるが，血圧コントロール下においては破裂の頻度はそれほど高くないと思われる。ただし，大動脈瘤を合併している場合は，FLの状態は問わず特に注意が必要である。

DAや偽腔径はCPGにおいても拡大傾向がなく，CGと同等であり，早期離床に伴う合併症は認められなかった（表3）。

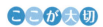

早期離床により不穏・せん妄や呼吸器合併症を回避し，長期臥床による合併症を軽減することで血圧コントロールすることを目的としているが，早期離床が目的ではないため，患者の状態を把握しながら適宜調整することが必要である。

図1 B型解離クリニカルパス

	発症当日	発症1日目	2日目	3日目	4日目	5日目	6日目	7日目〜
バイタルサインのチェック	収縮期120mmHgまで5分ごと 血圧は0.5〜1時間ごと 副検查2時間ごと	→	3時間ごと	4時間ごと	→	6時間ごと	→	→
血圧測定	動脈圧 マンシェット 左右差確認	→						
点滴：降圧薬 ：鎮痛薬 ：輸液	ニカルジピン+亜硝酸薬（適宜）+ β遮断薬（適宜） 塩酸ブプレノルフィンまたは 塩酸モルヒネを点滴静注 経口摂取開始まで80〜100mL/時	→						
検査	採血 胸・腹部X線 造影CT 12誘導心電図	採血 胸・腹部X線 造影CT 12誘導心電図	採血 胸部X線			採血 胸部X線		採血 胸部X線 造影CT
心電図モニター	装着	→	→	→				
酸素吸入	マスク or カニューレ（適宜）							
安静度	収縮期120mmHg以下 ベッドアップ45° 自力体動可	坐位可 ベッドトフリー	トイレ： 洗面のみ 歩行可		病棟内フリー	同一階フリー	院内フリー	→
洗面	ベッド上介助	→	室内洗面所		検査は車椅子	歩行		
排尿	尿カテーテル	ベッド上自力	自力		棟内洗面所			
排便	便器挿入	→	トイレまたは ポータブル					
内服薬	禁 持参薬の確認	CT確認後内服開始 Ca遮断薬+ARBまたは ACE+β遮断薬（適宜）			薬剤師より 説明			
食事	禁飲食	CT確認後自力摂取						
水分	禁飲食	CT確認後フリー						
清拭	ベッド上介助	→	→	自力			シャワー可	→
娯楽		雑誌，ラジオ	テレビ					

表1 クリニカルパスの検討

	年齢	性別	DeBakey分類	最大動脈径	偽腔	死因	発症後経過日数
CG	78	女性	Ⅲa	46mm	閉塞	喘息の発作	7日
	78	男性	Ⅲb	58mm	開存	多臓器不全(MOF)[5]	30日
	59	女性	Ⅲb	44mm	開存	敗血症	2日
CPG	59	女性	Ⅲb	65mm	閉塞	破裂	3日
	74	男性	Ⅲb	55mm	開存	腸管虚血	3日
	53	男性	Ⅲb	35mm	閉塞	腸間膜虚血	7日

CG：長期臥床群，CPG：クリニカルパス群

表2 呼吸器合併症，せん妄，死亡の発症率

	CG (n=90)	CPG (n=120)	P値
肺炎(%)	21(23.3%)	5(4.2%)	0.001
人工呼吸器(%)	10(11.1%)	4(3.3%)	0.035
せん妄(%)	20(22.2%)	7(5.8%)	<0.001
死亡率(%)	3(3.3%)	3(2.5%)	N.S.

CG：長期臥床群，CPG：クリニカルパス群

表3 大動脈と偽腔の直径

	発症後	1カ月後	P値
CG：DA(mm)	40.8±9.6	40.7±8.8	N.S.
FL(mm)	13.0±8.8	11.7±8.5	N.S.
CPG：DA(mm)	37.0±8.0	36.2±6.7	N.S.
FL(mm)	11.7±8.5	12.1±7.2	N.S.

CG：長期臥床群，DA：最大大動脈径，FL：偽腔

Stop it !

　X線検査で，縦隔陰影の拡大や腸管ガス像の増加が疑われる場合や，採血データの増悪時は症状がない場合でも注意が必要だが，同様に明らかな検査異常所見がなくても症状がある場合も注意が必要である．たとえば，大動脈解離による腹部分枝の狭窄により形成された血栓による塞栓症を発症した場合，早期には採血やX線検査などでは明らかな異常所見がない可能性があり，腹部分枝の特に腸間膜動脈領域の観察には注意が必要である．

酸素化障害と不穏・せん妄

　B型解離における注意を要する合併症は破裂ではあるが，頻度としては不穏やせん妄，酸素化障害が多く認められる。

　B型解離における人工呼吸器装着率は25％とも報告され[5]，A型を加えると33％とさらに高率である[7]。人工呼吸器管理はさらに長期臥床が余儀なくされ，特に高齢者では日常生活動作（ADL）❻が著明に低下して廃用症候群となる可能性があるため回避したい合併症でもある。

　筆者らの検討では，人工呼吸器装着率はCGでは11％だったが，CPGでは3.3％まで改善した。同様に，不穏やせん妄の発生もCGでは22.2％であったのに対して，CPGでは5.8％まで低下した（表2）。肺酸素化障害の合併率が減少していることも不穏やせん妄が減少した要因の1つと考えられる。

　肺酸素化障害の原因の1つである胸水の出現は平均4.5日とも報告され[8]，また，ベッド上安静が無気肺の原因ともされている[9]。

　筆者らの検討では，高度の酸素化障害を認めたのはすべて発症後24時間以内に来院した症例であり，発症から診断までに1日以上経過して結果的に安静となっていなかった症例では，酸素化障害は認められなかったことからも，早期離床により軽減できる可能性があると考えている。

〈新野哲也〉

▼略語一覧

❶ FL：false lumen；偽腔
❷ DA：diameter of aorta；大動脈径
❸ CG：conventional group；長期臥床群
❹ CPG：clinical pathway group；クリニカルパス群
❺ MOF：multiple organ failure；多臓器不全
❻ ADL：activities of daily living；日常生活動作

文献

1) 新野哲也, ほか：B型急性大動脈解離におけるクリニカルパスの妥当性についての検討－早期離床の効果. 呼と循 55：1049-1054, 2007.
2) 新野哲也, ほか：B型急性大動脈解離に対するクリニカルパスの効果－早期離床と肺酸素化障害の予防効果－. 脈管学 47：615-619, 2007.
3) Niino T, et al：Optimal clinical pathway for the patient with Type B acute aortic dissection. Circ J 73：264-268, 2009.
4) 高本眞一, ほか：大動脈瘤・大動脈解離診療ガイドライン（2006年改訂版）. Circ J 70(Suppl Ⅳ)：1569-1646, 2006.
5) 木村まり子, ほか：Stanford B型急性大動脈解離における肺酸素化障害の臨床的検討. 日集中医誌 12：105-109, 2005.
6) Sakakura K, et al：Determinants of in-hospital death and rupture in patients with a Stanford B aortic dissection. Circ J 71：1521-1524, 2007.
7) Hasegawa Y, et al：Impaired lung oxygenation in acute aortic dissection. J Cardiovasc Surg 40：191-195, 1999.
8) Hata N, et al：Clinical significance of pleural effusion in acute aortic dissection. Chest 121：825-830, 2002.
9) Teasell R, et al：Complications of immobilization and bed rest. Part 2：Other complications. Can Fam Physician 39：1440-1442, 1993.

Ⅱ 各論

4 心房細動に対するMaze手術

1987年に米国ワシントン大学のCoxらが，心房細動（AF）[1]に対するMaze手術を初めて臨床応用してから現在までちょうど30年が経過した。本項ではfull-Maze手術を「心房細動に対するMaze手術」として話を進める。

Point

1. Maze手術は，心臓手術においてもっとも心房の切開線が多い手術であるため，術後出血の危険性が高い。
2. Maze手術は，不整脈手術であるために，術後不整脈，特に術後心房細動に対する治療に習熟する必要がある。
3. Maze手術後に徐脈となる症例があるので，術中に心房，心室にペーシングワイヤーを縫着しよう。
4. Maze手術単独よりも，弁膜症手術など器質的心疾患に対する手術と併施することが多いために，その器質的心疾患に対する手術の術後管理のポイントである心不全，脳梗塞，腎機能障害，肝機能障害などに注意する必要がある。

Maze手術とは

現在では，Maze手術は，オリジナルなMaze手術に準じた右房と左房に対するリージョンセットを有するfull-Maze（右房Maze＋左房Maze）手術と，肺静脈だけを電気的に隔離する肺静脈隔離術に大別される（図1）。術式の選択は慢性心房細動（longstanding persistent AF）に対してはfull-Maze手術を，発作性心房細動（PAF）[2]に対してはfull-Maze手術，もしくは肺静脈隔離術のみが施行されることが多い。full-Maze手術は肺静脈隔離術と左右心房に対するリージョンセットから構成され，肺静脈隔離術はfull-Maze手術の一部といえる。したがって，肺静脈隔離術に対する周術期管理はfull-Maze手術に準ずることとなる。

AFに対するMaze手術の周術期管理にはAFを含めた不整脈管理が重要である。そのためには，手術によって心房に切開線が加わることで刺激伝導経路がどのように変わるのか，知っておく必要がある。

手術前のAFの機序は，肺静脈からの巣状興奮と心房自由壁を旋回するマクロリエントリーと考えられている。したがって，これに対して治療するMaze手術は3つのコンセプトから構成されている。

① 肺静脈からの異常興奮を電気的に隔離する（肺静脈隔離術）。
② 心房自由壁を旋回する興奮伝導を遮断するために左右心房を切開もしくはアブレーションする。
③ 左心耳内の血栓形成を予防するために左心耳を切除する。

図2の→ようにMaze手術後の興奮は，切開線もしくはアブレーションラインによって心房が区画され，洞房結節からの興奮は心房中隔上方のanterior limbusを通り，房室結節へと伝導して，心室へと伝導する。さらに心房の天井にあるBachmann束を通って，右房から左房へと伝導する。Maze手術の洞調律復帰率は，70〜90%程度である[1〜3]。

図1 full-Maze手術の構成

full-Maze手術は右房Mazeと左房Mazeから構成されている。左房Mazeには肺静脈隔離術が含まれる。

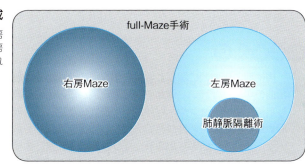

図2 Maze手術の切開線と心房興奮伝播（→）

上段は心房天井からみた図，中段は心房を背側からみた図であり，下段は心房中隔を表す。破線は心房切開線，実線は外科用アブレーションライン，○はクライオもしくは高周波アブレーションリージョンを表している。左パネルは両肺静脈間の左房後壁に心房興奮が伝導する切開線。右パネルは左房後壁全体を電気的に隔離し，左房後壁の心房興奮が望めない。
RAA：右心耳，LAA：左心耳，MV：僧帽弁，TV：三尖弁，FO：卵円窩

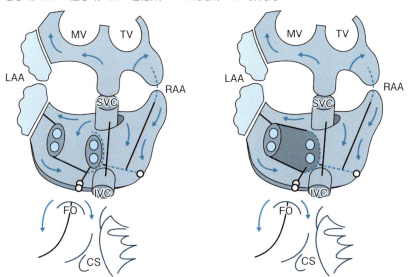

周術期管理のポイント

AFに対するMaze手術に特定した周術期管理のポイントを記す。

◆術後出血

術後出血は、心房切開線の多いMaze手術において、注意を要するチェックポイントである。近年のアブレーションデバイスを使用したMaze手術は、切開線の多くがアブレーションラインに置き換わっているので、オリジナルのMaze手術と比較すると出血の危険性はより低いといえる。しかし、左房切開線からの出血は心停止下では気が付きにくく、心拍動下で出血に気が付いたとしても心後面からの出血は心拍動下では止血しにくい。

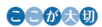

周術期の出血源に関しては、右側左房切開縫合部からや左心耳切除縫合部からの出血の可能性が高い。ほかには冠静脈洞からの出血もありうる。冠静脈洞への徹底したアブレーションや、冠静脈洞に挿入した逆行性心筋保護カニューレが原因の冠静脈洞の損傷の可能性がある。これらの出血に対しては心拍動下では止血が難しいので、手術中に確実な止血を心がけた運針や注意が大切である。これに対し、右房の切開線から出血した場合は比較的手術中に出血していることに気が付きやすく、心前面のため対処しやすい。

術後1～2日を過ぎた出血はほとんどないものの、ICUから一般病棟に転室したころ、術後早期にワルファリンを使用するために出血が起こりうる。

Stop it!

特にワルファリンを使用した直後には、ペーシングワイヤー抜去部からなど出血する可能性があるので、注意が必要となる。

◆術後心房細動(POAF)[3]

POAFはいかなる心臓手術においても出現しうる不整脈の1つである[4,5]。AFに対する手術であるMaze手術後にもAFは出現し、一過性であり術後1カ月以内に消失する[6]。AFがMaze手術後に出現した場合に、一過性のPOAFであるのか、手術の失敗による遠隔期まで持続するAFなのか、その診断は非常に難しい。

一般的にAFの機序は、肺静脈からの異常な興奮と左右心房のマクロリエントリーと考えられている[7]。AF手術であるMaze手術は、前述のように肺静脈からの異常興奮を電気的に遮断して、そのうえ、心房自由壁のマクロリエントリーを遮断している。したがって、AF手術後にすべての切開線、アブレーションラインが完璧であればAFは起こらないはずである。しかし、それでもMaze手術後にもAFは起こる。そのうえ、POAFは術後2～8日目に高頻度に出現し、その後自然に消失するという不思議な性格をもっている[5,6]。Maze手術後の約40％の症

例にPOAFが出現するという。POAFは一般のAFと機序が異なると考えられる。

　手術による炎症反応がPOAFの原因の1つといわれている[8]。心房切開線，心房のアブレーションラインが心房筋の炎症を引き起こす。炎症の及ばない心房筋は伝導が均一であるので伝導遅延がないが（図3），炎症の及んだ心房筋は炎症に伴う組織障害などによって，伝導速度が不均一となり，局所的な遅延伝導を生じる（図4）。局所で遅延伝導が出現し伝導にばらつきが出ることから，不応期もばらつく。このことがPOAFを引き起こすことにつながると考えられている[8]。そして，POAFは手術後1週間程度で出現のピークを迎え，3週間程度で収束し，炎症が治まるころにPOAFは出現しなくなるという[6]（図5）。Maze手術直後のAFの出現と遠隔期のAFの再発には関連性はないと報告されている[6]。したがって，Maze手術直後にPOAFが出現したとしても手術が不成功ということではない。

　Maze手術後のPOAFだけでなく，AFに対する内科的治療は，①洞調律を目指すリズムコントロールと，②心拍数をコントロールするレートコントロール，が挙げられる。リズ

図3　正常心房筋での心房興奮伝播

遅延伝導なく，均一に伝導する。

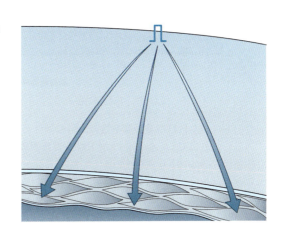

図4　心房縫合ラインなどで炎症の起こった心房における心房興奮伝播のイメージ

心房での炎症により伝導が遅延する。

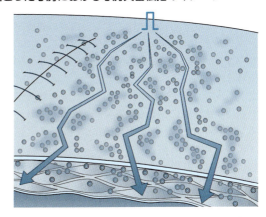

図5 Maze手術後心房細動（POAF）出現頻度の経時的変化

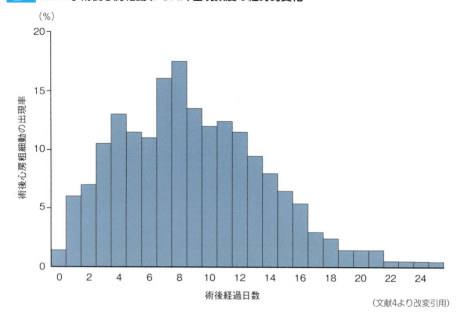

（文献4より改変引用）

ムコントロールは抗不整脈薬や電気的除細動によってPOAFから洞調律復帰を目指す治療である。これに対し，レートコントロールは洞調律復帰を目指すのではなく，AFのまま心拍数だけをコントロールすることを意味する。

術後ではなく一般的なAFに対する治療法については，すでに大規模臨床試験で検証されてきた。the atrial fibrillation follow-up investigation of rhythm management（**AFFIRM**）studyや，rate control versus electrical cardioversion for persistent atrial fibrillation（**RACE**）studyなどの試験において，洞調律復帰ではなくAFの最中の心拍数のコントロール（レートコントロール）の有効性が検証された[9,10]。これらの研究によって，AF患者のイベントフリー率は心拍数コントロールとリズムコントロールの間に差がないことが示されている。

POAFに対する治療に関しても，同様の議論があり，術直後に洞調律を保つリズムコントロールが主流であった時期もあったが，近年ではレートコントロールとリズムコントロールでは術後入院期間，合併症発症率に差がないとの知見が示された[11]。

具体的なPOAFに対する治療法としては，2014年の**AHA/ACC/HRS**のPOAFのマネージメントのガイドライン[12]によると，β遮断薬がPOAFに対する治療のClass Ⅰとされている。β遮断薬が不十分な場合にはジルチアゼムなど非ジヒドロピリジン系Ca拮抗薬によるレートコントロールを促す薬物がClass Ⅰとされている。Ⅲ群の抗不整脈薬であるアミオダロンは，予防を目的に術前からの使用することが，特にPOAFの発症リスクの高い症例には推奨されている（Class Ⅱa）。薬剤もしくは電気的除細動による洞調律への復帰（リズムコントロール）もまた有効である（Class Ⅱa）。ソタロールはその催不整脈作用のためにClass Ⅱbではあるが，予防的投与が推奨されている[13,14]。2014年のガイドラインからコ

ルヒチンによる抗炎症療法がClass Ⅱbに追加された。炎症とPOAFの関係は注目されており，ガイドラインとは別に，抗炎症の観点から，ステロイドやスタチンの使用も効果があるという[15,16]。しかし，ステロイドについては感染の危険性も増すことから，使用に際してのリスクを鑑みたうえで使用することが望ましい。

また，ESC[7]のPOAFのマネージメントのガイドライン（2016年）によると，β遮断薬と血行動態が破綻したときの電気的，もしくは薬物的除細動がClass Ⅰであり，血行動態が安定しているときの薬剤によるリズムコントロールはClass Ⅱa，周術期におけるアミオダロンの予防投与もClass Ⅱaとして推奨されている[17]。症状のないPOAFに関しては，レートコントロールとともに抗凝固療法を行うことがClass Ⅱaとされている。β遮断薬の使用はClass Ⅰとして推奨されているもののリスクの低い患者においては，漫然と使用することでかえって副作用を起こすことがあり[18]，注意深く使用する必要がある。

POAFに対する治療は洞調律復帰を目指すリズムコントロールではなく，心拍数を制御するレートコントロールを目指すことになる。しかし，抗不整脈薬による治療をしなくても術後1カ月以内に自然に消失し，洞調律となる可能性も高い。血行動態を悪化させるような頻脈でなく，心拍数が安定しているのであれば，抗不整脈薬を用いずに経過を観察してもよい。退院時にPOAFであっても，外来受診時に洞調律となる症例もある。頻脈により血圧低下や心不全症状が出現した場合には，電気的除細動による洞調律復帰や，β遮断薬，アミオダロンなどを使用して心拍数をコントロールすることが有効である。

一方，術後遠隔期のAF再発は，外来通院中での心電図やHolter心電図によるフォローアップでチェックすることになる。365日，24時間の心電図モニターチェックは難しいので，外来診察時に動悸など患者の症状の訴えにも気を配り，不整脈の症状が出た場合には客観的なデータとして心電図やHolter心電図などの必要な検査を行う。特にPAFではAFが一時的に出現するために，再発しているかどうか判断に迷う場合が多い。症状出現時にできる限り心電図やHolter心電図を行うようにする。遠隔期のAFの原因は，不完全なアブレーションラインが原因であることもあり，この場合にはカテーテルアブレーションを追加することで洞調律が得られる場合がある[19,20]。

Stop it !

手術手技が完璧であり，Maze手術のすべてのアブレーションリージョンに問題がなくとも，心房自由壁の巣状興奮が出現した場合にはAFになりうる。循環器内科と協力して電気生理学的検査を行い，原因を検索することが必要である。カテーテルアブレーションにより巣状興奮を焼灼することで洞調律が得られる場合もある。抗不整脈薬の投与で除細動を得るか，難しいようであればレートコントロールを行う。

また，不完全なアブレーションリージョンが残存した場合には，術後心房性頻拍の原因となりうる。特に僧帽弁輪のアブレーションリージョンが不完全になりやすく，同部位で遅延伝導を生じる[19]。通常は心房筋には不応期があるので，僧帽弁輪を一周してきた伝導は不応期にかかるので，それ以上伝導できなく，さらなる伝導（リエントリー）は発生しない。しかし，遅延伝導がある場合には僧帽弁輪を一周してくる間に不応期を脱しているの

で，リエントリーを生じることとなる[21]。この場合には積極的にカテーテル電極による電気生理学的検査を行い，その原因を追求したほうがよい。不完全なアブレーションの遅延伝導部位をカテーテルアブレーションで焼灼することで，心房頻拍は停止する[22]。

◆徐脈性不整脈～洞不全症候群

　長期にわたりAFの場合には，AF中に右房の拡張から洞房結節が伸展し，線維化をきたしていることがある。この場合にはAFから洞調律に復帰したとしても，正常に洞房結節が機能しない。このため，AF中には診断できなかったものの，洞不全症候群を併発していることがある。AFは治ったものの洞房結節機能不全から術後に徐脈となり，ペースメーカーを必要とする症例がある。たとえMaze手術後に洞不全症候群が原因でペースメーカー植込み術を必要とされたとしても，AFが持続するよりは，心房ペーシングにより心房収縮を得られたほうが血行動態は良好であり，脳血栓塞栓症を合併する危険性は低くなる。Maze手術後のペースメーカー植込み術は5～20％程度と報告されている[23～25]。

　恒久的なペースメーカー植込み術が必要とならない場合でも，一時的な体外式ペーシングワイヤーによるペーシングが必要になる場合があり，術中に心房と心室へのペーシングワイヤー縫着が必須である。体外式ペーシングワイヤーの縫着部位は心室ペーシングワイヤーを右室全面への縫着が主であるが，心房ペーシングワイヤーは右房自由壁に縫着するのではなく，左右心房に直接刺激が伝導することを目的に左房天井のBachmann束に縫着することが望ましい（図6）。特にMaze手術後は右房自由壁からの刺激が，心房切開線やアブレーションラインを迂回して伝導するため，左房への伝導が遅れることにより，右房に比較して左房の収縮が遅くなるので，両心房が同調したタイミングで収縮しないため，心機能の低下を招くおそれがある。

図6 心臓手術後の有効心房ペーシング部位

心臓の刺激伝導系Bachmann束からペーシング（→）すると両心房に同時に興奮が伝播する。
SVC：上大静脈，IVC：下大静脈

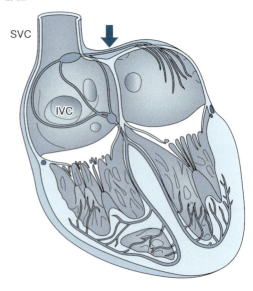

◆抗凝固療法

Maze手術後の抗凝固療法は2つの意味で推奨される。

1つは心房切開線，アブレーションリージョンによる心房内膜損傷部に血栓形成をきたすためで，2つ目は前述したように40％程度の確率で出現するといわれるPOAFの存在[6]である。POAFの予測因子は不明であり，どの症例でPOAFが出現するかわからない[6]。

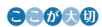

すべての症例でPOAFが発症し，血栓塞栓症から脳梗塞となる危険性がある。術後止血が得られた後に，できるだけ速やかにヘパリンや低分子ヘパリンを投与し，その後にワルファリンへの経口摂取へと移行することが望ましい。

2014年のACC/AHA/ESC，2016年のESCのガイドラインでもPOAFが出現した場合にはレートコントロールとともに抗血栓，抗凝固薬の使用を推奨している（Class Ⅱa）。術後遠隔期には，弁形成術や生体弁置換術に併施したMaze手術後に洞調律を維持している場合は，術後3カ月間のワルファリン加療の後，抗凝固療法は不要となる。

Maze手術後周術期管理のまとめ

Maze手術後の周術期管理で頻回に困ることは，POAFに対する加療であろう。最新の知見では本項に述べてきたように，心房の炎症が原因の1つといわれており，炎症の消退とともにPOAFは消失する可能性がある。リズムコントロールとレートコントロールに差がないので，心拍数が多くなければ経過観察も可能である。Maze手術の各切開線・アブレーションラインは，それぞれに重要な意味をもつ。不完全なラインは遺残伝導の温床となり，AFや術後心房頻拍の原因となる。手術中に貫壁性の組織壊死を作成することで伝導ブロックを作り，不整脈を治癒することが最も重要である。しかし，いかに完璧なMaze手術を行ったとしてもPOAFは約40％の確率で出現する。したがって，すべての症例において，術後に止血が確認されたうえで抗凝固療法を開始したほうがよい。

（石井庸介）

▼略語一覧

1. AF：atrial fibrillation；心房細動
2. PAF：paroxysmal atrial fibrillation；発作性心房細動
3. POAF：post-operative atral fibrillation；術後心房細動
4. AFFIRM：the atrial fibrillation follow-up investigation of rhythm management
5. RACE：rate control versus electrical cardioversion for atrial fibrillation
6. AHA/ACC/HRS：American Heart Association；米国心臓協会／American College of Cardiology；米国心臓病学会／Heart Rhythm Society；米国不整脈学会
7. ESC：European Society of Cardiology；欧州心臓病学会

文 献

1) Ad N, et al: The association between early atrial arrhythmia and long-term return to sinus rhythm for patients following the Cox maze procedure for atrial fibrillation. Eur J Cardiothorac Surg 44: 295-300, 2013.
2) Kim JB, et al: Long-term outcome of modified maze procedure combined with mitral valve surgery: analysis of outcomes according to type of mitral valve surgery. J Thorac Cardiovasc Surg 139: 111-117, 2010.
3) Prasad SM, et al: The Cox-maze III procedure for atrial fibrillation: Long-term efficacy in patients undergoing lone versus concomitant procedures. J Thorac Cardiovasc Surg 126: 1822-1827, 2003.
4) Creswell LL, et al: Hazards of postoperative atrial arrhythmias. Ann Thorac Surg 56: 539-549, 1993.
5) Fuller JA, et al: Atrial fibrillation after coronary artery bypass grafting: is it a disorder of the elderly? J Thorac Cardiovasc Surg 97: 821-825, 1989.
6) Ishii Y, et al: Atrial tachyarrhythmias following the maze procedure: incidence and prognosis. Circulation 110: II 164-168, 2004.
7) Cox JL, et al: The surgical treatment of atrial fibrillation. III. Development of a definitive surgical procedure. J Thorac Cardiovasc Surg 101: 569-583, 1991.
8) Ishii Y, et al: Inflammation of atrium after cardiac surgery is associated with inhomogeneity of atrial conduction and atrial fibrillation. Circulation 111: 2881-2888, 2005.
9) AFFIRM Investigators: Baseline characteristics of patients with atrial fibrillation: the AFFIRM study. Am Heart J 143: 991-1001, 2002.
10) Hagens VE, et al: Effect of rate or rhythm control on quality of life in persistent atrial fibrillation. Results from the Rate Control Versus Electrical Cardioversion (RACE) Study. J Am Coll Cardiol 43: 241-247, 2004.
11) Gillinov AM, et al: Rate control versus rhythm control for atrial fibrillation after cardiac surgery. N Engl J Med 374: 1911-1921, 2016.
12) January CT, et al: 2014 AHA/ACC/HRS guideline for the management of patients with atrial fibrillation: executive summary: a report of the American College of Cardiology/American Heart Association Task Force on practice guidelines and the Heart Rhythm Society. Circulation 130: e270-271, 2014.
13) Fuster V, et al: ACC/AHA/ESC Guidelines for the Management of Patients With Atrial Fibrillation: Executive Summary A Report of the American College of Cardiology/American Heart mAssociation Task Force on Practice Guidelines and the European Society of Cardiology Committee for Practice Guidelines and Policy Conferences (Committee to Develop Guidelines for the Management of Patients With Atrial Fibrillation) Developed in Collaboration With the North American Society of Pacing and Electrophysiology. Circulation 104: 2118-2150, 2001.
14) Fuster V, et al: ACC/AHA/ESC 2006 Guidelines for the Management of Patients with Atrial Fibrillation: a report of the American College of Cardiology/American Heart Association Task Force on Practice Guidelines and the European Society of Cardiology Committee for Practice Guidelines (Writing Committee to Revise the 2001 Guidelines for the Management of Patients With Atrial Fibrillation): developed in collaboration with the European Heart Rhythm Association and the Heart Rhythm Society. Circulation 114: e257-354, 2006.
15) Marik PE, et al: The efficacy and dosage effect of corticosteroids for the prevention of atrial fibrillation after cardiac surgery: a systematic review. J Crit Care 24: 458-463, 2009.
16) Liakopoulos OJ, et al: Statins for prevention of atrial fibrillation after cardiac surgery: a systematic literature review. Thorac Cardiovasc Surg 138: 678-686, 2009.
17) Kirchhof P, et al: 2016 ESC Guidelines for the management of atrial fibrillation developed in collaboration with EACTS. Eur Heart J 37: 2893-2962, 2016.
18) Lindenauer PK, et al: Perioperative beta-blocker therapy and mortality after major noncardiac surgery. N Engl J Med 353: 349-361, 2005.
19) Ishii Y, et al: Intraoperative verification of conduction block in atrial fibrillation surgery. J Thorac Cardiovasc Surg 136: 998-1004, 2008.
20) Trumello C, et al: Electrophysiological findings and long-term outcomes of percutaneous ablation of atrial arrhythmias after surgical ablation for atrial fibrillation. Eur J Cardiothorac Surg 49: 273-280, 2016.
21) Ishii Y, et al: Incisional atrial reentrant tachycardia: experimental study on the conduction property through the isthmus. J Thorac Cardiovasc Surg 126: 254-262, 2003.
22) Miyauchi Y, et al: The mechanisms and radiofrequency catheter ablation of atrial tachycardia following surgery for atrial finrillation. Heart Rhythm 3: S16, 2006.
23) Robertson JO, et al: Predictors and risk of pacemaker implantation after the Cox-maze IV procedure. Ann Thorac Surg 95: 2015-2020, 2013.
24) Stulak JM, et al: Ten-year experience with the Cox-maze procedure for atrial fibrillation: how do we define success? Ann Thorac Surg 83: 1319-1324, 2007.
25) Gillinov AM, et al: CTSN investigators. surgical ablation of atrial fibrillation during mitral-valve surgery. N Engl J Med 372: 1399-1409, 2015.

5 肥大型心筋症
中隔心筋切除術

肥大型心筋症（HCM）❶の多くは予後良好であるが，重篤な症状を呈し，薬物治療に抵抗する症例は，心臓突然死（SCD）❷，うっ血性心不全（CHF）❸，脳梗塞のリスクが高く，心筋切除術が適応となる[1]。以下に，HCMの病態生理，心筋切除術と，その周術期管理について述べる。

Point
1. 中隔心筋切除術の最終目標は，突然死，心不全，脳卒中の予防である。
2. 周術期管理の要諦は拡張障害と過収縮の制御である。
3. 十分な心筋切除のためには，再遮断による追加切除をためらわない。
4. β作動薬とARB❹は原則禁忌である。
5. HCMに詳しい循環器医とハートチームを組んで治療にあたる。

HCMの病態生理

非閉塞性HCM（HNCM）❺の病態の主体は，心室中隔や，その他の心筋の肥大による，左室の過収縮・左室内腔の狭小化・拡張障害による心拍出量低下である。閉塞性HCM（HOCM）❻では，そこに流出路閉塞（OTO）❼，中流部閉塞（MVO）❽，および僧帽弁前方運動（SAM）❾とそれによる僧帽弁逆流（MR）❿が加わる。

SAMの原因は，狭窄により加速された血流に前尖が引き寄せられる力（Venturi効果，もしくは浮力＜lift＞）や，弁尖が収縮期に大動脈弁方向へ押し出される力（抗力＜drag＞）である（p334参照）。MRが持続すると，腱索の延長，弁輪拡大，そして弁尖の肥厚・硬化など，二次的な変性をきたす。拡張障害とMRの複合的な効果により，CHFと，左房圧上昇・左房拡大による心房細動（AF）⓫が引き起こされ，心原性脳梗塞の原因となる。さらに閉塞部の心尖側にある左室内高圧領域では左室壁応力が上昇し，微小な心筋虚血が持続することにより，心筋線維化が進行する。線維化を基質とした心室性不整脈はSCDの主因である[2]。

SCDをまぬがれたとしても，線維化の拡大・進行により拡張相肥大型心筋症（dilated phase of hypertrophic cardiomyopathyあるいはburnt-out HCM）へ進行し，HCMと類似した病像を呈する（図1）。

図1 肥大型心筋症の病態生理

病態が複雑に絡み合いながら連鎖し，最終的に突然死・心不全・脳梗塞に至る。HCMに対する治療の目的は，この病態の連鎖を断ち切ることにあると考えられる。

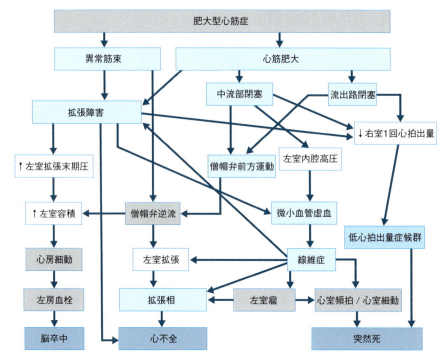

心筋切除術

重症例におけるSCD，CHF，脳梗塞の予防が心筋切除術の目的である。ACCF/AHAガイドライン(2011年版)[1]，および日本循環器学会ガイドライン(2012年版)[3]における中隔心筋切除術の適応は，有症状かつ，50mmHg以上のOTOである。

中隔心筋切除術の生命予後は良好である。長期予後は一般人口と同等で，保存的療法と比較して患者の症状やQOLが改善する。近年MVOにも適応を広げ，拡大心筋切除術が行われ始めている[4]。

OTOに対する中隔心筋切除術は，経大動脈弁的に行い(図2a)，MVOに対する拡大心筋切除術は，経心尖的に行う(図2b)。心筋切除によりSAMが消失すればほとんどの症例でMRは軽快するが，僧帽弁複合体が変性した症例では，僧帽弁形成術を行う。広範な肥厚性変性は弁置換を選択する。異常乳頭筋や異常腱索がOTOやMRの原因となるときは切除する。大動脈遮断解除後，人工心肺離脱前に，経食道心エコー法(**TEE**)[12]で，短期・長期予後を悪化させる病変(表1)を認めた場合は，再度大動脈遮断し，修復・追加治療する。

図2 中隔心筋切除術

僧帽弁中央部から左室自由壁乳頭筋間を切除し，心臓を左背側からみた図。
流出路の切除幅は，Morrow手術に準じるが，中流部では，切除幅を広げることができ，中隔ほぼすべての範囲を切除できる。

a：経大動脈弁的中隔心筋切除術（Morrow手術）　　b：経心尖的拡大心筋切除術

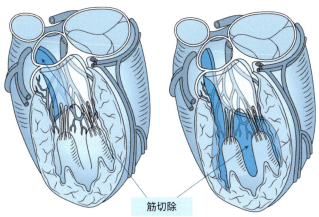

表1 TEEによる，再遮断を要する残存・新規病変の診断

① β作動薬の中止・容量負荷を行っても3m/秒を超えるような流出路圧較差
② 僧帽弁前尖が中隔に触れるようなSAM
③ 流出路や僧帽弁の運動に悪影響を及ぼす異常筋束・異常腱索
④ 軽度以上の僧帽弁閉鎖不全症
⑤ 大動脈弁の損傷による新たな大動脈弁逆流
⑥ 心室中隔穿孔

LOSの予防：拡張障害と過収縮の制御

心筋切除術周術期の管理の要諦は，拡張障害と過収縮の制御である。過収縮により，低心拍出量症候群（LOS）[13]に陥ると，内因性カテコラミンが出て，さらに過収縮となり，悪循環に陥る。

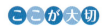

循環血液量の維持とβ遮断薬によって過収縮を予防する。術中を通じTEEで持続的に左室内腔容積を観察しながら，循環血液量をコントロールする。早期抜管を目指したdry sideの輸液管理は避ける。

術前のビソプロロール内服は，当日朝まで継続する。頻拍はLOSの原因となるので，静注のβ遮断薬（ランジオロール，プロプラノロール）で心拍数を90回/分以下に保つ。AFはカルディオバージョン（cardioversion）した後，シベンゾリン，アミオダロンも考慮する。心房収縮（atrial kick）を維持するため，洞停止ではAAIペーシング，完全房室ブロック（CAVB）[14]ではDDDペーシングを行う。そのため，心房・心室に心外膜リードを留置する。低血圧への対応は，β作動薬は原則禁忌で，フェニレフリン，ノルアドレナリンなどのα作動薬を使用する。効果不十分なときは，バソプレシンを考慮する。OTO/SAMが低血圧の原因なら，シベンゾリンも有効であるが，その場合は，むしろ追加切除を考える。

術後管理

術後循環管理は，前述の麻酔管理に準ずる。ICUでも経胸壁エコーで心機能や左室内腔容量を観察することが望ましい。良好な循環動態が維持できていれば，術後1～2日でrefilling期に入る。通常よりも利尿薬の使用は減らし，wet sideで管理する。高率にAFを認めるため，予防と素早い治療介入が重要である。

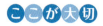

血清カリウム値を4.0mEq/L以上に維持し，ひとたびAFとなったら，早めにカルディオバージョンする。

術後管理：房室ブロック

　高率に左脚ブロックを認める。CAVBを認めることがあるが，多くは10日前後で改善する。永久DDDペースメーカーの植え込みは，2週間以上回復しない場合に考慮する。術前右脚ブロックやⅠ度房室ブロックを認める症例では，認めない症例と比較して，CAVB発症リスクが高く，術前にCAVBのリスクについて説明しておく。

術後管理：圧較差，SAMおよびMRの残存

　術中TEEでたとえ高度の圧較差，SAMおよびMRがなくとも，術後の心収縮力の回復に伴って再発してくることがある。軽度の圧較差は，内服薬で制御しうるが，圧較差が50mmHg以上の症例では，早期の再手術を考える。閉塞部位が限局的で，冠動脈の解剖が適切であれば，経カテーテル的中隔アルコール焼灼術が適応になることもある。

術後内服薬

　術後の内服は，HNCMに準ずる。したがって，術前よりは減らせることが多い。術翌日から術前と等量のβ遮断薬（ビソプロロール）を再開する。CAVBを認める症例では中止し，改善後に少量から再開する。Ⅰa抗不整脈薬（シベンゾリン，ジソピラミド）は，左室内圧較差の残存があれば継続する。Ca拮抗薬（ベラパミル）は，拡張障害の改善を期待でき，しばしば追加することがある。アンジオテンシンⅡ受容体拮抗薬は，血管拡張による圧較差増大のリスクがあるので，禁忌である。AF例ではワルファリンか新しい経口抗凝固薬（**DOAC**）[15]を処方する。ただし，DOACのHCMにおけるエビデンスは十分ではない。

今後の展望

　HCMはまれな疾患であるうえ，多彩な病像を呈するため，周術期管理で判断に迷うことも多い。HCMに詳しい循環器医と協働するハートチームアプローチが有効である。

（内藤和寛，高梨秀一郎）

▼略語一覧

1. HCM：hypertrophic cardiomyopathy；肥大型心筋症
2. SCD：sudden cardiac death；心臓突然死
3. CHF：congestive heart failure；うっ血性心不全
4. ARB：angiotensin receptor blocker；アンジオテンシン変換酵素受容体拮抗薬
5. HNCM：hypertrophic nonobstructive cardiomyopathy；非閉塞性HCM
6. HOCM：hypertrophic obstructive cardiomyopathy；閉塞性HCM
7. OTO：outflow tract obstruction；流出路閉塞
8. MVO：mid-ventricular obstruction；中流部閉塞
9. SAM：systolic anterior motion；僧帽弁前方運動
10. MR：mitral regurgitation；僧帽弁逆流
11. AF：atrial fibrillation；心房細動
12. TEE：transesophageal echocardiography；経食道心エコー法
13. LOS：low cardiac output syndrome；低心拍出量症候群
14. CAVB：complete atrioventricular block；完全房室ブロック
15. DOAC：direct oral anticoagulant；直接作用型経口抗凝固薬

文献

1) Gersh BJ, et al：2011 ACCF/AHA guideline for the diagnosis and treatment of hypertrophic cardiomyopathy. J Am Coll Cardiol 58：e212-e260, 2011.
2) Minami Y, et al：Clinical implications of midventricular obstruction in patients with hypertrophic cardiomyopathy. J Am Coll Cardiology 57：2346-2355, 2011.
3) 土井義典, ほか：循環器病の診断と治療に関するガイドライン(2011年度合同研究班報告)肥大型心筋症の診療に関するガイドライン(2012年改訂版). Http://www.j-circ.or.jp/guideline/pdf/JCS2012_doi_h.pdf(cited 2016 Oct 13)
4) Schaff HV, et al：Apical myectomy：a new surgical technique for management of severely symptomatic patients with apical hypertrophic cardiomyopathy. J Thorac Cardiovasc Surg 139：634-640, 2010.

II 各論

6
拡張型心筋症

拡張型心筋症は大きく心筋梗塞後の虚血性心筋症と非虚血性心筋症の2つに分類される。心臓再同期療法，僧帽弁手術や左室形成術は，心筋障害による1回心拍出量低下，補填的に心室が拡大，ストレス増大，僧帽弁逆流という悪循環を止め，可及的にreverse remodelingを目指すものである。左室形成術は，主に虚血性心筋症において応用される。手術成績は健常心筋の残存の程度により依存し否定的な報告もあるが，術後著明な改善を長期に示す例も多くみられる。合併する機能性僧帽弁逆流(FMR)[1]に対する手術の予後改善効果についても，同様な意味で結論が出ていない。

Point

1. 心臓再同期療法は，NYHA[2] Ⅲ度以上の心不全，左室駆出率(LVEF)[3] 35％以下，QRS幅120msec以上が適応だが不応例も30％以上ある。
2. FMRに対し弁輪過縫縮では，後尖の牽引(tethering)をむしろ悪化させ逆流再発率が高く，術後機能的狭窄も起こると報告されている。
3. 左室形成術は，虚血性では梗塞部のexclusion，残存する心筋への血行再建は効果があるが，容積縮小，形態改善，合併する僧帽弁逆流に対する手術の効果に一定の評価はない。
4. 『虚血性心疾患に対するバイパスグラフトと手術術式の選択ガイドライン』(2011年改訂版)では，心筋梗塞後の左室リモデリングによる低左心機能症例に対する冠動脈バイパス術(CABG)[4]に加えて左室形成術はClass Ⅱaである。

心臓再同期療法(CRT)[5]

左室収縮不全はしばしば心室内伝導障害を合併する。心室内伝導障害，特に左脚ブロックは左室全体の同期的収縮を障害し心不全を増悪させる。いわゆる両室ペーシングにより同期収縮を目指す試みは1990年代に始まりCRTと定義された。いくかのランダム化前向き試験でも，CRTはNYHA機能分類，運動耐容能，QOL，左室径，LVEFなどを改善させるとされており，心不全入院，総死亡の改善も報告されている。

『慢性心不全治療ガイドライン』(2010年改訂版)では，CRTの適応について「最適の薬剤治療でもNYHA Ⅲ度以上の心不全，EF 35％以下，QRS幅120msec以上」とされ，洞調律ではClass Ⅰ，心房細動ではClass Ⅱaとされる[1]。心房細動例では頻脈でペーシング率が低下するため，房室伝導を抑制する必要がある。しかしQRS幅120〜150msec以上を対象

としたこれまでの臨床試験でも，30〜40％程度はCRT不応例が存在し問題となっている。これは電気的同期不全(dyssynchrony)と，機械的同期不全が必ずしも一致しないためとされている。

同期不全とCRT反応性を心エコー法により検討した**PROSPECT**[8]研究では，12の測定項目でCRT反応例と不応例を判別できるものはなかった[2]。CRTはこのように症例により心機能改善効果をもつが，確実なCRT反応性の指標は少ない。またCRT反応例でも心臓突然死に対する効果はなく，植込み型除細動器(**ICD**)[7]の適応がある場合は，ICD機能を有するCRT-Dを選択すべきとされている。

後述の僧帽弁手術や左室形成術の周術期にも同期不全を認めることは多いが，逆に術前著明な同期不全であっても術後良好な同期を示すことも多い。

術後同期不全を示す例では，一時的体外リードを用いてもCRTを行う。この場合，周術期では同期不全の程度は刻々変化するため，頻回に心エコーでCRTの調整を行う。

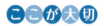

術後数日でCRTよりも自脈のほうがよい同期を示すことが多いことに留意すべきである。

FMRに対する手術

左室拡大により前後乳頭筋は側方に偏位し，乳頭筋付着部間の距離が広がり，さらに後壁の拡張により後方かつ心尖方向に偏位する。その結果，弁尖のtetheringが生じ，心尖側へ偏位するのがFMRの主な成因であり，虚血性，非虚血性にかかわらず生じる。

一般に通常のMRではeffective regurgitant orifice area(**EROA**)[8]≧40mm^2，またはregurgitant volume(**Rvol**)[9]≧60mLが重症MRとされるが，FMRでは運動負荷で容易に逆流悪化が認められ，虚血性僧帽弁閉鎖不全症(**IMR**)[10]では，安静時EROA≧20mm^2，あるいはRvol≧30mLが心事故発生率悪化の基準とされる。

2014年のAHAガイドラインからFMRの治療が一次性僧帽弁逆流から独立して記述されるようになり，上述の重症FMRに対する僧帽弁手術はCABGと同時であればClass Ⅱaだが，中等度のFMRに対する僧帽弁手術はClass Ⅱb止まりである[3]。中等度のFMRに対する僧帽弁形成術は，内科的治療と比べて差がないとする報告と[4]，心機能改善，左室リモデリング，BNP値で効果があるとする報告があり，一定の結論が出ていない。

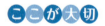

現時点では重症FMRであれば，CABGの際に僧帽弁手術を追加し，中等度FMRであれば症例ごとに治療方針を決める方針となる。

FMRに対する手術は，Bollingらによる僧帽弁輪過縫縮(**RMAP**)[11]が標準術式だが，RMAPが後尖のtetheringをむしろ悪化させることによる逆流再発率の高さが報告され，予後に関係されるとされている[5]。

図1 FMRに対する種々の術式

a：後乳頭筋relocation法
後乳頭筋頭をP3の弁輪にEPTFE糸で吊り上げる。(Kronら，2002)
b：papillary muscle sling
広がっている両側乳頭筋基部をEPTFE tubeで収束する。(Hvassら，2003)
c：papillary muscles approximation（乳頭筋接合術）
前後乳頭筋をマットレス縫合で接合する。(Matsuiら，2004)
d：edge-to-edge technique
FMRへの応用。前後弁尖を縫着する。Mitral Clip®の原法。(Alfieriら，2005)
e：papillary heads "optimization"
前後乳頭筋頭を束ねてEPTFE糸で前尖弁輪方向に吊り上げる。(Komedaら，2012)
f：chordal cutting法
tetheringを生じている前尖のstrud chordaeを切断する。(Messasら，2003)

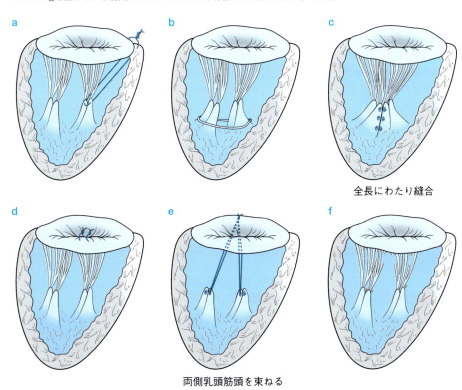

全長にわたり縫合

両側乳頭筋頭を束ねる

a) Kron IL, et al：Surgical relocation of the posterior papillary muscle in chronic ischemic mitral regurgitation. Ann Thorac Surg 74：600-601, 2002.
b) Hvass U, et all：Papillary muscle sling：a new functional approach to mitral repair in patients with ischemic left ventricular dysfunction and functional mitral regurgitation. Ann Thorac Surg 75：809-811, 2003.
c) Matsui Y, et al：Integrated overlapping ventriculoplasty combined with papillary muscle plication for severely dilated heart failure. J Thorac Cardiovasc Surg 127：1221-1223, 2004.
d) De Bonis M, Alfieri O, et al：Mitral valve repair for functional mitral regurgitation in end-stage dilated cardiomyopathy：role of the "edge-to-edge" technique. Circulation 30：I402-I408, 2005.
e) Komeda M, et al：Papillary heads "optimization" in repairing functional mitral regurgitation. J Thorac Cardiovasc Surg 144：1262-1264, 2012.
f) Messas E, et al：Efficacy of chordal cutting to relieve chronic persistent ischemic mitral regurgitation. Circulation 108(Suppl 1)：II111-II115, 2003.

またRMAPでは術後機能的僧帽弁狭窄が起こり，運動機能や予後に関係するとする報告もあり，RMAPよりも僧帽弁置換術(MVR)[12]を選択すべきとする意見もある[6]。しかし弁下組織を含めたいわゆる僧帽弁複合体形成を行うことにより，これらの弱点が克服される可能性もあり，最近注目されている[7]。

僧帽弁複合体に対するアプローチとして，筆者らは短軸拡張期前後乳頭筋間距離30mm以上で乳頭筋接合術を施行してきたが，ほかに乳頭筋吊り上げなど種々の方法が報告されている(図1)。

一方，最近経カテーテル的edge-to-edge手術(Mitral Clip®)がFMRに応用され，短期的には良好な結果を得ている。理論的には否定的な報告もあり遠隔成績が待たれる。

左室形成術

◆左室形成術のコンセプト

拡張型心筋症に対する左室形成術は，虚血性では梗塞部のexclusion(排除)，残存する心筋への血行再建は効果があるが，左室容積縮小，左室形体改善，合併する僧帽弁逆流に対する手術の効果は，特に非虚血性では一定の評価はなく注意を要する。

虚血性心筋症において，左室が一定以上拡大した例ではCABG単独での成績も不良で，左室形成後の成績も不良になることから，左室収縮末期容積係数(LVESVI)[13]が60〜100mL/m²以上では，心不全の悪循環を停止させるため手術適応とすることが多い。

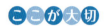

一定の心筋収縮において心室は楕円形状がこの駆出流入の効率をもっとも高める形であり，リモデリングにより球体に近づくと効率が低下することから，左室形成においては形態を可能なかぎり楕円体にすることが収縮機能，拡張機能改善に重要であり，左室容積減少よりも臨床成績に関係があるとする報告もある。

◆虚血性心筋症に対する左室形成術

虚血性心筋症では，後壁の梗塞では同部位の切除を行うBatista型手術が行われるが，頻度が多い前壁中隔梗塞病変をもつ症例に，中隔のexclusionをいかに行うかが重要である。Dor手術は虚血瘢痕部と健常部境界に巾着縫合を置き，瘢痕部位を心内腔から排除する優れた術式だが[8]，術後心形態が球型を呈しやすく，心筋の収縮効率の低下や，遠隔期での僧帽弁逆流増悪がみられるとされる。このことから楕円形のパッチを縦方向に用いるseptal anterior ventricular exclusion(SAVE)[14]手術[9]や，パッチを用いず心室形態が楕円となるように直接閉鎖するoverlapping[10]などがわが国では比較的多く施行されている(図2)。

最近では心筋切開を加えない左室形成術(Revivent-TC™)やカテーテル治療(PARACHUTE®)なども試みられており，より低侵襲治療による適応拡大も期待されている。

◆現時点での虚血性心筋症に対する左室形成術の適応と成績

左室形成術の手術適応としては，現時点ではLVESVI 60〜100mL/m²以上，あるいは左室拡張末期径(LVDd)[15]が65mm以上[11]で，左室形成を考慮している施設が多い。

図2 Dor手術，SAVE手術，overlapping手術のシェーマ

a：Dor手術
健常心筋と梗塞の境界部で巾着縫合後，パッチにより梗塞部のexclusionを行う。
b：SAVE手術
細長いパッチで梗塞部のexclusionを行い，心形体を楕円に保つ。
c：overlapping手術
パッチを用いず梗塞部をexclusionする。原則乳頭筋間距離3cm以上の症例では前後乳頭筋接合術も併施する。

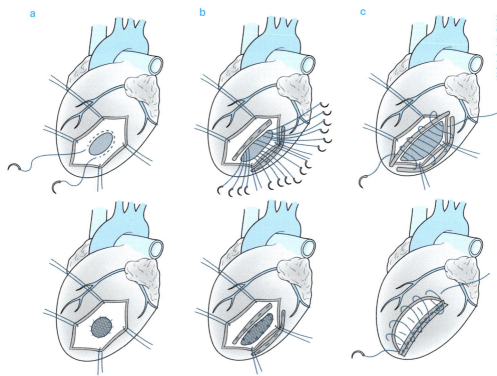

Stop it !

全体の心機能が低下していることから過剰な容積減少は1回拍出量を低下させ低心拍出症候群（LOS）[16]の誘因となり，拡張能も低下することが考えられ注意が必要である。症例ごとの至適術後左室容量について明確な報告はなく，僧帽弁手術，予測LVEFなどを考慮し術式を選択する。

重症心不全に対する心臓移植前の左室形成術は，2009年の虚血性心筋症に対する多施設共同ランダム化研究であるSTICH trial[17)12)]以来否定的な意見が多いが，この報告では，全症例の33％しか左室容積の検討がなされず，心筋梗塞の既往がない例が13％を占め，左室容積が平均83mL/m^{2}と比較的小さく，平均19％しか容積が減少していないことなどさまざまな批判がある。

2010年，当院（北海道大学病院）を含むわが国11施設で，わが国における虚血性心筋症に対する左室形成術の遠隔期成績集計を行った。計596例の検討で遠隔死亡の独立規定因子はINTERMACS[18]機能分類，僧帽弁逆流程度，LVEF，年齢が抽出された。この4つの危険因子でスコアリングすると低リスク317例，中リスク156例，高リスク95例と分類され，大多数が低・中リスクであり，3年生存率は順に93%，81%，44%と大半の症例で良好であった[13]（図3）。

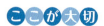

前述のスコアリングで高リスクに分類される症例では，左室形成術の適応とは認められず，緩和療法や人工心臓などを考慮すべきである。

◆非虚血性拡張型心筋症に対する左室形成術

非虚血性拡張型心筋症に対しては，現在心臓移植が唯一の最終手段である。1996年，Batistaが左室縮小手術として左室部分切除術を報告して以来，期待が高まり多くの追試が行われていたが，成績が不良であったことから欧米ではClass Ⅲで否定的である。Suma，Isomuraらは病変の局在が存在することに注目し，特に側壁病変ではBatista手術，また前壁中隔病変では前述したSAVE手術を応用している。理論的には局所病変が明確でなく心筋全体が機能不全の場合，心臓縮小によりEFは改善しないため，同時に行うFMR手術に対する効果を主に期待する。EFが極度に低値の場合，急性期に十分な心拍出を得るには，ある程度の心容積が必要であり，過剰な心縮小は危険でありバランスを考えた術式選択が重要である。

◆左室形成術，機能的僧帽弁逆流手術の前後管理

重症心不全例に対する手術前後で，特に筆者らが注意していることは，術後の3rd spaceからの水分のreturnである。重症心不全症例では，当然術前は水分を体内3rd spaceに貯留しており，手術中に点滴などでバランスが過剰になると，重症心機能低下例に対する左室容積縮小例では，術後早期の3rd spaceからの水分のreturnのタイミングで，容量負荷に対して対応できず，容易にうっ血性心不全を呈する。このため容量負荷状態を複雑にするカテコラミン（反応が正常心筋と異なる）の使用は，なるべく少なくし，必要なら大動脈内バルーンパンピング（IABP）[19]など機械的補助を行う。術後の管理を容易にするため手術中水分プラスバランスをできるだけ少なくする。筆者らは上限500mLプラスバランスを目標としている。また術後CHDF[20]などを積極的に用い心臓への過負荷を防ぐ。

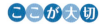

この術後水分管理が，これらの手術の成否を決める重要な要素である。

貧血は血圧低下を招きカテコラミンの過剰投与を生む。筆者らはHb10g/dL以上キープするよう積極的に輸血を行っている。

図3 わが国11施設の虚血性心筋症に対する左室形成術の遠隔期成績

INTERMACS心機能分類，年齢，左室駆出率，僧帽弁逆流をスコアリングして低リスク，中リスク，高リスクとした場合，高リスク群以外では比較的長期予後は良好．

a：総死亡率

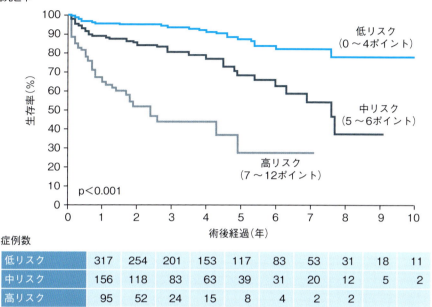

b：再入院率と死亡率

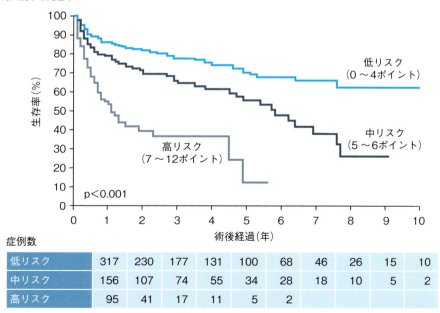

今後の展望

　拡張型心筋症に対するCRTは，適応を選んでも30％以上の不応例があり，限界を考慮すべきである．左室形成術，僧帽弁手術は，適応，さまざまな術式の比較評価，長期予後などいまだ検討の余地が多く残されているが，心拡大，特に球形の左室拡張を伴った僧帽弁逆流を呈する虚血性心筋症に対して，左室の機能・形態の改善が得られ，少なくとも人工心臓，心臓移植の前段階の重症心不全に対する有効な外科的アプローチである．非虚血性拡張型心筋症の場合，左室縮小術のみではLVEF改善は望めず，FMRを合併する場合のみ手術適応とし，術後LOSを避けるより効率的な手術が必要であろう．

（松居喜郎）

▼略語一覧

1. FMR：functional mitral regurgitation；機能性僧帽弁逆流
2. NYHA：New York Heart Association；ニューヨーク心臓協会
3. LVEF：left ventricular ejection fraction；左室駆出率
4. CABG：coronary artery bypass grafting；冠動脈バイパス術
5. CRT：cardiac resynchronization therapy；心臓再同期療法
6. PROSPECT：Providing Regional Observation to Study Predictors of Event in the Coronary Tree
7. ICD：implantable cardioverter defibrillator；植込み型除細動器
8. EROA：effective regurgitant orifice area
9. Rvol：regurgitant volume
10. IMR：ischemic mitral valve regurgitation；虚血性僧帽弁閉鎖不全症
11. RMAP：restrictive mitral annuloplasty；僧帽弁輪過縫縮
12. MVR：mitral valve replacement；僧帽弁置換術
13. LVESVI：left ventricular end-systolic volume index；左室収縮末期容積係数
14. SAVE：septal anterior ventricular exclusion
15. LVDd：left ventricular dimension-diastole；左室拡張末期径
16. LOS：low cardiac output syndrome；低心拍出量症候群
17. STICH trial：the Surgical Treatment for Ischemic Heart Failure trial
18. INTERMACS：Interagency Registry for Mechanically Assisted Circulatory Support
19. IABP：intra aortic balloon pumping；大動脈内バルーンパンピング
20. CHDF：continuous hemodiafiltration；持続的血液濾過

文献

1) 循環器病の診断と治療に関するガイドライン 2009年度合同研究班報告:慢性心不全治療ガイドライン(2010年改訂版). 2010, p50-54.
2) Chung ES, et al：Results of the Predictors of Response to CRT (PROSPECT) Trial. Circulation 117：2608-2616, 2008.
3) Nishimura RA, et al：2014 AHA/ACC guideline for the management of patients with valvular heart disease：A report of the american college of cardiology/american heart association task force on practice guidelines. J Am Coll Cardiol 63：e57-185, 2014.
4) Wu AH, et al：Impact of mitral valve annuloplasty on mortality risk in patients with mitral regurgitation and left ventricular systolic dysfunction. J Am Coll Cardiol 45：381-387, 2005.
5) Magne J, et al：Ischemic mitral regurgitation：a complex multifaceted disease. Cardiology 112：244–259, 2009.
6) Acker MA, et al：Mitral-valve repair versus replacement for severe ischemic mitral regurgitation. N Engl J Med 370：23-32, 2014.
7) Mihosa CG, et al：Is an adjunctive subvalvular repair during mitral annuloplasty for secondary mitral regurgitation effective in preventingrecurrent regurgitation? Interact Cardiovasc Thorac Sug 22：216-221, 2016.
8) Dor V, et al：Efficacy of endoventricular patch plasty in large postinfarction akinetic scar and severe left ventricular dysfunction：comparison with a series of large dyskinetic scars. J Thorac Cardiovasc Surg 116：50-59, 1998.
9) Isomura T, et al：Septal anterior ventricular exclusion operation (Pacopexy) for ischemic dilated cardiomyopathy：treat form not disease. Eur J Cardio-thorac Surg 29 (Suppl 1)：S245-250, 2006.
10) Matsui Y, et al：Integrated overlapping ventriculoplasty combined with papillary muscle plication for severely dilated heart failure. J Thorac Cardiovasc Surg 127：1221-1223, 2004.
11) Braun J, et al：Restrictive mitral annuloplasty cures ischemic mitral regurgitation and heart failure. Ann Thorac Surg 85：430–437, 2008.
12) Jones RH, et al：Coronary bypass surgery with or without surgical ventricular reconstruction. N Engl J Med 360：1705-1717, 2009.
13) Wakasa S, et al：Risk scores for predicting mortality after surgical ventricular reconstruction for ischemic cardiomyopathy：results of a Japanese multicenter study. J Thorac Cardiovasc Surg 147：1868-1874, 2014.

7 左心補助人工心臓(LVAD)，心臓移植

左心補助人工心臓(LVAD)[1]装着後の患者管理では，呼吸循環管理のうち，特に右心不全に対する管理が重要である。人工呼吸器管理が遷延する場合は，酸素化を改善することが目標となるが，持続陽圧換気により右心後負荷は増加するため，肺循環を適正に保つことも絶えず念頭に置く必要がある。腹部臓器の機能障害は低心拍出状態とうっ血に起因するため，LVAD装着後は低い中心静脈圧でポンプ流量を適正に保つよう循環を安定させる。循環が安定しない場合は，機械的に右心系を補助する目的でRVADの装着も検討される。

Point

1. LVADを装着する重症心不全の患者は，心臓移植の適応があるか判断する必要がある。
2. 弁逆流を伴っている場合は，治療方針を明確にして必要に応じて弁の修復手術を行う。
3. 肺高血圧症は必ずしも右心不全の危険因子ではないが，患者の管理では一酸化窒素の吸入など肺血管抵抗を下げるための管理が必要である。
4. 臓器機能障害がある患者の術後管理では，中心静脈圧を下げた状態でもポンプ流量を保てるようRVADの使用を積極的に検討する。
5. 心臓移植後の周術期管理では，免疫抑制薬の使用方法のほか，ドナー心の虚血，再灌流に伴う心機能不全，徐脈，頻脈に対する対応が必要である。

LVAD装着の術前評価

　LVADにはニプロVADに代表される体外式VADとHeartMate Ⅱ®，Jarvik 2000®などの植込み型VADがある。体外式VADは主に一時的な補助に用いられ，植込み型VADは長期間の補助が可能である。現在，LVADは心臓移植までの待機目的で装着されることが多く，この目的で植込み型VADを装着する場合は日本循環器学会の審査で心臓移植の適応があることが前提となっている。
　機械的補助が必要な心不全の患者は表1に示したINTERMACS Profileによって心臓移植の申請，植込み型VADの装着を進める。INTERMACS Profileでレベル3の症例は日本循環器学会の心臓移植申請データシートに沿って検査を進める。レベル1またはレベル2の患者で心臓移植適応について十分に検討されていない場合は，体外式VADをまず装着し，移植適応とされた場合に植込み型VADへの変更(bridge to bridge)を行う。
　LVADの装着は血行動態が破綻してから緊急で行うこともまれではないが，この場合でも体外式VADを装着する前に，全身のCTスキャン，腹部エコー検査などの画像診断，腫瘍マーカー，感染症，一般生化学の採血結果　および家族構成や健康に対する自己管理能

表1 INTERMACS Profile

レベル	INTERMACS	INTERMACSの ニックネーム	VAD適応決定までの時間
1	Critical cardiogenic shock	Crash and burn	hours（時間単位）
2	Progressive decline	Sliding fast	days（日単位）
3	Stable but intrope dependent	Dependent stability	few weeks（週単位）
4	Resting symptoms	Frequent flyer	months（月単位）
5	Extertion intolerant	House-bound	
6	Exertion limited	Walking wounded	
7	Advanced NYHA Ⅲ		

（日本循環器学会：循環器病の診断と治療に関するガイドライン，2013より引用）

力を評価することは必須である。心疾患に対する治療歴（特にβ遮断薬，ACE阻害薬の投与歴と投与量），膠原病などの全身疾患，糖尿病の有無と治療歴などについても可能なかぎり速やかに情報を集める。

弁疾患の評価と対策

◆大動脈弁逆流

　大動脈弁逆流（AR）[2]が高度な場合はLVADの適応がないとされていた。体外式VADの装着時に高度なARがある場合は実質的なポンプ流量が減少するため，大動脈弁を修復するか大動脈弁置換術（AVR）[3]が必要となる[1]。LVAD装着症例でのAVRでは生体弁を使用する[2]。人工弁を通過する血流がある場合は機械弁の血栓形成が抑制されるが，LVADを装着して大動脈弁の開放がなくなった場合は機械弁には血栓が形成される。このため，すでに機械弁でAVRが行われている症例に体外式LVADを装着する場合も，できるかぎり生体弁で再弁置換を行い，LVADを装着する。HeartMate Ⅱ®などの植込み型VADの装着時に高度なARがある場合は，上記のほかに大動脈弁を閉鎖するという選択もある[3]。Jarvik 2000®は間欠的に大動脈弁が開放するように64秒ごとに8秒間は低回転（ILS）[4]で駆動しているのでJarvik 2000®を植え込む場合には大動脈弁の閉鎖は禁忌である。

◆僧帽弁逆流

　LVAD装着の適応となる症例では，左心室の拡大により僧帽弁逆流が起きることはまれではない。中等度以上のMRがある場合は修復することによりLVADの脱血が改善するという意見もある[4]。しかしながら僧帽弁に器質的な変性がない症例ではLVAD駆動により左室が縮小し，MRはほぼ制御される。僧帽弁置換術が必要な場合は生体弁が推奨されるが，すでに機械弁で僧帽弁置換術を施行されている症例では，このまま生体弁による再弁置換術を施行せずにLVADを装着することが可能である。この場合，抗凝固療法には特に慎重に行う必要がある。

◆ 三尖弁逆流

僧帽弁と異なり，中等度以上の三尖弁逆流は修復する必要がある[5]。弁修復では逆流を修復できない場合は生体弁で置換する。ペースメーカーや植込み型除細動器(ICD)[6]リードが挿入されている場合は手術方法に工夫が必要となる。

◆ 肺動脈弁逆流

一般に肺動脈弁逆流は放置されることが多いが，肺血管抵抗が高い場合，右心機能が著しく低下している場合，RVADが装着される場合は，生体弁で肺動脈弁置換術を行うことも考慮すべきである。

右心機能の評価

LVAD装着が必要な重症心不全の患者では，右心不全を合併していることが多い。この右心不全の原因として左心不全による拡張末期圧の上昇による二次的な肺高血圧症による右心後負荷の増大や，心筋梗塞（多くは中隔梗塞），心筋症，心筋炎などによる心筋そのものの障害が考えられる。また，左心不全により肺動脈圧が上昇した状態が遷延し，さらに人工心肺を使用する手術の影響により肺血管抵抗が上昇することも，LVAD装着後の右心不全の原因として重要である。

しかし，LVAD装着後の右心不全は多くの要因が関与しており，LVADとして使用する血液ポンプの種類によっても異なる。LVAD装着手術時の手術侵襲，輸血量などにも影響されるため，LVAD装着時に術後の右心不全を予測することは実際には困難である。

これまでにいくつかの指標が提唱されており，それらを組み合わせて，ある程度RVAD装着の可能性を推測することは重要である。右室仕事量係数(RVSWI)[6]はその1つであり，次式のように算出される。

$RVSWI = 13.6 \times (mPA - mRA) \times CI/HR$
mPA[7]：平均肺動脈圧， **mRA**[8]：平均右房圧， **CI**[9]：心係数， **HR**[10]：心拍数

RVSWIが4以下の場合は右心機能が低いと評価される[6]。

また，心機能が低下していても左室拡張末期径が62mm以下の場合や，中心静脈圧と肺動脈圧楔入圧の比が0.63以上の場合は右心不全を予測するうえで重要と考えられている[7]。肺血管抵抗が上昇していることは右心不全の予知因子ではない。肺動脈収縮期血圧の低下，右室仕事量の低下は危険因子ではあるが，実際に右心不全を予知できる因子ではない。

LVADの装着により左室内圧は減圧され，右室の後負荷は軽減する。しかし，LVADにより心拍出量が増加すると静脈還流量は増加し，全体として右室の仕事量は必ずしも減少しない。遷延する重篤な右心不全に対して輸液による容量負荷で対応することが多いが，過剰な輸液により右心系が過進展すると右心機能を低下させるため，輸液量については中心静脈圧を指標として注意深く調節する必要がある。

Stop it !

LVAD装着直後のポンプ流量の低下，低血圧に対してノルアドレナリンを使用すると肺血管抵抗が上昇し，血行動態の改善には逆効果となることもある。

適度の輸液を行い，PDEⅢ⑪阻害薬，亜硝酸薬を使用してさらに一酸化窒素吸入を行っても十分な効果がない場合は，機械的な右心補助を積極的に検討する必要がある。もっとも簡便な右心補助法として，LVAD駆動を開始するときに人工心肺の大動脈送血を肺動脈送血に変更して，使用していた人工心肺装置でそのまま右心バイパスを行う方法が報告されている[89]。この方法で30分程度右心補助を行うことにより，ほとんどの症例では右心バイパスから離脱することができる。

臓器不全の管理

◆呼吸管理

術後の呼吸状態が安定し，酸素化が良好な症例では早期に呼吸器を離脱して抜管することができる。急性心不全，あるいは慢性心不全の急性増悪をきたした症例では，肺うっ血による肺水腫のために酸素化が不良となっていることがまれではない。LVAD装着術後に左室が減圧されて，肺の毛細血管圧が低下し，さらに利尿薬を使用して除水を行うことで肺うっ血は改善することが多い。術直後は呼気終末陽圧（PEEP）⑫をかけて酸素化を改善することができるが，持続陽圧換気を行うと気道内圧の上昇により胸腔内圧は上昇し，右房への静脈還流が抑制され右心後負荷が増加し，1回拍出量は減少することも念頭に置く必要がある。

LVAD装着時に高度な肺うっ血のために術後の酸素化が著しく低下している場合は，人工肺を使用した右心バイパスが使用される。経皮的心肺補助（PCPS）⑬の脱血管を使用して右房から脱血し，酸素化した血液を肺動脈に送血する。このシステムによって1週間程度で酸素化は改善し，右心機能が回復すれば，右心バイパスから離脱することができる。

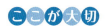

症例によっては，肺動脈への送血によって肺出血をきたすことがあることを念頭に置く必要がある。この場合，左房へも送血することを検討する。

◆腎機能管理

腎機能が著しく低下している場合は心臓移植の適応にも影響があるが，クレアチニン値が上昇している心不全患者の腎機能が可逆的かどうかを正確に判定することは困難である。一般には，腎機能が著しく低下するまでの経過中での血清クレアチニン値の変動が参考になるが，腹部エコー検査での腎臓の大きさや形態，腎実質の厚さ，エコー輝度の上昇，高輝度エコー領域，central echo complex（CEC）⑭とよばれる部分との境界が明瞭か，という所見が重要である。また，蛋白尿，アルブミン尿，尿沈査所見も有力な情報である。

LVAD装着によりポンプ流量が増えると腎機能は改善し，利尿が得られることが多いが，LVAD装着手術の侵襲により尿量が減少することもまれではない。尿量が減少し，クレアチニン値が上昇する場合は積極的に持続的腎代替療法（CRRT）⑮を導入する。手術前にある程度の利尿があり，LVAD装着後のポンプ流量が保たれていれば1週間以内にCRRTを中止することができる。術前，低心拍出のために乏尿，無尿となっている場合は4〜6週間に及ぶCRRTが必要となることもある。

LVADの装着が必要となる重症心不全の患者は，LVAD装着前には長期的な低心拍出により腎前性の因子による腎機能不全により水分が過剰な状態となっている。水分過剰状態

に対して利尿薬を使用して除水する必要がある。この場合に利尿薬としてはカルペリチド，フロセミドが使用される。トルバプタンが有効なこともある。重症心不全の患者では抗利尿ホルモン（**ADH**[16]，バソプレシン）の血中濃度が高く，血清ナトリウムは低下している。血清ナトリウムが130mEq/L以下の場合もまれではないが，この状態でトルバプタンを使用すると急激に血清ナトリウム値が上昇することがある。このため，トルバプタン導入時には1日3.75mgから開始し，過剰な利尿がみられないことを確認しながら1日7.5mgに増量して血清ナトリウムを適正化する必要がある。

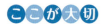

　　血行動態が安定し，血液ポンプの流量が保たれていて，低い中心静脈圧でも循環を維持することができれば，適切な利尿薬の投与によって過剰な水分を除水し，腎静脈の圧も低下して腎機能が改善することが期待できる。

　腎機能不全からCRRTが導入された場合も除水を行って過剰水分を除去する必要があるが，血行動態は安定しないことが多く，除水により血圧が低下する。

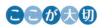

　　肺の酸素化が保たれていれば，心機能が安定するまでは除水量を制限し，血圧や中心静脈圧をモニターしながら，徐々に除水量を増加させることが肝要となる。

◆肝不全管理

　LVAD植え込み後の肝不全は，術前の低心拍出状態による虚血性肝障害と右心不全に起因するうっ血性肝障害が考えられる。LVAD装着前にうっ血が遷延していて蛋白合成能が低下している場合は，アルブミン，プレアルブミンの低下，コリンエステラーゼの上昇，および**PT-INR**[17]が上昇している。このような状態ではLVAD装着後にも総ビリルビンが上昇することがあり，可逆性でない場合は生命予後不良の因子となる。

Stop it!

　　うっ血肝が遷延することにより肝門脈圧が上昇し，総ビリルビンがすでに上昇している症例は，心臓移植，LVAD装着の適応を十分に検討する必要がある。

　LVAD装着後の肝機能不全の対策として静脈圧を下げた状態で血液ポンプの流量を増加させ循環を安定させることが重要だが，既述したように静脈圧を下げると循環状態を維持できなくなる場合は，RVADの導入を検討する必要がある。肝臓の循環状態の評価には，腹部エコー検査による門脈の血流状態が重要である。門脈血の流速が遅延している場合や，いったん下大静脈に還流した血流が逆流している場合は静脈圧が高いと診断される。腸管運動を改善することにより経管栄養を投与できるようになり，胆汁の排泄も促進されると期待されるが，十分なポンプ流量が得られず，循環が安定せずカテコラミン投与量の多い場合は困難なこともある。

周術期の抗凝固療法

　LVAD装着後はワルファリンで抗凝固療法を行う。抗血小板薬としてアスピリンを使用することが多い。ワルファリンは投与を開始してもすぐには効果が得られないので，術後ある程度止血しドレーンからの排液が減少したら第1病日から投与を開始する。1週間程度で目標のPT-INRとなるようにコントロールし，ヘパリンは術後出血のリスクが高くなるため原則として併用しない。

心臓移植の周術期管理

◆移植手術前の評価

　わが国では心臓移植を待つ期間が3年以上と大変長いため，心臓移植のレシピエントは植込み型LVADを装着して自宅で心臓移植を待機していることが多い。心臓移植のドナーから心臓が提供される場合は速やかに来院して術前検査を行う。感染症の有無のほか，採血データから臓器不全についてもチェックする。

◆心臓移植の免疫抑制薬

　心臓移植の免疫抑制薬はステロイド，細胞障害性薬剤としてアザチオプリンまたはミコフェノレートモフェチル，カルシニューリン抑制薬であるサイクロスポリン，タクロリムスの3剤が併用される。導入療法としてバシリキシマブが投与されることもあり[10]，遠隔期に腎機能が問題となる場合はエベロリムスを追加しカルシニューリン抑制薬を減量することもある[11]。ミコフェノレートモフェチルは移植手術術前から投与し，ステロイドは手術中，移植心の吻合が終了して大動脈遮断を解除する直前から投与する。心臓移植後は血行動態が改善し一過性に血清クレアチニン値は下がるが，カルシニューリン抑制薬の影響で血清クレアチニン値は上昇することが多い。

　術前検査で腎機能の評価は特に重要であり，腎機能が低下している症例では，カルシニューリン抑制薬の投与開始時期を遅らせるために，バシリキシマブの投与も検討する。バシリキシマブは移植手術後人工心肺から離脱して止血が得られた段階で1回目の投与を行い，2回目は第4病日に投与する。カルシニューリン抑制薬の投与は第4病日から開始し，3〜4日で目標の血中濃度となるようにする。

◆心臓移植後の不整脈

　心臓移植直後には洞機能不全，完全房室ブロックとなることがまれではない。多くの場合，この徐脈，完全房室ブロックは1週間以内に改善するため，一時的ペーシングで対応する。心臓移植後の急性期には左室機能も低下しているため1回拍出量は減少しており，ペーシングレートは80〜90/分に設定する。徐脈に対してテオフィリンの内服は有効だが，アトロピンは無効である。通常，心臓移植後は迷走神経支配が欠如するため90〜100/分程度の心拍数となる。心臓移植後の洞機能不全はドナー心の洞機能，心保存，虚血再灌流や手術侵襲の影響などが考えられる。手術方法として従来のドナーとレシピエントの右房を

残すbiatrial法（Shumway Lower法）に比してレシピエントの右房を残さないbicaval法は洞機能不全の発症率が低いといわれている。徐脈傾向が遷延する場合は上記の理由のほか，術前に使用していたアミオダロンなどの薬剤の影響も考慮される。徐脈性不整脈が改善しない場合はペースメーカー植え込みが必要となるが，最近では周術期にペースメーカー植え込みが必要となることはまれである。

　心臓移植手術後の心房細動は，ほかの開心術後と比較して発症頻度は低い。除神経の影響のほか，ドナーの年齢が比較的若いことが関与していると考えられている[12]。拒絶反応との関連で発症することもあるが，すべての心房細動が拒絶反応によって発症するわけではない。頻脈性の不整脈が起きた場合は心内膜生検などで，拒絶反応が関係しているか診断する必要がある。頻脈性の不整脈はカルシウム拮抗薬でレートコントロールを行うか，短時間作動型のβ遮断薬を使用する。ジゴキシンは除神経された心臓には効果がない。

　心室性不整脈は虚血，再灌流で起きることがあるが，心機能が低下していないかぎり，重篤な致死的不整脈が出現することは非常にまれである。拒絶反応との関連はなく，治療としてはリドカインが有効である。

◆心臓移植後の呼吸循環管理

　術後の人工呼吸器管理は，通常の人工心肺を使用する心臓手術と同じと考えてよい。しかし，移植心の状態を観察するために12時間程度は抜管せずに人工呼吸器管理を継続する。心臓移植のレシピエントは90％以上がLVADを装着されているため，LVADを装着した患者管理が適切に行われていれば，術前の呼吸状態が著しく不良な症例は少ないと考えられる。術前にアミオダロンを内服している場合は可能なかぎり投与する酸素濃度を下げて呼吸管理をする。

　移植手術前の血清クレアチニン値が1.5mg/dLを超える症例では術前からドパミンの投与を開始し，術後も1～2日は投与を継続する。心臓移植後の強心薬としてはドパミンのほか，ドブタミン，PDE Ⅲ阻害薬が選択される。心臓移植後は右心不全が問題となることが多く，肺血管抵抗を上昇させるノルアドレナリンは使用しない。ドナー心の機能が著しく低下している場合は少量のアドレナリンを使用する場合もある。

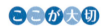

> 心臓移植後の右心不全は，心保存，外科手技的な問題，レシピエントの肺血管抵抗が高いこと，ドナーの右心機能，ドナーとの体重のミスマッチなどが原因と考えられる。壁の薄い右室は虚血時間の遷延や，不十分な心保存により機能低下が生じ，肺血管抵抗の上昇による後負荷の上昇に対して十分に代償できなくなる。

　レシピエントの肺血管抵抗は左心機能の低下による収縮末期圧の上昇に起因する肺動脈圧の上昇が主な要因であり，長期間LVADを使用して左心内圧が下がることにより肺血管抵抗も低下する。高度な肺血管病変が進行していないかぎり，肺動脈圧は心臓移植後2週間程度でさらに低下するが，周術期には右心不全に対して注意する必要がある。

　右心不全に対してはまず，肺血管抵抗を低下させることが治療の第一選択となり，ニトログリセリン，プロスタグランジンの投与および一酸化窒素の吸入が有効である。

　心臓移植後の急性期は手術の影響，ステロイド投与量が多いことなどにより，高血糖となるため，インスリンの持続投与で血糖値を適正に管理する。経口摂取が始まったら，イ

ンスリンは皮下注に変更するが，血糖値の測定，インスリン投与量の決定は糖尿病専門医の指示の下に行うべきである。

（井口篤志，新浪博士）

▼略語一覧

1. VAD：ventricular assist device；補助人工心臓
2. AR：aortic regurgitation；大動脈弁逆流
3. AVR：aortic valve replacement；大動脈弁置換術
4. ILS：intermittent low speed；間欠的低回転
5. ICD：implantable cardioverter defibrillator；植込み型除細動器
6. RVSWI：right ventricular stroke work index；右室仕事量係数
7. mPA：mean pulmonary artery pressure；平均肺動脈圧
8. mRA：mean right atrial pressure；平均右房圧
9. CI：cardiac index；心係数
10. HR：heart rate；心拍数
11. PDE Ⅲ：phosphodiesterase Ⅲ；ホスホジエステラーゼⅢ
12. PEEP：positive end-expiratory pressure；呼気終末陽圧
13. PCPS：percutaneous cardiopulmonary support；経皮的心肺補助
14. CEC：central echo complex
15. CRRT：continuous renal replacement therapy；持続的腎代替療法
16. ADH：antidiuretic hormone；抗利尿ホルモン
17. PT-INR：prothrombin time-international normalized ratio：プロトロンビン時間-国際標準比

文献

1) Patil NP, et al：De novo aortic regurgitation after continuous-flow left ventricular assist device implantation. Ann Thorac Surg 98：850-857, 2014.
2) Feldman CM, et al：Management of aortic insufficiency with continuous flow left ventricular assist devices：bioprosthetic valve replacement. J Heart Lung Transplant 25：1410-1412, 2006.
3) Adamson RM, et al：Aortic valve closure associated with HeartMate left ventricular device support：technical considerations and long-term results. J Heart Lung Transplant 30：576-582, 2011.
4) Taghavi S, et al：Mitral valve repair at the time of continuous-flow left ventricular assist device implantation confers meaningful decrement in pulmonary vascular resistance. ASAIO J 59：469-473, 2013.
5) Maltais S, et al：Surgical treatment of tricuspid valve insufficiency promotes early reverse remodeling in patients with axial-flow left ventricular assist devices. J Thorac Cardiovasc Surg 143：1370-1376, 2012.
6) Fukamachi K, et al：Preoperative risk factors for right ventricular failure after implantable left ventricular assist device insertion. Ann Thorac Surg 68：2181-2184, 1999.
7) Fida N, et al：Predictors and management of right heart failure after left ventricular assist device implantation. Methodist Debakey Cardiovasc J 11：18-23, 2015.
8) Adamson R, et al：Temporary isolated right ventricular bypass facilitates weaning left ventricular assist device patients from cardiopulmonary bypass. ASAIO 46：203, 2000.
9) Loebe M, et al：A safe and simple method of preserving right ventricular function during implantation of a left ventricular assist deivece. J Thorac Cardiovasc Surg 122：1043, 2002.
10) Anselm A, et al：Prolonged basiliximab use as an alternative to calcineurin inhibition to allow renal recovery late after heart transplantation. J Heart Lung Transplant 27：1043-1045, 2008.
11) Dasati TW, et al：Incidence, risk factors, and clinical outcomes of atrial fibrillation and atrial flutter after heart transplantation. Am J Cardiol 106：737-741, 2010.
12) Andreassen AK, et al：Everolimus initiation and early calcineurin inhibitor withdrawal in heart transplant recipients：a randomized trial. Am J Transplant 14：1828-1838, 2014.

8 急性肺塞栓症

急性肺塞栓症は，静脈や心臓内で形成された血栓が遊離し，肺動脈を閉塞することによって生じる。死亡率は12％と高く，心原性ショック例にかぎれば16〜25％とさらに高く，特に心肺蘇生を要する循環虚脱例では52〜65％にも上昇する[1]。死亡は発症早期に多く，致死的肺塞栓症の75％は発症から1時間以内に死亡するとの報告もある[2]ため，できるかぎり早期に診断し，適切な治療を開始することが重要である。

Point

1. 造影CTなど確定診断となる画像検査を行うことが推奨されるが，ショックなどで撮影が困難な不安定な血行動態であれば，心エコー上の右室負荷所見などをもって暫定診断とし，急性期治療へ移行する。
2. 急性期を脱すれば予後良好であるため，適切な呼吸循環管理を行い，心肺停止や循環虚脱例では，速やかに補助循環を導入することも考慮する。
3. 急性期治療は重症度に応じて選択し，血行動態が不安定であれば初期再灌流療法（血栓溶解療法，あるいは出血リスクが高い場合は外科的血栓摘除術やカテーテル治療）を迅速に行う。
4. 下大静脈フィルターは留置後慢性期に合併症が多く，留置が本当に必要かどうか十分に検討し，使用する場合は回収の徹底を前提とする。
5. 直接経口抗凝固薬（DOAC）を適切に使用することで，急性期から中間期・慢性期にかけて，従来に比べより簡便でかつ有効性・安全性の高い抗凝固療法を行うことが可能となってきている。

危険因子

原因となる血栓の90％以上は，下肢あるいは骨盤内の深部静脈で形成される。血栓形成因子として，①血流の停滞，②血管内皮障害，③血液凝固能の亢進，が重要とされている（Virchowの三徴）。

本症は院内発症例が約半数を占め，そのうち69％は術後発症であったとの報告がある[3]。これは悪性腫瘍，心肺疾患，脳血管障害，外傷，整形外科疾患，熱傷，感染症などの基礎疾患に加え，手術，全身麻酔，長期臥床，中心静脈カテーテル留置など，入院中の多くの血栓形成因子が重複し，発症リスクが高まるためと考えられる。特に周術期は，安静臥床や複数のカテーテル留置などによる静脈うっ滞，術中操作や炎症に伴う血管内皮障害，手術侵襲による凝固能亢進などから，静脈血栓が生じやすい環境が整っている。

病態

主病態は，急速に出現する肺高血圧，右心不全および低酸素血症である。

肺高血圧は，血栓塞栓による肺血管床の減少（肺血管床全体の30〜50%以上）と，血栓より放出された神経液性因子による肺血管や，気管支収縮に基づく肺血管抵抗の上昇が関与している。この急速な肺高血圧により右室に圧および容量負荷がかかると，右室は収縮力の増大と収縮時間の延長によって代償する。しかし代償機構が破綻すると，右室酸素需要増大に伴う相対的虚血から右室収縮力は低下し，また，右室収縮時間の延長により右室-左室同期不全が起き左室充満は阻害され，左室前負荷の減少から心拍出量は低下する（図1）。

低酸素血症の主な原因は，肺血管床減少による非閉塞部の代償性血流増加と気管支攣縮による換気血流不均衡である。

診断と重症度判定

本症を疑った場合，危険因子の有無や自覚症状，臨床所見から本症の可能性を予測し，Dダイマー値を参考にしながら，確定診断となる画像検査（造影CT，肺シンチグラフィ，経食道心エコー）を行うことが推奨されている（図2）。造影CTが撮影できないような不安定な血行動態であれば，下肢静脈エコーや経食道心エコーにより血栓所見を見出すか，経胸壁心エコーによる右心機能不全所見をもって暫定診断とする（図3）。

重症度は肺動脈の閉塞範囲だけでなく，既存の心肺疾患にも影響を受ける。日・米・欧のガイドラインにおける重症度分類を表1[4〜6)]に示す。

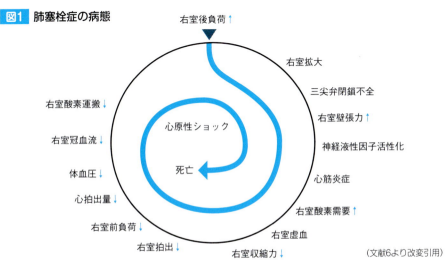

図1 肺塞栓症の病態

(文献6より改変引用)

図2 急性肺塞栓症の診断手順

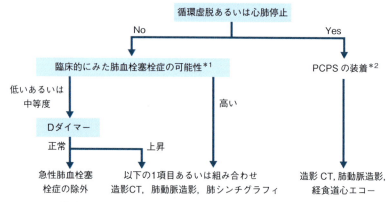

*1：スクリーニング検査として胸部X線，心電図，動脈血ガス分析，経胸壁心エコー，血液生化学検査を行う。
*2：PCPSが利用できない場合には心臓マッサージ，昇圧薬により循環管理を行う。

（文献4より改変引用）

図3 ショックを伴う急性肺塞栓症を疑う際の診断手順

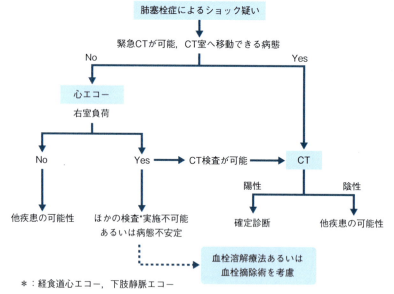

＊：経食道心エコー，下肢静脈エコー

（文献6より改変引用）

表1 日米欧における急性肺塞栓症患者の重症度分類

JCSガイドライン	AHAガイドライン	ESCガイドライン 早期死亡リスク	リスク因子とスコア ショックあるいは低血圧	PESI class Ⅲ〜Ⅴあるいは sPESI≧1	画像検査による右室機能不全*1	心臓バイオマーカー*2
広範型	広範型	高	+	(+)	+	(+)
亜広範型	亜広範型	中間-高	−	+	+	+
亜広範型	亜広範型	中間-高	−	+	+	−
非広範型	非広範型	中間-低	−	+	−	+
非広範型	非広範型	中間-低	−	+	−	−
非広範型	非広範型	低	−	−	−	−

*1：心エコー上右室拡大，右室/左室拡張末期径比0.9あるいは1.0以上，右室自由壁壁運動低下，三尖弁逆流ジェット血流速上昇，CT上右室/左室拡張末期径比0.9あるいは1.0以上．
*2：トロポニンIあるいはTといった心筋逸脱酵素上昇，または心室機能不全の指標であるナトリウム利尿ペプチドの上昇．

(文献4〜6より引用作成)

わが国では血行動態および心エコー上の右室負荷所見を基に，①広範型（massive），②亜広範型（sub-massive），③非広範型（non-massive），の3群に分類している．

米国では心エコーの右室負荷所見だけでなく，CTによる右室拡大，BNP（>90pg/mL），あるいはN-terminal pro-BNP上昇（>500pg/mL），右脚ブロック，前壁中隔領域のST偏位あるいはT波陰転化のいずれかを右室機能障害の所見とし，あるいはトロポニンT（>0.1ng/mL），またはトロポニンI上昇（>0.4ng/mL）の心筋壊死所見があれば，亜広範型に分類している．

欧米では予後リスクとして，ショックを高リスク，臨床所見に基づく重症度スコア（pulmonary embolism severity index<PESI>❷あるいはsimplified PESIスコア）（表2）により，中間リスクと低リスクに層別している．さらに中間リスクは画像的な右室機能障害と心臓バイオマーカーから，ともに陽性の中間−高と，どちらか一方のみ認められる中間−低リスクに分類している．

表2 オリジナル版と簡易版のPESIスコア

パラメータ	オリジナル版	簡易版
年齢	年齢(年単位)	1ポイント(>80歳で)
男性	+10ポイント	―
悪性腫瘍	+30ポイント	1ポイント
慢性心不全	+10ポイント	1ポイント
慢性肺疾患	+10ポイント	
脈拍≧110b.p.m.	+20ポイント	1ポイント
収縮期血圧＜100mmHg	+30ポイント	1ポイント
呼吸数＞30回/分	+20ポイント	―
体温＜36℃	+20ポイント	―
精神状態の変化	+60ポイント	―
動脈血酸素飽和度＜90%	+20ポイント	1ポイント
	リスク層別(30日以内死亡)	
	Class Ⅰ：≦65ポイント＝きわめて低い(0〜1.6%) Class Ⅱ：66〜85ポイント＝低い(1.7〜3.5%) Class Ⅲ：86〜105ポイント＝中程度(3.2〜7.1%) Class Ⅳ：106〜125ポイント＝高い(4.0〜11.4%) Class Ⅴ：＞125ポイント＝きわめて高い(10.0〜24.5%)	0ポイント＝1.0%(95% CI 0.0〜2.1%) ≧1ポイント＝10.9%(95% CI 8.5〜13.2%)

急性期管理

　急性期を脱すれば比較的予後良好な疾患であるため，適切な呼吸循環管理を行いながら診断・治療を迅速に進めることが重要となる。

◆呼吸循環管理

呼吸管理

　SpO_2 90%以上を目標とした酸素吸入を行い，酸素化を維持できない場合は人工呼吸管理を行う。人工呼吸管理の際は，陽圧で胸腔内圧が上昇すると，静脈還流量が減少し，右心不全をさらに悪化させる可能性があるため，1回換気量を少なくし(6mL/kg)，吸気終末プラトー圧を30cmH₂O未満とすることが推奨されている。

循環管理

　容量負荷：容量負荷により右室拡張末期容積が増大し，心拍出量の増加がある程度期待できるが，右室過伸展による右室機能不全の増悪，および，心室相互作用による左室

圧排の助長により心拍出量の低下をきたす可能性から，積極的な輸液負荷は推奨されていない。

心血管作動薬：理論的に陽性変力作用を有する強心薬の使用は，右心拍出量を増加させ循環不全の改善が期待できる。ノルエピネフリンは，β_1刺激による直接的な強心作用と，α受容体刺激による体血圧上昇を介した冠血流増加とにより，右室機能の改善が見込まれる。ドブタミン/ドパミンは心拍出量の増加に寄与したとの臨床報告がみられるが，体血圧低下に伴い，右室灌流圧が低下する可能性もあり，血圧が保たれた症例に使用を考慮する。ただし換気血流不均衡の増悪に伴う酸素化低下を招く可能性もある。

補助循環

経皮的心肺補助装置(PCPS)❸は，蘇生困難な心停止例や，不安定な呼吸循環動態例に対する有用な治療オプションの1つである。このような症例に速やかに補助循環を導入すると，急性肺塞栓症の診断から再灌流療法を行うまでの間，呼吸循環動態を維持することが可能となる。また，本症は胸骨圧迫によっても右心より肺に流入する血液量が制限され，酸素化が不足するため，通常の心肺蘇生法に対する反応性が不良となる。これに対しPCPSは体血圧の上昇を介して冠血流を増加させることで，右室機能の改善に働く。最近では，少数例の報告ながら，肺塞栓症による心肺停止患者にPCPSを導入し，70%の症例が生存退院可能であったとの良好な治療成績が報告されている[7]。

Stop it !

PCPSを導入する際，右房内あるいは下大静脈内の血栓は，脱血管を閉塞させる可能性があり，注意が必要である。

治療方針の選択

治療方針は重症度に応じて選択する。高リスク群では，肺塞栓症が疑われた時点でまず未分画ヘパリンを静注した後，初期再灌流療法として，血栓溶解療法を行う。しかし血栓溶解療法が禁忌であるか無効な場合は，外科的血栓摘除術が推奨され，またこの代替療法としてカテーテル治療も考慮される。

中間リスクおよび低リスク群は，原則抗凝固療法が第一選択である。しかし中間-高リスク群は，血行動態が不安定化する可能性も考えられるため，モニタリング下に管理し，血行動態の悪化が示唆された際は，血栓溶解療法の適応を考慮する。出血リスクが高い場合は，外科的血栓摘除術やカテーテル治療を代替治療として行う。

急性期治療の実際

◆抗凝固療法

高リスク群の場合，肺塞栓症が疑われた時点でまず未分画ヘパリンを80単位/kg，あるいは5,000単位を単回静注する。未分画ヘパリンは半減期が短く，活性化部分トロンボプラ

スチン時間（**APTT**）[4]にて抗凝固作用のモニタリングが可能であり，またプロタミンによる拮抗もできる利点を有する。

　中間 – 低リスク群における抗凝固療法は，欧米のガイドラインでは，未分画ヘパリンよりも大出血やヘパリン起因性血小板減少症（**HIT**）[5]の発症リスクが少ない低分子ヘパリンや，非経口Xa阻害薬であるフォンダパリヌクスの使用を推奨している。

　わが国では，治療として投与可能な皮下注射用の低分子ヘパリンがないため，未分画ヘパリン持続静注をAPTTが対照値の1.5〜2.5倍に延長するように用量調節を行う。最初の用量調節は，持続投与開始6時間後にAPTTを測定し，用量調節表[4]を参考にする。フォンダパリヌクスは，モニタリングが不要で，体重によって皮下注射投与量を決定する（体重＜50kg：5mg，50〜100kg：7.5mg，体重＞100kg：10mg）。腎排泄であるため，高度腎機能低下（クレアチニンクリアランス 30mL/分未満）例は禁忌である。血行動態安定後にしばらく非経口製剤で，確実に抗凝固作用を期待したい場合に有用である。

　近年，新しい抗凝固療法としてDOACが使用可能となり，低分子ヘパリンがないわが国においてはパラダイムシフトが起きている。DOACは投与後速やかに効果が発揮されるため，非経口抗凝固薬からすぐにDOACに切り替えることが可能となった。さらにリバーロキサバン，およびアピキサバンでは，初期に高用量を用いることにより，急性期から慢性期まで同一の経口薬で治療可能な，シングルドラックアプローチも可能となった。ワルファリンのような投与量の調節が必要ないため，入院期間も以前より短縮されてきている[8,9]。

　低リスク群では数日間の短期入院や，最初から外来にて治療が行われる方向にある。ただし，高リスク群あるいは中間 – 高リスク群におけるDOACの投与法は確立されていない。

　血栓溶解療法後あるいはモニタリング期間における非経口抗凝固薬の投与期間は，各施設の方針により決まるが，当施設では中間 – 高リスク群への血栓溶解療法の有効性を検討したPEITHO試験[10]の結果を参考にしている。PEITHO試験では，血栓溶解療法または抗凝固療法単独かの割り付け後に，死亡あるいは病態悪化までの平均期間がそれぞれ1.5±1.7日，あるいは1.8±1.6日と報告されているため，少なくともこの間は経口薬への切り替えを行わず，未分画ヘパリンを投与するようにしている。つまり血栓溶解療法にて血行動態が安定化すれば未分画ヘパリンを少なくとも1日，中間 – 高リスク群では未分画ヘパリンによる初期モニタリングを少なくとも2日間行った後に，経口薬によるシングルドラックアプローチに切り替えている。これはあくまで目安であり，血行動態，併存疾患，出血リスクに応じて，未分画ヘパリンの投与期間やDOACの投与法を決めるべきである。DOAC 3剤の投与法は異なるが，使い分けについては臨床経験を重ねていく必要がある。

◆血栓溶解療法

　血栓溶解療法は，抗凝固療法単独よりも肺動脈内血栓を早期に溶解し，肺動脈圧および血管抵抗を減少させ，右室機能の改善をもたらす。発症48時間以内での投与がもっとも効果的であるが，6〜14日以内の使用も有用とされている。

　血行動態が不安定な高リスク群では，血栓溶解療法は抗凝固療法単独に比べ総死亡率（オッズ比0.48），肺塞栓症関連死亡率（オッズ比0.15），死亡あるいは重症化率（オッズ比0.18）ともに低率であったと報告されている[11]。一方，中間 – 高リスク群に関しては，血栓溶解療法は抗凝固療法単独と比較し循環動態の不安定化（1.6% vs. 5.0%，$p = 0.002$）は低率であったものの，重篤な頭蓋外出血（6.3% vs. 1.2%，$p < 0.001$），および脳出血を含めた脳卒

中(2.4% vs. 0.2%, p=0.003)は高率であり，総死亡率(1.2% vs. 1.8%, p=0.42)に有意差がなかった[10]。これらのエビデンスから，血栓溶解療法の適応は血行動態が不安定な高リスク群に限定されている。

わが国では，遺伝子組換え組織プラスミノゲン・アクチベーター(mutant t-PA)製剤であるモンテプラーゼが急性肺塞栓症に対して承認されており，13,750～27,500単位/kgの単回静脈内投与で使用可能である。未分画ヘパリン持続投与の中断は必須ではない。

> **Stop it !**
>
> 血栓溶解療法における重大な合併症は出血であり，血栓溶解療法の絶対禁忌には活動性出血，2カ月以内の脳梗塞，脳出血の既往などが，相対禁忌には大手術後10日以内，15日以内の重症外傷，1カ月以内の脳神経外科手術，あるいは眼科的手術などがある。このため血栓溶解薬の使用はリスクとベネフィットを考慮し決定すべきである。

なお，通常量よりも血栓溶解薬を減量投与し，出血性合併症の増大なく，総死亡および肺塞栓再発率が低下(1.6% vs. 10%, p=0.0489)した報告[11]もあり，出血リスクの高い症例では検討の余地がある。当施設(日本医科大学付属病院)でも，通常量の半量あるいは1/4量の投与で効果的だった場合を経験している。出血リスクの高い症例やショックの程度が軽い症例では，半量あるいは1/4量ずつ段階的に投与している。

◆カテーテル治療

カテーテル治療(**CDT**)[6]の利点は，迅速な再灌流が得られることと，血栓塞栓の範囲や量に合わせて手技の選択や血栓溶解薬の投与量調節が可能で，出血性合併症が少ないことである。わが国では欧米と異なり専用デバイスがなく，既存の一般的なカテーテルデバイスを応用してCDTを行う場合が多い。

アプローチ法および術前評価

施設方針によるが，当施設では手技の安全性を考慮し，大腿静脈アプローチを第一選択としている。ピッグテールカテーテルを肺動脈内まで進め，まず肺動脈圧測定および両側肺動脈造影を行い，血栓塞栓の範囲および量を把握する。

カテーテル手技

- **血栓破砕術**：ピッグテールカテーテルを回転させ，中枢側肺動脈の塊状血栓を破砕し，末梢に飛散させる方法と，バルーン拡張により塊状血栓を圧排させる方法が用いられている。肺動脈末梢の血管床は中枢側に比し約2倍あり，破砕された血栓が末梢に移動すると，閉塞領域が減じること，また肺動脈末梢は自己線溶能が高く，血栓溶解薬を併用した場合薬剤との接触面積が広がり，血栓溶解がより進むことで効果が発揮される。
- **血栓吸引術**：カテーテルを用いて血栓を吸引する方法で，血栓破砕術よりも末梢まで治療可能であり，破砕術後の遠位塞栓なども選択的に吸引できる。わが国では経皮的冠動脈インターベンション用のガイディングカテーテルを使用し，血栓内に楔入させ，シリンジに陰圧をかけながら血栓を吸引しつつカテーテルを体外に引き出す方法を行っている。

カテーテル選択的血栓溶解療法：カテーテル治療において少量でも血栓溶解薬を用いたほうが治療効果は高いとされ，低用量の血栓溶解薬カテーテル局所投与と，通常量の血栓溶解薬全身投与で右室機能の改善効果は同等であったとの報告がある[12]。モンテプラーゼを使用する場合は，血漿中消失半減期が23〜47分と長いため，血栓破砕・吸引術前に投与し，40万〜80万単位ずつ（27,500単位/kgまで）使用する。

治療のエンドポイント

不安定な血行動態からの離脱を原則とし，次に平均肺動脈圧低下（25〜30mmHg以下）や，各肺葉動脈の血流改善を目安とする。

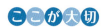

その後の抗凝固療法によってさらに状態の改善が見込まれるため，造影所見だけでなくバイタルや平均肺動脈圧などから総合的に判断し，決してカテーテル治療のみで急性期治療を完結させないことが大事である。

合併症

特に血栓溶解薬を用いた場合には，穿刺部位の出血に注意が必要である。その他の合併症として，末梢塞栓，血管損傷，肺出血，右室損傷，心タンポナーデ，徐脈，外傷性溶血，頻回の吸引による血液損失などがある。

◆外科的血栓摘除術

肺動脈幹や左右主肺動脈が閉塞する急性肺塞栓症は，急激な呼吸循環不全の進行により，ほとんどが発症数時間以内に死亡するが，このような症例に対する外科的血栓摘除術は，劇的な呼吸循環動態の改善をもたらす。高リスク群，あるいは中間－高リスク群でも呼吸循環動態の不安定化がみられた際，出血リスクが高く血栓溶解療法が禁忌の場合や，血栓溶解療法が無効（あるいは効果発現まで時間的猶予がない）の場合は，外科的血栓摘除術が可能か速やかに判断する。右心腔内に浮遊血栓を認める場合も手術を考慮する。

術前に循環虚脱や心停止をきたすと，手術死亡率は59％と高率となる[13]が，循環虚脱に陥る前に呼吸循環動態を確保できれば，手術死亡率が6％であったと，良好な成績が報告されている[14]。

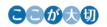

呼吸循環動態が悪化し，内科的治療が無効であれば，速やかにPCPSによる補助循環を導入し，呼吸循環動態を確保することが重要である。

手術手技としては，胸骨正中切開後に肺動脈幹，および右主肺動脈に切開を加えて，直視下に血栓摘除を行う。血栓摘除は末梢まで可能な限り行うことが望ましいが，中枢側の血栓が大部分摘除されれば血行動態は著しく改善する。血栓摘除は心拍動下に行うことが望ましいが，小血栓が多数の区域枝に存在する，あるいは亜急性期の症例で血栓が強固に血管壁に付着している場合は，心停止下に血栓摘除を行う。

術後合併症としては，創部出血や肺出血があり，抗凝固薬の中和や新鮮凍結血漿，血小板輸血を行い，出血をコントロールする。肺出血に関しては，人工呼吸管理にてPEEPをかけて対応するが，重篤な場合はPCPSにて出血コントロールがつくまで呼吸循環管理を行う。また，術前心停止例などでは，右室機能不全の回復に時間を要し，低心拍出量症候群が遷延する場合があり，この際も術後PCPSによる呼吸循環補助を継続する。

下大静脈フィルターの適応

下大静脈フィルターの有効性は以前から議論の的となっており，いまだに十分なエビデンスがない。当初，永久留置型下大静脈フィルターが開発使用され，急性期の肺塞栓症再発率の低下（1.1％ vs. 4.8％，p＝0.03），および死亡率の低下（オッズ比0.16，p＝0.01）が報告された[15]が，一方，慢性期に深部静脈血栓症が20％の症例に再発し，またフィルター内血栓が留置後5年間で22％，9年間で33％の症例に発症する[16]など，合併症が問題視され，現在は回収可能型フィルターが選択されている。しかし回収可能型フィルターであっても，実臨床では不必要に長期に留置されている例が多く，遠隔期にフィルターの移動や傾斜，変形，脚部による下大静脈壁の損傷，破損部位の塞栓，血栓形成といった合併症が問題となるため，使用するのであれば回収を徹底することを前提とすべきである。

下大静脈フィルターの絶対的適応は，抗凝固療法禁忌例と，適切な抗凝固療法でも再発した例である。一方，相対的適応として血行動態不安定例，近位部の大量・浮遊静脈血栓症例や再灌流療法施行例などが挙げられるが，抗凝固療法が導入された例での急性期再発率は必ずしも高くなく，浮遊血栓を有する近位部深部静脈血栓症でも肺塞栓症の発症は3％とされ，致死的再発率は1.5％と報告されている[1]。再灌流療法施行例においても，フィルターの有用性を示すエビデンスはない。

Stop it！

個々の症例において本当にフィルターの留置が必要かどうか，リスクとベネフィットを考慮した十分な検討がなされるべきである。

中間期，慢性期の維持療法

急性期治療後の血栓退縮や再発予防のために，これまではワルファリンに切り替えるのが一般的であったが，治療域への調節や維持が容易でなかった。同時に出血性合併症が一定の頻度で発生していた。

近年，DOACとワルファリンを比較した大規模臨床試験の良好な結果が示され[17〜19]，中間・慢性期治療が大きく変化した。わが国で承認されている各DOACの投与法を表3に示した。どの薬剤も有効性はワルファリンと同等，出血性合併症はワルファリンよりも少ない。注意点として，DOACでは，高度腎機能低下例への投与は禁忌である。

表3 わが国で承認されているDOACの比較

	エドキサバン	リバーロキサバン	アピキサバン
シングルドラッグアプローチ	原則不可	可能	可能
初期治療	非経口抗凝固薬による治療後に開始	15mgを1日2回，3週間投与	10mgを1日2回，1週間投与
維持治療	60mg(減量基準該当時30mg)を1日1回投与	15mgを1日1回投与	5mgを1日2回投与
減量基準	・体重60kg以下 ・クレアチニンクリアランス(Ccr)30mL/分以上50mL/分以下 ・キニジン硫酸塩水和物，ベラパミル塩酸塩，エリスロマイシン，シクロスポリン併用時	なし	なし
腎機能に関する禁忌	Ccr 15mL/分未満	Ccr 30mL/分未満	Ccr 30mL/分未満

　一方でワルファリンと異なり，DOACは中等度腎機能低下，高齢者，低体重など再発や出血リスクが比較的高い患者群においても，正常腎機能や若年者などリスクが低い患者群とほぼ同等な一貫性ある効果が報告されている。しかし，実際には高齢者など虚弱な患者においては十分に注意しながら投与すべきである。

　抗凝固療法は少なくとも3カ月間の実施が推奨されている。慢性期の3カ月後以降に抗凝固療法を継続するかについては，抗凝固療法を中止した場合の再発リスクと継続した場合の出血リスクを勘案して決める。肺塞栓症を起こす誘因があった場合(provoked)は，3カ月間の投与でよいが，誘因のなかった特発例(unprovoked)では，抗凝固療法を中止した場合の再発率が高いため，出血リスクが低いかぎりは永続的に投与するように推奨されている。担癌例や再発例ではより長期間の投与が勧められている。

　ワルファリンに比し出血リスクの少ないDOACでは，より長期に継続される可能性，あるいは少量投与でも有効な可能性が期待される。

〈黄　俊憲，山本　剛〉

▼略語一覧

① DOAC：direct oral anticoagulant；直接（作用型）経口抗凝固薬
② PESI：pulmonary embolism severity index
③ PCPS：percutaneous cardiopulmonary support；経皮的心肺補助装置
④ APTT：activated partial thromboplastin time；活性化部分トロンボプラスチン時間
⑤ HIT：heparin-induced thrombocytopenia；ヘパリン起因性血小板減少症
⑥ CDT：catheter-directed treatment；カテーテル治療

文献

1) 山本 剛，ほか：広範型急性肺塞栓症の治療．日本集中治療医学会雑誌 18：567-574, 2011.
2) Poe ND, et al：Fatal pulmonary embolism. J Nucl Med 10：28-33, 1969.
3) Nakamura M, et al：Clinical characteristics of acute pulmonary thromboembolism in Japan：results of a multicenter registry in the Japanese Society of Pulmonary Embolism Research. Clin Cardiol 24：132-138, 2001.
4) 安藤太三，ほか：肺血栓塞栓症および深部静脈血栓症の診断，治療，予防に関するガイドライン（2009年改訂版）．日本循環器学会ホームページ（http://www.j-circ.or.jp/guideline/index.htm）
5) Jaff MR, et al：Management of massive and submassive pulmonary embolism, iliofemoral deep vein thrombosis, and chronic thromboembolic pulmonary hypertension：a scientific statement from the American Heart Association. Circulation 123：1788-1830, 2011.
6) Konstantinides SV, et al：2014 ESC Guidelines on the diagnosis and management of acute pulmonary embolism. Eur Heart 35：3033-3069, 2014.
7) Munakata R, et al：Massive pulmonary embolism requiring extracorporeal life support treated with catheter-based interventions. Int Heart J 53：370-374, 2012.
8) Matsuo H, et al：Shortened length of hospital stay with rivaroxaban in patients with symptomatic venous thromboembolism in Japan：the J-EINSTEIN pulmonary embolism and deep vein thrombosis program. Curr Med Res Opin 31：1057-1061, 2015.
9) Suzuki K, et al：Impact of edoxaban approval for venous thromboembolism on length of hospitalization. Jpn J Thromb Hemost（in submission）．
10) Sharifi M, et al：Moderate pulmonary embolism treated with thrombolysis（from the"MOPETT"Trial）. Am J Cardiol 111：273-277, 2013.
11) Kanter DS, et al：Thrombolytic therapy for pulmonary embolism. Frequency of intracranial hemorrhage and associated risk factors. Chest 111：1241-1245, 1997.
12) Engelberger RP, et al：Ultrasound-assisted thrombolysis for acute pulmonary embolism：a systematic review. Eur Heart J 35：758-764, 2014.
13) Stein P, et al：History and physical examination in acute pulmonary embolism in patients without preexisting cardiac or pulmonary disease. Am J Cardiol 47：218-223, 1981.
14) Leacche M, et al：Modern surgical treatment of massive pulmonary embolism：results in 47 consecutive patients after rapid diagnosis and aggressive surgical approach. J Thorac Cardiovasc Surg 129：1018-1023, 2005.
15) Sakuma M, et al：Inferior vena cava filter is a new additional therapeutic option to reduce mortality from acute pulmonary embolism. Circ J 68：816-821, 2004.
16) Failla PJ, et al：Inferior vena caval filters：key considerations. Am J Med Sci 330：82-87, 2005.
17) Büller HR, et al：Edoxaban versus warfarin for the treatment of symptomatic venous thromboembolism. N Engl J Med 369：1406-1415, 2013.
18) Büller HR, et al：Oral rivaroxaban for the treatment of symptomatic pulmonary embolism. N Engl J Med 366：1287-1297, 2012.
19) Agnelli G, et al：Oral apixaban for the treatment of acute venous thromboembolism. N Engl J Med 369：799-808, 2013.

9 慢性血栓塞栓性肺高血圧症

慢性肺血栓塞栓症（CPTE）❶は，器質化した血栓により肺動脈が慢性的に閉塞した疾患であるが，なかでも血栓により狭窄あるいは閉塞した肺動脈が広範に及ぶために，肺高血圧（PH）❷を合併した疾患である慢性血栓塞栓性肺高血圧症（CTEPH）❸は，内科的治療には限界があり，重症になると生命予後は不良とされ肺動脈内膜摘除術（PEA）❹が根治的治療法といわれている。しかし，近年わが国では，PEAの適応のない症例に対しカテーテルを用いたバルーン肺動脈拡張術（BPA）❺が施行され，良好な成績が報告され注目されている。本項では，CTEPHの診断，手術適応，術後管理の要点，予後などに関して紹介する。

Point

1. CTEPHの症状は多彩であるため，疑って検査を行わないと診断できないことがある。
2. PEAでは内膜剥離面の決定が重要で，深いと肺出血をきたし，浅いと不完全なものとなりPHが残存する。
3. PEAは侵襲を伴うが，正確な病態の把握，手術手技の向上，経験の蓄積などにより成績の向上をみている。
4. わが国ではBPAが改良，開発され良好な治療成績が報告されている。
5. 近年，心臓術後PHに対して吸入一酸化窒素（NO）❻薬が保険適応となり，さらには経口CTEPH治療薬としてリオシグアトも加わり，術後の集学的治療を行うことが，本疾患治療のカギとなる。

CTEPHの診断

CTEPHは，器質化した血栓により肺動脈が慢性的に閉塞し，血栓により狭窄あるいは閉塞した肺動脈の範囲が広いためにPHを合併した疾患である。症状は，労作時呼吸困難，息切れ，咳嗽，易疲労感，動悸，胸痛，失神と多彩であるためCTEPHを疑って検査を行わないと診断が確定できないことも多い。診断は，まず心エコーにて肺高血圧の存在を確認し，次に肺換気血流シンチグラフィでのVQミスマッチで確定診断を得る。さらに肺動脈造影（PAG）❼（図1），右心カテーテル検査による圧測定にて重症度を評価することになる[1〜3]。

図1 中枢型CTEPH

a：術前肺動脈造影
b：術後肺動脈造影

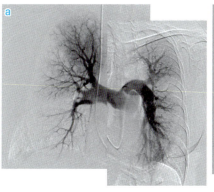
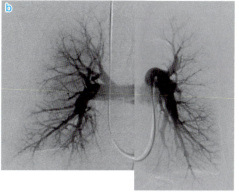

手術適応

　PAGで肺動脈の閉塞形態（病変の局在と閉塞・狭窄の程度）を把握し，右心カテーテル検査でPHの重症度および心機能を評価し，肺血流シンチグラフィの所見を参考に判断する[4,5]。当院（東京医科大学病院）では，CTと肺血流シンチグラフィを融合させたfusion CT（図2）を行い，全身状態と併せ総合的に評価している。

　Jamiesonらが提唱するCTEPHの手術適応は，
①平均肺動脈圧（**mPAP**）[❸]≧30mmHg，肺血管抵抗（**PVR**）[❸]≧300 dynes・sec・cm^{-5}
②WHO機能分類（**NYHA**[❹]クラス）≧Ⅲ/Ⅳ
③血栓の中枢端が手術的に到達しうる部位にある
④重篤な合併症がない
であるが[4,5]，現在でも一般的に用いられている。

　一方，CTEPHは形態学的に，
①中枢型CTEPH：肺葉～区域動脈に狭窄・閉塞を認める
②末梢型CTEPH：区域動脈より末梢の小動脈に狭窄・閉塞を認める
に分類されるが（図3，4），Jamiesonらは摘除標本から，
　Ⅰ型：主肺～葉間動脈に壁在血栓が存在する
　Ⅱ型：区域動脈の中枢側に器質化血栓や内膜肥厚がある
　Ⅲ型：区域動脈の末梢側に内膜肥厚や線維化組織が存在する
　Ⅳ型：細動脈の病変で，手術適応はない
に分類（San Diego分類）している[6]。Ⅰ，Ⅱ型が中枢型でPEAのよい手術適応であるが，Ⅲ，Ⅳ型の末梢型ではPEAが困難で，PHの改善度も低いといわれている[7,8]。ここで重要となるのが，San Diego分類はあくまで手術所見での分類であり，これを術前検査で肺動脈病変の局在を正確に診断することが難しい点である。CTにて中枢側に血栓があるもののみ

図2 fusion CT

a：術前（上段）
b：術後（下段）

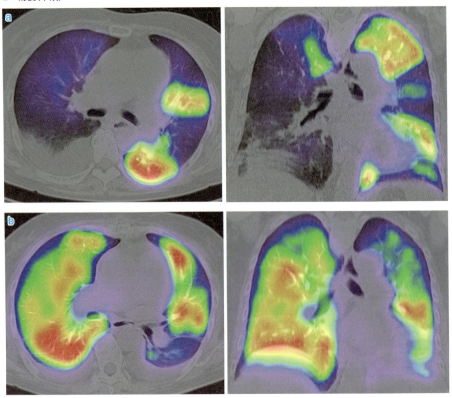

を中枢型と誤って認識されることが多いが、実際には中枢側に内膜肥厚があるものも中枢型でありⅡ型に分類されている。これはCTでは評価が難しく、PAG所見から慎重に診断することが重要で、ある程度の経験が必要となる。また、わが国においては海外に比べ末梢型の頻度が高く、このような症例には最近ではBPAのよい適応となると思われた[9〜12]。

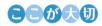

　心不全や呼吸不全の急性憎悪した症例の場合、緊急PEAの成績は不良とされ、内科的治療を行って呼吸・循環動態を改善させてからのPEAが望ましい。また、通常、閉塞・狭窄の末梢側の肺動脈は開存していることが多いが、最近になり細動脈病変が報告されており注意を要する[13]。

図3 中枢型CTEPH（図1，2と同一症例）

a：術前肺血流シンチグラフィ
b：術後肺血流シンチグラフィ
c：摘出標本

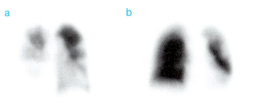
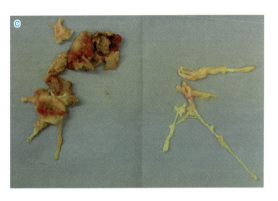

図4 末梢型CTEPH

a：術前肺動脈造影（上），肺血流シンチグラフィ（下）
b：術後肺動脈造影（上），肺血流シンチグラフィ（下）
c：摘出標本

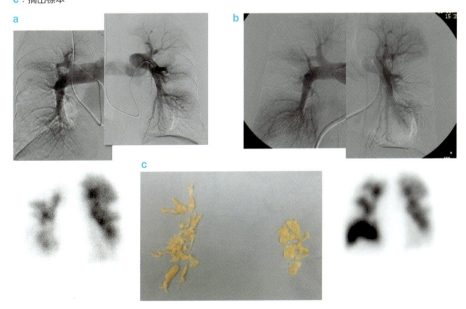

筆者らの最近の死亡例は末梢型ではなく中枢型であり，他施設との共通点として10年を超える長期間の罹患歴を有していた[14]。長期間PHに曝された末梢肺動脈のリモデリングのため，PEAにより中枢側肺動脈病変を摘除しても十分なPHの改善が得られない。あるいは別の機序として，先行病変として末梢型肺動脈病変があり，肺血流の低下から中枢側に血栓が形成され，中枢型を呈しているとも考えられる。

手術の実際

　主肺動脈に新鮮血栓を伴うこともあるが，通常は器質化した血栓が肺動脈壁に固く付着し内膜肥厚を伴っているため，PEAではこの器質化血栓を内膜ごと摘除する必要がある[4,5]。

◆術前処置

　4日前よりワルファリンからヘパリン持続点滴に変更する。IVC❶フィルター留置はルーチンではなく，比較的新しい中枢型(膝上病変)で浮遊した血栓を有する深部静脈血栓症の合併例においては一時的に使用する[8]。

◆麻酔

　肺出血に対応するためダブルルーメン・チューブを用いて気道を確保する。中心静脈ラインとSwan-Ganz(SG)カテーテルは必須である。肺の再灌流障害に備え，シベレスタットの持続点滴を用いる。

◆PEA手技[4,5]

　胸骨正中切開下に到達する。ヘパリン投与後，上行大動脈送血，上・下大静脈脱血にて人工心肺(CPB)❷を開始する。左室(房)ベントおよび肺動脈ベントを挿入し，18℃へ全身冷却する。上大静脈を全周性に剥離する。右心房を切開し，心房中隔欠損や卵円孔開存の有無，三尖弁の性状，弁輪拡大の有無を検索し，逆行性冠灌流カテーテルを挿入する。
　次に，上大静脈と上行大動脈の間に開創器をかけ，右肺動脈の視野を確保し，その前面を縦切開する。内膜剥離面の決定が重要で，深すぎると外膜の損傷から肺・気道出血につながり，浅いと不完全なPEAとなる。内弾性板と中膜の間が理想的な剥離面とされ，比較的なめらかかつ柔らかい剥離面が形成される。上行大動脈を遮断して順行性に心筋保護液を注入し，適宜逆行性と併用する。鼻咽頭温/鼓膜温18℃で循環停止とし，Jamieson剥離子を用いて末梢側へ向け，区域から亜区域動脈レベルまでPEAを続行する。「gentle traction and sweep away」と形容されるように，内膜を専用の鑷子で保持し軽く牽引しながら，周囲組織(肺動脈中膜＋外膜)を剥離しながらPEAを行う。このとき，剥離内膜の末梢端が「feathered tail」と形容されるように，区域〜亜区域動脈のレベルまで剥離できれば理想的である。

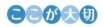

　1回の循環停止は15分までとし，10分間全身灌流を再開し，このサイクルを繰り返す。

図5 手術シェーマ

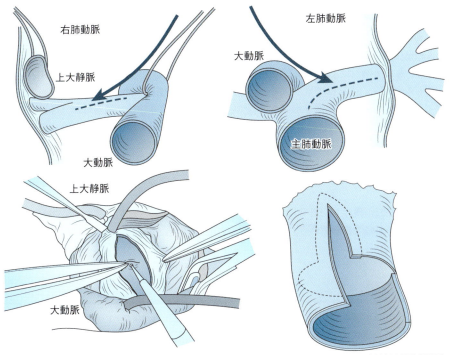

(文献4より改変引用)

　PEAの終了後，6-0/5-0モノフィラメント糸を用いて右肺動脈を二重に縫合閉鎖する。左肺動脈は心臓を右側下方に牽引し，主肺動脈より心膜翻転部まで切開する。右肺動脈と同様に，間歇的循環停止下にPEAを行い，左肺動脈を縫合閉鎖する（図5）。三尖弁逆流は肺動脈圧が低下すれば軽減するので，原則として放置するが[15]，術前より重度の逆流を呈する症例や，術後にPH遺残が予想される場合には，リング法を用いて三尖弁弁輪縫縮術を追加する[8,16]。
　復温が完了してからNO吸入（アイノフロー®）を併用しつつ，CPBからの離脱を試みる。

Stop it !

　CPBからの離脱は，mPAP＜30mmHgであれば順調に離脱可能であるが，mPAP≧30mmHg以上を呈する症例では，カテコラミンやノルエピネフリンの投与下に慎重に離脱を図る。遺残PHや気道出血の場合には，経皮的心肺補助を積極的に用いる[8]。併せてIABPを挿入すれば，さらに良好な血行動態が得られる。

　術後心嚢液貯留を認めることがあり，その対処として縦隔胸膜を切開し，左胸腔内にもドレーンを留置する。

術後管理の要点

　ノルエピネフリン(0.1〜0.5γ)を中心に、少量のカテコラミンを併用しながら、体血圧≧80mmHgを目安に管理する。SGカテーテルによる心係数は1.5〜2L/分/m²前後のことが多いが、尿量が確保されていれば十分である。遺残PHに対しては、PGI₂やNOで対応する。
　ICU入室後、約半日はプロポフォールの持続投与下に**PEEP**⑬10cmH₂Oによる人工呼吸管理とし、積極的に利尿を図り再灌流障害やCPBの影響を取り除く。通常は24〜48時間以内に抜管が可能である。遺残PHを伴う症例や再灌流障害が強い症例では、慎重にPEEPを下げ、人工呼吸器からの離脱を図る。
　術後第1〜2病日より低分子ヘパリンの持続点滴投与(2.5IU/kg/時)を開始し、翌日より5〜7.5IU/kg/時へと増加させ、ワルファリンの経口投与へと移行する。**PT-INR**⑭2〜2.5程度で管理する。
　また術後PHが残存した場合には、経口CTEPH治療薬であるリオシグアト(アデムパス®)を使用し、PHの改善が認められないときにはBPAを考慮する。

手術成績、予後

　San Diegoの成績(病院死亡率)の変遷をみても明らかで、1990年12.6%(127例)、1993年8.7%(323例)、2002年4.5%(202例)、2003年4.4%(500例)と年々改善し、2012年には手術症例数が2,700例を超し、最近の500例においては病院死亡率2.2%と良好な手術成績が報告されている[4〜7]。
　一方、わが国においても1999年には20.5%(24例)であったが[17]、2006年には8.0%(88例)まで改善した[8]。また、Jamiesonらは術後PVR≧500dynes・sec・cm⁻⁵を[5]、Mayerらは国際前向き登録(386例)において、術前のPVR(>1,200dyne・sec・cm⁻⁵)、6分間歩行距離、ICUでのPVRに加え、最後の肺塞栓発症からPEAまでの期間を危険因子とした[18]。
　さらに、遠隔成績(生存率)に関しては、Madaniらの検討では5年82%、10年75%[7]、Oginoらのものでは3年90.7%、5年86.4%[8]と良好で、再発例はまれである。

(小泉信達)

▼略語一覧

1. CPTE：chronic pulmonary thromboembolism；慢性肺血栓塞栓症
2. PH：pulmonary hypertension；肺高血圧
3. CTEPH：chronic thromboembolic pulmonary hypertension；慢性血栓塞栓性肺高血圧症
4. PEA：pulmonary endarterectomy；肺動脈内膜摘除術
5. BPA：balloon pulmonary angioplasty；バルーン肺動脈拡張術
6. NO：nitric oxide；一酸化窒素
7. PAG：pulmonary angiograph；肺動脈造影
8. mPAP：mean pulmonary artery pressure；平均肺動脈圧
9. PVR：pulmonary vascular resistance；肺血管抵抗
10. NYHA：New York Heart Association；ニューヨーク心臓協会
11. IVC：inferior vena cava；下大静脈
12. CPB：cardiopulmonary bypass；人工心肺
13. PEEP：positive end-expiratory pressure；呼気終末陽圧呼吸
14. PT-INR：prothrombin time-international normalized ratio；プロトロンビン時間-国際標準比

文献

1) Kim NH, et al：Chronic thromboembolic pulmonary hypertension. J Am Coll Cardiol 62：D92-D99, 2013.
2) Lang IM, et al：Update on chronic thromboembolic pulmonary hypertension. Circulation 130：508-518, 2014.
3) Galiè N, et al：2015 ESC/ERS guidelines for the diagnosis and treatment of pulmonary hypertension. Eur Heart J 37：67-119, 2015.
4) Jamieson SW, et al：Experience and results with 150 pulmonary thromboendarterectomy operations over a 29-month period. J Thorac Cardiovasc Surg 106：116-126, 1993.
5) Jamieson SW, et al：Pulmonary endarterectomy：experience and lessons learned in 1,500 cases. Ann Thorac Surg 76：1457-1462, 2003.
6) Thistlethwaite PA, et al：Operative classification of thromboembolic disease determines outcome after pulmonary endarterectomy. J Thorac Cardiovasc Surg 124：1203-1211, 2002.
7) Madani MM, et al：Pulmonary endarterectomy：recent changes in a single institution's experience of more than 2,700 patients. Ann Thorac Surg 94：97-103, 2012.
8) Ogino H, et al：Japanese single-center experience of surgery for chronic thromboembolic pulmonary hypertension. Ann Thorac Surg 82：630-636, 2006.
9) Kataoka M, et al：Percutaneous transluminal pulmonary angioplasty for the treatment of chronic thromboembolic pulmonary hypertension. Circ Cardiovasc Interv 5：756-762, 2012.
10) Mizoguchi H, et al：Refined balloon pulmonary angioplasty for inoperable patients with chronic thromboembolic pulmonary hypertension. Circ Cardiovasc Interv 5：748-755, 2012.
11) Tanabe N, et al：Recent progress in the diagnosis and management of chronic thromboembolic pulmonary hypertension. Respir Investig 51：134-146, 2013.
12) Sugimura K, et al：Percutaneous transluminal pulmonary angioplasty markedly improves pulmonary hemodynamics and long-term prognosis in patients with chronic thromboembolic pulmonary hypertension. Circ J 76：485-488, 2012.
13) Galiè N, et al：Pulmonary microvascular disease in chronic thrombo-embolic pulmonary hypertension. Proc Am Thorac Soc 3：571-576, 2006.
14) Murashita T, et al：Surgical outcome of two difficult cases with predominant proximal pulmonary artery lesions of chronic thromboembolic pulmonary hypertension. Ann Vasc Dis 4：157-160, 2011.
15) Sadeghi HM, et al：Does lowering pulmonary arterial pressure eliminate severe functional tricuspid regurgitation? Insights from pulmonary thromboendarterectomy. J Am Coll Cardiol 44：126-132, 2004.
16) Matsuda H, et al：Long-term recovery of exercise ability after pulmonary endarterectomy for chronic thromboembolic pulmonary hypertension. Ann Thorac Surg 82：1338-1343, 2006.
17) Ando M, et al：Surgical treatment for chronic thromboembolic pulmonary hypertension under profound hypothermia and circulatory arrest in 24 patients. J Card Surg 14：377-385, 1999.
18) Mayer E, et al：Surgical management and outcome of patients with chronic thromboembolic pulmonary hypertension：results from an international prospective registry. J Thorac Cardiovasc Surg 141：702-710, 2011.

Ⅱ 各論

10 心臓腫瘍

原発性心臓腫瘍は，心臓，大血管および心膜に発生する腫瘍を総称し，その頻度はきわめてまれである．一概に原発性心臓腫瘍といっても，良性腫瘍，悪性腫瘍があり，心臓粘液腫，乳頭状線維弾性腫などは心臓以外の組織で対応する病変がなく，また腫瘍のなかには組織発生からして真の腫瘍か不明な病変も存在する．原発性心臓腫瘍に対して，他臓器からの転移性腫瘍は原発性腫瘍に比較してきわめて多いことが報告されている．心臓腫瘍は，腫瘍としての特異的症状はないが，その占拠部位が心臓や大血管という特異性から多彩な症状を呈する．心臓腫瘍はこれまで剖検によって死後診断されることが多かったが，心エコーやCT検査などの診断技術の進歩に伴って生前診断される頻度が増加し，外科的に摘出され集学的な研究からその病態が明らかになってきた．本項では，心臓腫瘍の頻度，分類，主な腫瘍，術式，術後の注意点などについて紹介する．

Point

1. 心臓腫瘍はかつて，死後の剖検時に発見されることが多かった．
2. 高齢化と診断技術の進歩で，生前に発見され手術が行われるようになってきた．
3. 心臓には，50種類以上の良性腫瘍，悪性腫瘍，腫瘍類似疾患が見つかっている．
4. もっとも多い心臓腫瘍は，他部位に発生した悪性腫瘍からの転移性心臓腫瘍である．
5. 原発性心臓腫瘍では，心臓粘液腫がもっとも多い．
6. 心臓腫瘍の鑑別診断には，心エコーが有用である．
7. 良性腫瘍で腫瘍摘出術が行われた場合予後は良好であるが，悪性腫瘍の予後はきわめて不良である．

分類

心臓腫瘍は，これまでArmed Forces Institute of Pathology（**AFIP**）❶の『Tumors of the Heart and Great Vessels』[1]や**WHO**❷2004年の病理学的分類『Tumours of the Heart』[2]が一般的に用いられ，WHO 2004年分類では，分類不能の肉腫が悪性線維性組織球腫（**MFH**）❸と一緒に分類されていたが，WHO 2013年の骨・軟部組織腫瘍分類『WHO Classification of Tumours of Soft Tissue and Bone』の改訂によって，分類不能の肉腫（undifferenciated/unclassified sarcomas）として独立して分類されるとともに，MFHはその一亜型としてundifferentiated pleomorphic sarcomaとなり，粘液肉腫（myxosarcoma）は，粘液線維肉腫

(myxofibrosarcoma)と分類されたため，心臓腫瘍も病理学的にはWHO 2013の骨・軟部組織の分類に準じて扱われることが多い[3]（表1）。

しかし，WHO 2013分類は，心臓腫瘍に特化した分類でないため，筆者らは，WHO 2013分類やAFIP分類を参考に，細胞分化の方向性や日常診療に役立てるために，必ずしも純粋な意味で腫瘍ではない腫瘍類似病変も含めた分類を提唱している[4]（表2）。

表1 心臓腫瘍の筆者の分類

良性心臓腫瘍および腫瘍様病変（Benign tumours and tumour-like lesions）

- 横紋筋腫（Rhabdomyoma）
- Histiocytoid cardiomyopathy（Purkinje細胞過誤腫＜Purkinje cell hamartoma＞）
- 過誤腫（Hamartoma of mature cardiac myocytes）
- 成人型横紋筋腫（Adult cellular rhabdomyoma）
- 心臓粘液腫（Cardiac myxoma）
- 乳頭状線維弾性腫（Papillary fibroelastoma）
- 血管腫（Haemangioma）
- 心臓線維腫（Cardiac fibroma）
- 炎症性筋線維芽性細胞腫（Inflammatory myofibroblastic tumor）
- 心臓脂肪腫（Lipoma）
- Cystic tumor of atrioventricular node

悪性心臓腫瘍（Malignant tumours）

- 血管肉腫（Angiosarcoma）
- 類上皮様血管腫（Epithelioid haemangioendothelioma）
- 分類不能な多型性肉腫（Undifferentiated/Unclassified sarcomas）
- 線維肉腫（Fibrosarcomaおよび粘液線維肉腫＜Myxofibrosarcoma＞）
- 横紋筋肉腫（Rhabdomyosarcoma）
- 平滑筋肉腫（Leiomyosarcoma）
- 滑膜肉腫（Synovial sarcoma）
- 脂肪肉腫（Liposarcoma）
- 心臓リンパ腫（Cardiac lymphoma）
- 転移性腫瘍（Metastatic tumours）

心膜腫瘍（Pericardial tumours）

- 孤立性線維性腫瘍（Solitary fibrous tumour）
- 悪性中皮腫（Malignant mesothelioma）
- 胚細胞腫（Germ cell tumours）
- 転移性心膜腫瘍（Metastatic pericardial tumours）

（WHO 2004分類をWHO 2013骨・軟部組織の分類に準じて改変引用）

表2 心臓腫瘍の筆者の分類

良性腫瘍

I. 心腫瘍
心臓に特徴的な腫瘍
1. 心臓粘液腫(Cardiac myxoma)
2. 乳頭状線維弾性腫(Papillary fibroelastoma)

筋細胞への分化を示す腫瘍および腫瘍類似病変
3. 横紋筋腫(Rhabdomyoma)
4. 平滑筋腫(Leiomyoma)
5. Histiocytoid cardiomyopathy(Purkinje細胞過誤腫＜Purkinje cell hamartma＞)

線維芽細胞・筋線維芽細胞への分化を示す腫瘍
6. 心臓線維腫(Cardiac fibroma)
7. 炎症性筋線維芽性細胞腫(Inflammatory myofibroblastic tumor/炎症性偽腫瘍＜Inflammatory pseudotumor＞)

血管・リンパ管への分化を示す腫瘍
8. 血管腫(Hemangioma)
9. 血管筋脂肪腫(Angiomyolipoma)
10. 血管周皮腫(Hemangiopericytoma)
11. リンパ管腫(Lymphangioma)

脂肪細胞への分化を示す腫瘍および腫瘍類似病変
12. 脂肪腫様過形成(Lipomatous hypertrophy)
13. 脂肪腫(Lipoma)
14. Lipomatous hamartoma of cardiac valves

神経細胞・神経線維への分化を示す腫瘍
15. 顆粒細胞腫(Granular cell tumor)
16. 傍神経節腫(Paraganglioma)
17. 神経線維腫(Neurofibroma)
18. 神経鞘腫(Neurinoma/Schwannoma)

その他の心腫瘍および腫瘍類似病変
19. 奇形腫(Teratoma)
20. 過誤腫(Hamartoma)
21. Cystic tumor of atrioventricular node
22. Cardiac calcified amorphous tumor(CAT)

II. 心膜に特徴的な腫瘍および腫瘍類似病変
23. 心膜孤在性線維性腫瘍/心膜線維腫(Solitary fibrous tumor of the pericardium)
24. 中皮性乳頭腫(Mesothelial papilloma)
25. 心嚢内胸腺腫(Intrapericardial thymoma/pericardial thymoma)
26. 心膜嚢腫(Pericardial cyst)

疫学と頻度

　原発性腫瘍のうち70～80％は良性腫瘍で，悪性腫瘍が20～30％である．AFIPの統計では，粘液腫がもっとも多く30～40％を占め，良性腫瘍では，乳頭状線維弾性腫，横紋筋腫，線維腫などが多く，悪性腫瘍では，血管肉腫がもっとも多い(表3)．

　日本胸部外科学会の年次統計では，年間約600例近くが手術され，約400例(65％)が粘液腫で近年増加傾向にある[5](図1)．報告によって差があるが転移性腫瘍は，悪性腫瘍の剖検

表2 心臓腫瘍の筆者の分類（つづき）

悪性腫瘍

- Ⅰ．原発性心腫瘍
    1. 血管肉腫（Angiosarcoma）
    2. 心臓内膜肉腫（Cardiac intimal sarcoma）
    3. 類上皮様血管腫（Epithelial hemangioendothelioma）
    4. 骨肉腫（Osteosarcoma）
    5. 横紋筋肉腫（Rhabdomyosarcoma）
    6. 平滑筋肉腫（Leiomyosarcoma）
    7. 線維肉腫（Fibrosarcoma）/粘液線維肉腫（Myxofibrosarcoma）
    8. 滑膜肉腫（Synovial sarcoma）
    9. 脂肪肉腫（Liposarcoma）
    10. 悪性シュワン鞘腫（Malignant schwannoma）
    11. 悪性リンパ腫（Malignant lymphoma）
    12. 分類不能な肉腫（Undifferentiated/Unclassified sarcomas）
- Ⅱ．転移性心腫瘍
    1. 直接浸潤
    2. 遠隔転移
- Ⅲ．血管内進展
    1. 腎癌
    2. Leiomyomatosis of veins
- Ⅳ．心膜腫瘍
    1. 悪性中皮腫（Malignant mesothelioma）
    2. 転移性腫瘍
    3. 白血病細胞の心膜浸潤

異所形成／異所性組織腫瘍・その他

1. 異所性甲状腺種（Aberrant goiter/Thyroid heterotropia/ectopic thyroid）
2. 気管支嚢胞（Bronchogenic cyst）
3. Mesothelial/Monocyte incidental cardiac excrescence；MICE）
4. 血液嚢胞（Blood cyst）
5. IgG4関連疾患と腫瘍様病変
6. 免疫不全関連リンパ増殖（Immunodeficiency associated lymphoproliferative disorder）
7. 血栓（Thrombus）

大血管の腫瘍

1. 大動脈腫瘍
2. 肺動脈腫瘍
3. 大静脈腫瘍

（WHO 2004分類をWHO 2013骨・軟部組織の分類に準じて改変）

例の1.7〜9％にみられ，肺癌からの転移が頻度が高く，ほかに乳癌，メラノーマなどが挙げられる[4]。

Stop it！

- 心臓には50種類以上の腫瘍が発生することを忘れてはならない。
- 癌患者をみたら，心臓転移の可能性を忘れてはならない。

表3 原発性心臓腫瘍の発生頻度

	腫瘍	AFIP 〜1975	AFIP 1976〜1993	手術症例
良性腫瘍	粘液腫	130(24.4%)	14(29.5%)	102(36.7%)
	乳頭状弾性線維腫	42(7.9%)	31(8.0%)	8(2.9%)
	横紋筋腫	36(6.8%)	20(5.2%)	6(2.2%)
	線維腫	17(3.2%)	20(5.2%)	18(6.5%)
	血管腫	15(2.8%)	17(4.4%)	10(3.6%)
	脂肪腫様過形成	0	12(3.1%)	7(2.5%)
	Cystic tumor of AV node	12(2.3%)	10(2.6%)	0
	顆粒細胞腫	3(0.56%)	4(1.0%)	0
	脂肪腫	45(8.4%)	2(0.5%)	2(0.07%)
	傍神経節腫	0	2(0.5%)	2(0.07%)
	過誤腫	0	2(0.5%)	2(0.07%)
	Histiocytoid cardiomyopathy	0	2(0.5%)	0
	炎症性偽腫瘍	0	2(0.5%)	2(0.07%)
	線維性組織球腫	0	1(0.25%)	0
	類上皮様血管腫	0	1(0.25%)	1(0.04%)
	心膜囊腫	82(15.4%)	0	0
	気管支囊胞	7(1.3%)	1(0.25%)	1(0.04%)
	奇形腫	14(2.6%)	1(0.25%)	0
	その他	5(0.94%)	0	0
	合計	408(76.5%)	242(62.7%)	161(57.9%)
悪性腫瘍	血管肉腫	39(7.3%)	33(8.5%)	22(7.9%)
	分類不能な肉腫	0	33(8.5%)	30(10.8%)
	悪性線維性組織球腫	0	16(4.1%)	16(5.8%)
	骨肉腫	5(0.94%)	13(3.4%)	13(4.7%)
	平滑筋肉腫	1(0.19%)	12(3.1%)	11(4.0%)
	線維肉腫	14(2.6%)	9(2.3%)	9(3.2%)
	粘液肉腫	0	8(2.1%)	8(2.9%)
	横紋筋肉腫	26(4.9%)	6(1.6%)	2(0.07%)
	滑膜肉腫	1(0.19%)	4(1.0%)	4(1.4%)
	脂肪肉腫	1(0.19%)	2(0.5%)	0
	悪性神経鞘腫	4(0.75%)	1(0.25%)	1(0.04%)
	中皮腫	19(3.6%)	0	0
	その他	8(3.6%)	0	0
	合計	118(23.5%)	137(35.5%)	116(41.7%)
悪性リンパ腫		7(1.3%)	7(1.8%)	1(0.04%)
総計		533	386	278

(AFIPの1975までのデータ，および1976〜1993のデータを改変引用)

図1 心臓腫瘍の日本胸部外科学会年次統計

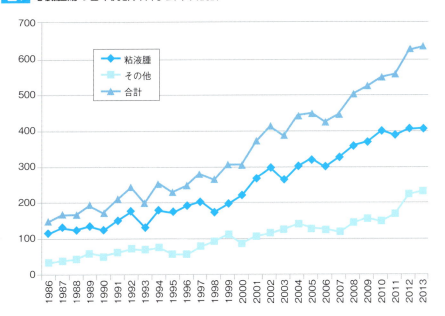

主な心臓腫瘍

◆原発性良性腫瘍

粘液腫（cardiac myxoma）

　粘液腫の70～80％は左房から発生し，次いで右房が多い．多彩な症状を呈するが，無症状で心エコーで偶然発見される場合もある．心腔内狭窄症状，全身症状，塞栓症の心臓粘液腫の三徴候があり，心腔内狭窄症状は，僧帽弁狭窄症状（呼吸困難，肺水腫など）などで，失神や突然死の原因となる．かぜ症状のような"constitutional sign"を呈し，腫瘍細胞からインターロイキン6（IL-6）[4]が分泌されていることが明らかにされており，全身症状の一因と考えられ，膠原病疾患，慢性感染症などに似て非特異的な臨床症状や検査所見を呈し，診断が困難なことがあり，不明熱の精査をしていて，たまたま心臓粘液腫が発見され，血液中のIL-6値上昇などの[5]血液検査異常が認められる．

　診断には，心エコー，CT，MRIなどが有用である．

　治療は，診断も兼ねた腫瘍摘出術で，腫瘍が茎付着部を超えて広がっている場合もあり，可能であれば腫瘍茎より5mm以上離れて摘出する．欠損部が大きい場合は，自己心膜などのパッチを縫着する．

　胸部外科学会の統計によると，過去約20年間の平均病院死亡率は，約1.1％であった[6]．

　術後，約2～3％で再発するとの報告や，まれに悪性化したとの報告もあるため，定期的なフォローアップが必要である．

乳頭状線維弾性腫（CPF）[6]

　CPFの発生頻度は粘液腫に次いで多く，原発性心臓腫瘍では7～10％と報告されている。弁に多く発生し，大動脈弁44％，僧帽弁35％，三尖弁15％の順となっている[7]。

　無症状で，他疾患の検索中や塞栓症をきたして心エコーで発見されたり，開心術時に偶然発見されることもある。肉眼所見で，シダあるいはイソギンチャク様の形態が特徴的である。

　治療は，診断も兼ねた開心術による腫瘍摘出術である。腫瘍付着部の弁を全層切除後，直接縫合するか心膜などをパッチとして縫着する。弁形成がうまくいかない場合は弁置換術となる。

◆悪性腫瘍

血管肉腫（angiosarcoma）

　血管肉腫は，原発性悪性腫瘍の約30％でもっとも多く，成人に発生し，男女比は，2：1である[1]。発生部位は，右房（70％）がもっとも多い。心筋から心外膜へ浸潤し大静脈や三尖弁などに浸潤したり，心膜腔へ出血して心タンポナーデとなり，右心不全，上大静脈症候群などの多彩な症状を呈する。

　診断は，心エコーで心囊水の貯留を認めることが多い。肺転移が多く（約70％）CT，MRIによる転移巣の診断が有用である。

　治療は，診断も兼ねた開心術による腫瘍切除術であるが，浸潤性腫瘍のため，完全切除が不可能な場合が多く，通常化学療法や放射線療法が行われるが，人工臓器の発達により，腫瘍切除後，完全人工心臓（**TAH**）[6]に置換した症例も報告されている[8]。

転移性腫瘍

　悪性腫瘍が心臓へ転移する経路として，直接浸潤，血行性転移やリンパ行性転移による遠隔転移，心臓へ還流する大静脈や肺静脈に発育した腫瘍の心臓内腔進展，これらの経路を組み合わせた転移経路が考えられる。心臓へ転移する頻度の高い悪性腫瘍は，肺癌が約33％ともっとも多く，ほかに乳癌，メラノーマ，悪性リンパ腫などがある。

　転移性腫瘍は一般的には手術の対象とはならないが，腎癌や子宮筋腫が発育してleiomyomatosisとして下大静脈から心臓にまで達する症例では，可能であれば原発巣と同時に切除の対象となる。

病態と手術適応

◆病態

　心臓腫瘍は良性・悪性腫瘍，原発性・転移性腫瘍などがあり，発生部位や占拠する部位によって多彩な症状を呈し，特徴的な臨床症状はない。最近では心エコーによって無症状で偶然発見される場合もあるが，以下のような全身症状，心腔狭窄・閉塞症状，塞栓症などを呈する。

全身症状

　全身症状として，発熱，関節痛や全身倦怠感，体重減少，あるいはめまい，失神などの神経症状，呼吸困難などの呼吸器症状，浮腫などの症状を呈する。心臓粘液腫では，前述のように全身の不定愁訴が知られており，"constitutional sign"とよばれる。具体的には発熱，全身倦怠感，体重減少，筋肉痛，関節痛，筋力低下，Raynaud症候群といった多彩な

症状を呈する[9]。

心腔狭窄・閉塞症状－心不全症状
　腫瘍が心腔内で増大して占拠し，心腔や流出路が狭窄して房室弁の機能不全が生じる。腫瘍の大きさ，存在部位，可動性によって症状が異なり，僧帽弁が機械的に閉塞されると，低心拍出によるめまい，失神などや，肺水腫，うっ血性心不全による息切れ，呼吸困難などの左心不全症状がみられる。また，三尖弁が機械的に閉塞されると，右心不全症状による全身浮腫，うっ血肝などがみられる。弁の閉塞症状は体位により変化する特徴がある。完全閉塞をきたした場合は，失神，ショック症状や突然死の原因となる。

塞栓症
　心腔内や血管内に発育した腫瘍の一部が剥がれたり，腫瘍表面に形成された血栓が剥がれて塞栓症を引き起こす。塞栓症の症状は，腫瘍の位置，体循環および肺循環の状態，卵円孔の開存の有無によって影響される。左房・左室など左心系に発生した腫瘍では，左心系の塞栓が起こりやすく，脳や四肢の動脈を始め，まれには冠状動脈など全身のさまざまな臓器の塞栓による虚血症状を起こす。
　したがって，心房細動の既往のない患者で，心原性塞栓症が考えられる場合には，本疾患を強く疑う必要がある。
　一方，右房内発生では，右心系の塞栓症すなわち肺塞栓症が起こりやすく，腎臓癌や子宮・卵巣癌などで下大静脈内に発育した腫瘍では，下大静脈自体を塞栓するとともに，一部が剥がれて肺塞栓症を引き起こす。

不整脈
　刺激伝導系近くに発生した腫瘍や，心筋壁内に進展する腫瘍の場合，刺激伝導系に及ぶとさまざまな不整脈を呈する。心房壁であれば，心房細動，発作性上室性頻拍など，房室結節にかかるような腫瘍であれば，種々の程度の房室ブロックを引き起こす。腫瘍が心室に局在する場合は，心室性期外収縮や場合によっては心室細動，心室粗動，そして突然死などを引き起こす。
　非常にまれではあるが，cystic tumor of atrioventricular nodal regionは，房室結節を中心に発生するため，さまざまなブロックや突然死の症例が報告されている。

心タンポナーデ
　心膜腫瘍（悪性中皮腫など）や血管肉腫，転移性腫瘍では，心囊液が貯留して心タンポナーデとなり，拡張機能が低下し，頸静脈怒張，心音低下がみられ，血圧低下からショック症状などがみられる。

◆手術適応
　良性心臓腫瘍は，上記のような病態を呈し，ときには致死的な結果を招くため，手術が不可能な部位に発生した場合を除いて外科的切除術の適応となる。また，術前正確な組織診断が困難な場合でも，良性腫瘍の可能性が高い場合には，手術によって組織診断するために手術適応となる。しかし，幼児期の横紋筋腫では自然退縮することが報告されているため，場合によっては経過観察する。
　原発性悪性腫瘍が疑われる場合，腫瘍が小さく完全に摘出でき，他臓器への転移がなく，腫瘍が心臓の重要な部分に広がっておらず，アプローチ可能な範囲であれば，全身状態を考慮して，切除を目的とした手術適応となる。しかし，完全に切除することが困難な場合，手

術適応について一定の見解は得られていない。筆者は，比較的若年者などで心腔狭窄・閉塞症状や心タンポナーデなどが強く，重症心不全により急死する危険性があるような場合，一時的な救命や延命効果を期待して手術を行うことは，患者や家族の希望や合意があれば考慮してもよいと考えている。また悪性腫瘍と診断がつかず生検を目的とした手術も考慮される。

術前検査と手術プラニング

◆術前検査

心臓腫瘍を診断する際，前述のようなconstitutional sign，心腔狭窄・閉塞症状，塞栓症，不整脈や心タンポナーデなどの症状を呈する症例では，常に鑑別診断として心臓腫瘍の可能性を念頭に置く必要がある。心臓粘液腫のCarney症候群，横紋筋腫，傍神経節腫などでは，遺伝性を示す場合があり，家族歴の聴取も重要である。臨床検査では，心エコー，CT，MRIがもっとも有用である。

血液検査

Constitutional signを呈する心臓粘液腫の腫瘍細胞からは，IL-6が分泌されることが知られており，血液検査では，慢性貧血，**CRP**❼高値，血沈亢進，高γ-グロブリン血症などが認められ，血液中のIL-6値が上昇する場合がある[6]。

心エコー

心臓腫瘍の診断には，心エコーはもっとも有用で心臓腫瘍を疑えば，画像診断上まず第一に行うべき検査である（図2）。腫瘍の大きさ，存在部位，形状，付着部，茎，可動性などを評価し，僧帽弁や三尖弁機能，心腔閉塞の評価，血行動態への影響も容易に診断できる。経食道エコーは，腫瘍病変を詳細に観察でき手術適応決定に重要である。

CT，MRI

肥満，肺気腫症例などで心エコーで描出困難な場合，CT，MRIが有用でマルチスライスCTの登場で，さらに多くの情報が得られるようになった。CTは，ほかの臓器や血管との関係を描出するのに優れ，診断ばかりでなく術式やアプローチを検討できる（図3）。動画MRIでは腫瘍の大きさ，位置，腫瘍の茎の付着部位，心臓の血行動態を可視化する点で優れている。

PET

心臓腫瘍と血栓との鑑別に，PETの有用性が報告されている。悪性腫瘍では，活動性の高い腫瘍細胞が存在するため，FDG集積やSUVが高く，慢性化した血栓では低い。最近CT画像をPET画像に重ねると，FDG集積の違いから腫瘍表面に形成された血栓との境界も同定することが可能であり，FDGは副作用が少ないことから，造影剤を使用できない症例に有用である。

用語解説 Carney症候群

Carneyらが，粘液腫，皮膚色素斑，内分泌機能亢進を合併した家族例を報告し命名された。常染色体優性遺伝で，遺伝子座位として17q2（CNC type1）と2p16（CNC type2）との連鎖が示唆されている。心臓粘液腫の特徴は，若年からみられ，どの心房・心室にも発生し多発しやすく，死因の半数以上が心臓関連である。症状の多様性から診断や治療が遅れないことが重要で，心臓粘液腫に対しては摘出術が行われ，多発性のため心腔内を十分観察し，術後再発や悪性化することもあるため，定期的なフォローアップが重要である。

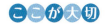

- 心臓腫瘍の鑑別診断には，まず心エコーを。
- 心臓粘液腫を疑ったら，血中IL-6値の測定をしておこう。
- 血栓と腫瘍の鑑別には，PETが有効。

図2 左房粘液腫(＊)の心エコー所見

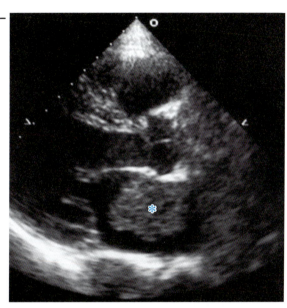

図3 左房粘液腫(＊)のCT所見

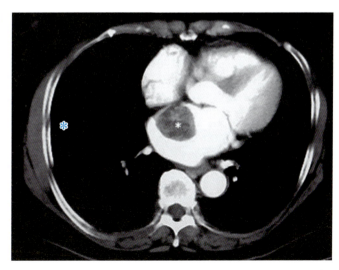

◆手術プラニング

　画像診断より，まず腫瘍の占拠部位と大きさ，心腔内発達性の腫瘍であれば，可動性の有無，腫瘍茎があるか，広基性に発育しているか，心筋内に進展している腫瘍であれば，健常組織との境界が明瞭か，不明瞭か，あるいは腫瘍が被膜に包まれているか，などに注意して，手術のプラニングを行う。

　また，刺激伝導系や線維三角，心室中隔，弁組織などの重要な組織との位置関係を，的確に把握しておく必要がある。このような組織を巻き込んでいる場合，腫瘍を切除する際，どの程度まで切除するか，再建する方法などのプランと手術の準備をする必要がある。

リスクマネージメント，インフォームド・コンセント

　良性腫瘍で，占拠部位が安全な場所であれば，体外循環を用いる場合のリスクとほぼ同様と考えられ，日本胸部外科学会の統計では，病院死亡率が心臓粘液腫は1.0％，CPFは0％と報告されている[5]。

　ただし，心臓粘液腫でも左室の場合は症例が少ないが約10％とハイリスクで，再発率は非家族性散発性粘液腫では1〜4％，家族性のCarney症候群では約22％と報告されている。

　良性腫瘍に対して，心臓悪性腫瘍の病院死亡率は悪く，前述の日本胸部外科学会の統計では，原発性で11.5％，転移性で9.4％となっている[5]。

　このように心臓腫瘍といっても，さまざまな組織型や発生部位によってリスクや再発率が異なり，きわめてまれな腫瘍も存在するため，ケースバイケースのインフォームド・コンセントが重要である。

手術の概要と術中管理

◆手術の概要

　心表面や心膜に限局した腫瘍では，体外循環を用いることなく摘出可能な場合がほとんどである。一方，心腔内に発育したり，心筋内に進展している腫瘍に対しては，通常胸骨正中切開アプローチ，人工心肺を用いて心停止下に手術が行われる。人工心肺開始前の心臓操作は，塞栓症を起こす可能性があるため，最小限にすべきである。

　手術の原則は，①腫瘍塞栓をきたすような粗雑な手技は避けること，②再発を起さないように完全に切除すること，③心腔内に発育して脆い腫瘍では，術中その腫瘍片を心腔内に落として残さないようにすること，④腫瘍による弁などの周囲組織の損傷がないことを確認すること，⑤多発性の可能性がある腫瘍では心腔内をよく観察して取り残しがないようにすること，である。人工心肺補助および心停止下で無血野を得ることにより，腫瘍の全貌を把握でき，脆い腫瘍片でも完全に切除することが可能である。

　腫瘍へのアプローチの仕方は，腫瘍の部位や大きさ，またその起始部位を考慮することが重要である（図4）。術中心エコー（経食道，心表面超音波検査）が安全なカニュレーションや腫瘍の進展，位置関係を明らかにするのに有用なことがある。

　心室腔内の腫瘍は経房室弁的にアプローチするか，または房室弁の一部を視野展開のた

図4 両心房切開による左房粘液腫摘出術

a：腫瘍が大きく右房切開にて摘出困難な場合は，左右両心房切開にてアプローチする。

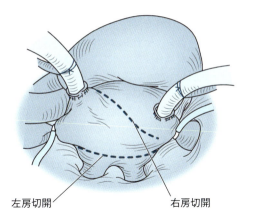

左房切開　　　右房切開

b：左房切開によって心房中隔の腫瘍茎を容易に同定できる。

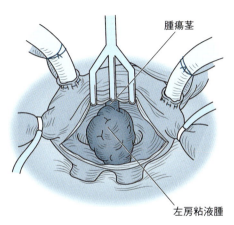

腫瘍茎
左房粘液腫

c：腫瘍摘出後，心臓中隔欠損部が大きい場合は心膜などを用いてパッチ閉鎖する。

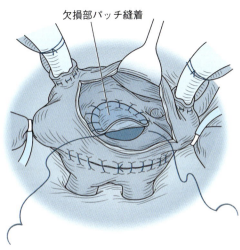

欠損部パッチ縫着

め切除し，腫瘍を切除後再縫合することもある。流出路に位置する小さい腫瘍は流出路越しに切除できることもある。

このような方法で腫瘍を切除するのが困難な場合は，心室を直接切開して切除する。腫瘍がどこにあろうとも，破砕しないように腫瘍を切除するようにあらゆる注意を払い，腫瘍片が落下した場合は必ず探し出して摘出する必要がある。腫瘍を切除した後は，心腔内をよく洗浄・吸引し，細かい腫瘍片が残存しないように注意深く観察すべきである。

胸骨部分切開あるいはMICS❻などの低侵襲手術を心臓腫瘍摘出術に用いたり，da Vinciを用いて，完全内視鏡下に左房粘液腫などを切除する報告もみられている[10]。

一方, in situで摘出するのが困難な場合，いったん心臓を体外に取り出して腫瘍を切除し，心臓移植術に準じて再建する方法や，ほかの臓器へ転移がない場合は，心臓移植や人工心臓置換も考慮される。また，leiomyomatosisなど，子宮・卵巣や腎臓から発生し下大静脈に発育して右心系にまで進展している腫瘍では，開胸・開腹して原発組織の切除と同時に心臓内に進展している腫瘍を切除する。

◆術中管理

前述の手術の5原則に注意し，特に体外循環を用いる場合，体外循環をどのようにして確立するか，また腫瘍が脆弱な場合，手術操作によって全身への腫瘍塞栓の危険性を考慮して，カニュレーションの部位と方法，サクションをどのように用いるかなどについてあらかじめ検討したり，術中は心エコーを行いながら手術操作を進める。

Stop it！

- 心臓操作は，腫瘍塞栓を起こさないように，優しく，最小限に。
- 可能なかぎり，完全切除を目指す。
- 心腔内に腫瘍片が落下したら，徹底的に探して摘出する。

術後管理

心臓腫瘍に特別な術後管理はなく，体外循環を用いた一般的な開心術同様に，出血や不整脈，心筋虚血に伴う合併症に注意する。特に，手術範囲を刺激伝導系近くまで拡大した場合は，完全房室ブロックなどへの対応が重要である。

患者教育

良性腫瘍で，完全に切除できた場合は，特に注意することはないが，刺激伝導系近くまで手術を行った症例では，不整脈に注意する。悪性腫瘍の場合は，完全に切除できたとしても，再発や転移することがあるため，定期的なフォローアップが必要である。

退院後フォローアップ

　心臓腫瘍切除後にどのような患者を長期間経過観察するべきかについて，標準化されたものはない．初回多発性の腫瘍，通常とは違う場所から腫瘍を切除した場合，腫瘍が不完全に切除された場合，遺伝性が示唆される腫瘍で異常なDNA genotypeが判明した患者は注意深く，短い診察間隔で経過観察する必要があり，切除した腫瘍が組織学的に悪性所見が認められた患者は，化学療法，放射線療法などを併用しながら長期間，注意深く経過観察する必要がある．

〈天野　純〉

▼略語一覧

1. AFIP：Armed Forces Institute of Pathology；軍病理学研究所
2. WHO：World Health Organization；世界保健機構
3. MFH：malignant fibrous histiocytoma；悪性線維性組織球腫
4. IL-6：interleukin-6；インターロイキン-6
5. CPF：cardiac papillary fibroelastoma；乳頭状線維弾性腫
6. TAH：total artificial heart；完全人工心臓
7. CRP：C-reactive protein；C反応性蛋白
8. MICS：minimally invasive cardiac surgery；低侵襲心臓手術

文献

1) Burke A, et al：Tumors of the heart and great vessels. in "Atlas of Tumor Pathology (Third Series, Fascicle 16)". Armed Forces Institute of Pathology, Washington DC, 1996, p7-11.
2) Burke A, et al：Tumours of the heart. in "Tumours of the Lung, Pleura, Thymus and Heart", IARC Press, Lyon, 2004, p249-253.
3) Fletcher CDM, et al："WHO Classification of Tumours of Soft Tissue and Bone", IARC Press, Lyon, 2013, p9-18.
4) Amano J, et al：Clinical classification of cardiovascular tumors and tumor-like lesions, and its incidences. Gen Thorac Cardiovasc Surg 61：435-447, 2013.
5) Yokomuro H, et al：The variations in the immunologic features and interleukin-6 levels for the surgical treatment of cardiac myxomas. Surg Today 37：750-753, 2007.
6) Committee for Scientific Affairs, The Japanese Association for Thoracic Surgery．Masuda M, et al：Thoracic and cardiovascular surgery in Japan during 2013 -Annual report by The Japanese Association for Thoracic Surgery. Gen Thorac Cardiovasc Surg 63：670-701, 2015.
7) Ikegami H, et al：Papillary fibroelastoma of the aortic valve：analysis of 21 cases, Including a presentation with cardiac arrest. Tex Heart Inst J 42：131-135, 2015.
8) Bruckner BA, et al：Total artificial heart implantation after excision of right ventricular angiosarcoma. Tex Heart Inst J 43：252-254, 2016.
9) Wold LE, et al：Cardiac myxomas：a clinicopathologic profile. Am J Pathol 101：219-240, 1980.
10) 石川紀彦，ほか：ロボット支援下心臓腫瘍切除術．『心臓腫瘍学』（天野 純，ほか編），南山堂，東京，2011, p44-47.

11 心膜疾患，拡張障害

一般的に拡張不全といえば左室拡張障害を指すことが多いが，左室拡張不全の原因には左室心筋自体の拡張能低下のほか，心膜や心膜外からの圧迫，右室拡大による心室間相互作用が挙げられる。左室拡張障害の診断には心エコーによる評価が欠かせないが，心膜や心膜外からの圧迫が原因である場合は，心エコーのみでの判断は困難なことが多く，右心カテーテル検査やCT・MRIなど，複数のモダリティを組み合わせて総合的に判断する必要がある。
本項では，心筋そのものによる左室拡張障害のほか，心膜や心臓周囲組織による拡張障害も含め解説する。

Point

1. 心室拡張能の評価には心エコーが欠かせないが，心筋外構造による拡張障害の評価にはCT・MRIによる画像診断と右心カテーテル検査による血行動態の評価も重要である。
2. 収縮能は保持されているが右心不全を呈するような場合は，収縮性心膜炎など，右室流入制限の存在を考慮する。
3. 収縮性心膜炎の診断では，両心室の呼吸性変動の独立性が重要であるが，心臓術後の収縮性心膜炎においてはこのかぎりではない。
4. 収縮性心膜炎の内科的治療において，トルバプタンは有用性に期待がもてる薬剤である。
5. 心膜切開後症候群の予防にコルヒチンの有効性が報告されている。

左室拡張機能

　左室拡張機能の指標としては，左室弛緩の指標である左室弛緩時定数(Tau)，左室スティフネスの指標であるスティフネス定数がゴールドスタンダードとされているが，その計測には左室圧記録が必須となるため，日常診療ではほとんど用いられない。
　現在，心エコーによる拡張機能評価法として広く用いられている非侵襲的指標は，直接的に左室拡張機能を評価しておらず，拡張機能障害のために二次的に生じている左房圧の上昇や形態変化，あるいは拡張機能障害の原因となる組織学的変化を評価している。具体的には，①左室流入血流速波形(TMF)[1]，②組織ドプラ法による僧帽弁輪移動速度の拡張早期e'波，③E/e'，④肺静脈血流速波形(PVF)[2]：S，D，心房収縮期逆行性血流(PVA)，S/D，D波減衰時間(DcT)[3]，⑤TMFのA波持続時間とPVFのA波持続時間の差，などがあり，拡張能の評価には主にドプラ法が用いられる。また，左房拡大は拡張機能障害に基づ

図1 左室拡張能を評価

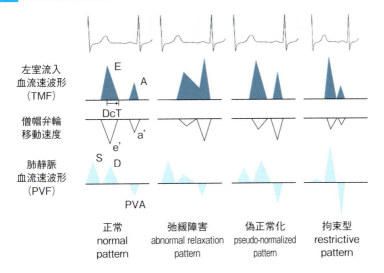

く慢性的な左房負荷を反映すると考えられ，左房容積は拡張機能障害の程度とよく相関する。

◆左室拡張能の評価

洞調律の場合，TMFは拡張早期波（E波）と心房収縮期波（A波）の二峰性を呈する。E波高，A波高，E/A，E波DcTから，以下の4つのパターンに分類される[1]。

① 正常（normal）パターン
② 弛緩障害（abnormal relaxation）パターン
③ 偽正常化（pseudo-normalized）パターン
④ 拘束型（restrictive）パターン

TMFの正常パターン・偽正常パターンを鑑別するには，PVFのパターン，組織ドプラ法による僧帽弁輪移動速度，左房容積などを参考にするのがよいが，TMFとPVF，僧帽弁輪移動速度の組み合わせによる評価が一般的であり，これらの組み合わせにより左室拡張能を評価する（図1）。

◆右室拡張能の評価

心エコーによる右室拡張能の評価は，右室流入血流速波形，組織ドプラ法による三尖弁輪移動速度，肝静脈血流速波形，下大静脈径およびその呼吸性変動を評価することで可能となる[2]。

① 弛緩障害（impaired relaxation）：E/A＜0.8
② 偽正常化（pseudonormal filling）：0.8＜E/A＜2.1，かつE/e'＞0.6，または肝静脈血流波形が拡張期血流メイン
③ 拘束型（restrictive filling）：E/A＞2.1，かつDcT＜120ms

心室の収縮が障害されている場合には拡張能も同時に障害されているが，収縮能が保持されていても拡張能が障害されていることはよく経験する。

> **Stop it！**
>
> 　左室拡張能が障害されている場合は，浅鎮静や疼痛刺激などによる交感神経活動の亢進・血圧上昇といった左室後負荷の急激な増大により肺うっ血を呈する危険があり，血圧管理には注意を要する。

　一方で右室拡張能が障害されている場合，右室流入制限により肺血流は減少するため肺うっ血はきたしにくく，周術期の輸液過剰やre-fillingのタイミングで肝・腎・脾臓・腸管など，体うっ血に注意する必要がある。また，前負荷減少により容易に低心拍出に陥りやすいため，出血や脱水など，有効循環血漿量の減少には要注意である。

心膜・心臓周囲組織の影響

　心室の拡張障害は心筋そのものの拡張能障害のほか，心室壁外からの圧迫が原因である場合がある。代表的なものとして収縮性心膜炎が有名であるが，縦隔腫瘍などの腫瘍性病変や漏斗胸などの，胸壁変形による心室の圧排が心室の拡張障害を引き起こすこともある。また，慢性心房細動や高度の房室弁逆流（僧帽弁閉鎖不全症，三尖弁閉鎖不全症）のため心房拡大が高度になると，心膜腔内が心房により占拠され両心室の拡張障害をきたすことがある。

　こういった病態では，右室拡張障害による右室流入制限が病態の主座となるため，肺うっ血はきたしにくく，体うっ血と低心拍出が前面に出る。両心室の収縮は保たれており肺高血圧も存在しないのに，下腿浮腫やうっ血肝が高度で，利尿をかけると腎機能悪化や尿酸上昇をきたすような状態では，右室流入制限を考えなければならない。

ここが大切

　右室流入制限の原因が右室心筋そのものの拡張能障害にあるのか，心室壁外にあるのかを鑑別するには，心エコーでの評価だけでなく，右心カテーテル検査やCT，MRIといった複数のモダリティを組み合わせて，総合的に判断する必要がある。

収縮性心膜炎

　心室壁外からの拡張制限の最たるものが収縮性心膜炎であるが，その病態は以下のとおりである。
　①心膜の線維化・肥厚・石灰化・癒着により心膜が弾性を失い心臓全体の拡張期充満が制限される。
　②右室の血液充満が障害され，中心静脈圧上昇，心拍出量低下をきたし，右心不全を呈する。
　③両心室，両心房は変動に乏しいスペースを互いに分け合って存在するため，以下に示す特有の血行動態を呈する。

- equilibrium of diastolic pressure：両心室の拡張末期圧と両心房圧が上昇しほぼ等しくなる。
- dip and plateau：拡張早期に少量の血液しか充満していない状態では、心室内圧は低いが拡張早期の急速充満が始まると急速に心室内圧は上昇し、心腔内血液量が心膜により規定される容積に達すると拡張期充満が急速に停止する。そのため、右室・左室は拡張早期の急速な圧の低下とこれに続く急速な圧の上昇(dip)、そして拡張中期から末期にかけての高値での平坦化(plateau)を呈する(図2)。

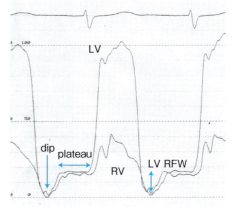

図2 収縮性心膜炎の心内圧波形

LVRFW：left ventricular rapid filling wave

◆診断

心エコー

- 心房、下大静脈、肝静脈が拡大するが左室内腔は狭小化し、左室駆出率は保たれていることが多い。
- 拡張早期波(E波)の短縮：dip and plateauを反映し、E波のDcTが短縮する
- 心室中隔の拡張早期notch：心室への拡張早期充満が急激に終了する際、両心室圧の上昇にわずかな時間差が生じるため心室中隔は拡張早期にnotchを形成する。
- 心室中隔のbounce(septal bounce)：静脈還流量の呼吸性変動に伴い心室容量も変動するが、心膜の硬化のため心室は心膜側には広がれず、心室中隔が容量変化に対する逃げ場となる。したがって、心室中隔の呼吸性変動(septal bounce)がみられる。
- 心室流入血流の呼吸性変化：吸気時に静脈還流量が増加することで右室流入血流も増加するため、三尖弁通過血流のE波は吸気時に増大し(40％以上)、呼気時に減高する。逆に、左室流入血流は右室と裏返しの血行動態となるため、吸気時に減少し呼気時に増加する。僧帽弁通過血流のE波は呼気時に増大し(25％以上)、吸気時に減高する。

CT・MRI

- 心膜の肥厚、石灰化：CTやMRIにより心膜の石灰化や肥厚の存在と広がりが容易に観察できる。著明な心膜の石灰化は20～30％の症例にみられるが、その場合は結核性である可能性が高くなる。通常、心膜は3mmまでが正常、4mm以上の肥厚がみられれば異常とされるが、6mm以上の肥厚は特異性が高いとされる(図3)。
- 心膜の癒着：MRIのtagging法を用いて心膜・心筋の癒着を評価することが可能である。開心術後など、癒着が局所的に生じる場合にもその部位診断が可能である(図4)。

右心カテーテル検査

収縮性心膜炎の血行動態的特徴(equilibrium of diastolic pressureおよびdip and plateau)を心内圧測定で示すことが肝心であるが、具体的項目としては以下に示す古典的診断基準が報告されている。

- 左室拡張末期圧(**LVEDP**)[4]–右室拡張末期圧(**RVEDP**)[5]≦5mmHg

図3 胸部CT

左室心尖部から下壁，および左室後側壁に顕著な石灰化を伴う心膜の肥厚を認める。

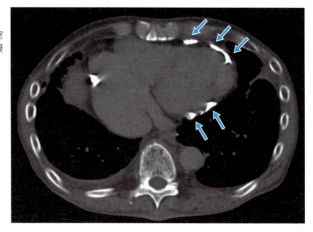

図4 心臓MRI tagging法（左室短軸像）

石灰化を伴う心膜の部分と一致して，心膜と心筋に強い癒着がみられる。拡張期につけたtag（line）が収縮期にもずれないことが癒着のサインである。

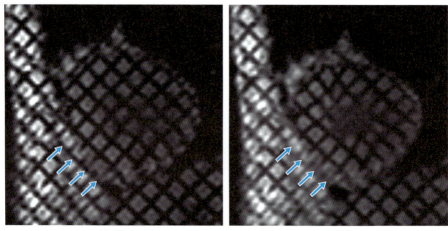

拡張期　　　　　　　　　　　　収縮期

・RVEDP/右室収縮期圧（**RVSP**）[6]＞1/3
・肺動脈収縮期圧（**PASP**）[7]＜55mmHg
・左室急速充満波（**LV RFW**）[8]≧7mmHg
（RFWは拡張早期の心室圧が最低になるポイントから拡張中期の圧がplateauになる部分までの圧変化を計測する）
・respirator change in **RAP**[9]＜3mmHg

しかし，これら古典的診断基準の感度は比較的高いものの特異度は低く，診断精度は高くないとされる。以下に示す呼吸性変動による左室・右室の独立した圧変化をみることで感度100%，特異度95%の診断能が得られたとの報告がある[3]。

図5 収縮性心膜炎における心内圧の呼吸性変動

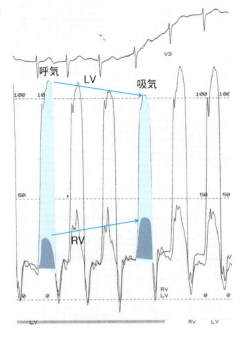

- PCWP/LV respiratory gradient ≧ 5mmHg
- LV/RV interdependence
  （LVおよびRVの収縮期圧の呼吸性変動を比較する）

また，左室圧・右室圧の呼吸性変動をより明確に比較するため，左室圧曲線および右室圧曲線の面積を計測し，その呼吸性変動の比を評価することで，収縮性心膜炎と拘束型心筋症の鑑別に有用であるとの報告もある[4]（図5）。

収縮性心膜炎であっても前述した特徴をすべて満たすとはかぎらないため，各種検査を組み合わせ総合的に判断する必要がある。

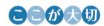 ここが大切

利尿薬などによる介入が行われた後は，心内圧の特徴的な呼吸性変動がみられにくくなるため注意が必要である。

また，心臓術後の収縮性心膜炎では心膜の癒着・硬化が手術介入を行った心室側（主には左室側）に限局して生じることが多く，右心カテーテル検査で得られる所見のうち収縮性心膜炎の診断に有用とされるventricular interdependenceの増加，つまり心内圧呼吸性変動の左右独立性が特発性収縮性心膜炎と比較して目立たず，心膜変性の強い心室圧が対側と比較して有意に上昇するといわれている。これらは片側性に拘束性障害を生じていることを意味する。心臓術後の収縮性心膜炎は診断が難しいとされるのはこのためであり，tagging法を用いた心臓MRIで局所の心膜癒着をしっかり評価することが重要である。

◆治療

　収縮性心膜炎の本質的治療は心膜剥離術である．しかし，重症の肝機能障害，高度な心膜の石灰化，高齢者といったハイリスク患者群では，周術期および術後遠隔期の成績も不良であるため，内科的治療を選択せざるをえないこともある．

内科的治療

　安静，減塩を基本とし，薬物療法としては利尿薬が挙げられる．軽症例では利尿薬で右心不全のコントロールが得られれば薬物療法での経過観察も不可能ではないが，あくまで対症療法でしかない．右心不全による腸管浮腫，肝うっ血からの低アルブミン血症，腎うっ血，心拍出量低下といった利尿薬抵抗性をきたしやすい病態にあるため，ループ利尿薬，抗アルドステロン薬，サイアザイド利尿薬といった複数種類の利尿薬を併用する必要があり，利尿により静脈還流量が減少することでfilling pressureの低下から容易に心拍出量低下をきたし，倦怠感や腎機能悪化を生じることが多い．内科的治療が困難な疾患とされてきたが，近年では心内圧や心拍出量に影響を及ぼしにくい水利尿薬トルバプタンが使用可能となり，内科的治療抵抗性の収縮性心膜炎症例に対する有用性も報告されている[5〜7]．

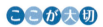

　これら利尿薬の組み合わせでも，体うっ血のコントロールが得られない場合や，うっ血は解除されても低心拍出に陥ってしまう場合は，心膜剥離術を積極的に考慮すべきである．

外科的治療

　次項「収縮性心膜炎」(p612)にて詳細に解説する．

心膜切開後症候群

　心膜切開後症候群（**PPS**）⑩は，心臓手術後にみられる病態で，術後数日〜数週間以内に10〜25％の患者に認めるとされる．明らかな術後感染症の所見を欠くにもかかわらず37.0〜37.5℃前後の微熱が持続し，胸水・心囊液貯留，関節痛，筋肉痛などを伴う．表1に診断基準を提示する．

表1　PPSの診断基準

1. 明らかな全身的または局所的な感染徴候を伴わず，術後1週間を超えて発熱が持続する
2. 胸膜痛
3. 心膜摩擦音
4. 胸水
5. 新規の心囊液貯留または既知の心囊液の増加

＊上記5項目中，2項目以上を満たすときにPPSと診断される．

PPSの治療にはNSAIDsやアスピリンが用いられ，これらに不応または禁忌の患者に副腎皮質ステロイドが選択肢となる．抗生物質は無効である．

　予後は一般的に良好とされるが，冠動脈バイパス術後患者に併発するとバイパスグラフトの閉塞率が上昇する．

　PPSの予防にコルヒチン（体重70kg以上：初日1mg×2回／日，2日目以降0.5mg×2回／日を1カ月，体重70kg未満：左記の半量）が有効であることが報告されている[8]．

（西畑庸介）

▼略語一覧

- ① TMF：transmitral flow；流入血流（経僧帽弁血流）
- ② PVF：pulmonary venous flow；肺静脈血流
- ③ DcT：deceleration time；減衰時間
- ④ LVEDP：left ventricular end-diastolic pressure；左室拡張末期圧
- ⑤ RVEDP：right ventricular end-diastolic pressure；右室拡張末期圧
- ⑥ RVSP：right ventricular systolic pressure；右室収縮期圧
- ⑦ PASP：pulmonary arterial systolic pressure；肺動脈収縮期圧
- ⑧ LV RFW：left ventricular rapid filling wave；左室急速充満波
- ⑨ RAP：right atrial pressure；右動脈圧
- ⑩ PPS：post-pericardiotomy syndrome；心膜切開後症候群

文献

1) Little WC, et al：Echocardiographic evaluation of diastolic function can be used to guide clinical care. Circulation 120：802-809, 2009.
2) Rudski LG, et al：Guidelines for the echocardiographic assessment of the right heart in adults：a report from the American Society of Echocardiography endorsed by the European Association of Echocardiography, a registered branch of the European Society of Cardiology, and the Canadian Society of Echocardiography. J Am Soc Echocardiogr 23：685-713, 2010.
3) Hurrell DG, et al：Value of dynamic respiratory changes in left and right ventricular pressures for the diagnosis of constrictive pericarditis. Circulation 93：2007-2013, 1996.
4) Talreja DR, et al：Constrictive pericarditis in the modern era：novel criteria for diagnosis in the cardiac catheterization laboratory. J Am Coll Cardiol 51：315-319, 2008.
5) Kawatsu S, et al：Preoperative use of tolvaptan in a patient with constrictive pericarditis. Kyobu Geka 69：121-125, 2016.
6) Kanaya M, et al：Successful treatment of severe right-sided heart failure due to postoperative constrictive pericarditis with tolvaptan. Am J Ther 23：e264-267, 2016.
7) 澤崎貴子, ほか：V$_2$受容体拮抗薬トルバプタンが著効した収縮性心膜炎による治療抵抗性心不全の1例. 心臓 44：837-843, 2012.
8) Imazio M, et al：COlchicine for the Prevention of the Post-pericardiotomy Syndrome（COPPS）：a multicentre, randomized, double-blind, placebo-controlled trial. Eur Heart J 31：2749-2754, 2010.

Ⅱ 各論

12 収縮性心膜炎

収縮性心膜炎（CP）[1]に対しては，心膜剥離術が有効な治療手段である．わが国においては，現在年間200例程度施行されているが，死亡率が10％前後といまだに予後不良である．周術期，遠隔期成績を改善させるためには，心膜を全周性に剥離する全心膜剥離術の完遂が重要である．心外膜の肥厚，線維化，石灰化などを合併した症例では，全心膜剥離術完遂後においても，拡張障害の改善が得られないことがある．これらの症例に対しては，心外膜を切開するwaffle procedureが有用である．

Point

1. CPは，拡張障害を主体とした心膜疾患であり，心膜剥離術が唯一有効な治療手段である．
2. 心膜剥離術は，全心膜剥離術（両心室，大動脈，肺動脈，右房，上下大静脈周囲のすべての心膜）を施行することにより，周術期，遠隔期成績が改善する．
3. 胸骨正中切開が，全心膜剥離術に適したアプローチ法である．
4. 体外循環の使用を可及的に回避して，心膜剥離術を行うことが推奨される．
5. suction positionerを使用することで，血行動態を維持しながら，心臓の後方，下方への心膜剥離術が可能となる．
6. 超音波凝固切開装置を使用することで，心膜剥離術時の出血予防が可能となる．
7. 全心膜剥離術後，拡張能の改善が認められない症例に対しては，waffle procedureが有効である．

CPは，心膜，心外膜の肥厚，線維化，石灰化などにより，心室拡張障害を引き起こす疾患である．外科的治療法が唯一の有効な治療手段であり，日本循環器学会，European Society of CardiologyのガイドラインではCPに対する心膜切除術は，治療推奨度ClassⅠ，エビデンスレベルCとされている[1,2]．

麻酔・術中モニタリング

手術は，全身麻酔下に施行する．術中モニタリングは，Swan-Ganzカテーテル（**SGC**）[2]と経食道心エコー法（**TEE**）[3]が有用である．

SGCでは，肺動脈圧，右房圧，心拍出量をモニタリングし，心膜剥離術施行に伴って，

肺動脈圧，右房圧の低下と心拍出量の上昇を確認することにより，心膜剥離術の有効性の判定材料とする。右室圧波形では，CPに特徴的なdip and plateau patternが観察されるが，拡張障害の解除に伴い，右室圧波形の正常化を観察することが重要である。

TEEでは，心室の収縮能，拡張能，容積を評価する。特に，拡張障害を示唆する偽正常化現象(pseudo-normalization)が認められるため，心膜剥離術の施行に伴い，拡張能が改善し，偽正常化現象の消失を確認する。

心外膜の肥厚，線維化，石灰化などを有する症例においては，心膜剥離術のみでは拡張障害が十分に解除できないことがあり，後述するwaffle procedureを追加するか否かの判断材料となるため，SGCやTEEによる術中モニタリングの果たす役割は大きい。

Stop it !

心膜剥離術中に電気メスを使用するにあたっては，電気メス使用に伴う心室細動の誘発に十分中止する必要がある。また，速やかに除細動を行えるように体外式パッドをあらかじめ貼付しておくようにする。

心膜剥離術(pericardiectomy)

◆アプローチ方法

胸骨正中切開
両心室，大動脈，肺動脈，右房，上下大静脈を含めた広範囲の心膜剥離術を施行するのに適したアプローチ法である。また，心膜剥離術中，不測の出血などに見舞われた際に，人工心肺(CPB)❹への移行がしやすい。胸骨部分切開(第2肋間T字切開)でも施行可能であり，若年女性においては美容的満足度の向上が可能となる。

側開胸
左第5肋間前側方開胸が使用される。病変部位が左室のみに限局される場合や，化膿性心膜炎によるCPに対して，胸骨正中切開に伴う縦隔洞炎発症予防が必要な症例が適応となる。左室側は，房室間溝まで心膜剥離術が容易であるが，右室前面や右房，上下大静脈へのアプローチは困難となる。心臓全体の心膜剥離術を行う必要がある場合，両側側開胸を用いる方法もあるが，胸骨正中切開のほうが適すると考えられる。

◆剥離方法

心膜剥離術は，全心膜剥離術(total pericardiectomy)と，部分心膜剥離術(partial pericardiectomy)に分類される。

全心膜剥離術の剥離範囲は，心臓後方は両側の横隔神経を越え肺静脈周囲まで，上方は大動脈，肺動脈，上大静脈周囲まで，下方は横隔膜面，下大静脈を含めた下方までを含む。一部，剥離不十分な部位が残存した心膜剥離術を部分心膜剥離術とする。剥離にあたっては，両側横隔膜神経を損傷しないように注意する。

全心膜剥離術と部分心膜剥離術の手術成績を比較すると，全心膜剥離術施行群のほうが，周術期死亡率，低心拍出量症候群発症率，遠隔期死亡率を低下し，長期間にわたる良好な

血行動態の維持が可能であると報告されている[3]。部分心膜剥離術では，再手術回避率が低下するため，可及的に全心膜剥離術を施行すべきとされている[4]。

心膜剥離方法は，Metzenbaum剪刀やCooper剪刀による鈍的剥離や，電気メスによる剥離法があるが，超音波凝固切開装置を使用することで，出血リスク低減効果が指摘されている[5,6]。

心膜剥離は，左心系，右心系の順番に行う。右心系の拡張障害を先に解除すると，左心系にかかる前負荷が増大し，左心不全を惹起する可能性がある。

Stop it !

心膜剥離術の際に横隔神経を損傷しないこと。

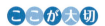

心膜剥離術は，両心室，大動脈，肺動脈，右房，上下大静脈周囲のすべての心膜を剥離する全心膜剥離術を行うことで，良好な周術期，遠隔期成績が得られる。

◆waffle procedure（図1）

心外膜が線維性肥厚を有する症例においては，心膜剥離術後も心室拡張障害が残存することがある[7]。こういった症例に対して，Heimbeckerらは，線維性肥厚をきたした心外膜にメスで格子状の切開を加えることにより，拡張障害を解除する術式を報告した[8]。施行後の形態がwaffleの焼き型状になることから，waffle procedureと名付けられた。線維化した心外膜表面をメスで軽く触れる感覚で切開を加えると，心拍動に伴い能動的に切開部位が5mm程度まで拡張し，拡張障害が改善する。切開間隔は，1cm平方程度が適当であると考えられるが，心拍動下に施行することにより，その効果をSGCやTEEでモニタリングが可能であるため，適宜，切開範囲，大きさを決定すべきである。Yamamotoらは，全心膜剥離術後も，心膜心外膜由来の拡張障害が残存した症例に対して，CPBを使用することなく，waffle procedureを施行し，良好な結果を得たことを報告している[9]。waffle procedure施行にあたって，心筋や冠動脈の損傷に留意する必要がある。超音波凝固切開装置を使用することにより，これらの合併症の発症を低減させることも報告されている[5,6]。

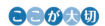

waffle procedureは，心外膜をメスで「切る」感覚ではなく，「なでる」感覚で行うことで，切開後は心拍動に伴い，自然と広がるのを焦らずに待つこと。

図1 waffle procedure

心外膜を切開することにより
拡張障害が改善する。
見た目がwaffle様となる。

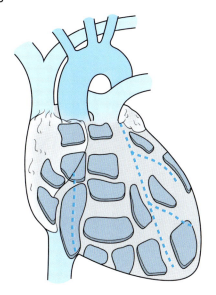

◆CPB使用

 多くの症例では，CPBを使用することなく，心膜剥離術，waffle procedureが可能である。視野展開にあたっては，左側心膜のみの吊り上げとして，右側は胸腔内に心臓を移行させることで，右心系への静脈還流を妨げないようにすることで，血行動態を維持するように努める。心拍動下冠動脈バイパス術の際に使用するsuction positionerを使用して，心臓を挙上することにより，血行動態を維持しながら，心臓後方，下方（横隔膜面）へのアプローチが容易となる[5,6]。しかしながら，不慮の事態発生時にすぐにCPBが使用できる環境を整えたうえで，手術を施行することは重要である。

 CPB使用が必要とされるのは，術中大量出血，ほかの心臓手術施行症例や心膜の石灰化が著しい症例などである。CPB使用に伴う不利益として，抗凝固療法による出血リスクが高まること，心膜剥離術，waffle procedure時に拡張障害の改善をリアルタイムでモニタリングできないため，その効果が判定できないことが挙げられる。また，術前より右心不全に由来する肝機能障害，腎機能障害を有する患者では，CPBの使用に伴い，術後に重症化する可能性を考慮すべきである。全心膜剥離術を完遂する目的で，CPBを使用するという考え方もあるが，使用にあたっては，各患者の状態を勘案したうえでの決定が重要となる。

◆術後管理

 多くの症例では，心膜剥離術とwaffle procedureの併用により，拡張能の改善が認められるが，改善が認められない症例も存在する。その原因としては，心筋コンプライアンス異常，長年のCPに伴う心筋萎縮などが考えられている。その場合，強心薬や大動脈内バルーンポンプの使用が必要となる。

図2 CPに対する治療成績

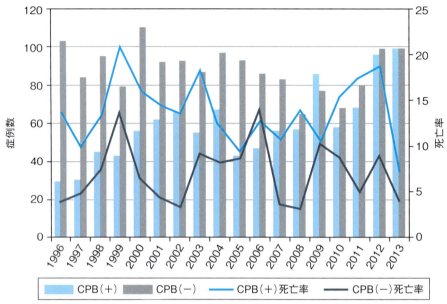

(日本胸部外科学会年次報告より)

◆成績

　日本胸部外科学会の年次報告によると，1996～2013年の間にCPに対する外科的治療は，年間114～198例（平均147.4例）が施行され，CPB使用率は平均40%（22～53%）であった。2000年以前では，CPB使用率が30%前後であったが，最近は50%前後となっている（図2）。その原因は明らかではないが，以前は手術適応とならなかった症例に対しても，外科的治療を施行されるようになったことが一因と考えられる。

　病院死亡率は，CPB使用症例で13.8%（7.1～20.9%），CPB非使用例で7.1%（3.1～14.0%）と高く，その原因としては，拡張障害に伴う肝機能，腎機能低下が術後予後を不良にしていると考えられ，拡張障害が解除されたとしても，予後を改善できない可能性が示唆される。そのため，適応決定にあたっては，拡張障害のみならず，他臓器の術前状態を十分に検討したうえで，手術適応を決定する必要がある。

　周術期死亡の予測因子として，術前NYHA class，右房圧高値，高ビリルビン値，心房細動，心膜石灰化，側開胸アプローチ，部分心膜剥離術が指摘されている[3]。

　遠隔期死亡の予測因子としては，年齢，NYHA class，放射線照射歴，腎機能障害，肺高血圧，低左心機能，低ナトリウム血症が指摘されている[10,11]。

（津久井宏行）

▼略語一覧

① CP：constrictive pericarditis；収縮性心膜炎
② SGC：Swan-Ganz catheter；Swan-Ganzカテーテル
③ TEE：transesophageal echocardiography；経食道心エコー法
④ CPB：cardiopulmonary bypass；人工心肺

文献

1) Adler Y, et al：European Society of Cardiology (ESC)：2015 ESC Guidelines for the diagnosis and management of pericardial diseases：The Task Force for the Diagnosis and Management of Pericardial Diseases of the European Society of Cardiology (ESC) Endorsed by：The European Association for Cardio-Thoracic Surgery (EACTS). Eur Heart J 36：2921-2964, 2015.
2) 日本循環器学会，循環器病の診断と治療に関するガイドライン (2009年度合同研究班報告)：慢性心不全治療ガイドライン (2010年度改訂版). 2010.
3) Chowdhury UK, et al：Pericardiectomy for constrictive pericarditis：a clinical, echocardiographic, and hemodynamic evaluation of two surgical techniques. Ann Thorac Surg 81：522-529, 2006.
4) Cho YH, et al：Completion pericardiectomy for recurrent constrictive pericarditis：importance of timing of recurrence on late clinical outcome of operation. Ann Thorac Surg 93：1236-1240, 2012.
5) Fukumoto A, et al：Off-pump pericardiectomy using an ultrasonic scalpel and a heart positioner. Asian Cardiovasc Thorac Ann 15：e69-71, 2007.
6) Matsuura K, et al：Off-pump waffle procedure using an ultrasonic scalpel for constrictive pericarditis. Eur J Cardiothorac Surg 47：e220-222, 2015.
7) Tsukui H, et al：The waffle procedure (multiple incision of epicardium) with pericardiectomy for constrictive pericarditis. Nihon Kyobu Geka Gakkai Zasshi 45：1981-1985, 1997.
8) Heimbecker RO, et al：Surgical technique for the management of constrictive epicarditis complicating constrictive pericarditis (the waffle procedure). Ann Thorac Surg 36：605-606, 1983.
9) Yamamoto N, et al：For what type of constrictive pericarditis is the waffle procedure effective? Asian Cardiovasc Thorac Ann 19：115-118, 2011.
10) Ling LH, et al：Constrictive pericarditis in the modern era：evolving clinical spectrum and impact on outcome after pericardiectomy. Circulation 100：1380-1386, 1999.
11) Bertog SC, et al：Constrictive pericarditis：etiology and cause-specific survival after pericardiectomy. J Am Coll Cardiol 43：1445-1452, 2004.

Ⅱ 各論

13
成人先天性心疾患

先天性心疾患の発生率は約100人に1人といわれており，日本では毎年約1万人の先天性心疾患をもった患児が生まれている．心臓外科の手術・内科的治療の成績が向上したことに伴い，以前は救命できなかった小児が成人するようになり，現在では先天性心疾患の小児の約90％が成人期に達するようになった．日本ではすでに40万人以上が成人患者となっており，その数は今後ますます増加していくと予想される[1]．

これらの成人先天性心疾患には，①成人期に発見され，手術の既往などのない心房中隔欠損症（**ASD**）❶のような比較的単純なもの，②複雑心奇形のうち両心室修復が行われているもの（Fallot四徴症など），③複雑心奇形のうち単心室修復（Fontan手術など）が行われているもの，の主に3つに分けられる．そのすべてを本項で述べることはできないが，このうち，比較的頻度の高い成人期のASD，そして小児期の心内修復術の成績の向上に伴って，成人期に達する患者が増加してきているFallot四徴症術後の肺動脈弁置換術，の2つに絞って概説する．

= Point =

1 成人先天性心疾患に対する手術は，先天性心疾患の患児の救命率が上昇したことによって，増加している．

2 成人先天性心疾患に対するカテーテル治療の役割が高まっており，特にASD，動脈管開存症に対するカテーテル治療は一般的となっている．今後は術後の肺動脈狭窄に対するステント治療やカテーテルによる肺動脈弁置換なども行われるようになると考えられる．

3 成人期のASDの場合，小児期の場合と比べて肺血管抵抗が上昇しているものや不整脈を合併するものも多く，これらに配慮した周術期管理が必要である．

4 Fallot四徴症術後遠隔期の問題点として，肺動脈弁逆流，肺動脈弁狭窄，大動脈拡張，不整脈などがある．

5 Fallot四徴症を始めとした先天性心疾患の再手術症例では，通常の成人疾患とは異なった手術戦略が必要な場合があり，それぞれに対して習熟する必要がある．

心房中隔欠損症(ASD)

◆病態・適応

　ASDは，小児期には比較的症状が出にくく，20歳までの自然歴は比較的良好である．そのため，成人先天性心疾患のなかではもっとも多く認められる．しかし，治療を行わなかった場合，30歳以降では心不全に伴う死亡が増加して生存率が急激に低下する[2]．これらに寄与するのは，①高血圧などによる左室のコンプライアンス低下による左右短絡量の増加，②心房細動や心房粗動の合併，③肺血流増加に伴う肺高血圧の悪化，などである．治療として，現在では外科手術による閉鎖だけではなく，カテーテル治療も積極的に行われるようになってきている．

　原則的に，右心系の容量負荷を伴うもの，肺体血流比が1.5以上の症例は閉鎖術の適応と考えられている[3]．高度の肺高血圧を伴うものに関しては，以前は治療対象ではないと考えられていた症例でも，肺血管拡張薬によって肺血管抵抗の低下を認める症例も多く，これらの薬剤を用いた後に心房中隔欠損を閉鎖することも行われている．

◆手術とカテーテル治療の選択

　成人領域では現在，ASDのうち多くの症例はカテーテル治療可能であると考えられている．わが国においてはAmplatzer™ Septal Occluder(セント・ジュード・メディカル社，図1)が2006年に認可され，現在，認定施設において幅広く行われている．今後，海外で使用されている新たなデバイスも承認されてくると考えられる．

　適応対象は二次孔欠損型ASDで，①欠損孔のバルーン伸展径が38mm以下，②肺体血流比が1.5以上，③前縁を除く欠損孔周囲縁が5mm以上あるもの，または肺体血流比が1.5以下であってもASDに伴う心房性不整脈や奇異性塞栓症を合併するもの，である．

　ASDの診断は経胸壁心エコー法(**TTE**)[2]で行われることが多いが，カテーテル治療の適応を判断するために経食道心エコー法(**TEE**)[3]による観察も非常に重要である．基本的に，上大静脈や左房上縁が欠損する症例や下大静脈縁が欠損する症例はカテーテル治療が難し

図1　Amplatzer™ Septal Occluder

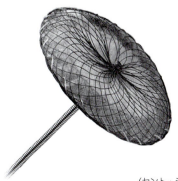

(セント・ジュード・メディカル株式会社提供)

く，手術の適応となる．また，カテーテル治療の適応を決定する際には，基本的には部分肺静脈還流異常症を除外する必要があるが，これにはCTまたはMRIが有用である．

ここが大切

部分肺静脈還流異常症の合併の有無の診断は重要である．もっとも多いのは右上肺静脈が上大静脈に還流する場合だが，エコーで4本の肺静脈が左房に還流していても，さらに別の肺静脈が上大静脈などに還流することもあり，術前のCTあるいはMRIで丁寧に肺静脈，上下大静脈を観察することが重要である（図2）．

手術とカテーテル治療の選択に関しては，ASD以外の病変についての把握も重要である．右室の拡大に伴う三尖弁逆流に関しては中程度以下のものの場合，ASDを閉鎖することで右心系の負荷がとれることによって軽減することも多く，必ずしも手術の適応とはならない．また，同時に存在する僧帽弁疾患の存在，年齢が高くなるに従って高率に合併する心房細動に対し，カテーテルによるアブレーションを行うか，あるいはMaze手術を行うかの選択などもカテーテル治療と手術の選択の重要な判断材料となる．

◆手術

手術は胸骨正中切開または胸骨部分切開，あるいは右開胸で行われることもある．上下大静脈脱血で大動脈遮断または電気的心室細動を利用して右房を切開して行う．小児の場合は直接閉鎖できることがほとんどだが，高齢者の場合，心房中隔の組織が脆いことも多く，ASDの大きなものではパッチを利用したほうが安全な場合もある．使用するパッチとしては，ポリテトラフルオロエチレン（**PTFE**）❶パッチまたは自己心膜を用いることが多い．

図2 部分肺静脈還流異常症診断のpitfall

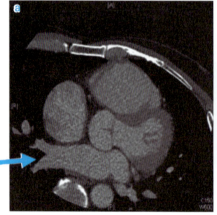 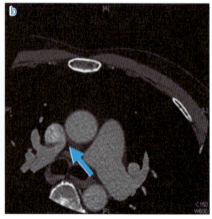

右側に2本の肺静脈（→）が確認できる（左側にも2本）．

上大静脈背側に流入する右上肺静脈の一部（肺動脈より頭側）を認める（→）．

◆カテーテル治療

　TEEで欠損孔の径・辺縁を測定，サイジングバルーンで欠損孔の径を計測して閉鎖栓のサイズを決定する。①大腿静脈からシースを挿入し，右房側より欠損孔を通し左房側に入れる。②閉鎖栓を左房にあるカテーテルの先端まで進めて，左房側の傘状部を開く。③閉鎖栓の中心部（ウエスト）を広げて欠損孔に近づける。④閉鎖栓中心部の位置に合わせる。⑤右房の傘状部を開く。⑥閉鎖栓が確実に留置されたことを確認した後，接続を解除する（図3)[4]。

図3　ASDのカテーテル治療

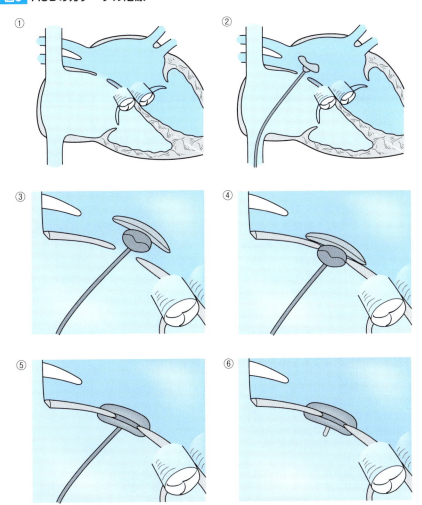

（文献4より改変引用）

◆術後管理・フォローアップ

　成人期のASDの治療後，①肺高血圧に伴う右心不全，②左心容量負荷に伴う左心不全，が問題となることがある。①に対しては，一酸化窒素（NO）[3]が非常に有用で，肺血管抵抗が高い症例では術中から利用することもある。また，ASDを手術的に閉鎖する場合にパッチに1cm程度のfenestrationを開けておき，右左シャントを許容することで，術後の急性右心不全を回避することもある。この場合，術後しばらく経過してからカテーテルでfenestrationを閉鎖することも可能である。②に対しては，強心薬の使用や後負荷軽減のため，血管拡張薬を積極的に利用することが重要である。

　成人のASDは小児のASDに比べて，術後の不整脈や長期（3日以上）のICU滞在が多い傾向にある。ASD術後も肺高血圧の状態について定期的な観察が必要である。

　カテーテル治療後の合併症としては，手技に伴う重大な合併症は約1.6％[5]で，デバイスの脱落，心タンポナーデなどがある。遠隔期の合併症としては，デバイスによる心臓壁のびらん穿孔などがあるが，新しい世代のデバイスではこれらの穿孔が少ないという報告もある[6]。

Fallot四徴症術後肺動脈弁置換術

◆病態・適応

　現在，Fallot四徴症の手術成績は良好で，わが国での入院死亡率は2015年時点で1％前後である[7]。1996年時点でのFallot四徴症の死亡率は約5％程度であり，死亡率はここ20年で劇的に低下している。このため今後ますます成人のFallot四徴症の患者は増加していくことが考えられる。

　術後遠隔期に問題となるのは，①不整脈（心房性・心室性），②右室流出路狭窄，肺動脈分岐狭窄，③肺動脈弁逆流に伴う右室拡大，右室機能不全，④三尖弁逆流，⑤大動脈拡張，などである。このうち，肺動脈弁逆流は多くの場合，修復時の肺動脈弁輪切開に伴うtransannular patchの使用によって起こる。

　肺動脈弁閉鎖不全の手術適応としては，明確な基準は存在しないが，有症状で，運動耐容能が低下したもの，自覚症状がなくとも，中〜高度の右室機能低下，中〜高度の右室拡大，有症状または，持続性の上室心室性不整脈の出現，中〜高度の三尖弁閉鎖不全も手術適応である[3]。ボストン小児病院の手術適応を表1に示す[8]。

表1　Fallot四徴症のボストン小児病院における再手術適応

中等度〜重症の肺動脈弁閉鎖不全，すなわちMRIによるregurgitation fraction＞25％に，以下の条件が1つ以上加わった場合
1. 右室拡張末期容積係数≧160mL/m^2
2. 右室収縮末期容積係数≧70mL/m^2
3. 左室拡張末期容積係数≦65mL/m^2
4. 右室駆出率≦45％
5. 右室流出路の瘤状拡大，偽性心室瘤
6. 有意な臨床症状：労作時倦怠感，心不全および治療薬内服，失神，持続性心室頻拍
7. その他の遺残病変を合併する場合：中等度以上の三尖弁閉鎖不全，心室中隔欠損，高度大動脈弁閉鎖不全など

◆手術

再手術となるので、術前のCT, MRIを検討し、胸骨背面の構造を把握しておくことが重要である。必要があれば大腿動静脈を確保しておき、心臓や大血管損傷時の出血に備える。胸骨背面の剥離が困難と考えられる場合は、大腿動静脈から人工心肺を確立し、左開胸で心拍動下に手術することも可能である。

肺動脈弁の選択としては一般的には生体弁が用いられることが多く、機械弁を用いるのはまれで、ほかの理由でワルファリンが必要な場合や多数回にわたる再手術を受けている場合などにかぎられる。わが国においては、山岸らによって開発されたbulging sinusおよびePTFE⑥弁付導管も肺動脈弁位に広く用いられており、良好な成績を得ている[9]。

手術は、心房間、あるいは心室間短絡がなく、肺動脈弁置換のみであれば右房脱血、心拍動下に行うことも可能である。同時手術として三尖弁形成、遺残心室中隔欠損閉鎖などがある場合は両大静脈脱血として、心停止下に行う。

Stop it!

術前に遺残短絡が指摘されていない症例でも、術中にTEEで発見される場合もある。心拍動下に肺動脈弁置換術を行う場合は、肺動脈を切開した後、麻酔科医に注意深く左心系のエアを確認してもらう。必要があれば、大動脈遮断を行って心停止液を注入するか、不可能ならば電気的心室細動(induced Vf)にして大動脈基部からエアを抜くことを考慮する。

肺動脈弁は4-0モノフィラメント連続縫合で右室流出路に縫着する。前面はウシ心膜パッチかPTFEパッチを用いて補填することが多い。この際、肺動脈弁が腹側を向くと、パッチの部分で狭窄になることがあるので、できるだけ流出側の弁口が背側に向くように縫着する(図4)。

図4 肺動脈弁置換術の手術手技

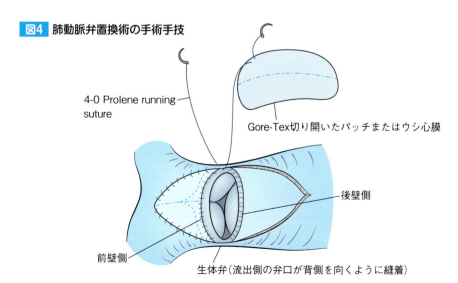

◆術後管理・フォローアップ

　再手術の癒着剥離操作などに伴う出血や心機能低下（右心，左心）などが問題になりうるが，手術死亡率は約2％程度である[10]。術後は心不全と不整脈の発生，また，右室機能低下や三尖弁逆流の増悪などに注意する。

（平田康隆）

▼略語一覧

1. ASD：atrial septal defect；心房中隔欠損症
2. TTE：transthoracic echocardiography；経胸壁心エコー法
3. TEE：transesophageal echocardiography；経食道心エコー法
4. PTFE：polytetrafluoroethylene；ポリテトラフルオロエチレン
5. NO：nitric oxide；一酸化窒素
6. ePTFE：expanded polytetrafluoroethylene；多孔質ポリテトラフルオロエチレン

文献

1) Shiina Y, et al：Prevalence of adult patients with congenital heart disease in Japan. Int J Cardiol 146：13-16, 2011.
2) Craig RJ, et al：Natural history and prognosis of atrial septal defect. Circulation 37：805-815, 1968.
3) 循環器病の診断と治療に関するガイドライン（2010年度合同研究班報告）：成人先天性心疾患診療ガイドライン. Circ J 2011, p1-135.
4) 2012-2013年度合同研究班報告（2014年版）：2014年版 先天性心疾患，心臓大血管の構造的疾患（Structural Heart Disease）に対するカテーテル治療のガイドライン. Circ J 2014, p3-120.
5) Geva T, et al：Atrial septal defects. Lancet 383：1921-1932, 2014.
6) Haas NA, et al：Closure of secundum atrial septal defects by using the occlutech occluder devices in more than 1300 patients. Catheter Cardiovasc Interv 2016.[Epub ahead of print]
7) Masuda M, et al：Thoracic and cardiovascular surgery in Japan during 2013. J Thorac Cardiovasc Surg 48：401-415, 2015.
8) Geva T：Indications and timing of pulmonary valve replacement after tetralogy of Fallot repair. Pediatr Card Surg Annu 9：11-22, 2006.
9) Miyazaki T, et al：Expanded polytetrafluoroethylene conduits and patches with bulging sinuses and fan-shaped valves in right ventricular outflow tract reconstruction：multicenter study in Japan. J Thorac Cardiovasc Surg 142：1122-1129, 2011.
10) Babu-Narayan S, et al：Clinical outcomes of surgical pulmonary valve replacement after repair of tetralogy of Fallot and potential prognostic value of preoperative cardiopulmonary exercise testing. Circulation 129：18-28, 2014.

索引

あ

アキセチル ・・・・・・・・・・・・・・・・・・ 116
悪性腫瘍 ・・・・・・・・・・・・・・・・・・・・ 596
アクセス血管評価 ・・・・・・・・・・・・ 513
アグラスタッド ・・・・・・・・・・・・・・・ 63
アザチオプリン ・・・・・・・・・ 522, 567
亜硝酸薬 ・・・・・・・・・・・・・・・ 535, 565
アスピリン ・・・・・ 63, 64, 65, 102, 196, 257, 267, 278, 289, 356, 357, 358, 435, 436, 456, 474, 567, 611
アセデゾラミド ・・・・・・・・・・・・・・ 138
アセトアミノフェン ・・・ 116, 120, 479
アゾセミド ・・・・・・・・・・・・・・・・・・ 138
アタラックスP® ・・・・・・・・・・・・・ 227
圧較差 ・・・・・・・・・・・・・・・・・・・・・ 551
圧力計 ・・・・・・・・・・・・・・・・・・・・・・ 85
アテノロール ・・・・・・・・・・・・・・・ 135
アデムパス® ・・・・・・・・・・・・・・・・ 588
アトルバスタチン ・・・・・・・・・・・ 360
アドレナリン ・・・・・ 73, 75, 291, 305, 568
アトロピン ・・・・・・・・ 74, 75, 127, 567
アナフラニール® ・・・・・・・・・・・・ 227
アピキサバン ・・・・・・・・・・ 63, 66, 576
アブシキシマブ ・・・・・・・・・・・・・・ 63
アプロチニン ・・・・・・・・・・・ 101, 480
アミオダロン ・・・ 74, 75, 107, 126, 128, 129, 130, 131, 227, 247, 355, 419, 542, 543, 550, 568
アミノ型局所麻薬 ・・・・・・・・・・・ 221
アミノグリコシド系抗菌薬 ・・・・・ 227
アモバン® ・・・・・・・・・・・・・・・・・・ 227
アリクストラ® ・・・・・・・・・・・・・・・ 65
アリピプラゾール ・・・・・・・・・・・ 228
アルガトロバン ・・・・・・・ 37, 38, 205
アルダクトン®A ・・・・・・・・ 109, 138
アルドステロン拮抗薬 ・・・・・・・・ 359
アルブミン ・・・・・・・・・・・・・・ 39, 478
アンカロン® ・・・・・・・・・・・・・・・・ 107
アンジオテンシンⅡ受容体遮断薬
　　・・・・・・・・・・・・・・・・・・・・ 456, 551
アンジオテンシン変換酵素受容体拮抗薬
　　・・・・・・・・・・・・・・・・・・・・・・・・ 110
アンジオテンシン変換酵素阻害薬
　　・・・・・・・・・・・・・・・・・・・・ 110, 456
アンチトロンビン活性 ・・・・・・・・ 19
アンピシリン ・・・・・・・・・・・・・・・ 318
アンプラーグ® ・・・・・・・・・・・・・・・ 30
イグザレルト® ・・・・・・・・・・・・・・・ 66
異型大動脈縮窄 ・・・・・・・・・・・・・ 522
遺残空気 ・・・・・・・・・・・・・・・・・・・ 182
維持療法 ・・・・・・・・・・・・・・・・・・・ 579
イソプロテレノール ・・・・・・・・・ 478
イソフルラノール ・・・・・・・・・・・・ 44
イダルシズマブ ・・・・・・・・・・・・・ 474
一過性脳虚血発作 ・・・・・・・・・・・ 322
逸脱の修復 ・・・・・・・・・・・・・・・・・ 286
遺伝子組み換え活性型第Ⅶ因子製剤
　　・・・・・・・・・・・・・・・・・・・・・・・・ 101
陰圧補助下創縁牽引法 ・・・・・・・ 193
インスリン ・・・・・・・・・ 474, 568, 569
インフォームド・コンセント ・・ 244
ウィーニング ・・・・・・・・・・・・・・・ 103
右室拡張能 ・・・・・・・・・・・・・・・・・ 605
右室機能評価 ・・・・・・・・・・・・・・・ 181
右心カテーテル検査 ・・・・・・・・・ 607
右心機能の評価 ・・・・・・・・・・・・・ 564
右心系拡大 ・・・・・・・・・・・・・・・・・ 303
栄養指導 ・・・・・・・・・・・ 169, 171, 172
栄養評価 ・・・・・・・・・・・・・・・・・・・ 174
エダラボン ・・・・・・・・・・・・・・・・・ 102
エドキサバン ・・・・・・・・・・・・・・・・ 66
エバミール® ・・・・・・・・・・・・・・・・ 227
エビリファイ ・・・・・・・・・・・・・・・ 221
エビリファイ® ・・・・・・・・・・・・・・ 228
エフィエント® ・・・・・・・・・・・・・・・ 65
エプチフィバチド ・・・・・・・・・・・・ 63
エプレレノン ・・・・・・・・ 138, 139, 359
エベロリムス ・・・・・・・・・・・・・・・ 567
エリキュース® ・・・・・・・・・・・・・・・ 66
エリスロポエチン ・・・・・・・・・ 30, 44
エリスロマイシン ・・・・・・・・・・・ 580
遠位側吻合 ・・・・・・・・・・・・・・・・・ 464
遠隔合併症リスク ・・・・・・・・・・・ 266
塩化マグネシウム ・・・・・・・・・・・ 475
エンクローズ®Ⅱ ・・・・・・・・・・・・ 444
嚥下 ・・・・・・・・・・・・・・・・・・・・・・ 208
——障害 ・・・・・・・・・・ 208, 210, 481
塩酸ブプレノルフィン ・・・・・・・ 535
塩酸モルヒネ ・・・・・・・・・・・・・・・ 535
炎症コントロール ・・・・・・・ 522, 523
遠心ポンプ ・・・・・・・・・・・・・・・・・・ 80
エンドリーク ・・・・・・・・・・・・・・・ 517
横隔神経麻痺 ・・・・・・・・・・・ 111, 312
黄色ブドウ球菌鼻腔培養検査 ・・・ 19
オープンステントグラフト ・・・ 514
オーラ® ・・・・・・・・・・・・・・・・・・・・ 221
オキシコンチン® ・・・・・・・・・・・・ 227
オクトレオチド ・・・・・・・・・・・・・ 482
オピオイド
　　・・・・・ 117, 118, 119, 120, 121, 227, 478, 479
オピオイド拮抗薬 ・・・・・・・・・・・ 481
オランザピン ・・・・・・・・・・・・・・・ 228

か

カーディオトミーリザーバー ・・ 82
開胸 ・・・・・・・・・・・・・・・・・・・・・・ 385
回旋枝損傷 ・・・・・・・・・・・・・・・・・ 289
改訂水飲みテスト ・・・・・・・・・・・ 211
解剖学的条件 ・・・・・・・・・・・・・・・ 336
回路内圧計 ・・・・・・・・・・・・・・・・・・ 85
各種安全装置 ・・・・・・・・・・・・・・・・ 85
各種モニタリング ・・・・・・・・・・・・ 54
拡張型心筋症 ・・・・・・・・・・・・・・・ 553
拡張障害 ・・・・・・・・・・・・・・ 550, 604
下行大動脈〜大腿動脈評価 ・・・ 353
下肢虚血 ・・・・・・・・・・・・ 72, 311, 498
下肢静脈瘤 ・・・・・・・・・・・・・・・・・・ 18
下肢動脈塞栓 ・・・・・・・・・・・・・・・ 481
過収縮 ・・・・・・・・・・・・・・・・・・・・・ 550
ガスター® ・・・・・・・・・・・・・・・・・・ 227
下大静脈フィルター ・・・・・・・・・ 579
活性第Ⅱ因子阻害薬 ・・・・・・・・・・ 66
活性第Ⅹ因子阻害薬 ・・・・・・・・・・ 66
カテーテル治療 ・・・・・・・・・ 577, 621
カテコラミン ・・・・・ 68, 69, 70, 73, 95, 96, 97, 100, 126, 127, 129, 131, 134, 137, 170, 221, 288, 334, 338, 339, 355, 356, 360, 419, 478, 558, 566, 587, 588,
カニューレ ・・・・・・・・・・・・・・・・・・ 85
カラー付き人工弁 ・・・・・・・・・・・ 349
カリウム保持性利尿薬 ・・・・ 137, 138
カルシウムチャネル遮断薬 ・・・ 110
カルシニューリン抑制薬 ・・・・・ 567
カルバゾクロム ・・・・・・・・・ 101, 480
カルペリチド ・・・ 137, 138, 139, 140, 566
肝機能障害 ・・・・・・・・・・・・・・・・・・ 29
肝機能不全 ・・・・・・・・・・・・・・・・・・ 29
冠血行再建術 ・・・・・・・・・・・・・・・ 408
感染 ・・・・・・・・・・・・・・・ 185, 190, 523
感染性心内膜炎 ・・・・・・・・・・・・・ 316
感染瘤 ・・・・・・・・・・・・・・・・・・・・・ 318
完全血行再建 ・・・・・・・・・・・・・・・ 378
完全房室ブロック ・・・・・・・ 256, 455
冠動脈CT検査 ・・・・・・・・・・・・・・・ 22
冠動脈口の逢着 ・・・・・・・・・・・・・ 453
冠動脈切開 ・・・・・・・・・・・・・・・・・ 372
冠動脈造影 ・・・・・・・・・・ 22, 244, 379
冠動脈内膜摘除 ・・・・・・・・・・・・・ 433
冠動脈バイパス術 ・・・・・・・・・・・ 365
冠動脈閉塞 ・・・・・・・・・・・・・・・・・ 257
冠動脈末梢吻合 ・・・・・・・・・ 370, 371
肝不全管理 ・・・・・・・・・・・・・・・・・ 566
カンレノ酸カリウム ・・・・・・・・・ 138
緩和医療 ・・・・・・・・・・・・・・・・・・・ 230
機械弁 ・・・・・・・・・・・・・・・・・・・・・ 240
キシレステシンTMA ・・・・・・・・ 221
キシロカイン ・・・・・・・・・・・・・・・ 221
キナプリル ・・・・・・・・・・・・・・・・・ 359
キニジン ・・・・・・・・・・・・・・・・・・・ 580
機能的僧帽弁逆流手術 ・・・・・・・ 558
基部大動脈瘤 ・・・・・・・・・・・・・・・ 447
気泡検出器 ・・・・・・・・・・・・・・・・・・ 86
逆行性A型大動脈解離 ・・・・・・・ 518
逆行性心筋保護法 ・・・・・・・・・・・・ 92
逆行性脳灌流法 ・・・・・・・・・・・・・ 462
吸引回路 ・・・・・・・・・・・・・・・・・・・・ 84
急性心筋梗塞 ・・・・・・・・・・・・ 69, 398
急性肺塞栓症 ・・・・・・・・・・・・・・・ 570
弓部大動脈 ・・・・・・・・・・・・・・・・・ 467
——置換術 ・・・・・・・・・・・・・・・・ 463
——瘤 ・・・・・・・・・・・・・・・・・・・・ 461
弓部分枝病変 ・・・・・・・・・・・・・・・ 522
凝固 ・・・・・・・・・・・・・・・・・・・ 72, 100
胸骨下組織癒着剥離 ・・・・・・・・・・ 52
胸骨合併症 ・・・・・・・・・・・・・・・・・・ 36
胸骨骨髄炎 ・・・・・・・・・・・・・・・・・ 190
胸骨正中切開 ・・・・・・・・ 51, 381, 613
胸骨切開 ・・・・・・・・・・・・・・・・・・・・ 51
胸骨切開部骨化 ・・・・・・・・・・・・・・ 37
狭心症 ・・・・・・・・・・・・・・・・・・・・・ 522
——治療薬 ・・・・・・・・・・・・・・・・ 227
強心薬 ・・・・・・・・・・・・・・・・・・・・・ 110
強心配糖体 ・・・・・・・・・・・・・・・・・ 227
胸水貯留 ・・・・・・・・・・・・・・・ 110, 385
胸部CT ・・・・・・・・・・・・・・・・ 100, 243
胸部解離性大動脈瘤 ・・・・・・・・・・・ 8
胸部下行・胸腹部大動脈手術 ・・ 473
胸部下行大動脈近位部 ・・・・・・・ 467
胸部正中切開 ・・・・・・・・・・・・・・・ 365
胸部大動脈 ・・・・・・・・・・・・・・・・・ 511
胸部大動脈人工血管置換手術 ・・ 49
胸部大動脈プラーク ・・・・・・・・・・ 25
胸部単純X線写真 ・・・・・・・・ 97, 100
胸部非解離性大動脈瘤 ・・・・・・・・・ 8
局所麻酔薬 ・・・・・・・・・・・・・ 118, 119
虚血性心筋症 ・・・・・・・・・・・ 407, 556
虚血性心疾患 ・・・・・・・・・・・・・・・・・ 4
銀含有軟膏 ・・・・・・・・・・・・・・・・・ 191
均質膜 ・・・・・・・・・・・・・・・・・・・・・・ 81
クエチアピン ・・・・・・・・・・・・・・・ 228
クエン酸マグネシウム液 ・・・・・ 490
グラフト ・・・・・・・・・ 366, 389, 439
クリオグロブリン血管炎 ・・・・・・ 38
グリセリン浣腸 ・・・・・・・・・・・・・ 490
クリンダマイシン ・・・・・ 185, 186, 187
グルコン酸クロルヘキシジン ・・ 45
クレキサン® ・・・・・・・・・・・・・・・・・ 65
クロピドグレル ・・・・ 63, 64, 65, 257, 360, 435, 436, 474
クロルフェニラミン ・・・・・・・・・ 227
クロルヘキシジン ・・・・・・・・ 44, 220
経口CTEPH治療薬 ・・・・・・・ 582, 588
経口栄養 ・・・・・・・・・・・・・・・・・・・ 171
経口抗凝固薬 ・・・・・・・・・・・・ 66, 551
経口非ビタミンK拮抗薬 ・・・・ 66, 67
経心尖部アプローチ ・・・・・・・・・ 254
経大腿アプローチ ・・・・・・・・・・・ 253
経腸栄養 ・・・・・・・・・・・・・・・・・・・ 170
頸動脈エコー ・・・・・・・・・・・・・・・・ 22
頸動脈狭窄 ・・・・・・・・・・・・・・・・・・ 29
経腹膜経路 ・・・・・・・・・・・・・・・・・ 490
ゲーベン® ・・・・・・・・・・・・・・・・・・ 191
外科的血栓摘除術 ・・・・・・・・・・・ 578
血圧 ・・・・・・・・・・・ 96, 101, 110, 478, 509
血液回路 ・・・・・・・・・・・・・・・・・・・・ 83
血液検査 ・・・・・・・・・・・・・・・ 110, 598
血液浄化療法 ・・・・・・・・・・・・・・・ 123
血液診断 ・・・・・・・・・・・・・・・・・・・ 503
血液製剤 ・・・・・・・・・・・・・・・・・・・・ 45
血液添加血小板保護液 ・・・・・・・・ 91
血液濃縮回路 ・・・・・・・・・・・・・・・・ 87
血液ポンプ ・・・・・・・・・・・・・・・・・・ 78
血管合併症 ・・・・・・・・・・・・・・・・・ 256
血管肉腫 ・・・・・・・・・・・・・・・・・・・ 596
血行動態モニタリング ・・・・・・・・ 54

血小板製剤 · · · · · · · · · · · · · · · · 100	シーリング · · · · · · · · · · · · · · · · 444	静脈貯血槽 · · · · · · · · · · · · · · · · · 82
血栓吸引術 · · · · · · · · · · · · · · · · 577	歯科治療 · · · · · · · · · · · · · 218, 473	静脈リザーバー · · · · · · · · · · · · · 82
血栓破砕術 · · · · · · · · · · · · · · · · 577	歯科用キシロカイン® · · · · · · · · 221	除痛 · 186
血栓溶解療法 · · · · · · · · · · · · · · 576	ジギタリス · · · · · · · · · · · · 131, 227	食塩制限 · · · · · · · · · · · · · · 168, 173
血糖コントロール · · · · · · · · · · 474	シクロスポリン · · · · · · · · 522, 580	食形態 · 213
限度額認定証 · · · · · · · · · · · · · · · · 15	ジクロフェナク · · · · · · · · · · · · 116	除水回路 · · · · · · · · · · · · · · · · · · · 85
原発性良性腫瘍 · · · · · · · · · · · · · 595	刺激伝導系損傷 · · · · · · · · · · · · 289	徐脈性不整脈 · · · · · · · · · · · · · · 544
コイリング · · · · · · · · · · · · · · · · 514	止血薬 · · · · · · · · · · · · · · · 101, 480	ジルチアゼム · · · · · · · · · · · · · · 542
抗悪性腫瘍溶連菌製薬 · · · · · · · 482	ジゴキシン · · · · · · · · · 127, 130, 568	シロスタゾール · · · · · · 63, 64, 456, 474
降圧薬 · 227	自己血 · 45	心エコー
抗アルドステロン薬 · · · · · · 139, 610	自己血貯血 · · · · · · · · · · · · · · · · · 44	· · · · · · 20, 99, 243, 251, 264, 448, 598, 607
抗うつ薬 · · · · · · · · · · · · · · · · · · 227	ジゴシン® · · · · · · · · · · · · · · · · · 227	心機能 · 513
恒久的ペースメーカー · · · · · · · 127	姿勢 · 213	腎機能 · · · · · · · · · · · · 353, 513, 565
抗凝固薬 · · · · · · · · · 65, 66, 216, 473	ジソピラミド · · · · · · · · · · · · · · 551	——低下 · · · · · · · · · · · · · · · · · 30
抗凝固療法 · · 62, 132, 247, 257, 358, 435, 545, 567, 575	シタネスト® · · · · · · · · · · · · · · · 221	心機能評価 · · · · · · · · · · · · · · · · · 20
抗菌薬 · · · · 185, 186, 187, 188, 227, 317, 332, 524	ジヒドロピリジン · · · · · · · · · · · 130	心筋虚血 · · · · · · · · · · · · · · 289, 455
口腔ケア · · · · · · · · · · · · · · 216, 460	ジピリダモール · · · · · · · · · · · · · 64	心筋症 · 532
高血圧 · 522	ジプレキサ® · · · · · · · · · · · · · · · 228	心筋切除術 · · · · · · · · · · · · · · · · 548
抗血小板薬 · · · · · · · 64, 473, 481, 497	シベノール® · · · · · · · · · · · · · · · 227	心筋保護 · · · · · · · · · · · · · · · 87, 93
抗血小板療法 · · · · · · · · · · · 62, 435	シベレスタット · · · · · · · · · · · · · 586	心筋縫合液回路 · · · · · · · · · · · · · 85
抗血栓薬 · · · · · · · · · · · · · · · · · · · 64	シベンゾリン · · · · · · · · 478, 550, 551	心腔狭窄·閉塞症状 · · · · · · · · · 597
抗コリン薬 · · · · · · · · · · · · · · · · 227	縦隔炎 · 190	心腔内貯血槽 · · · · · · · · · · · · · · · 82
後出血 · 497	縦隔出血 · · · · · · · · · · · · · · · · · · · 99	神経学的合併症 · · · · · · · · · · · · 515
抗トロンビン薬 · · · · · · · · · · · · · 200	収縮性心膜炎 · · · · · · · · · · · 606, 612	心血管作動薬 · · · · · · · · · · · · · · 575
広範囲胸部大動脈瘤 · · · · · · · · · 467	周術期栄養管理 · · · · · · · · · · · · · 168	心血管手術後心停止 · · · · · · · · · 73
抗ヒスタミン薬 · · · · · · · · · · · · · 227	周術期栄養療法 · · · · · · · · · · · · · 168	心原性ショック · · · · · · · · · · · · 255
高ビリルビン血症 · · · · · · · · · · · · 29	周術期口腔機能管理 · · · · · · 216, 217	人工血管置換術 · · · · · · · · · · · · 464
後腹膜経路 · · · · · · · · · · · · · · · · 492	周術期心筋梗塞 · · · · · · · · · · · · · 354	人工呼吸器 · · · · · · · · · · · · · · · · · 74
抗不整脈薬 · · · · · 126, 227, 478, 542, 543	周術期認知機能 · · · · · · · · · 28, 159	人工心肺 · · · · · · · · · · · · · · · · · · 247
抗便秘薬 · · · · · · · · · · · · · · 122, 124	重症虚血性心疾患 · · · · · · · · · · · · 69	——回路 · · · · · · · · · · · · · · · · · 77
硬膜外腔 · · · · · · · · · · · · · · · · · · · 62	自由壁破裂 · · · · · · · · · · · · · · · · · 69	——確立 · · · · · · · · · · · · · 310, 311
硬膜外麻酔 · · · · · · · · · · · · · · · · · 62	手術部位感染症予防 · · · · · · · · · 185	——セットアップ · · · · · · · · · 244
高リン血症治療薬 · · · · · · · 122, 124	出血 · · · · · · · · · · · · · · · · 255, 455	——送血管 · · · · · · · · · · · · · · 466
呼吸終末陽圧呼吸 · · · · · · · · · · · 101	——管理 · · · · · · · · · · · · · 478, 509	人工臓器患者不適合 · · · · · · · · · 278
呼吸管理 · · · · 103, 110, 476, 509, 565, 568, 574	術後鎮痛 · · · · · · · · · · · · · · · · · · 115	人工肺 · 80
呼吸器合併症 · · · · · · · · · · · · · · · 32	術後DVT予防 · · · · · · · · · · 196, 198	人工弁 · · · · · · · · · · · · · · · · 240, 245
呼吸機能評価 · · · · · · · · · · · · · · 353	術後QOL · · · · · · · · · · · · · · · · · 223	人工弁着法 · · · · · · · · · · · · · · · · 245
呼吸トレーニング · · · · · · · · · · 474	術後栄養管理 · · · · · · · · · · · · · · 170	心室穿孔 · · · · · · · · · · · · · · · · · · 256
呼吸リハビリテーション · · · · · 314	術後感染 · · · · · · · · · · · · · · · · · · 188	心室中隔欠損 · · · · · · · · · · · · · · 455
骨盤内臓器血流障害 · · · · · · · · · 516	術後呼吸合併症 · · · · · · · · · 103, 162	心室中隔穿孔 · · · · · · · 69, 400, 402
コデインリン酸塩 · · · · · · · · · · · 227	術後縦隔出血 · · · · · · · · · · · · · · · 98	新鮮凍結血症 · · · · · · · · · · · · · · 100
コミュニケーション · · · · · · · · · 232	術後出血 · · · · · · · · · · · · · · · · · · 540	腎臓 · 112
コルヒチン · · · · · · · · · 543, 604, 611	術後心室不整脈 · · · · · · · · · · · · · 128	心臓CT · · · · · · · · · · · · · · · · · · 244
コンパートメント症候群 · · · · · · 35	術後心電図 · · · · · · · · · · · · · · · · · 97	心臓移植 · · · · · · · · · · · · · · 562, 567
さ	術後心房細動 · · · · · · · · · · · · · · 540	心臓カテーテル検査 · · · · · · · · · 50
サイアザイド利尿薬	術後水分管理 · · · · · · · · · · · · · · 436	心臓血管外科手術 · · · · · · · · · · · · 2
· · · · · · · · · · · 137, 138, 139, 610	術後創感染 · · · · · · · · · · · · · · · · 190	心臓再同期療法 · · · · · · · · · · · · 553
サイクロスポリン · · · · · · · · · · · 567	術後痛 · · · · · · · · · · · · · · · 115, 116	心臓手術周術期 · · · · · · · · · · · · · 69
再手術 · · · · · · · · · · · · · · 48, 51, 53	術後疼痛管理 · · · · · · · · · · 115, 385	心臓腫瘍 · · · · · · · · · · · · · · · · · · 590
再手術リスク · · · · · · · · · · · · · · 266	術後内服薬 · · · · · · · · · · · · · · · · 551	心臓脱転 · · · · · · · · · 366, 368, 369, 439
再膨張性肺水腫 · · · · · · · · · · · · · 313	術後認知機能障害 · · · · · · · · · · · 112	心臓麻酔 · · · · · · · · · · · · · · · 54, 62
サイレース® · · · · · · · · · · · · 227, 228	術後脳障害 · · · · · · · · · · · · · · · · 470	心臓リハビリテーション · · · · · 142
左室拡張能 · · · · · · · · · · · · 604, 605	術後の食欲不振 · · · · · · · · · · · · · 171	心タンポナーデ · · · · · · · · · 110, 597
左室機能評価 · · · · · · · · · · · · · · 181	術後発熱·炎症反応 · · · · · · · · · · 518	心停止 · 244
左室形成術 · · · · · · · · 408, 556, 558	術後不整脈 · · · · · · · · · · · · · · · · 126	心電図 · 243
左室自由壁破裂 · · · · · · · · 400, 405	術後リハビリテーション · · 142, 144, 145, 146, 147, 148, 150, 386	腎動脈狭窄·閉塞 · · · · · · · · 516, 522
左室破裂 · · · · · · · · · · · · · · · · · · 277	術前栄養管理 · · · · · · · · · · · · · · 169	腎動脈上遮断 · · · · · · · · · · · · · · 495
左心系IEにおける手術適応 · · · 327	術前オリエンテーション · · · · · · 144	心肺運動負荷試験 · · · · · · · · · · · 150
左心補助人工心臓 · · · · · · · · · · 562	術前呼吸器系合併症 · · · · · · · · · · 31	心拍数 · 96
嗄声 · 481	術前貯血 · · · · · · · · · · · · · · · · · · · 44	心不全 · · · · · · · · · · · · 109, 522, 597
サピエンス®3 · · · · · · · · · · · · · · · 252	術前認知機能 · · · · · · · · · · · · · · 158	腎不全 · · · · · · · · · · · · · · · · · · · 122
サピエンXT® · · · · · · · · · · · · · · · 252	術前リハビリテーション · · 144, 145	心房細動 · · · · · · · · · · · · · 355, 538
サムスカ® · · · · · · · · · · 109, 138, 173	術中TEE · · · · · · · · · · · · · · · · · · 50	心房中隔欠損症 · · · · · · · · · · · · 619
サルポグレラート · · · · · · · · · · · · 30	術中経食道心エコー · · · · · 176, 379	腎保護 · · · · · · · · · · · · · · · · · · · 518
酸塩基平衡管理 · · · · · · · · · · · · · 60	術中体温管理 · · · · · · · · · · · · · · · 28	心膜·心臓周囲組織 · · · · · · · · · 606
酸化マグネシウム · · · · · · · · · · 113	循環管理 · · · · · 108, 478, 568, 574	心膜疾患 · · · · · · · · · · · · · · · · · · 604
三環系抗うつ薬 · · · · · · · · · · · · · 227	循環停止 · · · · · · · · · · · · · · · · · · 59	心膜切開後症候群 · · · · · · · · · · · 610
三尖弁 · · · · · · · · · · · · · · · 182, 294	循環動態 · · · · · · · · · · · · · · · · · · · 99	心膜剥離術 · · · · · · · · · · · · · · · · 613
——逆流 · · · · · · · · · · · · · · 303, 564	昇圧薬 · · · · · · · · · · · · · · · · · · · 572	心膜剥離手順 · · · · · · · · · · · · · · · 52
——形成術 · · · · · · · 291, 297, 300	消化管 · · · · · · · · · · · · · · · · · · · 113	新レシカルボン®坐薬 · · · · · · · 490
——手術 · · · · · · · · · · · · · 296, 301	消化器疾患 · · · · · · · · · · · · · · · · 353	水分管理 · · · · · · · · · · · · · · · · · · 247
——閉鎖不全症 · · · · · · · 291, 292	上行·弓部大動脈瘤 · · · · · · · · · · 458	頭蓋内感染瘤 · · · · · · · · · · · · · · 316
酸素内服障害 · · · · · · · · · · · · · · 537	上行大動脈性状 · · · · · · · · · · · · · 353	スキャンドネスト® · · · · · · · · · 221
ザンタック® · · · · · · · · · · · · · · · · 227	上行大動脈へのSVG中枢吻合 · · · 372	スタチン
サンドスタチン® · · · · · · · · · · · 482	上行置換+弓部分枝debranch法	· · · 106, 134, 135, 136, 360, 488, 497, 543
	· 469	ステロイド · · · 39, 46, 61, 227, 360, 378, 400, 475, 481, 522, 523, 524, 543, 567, 568
	静脈血栓塞栓症 · · · · · · · · · · · · 196	

ステントグラフト治療	511	大動脈弁上縫合法	245
スパイナルドレナージ	62	大動脈弁損傷	289
スピロノラクトン		大動脈弁置換術	238
	109, 138, 139, 227, 359	大動脈弁閉鎖不全症	260, 522
成人先天性心疾患	49, 618	大動脈弁輪拡張症	529
生体弁	240	大動脈瘤	522
正中切開アプローチ	463, 464	大動脈瘤破裂	508
脊髄障害	102, 516	大動脈瘤壁切除	466
脊髄保護	474	大伏在静脈	360
脊椎領域	64	大伏在静脈グラフト	394
赤血球製剤	100	タガメット®	227
セファゾリン	185, 186, 187	タクロリムス	567
セフェム系抗菌薬	227	多孔質膜	81
セララ®	138	脱血回路	84
セルシン®	227	ダナパロイドナトリウム	205
セレギリン	39	ダビガトラン	66, 132, 474
セレコキシブ	116	ダビガトロバン	63, 66
セレネース®	228	短期死亡率	2
セロクエル®	228	単結紮縫合法	246
セロトニン	39	炭酸水素ナトリウム・無水リン酸二水	
全身炎症反応症候群	224	素ナトリウム配合剤	490
全身症状	596	炭酸水素酵素阻害薬	137
前尖拡大術	303	単独CABG手術	5
前側方右小開胸	310	ダントロレンナトリウム	39
選択的抗トロンビン薬	38, 205	チアトン®	227
選択的脳灌流法	462	チエノピリジン系抗血小板薬	64
先天性心疾患	3	チオペンタール	61, 461
センノシド	490	チカグレロル	63, 65
せん妄		チクロピジン	360, 474
	112, 159, 223, 224, 225, 227, 537	運発性脊髄障害	480
造影CT	50, 379, 459	中隔心筋切除術	547
早期グラフト閉塞	354	中心静脈カテーテル	55, 107
早期死亡率	265	中枢神経・脳循環モニタリング	57
臓器不全	565	中枢神経系	112
送血回路	84	中枢神経障害	101
創内持続陰圧洗浄療法	193	中枢神経α受容体作動薬	479
挿入品	106	中枢側吻合	383, 429
創部管理	108	超音波検査	97
僧帽弁	181, 275, 284	腸管虚血	498, 516
──逸脱	531	腸蠕動促進薬	113
──逆流	563	超低体温循環停止法	461
──狭窄症	272	直接経口抗凝固薬	132
──形成	350	鎮痛	115
──形成術	280, 286, 289	──・鎮静薬	478
──手術	413	──作用	119
──置換手技	276	──麻酔薬	227
──置換術	272, 417	──薬	116
──閉鎖不全症	280, 398, 401	対麻痺	102, 498, 516
──輪石灰化	346	痛風発作	37
──輪縫縮術	415	ツムラ抑肝散®	228
側開胸	613	低心機能症例	368
塞栓症	597	低心拍出量症候群	419
塞栓リスク	329, 332	低体温	60
鼠径部リンパ漏	314	低分子ヘパリン	
ソセゴン®	227		63, 65, 202, 435, 436, 545, 576
ソタロール	129, 130, 542	テードール®	456
ソラナックス®	227	テオフィリン	456
ソル・メドロール®	227	デカドロン®	227
ソルダクトン®	138	デクスメデトミジン	
た			119, 226, 228, 478, 540
ダイアート®	138	テトラサイクリン系抗菌薬	227
ダイアモックス®	138	テトラミド®	228
体液管理	109	デバイス	441, 443
体温管理	59, 101	デパス®	227
大開胸	381	デブリードマン	191
体成分分析	17	転移性腫瘍	596
大動脈炎症候群	520	伝導障害	127
大動脈解離	531	洞機能不全	127
大動脈緊急症	501	頭頸部	512
大動脈疾患	7	橈骨動脈	391
大動脈切開	245	同種弁	46
大動脈閉鎖	246	洞徐脈	127
大動脈閉鎖不全症	289	透析患者	122
大動脈壁	444	疼痛対策	479
大動脈弁	182	頭部CT	22
大動脈弁逆流	563	洞不全症候群	456, 544
大動脈弁狭窄症	238, 249	動脈グラフト	361, 424, 428, 430
大動脈弁形成術	260	動脈フィルター	83

ドパストン®	39		
ドパミン	34, 39, 73, 478, 568, 575		
ドブタミン			
	73, 110, 455, 478, 568, 575		
トフラニール®	227		
トラセミド	138		
トラネキサム酸	101, 480, 509		
トラマール®	227		
トラマドール	117		
トランコロン®	227		
トランサミン®	509		
トリクロルメチアジド	138		
トリプタノール®	227		
トルバプタン	109, 137, 138, 140, 173,		
	566, 604, 610		
ドルミカム®	227, 479		
ドレーン	99, 106		
──管理法	124		
──出血対策	40		
な			
内胸動脈	361, 389, 423		
内視鏡下採取法	392, 395		
ナトリウム利尿ペプチド	137, 138		
ナファモスタットメシル酸塩	72		
ナロキソン	102, 118, 475, 481		
ニカルジピン	107, 478, 535		
ニコランジル	360		
二次腱索切離術	417		
ニトログリセリン	478, 568		
ニトロプルシド	478		
乳頭筋接合術	417		
乳頭筋断裂	69, 398, 401		
乳頭筋吊り上げ術	416		
乳頭状線維弾性腫	596		
乳び胸	482		
尿量	97		
認知機能	154		
──障害	102		
──不全	223		
ネシリチド	138		
粘液腫	595		
脳MRI	460		
脳合併症	317, 322		
脳機能障害	223		
脳血管病変	352		
脳梗塞	466, 515		
──後高血糖	27		
──後貧血	27		
脳出血	318		
脳脊髄液ドレナージカテーテル			
	474		
脳卒中	101, 256		
脳低灌流	26		
脳内酸素飽和度モニター	58		
脳波モニター	57		
脳保護戦略	59		
脳保護法	461		
ノボセブン®	66, 67, 101		
ノルアドレナリン			
	39, 73, 291, 305, 478, 550, 564, 568		
ノルエピネフリン	34, 575, 587, 588		
は			
ハートチーム	251		
ハーフジゴキシンKY®	227		
バイアスピリン®	102, 113, 435		
バイオマーカー	503		
肺能	513		
肺機能検査	20		
肺血管拡張薬	478		
肺塞栓症	571		
肺動脈カテーテル	54		
肺動脈弁逆流	564		
ハイドロキシアパタイト	37		
ハイドロファーバー	191		
ハイブリッド治療	386		
バシリキシマブ	567		
バソプレシン			
	140, 291, 305, 478, 550, 566		

バソプレシンV₂受容体拮抗薬	プロポフォール	無症候性脳塞栓 ･･････････ 322
･･････････ 137, 138, 140	･･････････ 227, 478, 479, 480, 588	ムピロシン ･･････････ 19, 186
抜管 ･･････････････････ 32	ブロモクリプチン ･･･････ 39	メイラックス® ････････････ 227
バッテリー ･･････････････ 86	分割ハイブリッド弓部置換術 ･･ 469	メシル酸ナファモスタット ･･ 38
ハプトグロビン製剤 ･･････ 72	吻合 ･･････････････ 443, 445	メチルドパ® ････････････ 227
ハプトグロブリン ････････ 30	吻合孔 ･･････････････ 445	メチルプレドニゾロン ･･ 525
ハルシオン® ･･･････････ 227	分散型送血カニューレ ･･････ 466	メディカルソーシャルワーカー ･･ 15
バルビタール ････････････ 475	分枝血流不全 ･････････ 506	メトトレキセート ････････ 522
ハロペリドール ････････ 228	ペーシング ･･････････ 130	メトプロロール ･･ 134, 135, 359
反回神経機能評価 ･･････ 460	ペースメーカーリード ････ 107	メピバカイン ････････ 221
バンコマイシン ･･ 185, 186, 187, 227	β遮断薬 ･･ 110, 134, 227, 543, 550, 568	免疫応答 ･･････････ 200, 201
ハンプ® ･･････････････ 138	ヘパリン ･･ 37, 38, 65, 66, 100, 119,	免疫賦活栄養剤 ･･････ 17
反復睡液嚥下テスト ････ 210	200, 201, 202, 203, 204, 205, 278, 323,	免疫抑制薬 ･･････ 522, 523, 567
非オピオイド性鎮痛薬 ･･ 116	396, 435, 473, 474, 476, 478, 493, 545,	モルヒネ
非虚血性拡張型心筋症 ･･ 558	567, 586, 588	･･ 117, 118, 119, 120, 227, 479, 480
非経口Xa阻害薬 ･･････ 576	ヘパリン起因性血小板減少症 ･･ 37, 200	モンテプラーゼ ････････ 578
非経口抗凝固薬 ････････ 65	ベラパミル ･･････ 227, 247, 551, 580	や
ビシバニール® ････････ 64	ベルサンチン® ････････ 64	薬剤師 ･････････････ 16
非ジヒドロピリジン系Ca拮抗薬	ベルジピン® ････････ 107	薬剤選択 ･････････････ 227
････････････ 542	弁位置移動 ････････ 257	薬物の脳保護 ･･････････ 61
微小出血 ･･････････ 315, 319	弁温存基部置換術後 ････ 456	ユーパスタ® ････････････ 191
非ステロイド性抗炎症薬	弁機能評価 ････････ 181	ユーロジン® ････････････ 227
････ 64, 116, 400, 479	弁形成術 ････････ 448	輸液管理 ･･････････････ 96
非正中開胸 ･･････････ 53	弁形成不成功 ････････ 289	輸血 ･････････････ 44
ビソプロロール ･･ 134, 135, 550, 551	弁口面積 ･･････････ 287	油性ヨード化ケシ油脂肪酸エチルエス
非対称膜 ･･････････ 81	ベンザリン® ････････ 227	テル ･･････････ 482
ビタミンK ･･････････ 174	弁疾患 ･･････････ 563	溶血 ･････････････ 72
ビタミンK拮抗薬 ･･････ 66	弁周囲逆流 ････････ 256	──性貧血 ･･････ 30
左開胸 ･･････････ 464	弁切除 ･･････････ 245	容量負荷 ･･････････ 574
左鎖骨下動脈 ･････････ 514	弁尖反転縫合法 ････････ 245	抑肝散顆粒 ････････ 228
ピトレッシン® ････････ 305	ベンゾジアゼピン系抗不安薬 ･･ 227	ら
ヒドロキシジン ････････ 227	ベンゾジアゼピン系睡眠薬 ･･ 227	ラシックス® ･･････ 109, 138, 227
ビバリルジン ････････ 205	ベンゾジアゼピン系鎮静薬 ･･ 226	ラボナ® ････････････ 227
皮膚切開 ･･････････ 51	ベンゾジアゼピン系薬剤 ･･ 227, 479	ランジオロール
非閉塞性腸管虚血症 ･･ 34	弁置換手術 ･･････････ 49	･･･ 126, 130, 135, 478, 550
非ベンゾジアゼピン系睡眠薬 ･･ 227	ベント回路 ･･････････ 84	ランディング ･･････ 513, 515
ピルジカイニド ････････ 478	弁膜症 ･･････････ 4	リーゼ® ････････････ 227
フェニレフリン ･･･ 478, 550	弁膜症手術 ･････ 306, 369	リオシグアト ･･････ 582, 588
フェノバール® ････････ 227	弁輪拡大法 ････････ 342	理学療法士 ･････････ 16
フェリプレシン ････････ 221	弁輪形成 ･･････････ 287	リクシアナ® ･･････････ 66
フェンタニル	弁輪破裂 ･･････････ 256	リコンビナント活性型第VII因子製剤480
･･ 117, 119, 120, 227, 438, 479, 480	房室ブロック ･･････ 289, 551	リコンビナント第VII因子 ･･ 66
不穏 ･･････････ 537	縫着 ･･････････ 246	リスクスコア ･････････ 22
フォンダパリヌクス	補助換気療法 ･･ 162, 163, 164, 165, 166	リスパダール® ････････ 228
･･･ 63, 65, 198, 205, 576	補助循環 ･･････････ 575	リスペリドン ････････ 228
複合膜 ･･････････ 81	ホスホジエステラーゼⅢ阻害薬 ･･ 305	リスミー® ･････････ 227
副腎皮質ステロイド ･･ 522, 611	ホスホジエステラーゼ阻害薬 ･･ 64	リズム管理 ････････ 247
腹部臓器保護 ････ 124, 476	ポビドンヨード ････ 44, 191	リズムコントロール ･･ 131
腹部大動脈 ････････ 512	ボブスカイン® ････････ 308	リスモダン® ････････ 227
──瘤 ･･ 9, 485, 490, 493	ポララミン® ････････ 227	離脱 ･･････････ 72
フサン® ･･････････ 38	ま	リドカイン ･･ 61, 221, 227, 247, 438
ブスコパン® ････････ 227	マイグレーション ････ 518	利尿薬 ･･････ 137, 138, 227, 565, 610
不整脈 ･･ 7, 110, 355, 419, 567, 597	マイスリー® ････････ 227	利尿薬以外 ････････ 134
ブプレノルフィン ････ 117	マグコロール® ････････ 490	リバーロキサバン ･･ 63, 66, 576
プラーク散布予防 ･･････ 466	マグネシウム ･･････ 61, 129, 130	リピオドール® ････････ 482
フラグミン® ････････ 65	麻酔 ･･････････ 438, 586	リボトリール® ････････ 227
ブラザキサ® ････････ 66, 474	麻酔・術中モニタリング ･･ 612	瘤径 ･･････････ 317
プラスグレル ････････ 63, 65	末梢血管 ･･････ 310, 311	硫酸アトロピン® ････ 227
プラビックス® ････････ 64, 359	──拡張薬 ････････ 478	硫酸プロタミン ････ 474
フルイトラン® ････････ 138	──カニュレーション ･･ 311	リリカ® ･･････････ 385
フルニトラゼパム ････ 228	末梢静脈カテーテル ････ 107	リン吸着薬 ･･････ 124, 125
フルバスタチン ････････ 135	末梢神経ブロック ･･････ 118	臨床床の意義 ･････････ 13
フルルビプロフェン ･･ 116, 120	末梢側吻合 ･･････････ 384	リンデロン® ･････････ 227
プレガバリン ････ 119, 385	マルチスライスCT ････ 252	ループ利尿薬 ･･ 137, 138, 139, 610
フレキシシール® ････ 171	慢性血栓塞栓性肺高血圧症 ･･ 582	ルビプロストン ････ 113
プレセデックス® ･･ 228, 479	慢性放射線皮膚炎 ････ 33	ルプラック® ････････ 138
プレドール® ････････ 64, 456	マンニトール ･･ 61, 475, 481	レートコントロール ･･ 131
プレドニゾロン ････････ 522	ミアンセリン ･･････ 228	レバジン ････････ 205
プレドニン® ･･････ 39, 522	右胃大網動脈 ･･････ 393	レバタン® ････････ 227
プローブ ･･････ 176, 177	ミコフェノレートモフェチル ･･ 567	レベルセンサー ･････ 85
プロスタグランジン ･･ 481, 568	水利尿薬 ･･････ 140	レボドパ ･････････ 39
フロセミド ･･ 109, 138, 140, 566	ミダゾラム ･･････ 480	レボブピバカイン ･･ 119, 120
プロタミン ･･ 65, 100, 435, 478, 480	ミノサイクリン ････ 482	レミフェンタニル ･･ 120, 479
プロテカジン® ････････ 227	ミノマイシン® ････ 482	連続的動脈圧心拍出量モニター ･･ 55
プロトロンビン複合体製剤 ･･ 66	未分画ヘパリン	連続縫合法 ･･････ 246
プロトンポンプ阻害薬 ････ 113	･･ 63, 65, 196, 198, 202, 575, 576	レンドルミン® ････ 227
プロピトカイン ････ 221	ミルリノン ･･ 73, 110, 305	ローラーポンプ ････ 79
プロプラノロール ･･ 227, 550	無気肺 ･･････ 111	ロキソプロフェン ････ 116

ロスバスタチン ･････････ 360	functional assay ･････ 205	pelvic ischemia ････････ 516
ロピバカイン ･･････ 119, 120	**G**	pericadiectomy ･･･････ 613
ロピブノール® ･････････ 227	GEA ･･････････････ 393	PET ････････････････ 598
わ	GP Ⅱ b/Ⅲ a阻害薬 ･･････ 63	PGE1 ･･･････････････ 478
ワイパックス® ･････････ 227	graft failure ･･･････ 360	piggyback法 ･･･････････ 429
ワイヤー閉鎖方法 ･････････ 36	**H**	POAF ･･･････････ 129, 540
ワルファリン・38, 63, 66, 107, 129, 132,	H2受容体遮断薬 ･････ 227	POCD ･･･ 154, 155, 156, 157, 159, 160
174, 240, 247, 257, 266, 267, 278, 289,	half and half technique ･･ 347	PPI ･････････････････ 113
359, 435, 436, 473, 474, 540, 545, 551,	hANP ･････････････ 478	PPM ･･･････････ 278, 340
567, 576, 579, 580, 586, 588, 623	HCM ･･････････････ 547	PPM回避 ･･･････････ 341
A	HCR ･･････････････ 378	PRBC ･･･････････････ 100
αアドレナリン ･････････ 34	Heartstring® ･･･････ 441, 442	proximal anastomosis device ･･ 441
α作動薬 ･･･････････ 550	hemorrhagic stroke ･････ 316	PSL ･････････････････ 522
α刺激薬 ･･･････････ 478	HIT ･･････ 37, 200, 201, 202, 205, 206	**R**
α受容体拮抗薬 ･･･････ 110	**I**	RA ･･････････････ 391, 439
α2作動性鎮痛薬 ･････ 119	IABP ･････････････ 74	RAAS阻害薬 ･･･････････ 137
α2受容体刺激薬 ･････ 227	ICD ･･････････････ 128	RCP ･････････････････ 462
ACCP2012ガイドライン ･･ 198	ICM ･･････････････ 419	reimplantation法 ･･･････ 453
ACE阻害薬 ･･･ 106, 110, 359, 456, 563	ICU ･･････････････ 95	remodeling法 ････････ 452
ADH ･･････････････ 566	Idarucizumab ･･･････ 66	retrograde cardioplegia ･･ 92
AF ････････････････ 355	IE ････････････････ 316	ring annuloplasty ･････ 300
AHAガイドライン ･･･････ 328	IMR ･･････････････ 415	Robotic MICS CABG ･･･ 386
angiosarcoma ･････････ 596	intra-annular法 ･･･････ 245	RSST ･･･････････････ 210
AR ･････････ 260, 261, 289, 448, 455, 522	ischemic stroke ･･････ 323	**S**
ARB ･･････ 106, 110, 359, 456, 547	ITA ･･･････････ 361, 389	SAM ･･･････ 330, 336, 337, 551
ASD ･･････････････ 619	IW-CONPIT ･･･････ 193	SCP ･････････････････ 462
AVP ･････････････ 263	**J**	secondary chordal cutting ･･ 417
awake OPCAB ･･･････ 437	JapanSCORE ･･････ 23	shaggy aorta ･･･････ 466
B	**L**	Shoelace法 ･････････ 193
β作動薬 ･････････ 550	L-ドーパ ･･･････････ 39	simple interrupted法 ･･ 246
β遮断薬 ･･･ 106, 126, 127, 129, 130, 131,	LIMA剥離 ･･･････････ 439	skin streching device ･･ 193
134, 135, 359, 419, 455, 488, 497, 535,	LITA ･･････････ 381, 382	SNRI ････････････････ 39
542, 551, 563	LOS ･･･････････ 355, 550	SPIKESプロトコル ･････ 233
βラクタム薬 ･････････ 186	LVAD ･･････････ 562	SSRI ････････････････ 39
Bentall法 ･･････････ 451	**M**	Stanford A型解離 ･･････ 504
blue toe syndrome ･････ 481	MAC ･･････････ 346, 347, 350	Stanford B型解離 ･･ 505, 506
Bz系睡眠薬 ･････････ 227	malperfusion ･･･････ 506, 507	supra-annular法 ･･･････ 245
B型解離 ･･･････ 533, 534	MAP ･････････････ 415	suture annuloplasty ･･ 300
C	Marfan症候群 ･･･････ 527	SVG ･････････ 360, 394
CABG ････････････ 49	Maze手術 ･･･････ 538, 545	**T**
CAG ･････････････ 435	medication ･････ 134, 137	TAG ･････････････ 428
cardiac complication ･･ 353	Mg ･････････････ 28	TAVI ･･･････････ 249
cardiac myxoma ･････ 595	MICS ･･････ 306, 307, 308, 309, 310	TAVI人工弁 ･･･････ 252
Carney症候群 ･･･････ 598	MICS CABG ･･･････ 377, 378	team strategic management ･･ 228
Ca拮抗薬 ･･・127, 130, 131, 227, 475, 551	mitral valve replacement ･･ 417	TEE ･･･････ 176, 177, 181, 502
CE ･･･････････････ 435	monitoring depth of sedation ･･ 226	TEVAR ･･･････ 512, 513, 515
cerebral oximetry ･･･････ 58	MR ･･･････････････ 551	the Embolic Risk French Calculator
Chronic Critical Illness ･･ 231	MRA ･･････････････ 22	･････････････････ 332
continuous suture法 ･･ 246	MRI ･･････ 22, 316, 317, 502, 598, 607	total arterial revascularization
conventional CABG ･･ 351	MRSA ･･････････ 186	･･････････････ 423, 428
conventional surgery ･･ 419	MSコンチン® ･･･････ 227	TTE ･･･････････ 501
COPD ･････････････ 31	MVR ････････････ 277	**V**
CoreValve® ･････････ 253	MWST ･･････････ 211	V-A ECMO ･･････ 68, 69, 70
CPB ･･･････ 30, 380, 615	**N**	vegetation ････････ 329
CPET ･････････････ 150	NOMI ･･････････ 34	VT/VF ･･･････････ 356
CPF ･････････････ 596	NSAIDs ･･ 37, 63, 64, 113, 116, 479, 611	VTE ･･･････････ 196
CPR ･･････････ 68, 73	Nunez手術 ･････ 343	**W**
CPX ･･････････････ 150	**O**	waffle procedure ･･････ 614
CRT ･･････････････ 553	off-pump CABG ･････ 364, 365, 375	WBP ･･･････････ 191
CSFドレナージカテーテル ･･ 474	OPCAB ･･･････ 364, 429	**数字**
CT ･･････ 21, 265, 449, 502, 598, 607	open stent法 ･････ 468	Ⅰa抗不整脈薬 ････ 551
CTEPH ･････････ 582	open採取法 ･････ 395	Ⅹa阻害薬 ･････････ 205
D	**P**	3 dimensional rigid annuloplasty ring
DHCA ･････････ 461	P2Y12阻害薬 ･････ 63, 64, 358, 360, 361	･･････････････････ 301
dinamic CT ･････ 459	PAD評価 ･････････ 513	3D-CT検査 ･････ 379
DOAC	pain management & control ･･ 226	12誘導心電図 ･････ 19
･･ 132, 278, 359, 474, 551, 576, 579, 580	papillary muscle approximation ･･ 417	
E	papillary muscle relocation ･･ 416	
ECMO ･･･････ 70, 75	Parkinson病 ･････････ 39	
endarterectomy ･････ 433	PARTNER試験 ･････ 249	
ESCガイドライン ･････ 328	PAS-PORT®システム ･･ 445	
EVER ･･･････ 512, 515, 516	PAU ････････････ 508	
F	PC ･････････････ 100	
Fallot四徴症術後肺動脈弁置換術 ･･ 622	PCC ･･････････ 66, 67	
FFP ･･･････････ 100	PDE ････････････ 64	
FMR ･････････ 554	PDEⅢ阻害薬 ･･ 305, 478, 565, 568	
from healthy to healthy ･･ 513, 515	PDE阻害薬 ･････････ 63	
frozen elephant trunk法 ･･ 468	PEA手技 ･･･････ 586	

ハートチームのための
心臓血管外科手術 周術期管理のすべて

2017年3月1日　第1版第1刷発行
2017年12月1日　　　　第2刷発行

■編　集　　國原　孝　　くにはら　たかし

■発行者　　鳥羽清治

■発行所　　株式会社メジカルビュー社
　　　　　　〒162-0845 東京都新宿区市谷本村町2-30
　　　　　　電話　03(5228)2050(代表)
　　　　　　ホームページ http://www.medicalview.co.jp/

　　　　　　営業部　FAX 03(5228)2059
　　　　　　　　　　E-mail　eigyo@medicalview.co.jp

　　　　　　編集部　FAX 03(5228)2062
　　　　　　　　　　E-mail　ed@medicalview.co.jp

■印刷所　　シナノ印刷株式会社

ISBN978-4-7583-1435-0 C3047

Ⓒ MEDICAL VIEW, 2017. Printed in Japan

・本書に掲載された著作物の複写・複製・転載・翻訳・データベースへの取り込みおよび送信(送信可能化権を含む)・上映・譲渡に関する許諾権は，(株)メジカルビュー社が保有しています．

・JCOPY〈出版者著作権管理機構　委託出版物〉
本書の無断複製は著作権法上での例外を除き禁じられています．複製される場合は，そのつど事前に，出版者著作権管理機構(電話 03-3513-6969, FAX 03-3513-6979, e-mail：info@jcopy.or.jp)の許諾を得てください．

・本書をコピー，スキャン，デジタルデータ化するなどの複製を無許諾で行う行為は，著作権法上での限られた例外(「私的使用のための複製」など)を除き禁じられています．大学，病院，企業などにおいて，研究活動，診察を含み業務上使用する目的で上記の行為を行うことは私的使用には該当せず違法です．また私的使用のためであっても，代行業者等の第三者に依頼して上記の行為を行うことは違法となります．